W0259267

HANDBUCH DER HAUT- UND GESCHLECHTSKRANKHEITEN

BEARBEITET VON

A. ALEXANDER · G. ALEXANDER · J. ALMKVIST · K. ALTMANN · L. ARZT · J. BARNEWITZ
C. BECK · F. BERING · S. BETTMANN · H. BIBERSTEIN · A. BIEDL · K. BIERBAUM · G. BIRNBAUM
A. BITTORF · B. BLOCH · F. BLUMENTHAL · H. BOAS · R. BRANDT · C. BRUCK · C. BRUHNS · ST. R.
BRÜNAUER · A. BUSCHKE · F. CALLOMON · E. CHRISTELLER · E. DELBANCO · O. DITTRICH
J. DÖRFFEL · S. EHRMANN † · J. FABRY · O. FEHR · J. v. FICK · E. FINGER · H. FISCHER · F. FISCHL
P. FRANGENHEIM · W. FREI · W. FREUDENTHAL · M. v. FREY · R. FRÜHWALD · D. FUCHS
H. FUHS · F. FÜLLEBORN · E. GALEWSKY · O. GANS · C. GAUSS · A. GIGON · H. GOTTRON
A. GROENOUW · K. GRÖN · C. GROUVEN · O. GRÜTZ · M. GUMPERT · R. HABERMANN
L. HALBERSTAEDTER · F. HAMMER · L. HAUCK · H. HAUSTEIN · H. HECHT · J. HELLER · G. HERX-
HEIMER · K. HERXHEIMER · W. HEUCK · W. HILGERS · R. HIRSCHFELD · C. HOCHSINGER
H. HOEPKE · C. A. HOFFMANN · E. HOFFMANN · H. HOFFMANN · V. HOFFMANN · E. HOF-
MANN · J. IGERSHEIMER · F. JACOBI · E. JACOBSTHAL · J. JADASSOHN · F. JAHNEL · M. JESSNER
S. JESSNER · W. JOEL · F. JULIUSBERG · V. KAFKA · C. KAISERLING · PH. KELLER · W. KERL
E. KLAUSNER · L. KLEEBERG · W. KLESTADT · V. KLINGMÜLLER · A. KNICK · A. KOLLMANN
H. KÖNIGSTEIN · P. KRANZ · A. KRAUS · C. KREIBICH · O. KREN · H. KRÓO · M. KRUSPE
L. KUMER · L. KÜPFERLE · E. KUZNITZKY · E. LANGER · R. LEDERMANN · C. LEINER · F. LESSER
A. v. LICHTENBERG · P. LINSER · B. LIPSCHÜTZ · H. LÖHE · S. LOMHOLT · F. LUITHLEN · O. LÜNING
W. LUTZ · P. MANTEUFEL · H. MARTENSTEIN · H. MARTIN · E. MARTINI · R. MATZENAUER
M. MAYER · J. K. MAYR · E. MEIROWSKY · L. MERK † · HANS MEYER · G. MIESCHER · C. MON-
CORPS · G. MORAWETZ · A. MORGENSTERN · F. MRAS · V. MUCHA · ERICH MÜLLER
HUGO MÜLLER · RUDOLF MÜLLER · P. MULZER · O. NAEGELI · G. NOBL · F. W. OELZE
M. OPPENHEIM · E. PASCHEN · B. PEISER · A. PERUTZ · E. PICK · W. PICK · F. PINKUS
H. v. PLANNER · F. PLAUT · A. POEHLMANN · J. POHL · R. POLLAND · C. POSNER · L. PULVER-
MACHER · P. RICHTER · E. RIECKE · G. RIEHL · H. RIETSCHEL · J. H. RILLE · H. DA ROCHA LIMA
K. ROSCHER · O. ROSENTHAL · G. A. ROST · W. ROTH · ST. ROTHMAN · A. RUETE · P. RÜSCH
E. SAALFELD · U. SAALFELD · H. SACHS · O. SACHS · F. SCHAAF · G. SCHERBER · H. SCHLE-
SINGER · E. SCHMIDT · S. SCHOENHOF · W. SCHOLTZ · W. SCHÖNFELD · H. TH. SCHREUS
J. SCHUMACHER · R. SIEBECK · C. SIEBERT · H. W. SIEMENS · E. SIGERIST · G. SOBERNHEIM
W. SPALTEHOLZ · R. SPITZER · O. SPRINZ · R. STAEHELIN · R. O. STEIN · G. STEINER
A. STÜHMER · G. STÜMPKE · P. TACHAU · L. TÖRÖK · K. TOUTON · K. ULLMANN · P. G. UNNA
E. URBACH · F. VEIEL · R. VOLK · C. WEGELIN · W. WEISE · J. WERTHER · L. WERTHEIM · P. WICH-
MANN · F. WINKLER · M. WINKLER · R. WINTERNITZ · F. WIRZ · W. WORMS · H. ZIEMANN.
F. ZINSSER · L. v. ZUMBUSCH · E. ZURHELLE

IM AUFTRAGE
DER DEUTSCHEN DERMATOLOGISCHEN GESELLSCHAFT

HERAUSGEGEBEN GEMEINSAM MIT

G. ARNDT · B. BLOCH · A. BUSCHKE · E. FINGER · E. HOFFMANN
C. KREIBICH · F. PINKUS · G. RIEHL · L. v. ZUMBUSCH

VON

J. JADASSOHN

SCHRIFTLEITUNG: O. SPRINZ

EINUNDZWANZIGSTER BAND

SPRINGER-VERLAG BERLIN HEIDELBERG GMBH
1927

ULCUS MOLLE UND ANDERE KRANKHEITEN DER UROGENITALORGANE

BEARBEITET VON

F. CALLOMON · J. FABRY · F. FISCHL · W. FREI
R. FRÜHWALD · B. LIPSCHÜTZ · M. MAYER
H. DA ROCHA LIMA · G. SCHERBER · G. STÜMPKE

MIT 151 MEIST FARBIGEN ABBILDUNGEN

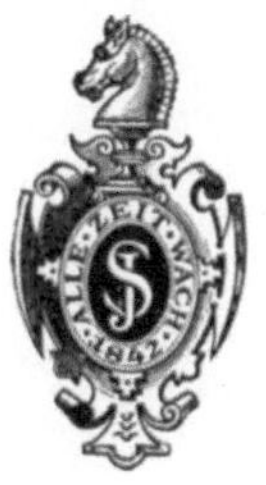

SPRINGER-VERLAG BERLIN HEIDELBERG GMBH
1927

ISBN 978-3-540-01049-4 ISBN 978-3-642-47829-1 (eBook)
DOI 10.1007/978-3-642-47829-1

URSPRÜNGLICH ERSCHIENEN BEI JULIUS SPRINGER IN BERLIN 1927
SOFTCOVER REPRINT OF THE HARDCOVER 1ST EDITION 1927

Inhaltsverzeichnis.

Ulcus molle.

Bakteriologie, Pathologie, Anatomie, Experimentelles.

Von Prof. Dr. WILHELM FREI-Breslau. Mit 17 Abbildungen.

Seite

Synonyme 1. — Definitionen, Benennungen 1.

Eiterinokulationen am Menschen 2

Geschichtliches 2. — Impfverfahren 3. — Impfverlauf 4. — Einfluß des Terrains 5. Einfluß des Impfmaterials 7. — Zuverlässigkeit und Anwendungsbereich der Methode 9.

Die Entdeckung der Streptobacillen und ihr Verhalten im Ausstrichpräparat 11

Geschichtliches 11. — Herstellung der Präparate 12. — Das mikroskopische Bild des Ausstrichpräparates 13. — Wert des Ausstrichverfahrens 17.

Mikroskopische Anatomie des Ulcus molle 18

Methoden zur Darstellung der Streptobacillen und des Ulcus molle-Gewebes im Schnitt 19

Fixierung 19. — Einbettung 19. — Färbung der Präparate 19.

Histogenese des typischen Ulcus molle 21

Anfangsstadien 21. — Stadien des jungen Geschwürs 22. — Das ältere Geschwür 22. — Reparationsstadium 25.

Atypische Formen des Ulcus molle 26

Ulcus molle elevatum 26. — Ulcus molle miliare 27. — Ulcus molle serpiginosum 27.

Mischinfektion und Differentialdiagnose 29

Begleitbakterien 29. — Mischinfektionen 30. — Histologische Differentialdiagnose 30.

Ätiologie, Pathogenese und Anatomie der Erkrankungen des Lymphapparates bei Ulcus molle 31

Ätiologie 32

Untersuchungen bis zur Entdeckung der Streptobacillen 32, nach Entdeckung der Streptobacillen 32.

Die Erkrankungen der Lymphgefäße 36

Zur topographischen Anatomie der genitalen Lymphgefäße 36.

Die Erkrankungen der Lymphdrüsen 40

Disposition, Bacillenvirulenz 40. — Topographie 41. — Makroskopische Anatomie 42. — Mikroskopisches Bild der Ausstriche aus den Erweichungsherden 42. — Mikroskopisches Bild im Schnitt 43. — Differentialdiagnose und Mischinfektion 45.

Hämatogene Metastasen 46

Die Kultur des Ulcus molle-Erregers auf künstlichem Nährboden . . 47

Gewinnung des Ausgangsmaterials 47

Nährböden 48

Ansprüche und Leistungen der Streptobacillen bei künstlicher Züchtung 49

Aussehen von Kultur und Kulturbacillen 53

Makroskopisches Aussehen der Kulturen 53. — Mikroskopisches Aussehen der Kulturen 55. — Mikroskopisches Aussehen der einzelnen Bacillen. Unterschiede im morphologischen oder kulturellen Verhalten 56.

Die Stellung der Streptobacillen zu anderen Bakterienarten 56

Tierversuche (mit lebenden Erregern) 57

Impfungen von Affen 57

Impfungen von anderen Tieren 59

Seite

Immunität, Allergie. Vaccins 60
Immunitätserscheinungen, Antiserumwirkungen 60
Angeborene Immunität 60. — Erworbene Immunität 60. — Serologische Antikörperreaktion 61. — Antiserumtherapie 61.
Die Wirkung des Streptobacillenvaccins 61
Die Intracutanreaktion 61. — Vaccintherapie 64.
Literatur 66

Ulcus molle.

Symptomatologie, Diagnose, Prognose, Therapie, Epidemiologie.

Von Prof. Dr. G. STÜMPKE-Hannover. Mit 12 Abbildungen.

Einleitung 75
Symptomatologie 76
Komplikationen 84
Diagnose 98
Prognose 107
Therapie 109
Phimose 121
Bubonen 122
Epidemiologie 129
Literatur 131

Induratio penis plastica.

Von Dr. FRITZ CALLOMON-Dessau i. Anh. Mit 13 Abbildungen.

Nomenklatur und geschichtlicher Überblick 145
Häufigkeit des Vorkommens, Kasuistik 147
Klinik 148
Lebensalter 148. — Klinische Erscheinungen 149. — Lokalisation 150. — Subjektive Beschwerden und Funktionsstörungen 151. — Kombination mit DUPUYTRENscher Kontraktur 155.
Pathologische Anatomie und Histogenese 157
Allgemeiner Überblick 157. — Makroskopischer Befund 159. — Histologische Struktur 161. — Histologische Vergleichsmomente mit DUPUYTRENscher Kontraktur 163. — Befunde von Kalkeinlagerungen, Knochen- und Knorpelsubstanz 165. — Phylogenetischer Deutungsversuch 165. — Deutungsversuch als senile Gewebsveränderung 167. — Die menschliche Penisknochenbildung ein metaplastischer Vorgang 167. — Knochenbildung bei DUPUYTRENscher Kontraktur 168.
Allgemeine Ätiologie und Pathogenese 168
Trauma 169. — Stoffwechselerkrankungen 169. — Intoxikationen 171. — Arteriosklerose. Einfluß des Alters 171. — Ätiologische Beziehungen zwischen plastischer Induration und DUPUYTRENscher Krankheit 172. — Neuere ätiologische Arbeiten 174.
Diagnose und Differentialdiagnose 177
Prognose 180
Therapie 181
Allgemeine Aussichten 181. — Kritik der vorliegenden Heilungsberichte 181. — Spezielle Therapie 182. — Antisyphilitica 182. — Hygienisch-diätetische Maßnahmen 182. — Sonstige ältere Heilversuche 182. — Fibrolytische Substanzen und Fermentgemische 183. — Aufgaben und Ziele der Therapie nach O. SACHS 184. — Reizkörpertherapie 185. — Operative Behandlung und Strahlenbehandlung 185. Chirurgische Behandlung 186. — Röntgen- und Radiumtherapie 188. — Röntgentherapie 189. — Radiumtherapie 190.
Schlußbetrachtung 192
Literatur 194

Seite

Anhang:

Sonstige Erkrankungen der Schwellkörper. Priapismus.

Von Dr. FRITZ CALLOMON-Dessau. Mit 3 Abbildungen.

Erkrankungen der Schwellkörper 200
Cavernitis traumatica (Verletzungen und Verletzungsfolgen) 200. — Akute und chronische Entzündungen 201. — Cavernitis tuberculosa 203. — Cavernitis syphilitica 203. — Geschwülste 204.

Priapismus 205
Begriffsbestimmung 205. — Kasuistik 205. — Klinische Erscheinungen und Verlauf 206. — Ätiologie und Pathogenese 207. — Diagnose und Differentialdiagnose 211. — Prognose 211. — Therapie 211.

Literatur 212

Phimose und Paraphimose.

Von Professor Dr. GUSTAV SCHERBER-Wien. Mit 21 Abbildungen.

A. Phimose 214
Die angeborene Phimose 214
Die Anatomie der Vorhaut und der Eichel 217
Die Klinik der angeborenen Phimose 222
Die erworbene Phimose 223
Folgezustände der Phimose 226
Das histologische Bild verschiedener Phimosenformen und ihrer Folgezustände . 227
Therapie 238
Die operative Behandlung der Phimose 239
Die plastischen Operationsmethoden 243
Incisionsmethoden 244
Plastische Circumcisionsmethoden 247

B. Paraphimose 252
Paraphimosis interna 252
Paraphimosis externa 253
Ätiologie und Klinik der Paraphimose 255
Therapie der Paraphimose 256
Therapie der Paraphimosis interna 256
Therapie der Paraphimosis externa 257
Die Folgezustände der verschiedenen Paraphimosen und ihre Behandlung . . . 260

Literatur 261

Balanitis.

Von Professor Dr. GUSTAV SCHERBER-Wien. Mit 26 Abbildungen.

Synonyma 265. — Geschichtliches 265. — Anatomie des Vorhautsackes 269. — Bakteriologie des normalen Vorhautsackes 271. — Einteilung 276.

Klinik 277
1. Balanitis erosiva circinata 277
Komplikationen 279. — Inkubation, Entwicklung, Abheilung und Rezidive 280. — Differentialdiagnose 281.
2. Balanitis gangraenosa 283
3. Ulcus gangraenosum sive phagedaenicum 288
Differentialdiagnose der Balanitis gangraenosa 299
Anhang:
Gangränöse Geschwüre mit der Balanitis gleicher Ätiologie der äußeren Haut und gangränöse Geschwürsprozesse anderer Ätiologie im Vorhautsack und auf der Haut der Genitalregion lokalisiert 303
4. Die Gruppe der diäthetischen Balanitiden 307
5. Entzündungen des Vorhautsackes als Teilerscheinungen von exanthematischen Allgemeinerkrankungen des Organismus 312
6. Balanitis bei Gonorrhöe 315
7. Die vulgäre Balanitis 317
8. Balanitische Erscheinungen infolge Lokalisation echter Diphtherie im Vorhautsack 320

Seite
9. Die pustulo-ulceröse Balanitis Du Castels 321
10. Die Balanitiden als Komplikationen bei verschiedenen Formen der kongenitalen und akquirierten Phimose 322
Anhang:
Leukoplakie, Erythroplasie, Kraurosis und Sklerodermie im Vorhautsack 325
Bakteriologie 330
1. Balanitis erosiva circinata 330
2. Balanitis gangraenosa und Ulcus gangraenosum phagedaenicum 337
Histologische Befunde 341
1. Balanitis erosiva circinata 341
Lagerung der Bacillen im Gewebe 341
2. Balanitis gangraenosa und Ulcus gangraenosum phagedaenicum 342
Lagerung und Verteilung der Mikroorganismen im Gewebe 348
3. Die diathetischen Balanitiden 356
4. Entzündungen des Vorhautsackes als Teilerscheinung von exanthematischen Allgemeinerkrankungen des Organismus 359
5. Balanitis bei Gonorrhöe 359
6. Die vulgäre Balanitis 360
7. Echte Diphtherie im Vorhautsack 362
8. Balanitis pustulo-ulcerosa von Du Castel 362
9. Bakteriologie des Sekrets bei Pseudophimose, bei angeborener und akquirierter chronischer Phimose 362
Therapie 362
1. Balanitis erosiva circinata 362
2. Balanitis gangraenosa 363
3. Die diathetischen Balanitiden 366
4. Balanitiden bei exanthematischen Allgemeinerkrankungen des Organismus . . 368
5. Balanitis bei Gonorrhöe 368
6. Die vulgäre Balanitis 368
7. Lokalisation der echten Diphtherie im Vorhautsack 369
8. Balanitis bei Pseudophimose, kongenitaler oder akquirierter chronischer Phimose 369
Anhang:
Die der Balanitis erosiva und gangraenosa analogen Prozesse am weiblichen Genitale, ihre Bakteriologie, Differentialdiagnose und Therapie 371
Bakteriologie 373
Differentialdiagnose 376
Therapie 386
Literatur 386

Ulcus vulvae acutum (Lipschütz).

Von Dozent Dr. B. Lipschütz-Wien. Mit 28 Abbildungen.

Definition und Geschichte der Erforschung des Geschwürsprozesses . 392
Klinik 393
Bakteriologie 401
Histologie 407
Pathogenese 410
Diagnose und Prognose, soziale und forensische Bedeutung 411
Die Therapie des Geschwürsprozesses 413
Literatur 413

Ulcus chronicum vulvae et ani (Esthiomène).

Von Professor Dr. Joh. Fabry-Dortmund. Mit 6 Abbildungen.

Historisches 415
Begriffsbestimmung 422
Histologie 427
Diagnose und pathologische Anatomie 427
Prognose 429
Therapie 429
Nachtrag 430
Literatur 430

Seite

Venerisches Granulom.

Von Professor Dr. MARTIN MAYER-Hamburg und Professor Dr. H. DA ROCHA-LIMA-Hamburg. Mit 17 Abbildungen.

Namen 433
Geschichte 433
Verbreitung 433
Klinisches Bild 433
Verlauf und Dauer 439
Mischinfektionen 440
Diagnose und Differentialdiagnose 441
Immunität 441
Ätiologie 441
Pathologische Anatomie 447
Histologie 448
Behandlung 454
Literatur 457

Lymphogranulomatosis inguinalis.

Von Dr. FRIEDRICH FISCHL-Wien. Mit 8 Abbildungen.

Synonyma 463
Geschichtliches 463
Klinisches Krankheitsbild 464
Krankheitsverlauf 467
Pathologische Anatomie 467
Ätiologie 471
Diagnose und Differentialdiagnose 473
Therapie 475
Literatur 476

Pseudogonorrhöe.

Von Professor Dr. RICHARD FRÜHWALD-Chemnitz.

Geschichtliches 478
A. Primäre Urethritis 479
I. Traumatische Urethritis 479
1. Mechanische Urethritis 479
2. Thermische Urethritis 482
3. Chemische Urethritis 483
II. Urethritis non gonorrhoica durch Geschlechtsverkehr 487
1. Venerische Urethritis, wahrscheinlich durch Mikroorganismen verursacht 488
2. Venerische Urethritis ohne sicher nachweisbare Erreger 497
3. Einschlußerkrankung der Harnröhre 503
B. Sekundäre Urethritiden 509
I. Urethritiden durch lokale Erkrankung der Harnröhre 509
1. Herpes urethrae 509
2. Pemphigus 510
3. Syphilis 510
4. Ulcus molle 512
5. Tuberkulose 513
6. Neubildungen 514
7. Amyloid 514
II. Urethritiden durch Erkrankung oder sonstige Zustandsveränderung des ganzen Körpers 514
1. Urethritis ab ingestis 515
2. Urethritis durch Stoffwechselanomalien oder -krankheiten 515
3. Urethritis durch Infektionskrankheiten 516
Literatur 522
Namenverzeichnis 528
Sachverzeichnis 540

Ulcus molle.

Bakteriologie, Pathologie, Anatomie, Experimentelles.

Von

WILHELM FREI-Breslau.

Mit 17 Abbildungen.

Synonyma: Ulcus venereum. Weiches Geschwür, weicher Schanker, venerisches Geschwür, venerisch-kontagiöses Geschwür, venerische Helkose. Chancre simple, mou, non infectant, ordinaire; ulcère mou, vénérien; chancroïde; chancrelle. Soft, simple, non-infecting, local contagious chancre oder sore; chancroid; venereal ulcer. Ulcero molle, semplice, non infettande; ulceroide. Chancro simple.

Definitionen, Benennungen: *Als Ulcera mollia werden die durch den* DUCREY-UNNA*schen Bacillus hervorgerufenen Geschwüre der Haut und angrenzenden Schleimhaut bezeichnet.*

Entgegen dieser sonst wohl allgemein durchgeführten, auf ätiologischen Gesichtspunkten beruhenden Definition ist die englische Gesundheitsbehörde *„the Medical Research Council“* der früher gebräuchlichen klinisch-morphologischen Orientierung treu geblieben, wenn sie schreibt: „Wir finden es nicht genügend erwiesen, daß das, was klinisch als weicher Schanker oder weiches Geschwür bekannt ist, eine spezifische, durch eine einzelne Mikroorganismenart hervorgerufene Krankheit darstellt.“

Die Bezeichnung Ulcus molle ist insofern unvollständig, als sie *die Veränderungen am regionären Lymphsystem, insbesondere an den Lymphdrüsen,* die einen integrierenden Bestandteil der Krankheit darstellen, nicht umfaßt. Sie ist aber so eingebürgert, daß sich Änderungsvorschläge kaum durchsetzen würden (z. B. *„Streptobacillose“* — eine Bezeichnung, die insofern ganz eindeutig wäre, als der Streptobacillus urethrae H. PFEIFFER seinen Namen zu Unrecht führen dürfte, da er in Wirklichkeit wohl zu den Enterokokken gehört).

Für die zugehörigen Drüsenerkrankungen ist der Name *Ulcus molle-Bubo* oder *venerischer Bubo* in Gebrauch (Synonyma: Lymphadenitis ex ulcere molli; bubon chancrelleux s. vénérien; bubo resulting from chancroid; adenite venerea). Wandelt sich die Absceßwand eines Ulcus molle-Bubo und besonders dessen Hautbedeckung geschwürig um, so spricht man von *schankrösem Bubo* (Schankerbubo, Drüsenschanker; Lymphadenitis ulcerosa, bubon ulcéré, chancre ganglionaire; chancroidal bubo). Dabei versteht man unter *Bubo* von alters her vorzugsweise *Entzündungen der Leistendrüsen,* in weiterem Sinne aber auch, — z. B. bei der Pest — die anderer Drüsengruppen. Der bisher verwendete Ausdruck *„strumöser Bubo“* (strumös im Französischen gleichbedeutend mit skrofulös) dürfte nunmehr wohl außer Gebrauch kommen, seitdem er sich als unzutreffende Bezeichnung für eine sowohl vom Ulcus molle wie von der Tuberkulose vollkommen abzutrennende selbständige Infektionskrankheit erwiesen hat („Lymphogranuloma inguinale“; nicht zu verwechseln mit Granuloma inguinale s. venereum). Dagegen ist die alte, schon längst als anatomisch unrichtig erkannte Bezeichnung *Bubonulus* bzw. *schankröser Bubonulus* (zu letzterem synonym: NISBETscher Schanker) für die knotenartige zur Erweichung und oft zur geschwürigen Umwandlung neigende Form der Ulcus molle-Lymphangitis beibehalten worden.

Einer eingehenden Erörterung bedarf der Ausdruck *Ulcus molle phagedaenicum.* Von *Phagedänismus* hat man ursprünglich bei jedem geschwürigen Prozeß gesprochen, sobald sich an ihm eine besondere Neigung zur Ausdehnung in die Fläche oder in die Tiefe bemerkbar machte — unabhängig davon, ob diese Neigung in der Natur der Krankheit begründet lag oder eine wesensfremde Komplikation darstellte. Dementsprechend hat noch RICORD unter phagedänischem Schanker sowohl diejenigen Prozesse verstanden, bei denen die

Zerstörung *durch das Virus des weichen oder auch des harten Schankers selbst* bedingt war, als auch diejenigen, bei denen sie *von einer Kombination mit Gangrän* herrührte, wobei er gleichzeitig auch die primär gangränösen Genitalulcera in den Begriff einbezogen zu haben scheint. Als späterhin eine Sonderung der verschiedenen Prozesse nach ätiologischen Gesichtspunkten durchgeführt wurde, hat man es verabsäumt, sich über eine einheitliche Verwendung des Begriffs „phagedänisch" zu verständigen. Infolgedessen wird dieser in seiner Verbindung mit dem Ulcus molle bis jetzt in der deutschen wie in der französischen Literatur in doppeltem Sinne gebraucht: Der eine Teil der Autoren versteht unter einem *Ulcus molle phagedaenicum* ein *reines, nur durch besondere Größe oder Hartnäckigkeit ausgezeichnetes Ulcus molle*, wie z. B. das serpiginöse Geschwür; der andere Teil dagegen *ein durch Gangrän und speciell durch dessen oberflächliche Form* (s. v. PITHA) *kompliziertes bzw. verdrängtes Ulcus molle*. Da es sich als unmöglich erwiesen hat, zu einer nachträglichen Verständigung (s. BROCQ und SIMON, HALLOPEAU) zu gelangen, dürfte es am zweckmäßigsten sein, den verwirrungstiftenden und durchaus entbehrlichen Ausdruck „phagedänisch", zum mindesten auf dem Gebiete des Ulcus molle, *ganz zu vermeiden*. Man würde dann auf der einen Seite von einem durch Gangrän bzw. Ulcus gangraenosum komplizierten Ulcus molle sprechen und auf der anderen nur noch von einem Ulcus molle serpiginosum. Hält man letztere Bezeichnung für nicht genügend umfassend, so dürfte es sich empfehlen, schwere, aber nicht serpiginöse Formen des reinen Ulcus molle durch neu zu wählende Beiworte, wie grave u. a., etwa mit den Unterabteilungen permagnum (giganteum), perstans usw. genauer zu charakterisieren.

Über weitere auf dem Gebiete des Ulcus molle gebräuchliche Ausdrücke siehe die folgenden Kapitel, insbesondere den Abschnitt „Symptomatologie".

Der Erreger des weichen Schankers führt, wie DELBANCO betont, *nach* UNNA, *der ihn als erster benannt hat* („*der Streptobacillus des weichen Schankers*"), *den Namen Streptobacillus ulceris mollis* (DUCREY.) UNNA.

Synonyma: DUCREYscher Bacillus, DUCREY-UNNAscher Bacillus, DUCREY-KREFTING-UNNAscher Bacillus, UNNAscher Streptobacillus, Bacillus ulceris cancrosi KRUSE, Bacterium ulceris cancrosi (DUCREY-KRUSE) LEHMANN et NEUMANN.

Will man nach LEHMANN-NEUMANN u. a. den Ulcus molle-Erreger aus der Gattung Bacillus in die Gattung Bacterium einordnen, so dürfte wohl der Name Streptobacterium ulceris mollis vor dem von LEHMANN und NEUMANN gewählten (Bacterium ulceris cancrosi) den Vorzug verdienen.

Die ätiologische Erforschung des Ulcus molle und seiner Komplikationen hat sich in drei Stufen vollzogen: Den ersten Schritt bedeutete die großzügige Verwendung des Inokulationsverfahrens (RICORD u. a.); *den zweiten die Entdeckung des Erregers im Eiter* (DUCREY) *und im Gewebe* (UNNA); *den dritten und abschließenden seine Reinzüchtung auf künstlichem Nährboden mit Rückimpfung auf den Menschen* (LENGLET; BESANÇON, GRIFFON und LE SOURD). *Die Ätiologie des Ulcus molle hat auf diesem Wege, wie* TOMASCZEWSKI *bei seiner grundlegenden Bearbeitung des Themas im* FINGER-JADASSOHN*schen Handbuch sich ausdrückt, „für alle Zeiten ihre endgültige Klarstellung gefunden"*.

Eiterinokulationen am Menschen.

Bei keiner Infektionskrankheit außer der Vaccine-Variola sind *künstliche Übertragungen von lebendem Virus auf den Menschen* in so großer Zahl wie beim Ulcus molle ausgeführt worden. Diese Impfungen hat man so gut wie ausschließlich an Kranken vorgenommen; teils an solchen, die schon mit Ulcus molle behaftet waren und dann meist mit ihren eigenen Krankheitsprodukten geimpft wurden *(Autoinokulation)*, teils an Syphilitischen, denen man fremdes Eitermaterial aufpfropfte *(Syphilisation)*.

Geschichtliches. Das Verfahren hat seine größte Rolle in der vorbakteriologischen Zeit gespielt, in der es für „das einzige diagnostische Hilfsmittel, was eine absolute Sicherheit gewährt", erklärt worden ist (LIPPERT-RICORD 1852, S. 17). In erster Reihe hat sich RICORD seiner in weitestem Umfange zu Forschungszwecken bedient. Er hat von 1831 bis 1837 in Paris an mehr als 2000 geschlechtskranken Personen *Autoinokulationen* ausgeführt bzw. ausführen lassen und hat durch seine Experimente nicht nur der alten

Irrlehre von der Einheit der Syphilis und Gonorrhöe („Identismus") eine Ende bereitet, sondern auch wichtige Tatsachen auf dem Gebiete der einzelnen Geschlechtskrankheiten, darunter auch des Ulcus molle, entdeckt. Leider sind seine Impfergebnisse ebenso wie die seiner Zeitgenossen bezüglich des Ulcus molle deswegen nur mit Vorsicht zu verwerten, weil damals noch der *Glaube an die Einheit von Syphilis und Ulcus molle („Unicismus")* Geltung hatte, und daher bei der Wiedergabe der Impfergebnisse nicht streng zwischen den beiden Krankheiten geschieden wurde.

Aus dem gleichen Grunde ist auch das große Tatsachenmaterial nicht voll auszunutzen, das durch die unendliche Zahl der bald danach in Aufnahme kommenden *kurativen Serienimpfung von „konstitutionell Syphilitischen" mit „Schanker"material,* der *„Syphilisation"*, gewonnen worden ist. Diese Impfungen waren von AUZIAS-TURENNE *zunächst zu prophylaktischen Zwecken* bei Syphilisgefährdeten in Vorschlag gebracht worden, da er auf diese Weise in Analogie zur Pockenimpfung durch Absolvierung einer abgekürzten und abgeschwächten Erkrankung einen vollkommenen Schutz herbeizuführen hoffte (RICORDS Briefe von LIMAN, S. 233). Das Fundament, auf dem jener bedenkliche Vorschlag basierte, war verblüffend schwach: einige Impfungen von Affen, ferner Versuche an einem Medizinstudierenden und — wie sich erst nach seinem Tode herausstellte — Versuche an sich selbst, sowie an zwei seiner Assistenten. Er ist auch in seinem ursprünglichen Sinne nicht zur Ausführung gelangt, sondern sofort in die *Idee der kurativen Syphilisation* umgesetzt worden (SPERINO) — ein Verfahren, das in der Folge große Bedeutung gewonnen hat. Für die Impfungen verwandte man im allgemeinen — zuerst mehr zufällig, später absichtlich — *den Eiter von weichen Geschwüren* (AUSPITZ), hat sich aber doch nicht ausschließlich auf diesen beschränkt. Denn W. BOECK, wohl der größte der „Syphilisatoren", der, wie er schreibt, „hunderttausende von Inokulationen" vorgenommen hat, gibt noch in seiner letzten ausführlichen Mitteilung aus dem Jahre 1875 an, daß „die Materie, die man zur Syphilisation benutzt, am besten von einem infizierenden Chancre (d. h. *Primäraffekt*) zu nehmen ist" (S. 240). *Der Sieg der dualistischen Anschauung bereitete begreiflicherweise diesen Ulcus molle-Impfungen bei Syphilis ein Ende.* Aber man wird in der gegenwärtigen Zeit der unspezifischen Behandlungsmethoden, in der man bei Bekämpfung der Syphilis die chemotherapeutischen Maßnahmen durch Verfahren wie Höhensonnenbestrahlungen, Schmierseifeneinreibungen usw. unterstützt und in großem Maße Syphilitikern fremde Infektionskrankheiten wie Malaria oder Rückfallfieber einimpft, auch die Syphilisation *nicht mehr ohne weiteres als völlig unwirksam* beurteilen dürfen, wenn auch nach HAXTHAUSEN ein *einzelnes* — auf natürlichem Wege erworbenes — Ulcus molle bei ausgebildeter Syphilis ohne Einfluß zu sein scheint.

Aus solchen Gedankengängen heraus hat man übrigens, wie nebenbei erwähnt sei, bereits gegen Mitte des vorigen Jahrhunderts vorgeschlagen, *die Syphilis mittels Kuhpockenimpfung zu behandeln*; denn diese „bringe eine allgemeine Reaktion im Körper hervor und erwecke die schlummernden Kräfte zum Kampf gegen das syphilitische Gift" — Worte, die einen ganz modern anmuten, die aber damals noch keinen Anklang gefunden haben (JELTSCHINSKY u. a., zitiert nach AUSPITZ; s. a. PROKSCH). Denn außer von dem Erfinder selbst ist dem Verfahren nur wenig Beachtung geschenkt worden (P. DIDAY); vielleicht schon damals wegen seiner unsicheren Wirkung bei Vorgeimpften.

Infolge der Gleichsetzung von Syphilis und Ulcus molle traf es sich bei der Syphilisation gelegentlich auch, daß man unter der Flagge der Syphilis Ulcus molle-Kranke „syphilisierte", d. h. also einer *spezifischen Vaccinbehandlung mit lebenden Erregern* unterzog. So schreibt BOECK, daß er mehrfach bei „phagedänischen" Ulcera mollia mit dem Geschwürsmaterial an den Seitenteilen der Brust inokuliert hätte, und daß mit der Entwicklung der weichen Inokulationsgeschwüre der Phagedänismus zum Stillstand gekommen wäre. Entfernt erinnert an diese alten therapeutischen Methoden das Vorgehen von FÁY und GAÁL, die neuerdings eine Anzahl von Patienten mit erweichten Ulcus molle-Bubonen durch mehrfache subcutane *Injektionen von nativem Buboeiter* behandelt haben.

Bis auf diese einzelne Ausnahme hat man aber seit dem Sieg des Dualismus *das Inokulationsverfahren nur noch für wissenschaftlich und praktisch diagnostische Zwecke* verwendet. Erst das Tatsachenmaterial, das seitdem gewonnen worden ist, darf Anspruch auf weitgehende wissenschaftliche Bedeutung erheben. *Als völlig einwandfrei kann man es aber wohl erst von der Zeit an betrachten, seitdem man in der Lage ist, das Resultat der Inokulation durch Untersuchung auf die Erreger zu kontrollieren.*

Impfverfahren. Die allgemein übliche Methode ist *die cutane Impfung.* Man geht dabei *etwa so wie bei der* PIRQUET*schen Tuberkulinprobe oder bei der Vaccination* vor. Nur pflegt man meist — zum mindesten wenn kulturelle Untersuchungen angeschlossen werden sollen — das Impfgebiet in noch gründlicherer Weise vorzubehandeln, um es möglichst frei von Keimen und von Desinfizientien zu bekommen. Die Haut wird zunächst mit Wasser und Seife, dann mit Alkohol und mit Äther gewaschen; die Reste dieser Chemikalien werden mit sterilem destillierten Wasser oder physiologischer Kochsalzlösung entfernt. Vor der Anwendung solcher Desinfizientien, von denen man eine stärkere Adsorption an die Haut erwarten könnte, wie z. B. von Sublimat oder von Phenolen, ist zu warnen. Die Impfung wird gewöhnlich *oberflächlich, möglichst unter Vermeidung von Blutungen,* mit dem Pirquetbohrer oder, wenn längere Impfstriche bevorzugt werden, mit der Lanzette ausgeführt (Chancre dermo-papillaire, Nicolle). Im Gegensatz dazu empfiehlt F. Fischer, ziemlich tiefe Wunden anzulegen und bei Blutungen abzuwarten, bis dieselbe steht (Chancre dermique, Nicolle). Vörner hat zur Erzeugung von Ulcera mollia miliaria mit einer ganz dünnen spitzen Mikroskopiernadel ganz feine Einstiche in die Haut vorgenommen. Vor der Impfung belädt man die Instrumente *mit dem infektiösen Material,* das man am besten *den Wandpartien* des zu untersuchenden Herdes entnimmt, und bringt zur Sicherheit *nachträglich noch einmal* etwas davon auf die Wunde. Gewöhnlich werden 1—2, von manchen Autoren auch mehr Impfläsionen gesetzt. Die Impfstellen sind so weit voneinander entfernt anzulegen, daß genügend Platz zur Entwicklung isolierter Geschwüre bleibt. Für Prophylaxeversuche hat Giovanni mit einem Bistouri teils die Haut oberflächlich abgeschabt, teils ganz dünne Hautlappen geschnitten. Nach der Impfung bedeckt man das Gebiet am besten mit einem durch trockene Hitze oder Auskochen *sterilisierten Uhrglas,* unter dessen Ränder man, um ein Einschneiden zu vermeiden, etwas sterilen Mull legen kann. Die Befestigung des Uhrglases geschieht unter Freilassung eines zentralen Fensters meist mit Heftpflaster.

Wie oben erwähnt, hat man außer den cutanen gelegentlich *auch subcutane Impfungen,* und zwar mit dem Inhalt erweichter geschlossener Bubonen, vorgenommen. Nach Verwendung von bacillenhaltigem Material hat dabei Buschke einen gleichfalls bacillenhaltigen Absceß mit schankröser Incisionsöffnung beobachtet, Adrian in einem seiner beiden Fälle ebenfalls einen Absceß, der aber mikroskopisch bacillenfrei war, in dem anderen reaktionslose Resorption. Nach Injektion von Buboinhalt, der mikroskopisch frei von Bacillen war, haben Fáy und Gaál unter 22 Fällen nur bei einem Patienten einen Absceß und zugleich an einer anderen Einstichöffnung ein Ulcus molle auftreten sehen. *Über intracutane Injektionen,* wie sie z. B. bei der Vaccination neben der cutanen und vereinzelt auch subcutanen Impfung von einigen Autoren ausgeführt werden, scheinen Untersuchungen noch nicht vorzuliegen.

Impfverlauf. Wenn auch Schwankungen in dem zeitlichen Ablauf und in der Intensität der Entwicklung vorkommen können, so nimmt doch durchschnittlich *der Inokulationsschanker nach cutaner Impfung* am Anfang etwa folgenden Verlauf: Schon am Ende des ersten Tages entwickelt sich ein geringer roter Hof um die Inokulationsstelle. Am nächsten Tage überragt die Impfstelle bereits etwas die Haut und ist als kleine zugespitzte Papel zu fühlen; die rote Zone hat sich ein wenig vergrößert. Am Ende des zweiten Tages, manchmal auch früher oder später, ist an Stelle der Papel *eine kleine Pustel* getreten mit leicht verletzlicher Decke, die sich aber unter dem Schutze des Uhrglases ein bis zwei Tage halten kann. Wird die Decke entfernt, so kommt *ein kleines Geschwür* zum Vorschein, das allmählich an Umfang und Tiefe gewinnt und *alle typischen Eigenschaften des Ulcus molle* annimmt: die bei punktförmiger Impfung runde Form, die scharf geschnittenen, etwas unterminierten, fein gezahnten Ränder, den bei Berührung schmerzempfindlichen und leicht blutenden Grund, bedeckt mit einem fest anhaftenden gelblich-speckigen Eiter; das Ganze weich und umgeben von einem erythematösen Hof. Bei *Impfung auf Schleimhäute* ist die Entwicklung im wesentlichen dieselbe, nur daß es hier rascher zur Ausbildung eines Bläschens und, bevor dessen Inhalt sich noch getrübt hat, zum Verluste der Blasendecke kommt, so daß der Defekt zunächst ohne eitrigen Belag zutage tritt (Reder).

Auf den weiteren Verlauf näher einzugehen, erübrigt sich, da er sich im allgemeinen nicht von dem anderer Ulcera mollia unterscheidet. Läßt man die Inokulationsgeschwüre unbehandelt, so können sie nach kurzer Progredienz *Tendenz zur spontanen Verheilung* zeigen, können aber auch *zu relativ bedeutender Größe anwachsen und einen recht protrahierten Verlauf nehmen.* Auch auf Behandlung sprechen sie *keineswegs immer prompt* an. So schreibt Krefting, daß man sie sehr energisch behandeln muß, wenn man große und tiefe Schanker vermeiden will, und daß sie zuweilen auch der energischsten Ätzung trotzen. Auch nach Buschke sollen sie oft therapieresistent sein (s. a. Gémy, Reenstierna, Durand). Ferner können sich *Drüsenkomplikationen an Inokulationsulcera* anschließen, wenngleich diese hierbei seltener vorkommen als nach genitaler Infektion. Während RICORD bei seinen zahlreichen diagnostischen Inokulationen niemals vereiterte Bubonen festgestellt hat, hat BOECK sie nach Impfung an Armen oder Beinen verschiedentlich auftreten sehen. Analoge Beobachtungen haben später DUCREY und TOMASCZEWSKI (letzterer nach Inokulation von Kulturmaterial) und früher schon z. B. v. HÜBBENET gemacht. MASSIA und LACASSAGNE vermuten, daß dergleichen Fälle öfter vorkämen und nur nicht publiziert würden. Jedenfalls kann man sich bei näherem Literaturstudium *der Meinung derer nicht anschließen, die die Inokulation als eine absolut harmlose Maßnahme betrachten.* Das gilt schon für die übliche Autoinokulation; bei einer Übertragung von Eitermaterial auf fremde Personen, die aber heutzutage kaum mehr in Frage kommt, müßte man natürlich noch auf die Möglichkeit einer *Mischinfektion mit Lues* Rücksicht nehmen.

Einfluß des Terrains. Das Terrain scheint in mehrfacher Richtung auf die Entwicklung der Impfinfektion von Einfluß zu sein. Erstens hat man behauptet, daß *die Haut der verschiedenen Körpergegenden eine verschieden große Empfänglichkeit* besitzt. So galt früher das Gesetz, daß sich der weiche Schanker an der *Kopf- und Gesichtshaut überhaupt nicht inokulieren lasse.* Diese Annahme ist inzwischen durch eine Reihe positiver Impfergebnisse von DIDAY, ROLLET, v. HÜBBENET, BASSEREAU u. a. (Lit. s. JULLIEN) widerlegt worden. Auch ich hatte vor einigen Jahren Gelegenheit, eine durch Zufall herbeigeführte Inokulation im Gesicht zu bobachten:

Ein klinischer, an Gonorrhöe leidender Patient, dem ein anderer, mit Ulcus molle am Genitale behafteter im Streit sein Uringlas ins Gesicht geschleudert hatte, trug eine Schnittwunde und im Anschluß daran ein Ulcus molle an der Nasenwurzel davon.

Trifft also auch die frühere Annahme nicht zu, so haben doch W. BOECK sowie A. FOURNIER wahrgenommen, daß *Inokulationsgeschwüre am Kopf nicht so groß* werden und rascher abheilen als anderwärts. Im Gegensatz dazu sollen nach dem erstgenannten Autor *Impfungen an den Armen und Beinen Neigung zu besonders großer Ausdehnung* und zum „Phagedänismus" (im Sinne eines besonders hartnäckigen und ausgedehnten Ulcus molle) besitzen, während er bei Impfungen an den Seitenteilen des Rumpfes etwas Derartiges nie beobachtet hat. Analoge Unterschiede hat schon RICORD zwischen Inokulationen am Arm und am Penis festgestellt. Auch WELANDER und O. PETERSEN empfehlen aus den gleichen Gründen, die Inokulation besser am Unterleib als an Vorderarmen oder Oberschenkeln vorzunehmen. An den Vorderarmen haben ferner DUCREY und REENSTIERNA bei Impfschankern unangenehmes Fortschreiten beobachtet.

Für die Abhängigkeit der Schankerform vom Orte der Impfung sprechen auch manche *Beobachtungen beim Ulcus molle serpiginosum.* Bei Autoinokulationen mit Eiter aus normalen Ulcera mollia hat man *an anderen Körperstellen Geschwüre von serpiginöser Form* und umgekehrt mit Eiter aus serpiginösen Geschwüren *normale Ulcera mollia* erhalten (ROLLET, zit. nach JULLIEN, FIOCCO, REICHEL, STEIN, LUITHLEN, vgl. auch LANG). Andererseits existieren alte Angaben, daß bei Trägern von „phagedänischen Schankern" (wieder im Sinne des Ulcus molle) ebenso wie Autoinokulationen (RICORD) auch Impfungen mit fremdem aus einfachen Ulcera mollia stammenden Eiter (SPERINO, zit. nach JULLIEN) *phagedänischen Charakter* anzunehmen pflegen. Einen analogen Fall hat später DUCREY beobachtet (s. auch BUSCHKE u. LEISSNER: Ulcus molle serpiginosum mit serpiginöser Autoinokulation, aber gewöhnlichem Ulcus beim Partner). Derartige Vorkommnisse würden bei einer gewissen Häufung dafür sprechen, daß es *außer einer Disposition einzelner Körpergegenden auch eine Disposition des gesamten Organismus* zum Serpiginismus bzw. Phagedänismus gibt. Als *Ursache für eine solche Widerstandsschwäche* hat man meist konsumierende Krankheiten wie Skorbut, Tuberkulose, Quecksilbervergiftungen usw., auch die Syphilis oder Alkoholabusus oder klimatische Einflüsse angesprochen. Aber schon Boeck betont, daß man die gleichen Erscheinungen auch bei ungeschwächten Personen beobachten kann.

Ebenso ist auch umgekehrt wiederholt von einer *individuellen Steigerung der Widerstandskraft* gegen den Inokulationsschanker die Rede gewesen. Ob es eine *angeborene vollkommene Immunität* gegen die Inokulation gibt, wie sie v. Hübbenet und Vidal in einzelnen Fällen vermeintlich beobachtet haben, erscheint nach den vieltausendfachen entgegengesetzten Erfahrungen recht zweifelhaft. Eine *relative natürliche Schutzkraft* soll *die Haut des Kindes* besitzen, auf der nach Boeck die Impfschanker niemals eine bedeutende Größe oder phagedänischen Charakter, auch nicht an den Schenkeln, annehmen [1]).

Die Frage, ob es eine *durch fortgesetzte Inokulation erworbene Immunität* gegen die Impfung gibt, ist im Anschluß an die Syphilisation der Gegenstand heftiger Auseinandersetzungen gewesen, da sie ja nach der damaligen Anschauung aufs engste mit dem Kernpunkt des ganzen Verfahrens, dem Schutz gegen Syphilis, verknüpft zu sein schien. Auf der einen Seite standen Ricord und andere Gegner der Syphilisation, die erklärten, „*daß der weiche Schanker bis ins Unendliche inokulabel sei*". Man erzählte sich, daß sich ein deutscher Arzt in Paris, Dr. Lindemann, innerhalb mehrerer Monate über 2500 Inokulationen hätte beibringen lassen und danach ebenso empfänglich gewesen sei wie am ersten Tage (Reder); tatsächlich scheint es sich aber nur um ungefähr 20 Inokulationen in 16 Sitzungen — darunter auch solche mit syphilitischem Material — gehandelt zu haben (Auzias-Turenne). Auf der anderen Seite wurde von den Syphilisatoren immer wieder mit großer Bestimmtheit behauptet, daß im Laufe der Behandlung, vor allem bei noch längeren Serien — in einem Falle Boecks nach 83 Impfreihen —, *die Empfänglichkeit gänzlich aufhöre.* Besonders Boeck schildert sehr eingehend: wie allmählich die Pusteln immer kleiner würden und verlängerte Inkubation zeigten, wie sich die Immunität zuerst hauptsächlich auf die Impfregion und später auf den ganzen Körper erstrecke, wie sie sich zunächst auf das anfänglich benutzte Impfmaterial beschränke und nach Wechsel der „Materie" allmählich universell werde usw. Aber gerade bei diesen Feststellungen negativer Art liegt der Gedanke an ein Dazwischenkommen von echt syphilitischem oder unspezifisch eitrigem Impfmaterial besonders nahe, abgesehen von den „Zufälligkeiten", die solche Impfreihen früher oder später zum Abreißen bringen können (Boeck, Jullien, v. Zeissl u. a.). Man wird also die *Frage, ob sich durch lange fortgesetzte Inokulationen eine Immunität erwerben läßt, wohl als offen ansehen müssen*. Daß es beim Ulcus molle Immunisierungsvorgänge, zum mindesten lokaler Natur, gibt, lehrt die dem Inokulationsschanker (ebenso wie dem gewöhnlichen) sicherlich an sich innewohnende *Tendenz zur Selbstheilung* und anderes mehr (s. S. 60).

Die *Empfänglichkeit für Inokulationen* kann auch *im Verlauf von akuten Infektionskrankheiten*, wie Typhus, Pneumonie, Erysipel, Gelenkrheumatismus, Anginen, sogar „schon einige Tage vor dem Ausbruch", vorübergehend *erlöschen*; ebenso wie bestehende Inokulationsgeschwüre unter solchen Umständen *zur Ausheilung* kommen können (Boeck, Aubert, Welander, Tortora, Ducrey, Lasnet). Man bezieht diese Erscheinungen gewöhnlich auf den Einfluß der erhöhten Körpertemperatur (s. auch unten), doch hat Buschke auch bei

[1]) Die auf natürlichem Wege beim Kinde entstandenen Ulcera mollia scheinen sich analog zu verhalten, soweit die kleine Zahl der bisher vorliegenden Beobachtungen darüber ein Urteil zuläßt (Lit. s. Roeb, Buschke und Langer).

hohem Fieber eine Inokulation angehen sehen. Bemerkenswert erscheint ferner noch, daß nach BOECK auch das *Puerperium* meist *hindernd* auf die Inokulation wirkt (vgl. die herabgesetzte Empfänglichkeit gravider Tiere gegen Syphilis- oder Trichophytieimpfungen; BROWN und PEARCE, MARTENSTEIN).

Einfluß des Impfmaterials. Während somit zahlreiche Beobachtungen vorliegen, die auf eine Abhängigkeit des Impfergebnisses vom Impfterrain hinweisen, läßt sich *über die Bedeutung des Impfmaterials* weniger berichten. Vor allem ist, soweit ich sehe, trotz der außerordentlich großen Zahl von Auto- und Heteroinokulationen, von denen letztere besonders unter dem Regime der Syphilisation stattgefunden haben, *keine Tatsache bekannt* geworden, *die zwingend für die Existenz verschiedener Abarten des Ulcus molle-Virus* spräche. Man hat zahllose Inokulationsschanker mit Material aus sämtlichen Stadien des gewöhnlichen Ulcus molle, vom ersten Beginn an bis nahe zur Vernarbung (AUZIAS-TURENNE, A. FOURNIER, DUCREY), erzeugt, ferner mit Buboinhalt, mit Ulcera mollia elevata, miliaria oder auch mixta — es hat sich in dieser Richtung nichts Bemerkenswertes ergeben. Auch beim „phagedänischen" Schanker (wiederum im Sinne des reinen Ulcus molle) hat man durch Impfungen auf andere Personen nur gewöhnliche Ulcus molle-Formen erzielt [BOECK, ROLLET, M. v. ZEISSL[1])].

Das einzige, was nach Abimpfungen von solchen bösartigen Schankerformen gelegentlich aufgefallen ist, war bei mehreren Fällen von Ulcera mollia serpiginosa eine verlängerte Inkubationszeit (KÖNIGSTEIN). Aber die gleiche Beobachtung hat man auch sonst schon gemacht, z. B. nach Impfung mit Material aus Ulcera miliaria (GOUGENHEIM und BRUNEAU) oder aus Bubonen (ADRIAN, BUSCHKE, LIPSCHÜTZ, TOMASCZEWSKI, KÖNIGSTEIN). In solchen Fällen können die Impfprodukte auch klein bleiben und sich nach kurzer Zeit spontan zurückbilden (LIPSCHÜTZ); ihr Bacillengehalt pflegt dann, wie überhaupt oft, bei langsamem und schwachem „Anschlag" (KREFTING) gering zu sein; impft man aber zur Zeit ihrer Acme mit dem Eiter weiter, so haftet dieser schon nach viel kürzerer Zeit und liefert meist ein typisches Geschwür (LIPSCHÜTZ). Es liegt nahe, *das langsame Angehen der Impfung* bei Ulcera miliaria oder Bubonen *auf einen geringen Keimgehalt des inokulierten Materials* zu beziehen, und ebenso ist es bei einem der eben erwähnten Fälle von Ulcus molle serpiginosum im mikroskopischen Präparat nicht gelungen, Ducreybacillen nachzuweisen. Es ist auch durch Untersuchungen BOECKS bekannt, daß *bei Inokulation von stark verdünntem, also keimarmem Material die Inkubationszeit* in der Regel — nicht immer; vgl. BUSCHKE — *verlängert* ist.

Solche *Verdünnungsversuche* hat man früher in großer Zahl angestellt und hat z. B. gefunden, daß sich Ulcus molle-Eiter mit Wasser etwa bis 1:300, mit $1^0/_0$iger Kochsalzlösung etwa bis 1:700 verdünnen läßt, ohne seine Pathogenität einzubüßen (W. BOECK). Begreiflicherweise schwanken die Resultate; so hat z. B. PUCHE (zit. nach JULLIEN) noch mit der Mischung von 1 Tropfen Eiter auf $^1/_2$ Glas Wasser ein Angehen erzielt. Als Verdünnungsflüssigkeit hat man auch Blutserum, Urin und die verschiedensten anderen normalen und pathologischen Ex- und Sekrete benutzt.

Man hat ferner künstlich hergestellte *Gemische von Ulcus molle-Material mit Eiter anderer Herkunft* zur Inokulation verwandt. Dabei gaben nach

---

[1]) Die von BASSEREAU wiedergegebene berühmte alte Geschichte, daß sich 3 Auvergnaten bei ein und demselben Mädchen „phagedänische" Schanker geholt hätten, ist wohl nicht sicher genug verbürgt. Die Angabe von O. PETERSEN, daß die meisten früher von ihm beobachteten „phagedänischen Schanker" aus einem bestimmten Bordell stammten, bezieht sich auf Ulcera gangraenosa.

Boeck *Mischungen mit Vaccine* im allgemeinen abortiv verlaufende Ulcera mollia, während die Vaccine entweder gar nicht oder bis auf eine Ausnahme gleichfalls nur schwach zur Entwicklung kam. Mischungen mit *Eiter aus phlegmonösen oder tuberkulösen Prozessen* dagegen bewirkten Ulcera mollia von gewöhnlichem Verlauf, ebenfalls ohne wahrnehmbare Beteiligung der beigemischten anderen Erreger. Man hat ferner Inokulationen mit *Mischmaterial* vorgenommen, das man *unmittelbar aus Mischinfektionen* gewonnen hatte. In der Hauptsache handelte es sich dabei — abgesehen von den unsicheren Heteroinokulationen der Unisten — um *Autoinokulationen mit „gemischten Schankern“*, die nur Ulcera mollia, und zwar ohne Besonderheiten, lieferten (Rollet, Krefting, Buschke, Lipschütz u. a., Übertragungen auf Affen, s. S. 58); das gleiche Resultat gaben Abimpfungen von Ulcera mollia, die auf banalen Abscessen, ferner auf tuberkulösen oder gonorrhoischen Prozessen lokalisiert waren (Lipschütz). Anders lagen die Verhältnisse bei den sog. *Ulcera mollia phagedaenica s. gangraenosa.* Eine *Mischinfektion im eigentlichen Sinne*, d. h. im Sinne des Zusammenbestehens mit dem Ulcus gangraenosum gibt es dabei *nicht*; sondern das Ulcus molle wird an den Stellen, an denen die Gangrän hinzutritt, zerstört und verliert seine Inokulabilität. Die Inokulation gibt daher bei dieser Art von „Mischinfektion“ nur dann ein positives Resultat, wenn sie — wie in einem Falle von Ricord (1838, S. 219) — vor völliger Zerstörung des Ulcus molle oder — wie in einem Fall von Boeck (1875, S. 113) — gänzlich vor Einsetzen der Gangrän erfolgt.

Im Hinblick auf die Frage einer *Prophylaxe*, die anfänglich, zur Zeit des Unicismus, gegen die „Syphilis“ gerichtet sein sollte, später bewußt gegen das Ulcus molle, hat man *die Wirkung einer großen Reihe von Chemikalien teils auf Ulcus molle-Eiter selbst, teils auf frisch damit infizierte Wunden* ausprobiert.

Das erste Prophylakticum, das imstande war, nach Applikation auf eine eben gesetzte Inokulationswunde deren Angehen zu verhindern (und das zugleich auch eine Heilwirkung gegenüber dem ausgebildeten weichen Schanker besaß), hat bereits im Jahre 1815 Luna Calderon vor einer ärztlichen Kommission mehrfach in seiner Wirkung demonstriert, hat dieser aber seine Zusammensetzung vorenthalten (Protokoll bei Ricord).

Aus den zahlreichen Untersuchungen, die mit den verschiedensten Säuren, Alkalien, organischen Substanzen, Salzen angestellt worden sind (Ricord, Rollet, Boeck, Krowczynski, Giovanni), und deren Resultate nach unseren jetzigen Kenntnissen von der Wirkung der Desinfektionsmittel zum erheblichen Teil Selbstverständlichkeiten geworden sind, seien nur *einzelne der exakten, die überragende Stellung des Sublimats beweisenden Versuche* Giovannis hervorgehoben. Das Angehen eines Impfschankers konnte verhindert werden: noch 8 Stunden nach der Infektion durch mindestens 1 Minute langes Waschen der Inokulationsläsionen mit einer 1‰igen Sublimatlösung, noch 10 Minuten nach der Infektion durch 5 Minuten langes Waschen mit einer 1%igen Permanganatlösung, noch 10—15 Minuten nach der Infektion durch 10—15 Minuten langes Waschen mit Seife und Wasser von Zimmertemperatur; benutzte man heißes Wasser, so ließ sich noch bis zu einem Abstand von 30 Minuten eine Wirkung erzielen. Eine Reihe weiterer Desinfektionsmittel wie Carbolsäure, Chinosol, Wasserstoffsuperoxyd erwiesen sich, zum mindesten in annehmbarer Konzentration, als unzureichend. 1%iges Sublimatlanolin schien sich bei frühzeitiger Anwendung gleichfalls zu bewähren, müßte aber noch eingehender geprüft werden. Von Bedeutung für das Gelingen der Desinfektion war in den Versuchsreihen Giovannis das *mechanische Moment der Reibung.* Wahrscheinlich läßt sich damit erklären, daß bei früheren Untersuchungen Boecks Umschläge mit einer etwa 1%igen Sublimatlösung das Angehen von Inokulationsschankern nicht verhindern konnten, während eine unmittelbare Beimengung von Sublimat zum Eiter im Verhältnis von 1:5000 ausreichte (Desinfektion von Kulturmaterial s. S. 50).

Eingehend hat man sich auch, angeregt durch die oben erwähnten Beobachtungen bei fieberhaften Erkrankungen und durch das Studium der Bubonen, mit Untersuchungen über *die Temperaturempfindlichkeit des Ulcus molle-Eiters* beschäftigt. Während er *bei niederen Temperaturen* von —10 und —20° C seine Inokulationsfähigkeit *nicht einbüßt* (Boeck, Jullien) — eine Eigenschaft, die der Ducreybacillus bekanntlich mit anderen Bakterien teilt —, ist er *gegen höhere ziemlich empfindlich.* Bei 42—43° C geht seine Virulenz bereits innerhalb einer Stunde verloren, nach Lasnet sogar schon innerhalb 5 Minuten bei 40° (Reaumur ? Celsius ?), bei 38—38,5° in 16—18 Stunden, aber auch bei 37° wesentlich schneller als bei Zimmertemperatur, nämlich in 2 Tagen, was darauf hinweist, daß nicht nur die Temperatureinflüsse als solche dabei eine Rolle spielen (Aubert, Mannino, A. Hoffmann, Buschke u. a.; über Hitzeversuch an Kulturbakterien s. S. 51). *Örtliche Hitzeapplikation* auf frische Inokulationswunden, z. B. Bäder von 1 Minute bei 50° C oder von 8 Stunden bei 40°, haben ein Angehen der Schanker nicht verhindern können (Boeck, Lormand), während sie bei entwickelten Ulcera mollia bessere Resultate gab und daher auch viel für therapeutische Zwecke benutzt wurde (Benoît, H. v. Hebra, Simmons, Aubert, Welander u. v. a.; ältere Lit. bei Aubert; Näheres s. Abschnitt Therapie).

Auch *gegen Austrocknen* ist der Eiter *wenig widerstandsfähig.* An Leinwandläppchen oder Glasplatten angetrocknet und erst kurz vor der Inokulation wieder aufgeweicht, gibt er bereits nach 24 Stunden negative Impfresultate (Boeck, Bumstead). In auffallendem Gegensatz dazu erhalten sich Krusten, vielleicht infolge der größeren Schichtdicke, bis zu 14 Tagen virulent (Boeck), also teilweise noch länger als Eiter in flüssigem Zustande, der nach Boeck bei Zimmertemperatur nur bis zu 6 Tagen, nach A. Hoffmann allerdings bis 12 und nach Ricord sogar bis zu 17 Tagen wirksam bleiben soll.

Zuverlässigkeit und Anwendungsbereich der Methode. Eine große Rolle hat in der älteren Literatur, hauptsächlich in der Zeit vor Entdeckung des Ducreybacillus, die Frage gespielt, ob sich *Inokulationsgeschwüre ausschließlich mit Eiter von Ulcera mollia bzw. deren Bubonen oder auch mit Eiter anderer Herkunft* erzeugen und in Serien fortimpfen ließen.

Diese Untersuchungen nahmen von dem Streit zwischen dem Unicismus und Dualismus ihren Ausgang und erstreckten sich daher anfangs vorzugsweise auf die *Verimpfung des Sekrets von syphilitischen Primär- oder Sekundärerscheinungen* auf den Träger oder andere Syphilitiker. Dabei ist es *in einer Reihe von Fällen,* die sich wohl nicht alle durch die Annahme einer Mischinfektion erklären lassen, gelungen, besonders wenn man die Efflorescenzen vor der Sekretentnahme durch chemische oder mechanische Reizung (Pulvis Sabinae, Haarseil) in Eiterung versetzt hatte, *positive Resultate* zu erzielen (Biedencamp, Köbner, F. J. Pick usw.). Die gleiche Beobachtung machte man weiterhin *auch bei Verimpfung von syphilisfreiem Material,* z. B. aus Acne-, Scabies- oder künstlich erzeugten Pusteln, zunächst an Syphilitikern und später auch an nichtsyphilitischen Personen (F. J. Pick, Tanturri, Wiggleworth, Morgan usw.; Lit. s. Finger).

Zu Beginn der bakteriologischen Ära hat dann Finger von neuem diese Frage aufgenommen und eingehend bearbeitet. Er erzielte in mehreren Fällen *typische Ulcerationen,* indem er das Impfmaterial, statt wie sonst von der Haut, von der Schleimhaut des normalen weiblichen Genitale entnahm, die er vorher durch Aufkratzen und Bestreuen mit Pulvis Sabinae in den Zustand der Eiterung versetzt hatte; die Geschwüre ließen sich 6 *Generationen hindurch fortpflanzen.* Analoge Resultate hat Fingef auch mit *Reinkulturen* von pyogenen Staphylokokken am Kaninchen und Welander am Menschen erhalten (vgl. auch de Luca, S. 30).

Die Untersuchungen am Menschen sind von verschiedenen Seiten wiederholt worden, aber *ohne sonst die gleichen Resultate zu geben.* So hat Buschke sowohl mit eitrigen Sekreten wie mit Reinkulturen von Staphylokokken und Streptokokken inokuliert, hat aber in keinem seiner 54 Fälle einen dem Ulcus molle gleichenden Inokulationseffekt beobachtet, sondern nur kleine, in 5—8 Tagen spontan abheilende Pusteln — die schon RICORD wohlbekannten „fausses pustules" —, die sich nur in zwei Fällen noch eine Generation weiter fortimpfen ließen. KREFTING konnte solche Pusteln zwar zuweilen über einige Generationen hinaus halten, betonte aber gleichfalls ihren abortiven Charakter, und ADRIAN hat bei wirklich subepidermidaler Impfung nicht einmal solche Pusteln auftreten sehen, während er wiederum bei subcutaner Impfung nur furunkelartige Bilder erhielt. Endlich wurden auch in der FINGERschen Klinik von LIPSCHÜTZ bei über 30 Personen Inokulationen mit dem Sekret nicht venerischer, aber differentialdiagnostisch in Betracht kommender Genitalgeschwüre ausgeführt und nur negative Resultate dabei erzielt.

LIPSCHÜTZ kommt infolgedessen *zu einer vollen Anerkennung des diagnostischen Wertes des Verfahrens.* Inzwischen war dieses aber auch *durch die Entdeckung der Ducreybacillen auf eine viel sicherere Basis* gestellt worden. Denn man war jetzt nicht mehr wie früher allein auf die morphologische Beurteilung des Impfbefundes angewiesen, sondern war in der Lage, das Urteil *durch die bakteriologische Untersuchung des Inokulationsgeschwürs zu vervollständigen.* Seitdem haben sich natürlich Einwände gegen die Spezifität des Verfahrens nicht mehr erheben lassen.

Die Entdeckung des Ducreybacillus und seine Züchtung auf künstlichen Nährböden gaben auch die Möglichkeit, sich *durch Vergleich mit diesen Methoden ein Urteil über die Empfindlichkeit des Inokulationsverfahrens* zu bilden. Solche vergleichende Untersuchungen sind in großer Zahl *mit Buboneneiter* vorgenommen worden — einem Material, das dafür besonders geeignet erscheint, weil es infolge seines verhältnismäßig spärlichen Bacillengehaltes auch feinere Unterschiede in der Empfindlichkeit der Methoden festzustellen gestattet. Dabei hat sich *meist* zwischen mikroskopischem und Inokulationsbefund *eine weitgehende Parallelität* ergeben (DUBREUILH und LASNET, SPIETSCHKA, RILLE, MANTEGAZZA, KREFTING usw.), die durch vereinzelte, bald zugunsten der einen, bald zugunsten der anderen Methode sprechende Ausnahmen nicht wesentlich beeinträchtigt wird (LASNET, BUSCHKE, LENGLET, ADRIAN, COLOMBINI). Dagegen hat LIPSCHÜTZ, der neben den beiden Verfahren auch noch die kulturelle Prüfung herangezogen hat, Befunde erhoben, die den *Wert der Inokulation stark in den Vordergrund rückten.* So war bei 16 Bubonen, die gleich zur Zeit der Incision positive Resultate gaben, in allen Fällen die Inokulation positiv, dagegen nur in 6 Fällen die mit dem Buboeiter bzw. mit Drüsengewebe angelegte Kultur und sogar nur in 3 Fällen die unmittelbare mikroskopische Untersuchung. Alles in allem ergibt sich also, daß *die Inokulation den anderen Verfahren an Empfindlichkeit mindestens gleichwertig* ist.

Da sie aber anderseits *einen nicht absolut harmlosen Eingriff* am menschlichen Körper bedeutet (s. S. 4), empfiehlt es sich, sie nur *für solche diagnostisch wichtigen Fälle* zu reservieren, bei denen die direkte bakteriologische Untersuchung und evtl. auch die neuerdings viel verwendete Vaccinreaktion *nicht zum Ziele führen.*

Die Entdeckung der Streptobacillen und ihr Verhalten im Ausstrichpräparat.

Geschichtliches. *Der Erreger des weichen Schankers ist im Jahre* 1889 *durch den italienischen Dermatologen* DUCREY *entdeckt worden. Diese Entdeckung war nicht das* Werk *eines Zufalls, sondern das einer exakt durchgeführten Idee.*

Schon vor ihm, im Jahr 1885, hatte FERRARI Mitteilungen über „den Bacillus des weichen Schankers" ergehen lassen, den er nach sorgfältiger Reinigung der Oberfläche *regelmäßig in Geschwüren und auch in Bubonen,* aber hier nur, wenn 2 Tage nach der Eröffnung verstrichen waren, mikroskopisch nachwies, und der der Beschreibung nach — kleiner als Tuberkel- und Leprabacillen, mitunter in Häufchen von 10—20 Exemplaren phagocytiert — *wohl dem Ducreybacillus entsprechen* dürfte. Als Stütze für seine Ansicht führte er das zeitliche Zusammentreffen zwischen Auftreten der Inokulabilität und der Bacillen im Buboeiter an.

Diese Befunde hat kurz danach MANINO *bestätigt*, nur betonte er mehr, daß die Bacillen auch extracellulär vorkommen können, und hob ferner hervor, daß sich sowohl in den Primärgeschwülsten wie in den schankrösen Bubonen neben ihnen noch zahlreiche Mikrokokken verschiedener Konfiguration nachweisen ließen. Auch er hielt die von FERRARI gefundenen Bacillen für die Erreger des Ulcus molle, führte dagegen die Bubonen auf die pathogene Tätigkeit der Kokken zurück. *Ein exakter Beweis* dafür, daß die Bacillen und nicht die begleitenden Kokken die Erreger der Geschwüre wären, wurde jedoch *nicht* erbracht.

Diese Frage durch eine besondere Methode gelöst zu haben, ist das große Verdienst von DUCREY. Er ging von dem Gedanken aus, daß es zunächst nötig wäre, *alle zufälligen Verunreinigungen auszuschließen.* Dafür standen ihm, wie sich a posteriori sagen läßt, an sich zwei Wege zur Verfügung. Der erste bestand darin, *ein von Natur aus reines Ausgangsmaterial,* wie es z. B. geschlossene Bubonen darstellten, zu benutzen, und der zweite darin, sich *dieses Material durch Inokulation künstlich zu schaffen.* Den ersten Weg war bereits mehrere Jahre vor DUCREY wie späterhin auch andere, STRAUS gegangen (1884), ohne dabei, was bei der Seltenheit und Spärlichkeit der Bacillenbefunde im geschlossenen Bubo nicht wundernimmt, zu positiven Resultaten zu gelangen. DUCREY *schlug den zweiten Weg ein,* den er als den *„der Isolierung auf der Haut des Menschen selbst"* bezeichnete. Er führte die Inokulation *unter den größten Kautelen für Sterilität* aus, beobachtete die Entwicklung der Pusteln unter einem gefensterten Verband und übertrug, sobald sich diese ausgebildet hatten, und *noch bevor sie aufgebrochen* waren, ihren Inhalt unter den gleichen Vorsichtsmaßregeln *auf eine zweite Impfstelle, später von da auf eine dritte* usf. Die Reihen wurden bis zu 15 Generationen durchgeführt. Nach der Übertragung wurde der Restinhalt jeder Pustel teils zu mikroskopischen Präparaten verarbeitet, teils auf die üblichen Nährböden verimpft. Während sich im Ausgangsmaterial sowohl mikroskopisch wie kulturell noch zahlreiche verschiedene Mikroorganismen nachweisen ließen, sah man *in den Impfpusteln schon von der ersten Generation an ihre Zahl allmählich abnehmen, bis man dann nach der* 5. *oder* 6. *ein eitriges Produkt bekam, das im mikroskopischen Bilde konstant und ausschließlich eine einheitliche Art von Mikroorganismen zeigte und die Nährböden steril ließ.*

Diesen Mikroorganismus stellte DUCREY im Trockenpräparat durch Färbung mit Fuchsin oder Methyl- bzw. Gentianaviolett dar und beschrieb ihn folgendermaßen: „Bakterie von 1,48 μ Länge und 0,50 μ Breite, kurz und gedrungen, an den Enden schön abgerundet; am häufigsten zeigt sich eine seitliche Einschnürung, wie man sie bei den Mikroben sieht, die die Form einer 8 haben. Mitunter ist diese Einschnürung sehr wenig ausgesprochen oder fehlt. Die runden Formen, welche man selten trifft, stellen wahrscheinlich dieselbe Bakterie transversal gesehen dar. Sie findet sich in einigen Präparaten in einer gewissen Reichlichkeit, und in anderen fehlt sie vielmehr. Man sieht sie gewöhnlich in Gruppen von 4, 5, 8 Exemplaren oder noch mehr, obgleich man sie auch hier und da zerstreut, allein oder in Paaren finden kann. Sie nimmt mit Vorliebe die intercellulären Räume ein, aber sie fehlt selbst nicht in dem Protoplasma der Eiterzelle. Mit der Methode GRAM und KÜHNE gelingt es nicht, diese Bakterie zu färben."

Die Befunde DUCREYS wurden *bald von verschiedenen Seiten bestätigt.* WELANDER, sowie kurz danach KREFTING und späterhin auch O. PETERSEN teilten mit, daß sie *schon vor* DUCREYS *Veröffentlichungen,* oder bevor sie davon Kenntnis erhalten hatten, *die gleiche Methode* der serienweisen Inokulation, zum Teil mit denselben aseptischen Vorsichtsmaßregeln, angewandt und ähnliche Bakterien gefunden hätten. KREFTING, dem die erste genaue Untersuchung nach DUCREY zu verdanken war, beschrieb die Keime im übrigen so wie DUCREY, nur fand er sie mitunter etwas größer und dicker und oft ungleichmäßig gefärbt, und zwar *an den Enden dunkler als in der Mitte* (Färbung „en navette" der Franzosen), eine Beobachtung, die bald allseitige Bestätigung fand. Es glückte ihm als ersten, *die Bacillen auch im Eiter eines frisch eröffneten virulenten Bubos* nachzuweisen, wo sie sich ohne Beimengung anderer Bakterienformen, wenn auch nicht in großer Menge, fanden.

Bei einer geschichtlichen Darstellung der Erforschung des Ulcus molle-Erregers ist in eine Reihe mit dem Namen DUCREYS *auch der Name* UNNAS *zu stellen.* Sein unvergängliches Verdienst an dieser Frage ist ein doppeltes: Erstens ist es ihm gelungen, was vor ihm WELANDER und KREFTING vergebens versucht haben, *den Erreger im Gewebe nachzuweisen und dadurch ein weiteres wichtiges Beweismittel für seine ätiologische Bedeutung zu liefern.* Zweitens hat er *durch die Entdeckung seiner charakteristischen Lagerung im Gewebe in Kettenform gleichzeitig die praktisch-mikroskopische Diagnose des Ulcus molle begründet.* Die Bacillen waren im Gewebe in langen, leicht wellig gebogenen, häufig vielzeiligen Ketten gelagert, die oft lang ausgezogene Schleifen und Ringe bildeten. Ebenso wie die Eiterbacillen DUCREYS ließen sich auch die Gewebsbacillen UNNAS *konstant und in den tieferen Schichten frei von Begleitbakterien in allen von ihm histologisch untersuchten reinen Fällen von Ulcus molle und auch in zwei Fällen von Ulcus molle serpiginosum nachweisen und fehlten in den verschiedensten Geschwüren anderer Art.* Außerdem zeigten sie auch dasselbe negative Verhalten gegenüber der Gramfärbung. Trotz dieser Übereinstimmungen entschied UNNA *die Frage, ob die von* Ducrey *und die von ihm gefundenen Bacillen identisch* seien, zunächst noch nicht, indem er Ducrey ihre Beantwortung überließ. Denn es bestand auch *eine Anzahl von Differenzen* zwischen ihren beiden Befunden: Vor allem hatte Ducrey nirgends das charakteristische Vorkommen in Kettenform erwähnt, und ferner hatte Unna etwas andere Größen- und Formverhältnisse — z. B. keine abgerundeten Ecken — gefunden und auch eine Phagocytose nicht feststellen können.

In der Folge ist *eine große Reihe eingehender Arbeiten* erschienen, die sich mit Nachuntersuchungen dieser Ergebnisse beschäftigt haben. Die überwiegende Mehrzahl der Autoren kam dabei zu dem Resultat, daß *die von* Ducrey *und von* Unna *entdeckten Bacillen identisch* seien, und daß sie die Erreger des weichen Schankers darstellten. Man erhob dabei Befunde, die die Differenzen zwischen den Eiterbacillen Ducreys und den Gewebsbacillen Unnas überbrücken sollten. Vor allem fand sich auch im Eiter mitunter eine Anordnung der Bacillen in Kettenform, meist in kürzeren, gelegentlich aber auch in längeren Ketten (Nicolle, Audry, Colombini, Dubreuilh u. Lasnet, Cheinisse usw.); und wiederum ließen sich auch im Schnitt ab und an phagocytierte Bakterien, besonders an der Ulcusoberfläche (Colombini, R. Simon, Kruse u. a.), vereinzelt — im Reparationsstadium — aber auch in der Tiefe (Nicolle), nachweisen oder auch in den oberen Schichten Formen mit abgerundeten Ecken und einer Färbung „en navette" (Krefting, Nicolle, Colombini, Dubreuilh und Lasnet, Spietschka). Schließlich ergriffen auch Ducrey und Unna nochmals in dieser Frage das Wort. Ducrey erklärte, daß er hinlänglich Gelegenheit gehabt habe, *sich von der absoluten Identität beider Bacillenformen zu überzeugen,* und Unna (c) *bestätigte seinerseits dieses Urteil,* wenn er sich auch im einzelnen nicht mit allen Befunden einverstanden erklärte, die von den oben erwähnten Autoren als Beweise für die Identität angeführt worden waren.

Durch die Entdeckungen Ducreys und Unnas waren die Grundlagen für die Erforschung der Ulcus molle-Krankheit auf mikroskopischem Wege gegeben. Das Wenige, was später in dieser Richtung noch hinzukam, stellte *hauptsächlich Verbesserungen in der Methodik* dar. Einen nicht zu unterschätzenden praktischen Wert besaß der Vorschlag von Nicolle und später von Colombini, *für Ausstrichpräparate an Stelle von Oberflächeneiter Gewebsbröckel* zu benutzen, die man nach leichtem Abtupfen der Oberfläche durch vorsichtiges Abschaben des Geschwürsgrundes gewinnen sollte. Dieses Verfahren bildete einen einfachen, für praktische Zwecke meist ausreichenden *Ersatz der umständlichen Bacillenfärbung im Gewebsschnitt* und ermöglichte es, innerhalb weniger Minuten die schönen langen Ketten der Unnaschen Gewebsbacillen zur Anschauung zu bringen. Einen weiteren Fortschritt auf technischem Gebiet bedeutete *die Einführung des Methylgrün-Pyroningemisches durch* Pappenheim zur Färbung von Eiterausstrichen und, besonders in einer Modifikation Unnas (g) u. (h), von Schnittpräparaten; weiterhin auch die ebenfalls von Unna (i) u. (k) angegebene *Rongalitweißmethode.* Von größter Bedeutung, wenn auch weniger vom Standpunkt der Streptobacillenforschung, war endlich das sich allmählich herausbildende *Gesetz, jedes Ulcus molle wiederholt und aufs sorgfältigste unter Heranziehung aller Verfeinerungsmethoden wie Grundpunktion* (E. Hoffmann) *usw. auf Syphiliserreger zu untersuchen* (E. Hoffmann u. a.) — ein Vorgehen, auf dessen Wichtigkeit Finger bereits vor Entdeckung der Spirochaeta pallida hingewiesen hat.

Herstellung der Präparate. *Der Erfolg der mikroskopischen Untersuchung* hängt weitgehend von der *Beschaffenheit des Materials* ab, das zur Herstellung der Präparate verwendet wird. Entnimmt man einfach das *eitrige Sekret,* wie es sich an der Oberfläche der Ulcera oder, bei der Untersuchung von Bubonen, im Innern der Erweichungsherde vorfindet, dann sind die *Aussichten, typische Streptobacillen nachzuweisen, äußerst gering.* Dagegen sind sie ganz *wesentlich größer, wenn man statt Eiter Gewebsbröckel benutzt.* Man entfernt zunächst vorsichtig das aufgelagerte Sekret, z. B. bei offenen Geschwüren durch Abtupfen mit einem trockenen oder angefeuchteten Stückchen Mull, und kratzt dann mit einem Platinspatel oder einer kleinen Curette Partikelchen vom Boden oder den Seitenwänden ab, und zwar möglichst unter Vermeidung von Blutungen oder zum mindesten so rasch, daß sich das Blut dem gewonnenen Material nicht mehr beimengt. Sind die Geschwüre durch eitriges Sekret anderer Art *stark verschmutzt oder mit Chemikalien vorbehandelt,* und verläuft *die erste Untersuchung ergebnislos,* so wird man am nächsten und übernächsten Tage nochmals in der gleichen Weise vorgehen und *in der Zwischenzeit durch Umschläge, Einlagen und lokale Bäder* mit steriler physiologischer Kochsalzlösung oder abgekochtem Wasser eine Reinigung versuchen. An die Untersuchung auf Streptobacillen hat sich wegen der Frage der Mischinfektion stets auch *eine wiederholte sorgfältige Untersuchung auf Spirochaeta pallida* anzuschließen (Näheres s. Abschnitt Syphilisdiagnose).

Zur Färbung der Streptobacillen kann man beliebige Substanzen aus der Reihe der sog. Bakterienfarbstoffe benutzen, doch wird im allgemeinen von einfachen Farbstoffen *das Methylenblau bevorzugt,* weil dieses die im Eiter vorhandenen Gewebszellen in elektiver Weise darstellt und vor allem durch distinkte Färbung des Protoplasmas die von den polynucleären Leukocyten aufgenommenen Keime deutlich hervortreten läßt. Es wird *meist in alkalischen Lösungen,* z. B. als sog. LÖFFLERsches oder auch als polychromes Methylenblau nach UNNA, angewandt — Lösungen, deren färberisches Prinzip hauptsächlich auf ihrem Gehalt an Methylenazur beruht (Färbung 1—2 bzw. 2—3 Minuten; Abspülen). Auch Leukomethylenblau in Form des UNNAschen Rongalitweißes hat man in Anlehnung an die UNNAschen Färbungen (Urethralsekrete bei Gonorrhöe, Schnittmaterial bei Ulcus molle) zur Darstellung von Streptobacillen im Ausstrich benutzt (KRANTZ).

Von *Doppelfärbungen* wird französischerseits die nach PICK und JACOBSOHN empfohlen *(Queyrat, Phylactos),* eine Simultanfärbung mit Fuchsin und Methylenblau, wie sie in verschiedenen Modifikationen erstmalig zur Darstellung von gonorrhoischen Sekreten angegeben worden sind (s. PAPPENHEIM). *Ganz ausgezeichnete Bilder liefert das PAPPENHEIMsche Farbgemisch,* das aus zwei basischen Farbstoffen besteht, nämlich dem — infolge von Methylviolettbeimengungen — blaustichigen Methylgrün und dem roten Pyronin; beides gelöst in Carbolwasser (Färbedauer 3—5 Minuten; Abspülen). Die Bakterien erscheinen dabei leuchtend rot, die Kerne der polynucleären Leukocyten blaugrün, die der Mononucleären und Lymphocyten in einem mischfarbenen Rötlich-Blau; der Zellleib der Lymphocyten rot und der der polynucleären Leukocyten ungefärbt. Will man deren Protoplasma gleichfalls gefärbt haben, was aber zum mindesten für praktische Zwecke überflüssig ist, so kann man mit Orange G in verdünnter Lösung vorfärben (NEISSER-PAPPENHEIM). *Eine Differentialfärbung,* durch die sich die Streptobacillen von anderen Keimen unterscheiden lassen, stellt das Methylgrün-Pyroninverfahren *natürlich nicht* dar, wohl aber eine konstrastreiche, zuverlässige und einfache Doppelfärbung.

Von differentialdiagnostischen Färbemethoden kommt nur das Gramverfahren in Frage, das man, wenn auch vielleicht nicht prinzipiell, so doch in einer sehr erheblichen Zahl von Fällen, in Anwendung bringen wird (s. u.). Man geht bei der Gramfärbung von Ulcus molle-Präparaten *nicht anders vor als bei sonstigem eitrigen Material:*

Färben der dünn ausgestrichenen, in der Flamme fixierten Präparate für 1—2 Minuten mit Carbolwasser-Gentianaviolett (11 Teile gesättigter alkoholischer Gentianaviolett-Lösung in 100 Teilen $2^1/_2$%igem Carbolwasser; wegen seiner ungleich größeren Haltbarkeit dem Anilinwasser-Gentianaviolett vorzuziehen). Abgießen. Sodann, ohne vorher mit Wasser zu behandeln, Beizen für $^1/_2$—1 Minute mit Jod-Jodkalilösung (Jod 1, Kali jodat. 2, Aqu. dest. 300). Abgießen und wiederum ohne Wasserspülung Entfärben mit absolutem Alkohol, den man mehrfach erneuert und *gerade so lange einwirken läßt, bis sich keine Farbwölkchen* von der Sekretschicht mehr loslösen. Abspülen. *Kurzes* Nachfärben mit verdünnter wässeriger Fuchsinlösung, Safranin oder Methylgrün-Pyronin (letzteres 1 Minute). Abspüler. Trocknen.

Hatte man das Präparat *bereits vorher in anderer Weise gefärbt,* so ist es zunächst vom Cedernholzöl (Xylol, Abtupfen) und dann von der Farbe zu befreien (salzsaurer Alkohol, Abspülen, Abtrocknen).

Zur Betrachtung der Präparate empfiehlt sich für gewöhnliche Zwecke eine etwa 600—700fache Vergrößerung (z. B. Ölimmersion 1/12″, Okular 3), nachdem man sich vorher geeignete Bezirke mit zusammenhängenden Gewebsteilen bei schwacher Vergrößerung eingestellt hat.

Das mikroskopische Bild des Ausstrichpräparats. Von *Gewebszellen* findet man in den Präparaten hauptsächlich mehr oder weniger gut erhaltene polynucleäre Leukocyten, aber auch mononucleäre Leukocyten und Lymphocyten; ob auch vereinzelte eosinophile Zellen (TOMASCZEWSKI), ist strittig (NICOLLE); ferner Zelltrümmer, Fibrinfäden, evtl. rote Blutkörperchen; außerdem bei vorschriftsmäßiger Entnahme Fetzen von nekrotischem Gewebe mit meist schwer färbbaren blassen Zellen.

Hat man nur *Ausstriche aus Eiter ohne feste Gewebsbestandteile* vor sich, so findet man *die Streptobacillen,* die im gewöhnlichen Ulcus molle *stets mit anderen Mikroorganismen* vergesellschaftet sind (s. u.), teils einzeln liegend, teils in Häufchen von etwa 3—8 und mehr Exemplaren und gelegentlich auch in kurzen 4—6 gliedrigen Ketten; *Ketten von größerer Länge sind dann nur selten* zu finden. Stets ist *ein Teil der Bacillen im Innern von polynucleären Leukocyten* und auch von Makrophagen (NICOLLE) eingeschlossen, wobei das Zahlenverhältnis der phagocytierten zu den freiliegenden je nach dem Einzelfall innerhalb weiter Grenzen schwankt. Die einzelnen Individuen verhalten sich *in ihren Größenmassen nicht einheitlich.* Die Mehrzahl von ihnen besitzt einen Längendurchmesser von 1,5 μ, wie ihn schon DUCREY angegeben hat, und einen Breitendurchmesser von 0,4—0,5 μ. Aber es kommen auch Längen von 2 und selbst

$2^1/_2$ und anderseits solche von $^1/_2 \mu$ vor. Die Bacillen stellen also *im allgemeinen kleine Kurzstäbchen* dar, bilden aber *mitunter auch verhältnismäßig lange oder ganz kurze, direkt kokkenartige Formen.* Sie sind *unbeweglich* und nehmen die *Gramfarbe nicht* an.

Im hitzefixierten, stark gefärbten Präparat haben sie *oft das Aussehen von kurzen, gleichmäßig durchgefärbten Zylindern mit gewöhnlich abgerundeten Ecken*, oft färben sich aber auch *nur die Pole*, während der zentrale Teil ungefärbt und bloß seitlich von zwei feinen, geraden, schwach gefärbten Linien begrenzt erscheint (s. Abb. 2). Diese Formen, die nach F. FISCHER einen größeren Breitendurchmesser als die übrigen besitzen, haben die Franzosen als „*en navette*" (*Schiffchenformen*) beschrieben (NICOLLE, DUBREUILH u. LASNET, CHEINISSE). Nach MC DONAGH sollen sie besonders reichlich, und zwar meist phagocytiert, beim Ulcus molle serpiginosum vorkommen. DUCREY hat sie bei seinen ersten Untersuchungen nicht beobachtet, hat dagegen eine andere Eigenart der Bacillen festgestellt, von der sich die späteren Nachuntersucher (NICOLLE, CHEINISSE, W. PETERSEN) zunächst nicht überzeugen konnten; nämlich *seitliche Einschnürungen in der Mitte des Zelleibs*, die den Bacillen das Aussehen einer Hantel (KREFTING) oder, wenn sie stärker ausgeprägt sind, einer 8 (DUCREY) bzw. eines Diplokokkus (DUBREUILH u. LASNET) geben. Heute ist man der Ansicht, daß in Wirklichkeit *sowohl die eine wie die andere Form vorkommt* (F. FISCHER, TOMASCZEWSKI u. a.), und daß die anfänglich geäußerte Meinung (CHEINISSE), die Konstatierung der Achterform entbehre einer objektiven Grundlage, *nicht zu Recht besteht.* Eher könnte noch eine Auffassung, die LENGLET zur Erklärung analoger Vorgänge in Streptobacillenkulturen ausgesprochen hat, und die F. FISCHER und TOMASCZEWSKI auf die Streptobacillen beim Menschen übertragen haben, zutreffen, daß nämlich diese Einschnürungen *Zwischenstadien der Zellteilung* bedeuten. Doch ist dann auffallend, daß sie im Gewebe, wo doch die hauptsächlichen Teilungsvorgänge der Bacillen erfolgen, nicht zu finden sind [UNNA (e)].

Eine andere Möglichkeit wäre, daß es sich dabei um *Veränderungen bei der Präparation* — der Antrocknung, der Fixation oder der Färbung — handle. *Von den Schiffchenformen* ist bekannt, daß sie dann besonders deutlich in Erscheinung treten, wenn man *mit schwachen Lösungen* färbt, während sie durch sehr intensive Färbungen überdeckt werden (NICOLLE, BUSCHKE u. a.). Dem entspricht auch eine eigene Beobachtung, nach der diese Formen besonders schön *in älteren, lange gelagerten Präparaten*, deren Färbung bereits etwas abgeblaßt ist, zum Ausdruck kommen. Man begegnet hier also *den gleichen Verhältnissen wie z. B. bei der Polfärbung der Pestbacillen* und anderer Bakterien der Pasteurella-Gruppe, die auch weitgehend *von der Art der Darstellung abhängig* ist. Aber es bedarf wohl kaum der Erörterung, daß damit solche Phänomene nicht vollständig erklärt sind; denn man kann grampositive Arten genau in der gleichen Weise behandeln, ohne die Erscheinungen jemals zur Auslösung zu bringen. Sie beruhen nach Ansicht des Botanikers A. FISCHER *auf einer Anhäufung des Zellprotoplasmas an den Polen*, die *bei vielen gramnegativen Bakterien unter dem Einfluß der Plasmolyse* zustande kommt. Diese Erklärung deckt sich inhaltlich vollkommen mit der Auffassung UNNAS (e) von der Entstehung der Schiffchenform bei den Ducreybacillen, die dieser bereits im Jahre 1895 geäußert hat. Sie erscheint viel plausibler als die Ansicht von LENGLET, der auch hierhin schon die Anfänge einer Zellteilung sehen wollte (bei Beobachtungen an Kulturen).

Hat man bei der Gewinnung des Ausstrichmaterials *feste Gewebsbestandteile* mit entnommen, so findet man außer den eben beschriebenen Formen und Gruppierungen der Streptobacillen auch diejenige Anordnung, der sie ihren Namen verdanken: *Ketten, die aus 20—30 und mehr Gliedern bestehen können* (s. Abb. 1) *und meist in mehreren Reihen, oft direkt in Bündeln, nebeneinander gelagert sind.* Die in dieser Anordnung, die man treffend als „*fischzugartig*" bezeichnet, zusammengeschlossenen Bacillen machen den Eindruck einer einheitlichen Formation. Die Reihen liegen im allgemeinen parallel zueinander und verlaufen geschlossen in leicht wellenförmigen oder auch stärker gekrümmten oder aber auch geraden Linien; wobei die Einzelglieder der Ketten nicht unbedingt immer in gleichen Abständen voneinander und „auf Vordermann" stehen müssen. Auch die in Ketten gelagerten Bacillen *unterscheiden sich in ihren Größenmaßen* untereinander; nach F. FISCHER variiert ihre Länge zwischen 1,3 und 0,6 μ; ihre Dicke scheint durchschnittlich geringer zu sein als die der isoliert liegenden. Sie zeigen *im allgemeinen keine seitlichen Einschnürungen* und haben *eckige Konturen*; nur die Endglieder der Ketten sollen mitunter abgerundete Ecken besitzen. Die meisten von ihnen *färben sich gleichmäßig* und nur *wenige in Schiffchenform* (F. FISCHER).

Aber es kommen in solchen Präparaten auch *Ketten* vor, *die sich anders verhalten.* Sie sind meist kürzer, etwa 10—15 gliedrig, und liegen entweder einzeln oder zu einigen wenigen miteinander verbunden, wobei nicht immer eine Parallelität in der Lagerung besteht, sondern auch *Überkreuzungen* vorhanden sein können. Auch können ihre einzelnen Glieder *dachziegelartig zusammengeschoben* und durcheinandergewürfelt sein. Sie weisen auch nicht immer gleichmäßige Färbung und eckige Konturen auf, sondern es finden sich *auch Schiffchenformen* mit abgerundeten Ecken (Abb. 2). Diesen Ketten fehlt offenbar dasjenige Moment, das den eben beschriebenen „Fischzügen" die Geschlossenheit in Lagerung und Gestalt verleiht. Sie stellen gewissermaßen *Übergangsbilder zwischen Gewebs- und Eiterbacillen* dar und deuten einen Weg an, auf dem *eine Erklärung für das Auftreten zweier so verschiedener Erscheinungsformen* bei ein und demselben Mikroorganismus zu erlangen ist.

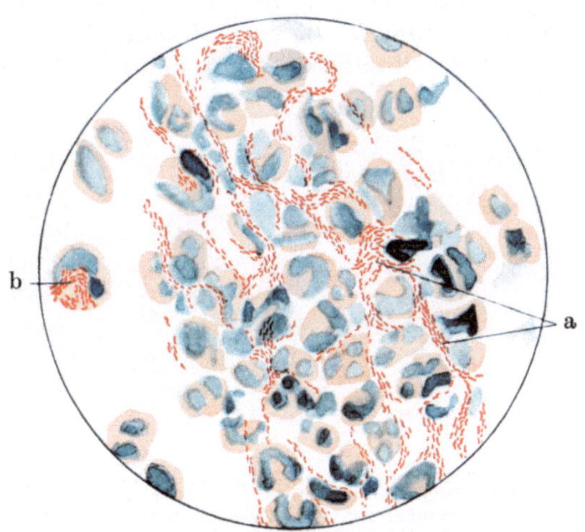

Abb. 1. Streptobacillen im Ulcus molle-Ausstrich. a in Zügen. b intracellulär. Methylgrün-Pyronin. (Vergr. ca. 700.) (Aus LESSER, Lehrbuch der Haut- und Geschlechtskrankheiten, 14. Aufl. Bearbeitet von JADASSOHN. In Vorbereitung. Berlin: Julius Springer.)

Man könnte sich vorstellen, daß *diese Verschiedenheiten auf Unterschieden in der Konsistenz* der beiden in Betracht kommenden natürlichen Nährböden, nämlich des Gewebes und des Eiters, beruhen (KREFTING); jedoch lehren die Erfahrungen bei der Bakterienzüchtung auf künstlichem Nährboden, daß *gerade im Gegenteil das flüssige Milieu* wie bei den verschiedensten anderen Mikroorganismen (Streptokokken, Milzbrandbacillen, Pestbacillen u. a.) auch bei den Streptobacillen die Neigung zur Kettenbildung erhöht. Ebenso dürfte die Annahme, daß Ketten auch im Eiter vorhanden seien, aber im Gegensatz zu den im Gewebe geborgenen *bei der Präparation zerstört* würden (NICOLLE u. a.), höchstens in sehr beschränktem Maße Geltung besitzen. *Dagegen birgt eine Erklärung, die* LENGLET *gibt, viel Wahrscheinlichkeit in sich.* Er hat bei seinen kulturellen Untersuchungen über den Ducreybacillus festgestellt, daß dessen Ketten im künstlichen Nährboden von einer *gemeinsamen homogenen Masse* umschlossen sind, die er als „*zone glaireuse*“ bezeichnet (s. u.; vgl. auch Abb. 15 u. 16). Diese Substanz wird nach Lenglet ebenso wie nach anderen Autoren (Babes, Tomasczewski) von den Bacillen auch unter ihren natürlichen Lebensbedingungen im menschlichen Körper gebildet, und *sie soll es nach* Lenglet *sein, die je nach ihrer Mächtigkeit die großen Differenzen in der Lagerung der Keime bedingt.* Ist sie *kräftig* entwickelt, dann bleiben die Bacillen nach ihrer Teilung *in Kettenform* vereint; ist sie schwach oder gar nicht ausgebildet, dann fehlt den Bacillen das Bindemittel, und sie trennen sich nach der Teilung oder zeigen nur einen lockeren Zusammenhang in kurzen Ketten oder kleinen Häufchen. Diese Theorie, so plausibel sie sonst ist, wird *einer Tatsache nicht voll gerecht,* auf die Unna (e) aufmerksam gemacht hat. Es ist nicht zutreffend, wenn man die Vorgänge in der Weise betrachtet, als ob die Bacillenformen des Gewebes und die des Eiters gleichwertig nebeneinander stünden und gewissermaßen jede für sich ihren Entwicklungsgang durchmache. Sondern man muß berücksichtigen, daß es sich hier, wie Unna sich ausdrückt, *um eine Metamorphose handelt, um eine „Umwandlung des Kettenbacillus in den* Ducrey*schen Doppelpunktbacillus*“. Man könnte sich den Vorgang *gut in folgender Weise* vorstellen: In den obersten Geschwürsschichten kommt es — gleichzeitig mit der Nekrotisierung und Einschmelzung des Gewebes oder auch erst sekundär infolge dieser Milieuveränderung — zu einer *Zerstörung der die Ketten umgebenden Hüllensubstanz.* Dadurch verlieren diese sowohl im ganzen wie ihre einzelnen Glieder untereinander den Zusammenhang und zerstreuen sich im Eiter. Man könnte sich weiter vorstellen, daß *infolge des Schwundes der Hüllensubstanz zugleich die einzelnen Bacillen den Einwirkungen der Plasmolyse* zugänglich würden, vor denen sie vorher geschützt waren. Daher würden jetzt Schiffchenformen und abgerundete Ecken auftreten (Lit. über Schleimhüllen der Bakterien und deren biologische Bedeutung s. A. Meyer). Daß es berechtigt ist, *diese beiden Vorgänge,* die Veränderung in der Lagerung und die Veränderung in der Gestalt, *miteinander in Verbindung* zu bringen, lehrt *das Aussehen der oben geschilderten „Übergangsketten“*, bei denen nebeneinander eine beginnende Unordnung in der Lagerung und zugleich eine färberische Annäherung an den Eiterbacillus besteht. Hier würde es sich also um ein Stadium handeln, in dem die zone glaireuse *gerade im Schwinden begriffen oder soeben verloren gegangen* ist. Die eben dargestellte Auffassung läßt sich mit den Tatsachen am besten dann in Einklang bringen, wenn man voraussetzt, daß *der Verlust der Hüllensubstanz nicht den Tod der Bacillen zur Folge* hat, da sich ja diese, wie man weiß, im Eiter im Zustande voller Vitalität befinden. Eine solche Voraussetzung erscheint insofern plausibel, als auch sonst bei Bakterien weitgehende Veränderungen des Zelleibs bis zu geradezu grotesken Formen, wie bei Choleravibrionen, Pest-, Diphtherie-, Milzbrandbacillen u. a., unter Umständen mit dem Leben vereinbar sind. Oder man müßte sich vorstellen, daß bei der Auflösung der Ketten ein Teil der Einzelindividuen noch *Reste ihrer Hülle behielte* und dadurch im Gegensatz zu den hüllenberaubten am Leben bliebe, womit man gleichzeitig der — nicht bewiesenen — Anschauung, die Substanz käme im Eiter auch bei Einzelbacillen vor (Lenglet, Babes), gerecht würde.

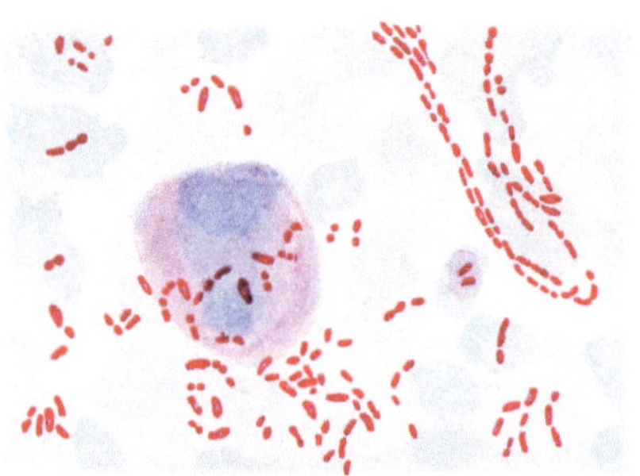

Abb. 2. Streptobacillen im Ulcus-molle-Ausstrich. Schiffchenformen. Methylgrün-Pyronin. Originalvergrößerung 900. Zeichnerisch auf das Doppelte vergrößert.

Wert des Ausstrichverfahrens. *Der wissenschaftliche Wert* des Verfahrens bestand zunächst darin, daß *all die älteren Befunde,* die ausschließlich mittels der in ihrer Beweiskraft angezweifelten (s. o.) Inokulationsmethode erhoben waren, jetzt unter Zuhilfenahme des Mikroskops nachgeprüft und *auf eine sichere Basis gestellt* wurden. Dabei wies man die Bacillen teils mittelbar, d. h. auf dem Umweg über das Inokulationsgeschwür, teils unmittelbar in den Ausgangsefflorescenzen nach. Auch auf letzterem Wege stellte man *in allen frischen Ulcera mollia Streptobacillen* fest, während sie *in Ulcerationen anderer Art nirgends* zu finden waren (Krefting, Cheinisse usw.). *Im Reparationsstadium* wurden sie teils vermißt (Cheinisse u. a.; Unna histologisch), teils nachgewiesen (Nicolle histologisch) und in gleicher Weise *nach antiseptischer Behandlung* (Unna histologisch; Lenglet — Cheinisse u. a.). Man fand sie, auch unter Umgehung der Inokulation, *in den atypischen Geschwürsformen:* den Ulcera mollia miliaria (Vörner histologisch; Lipschütz u. a.), elevata (Lipschütz u. a.), serpiginosa (Unna, Fiocco histologisch; Reichel, Róna u. a. — dabei auch einzelne negative Befunde, z. B. von Königstein, Buschke und Leissner); ferner *bei gemischten Schankern* (Deutsch, Finger u. a.), sowie *in frisch geöffneten Bubonen* (Krefting, Audry, Dubreuilh und Lasnet, Cheinisse u. a.) *und Bubonulis* (Buschke, Tomasczewski, Colombini u. a.).

Neuerdings hat man auch in mehreren Fällen von „*hämatogenen Ulcus molle-Metastasen*“ (s. u.) mikroskopisch Streptobacillen gefunden und in 2 Fällen gleichzeitig auch mit positivem Erfolg inokuliert (Lennhoff, Amstad, Starke). Ferner verdienen noch *mikroskopische Bacillenbefunde an klinisch erscheinungsfreien Frauen,* die als Infektionsquellen für Ulcera mollia in Frage kamen, besonders hervorgehoben zu werden. Man hat bei einer Anzahl solcher Fälle mikroskopisch in Vulva und Urethra „massenhaft“ Streptobacillen „fast in Reinkultur“ nachweisen können, während sie bei den gleichen Personen in Vaginal- und Cervixsekret im allgemeinen fehlten (Bruck, Sommer, F. Lesser, Scherber). Zwar hat keiner der genannten Autoren nähere Angaben über die morphologischen Eigenschaften dieser Bacillen gemacht, doch geht aus Ausdrücken wie „typische Streptobacillen“, „gramnegative Bacillen vom Typus der Ducreyschen Bacillen“, sowie aus der Sicherheit der Diagnose wohl hervor, daß es sich um *Bacillen in Kettenformation* gehandelt hat. Eine solche Anordnung *an der Oberfläche* der Schleimhaut steht insofern zu dem uns vom Ulcus her bekannten Verhalten der Streptobacillen in einem gewissen — wenn auch erklärbaren — Widerspruch, als wir dort, wie besprochen, *Kettenbildung nur in der Tiefe* des Gewebes, aber nicht an der Oberfläche kennen. Leider hat man sich bei der Mehrzahl dieser Beobachtungen *auf die mikroskopische Untersuchung beschränkt, und nur in einem Fall* von Bruck ist der Befund bisher *durch Inokulation und Kultur kontrolliert* und bestätigt worden. Wenn auch *das mikroskopische Verfahren als Einzelmethode ausreicht, um im Rahmen des bereits Erforschten, Gesicherten* Untersuchungen vorzunehmen, so ist es doch *für sich allein ebensowenig wie das Kulturverfahren,* mit dem analoge Befunde erhoben worden sind (Brams, Saelhof; s. S. 53), oder wie etwa die Inokulation vor Entdeckung der Streptobacillen *beweiskräftig genug, um wissenschaftlich noch unbearbeitete Probleme zu lösen.* Man wird vielmehr in solchen Fällen *sämtliche zur Verfügung stehende Methoden vereint* zur Anwendung bringen müssen. Das gilt auch *bei der Aufstellung neuer Sonderformen,* wie sie in letzter Zeit vielfach stattgefunden hat (impetiginöse, gummöse Formen; fibröse Abscesse; chronische Bubonen usw.); hierbei kommt außer den genannten Methoden auch noch der histologische Nachweis der Bacillen im Schnitt und die intracutane Vaccinreaktion in Betracht.

Für den praktischen Bedarf kann man sich dagegen *im allgemeinen mit einer einzelnen Methode* begnügen, und zwar stellt dann für *Geschwüre die mikro-*

skopische Untersuchung von Ausstrichpräparaten die der Wahl dar, weil sie vor der Inokulation den Vorzug der absoluten Harmlosigkeit und vor dem Kulturverfahren den der Einfachheit besitzt, ohne dabei im allgemeinen an Empfindlichkeit hinter den anderen zurückzustehen (s. o.; vgl. auch z. B. Lenglet). *Nur in den wenigen Fällen*, in denen man auch bei mehrfach wiederholten Untersuchungen mit ihr allein nicht zum Ziele kommt, und in denen zugleich eine Sicherung der klinischen Diagnose von größerer Bedeutung ist, z. B. bei forensischen Fragen u. a., wird man *zu einem der anderen Verfahren*, und dann in der Praxis wohl meist zur Inokulation, greifen. Neuerdings dürfte man vorher wohl noch, wenn man im Besitz eines geeigneten Streptobacillenvaccins ist, versuchen, die Diagnose mit Hilfe einer intracutanen Vaccinreaktion zu klären.

Von *Färbemethoden* wird *in manchen Fällen* für rein diagnostische Zwecke *die einfache Darstellung* mit Methylenblau oder Methylgrün-Pyronin genügen (s. o.). Findet man hierbei die Bacillen in typisch fischzugartiger Anordnung, d. h. in dicken Bündeln von langen Ketten, dann wird man die klinische Diagnose ohne weiteres bestätigen können. Wenn aber, wie häufig, die Ketten kürzer sind und einzeln oder nur in wenigen Reihen beieinander liegen, so ist *die Gramfärbung nicht zu entbehren* (s. o.).

Denn es kommen in der *Genitalgegend verschiedene grampositive Keime* vor, die *kettenförmige Anordnung* zeigen und unter Umständen ohne Differentialfärbung mit den Streptobacillen des weichen Schankers verwechselt werden könnten. Hier wären z. B. die *Enterokokken* zu nennen, die mit dem *Streptobacillus urethrae* Pfeiffer (und auch mit dem Bacillus involutus Waelsch?) identisch sein dürften (s. S. 1 u. 56), oder auch Stäbchen aus der Gruppe der allerdings durchschnittlich größeren *„vibrioförmigen Bacillen“*, wie sie sich bei Balanitis circinata und Ulcus gangraenosum finden; auch bei diesen sieht man gelegentlich eine Lagerung in kurzen Ketten, wenn sie auch hier vielleicht mehr von einer Einbettung in Fibrinfäden herrührt. Ferner kommt nach Lehmann-Neumann sehr häufig im normalen Vaginalsekret ein kleines, in langen Ketten angeordnetes, grampositives Stäbchen vor. Bei der Gramfärbung muß man, wenigstens soweit es sich um die Abgrenzung gegen Enterokokken und vibrioförmige Bacillen handelt, *den Alkohol möglichst kurz* einwirken lassen, da *beide Arten zur Gramlabilität* neigen und sonst unter Umständen entfärbt und dann besonders leicht für Streptobacillen gehalten werden können.

Wenn sich in den Präparaten *keinerlei Ketten* nachweisen lassen, und sonst auch alle anderen Charakteristica des Ulcus molle-Erregers, wie Schiffchenformen, Phagocytose usw., vorhanden sind, dürfte, zum mindesten bei der Untersuchung von Geschwüren, selbst *das Gramverfahren dem durchschnittlichen Untersucher eine sichere mikroskopische Diagnose nicht gestatten*, wenn auch vielleicht die Möglichkeit dazu für den einzelnen bei eingehendstem Spezialstudium besteht. Im allgemeinen ist aber dann doch *die Gefahr der Verwechslung mit anderen gramnegativen Keimen* zu groß, von denen am Genitale z. B. influenzaähnliche Bacillen (Vincent, Scherber u. a.), Bakterien der Coligruppe usw. und im Bubo wohl auch unter besonderen Verhältnissen Pestbacillen in Frage kommen.

Mikroskopische Anatomie des Ulcus molle.

Zwar hatten sich schon vor Unna einige Autoren, vor allem Kaposi und Cornil (ferner Biesiadecki, Caspary u. a.), mit der Histopathologie des Ulcus molle beschäftigt, doch ist Unna *als ihr eigentlicher Begründer* zu bezeichnen. Er hat nicht nur *den Erreger der Krankheit im Gewebe* entdeckt, sondern hat auch die Unna*schen Plasmazellen* gefunden, die das mikroskopische Bild des Ulcus molle beherrschen [Unna (b)], und hat fernerhin *neben* Ch. Nicolle *die erste eingehende und immer noch unübertroffene Schilderung* von dessen Histogenese geliefert. Außerdem sind *auch die Methoden*, die er *zur Darstellung der Bacillen und Gewebselemente im Schnitt* angegeben hat, heute noch maßgebend und bis in die letzte Zeit hinein von ihm ergänzt worden.

Methoden zur Darstellung der Streptobacillen und des Ulcus molle-Gewebes im Schnitt.

Fixierung. Nach Untersuchungen von LOTH im UNNAschen Laboratorium erwies sich für die Streptobacillendarstellung im Gewebe die Verwendung von Chromsäure und Pikrinsäure zur Fixierung als völlig wertlos. An der meist üblichen *Alkoholfixierung* war auszusetzen, daß danach das Gewebe nur mit großer Vorsicht entfärbt werden durfte, um die Bacillen nicht mit zu entfärben. Dagegen ließ *Fixierung in Formalin* (10%ige Lösung 2—24 Stunden) die Bacillen deutlicher und in größerer Zahl zur Darstellung gelangen, während sie sich für das Studium der Gewebsveränderungen weniger bewährte. Allerdings eignete sie sich auch nicht für alle Methoden der Bacillenfärbung. Gute Resultate gab sie bei Verwendung von polychromem Methylenblau mit Glycerinäther oder Tanninorange. Für die Methylgrün-Pyroninfärbung dagegen war *Alkoholfixierung besser.* CH. NICOLLE hat *Fixierung in Sublimat-Eiseesig* bevorzugt (3,5 Sublimat, 1 Acid. acet. crystallisat., 100 Aqua dest.; Dauer der Einwirkung 24 Stunden; Auswaschen in fließendem Wasser für 24 Stunden; Entwässerung in Aceton).

Die Einbettung kann in Paraffin oder Celloidin erfolgen. Die Schnittdicke soll etwa 10 μ betragen (LOTH). Gefrierschnitte von frisch exzidierten Ulcera hat UNNA (i) u. (k) für sein Rongalitweißverfahren benutzt, zum Teil nach vorheriger 24stündiger Fixierung der Stücke in einer gesättigten Lösung von gleichen Teilen Kochsalz und Kali chloricum.

Färbung der Präparate. Die Streptobacillen nehmen im allgemeinen ebenso wie im Ausstrich auch im Gewebe die Farbe leicht an, *geben sie aber auch,* was ihre Darstellung im Schnitt ungemein erschwert, bei der Differenzierung, vor allem mit Alkohol, *besonders leicht wieder ab* — eine Eigentümlichkeit, die sie mit anderen gramnegativen Arten, wie z. B. den Rotzbacillen, Typhusbacillen, Gonokokken, mehr oder weniger teilen. Fuchsin und Gentianaviolett eignen sich für ihre Färbung im Gewebe nicht [UNNA (f)], dagegen *in ausgezeichneter Weise Methylenblau bzw. andere Thiazine,* wie Toluidinblau oder Thionin. Vor allem sind *deren alkalische metachromatische Lösungen* wegen ihrer erhöhten Färbekraft zu empfehlen. Sehr intensiv färbt auch das *im* UNNA-PAPPENHEIMschen *Farbgemisch enthaltene Pyronin.*

Für Herstellung guter Präparate ist erforderlich, daß man zugleich *der leichten Entfärbbarkeit der Streptobacillen Rechnung trägt.* Das kann auf zwei verschiedenen Wegen erfolgen, die man auch vielfach in Verbindung miteinander einschlägt. Der erste besteht in der Auswahl einer geeigneten, *vor allem den Alkohol möglichst ausschaltenden oder einschränkenden Differenzierungsmethode,* zu der man z. B. nach vorheriger Abtrocknung des Präparats mit Fließpapier bei kräftiger Überfärbung der Schnitte stark verdünnte UNNAsche Glycerinäthermischung [UNNA (a) u. (c); Näheres s. UNNA-SCHUMACHER] oder Anilinxylol heranziehen kann; der zweite darin, daß man *mit Hilfe einer Beize die Verbindung zwischen Farbstoff und Streptobacillen fester gestaltet* und dadurch eine stärkere Differenzierung und Entwässerung ermöglicht. *Die Beizen* werden entweder, wie z. B. die Carbolsäure, direkt der Farblösung als Zubeize [UNNA (l)] zugesetzt oder, wie die Tanninsäure, nach Abschluß der Färbung als Nachbeize oder schließlich, wie etwa das Orcein, bei der unten zu besprechenden ZIELERschen Färbung, vor der Färbung als Vorbeize in Anwendung gebracht. Benutzt man Nachbeizen wie das Tannin in hoher Konzentration, so dienen sie nach UNNA *gleichzeitig mit zur Ablösung des basischen Farbstoffes vom Gewebe* und lassen auf diese Weise die Bakterien aus ihrem Milieu besser hervortreten. Die Kontrastwirkung kann noch dadurch erhöht werden, daß man *der Beize einen sauren Farbstoff,* wie z. B. Orange, zusetzt, der das basische Farbsalz noch weiter aus dem Gewebe verdrängt [UNNA (f)].

Außer den eben erwähnten *„heterogenen“* Doppelfärbungen, d. h. Färbungen mit einem basischen (Methylenblau) und einem sauren (Orange, Orcein) Farbstoff, verwendet man mit Vorliebe zur Streptobacillendarstellung *das* UNNA-PAPPENHEIM*sche Gemisch der beiden basischen Farbsalze Methylgrün und Pyronin,* also ein *„Dibasichrom“* nach UNNAs (l) neuer Nomenklatur, deren Lösung von UNNA (g) u. (h) durch Zusatz von $^1/_2$% Phenol als Beize für Schnittfärbungen brauchbar und durch Alkohol und Glycerin haltbar gemacht ist. In neuerer Zeit hat UNNA (i) u. (k) besonders das *Rongalitweiß* empfohlen, eine wässerige Methylenblaulösung, in der der Farbstoff durch Zusatz von Rongalit (Kondensationsprodukt von Formaldehyd mit dem Natriumsalz der Sulfoxylsäure) und etwas Salzsäure unter Erwärmen durch Reduktion zur Entfärbung gebracht (Leukomethylenblau) und durch einen geringen Überschuß von Rongalit dem Luftsauerstoff gegenüber „fest“ gemacht ist. Die Lösung färbt das Gewebe an den Stellen blau, an denen freier Sauerstoff im Überschuß vorhanden ist, und hebt nach UNNA im frischen Gefrierschnitt die sauerstoffgierigen *Streptobacillen mit einer bisher unerreichten Schärfe* aus der sauerstoffarmen, nur sehr schwach bläulich gefärbten Umgebung heraus. Ferner sei noch erwähnt, daß FONTANA die zur Spirochätendarstellung angegebenen *Silberimprägnierungsmethoden* auch zum Nachweis von Streptobacillen und anderen Bakterien im Gewebe benutzt hat.

Auch die Gramfärbung wendet man gelegentlich zur Sicherung der Diagnose an, etwa in der Art, wie sie oben für Ausstrichpräparate beschrieben worden ist, nur mit etwas verlängerten Färbezeiten oder auch in der Weigertschen Modifikation; *als Gegenfarbe* kommt von den oben erwähnten Farbstoffen hauptsächlich *Methylgrün-Pyronin* in Betracht. Endlich werden für histologische Studien auch noch *Spezialmethoden* zur Darstellung besonderer Gewebsbestandteile wie der elastischen Fasern, Gitterfasern usw. herangezogen.

Im einzelnen seien folgende Verfahren, die zur Streptobacillenfärbung dienen, angeführt.

Die erste Unna*sche Methode* (1892): Herstellung der Farblösung:

Methylenblau		
Kal. carbonici	āā	1,0
Aqu. dest.		100,0
Spirit.		20,0
Coque ad remanent.		100,0
adde		
Methylenblau		
Boracis	āā	1,0
Aqu. dest.		100,0
Soluta misce.		

Färben der Schnitte bis zur starken Überfärbung (nach Petersen 24 Stunden); Trocknen auf dem Objektträger mit Fließpapier; Entfärben mit einem Tropfen Glycerin-Äthermischung (fertig im Handel zu haben) in wenigen Sekunden oder mit Styron etwas länger; Abtrocknen mit Fließpapier. Kurzes Entwässern mit einigen Tropfen absoluten Alkohols; Bergamottöl; Canadabalsam.

Quinquaud und M. Nicolle, Krefting, W. Petersen u. a. ziehen *Anilinxylol* ($^1/_2$—3 Stdn.) wegen seiner langsameren Wirkung dem Glycerinäther vor; Petersen legt die Schnitte vorher noch in reines Anilin (3—10 Minuten).

Methode von M. Nicolle (1892): Carbolmethylenblau nach Kühne oder Löfflers Methylenblau 3 Minuten; Wasser evtl. unter Zusatz einiger Tropfen Essigsäure; $10^0/_0$ige Tanninlösung mehrere Sekunden (evtl. zur Doppelfärbung mit Eosinzusatz); Wasser; absoluter Alkohol; Bergamottöl; Xylol; Canadabalsam.

Methoden von Ch. Nicolle: a) Carboltoluidinblau (0,5 Toluidin in 10 absolutem Alkohol lösen; dann langsames Zugießen von 100 $1^0/_0$iges Carbolwasser) 2—3 Minuten; Wasser; $10^0/_0$ige Tanninlösung einige Sekunden; Wasser; absoluter Alkohol; Xylol; Canadabalsam.

b) Carbolthionin (nach der Vorschrift von Toluidin; fertig im Handel) $^3/_4$ Minuten; Wasser; Alkohol; Xylol; Canadabalsam.

Methode nach Rivière: Alkalisches Methylenblau (10 Tropfen gesättigte alkoholische Methylenblaulösung in 4 ccm $^1/_2{}^0/_0$iger wässeriger Ammoniumcarbonatlösung) 10 Minuten; Wasser; Entfärben mit einigen Tropfen konzentrierter alkoholischer Fluoresceïnlösung 2—3 Sekunden; reichlich Wasser.

Methode von Daub (in Anlehnung an Lanz): $20^0/_0$ige Trichloressigsäure 1 Minute; Aqua dest.; Unnas zusammengesetztes Methylenblau (s. o.) 2 Minuten; Glycerin-Äthermischung; Abspülen mit $60^0/_0$igem Alkohol; Abtrocknen; Canadabalsam.

Weitere Unna*sche Rezepte* [Unna (f) 1895; s. auch Loth]:

a) Polychromes Methylenblau 5 Minuten (ursprüngliche Vorschrift: Methylenblau 1; Kal. carbon. 1; Aqu. dest. ad 100; fertig im Handel [1]); Wasser; konzentrierte wässerige Tanninlösung ($33^0/_0$ig) 1 Minute; Wasser; Alkohol; Bergamottöl; Balsam.

b) Polychromes Methylenblau 5 Minuten; Wasser; Tannin-Orange (wässrige Lösung mit $33^0/_0$ Tannin und $2^0/_0$ Goldorange; fertig im Handel) 1 Minute; Wasser; Alkohol; Bergamottöl; Balsam.

Methode von Kruse: Löfflers Blau $^1/_4$ Stunde; Wasser; sehr gut abtrocknen; momentan in Alkohol eintauchen; Abtrocknen; Xylol; Balsam.

Methode von Pappenheim-Unna (h): Methylgrün-Pyronin 20—30 Minuten (Methylgrün 0,15 — evtl. gereinigt —, Pyronin 0,25, Alkohol 2,5, Glycerin 20, $^1/_2{}^0/_0$iges Carbolwasser 100; Näheres s. Unna-Schumacher; fertig im Handel); kurzes Abspülen in schwach mit Essigsäure angesäuertem Wasser; absoluter Alkohol mit $^1/_2{}^0/_0$ Trichloressigsäure 1—2 Sekunden; absoluter Alkohol; Bergamottöl + Xylol; Canadabalsam.

Methode von Zieler (angegeben zur Darstellung von Rotzbacillen usw.; von Schmorl auch für Streptobacillen empfohlen; gleichzeitig Darstellung der elastischen Fasern): Färben in Pranters Modifikation der Unna-Taenzerschen Orceinlösung (Orcein D 0,1; offic. Salpetersäure 2,0; $70^0/_0$iger Alkohol 100,0); kurzes Abspülen in $70^0/_0$igem Alkohol; dest. Wasser; polychromes Methylenblau 10 Minuten bis 1 Stunde; dest. Wasser; gründliches

[1]) Nach Unna-Schumacher enthält die Lösung neuerdings neben Methylenblau auch Toluidinblau und ist unter dem Namen „*blaues Polychrom*“ bei Hollborn in Leipzig zu haben.

Differenzieren in Glycerin-Äthermischung (Verdünnung 1:2—5 Wasser); destilliertes Wasser; 70%iger Alkohol; absoluter Alkohol; Xylol; Balsam.

UNNAs *Rongalitweißfärbung* [UNNA (i) u. (k)]: Gefrierschnitte frisch exzidierten Materials (evtl. nach 24 stündiger Vorbehandlung des Stückes in einer mit etwas Wasser versetzten Mischung von gleichen Teilen Kochsalz und Kali chloricum, am besten im Eisschrank; vor dem Schneiden gutes und rasches Auswaschen des Salzes); Färben mit Rongalitweiß (nicht länger als 2 Minuten); Auswaschen unter energischem Bewegen mit einer Glasnadel in frisch ausgekochtem Wasser bzw. einem Wasser, das nach dem Auskochen unter Paraffinöl aufbewahrt war; auf dem Objektträger an der Luft trocknen lassen; Canadabalsam.

Histogenese des typischen Ulcus molle.

Die folgenden Ausführungen schließen sich in ihren wesentlichen Punkten an die eingehenden Schilderungen der Histogenese des Ulcus molle durch UNNA (d) und durch CH. NICOLLE an, die bis heute die Grundlage für alle späteren Darstellungen dieses Gebietes gebildet haben.

Anfangsstadien. Wenige Stunden nach einer Inokulation, zu einer Zeit, zu der mit dem bloßem Auge entzündliche Veränderungen noch nicht wahrzunehmen sind, sieht man bereits im mikroskopischen Bild an der Grenze zwischen Epidermis und Cutis in der Umgebung des Stichkanals kleine, aus polynucleären Leukocyten, Lymphocyten und Monocyten bestehende Rundzellenansammlungen, zwischen denen vereinzelte extracellulär gelagerte, niemals zu Ketten zusammengeschlossene Ducreybacillen nachzuweisen sind. Untersucht man die Injektionsstelle ein wenig später, also in dem Stadium, in dem bereits eine deutliche entzündliche Röte vorhanden ist, so findet man, daß *der subepidermidale Absceß* um sein Vielfaches an Umfang zugenommen hat, und daß von ihm ausgehend sich ein schmaler Streifen von Eiterkörperchen durch das Epithel hindurch in die Hornschicht hineinzieht, der sich dann nach NICOLLE an der Grenze zwischen diesen beiden Schichten nochmals zu einem kleinen Eiterherd erweitert. NICOLLE hält diese doppelte Erweiterung mit schmaler Verbindung für ein Charakteristicum des beginnenden Ulcus molle und bezeichnet die Form *als Schanker „en bouton de chemise“*, „in Hemdknopfform“, ein Ausdruck, der in der französischen Literatur auch noch für andersartige, analog gebaute bakteriell-entzündliche Prozesse gebräuchlich ist (l'abcès en bouton de chemise bei Staphylodermieen; SABOURAUD). In dem eitrigen Gebiet lassen sich jetzt bereits *reichlicher Bacillen* nachweisen, die *teilweise schon in kurzen Ketten* gelagert sind. Auch beschränken sich die entzündlichen Veränderungen nicht mehr auf den Ort der Bacilleninvasion, sondern greifen bereits *in die weitere Umgebung* über: in der Cutis ist es zu einer *Erweiterung der Blut- und Lymphgefäße* gekommen und zu einem starken, den subepidermalen Absceß einschließenden, bis an das subcutane Gewebe heranreichenden *Infiltrat*, das neben einigen hypertrophischen Bindegewebszellen, Lymphocyten und vereinzelten Leukocyten *hauptsächlich aus Plasmazellen* besteht, und das in seinen Ausläufern die Gefäße und drüsigen Elemente der Peripherie weithin umgibt. Die Epidermis weist anfänglich im Gebiete des Eiterbandes nur ein leichtes Ödem und im weiteren Umkreise acanthotische Veränderungen auf. Bald aber nehmen nach NICOLLE, der sich in den Beschreibungen der Anfangsstadien *auf Inokulationsgeschwüre* bezieht, auch hier die Veränderungen zu: Der eitrige Prozeß dringt längs des Impfstiches immer stärker in das Epithel ein, wobei die Basalzellenschicht dem Angriff einen größeren Widerstand entgegengesetzt als die darüber befindlichen Zellagen und noch zu einer Zeit fast unverändert erscheint, zu der letztere bereits zugrunde gegangen sind. Das ist das Stadium, in dem der „chancre en bouton de chemise“ am deutlichsten ausgeprägt ist, und durch das *nach* NICOLLE *jedes Ulcus molle* hindurchgeht. Es erreicht durchschnittlich nach zwei Tagen sein Ende, indem sich zunächst durch Einschmelzen der stehengebliebenen Basalzellenbrücke aus den beiden getrennten Eiterherden eine einheitliche Pustel bildet, die dann weiterhin beim ersten ihre Horndecke treffenden Trauma sich öffnet und *dem Ulcus Platz macht.* Unna gibt von den Veränderungen der Oberhaut insofern eine andere Schilderung, als er keine eitrige Einschmelzung der Stachelschicht, sondern nur eine Abhebung der Epidermis im ganzen beschreibt. Allerdings hat er im Gegensatz zu Nicolle seine Beobachtungen nicht an Inokulationsmaterial, sondern an kleinen, *auf natürlichem Wege* in der Umgebung älterer Geschwüre gebildeten Herden angestellt.

Stadium des jungen Geschwürs (klinisch dargestellt durch einen kleinen, flachen Substanzverlust mit scharf geschnittenen Rändern und gelblich-speckig belegtem, noch ziemlich ebenen Boden). Das Epithel hört am Rande des Geschwürs *meist ziemlich unvermittelt, mitunter aber auch etwas zugeschärft* auf. Es ist hier verbreitert, ödematös geschwollen und von Leukocyten durchsetzt; peripherwärts geht es in eine nur noch acanthotische Zone über. Am Geschwürsgrund lassen sich *mehrere Schichten* unterscheiden. Zu oberst liegt eine *schmale*

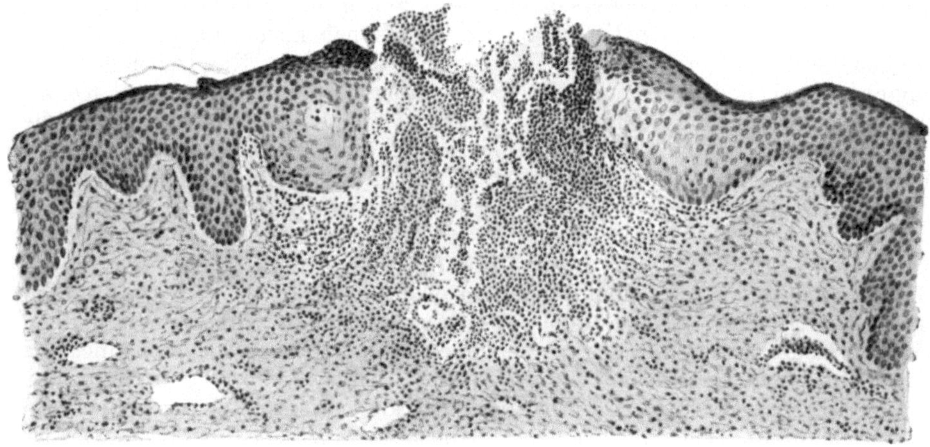

Abb. 3. Übersicht über ein ganz junges Ulcus molle. Epithel scharf abgesetzt; Infiltrat ziemlich weit nach abwärts reichend; Gefäße erweitert. (Vergr. ca. 180.)
(Aus Lesser, Lehrbuch der Haut- und Geschlechtskrankheiten, 14. Auflage. Bearbeitet von Jadassohn. In Vorbereitung. Berlin: Julius Springer.

Zone mit nekrotischem Detritus, der anfangs spärlicher, später reichlicher mit zum Teil gleichfalls degenerierten polynucleären *Leukocyten durchsetzt* ist und Ducrey*sche Bacillen neben anderen Bakterien* in wechselnder Menge enthält. Darunter folgt eine ebenfalls mehr oder weniger stark mit Leukocyten infiltrierte Schicht von Plasma- und Bindegewebszellen, in der als Zeichen beginnender Nekrose *die Färbbarkeit des Gewebes erheblich herabgesetzt* ist. *Hier liegen die Streptobacillen am dichtesten und heben sich in dunkel tingierten, langen fischzugartigen Geflechten aufs deutlichste von dem blassen Untergrund ab.* Ihre Entwicklung erfolgt nach Unna an der oberen Seite dieser Zone häufig parallel zur Geschwürsoberfläche, während sie unterhalb davon mehr die Richtung nach der Tiefe und nach den Seiten zu nehmen. Sie treffen dann auf die nächste Schicht, die das histologische Bild beherrscht: den eigentlichen *Plasmazellwall,* der sich inzwischen bedeutend vergrößert hat und das Ulcus *von allen Seiten umschließt,* indem er sich, wie das schon Kaposi festgestellt hat, auch unter dem Epithel noch eine Strecke weit peripherwärts vorschiebt.

Das ältere Geschwür (klinisch charakterisiert durch stärkere eitrige Sekretion, Zerklüftung des Grundes und Unterminierung der Ränder). Das Geschwür hat an Umfang und Tiefe zugenommen. Das Randepithel ist *scharf abgesetzt* und zeigt wie vorher Durchwanderung, Ödem und Acanthose; Streptobacillen enthält es nicht; seine unteren Schichten sollen nach NICOLLE auch in diesem Stadium, wie früher im Zustande des „bouton de chemise", der Auflösung etwas länger Widerstand leisten als die höheren. Der *Geschwürsboden* ist jetzt meist infolge Einschmelzung von Plasmomgewebe *unregelmäßig kraterförmig* ausgehöhlt. Von seiner höckerigen Oberfläche dringen *starke, ebenfalls durch Gewebsnekrose entstandene Spalten radiär nach allen Seiten* mehr oder weniger tief ins infiltrierte Gewebe ein, *auch seitlich meist weit unter den noch epithelbekleideten Rand*, der dadurch seine unterminierte Form erhält. In der Tiefe der Spalten liegen zum Teil noch Reste von bacillenreichem, nekrotischen

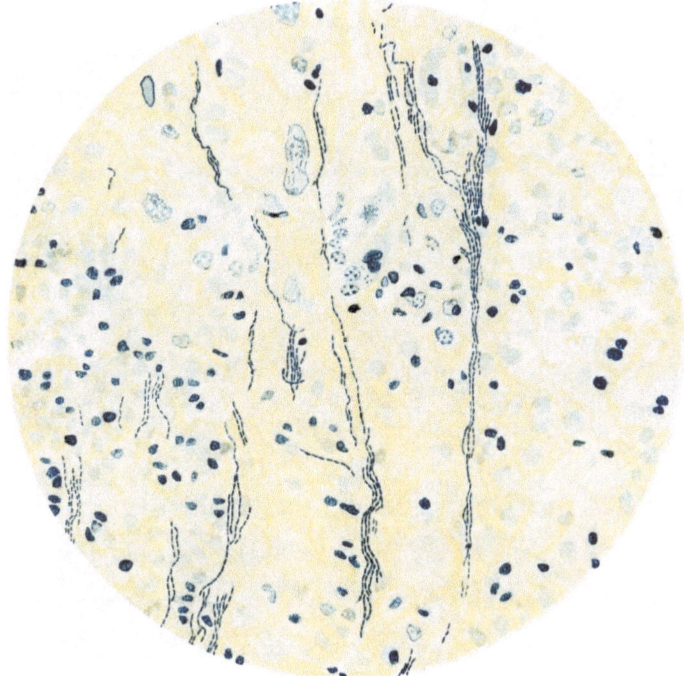

Abb. 4. Streptobacillen im Ulcus molle-Schnitt. Polychromes Methylenblau, Tannin-Orange. (Vergr. 900.)

Gewebe, *an ihren Wänden ziehen die dichten, langen, leicht wellig gebogenen, oft Schleifen und Ringe bildenden Streptobacillenketten* ins Innere des Infiltrats. Sie vereinen und verzweigen sich vielfach auf ihren Wegen und dringen mit ihren sekundären Bündeln verschieden weit in das Plasmagewebe ein, das an solchen Stellen schon den Beginn einer Nekrose zeigen kann, wie sie dann weiter zur Spaltenbildung führt. In diesem Verhalten sieht UNNA den Beweis dafür, daß *die radiäre Zerklüftung des Geschwürsgrundes mit der radiären Ausstrahlung der Bacillenketten in genetischem Zusammenhang* steht. *Die Schichtung des Gewebes ist die gleiche wie im vorangegangenen Stadium*: aufliegend die *Eiterschicht* mit vereinzelten Resten von kollagenen und elastischen Fasern sowie von Epithelien und Plasmazellen, die stärker ist als zuvor und auch *reichlicher* DUCREY*sche Bacillen* — teils noch in Ketten, teils einzeln oder in Häufchen, auch intracellulär — im Gemisch mit anderen Keimen enthält; darunter an der Oberfläche des höckerigen Geschwürgrundes *die der Atrophie unterliegenden* *blassen Zellagen*, jetzt von *dichten Leukocytenschwärmen* erfüllt und von *Streptobacillenzügen ohne andere bakterielle Beimengungen* durchsetzt; endlich *im Innern das intakte Plasmom*, das schalenartig das Ulcus umgibt und in die Peripherie Ausläufer längs den Gefäßen entsendet. *Die Gefäße* selbst von diesen Infiltrationen abgegrenzt, ihre Wandungen verdickt und gelockert, *ihre Lumina erweitert* und *oft mit Leukocyten* erfüllt (Kryscztalowicz). Außer in den *Venen*, in denen sich diese lockeren Ansammlungen von *Leukocyten* meist im Gemisch mit einigen Lymphocyten nachweisen lassen, sieht man beim Ulcus molle sehr häufig *in den Lymphgefäßen dichte Infarkte*, die nach Kogoj in der Regel *nur aus Lymphcyten* bestehen — Befunde, denen eine pathognomonische Bedeutung

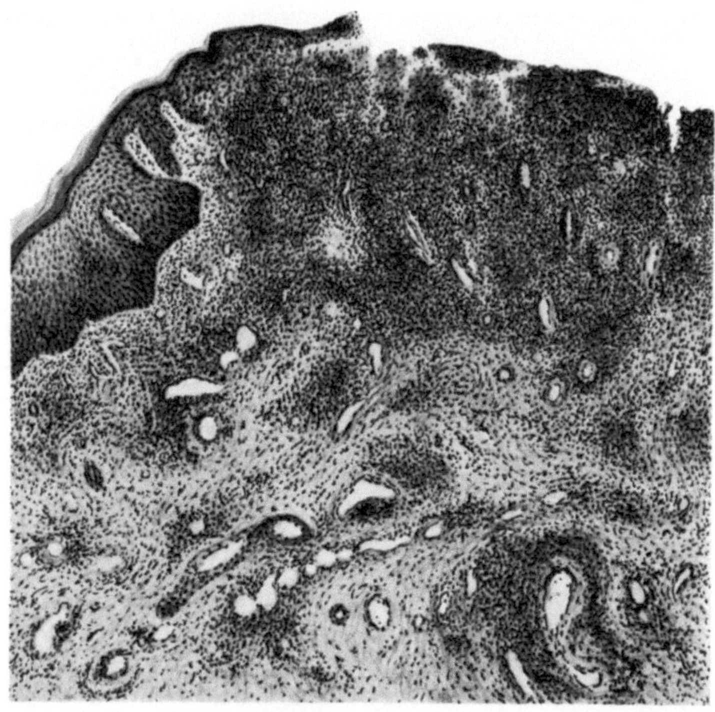

Abb. 5. Übersicht über ein älteres Ulcus molle. Unterminierung des Randes; dichtes Infiltrat, seitlich und nach abwärts den Geschwürsbereich überragend; starke Gefäßerweiterung. (Vergr. ca. 140.) (Aus Kyrle, Vorlesungen über Histo-Biologie der menschlichen Haut u. ihrer Erkrankungen, Bd. II. Berlin: Julius Springer 1927.)

aber nicht zukommt, da man sie auch bei vielen anderen pathologischen Prozessen der Haut, wie Primäraffekten, Gummen, Lupus vulgaris, leukämischen Infiltraten usw. erheben kann. *Die kollagenen und die elastischen Fasern* sind im Gebiete der Eiterschicht bis auf vereinzelte Überreste vollkommen zerstört, und auch im Plasmombereich sind sie spärlicher und schwächer färbbar als im normalen Gewebe, wobei die elastischen Fasern nach Ohno der Einwirkung der Entzündung einen stärkeren Widerstand als die Bindegewebsfibrillen entgegensetzen [1]). Noch resistenter gegenüber dem Einfluß des Ulcus molle-Plasmoms scheinen *die Gitterfasern* zu sein, ja sie dürften sogar durch dasselbe wie durch

[1]) Auf dem Gehalt der oberen Plasmomschichten an elastischen Fasern beruht das „Balzer*sche Merkmal*" („signe du raclage de Balzer"), das vor Entdeckung der Ducreyschen Bacillen neben der Inokulation als differentialdiagnostisches Hilfsmittel eine gewisse Rolle gespielt hat. Man kratzte etwas Gewebe von der Oberfläche der Ulceration ab, brachte

entzündliche Prozesse anderer Art in ihrer Entwicklung gefördert werden, so daß sie ZURHELLE hier in dichten Netzen nachweisen konnte, während zugleich — wenigstens in einem seiner beiden Ulcus molle-Fälle — von dem bindegewebigen Aufbau und den elastischen Fasern kaum etwas wahrzunehmen war.

Reparationsstadium. (Klinisch einhergehend mit Nachlassen der eitrigen Sekretion, Aufschießen von Granulationen und Epithelisierung.) Über *die Rückbildung des einfachen Ulcus molle* liegen nähere histologische Schilderungen nicht vor. Nach NICOLLE füllt sich der Grund der Ulceration mit *erweiterten Capillaren*, die von Rundzellen-, insbesondere *Plasmazellenmänteln* umgeben sind. Es kommt zu einer *Phagocytose* der noch vorhandenen Bacillen, die in diesem Stadium

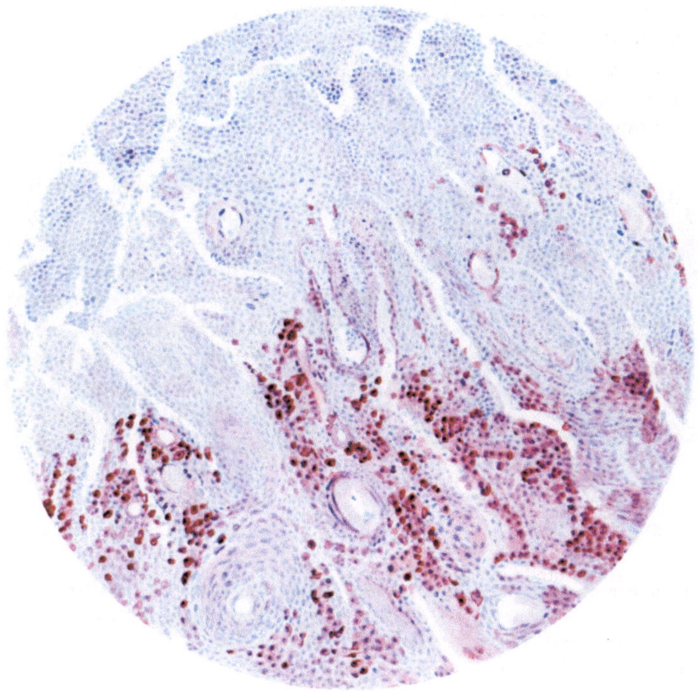

Abb. 6. Grund eines älteren Ulcus molle. Oben in Degeneration begriffenes, blaßkerniges Infiltrat; unten zahlreiche Plasmazellen; Spaltbildung; Gefäße erweitert, z. T. Rundzellen enthaltend. Methylgrün-Pyronin. (Vergr. 210.)

im Gegensatz zu den früheren nicht nur an der Oberfläche, sondern auch in der Tiefe des Gewebes stattfinden kann (NICOLLE). Am Epithelsaum spielen sich starke Zellteilungsvorgänge ab. Kurze Zeit nach vollständiger Vernarbung des Geschwürs ist — ebenfalls nach NICOLLE — *die Epidermis verdünnt, Hornschicht und Papillarkörper fehlen*; die *Capillaren* sind sehr *zahlreich* und *dilatiert*; zwischen ihnen finden sich große Mengen von *Infiltratzellen* und nur einige feine kollagene Fasern; Bacillen sind weder extra- noch intracellulär nachzuweisen.

Diesen Verlauf nimmt nach NICOLLE *das gewöhnliche Ulcus molle einmal wie das andere Mal*, ob es auf natürlichem Wege *an den Genitalien oder durch Inokulation am übrigen Körper* entstanden ist, ob es unbehandelt geblieben

---

es auf den Objektträger, ließ für einige Zeit $40^0/_0$ige Kaliumcarbonatlösung einwirken und färbte dann, z. B. mit Eosin. Zeigten sich elastische Elemente, so sprach das für Ulcus molle, aber keineswegs mit Sicherheit (zit. nach NICOLLE).

oder mit antiseptischen Substanzen bearbeitet worden ist. Nach UNNA kann eine derartige Behandlung, z. B. mit Dermatol, den *Nachweis der Streptobacillen im Schnitt unmöglich* machen.

Zur Pathogenese. *Die progressive Entwicklung* des Ulcus molle erklärt UNNA *durch das geradlinige Fortschreiten der Bacillenketten in die Breite und in die Tiefe des Gewebes und durch ihre nekrotisierende Einwirkung auf dasselbe.* In der nekrotisierten und zu Detritus zerfallenen Zone kommt es dann nach UNNA zu ihrem Untergang und anschließend zur Phagocytose. *Was aber sind das für Kräfte* — abgesehen von therapeutischen Eingriffen —, die die Streptobacillen von einem bestimmten Zeitpunkt an am weiteren Fortschreiten hindern, *die also den Krankheitsprozeß zum Stillstand bringen?* Darauf gibt UNNA keine Antwort, und NICOLLE schreibt nur, daß dieser Punkt zur Zeit unerklärbar sei. Auch heute sind wir nicht weiter. Man spricht dabei gern von der *Ausbildung einer lokalen Immunität.* UNNA (k) sowie BERGEL betonen neuerdings den *Einfluß des Plasmoms,* das nach ersterem als Sauerstoffort der reduzierenden Wirkung der Streptobacillen entgegenarbeiten, nach letzterem mittels lipolytischer Fermente die Erreger schädigen soll. Man könnte selbst versuchen, den Prozeß mit der — gleichfalls in ihrem Wesen bisher noch nicht sicher erklärten — natürlichen *Wachstumsbeschränkung fast aller Bakterienkolonien auf künstlichem Nährboden* in Analogie zu setzen — ein Vergleich, der besonders im Hinblick auf die geschlossene, gewissermaßen kolonieartige Entwicklung der Streptobacillen im Ulcus nahe liegen würde. Aber vielleicht läßt die Tatsache, daß sich beim Ulcus molle-Kranken eine durch intracutane Vaccininjektionen zu demonstrierende *Überempfindlichkeit gegen Streptobacillen* ausbildet, doch eher an *spezifische Vorgänge* denken.

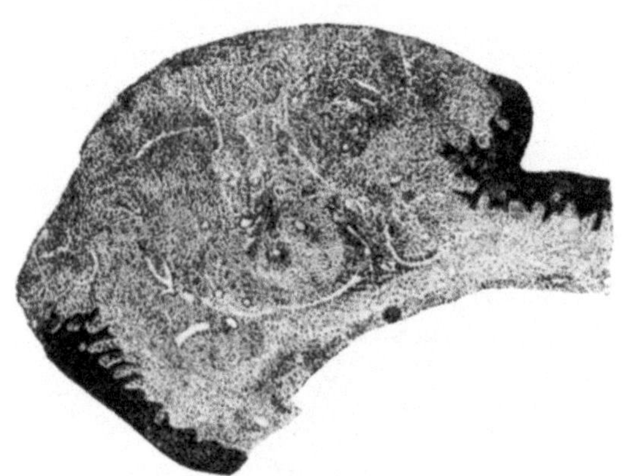

Abb. 7. Ulcus molle elevatum.
Geschwürsgrund höher als der Rand gelegen. (Vergr. 12.)

Atypische Formen des Ulcus molle.

Ulcus molle elevatum. (Der Geschwürsgrund kommt durch üppig wuchernde Granulationen höher zu liegen als der Rand.) Histologisch findet man nach UNNA (d): Die *nekrotische Zone* an der Oberfläche ist auf ein Minimum reduziert, die *Spalten,* die sonst die Ulcera mollia durchsetzen, sind nicht vorhanden. *Das plasmomatöse Gewebe* bildet infolgedessen eine einheitliche Masse; es *ragt über die Ränder des Geschwürs empor* (s. Abb. 7). *Bacillen* sind nur an der Oberfläche in ganz vereinzelten Gruppen nachzuweisen, während die tief eindringenden Bacillenketten des fortschreitenden Geschwürs fehlen. Es handelt sich nach UNNA um eine andauernde, aber abgeschwächte Bacillenwirkung.

LIPSCHÜTZ trennt vom Ulcus molle elevatum der Haut die an Portio und Vagina vorkommende „elevierte Form des venerischen Geschwürs" (von RASCH früher als „diphtheroide Form" bezeichnet) ab. Genauere histologische Befunde liegen über dieselbe nicht vor und ebensowenig über die kondylomatösen Formen an Anus und Vulva (RAVAUT und BORD; RAVAUT und LAMBLING); ferner auch nicht, wie gleich anschließend erwähnt sei, über die neuerdings beschriebenen „impetiginösen" bzw. „krustösen" und „gummösen" Sonderformen, bei denen solche Untersuchungen schon zur Sicherung der Diagnose sehr erwünscht wären (AZUA, SICILIA, MONTPELLIER und BENZECRI).

Ulcus molle miliare. (Kleine kegelförmige Knötchen mit feiner zentral gelegener Geschwürshöhle; früher als Follikularschanker bezeichnet). VÖRNER hat mehrere derartige Knötchen in Serienschnitten untersucht und dabei folgende Befunde erhoben, die von LIPSCHÜTZ bestätigt worden sind: Das Epithel war wie beim gewöhnlichen Ulcus molle gequollen, reichlich mit Eiterzellen durchsetzt, an der Peripherie acanthotisch, zentral von einem feinen, etwa 0,1 cm breiten, eitergefüllten *Kanal* durchbohrt, der in einen *subepidermidalen Absceß* mündete. Es wurde *über das Niveau der gesunden Umgebung durch ein*, ähnlich wie beim Ulcus molle elevatum aus Papillarkörper und Cutis emporstrebendes, *Infiltrat hinaufgedrängt*, das kuppelförmig den Absceß umgab und im übrigen die *gleichen Charakteristica wie beim gewöhnlichen Ulcus molle* besaß. *Beziehungen zu einem Follikel* bestanden nur in einem der drei Fälle, und auch in diesem war er erst sekundär in Mitleidenschaft gezogen. *Streptobacillen* fanden sich *in langen Ketten in dem feinen Eiterkanal*, wo sie bis fast in die Mitte des Entzündungsherdes *nach abwärts* zogen, während eine Ausbreitung in horizontaler Richtung fehlte. VÖRNER hält es für möglich, daß die *einseitige Wachstumstendenz der Bacillen nach der Tiefe zu neben einer geringen Größe der Eintrittspforte und einer beschränkten Bacillenmenge* als Ursache für die Ausbildung der miliaren Form in Betracht kommt. Es ist ihm vereinzelt gelungen, durch *punktförmige Inokulationen* (s. S. 4) *mit verdünntem Ulcus molle-Eiter* miliare Ulcera zu erzeugen.

Ulcus molle serpiginosum. (Geschwüre, die in monate- bis jahrelangem Verlauf unaufhaltsam über große Hautbezirke hinwegschreiten, starke Narben hinter sich zurücklassen und in schmalen, mitunter serpiginöse oder auch nierenförmige Figuren bildenden Furchen mit stark unterminierten Rändern vordringen). Auch von dieser Form gibt UNNA (d) auf Grund von Untersuchungen an drei Fällen die erste eingehende histologische Schilderung, an die sich später Arbeiten von FIOCCO, RÓNA, TUCCIO, GENNERICH, FASANI-VOLARELLI, GROSS u. a. angeschlossen haben.

Der *Grund des Geschwürs* liegt *tiefer* als beim gewöhnlichen Ulcus molle der Genitalien, ist *stark zerklüftet* und zeigt derbe Zapfen, zwischen denen lange Spalten in die Tiefe ziehen. Er ist wie beim gewöhnlichen Ulcus molle von einem *dichten Plasmom* gebildet, das sich an seiner Oberfläche innerhalb einer *ziemlich breiten Zone in nekrobiotischer Entartung* befindet. Von dieser aus dringen nach allen Richtungen hin „*Stollen*“ tief in das benachbarte junge plasmomatöse Gewebe ein. Sie streben *nach abwärts* zwischen die Knäueldrüsen und in das Fettgewebe und *nach vorwärts* — womit UNNA das Fortkriechen des serpiginösen Geschwürs erklärt —, zum Teil auch dicht unter der Oberhaut, in den fortschreitenden Rand. *In diesen Stollen*, besonders in den nach vorn gerichteten, findet man *zahlreiche, in langen, vielfach gewundenen Ketten gelagerte, hier niemals phagocytierte Streptobacillen*, während sie in der ganzen großen sonstigen Ulcerationsfläche nur *spärlich* vorkommen oder selbst vollständig *fehlen*. Vielleicht ist diese Art der Verteilung mitunter für die Schwierigkeiten verantwortlich, die der Bacillennachweis im Ausstrichpräparat bereiten kann.

Auch *der im Fortschreiten befindliche Rand des Geschwürs* ist nach UNNA *dem eines gewöhnlichen Ulcus molle sehr ähnlich*, aber wohl *doch nicht ganz übereinstimmend* gebaut. Das Epithel ist schon auf weitere Entfernungen hin acanthotisch und endet an der *rundlich umgebogenen Kante fein zugeschärft* — Verhältnisse, wie sie auch in Randschnitten von zwei Fällen der Breslauer Klinik zum Ausdruck kommen (s. Abb. 8). Nach außen schließt sich nach UNNA eine *dichte einheitliche Plasmommasse* an, die ins Gesunde hinein perivasal gelegene Zellstränge entsendet; auch zwischen den Gefäßen findet man überall im Bindegewebe geschwollene Spindelzellen und Plasmazellen. Im Gegensatz dazu stehen *bei unseren beiden Fällen* die durch positive Bacillenbefunde und Vaccinreaktion verifiziert worden sind, *im Infiltrat die Plasmazellen an Zahl hinter Lymphocyten und Fibroblasten erheblich zurück.*

Komplizierter liegen nach Unna *die Verhältnisse an dem anderen, der abgeheilten Seite anliegenden Geschwürsrand.* Hier bleibt das *Plasmom*, soweit es nicht durch die darüber hinwegziehende Geschwürsbildung zerstört ist, *ungemein lange* erhalten und wird später durch zahlreiche Bindegewebsmassen auseinandergedrängt. In diesen Gebieten (Gross), aber ebenso in Bezirken, in denen sich der Prozeß noch im Fortschreiten befindet (Tuccio, Gennerich), können auch *Riesenzellen mit meist wandständigen Kernen* vorkommen. An der Oberfläche kommt es zur Neubildung eines *atypisch wuchernden Epithels*, das alle noch vorhandenen, nach abwärts oder in horizontaler Richtung sich erstreckenden *Spalten überzieht* und dadurch *die unregelmäßige Narbenbildung* des serpiginösen Geschwürs mit fistulösen Gängen und Unterminierungen

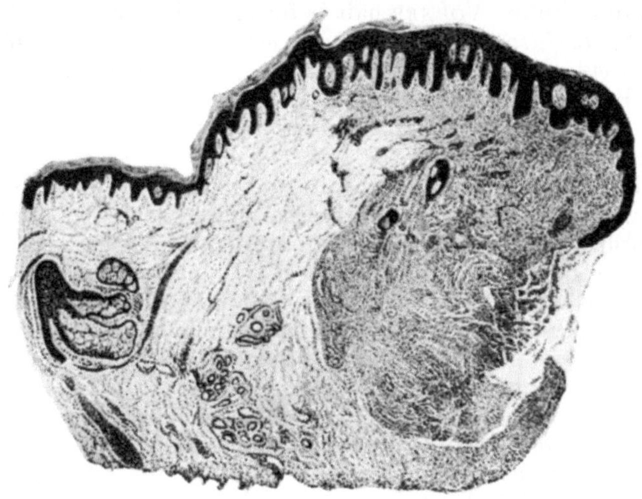

Abb. 8. Ulcus molle serpiginosum.
Schnitt durch den im Fortschreiten befindlichen Rand mit rundlich umgebogenem, fein zugeschärft endenden Epithel und tiefreichender Infiltration. (Vergr. 21.)

herbeiführt. Neben diesen regressiven kommen hier auch noch *durch erneute*, wenn auch örtlich sehr begrenzte, *Bacilleninvasion progressive Veränderungen* vor: Nekrosen, Eiterungen, interstitielle, auch durch Blutungen komplizierte Ödeme, besonders in den oberflächlichen Teilen des Randes, von wo aus der Prozeß immer wieder in das bereits zurückgelegte Gebiet vorstoßen kann. So bleibt die anscheinend gesunde Zone hinter dem Geschwür zunächst noch lange geschwollen und erhaben, wenn sie auch blaß erscheint, und macht *erst nach sehr langer Zeit wirklicher Atrophie und Narbenbildung* Platz.

Auf die *Frage, worauf das unaufhaltsame Vordringen des Ulcus molle serpiginosum beruhen mag*, findet man *ebensowenig eine sichere Antwort*, wie vorher auf die Frage nach der Ursache für den spontanen Stillstand des gewöhnlichen Ulcus molle. Wenn man sich die Möglichkeiten vor Augen führt, die überhaupt für die Erklärung der Frage in Betracht kommen — Besonderheiten des Streptobacillenstammes, Eigenarten des Wirtsorganismus, accidentelle Momente, Kombinationen der eben genannten Faktoren —, so muß man zunächst einmal feststellen, daß bisher *kein* zuverlässiger klinischer (A. Fournier, v. Zeissl, Lang u. a.) oder experimenteller (s. S. 7) *Anhaltspunkt* bekannt ist, der für das Vorkommen *besonderer zum Serpiginismus führender Streptobacillenstämme* spricht. Allerdings scheinen Untersuchungen an Reinkulturen bisher noch nicht vorgelegen zu haben, und auch eigene Versuche, — vom primären Geschwür aus — zu solchen zu gelangen, sind in den beiden oben erwähnten Fällen nicht geglückt. Die Beobachtungen von Mc Donagh, daß die Bacillen des Ulcus serpiginosum *besondere Neigung zu Schiffchenformen* und *intracellulärer Lagerung* besitzen, worauf Chronizität und Therapieresistenz der Affektion zurückzuführen sein soll, bedarf — abgesehen von der Anfechtbarkeit der Deutung — zunächst noch der Bestätigung (S. 27, Unna).

Dagegen lassen die im Abschnitt über die Inokulation angeführten Feststellungen (S. 5) daran denken, daß *der Beschaffenheit des Wirtsorganismus* — mag es sich dabei um eine regionär begrenzte oder vielleicht auch um eine allgemeine Disposition handeln — ein Anteil an dem atypischen Krankheitsverlauf zukommt. Man hat versucht, diese Disposition auf verschiedene *konditionelle Momente*, wie Debilität, Tuberkulose, Lues, Alkoholismus, klimatische Einflüsse, Unreinlichkeit zurückzuführen, hat aber *in keiner Richtung wirklich überzeugendes Beweismaterial* erbracht. Eine Überempfindlichkeit der Haut gegen andersartige Reize — chemische, mechanische, thermische, aktinische — scheint bei Ulcus serpiginosum-Kranken nicht zu bestehen (Königstein); ebensowenig — nach meinen Erfahrungen mit der Intracutanprobe — eine absonderliche Reaktionsweise auf (tote) Streptobacillensubstanz.

Endlich hat Unna (d) auch die Möglichkeit in Betracht gezogen, daß die absonderliche Art der Ausbreitung des Geschwürs durch eine *Mischinfektion* bedingt sein könnte, und zwar in erster Reihe durch *Streptokokken*, die sich in zwei seiner Fälle züchten und bei dem einen auch mikroskopisch in nekrotischen und eiternden Partien der Narbe nachweisen ließen (vgl. auch die Kokkenbefunde von Fiocco, Tuccio, Gross in Eiterausstrichen). Ebenso haben in je einem Fall Stein, Fasani-Volarelli und, wie ich an dieser Stelle erwähnen möchte, auch ich kulturell Streptokokken gefunden, und in anderen Fällen haben die mit Ulcus molle serpiginosum behafteten Kranken durch Erysipele einen klinischen Nachweis der Keime erbracht (Tuccio, Guszmann, Gross). Diese Beobachtungen besagen aber durchaus noch *nicht*, daß die Streptokokken einen ätiologischen Faktor für den progredienten Verlauf des Prozesses darstellen, und es gibt sogar einen Gesichtspunkt, der eher dafür spricht, das sich *der Vorgang ausschließlich zwischen Organismus und Streptobacillen* abspielt: das ist die Tatsache, daß die Ulcera serpiginosa in der überwiegenden Zahl der Fälle — nach Mc Donagh, Grey, Pringle, Little sogar immer — *von schankrös gewordenen Bubonen ihren Ausgang* nehmen, d. h. in Fällen auftreten, bei denen *der Körper schon vorher* in seinen Lymphdrüsen — also noch ohne Streptokokken — *mit den Erregern schlechter als durchschnittlich fertig geworden* ist. Das kann natürlich sowohl an einem Minus auf seiten des Organismus als an einem Plus auf seiten der Streptobacillen liegen, läßt aber jedenfalls den *Gedanken an eine wesentliche Bedeutung von Mischinfektionen* mit Streptokokken (und ebenso mit anderen, evtl. auch unbekannten, Erregern) für das anschließende Ulcus serpiginosum *stark in den Hintergrund* treten.

Mischinfektion und Differentialdiagnose.

Begleitbakterien. Außer Streptokokken, denen man nicht nur in serpiginösen, sondern auch in einfachen Ulcera mollia öfters begegnet (s. z. B. v. Zeissl), findet man an Begleitbakterien im Oberflächeneiter unkomplizierter Geschwüre: in erster Reihe *Pseudodiphtheriebacillen* sowie *Staphylokokken* (nach v. Zeissl, sowie nach Herbst und Gatewood überwiegend St. albus), ferner mitunter

Hefen, Sarcinen, Bact. proteus, Bac. crassus (s. Lipschütz), Streptotricheen usw. *Vibrioförmige Bacillen* und *Spirochäten* werden, trotz ihres relativ häufigen Vorkommens in der Genitalsphäre, bei unkomplizierten Ulcera mollia nach Róna konstant vermißt und nur bei gleichzeitigem Vorhandensein einer Balanitis mitunter gefunden (s. a. Scherber). *Diphtheriebacillen* werden nicht selten als Nebenbefund angetroffen (Stümpke, Biberstein, Saelhof, Bering ?).

Beide Hauptvertreter der Saprophyten, *Staphylokokken und Pseudodiphtheriebacillen*, sind auch schon *gelegentlich als Erreger der Geschwüre angesprochen* worden. So hat vor Entdeckung der Ducreybacillen de Luca einen aus Geschwürseiter gezüchteten schmutzigweißen Kokkus, der beim Menschen eine kleine Serie positiver Impfresultate ergeben hatte (s. S. 9), für die Ursache des Ulcus molle gehalten („il micrococco dell' ulcera molle" 1886), und noch im Jahre 1912 haben amerikanische (Herbst und Gatewood) und englische Autoren (Harold) die Ansicht vertreten, daß manche Fälle von Ulcus molle durch Pseudodiphtheriebacillen hervorgerufen würden — eine Bakteriengruppe, die bekanntlich schon bei vielen Krankheiten hat als „Erreger" herhalten müssen.

Mischinfektionen. Während es sich im bisherigen, auch soweit von Krankheitserregern die Rede war, um saprophytisches bzw. nicht nachweislich pathogenes Verhalten im Geschwürseiter handelte, hat man eine *wirkliche Beteiligung am Krankheitsprozeß* festgestellt: bei *Streptokokken* (s. S. 29), *Gonokokken* (Burnier, Nicolle ?, Lipschütz ?, Balzer und Galoup ?), bei den *Erregern des Gangräns* (s. S. 8) bzw. der *Balanitis erosiva circinata* (Scherber), *Tuberkelbacillen* (Lipschütz) und evtl. dem *Virus des Condyloma acuminatum* (s. S. 26 Ravaut und Lambling). Doch spielen all diese Doppelerkrankungen — beim Gangrän gilt das wenigstens für die heutige Zeit und für unsere Breiten — nur eine verschwindend kleine Rolle im Vergleich zu der *großen Bedeutung, die der Mischinfektion mit Lues zukommt*; und zwar steht wiederum bei der Lues *der primäre Mischschanker* (Rollet) gegenüber den anderen Kombinationsmöglichkeiten, dem „chancre mixte secondaire", „tertiaire„ nach der Milianschen Nomenklatur usw. (Näheres s. Abschnitt Klinik), weitaus im Vordergrund. Während sich — wenn auch mitunter erst bei Heranziehung der Autoinokulation — bei der Sekretuntersuchung solcher Fälle *die Streptobacillen im allgemeinen auffinden lassen* (Tomasczewski), macht der *Spirochätennachweis oft Schwierigkeiten* (E. Hoffmann, C. Bruck, Haxthausen u. a.). *Histologisch* sind nach Krysztalowicz die Gewebsveränderungen beider Erkrankungen meist *gut voneinander abzugrenzen*: in der Mitte befindet sich das venerische Geschwür mit zahlreichen Leukocyten und Gewebsdetritus an der Oberfläche sowie mit unterminierter Epidermis, während nach außen eine Infiltration von rein syphilitischem Charakter einsetzt. Das Gesamtbild ist das eines Abscesses, der in eine eigentümliche Infiltration wie in eine Schale eingelagert ist (Krysztalowicz). *Auch in den Schnittpräparaten sind die beiden Erreger nachgewiesen* worden: *Streptobacillen* in zahlreichen, radiär gegen das umgebende Infiltrat vordringenden Ketten durch Loth; *Spirochäten* „leicht und reichlich" in der Tiefe unter der eigentlichen Ulcus molle-Zone durch A. Neisser (Beiträge S. 63).

Histologische Differentialdiagnose. Die histologische Differenzierung des Ulcus molle von anderen geschwürigen Prozessen spielt vom praktisch-diagnostischen Gesichtspunkt aus *keine bedeutende Rolle* und tritt gegenüber dem Erregernachweis durch Ausstrichpräparat, Kultur oder Impfung sowie gegenüber den verschiedenen in Betracht kommenden biologischen Reaktionen stark in den Hintergrund.

Beim erodierten *Primäraffekt* handelt es sich *gegenüber dem Gewebsdefekt* des Ulcus molle um eine — an der Oberfläche mehr oder weniger nekrotisierte — *Gewebshypertrophie* mit einem Infiltrat, das sich weiter als beim Ulcus molle über die Grenzen des Geschwürs verfolgen läßt, das aber nicht ganz so den Eindruck einer kompakten Einheit macht. Die für das Ulcus molle charakteristische *Gefäßerweiterung* ist in ihr Gegenteil verkehrt; die Läsionen der *kollagenen* und *elastischen* Fasern sind schwächer. Abgesehen von Differenzen in

Menge und Anordnung der Bindegewebszellen sollen sich auch die Hauptbestandteile beider Infiltrate, die *Plasmazellen,* in Form und gegenseitiger Anordnung *unterscheiden* (KRYSZTALOWICZ; über feinere Unterschiede am Gefäßsystem s. HIMMEL). Auch die histologische Differenzierung gegenüber sekundären oder tertiären Syphiliden kann beim einfachen bzw. serpiginösen Ulcus molle gelegentlich in Frage kommen.

Die *Primärläsion des „Lymphogranuloma inguinale“* (= strumöser Bubo), der sog. Chancre lymphogranulomatosique, der nach den Erfahrungen von H. HOFFMANN und mir gelegentlich einem Ulcus molle ähneln kann und sicherlich auch zu Fehldiagnosen Anlaß gibt, zeichnet sich nach PHYLÁCTOS vor dem Ulcus molle hauptsächlich durch den *Mangel an polynucleären Leukocyten* in der oberflächlichen Ulcerationsschicht aus, sowie durch das Auftreten von *Mikroabscessen* in der Tiefe des Plasmoms (wie sie auch für die Drüsenaffektion dieser Krankheit charakteristisch sind) mit Epitheloiden und Leukocyten in ihrer Umgebung und zahlreichen chromatophilen Körperchen, „GAMNAschen Körperchen“, in ihrem Innern.

Beim *Ulcus vulvae acutum,* das klinisch weitgehende Ähnlichkeit mit dem venerischen Geschwür aufweisen kann (LIPSCHÜTZ), fanden LIPSCHÜTZ und BRÜNAUER außer den im Vordergrund stehenden starken, akut entzündlichen Veränderungen an den Gefäßen hauptsächlich eine diffuse zellige Infiltration aus Lymphocyten, Polynucleären, Eosinophilen und Bindegewebszellen, also im Gegensatz zum Ulcus molle *kein Plasmom* sowie ferner in den oberflächlichen Anteilen der über dem Infiltrat befindlichen Eiterschicht regelmäßig größere Mengen des *Bacillus crassus* (Scheidenbacillus).

Ebenso lassen sich nach der Beschreibung von D. FUCHS die Ulcera gonorrhoica, abgesehen von dem positiven Gonokokkenbefund (und natürlich dem Fehlen der Ducreybacillen), durch *die geringere Zahl der Plasmazellen* abgrenzen (die Histologie des Ulcus gonorrhoicum serpiginosum s. THALMANN).

Ferner war auch ein von mir beim Mann beobachteter Fall aus der (Sammel?-)Gruppe des *Pseudo-Ulcus molle* JADASSOHN (= Ulcus simplex BUSCHKE = Ulcus pseudovenereum LIPSCHÜTZ) durch das *vollständige Fehlen von Plasmazellen* im Infiltrat charakterisiert, das auch durch seine mehr den Gefäßen folgende als geschlossene Anordnung auffiel. Eine Ähnlichkeit mit Ulcus molle bestand in dem *scharfen Absetzen des Epithels* am Geschwürsrand und der *Spaltbildung,* besonders zwischen Epithel und Cutis.

Endlich *fehlten die Plasmazellen* auch vollständig in einem allerdings wohl mischinfizierten Fall *diphtherischer Hautgeschwüre* von MARSCHALKO, der außerdem durch einen, Diphtheriebacillen (neben Kokken) enthaltenden, Fibrinbelag und eine blutig-eitrige Infiltration der tieferen Schichten gekennzeichnet war.

Dagegen *beherrschen die Plasmazellen* das histologische Bild des *Granuloma venereum* (s. SIEBERT, GOLDZIEHER und PECK u. a.), einer exotischen, chronisch-geschwürigen Geschlechtskrankheit der Haut, die klinisch große *Ähnlichkeit mit dem Ulcus molle serpiginosum* besitzt (s. GENNERICH, MC DONNAGH, A. PLEHN); histologisch läßt sie sich zum mindesten durch die in starker Zahl vorhandenen *großen, schaumigen, die Erreger beherbergenden Zellen* differenzieren, die morphologisch den MIKULICZschen Zellen des Rhinoskleroms gleichen.

Ätiologie, Pathogenese und Anatomie der Erkrankungen des Lymphapparates bei Ulcus molle.

Der *Abtransport auf dem Lymphwege* spielt beim Ulcus molle offenkundig eine *große Rolle.* Das lehren schon die *anatomischen Befunde* FINGERS, der mit Hilfe des Injektionsverfahrens an einer größeren Anzahl von weichen Schankern ein ziemlich dichtes, im Infiltrat gelegenes, zum Teil auch offen in den Geschwürsgrund einmündendes Netz von sehr weiten Lymphgefäßen nachgewiesen hat. Das lehren ferner die oben erwähnten *histologischen Untersuchungen* KOGOJS, durch die bei fast allen Fällen von Ulcera mollia *Infarkte in den Lymphbahnen* festgestellt worden sind. Durch solche Verhältnisse läßt sich zwanglos *die Tatsache erklären, daß beim Ulcus molle so häufig entzündliche Veränderungen am zugeordneten Lymphapparat* in Erscheinung treten. Viel schwieriger ist es gewesen, sich über die Ätiologie dieser Entzündungen ein klares Bild zu verschaffen. Man hat wohl *alles, was man sich an Möglichkeiten ausdenken konnte* — Infektion durch den Ulcus molle-Erreger, durch Begleitbakterien, Einwirkung von Stoffwechselprodukten, „sympathischen Reflex“ usw. —, *als Entstehungsursachen* für die verschiedenartigen Erscheinungen angegeben, bis man dann schließlich auf Grund genauester experimenteller Prüfungen wohl so *ziemlich allgemein zu der Anschauung gelangt ist, daß die entzündlichen Veränderungen am Lymphapparat einheitlich auf direkte Beeinflussung durch eingeschleppte Streptobacillen zurückzuführen seien.*

Ätiologie.

Untersuchungen bis zur Entdeckung der Streptobacillen. RICORD hatte, wie schon vor ihm in einzelnen Fällen HUNTER u. a., im Verlaufe seiner ausgedehnten Impfversuche auch bei 625 Personen *Autoinokulationen mit Buboeiter* vorgenommen und dabei in 10% der Fälle am Tage der Eröffnung, in weiteren 44% erst im Laufe der folgenden Tage positive Resultate erzielt. Ebenso sind ihm in 11 Fällen Inokulationen mit dem Inhalt von Lymphgefäßabscessen (Bubonuli) teils am ersten, teils an späteren Tagen geglückt, wobei er negative Ergebnisse überhaupt nicht erhalten zu haben scheint (s. TRAITÉ 1838, S. 145). Um sich gegen den Einwand, die von ihm untersuchten Bubonen seien von außen her mit Schankergift infiziert gewesen, zu schützen, führte er in einer Reihe von Fällen die Inokulation *unmittelbar im Anschluß an die Incision* aus und hatte auch unter diesen Umständen positive Resultate, besonders wenn er das Material zur Impfung vom Boden der Absceßhöhle entnahm (s. u.). Er konstatierte bereits, daß sich in den Fällen, in denen die Inokulation positiv ausfiel, die Absceßränder in einen Schanker umwandelten. Auf Grund dieser Beobachtungen teilte er die Bubonen ein *in virulente oder symptomatische,* die ihre Entstehung einer direkten Absorption des spezifischen Schankergiftes verdanken sollten, und *in einfach entzündliche oder sympathische,* die er sich durch Fortleitung einer unspezifischen Entzündung oder durch „sympathischen Reflex" entstanden dachte.

Die RICORD*sche Lehre* hatte, zumal sie zunächst von anderen Seiten experimentell bestätigt wurde, *fast ein halbes Jahrhundert hindurch allgemeine Geltung,* bis sie dann nach Einsetzen der bakteriologischen Ära *durch* STRAUS *eine schwere Erschütterung* erfuhr. Dieser Autor wiederholte an 58 Bubonen die Untersuchungen RICORDS, nur wandte er bei der Eröffnung und Weiterbehandlung der Abscesse sowie bei den Inokulationen, die er gleichfalls unmittelbar an die Incision anschloß, *alle Kautelen der inzwischen zur Geltung gelangten Asepsis* an und sah durch Zufall — ebenso wie vor ihm schon TRAEGARD — auch *nicht ein einziges Mal eine positive Inokulation* oder eine Infektion der Absceßränder. Da er zugleich mikroskopisch und kulturell in den Bubonen Mikroorganismen nicht nachweisen konnte, zog er vorschnell den Schluß, daß diese *„niemals von Hause aus virulent* wären, sondern erst nach ihrer Eröffnung von außen durch Ulcuseiter infiziert würden". Seiner Ansicht *schloß sich eine große Anzahl von Autoren,* zumeist auf Grund eigener Experimente, die — vielleicht gelegentlich auch infolge Einwirkung von Antisepticis [1]) — die gleichen negativen Ergebnisse lieferten, an; unter ihnen auch DUCREY, der seine Untersuchungen mit demselben Resultat auch auf Bubonuli ausgedehnt hatte. DUCREY betrachtete beides, Bubonen wie Bubonuli, als Resultat einer *Reaktion des Lymphgewebes auf toxische Produkte der Schankerbacillen.* Andere wie MANNINO, FUNK, DE LUCA, POELCHEN. ULLMANN usw. glaubten wiederum, nur teilweise gestützt auf eigene positive mikroskopische und kulturelle Befunde, daß die Veränderungen am Lymphapparat entweder insgesamt oder mindestens zum Teil *durch gewöhnliche Eitererreger* hervorgerufen würden.

Gegen diese Anschauungen erhoben einige Autoren schon von Anfang an *Einspruch.* Sie führten dabei zunächst einmal verschiedene *klinische Erfahrungen* ins Feld, wie Unterschiede zwischen virulenten und avirulenten Bubonen schon vor der Perforation (HORTELOUP), vorheriges Schankröswerden von innen her (DIDAY; später H. FOURNIER), Seltenheit schankröser Infektionen bei andersartigen Wunden, Schankröswerden von Bubonen nach Abheilung der Ulcera — ein Argument, bei dem man allerdings der Möglichkeit eines Bacillenträgertums noch nicht Rechnung getragen hatte — usw. Dazu kam noch, daß *durchaus nicht alle Autoren bei Nachprüfung der* STRAUS*schen Befunde zu ihrer Bestätigung* gelangten. So sahen GÉMY, CRIVELLY u. a. trotz sorgfältigster Verbände Inokulationen mit dem Eiter frisch eröffneter Bubonen angehen und die Absceßöffnungen sich infizieren. Schließlich mußte STRAUS selbst auf Grund weiterer Untersuchungen *das Vorkommen einer primären Virulenz der Bubonen zugeben,* wenn es auch zu den Ausnahmen gehöre (zit. nach BESANÇON).

Mit Entdeckung der Streptobacillen *nahm die Forschung nach der Ätiologie der Erkrankungen des Lymphapparates einen erneuten Aufschwung.* KREFTING, AUDRY, DUBREUILH und LASNET, CHEINISSE, BUSCHKE, RILLE u. a. wiesen in geschlossenen Bubonen, BUSCHKE, COLOMBINI u. a. in Bubonulis *mikroskopisch Bacillen*

[1]) Jedoch ist auch energische antiseptische Behandlung kein sicheres Mittel, das Schankröswerden der Bubonen zu verhindern (BUSCHKE, LIPSCHÜTZ); über den Einfluß von Antisepticis auf Inokulationswunden s. S. 8.

nach. In der Folge wurden diese Befunde auch *mittels des Kulturverfahrens bestätigt* (BESANÇON, GRIFFON und LE SOURD, L. G. SIMON, TOMASCZEWSKI, COLOMBINI, LIPSCHÜTZ u. a.). Besonderen Wert dürfen *die groß angelegten Arbeiten* von DUBREUILH und LASNET, BUSCHKE, TOMASCZEWSKI sowie LIPSCHÜTZ beanspruchen, in denen verschiedene Verfahren nebeneinander angewandt (s. o.) und zugleich oft mit dem klinischen Entwicklungsgang der Bubonen verglichen wurden (s. auch SPIETSCHKA, RILLE, KREFTING, ADRIAN, COLOMBINI u. a.). Dabei fand LIPSCHÜTZ in noch stärkerem Maße als vor ihm LASNET, BUSCHKE und RAFF *Differenzen zwischen experimentellen Ergebnissen und klinischem Buboverlauf*, insofern als er, selbst bei genauester Beachtung aller „Andeutungen von schankröser Randumwandlung" (ADRIAN), eine sehr beträchtliche Zahl von Bubonen *trotz positiven Bacillenbefundes einen vollkommen normalen Wundverlauf* nehmen sah. Aus solchen Beobachtungen ergab sich für ihn eine *neue Gruppierung der Bubonen*, indem er sie *in „bacilläre"* und *„sterile"* sonderte und den alten Virulenzbegriff nur noch als qualitatives Charakteristicum ersterer gelten ließ. Indessen kann man wohl neben der neuen, auf den bakteriologischen Befunden basierenden Einteilung von LIPSCHÜTZ ruhig die alte in virulente und avirulente bestehen lassen, vorausgesetzt, daß man sie *einheitlich*, also z. B. wie es BUSCHKE tut, *in rein klinischem Sinne* anwendet.

Scheint auch auf den ersten Blick durch all diese mühsamen Untersuchungen nicht viel mehr erreicht, als daß *die alte* RICORD*sche Lehre wieder zur Geltung* gelangt war, so ergeben sich doch bei näherer Betrachtung *erhebliche Fortschritte*. Einmal stellte sich entgegen der vorher vielfach geltenden Anschauung heraus, daß die *gewöhnlichen Eitererreger weder für sich allein noch in Verbindung mit Ducreybacillen* (BRAULT) *in der Genese der Ulcus molle-Bubonen eine nennenswerte Rolle* spielen. Denn STRAUS, DUCREY, SPIETSCHKA, BUSCHKE und LIPSCHÜTZ haben sie bei ihren sehr ausgedehnten kulturellen Untersuchungen in geschlossenen Bubonen, DUCREY, BUSCHKE, COLOMBINI in Bubonulis niemals nachweisen können. Demgegenüber fallen die in einem geringen Prozentsatz der Fälle von ULLMANN, LASNET, TOMASCZEWSKI u. a. erhobenen Befunde an spärlichen Staphylokokken, deren Herkunft aus dem Innern des Bubo noch nicht einmal immer sicher gestellt ist, für die Ätiologie kaum ins Gewicht, zumal wenn man in Rechnung zieht (BUSCHKE), daß sich in den durch Staphylokokken oder Streptokokken hervorgerufenen Drüsenvereiterungen die Keime so gut wie stets nachweisen lassen (HOFFA, BUSCHKE u. a.).

Ferner brachten die Untersuchungen auch *neue Aufschlüsse über das Wesen der avirulenten Bubonen*, indem sie die *engen Verbindungen* aufdeckten, die *zwischen ihnen und den virulenten Formen* bestehen. So hat man, wie schon oben erwähnt, wiederholt in Bubonen von vollkommen avirulentem Verlauf Bacillen nachweisen können (LASNET, BUSCHKE, NICOSIA, LIPSCHÜTZ). So hat man umgekehrt in Bestätigung altbekannter klinischer Facta und Inokulationsversuche (s. o. RICORD) jetzt exakt unter Heranziehung aller Kautelen festgestellt, daß sich bei der Mehrzahl der virulenten Bubonen zur Zeit der Perforation die Bacillen dem Nachweis ganz entzogen oder, wenn sie sich auch mikroskopisch nachweisen ließen, mitunter in ihrer Lebensfähigkeit geschwächt sein konnten (fehlende Inokulabilität: COLOMBINI, ADRIAN; Degenerationsformen: TOMASCZEWSKI, COLOMBINI). Diese Beobachtungen, neben denen noch die Identität im klinischen (s. dagegen oben HORTELOUP, ferner KREFTING) sowie im pathologisch-anatomischen Bilde der beiden Bubonengruppen u. a. m. als Beweismaterial geltend gemacht wurde, führten zu der Anschauung, daß *die avirulenten Bubonen durch das gleiche Agens wie die virulenten, nämlich durch eingewanderte Streptobacillen, erzeugt würden.* Immerhin wird man auch die Möglichkeit offen lassen müssen, daß *zum mindesten manche rasch vorübergehenden schwächeren Entzündungserscheinungen im Lymphapparat durch Resorption von Zerfallsprodukten der Streptobacillen* hervorgerufen werden können. Findet man doch bei Ulcus molle-Kranken auch *nach intracutaner Injektion von Ducreybacillen-Vaccin, also von sicher totem Material, mitunter akute regionäre Lymphangitiden und Lymphadenitiden*, die von der Injektionsstelle ihren Ausgang nehmen (ITO u. a., s. u.). Selbst das *Auftreten nekrotischer Bezirke in Lymphdrüsen* ließen sich auf diese Weise erklären; wenigstens kann man an der Haut (von Ulcus molle-Kranken) nach größeren Dosen gelegentlich im Zentrum der Reaktion kleine Nekrosen in Blasenform feststellen (s. u.).

Aber auch wenn man die Frage nach der Ätiologie der Bubonen und Bubonuli im großen ganzen als gelöst im Sinne der Einheitstheorie ansieht, so *bleiben doch noch verschiedene biologisch interessante erklärungsbedürftige Punkte übrig*. In erster Reihe die Frage, *wieso die Streptobacillen im Bubo so leicht zugrunde gehen*, bzw. ihre Virulenz verlieren. Man hat dabei im Hinblick auf die Heilwirkung interkurrenter fieberhafter Erkrankungen gegenüber den Ulcera mollia auch hier zunächst an *Temperatureinflüsse* gedacht (AUBERT u. a.) und hat in zahlreichen Versuchen teils mit bacillenhaltigem Eiter (s. o.), teils mit Reinkulturen (TOMASCZEWSKI, COLOMBINI usw.) die Temperaturempfindlichkeit der Streptobacillen bestimmt — Versuchen, denen man deswegen keinen entscheidenden Wert beilegen kann, weil im Eiter durch die Temperatursteigerung noch andere Einflüsse außer der direkten Wärmewirkung mobil gemacht werden, und weil sich ferner Beobachtungen an Reinkulturen nicht ohne weiteres auf natürliche Verhältnisse übertragen lassen. Aber schon aus klinischen Gesichtspunkten heraus kommt TOMASCZEWSKI zu dem Schluß, daß der Verlauf der Temperaturkurve *keine entscheidende Bedeutung* für die Vernichtung der Streptobacillen besitzt, wenn ihr auch — wofür neuerdings bis zu einem gewissen Grade die Erfolge der Fiebertherapie sprechen — nicht jeder Einfluß abzuerkennen ist. Des weiteren wurde unter hypothetischer Annahme einer obligaten Aërobiose der Streptobacillen die Möglichkeit in Betracht gezogen, daß diese *durch die Intaktheit der über dem Bubo befindlichen Hautdecke eine Schädigung* erführen. Indessen hat BUSCHKE festgestellt, daß sich virulenter Buboeiter nach Injektion unter die Haut viele Tage infektionstüchtig erhält (s. auch FÁY und GAÁL), während allerdings lebensschwaches Material nach Versuchen von ADRIAN unter den gleichen Verhältnissen zugrunde gehen kann. Außerdem dürften doch wohl, wenn der Abschluß von der atmosphärischen Luft einen deletären Einfluß auf die Bacillen ausüben würde, die Bubonen überhaupt nicht zur Entwicklung kommen, und vor allem ist *die Annahme von dem obligat aeroben Wachstum der Streptobacillen gar nicht zutreffend* (s. u.). Schon BUSCHKE glaubt daher, daß nicht so sehr die bisher angeführten Momente als *die Eigenart des Lymphgewebes* die ausschlaggebende Rolle beim Sieg über die Erreger spielt, wozu noch *eine, auch von anderen Infektionskrankheiten her bekannte, mikrobenschädigende Wirkung des Eiters als solchen käme* (BUSCHKE, COLOMBINI, GOUGEROT). Wie weit es sich dabei um celluläre oder humorale, um allgemein antibakteriell gerichtete oder spezifisch antistreptobacilläre Stoffe handeln soll, ist bisher *nicht näher untersucht* worden. Es liegt in dieser Richtung einzig und allein ein altes, nicht voll verwertbares Experiment von KREFTING vor, laut dessen Eiter aus einem sterilen Bubo die Virulenz eines bacillenhaltigen Eiters vernichtet zu haben scheint.

Möglicherweise ist es berechtigt, *die dem Bubo innewohnende Kraft zur „Selbstreinigung“ auf die gleiche Unbekannte* zurückzuführen, *der auch das Ulcus* seine natürliche Heiltendenz verdankt, nur daß der Vorgang hier einen schnelleren und intensiveren Verlauf nimmt — vielleicht infolge eines Allergiezuwachses, wie er sich auch in einer Zunahme der Empfindlichkeit gegen Streptobacillenvaccin dokumentiert. Es besteht weiterhin die Möglichkeit, daß diese beiden Prozesse im Ulcus und Bubo *nicht nur gleicher Natur* sind, *sondern auch in einem gewissen gegenseitigen Abhängigkeitsverhältnis* stehen. So gibt es eine Anzahl von Beobachtungen, die für einen *Einfluß des Geschwürs auf die Drüsenerkrankung* sprechen: KREFTING betont, daß in den meisten Fällen, in denen es zu Bubonen kommt, ,,die ursprünglichen Wunden in der Regel *verhältnismäßig klein* und wenig um sich greifend sind, und verhältnismäßig schnell zuheilen", oder daß Drüsenerkrankungen nach Exstirpation der Geschwüre auftreten (GOUGEROT: ,,Le contraste entre la gravité de l'adénite et la benignité du chancre mou; s. a. S. 41). In Analogie zu diesen Angaben steht die Beobachtung von KÖNIGSTEIN, daß *tiefgreifende Ulcera mollia*, auch wenn sie in großer Zahl vorhanden sind, *ohne Drüsenkomplikation* zu verlaufen pflegen. Danach gewinnt man den Eindruck, daß eine *starke Ausbildung der Geschwüre*, wenn sie auch das Auftreten neuer Ulcerationen nicht zu verhindern vermag, doch unter Umständen einen *Schutz gegen den Bubo* bedeute. Diese Auffassung wird bis zu einem gewissen Grade durch die Tatsache unterstützt, daß *die überwiegende Mehrzahl der Bubonen in den ersten Wochen nach Auftreten des Geschwürs* sich entwickelt (nach einer Statistik UNTERBERGERS 45⁰/₀ in der ersten Woche, 77⁰/₀ in den ersten drei Wochen). In dem gleichen Zusammenhang ist auch die Feststellung FOURNIERS von Interesse, daß die *im Beginn eines Ulcus molle* sich entwickelnden, ebenso wie die einige Wochen *nach seiner Abheilung* auftretenden Bubonen eine *besondere Neigung zum Schankröswerden* besitzen (zit. nach TOMASCZEWSKI). Alles das spricht *für eine über den unmittelbar befallenen Bezirk hinausreichende Einflußsphäre des Ulcus molle*, auf die ja auch schon der positive Ausfall der Vaccinreaktion hindeutet. Auf der anderen Seite hat LENNHOFF (mündliche Mitteilung) beobachtet, daß *mitunter die Bildung eines Bubo zur raschen Spontanverheilung des Geschwürs führt* — eine Angabe, die ich nach meinen Erfahrungen bestätigen kann (vgl. aus letzter Zeit R. MÜLLER). Danach dürfte also *eine gegenseitige, allerdings wohl in engen Grenzen sich haltende konträre Beeinflussung zwischen Ulcus und Bubo* stattfinden.

Im Zusammenhang mit der Frage nach der Natur der antistreptobacillären Kräfte im Bubo sind auch Erörterungen über die *Faktoren* angestellt worden, *die diese Kräfte in manchen Fällen mit dem Moment des Eiterdurchbruchs anscheinend zum Erlahmen bringen.* Es handelt sich dabei um die Fälle, in denen sich das *Bubosekret bei der Eröffnung steril, dagegen nach einigen Tagen infektiös und bacillenhaltig* erweist.

RICORD hatte sich dieses wechselnde Verhalten mit der Annahme erklärt, daß im Bubo *zwei Sorten von Eiter* vorhanden seien: ein oberflächlicher, periganglionärer, avirulenter, der sich im Moment der Incision entleere und bei der ersten Impfung gewöhnlich zur Verwendung käme, und ein tiefer, ganglionärer, virulenter, der erst nach Tagen an die Oberfläche gelange und dann die positiven Resultate ergäbe. Erfolge die Perforation langsam, so könne sich der virulente Tiefeneiter inzwischen dem oberflächlichem beigemengt haben, und dann sei schon das erste herausquellende Material infektiös. Diese Theorie war das Ergebnis einer Reihe vergleichender Inokulationen, bei denen sich der von der Oberfläche frisch inzidierter Bubonen entnommene Eiter als unwirksam, der vom Grunde heraufgeholte dagegen als ansteckend erwies. Sie ist aber von anderen Autoren, die sich später mit ihrer Nachprüfung beschäftigt haben, im allgemeinen *nicht bestätigt* worden (STRAUS, LASNET, RILLE, ADRIAN, LIPSCHÜTZ u. a.). Auch die Auffassung, daß die mit Eröffnung des Bubos erfolgende *Erniedrigung der Innentemperatur* oder *Beseitigung anaerober Verhältnisse* (NEUMANN) die Ursache für die Vermehrung der Streptobacillen wäre, hat sich *nicht recht durchsetzen* können (s. o.), ebensowenig die Vorstellung von LASNET, daß mit Beseitigung des Überdrucks im Innern des Bubos ein neuer Zustrom der Streptobacillen vom Ulcus her stattfände.

Vor allem hat man zur Erklärung dieses Vorganges die Tatsache herangezogen, daß sich *mitunter bei frisch inzidierten Bubonen und ebenso bei*

Bubonulis, während der flüssige Inhalt steril ist, in den Wänden Streptobacillen nachweisen lassen (BUSCHKE, COLOMBINI, NICOSIA, GOUGEROT). COLOMBINI nimmt an, daß sich *von den Wänden aus die Mikroorganismen „nach und nach in den Eiter ergössen"*, und daß dieser dadurch allmählich virulent werde. Diese Theorie kommt bis zu einem gewissen Grade wieder auf die alten Vorstellungen RICORDS vom endo- und periganglionären Eiter zurück, nur hat man jetzt an deren Stelle die korrekten Begriffe Absceßwand und Absceßinhalt eingesetzt. TOMASCZEWSKI hält es danach für naheliegend, *den avirulenten Bubo als Folge einer totalen Einschmelzung* des Drüsengewebes mit anschließendem Untergang der Streptobacillen im Absceßinhalt aufzufassen. Im Gegensatz zu vollkommen entwickelten Drüsenabscessen soll nach COLOMBINI *junger Eiter* aus der Mitte von frisch entstehenden Bubonen *reichlich Ducreybacillen* enthalten (s. auch AUDRY, BUSCHKE, ADRIAN) — Befunde, die aber TOMASCZEWSKI und LIPSCHÜTZ an ihrem Material nicht bestätigt haben. Die Annahme, daß der Bubo zu Beginn oder zu irgend einer anderen Zeit seiner Entwicklung große Bacillenmengen enthalten müsse, ist auch zum Verständnis seiner Pathogenese gar nicht erforderlich, da uns schon von bestimmten Allergiezuständen bei der Lues und anderen Infektionskrankheiten her die *Vorstellung von starken Gewebsreaktionen auf geringe Erregermengen* geläufig ist.

Die Erkrankungen der Lymphgefäße.

Von den beiden Formen der „venerischen" Lymphangitis (Lymphangoitis, Angioleucytis), die gewöhnlich unterschieden werden, der retikulären diffusen und der strangförmigen, hat letztere durch NOBL eine *eingehende histologische Darstellung* erfahren. Sein Material baute sich auf der Verarbeitung von 6 Fällen auf, die alle die gewöhnliche Lokalisation der Erkrankung, *die oberflächlichen Lymphgefäße des Penisrückens*, betrafen.

Zur topographischen Anatomie der genitalen Lymphgefäße. Man unterscheidet bekanntlich *am Penis* auf Grund der Untersuchungen von SAPPEY, v. ZEISSL und HOROVITZ, BRUHNS, KÜTTNER u. a. *oberflächliche*, d. h. oberhalb der Tunica albuginea und *tiefe*, d. h. unterhalb der Fascie gelegene Lymphgefäße. Die *oberflächlichen* haben als Wurzelgebiete Frenulum, Praeputium, Penishaut und teilweise auch die Oberfläche der Glans und stehen durch vielfache Anastomosen untereinander, mit den Gefäßen der anderen Seite und auch mit den tiefen Lymphbahnen in Verbindung. Vom Frenulum schlingen sich 2 Stämmchen, je eins nach rechts und nach links, 1—2 cm hinter der Corona glandis um den Penis herum, um auf dem Dorsum in vereinten oder getrennten Strängen der Symphyse zuzuziehen. Auf diesem Wege gesellt sich zu ihnen noch eine Reihe anderer, teilweise von der Raphe herkommender Stämme. Neben den fast immer in Mehrzahl vorhandenen, mit der Vena subcutanea penis verlaufenden Dorsallymphgefäßen kommen solche auch auf den Lateralflächen vor. Alle biegen an der Symphyse nach rechts und links um und münden *in die Inguinaldrüsen*, und zwar *hauptsächlich in die medialen Drüsen der oberen Inguinalgruppe*; doch bestehen auch zu den meisten übrigen oberflächlichen und zu den tiefen Inguinaldrüsen teils direkte, teils über die erste Gruppe hinweglaufende Verbindungen.

Die *tiefen Lymphgefäße des Penis* stammen von der Eichel und der Urethralschleimhaut und folgen der Vena dorsalis penis, um teils in die oberflächlichen und tiefen *inguinalen Drüsen*, teils *direkt in die Lymphknoten im Innern des Beckens* zu münden. Die *Scrotalgefäße* ziehen, vielfach mit der Nachbarschaft anastomosierend, zu den oberflächlichen Leistendrüsen, und zwar nach v. ZEISSL hauptsächlich zu einer Gruppe, die etwas nach außen von der innersten oberen Drüse gelegen ist.

An den weiblichen Genitalien, an denen es beim Ulcus molle nur sehr selten zu nachweisbaren Lymphgefäßaffektionen kommt — am ehesten noch an der Außenseite und auf der Höhe der großen Labien (TOMASCZEWSKI) —, münden die Lymphgefäße der Vulva und der untersten Vaginalteile in die inneren Knoten der oberen Gruppe der oberflächlichen Leistendrüsen, alle übrigen Gebiete in die Beckendrüsen (s. BRUHNS u. a.).

Näheres über anatomische Verhältnisse und Literatur s. MOST.

Die *tiefen*, unter der Tunica albuginea gelegenen *Lymphbahnen* hat NOBL bei genauester, im Anschluß an die Resektion der oberflächlichen Gefäße ausgeführter

Untersuchung *niemals beteiligt* gefunden, obwohl sich die spezifischen Läsionen oft genug in ihrem Quellgebiet befanden, und ebensowenig die größeren Blutgefäße der ferneren oder auch näheren Umgebung. Dagegen waren *subcutanes Gewebe und Hautdecke stets*, bald in geringerem, bald in größerem Umfange, von den entzündlichen Veränderungen mitbetroffen. Die *Stränge* selbst hatten *teils eine glatte, teils eine rosenkranzartige, teils eine von einzelnen größeren Knoten durchsetzte Oberfläche* und eine Mächtigkeit, die zwischen der einer Darmsaite und eines Bleistiftes variierte. Sie bestanden *meist aus einem, in einzelnen Fällen aber auch aus zwei* nebeneinander liegenden erweiterten und verdickten Lymphgefäßen.

Die *entzündlichen, exsudativen, zum Teil auch proliferierenden Veränderungen* spielten sich *hauptsächlich an der Intima und im adventitionellen Bindegewebe* ab, während die Mittelschicht in nur mäßigen Grenzen betroffen war. Bei schwächerer Ausprägung des Krankheitsbildes fand Nobl die Intima ödematös gelockert, hier und da von Leukocyten durchsetzt, an einigen Stellen des Endothelbelags beraubt, an anderen mit gewucherten Endothelzellen bedeckt, die zu losen, mit Bindegewebszellen vermischten Haufen aufgetürmt waren, und die auch im Verein mit mononucleären Leukocyten und einem feinsten Fibrinnetz *in schütterer Anordnung das Lumen erfüllten*. Bei stärkerer Alteration war eine Differenzierung der in *lebhafter Vermehrung befindlichen Endothelmassen* nicht mehr möglich; sie bildeten mit eingewanderten Rundzellen und polynucleären Leukocyten eine dichte, von einem engmaschigen Fibrinausguß durchzogene, bald gleichmäßig begrenzte, bald buckelförmig in das Lumen vorspringende Schicht. *Das Lumen selbst war mit Fibrinfäden, Zellmassen und Zelltrümmern angefüllt*, aber niemals so dicht, daß nicht noch *allenthalben zellfreie Lücken* vorhanden gewesen wären (s. Abb. 9). Mitunter war auch der sonst schmale, subendotheliale Bindegewebssaum stark gewuchert und infiltriert und drang gegen die Gefäßlichtung mit krausenartig gewundenem, eingekerbten Saum vor. Am Übergang zur Media befanden sich meist scharf umschriebene Rundzellenherde, die alle sonstigen Elemente verdrängten und schmale Züge in die ihrer Struktur nach zwar gut erkennbare, aber doch geschwollene und in Proliferation befindliche Muscularis entsandten. Auch von der Adventitia her drangen mitunter starke, sich bis in die Intima vorschiebende Granulationshaufen ein. Die *Adventitia und das periadventitionelle Bindegewebe* waren *von einem mächtigen Infiltrat durchsetzt*, das in Form verschieden breiter Bänder das Gefäß, oft weithin, umsäumte (s. Abb. 9 aus der Sammlung Nobls) und aus mononucleären, dunkeltingiblen, großkernigen Rundzellen, kleineren lymphocytären und fragmentierten Elementen nebst einigen polynucleären Leukocyten bestand. Die Infiltration konnte so stark sein, daß das Zwischengewebe der Adventitia und der umliegenden Schicht völlig überdeckt erschien, und die reichlich am Mantel auftretenden Capillargefäße komprimiert wurden. Auch die seitlich vom Lymphgefäß gelegenen Hauptäste der Vasa nutritia konnten zum Ausgangspunkt weiterer Infiltrationsherde werden, wodurch unter Umständen der Strang im Querschnittsbild die Form einer Ellipse gewann (s. Abb. 9). An seinem voluminösen Aussehen im klinischen Bilde war *auch das subcutane Gewebe der weiteren Umgebung mitbeteiligt*, das gequollen und ödematös durchtränkt war. *Streptobacillen* konnte Nobl *in keinem der Präparate* mit Sicherheit nachweisen; dagegen in einzelnen Fällen andere „*mikrobielle Einschlüsse*" (s. u.).

In Schnitten von geschlossenen bzw. frisch perforierten Bubonulis, die aus dem Material der Breslauer Klinik stammten (s. Abb. 10), bestand der Inhalt der Absceßhöhlen aus nekrotischen Gewebsstücken, zahlreichen Leukocyten, denen in einem Fall Blut beigemischt war, und seine Wand aus einem *dichten Infiltrat mit Andeutung von Spaltenbildung* wie beim offenen Geschwür (s. Abb. 10).

Das Infiltrat befand sich in der näheren Umgebung des Lumens im *Zustand der Degeneration,* in der weiteren setzte es sich aus wohlerhaltenen Lymphocyten, Fibroblasten und polynucleären Leukocyten zusammen. Auch *Plasmazellen* waren vorhanden, jedoch *verhältnismäßig spärlich* und nur gelegentlich zu Haufen zusammengeschlossen. *Reste des Lymphgefäßes* waren *nicht mehr aufzufinden. Streptobacillen* waren in einem von zwei untersuchten Fällen in den nekrotischen Wandpartien nachzuweisen.

Wandelten sich nach der Perforation oder Incision des *Bubonulus die Wundränder schankrös* um (NISBETscher Schanker, lymphatischer Schanker), so zeigten nach NOBL die Schnitte *das der „venerischen Helkose" eigene Bild* der ulcerösen

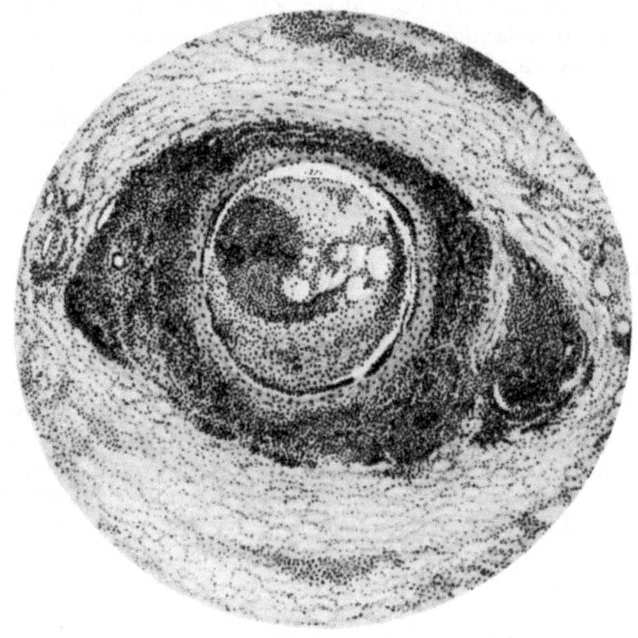

Abb. 9. Ulcus molle-Lymphangitis. Oberflächliches Lymphgefäß am Penisrücken. Wandung und Umgebung von einem starken Infiltrat durchsetzt; Lumen mit Fibrin- und Zellmassen angefüllt. Vergr. 45. (Präparat aus der Sammlung NOBL.)

Zerstörung und eitrigen Infiltration der tieferen Zellgewebslagen unter hervorragender Mitbeteiligung der lymphatischen Saftspalten; allerdings mit dem Unterschied gegenüber den gewöhnlichen weichen Geschwüren, daß *die Zerfallsherde in weit tiefere Gewebsschichten* hineinreichten. *Streptobacillen* waren in dem Belag der Ulceration reichlich zu finden.

Von diesen aus stärkeren Lymphgefäßen hervorgehenden Erweichungsherden hat man *primäre Absceßbildungen in der Haut* abgetrennt. Schon RICORD kannte außer Abscessen der Lymphknoten, der Lymphgefäße und der Follikel (Follikularschanker) solche, die direkt aus dem subcutanen Gewebe entstanden. Sie saßen gewöhnlich sehr nahe am Schanker und waren häufig durch einen Strang mit diesem verbunden. In der bakteriologischen Zeit hat dann F. HELLER einen derartigen, in der Nähe eines Ulcus befindlichen, aber nicht wahrnehmbar mit diesem kommunizierenden cutanen Absceß klinisch und histologisch beschrieben. Seine Wand bestand aus einem diffusen, hauptsächlich aus polynucleären Leukocyten zusammengesetzten *Infiltrat,* in dessen nekrotischer Randzone *zahlreiche Streptobacillenzüge* nachzuweisen waren. Wahrscheinlich handelt es sich in solchen Fällen, auch wenn kein Verbindungsstrang besteht, um *lymphogene Metastasen und nicht etwa um tiefe Autoinokulationen.* Denn letztere würden wohl, soweit sie die Cutis betreffen, nur zu gewöhnlichen Ulcerationen führen (s. die Impfversuche von NICOLLE und von

F. FISCHER), und bis in die Subcutis, wo es unter künstlichen Bedingungen zur Absceßbildung kommen kann (BUSCHKE, ADRIAN, FÁY und GAÁL), dürften sie unter natürlichen Verhältnissen wohl kaum vordringen. In dem HELLERschen Fall lagen die Abscesse außerdem in einer Gegend, die nach v. ZEISSL eine Prädilektionsstelle für Bubonuli darstellt, nämlich längs des Frenulums.

Als weitere Sonderform haben GOUGEROT und MEAUX SAINT-MARC *„chronische fibröse lymphangitische Abscesse auf streptobacillärer Basis“* beschrieben, die sie in 3 Fällen klinisch und in einem Falle auch histologisch untersucht haben. In 2 Fällen wurden *mikroskopisch Ducreybacillen* nachgewiesen, das eine Mal im Fisteleiter, das andere Mal spärlich im Schnitt. Doch wäre bei so eigenartigen klinischen Formen *eine Bestätigung der mikroskopischen Diagnose durch andere Methoden,* am besten mittels *Autoinokulation, dringend erwünscht,* zumal es auch auffallen muß, daß bei dem fistelnden Fall trotz des positiven Bacillenbefundes eine schankröse Umwandlung der Wundränder ausgeblieben ist (s. auch S. 41).

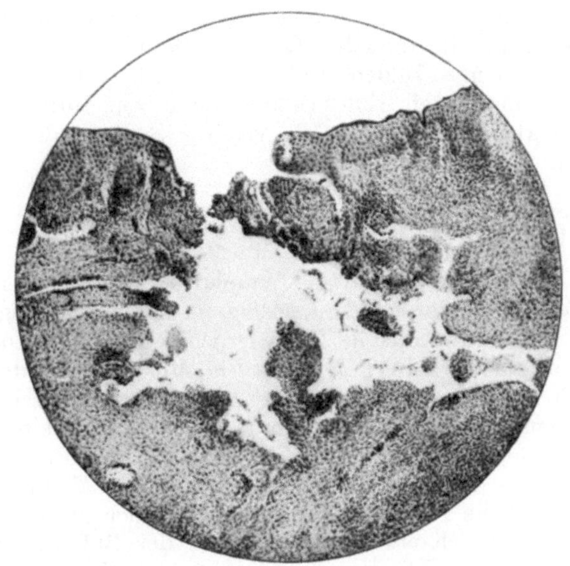

Abb. 10. Perforierter Ulcus molle-Bubonulus.
Lymphgefäß völlig zerstört. Andeutung von Spaltbildung in der Absceßwand. (Vergr. 45.)

Was *die Ätiologie der Bubonuli* anlangt, so ist diese durch Virulenz- und Bacillennachweis, auch aus geschlossenen Herden, im allgemeinen *geklärt.* Es liegt bei ihnen die *gleiche Gruppierung in virulente und avirulente Formen wie bei den Bubonen* vor (s. o.; ferner NOBL); nur gewinnt man den Eindruck, daß hier avirulente Abscesse wesentlich seltener vorkommen — ein Unterschied, der für die Frage nach dem Anteil des Drüsengewebes am Abwehrprozeß Interesse besitzen würde, der aber erst statistisch bestätigt werden müßte (s. auch FUNK).

Auch für die nicht erweichenden lymphangitischen Stränge ist der bindende Beweis, daß sie *durch direkte Streptobacillenansiedlung* hervorgerufen werden, nunmehr durch positive Inokulationsversuche erbracht (KÖNIGSTEIN). Die andersartigen *„mikrobiellen Einschlüsse“,* die NOBL in einzelnen Schnitten färberisch nachweisen konnte, wird man ohne Bestätigung der Befunde durch das Kulturverfahren zunächst — besonders in Erinnerung an analoge Befunde bei Bubonen (MANINO, ADRIAN) — nicht weiter bewerten dürfen; vor allem wenn man berücksichtigt, daß sich aus geschlossenen lymphangitischen *Erweichungsherden* keinerlei andere Bakterien als Ducreybacillen züchten lassen (DUCREY, COLOMBINI). Eher könnte man nach den oben erwähnten, von ITO

u. a. bei Vaccinreaktionen gemachten Beobachtungen die Möglichkeit gelten lassen, daß schwächer ausgeprägte, rasch vorübergehende Prozesse *auch durch Resorption von Zerfallsprodukten der Streptobacillen* hervorgerufen werden.

Nimmt man aber bei allen stärker ausgeprägten Lymphangitiden einheitlich eine Ansiedelung der Streptobacillen im Lymphgefäß als auslösenden Faktor an, so muß man sich noch die Frage vorlegen, wieso die daraus resultierenden Krankheitsprozesse *das eine Mal mit einer glatten Resorption des entzündlichen Infiltrats enden, das andere Mal zur herdweisen Erweichung und Abscedierung führen.* Da die Bubonuli meist an bestimmten Stellen zur Entwicklung kommen, dürften *die örtlichen Verhältnisse* dabei eine Rolle spielen; *vielleicht Winkelbildungen im Gefäßverlauf*; denn am männlichen Genitale liegt z. B. eine der Prädilektionsstellen etwa an dem Punkt, wo die um die Kranzfurche herumziehenden Gefäße sich zu den dorsalen Lymphsträngen zu vereinen pflegen, und eine andere an der Peniswurzel, wo die dorsalen Gefäße sich mit „jäher Beugung" den Leistendrüsen zuwenden. Bilden sich doch auch bei der syphilitischen Lymphstrangentzündung nach Ehrmann die knotigen Infiltrate zumeist an jenen Stellen, wo kleinere Lymphgefäße von der Seite in das große Lymphgefäß einmünden.

Die Erkrankungen der Lymphdrüsen.

Disposition, Bacillenvirulenz. Das Lymphdrüsengewebe neigt in hohem Maße — *ungleich mehr als das der Lymphgefäße* — zur Beteiligung an der Ulcus molle-Infektion. Doch schwanken die Zahlen, die über die Stärke der Beteiligung angegeben werden, ganz erheblich *je nach dem Material*, das der Berechnung zugrunde liegt. So kommt man in Statistiken, die sich aus klinisch-poliklinischen Kranken zusammensetzen bis auf das Zehnfache der Krankheitsziffern wie aus der Privatpraxis, wo die Patienten vielfach den Geschwüren früher und stärker Beachtung schenken — ein deutlicher Hinweis auf den *Einfluß, den klinische Momente,* wie körperliche Schonung der Drüsen (s. auch Miekley), frühzeitige Behandlung der Ulcera (Kosmorsky) usw. in der Bubonengenese besitzen (Näheres s. Abschnitt über Klinik und Therapie). Der Zustand des Geschwürs ist noch in verschiedener Richtung für das Zustandekommen der Bubonen von Bedeutung. So besteht eine *Abhängigkeit zwischen Häufigkeit der Drüsenerkrankung und Lokalisation des Geschwürs* (Kosmorsky, Jordan, Tomasczewski; s. u.) oder seinem *Alter* (Unterberger, s. o.), möglicherweise auch seiner *Größe* (Krefting, Königstein, s. o.).

Die Frage, ob sich Bubonen auch entwickeln können, ohne daß *überhaupt ein Geschwür* vorangegangen wäre *(„bubons d'emblée")*, muß wohl noch offen gelassen werden. Man war bisher meist geneigt, diese Möglichkeit grundsätzlich abzulehnen (Lipschütz, Tomasczewski), und pflegte einzelne Fälle, die dafür zu sprechen schienen (Mollière, Lipschütz), auf eine ungenaue Beobachtung von seiten des Kranken zurückzuführen. Jedoch legen neuere tierexperimentelle Erfahrungen bei anderen Infektionen, z. B. bei Tuberkulose und Lues, in dieser Richtung mehr Zurückhaltung auf, wenn auch gewiß Favre und Phylactos damit recht haben mögen, daß die überwiegende Mehrzahl der früheren Beobachtungen gar nicht zum Ulcus molle, sondern zum „Lymphogranuloma inguinale" gehört hat.

Neuerdings gibt Gougerot an, 5 solcher Fälle von *„bubons chancrelleux sans chancre"* beobachtet zu haben, ferner 4 Fälle von *„chancrello-syphilis sans chancre mixte"*, d. h. gleichzeitige Erkrankungen an Ulcus molle-Bubo und Syphilis, wo für beide Infektionen Veränderungen an der Eintrittspforte fehlten; außerdem mehrere Fälle von *„bubons tardifs"*, bei denen die Bubonen ein bis drei Monate nach Abheilung der Schanker teils in gewöhnlicher, teils in ganz akuter Form (Gougerot und Blum) auftraten. *Fast ausnahmslos* gelang es ihm, bei all diesen Bubonen *Ducreybacillen* nachzuweisen, wie er sie auch *aus klinisch gesunden Drüsen Ulcus molle-Kranker* in 2 Fällen von 3 untersuchten züchten konnte. Ebenso glücklich war er mit seinen bakteriologischen Untersuchungen bei dem von ihm neu aufgestellten Krankheitsbild der *„bubons chancrelleux chroniques"*.

Bei letzterem weist aber sein Landsmann PHYLACTOS darauf hin, daß es Zug um Zug *die klinischen Charaktere des Lymphogranuloma inguinale* besitzt. Auch die *große Zahl* der positiven Bacillenbefunde GOUGEROTS in diesen Fällen hält PHYLACTOS für *sehr auffallend* im Hinblick auf die Schwierigkeiten, die bei authentischen Ulcus molle-Bubonen der Streptobacillennachweis zu bereiten pflegt, sowie im Hinblick auf die Tatsache, daß die Bacillen GOUGEROTS bei den chronischen Bubonen *niemals zu schankrösen Veränderungen* führten, obwohl sie sich Monate hindurch in fistelnden Prozessen nachweisen ließen. *Er bezweifelt, daß es sich dabei um echte Ducreybacillen* gehandelt habe, zumal GOUGEROT an anderer Stelle angibt, auch bei verschiedenen nicht spezifischen Affektionen, wie *Plaques muqueuses, Balanitis erosiva circinata, Guttae urethrales, in Ausstrichen „sichere Ducreybacillen, soweit man es morphologisch sagen kann"*, gefunden zu haben (Journal des Praticiens 1917. p. 721). Auf Grund dieser Kritik von PHYLACTOS an den chronischen Schankerbubonen GOUGEROTS dürfte es angebracht sein, auch vor Anerkennung der übrigen von dem Autor beobachteten Sonderformen sowie der von ihm gezogenen Schlußfolgerungen (z. B. über *Saprophytismus von Ducreybacillen in den Leistendrüsen* sämtlicher Ulcus molle-Kranker usw.) im allgemeinen *zunächst eine Bestätigung seiner Ducreybacillenbefunde abzuwarten*. Das Vorkommen von „bubons tardifs" ist allerdings bereits vor GOUGEROT mehrfach sichergestellt worden. Ferner berichtet KÖNIGSTEIN über die Retention von Streptobacillen in Lymph*gefäßen* nach Abheilung des Ulcera.

Ob es außer der eben erwähnten *örtlichen, durch Sitz, Form, Behandlung des Geschwürs oder durch körperliche Inanspruchnahme der Drüsen geschaffenen Disposition* zum Bubo auch noch *eine allgemeine Disposition zur Drüsenerkrankung* auf konstitutioneller Grundlage oder infolge konsumierender Krankheiten u. a. m. gibt, ist *ebenso unsicher wie die Existenz von Streptobacillenstämmen von besonderer Drüsenvirulenz*. Gewiß liegt der Gedanke an Virulenzunterschiede des Erregers nahe, wenn bei der einen Epidemie viel, bei der anderen wenig Bubonen vorkommen, oder wenn sich das cine Mal vorwiegend virulente, das andere Mal vorwiegend avirulente — was dem Durchschnitt entspricht — und das dritte Mal ausschließlich avirulente Formen nachweisen lassen; doch fehlt, um aus solchen Vergleichen bindende Schlüsse ziehen zu können, die Gewähr dafür, daß sich alle übrigen Bedingungen in Übereinstimmung befinden.

Topographie. Gemäß dem ausgesprochen „venerischen" Charakter des Ulcus molle sind es *hauptsächlich die der Genitalregion zugeordneten Lymphdrüsen*, in denen sich die Erkrankung abspielt. Ob dabei auch *die tiefen Inguinaldrüsen sowie die im Becken gelegenen am Krankheitsprozeß teilnehmen, ist wohl immer noch eine offene Frage.* GAYMARD berichtet über 50 operierte Fälle von iliacaler Adenitis, die auf Ulcus molle-Basis entstanden sein sollen. Doch muß man nach seinen Ausführungen immerhin auch an die Möglichkeit einer Mischinfektion oder sogar einer Verwechslung mit „Lymphogranuloma inguinale" denken, bei dem eine Miterkrankung der Iliacaldrüsen sehr häufig vorkommt (FREI und HOFFMANN u. a.). Jedenfalls hat GAYMARD in keinem seiner Fälle die Diagnose durch Ducreybacillennachweis erhärtet, wenn er auch verschiedentlich mit dem Iliacaldrüseninhalt positive Inokulationen erzielt haben will. Andererseits liegt bei den verschiedenartigen teils direkten, teils indirekten Verbindungen, die zwischen der Genitalsphäre und den tief gelegenen Lymphdrüsen bestehen (s. o.), der Gedanke an einen Übergang der Ulcus molle-Infektion auch auf letztere natürlich sehr nahe (s. auch WOLFF und MULZER).

Wie dem auch sei, so stellen die *Hauptdomäne für die Erkrankung die oberflächlichen Inguinaldrüsen* dar, und zwar werden von diesen die cruralen am seltensten befallen und *die der Symphyse zunächst gelegenen am häufigsten*, weil in sie die meisten oberflächlichen, von den Genitalien stammenden Lymphbahnen einmünden. Auf den anatomischen Verhältnissen in den Lymphwegen beruht auch die Tatsache, daß mitunter im Anschluß an ein Ulcus molle der einen Seite *Leistendrüsenentzündungen auf der entgegengesetzten oder auch auf beiden Seiten* auftreten (Anastomosenbildung s. o. oder nach v. ZEISSL: direktes Aufsteigen von Lymphbahnen nach der entgegengesetzten Seite), daß ferner beim Mann die *linksseitigen Drüsen öfter* erkranken *als die rechtsseitigen* (nach JORDAN: Bevorzugung der linken Leistenbeuge durch die tiefen Lymphbahnen des Penis), oder daß endlich bei Geschwüren des Frenulums, Sulcus coronarius und der Klitoris sich *Bubonen in einem besonders hohen Prozentsatz* einstellen (nach TOMASCZEWSKI sehr dichte Ausbildung des Lymphcapillarnetzes dieser Gegenden).

Zur Topographie der normalen Inguinaldrüsen: Man teilt sie in die oberhalb der Fascia lata gelegenen *oberflächlichen*, die die Hauptmasse darstellen, und in die subfascialen *tiefen Drüsen* ein, von denen aber nur die im Schenkelkanal befindliche ROSENMÜLLERsche oder CLOQUETsche Drüse konstant ist. Die oberflächlichen lassen sich nach AUSPITZ in *vier*, nach SAPPEY und BRUHNS in *fünf Untergruppen* sondern. Da jedoch einzelne dieser Gruppen häufig nicht vorhanden sein sollen, unterscheiden andere (BARTELS, MOST) nur eine obere, mehr schräg gestellte, meist in Kettenform an oder zum Teil auf dem Leistenbande entlang ziehende Gruppe *(Leistendrüsen im engeren Sinne)* und eine nahezu senkrecht nach abwärts gerichtete, im wesentlichen der Vena saphena angelagerte *(die eigentlichen Schenkeldrüsen)*. Letztere gehen nach MOST leistenwärts in eine zentrale an der Mündungsstelle der Vena saphena in die Femoralis gelegene Gruppe über, die nur selten fehlen soll.

Makroskopische Anatomie. Bei der operativen Entfernung von Ulcus molle-Bubonen hat LIPSCHÜTZ *teils polyganglionäre Pakete, teils monoganglionäre Entzündungen*, teils Erkrankungen gefunden, die eine *Mittelstellung* einnahmen, insofern als neben einer oder wenigen größeren Drüsen auch noch eine Anzahl kleinerer vorhanden war. Ebenso erkannte TOMASCZEWSKI *neben der Polyadenitis* und der durch Einschmelzung einer ganzen Drüsengruppe zu einer gemeinsamen Absceßhöhle *vorgetäuschten Monoadenitis* das Vorkommen *einer echten*, durch Einschmelzung einer einzigen Lymphdrüse entstandenen *Monoadenitis* an. Dagegen betont neuerdings PORTILLO, wie vorher schon AUDRY sowie GAYMARD, gleichfalls auf Grund von Operationsbefunden, daß *niemals Mono-, sondern stets Polyadenitiden* mit einer Zahl von 8—10 Drüsen vorliegen. Da er jedoch zugibt, daß von diesen bis auf ein oder zwei größere alle klein („erbsengroß") sein können, so dürfte es zum mindesten vom klinischen Standpunkte aus immer noch berechtigt sein, *bei einem Teil der Fälle von einer Monoadenitis* zu reden.

Die kleineren Drüsen sind leicht aus der Umgebung herauszuschälen, die größeren durch Periadenitis mit derselben verwachsen. Die Kapsel ist zunächst erhalten; das Parenchym zeigt auf dem Durchschnitt eine bläulich-rötliche Farbe, erscheint markig geschwollen und anfänglich homogen, bis kleine nekrotische Stellen darin auftreten, die allmählich zu größeren, meist zentralen Einschmelzungsherden konfluieren; gleichzeitig damit wird die Periadenitis deutlich und die Drüse an die Haut adhärent (PORTILLO).

Mikroskopisches Bild der Ausstriche aus den Erweichungsherden. Bei Beginn der Erweichung findet man *vorwiegend Gewebsdetritus neben vereinzelten Eiterzellen*; späterhin werden letztere im allgemeinen *reichlicher*, aber selten so reichlich, daß man das Bild eines reinen Eiters erhält. Die Zellen bestehen hauptsächlich aus polynucleären Leukocyten, daneben sind aber auch Lymphocyten und große blasse Zellen (Lymphoblasten ?) vorhanden. Nach BUSCHKE findet man *bei virulenten Bubonen* eine besonders *große Menge von wohl erhaltenen Eiterkörperchen*; andere (NEUMANN, KREFTING u. a.) geben *Blutbeimengungen* zum Eiter als Charakteristicum derselben an. Dagegen konnten im pathologisch-anatomischen Befund *Unterschiede zwischen virulenten und avirulenten Bubonen im allgemeinen nicht* konstatiert werden (TOMASCZEWSKI, LIPSCHÜTZ).

Streptobacillen lassen sich in den Eiterausstrichen aus voll entwickelten, aber noch geschlossenen Bubonen *nur verhältnismäßig selten*, etwa in 6—10, höchstens 20% der Fälle, *mikroskopisch* nachweisen; ob aus beginnenden Einschmelzungsherden öfter, ist noch zweifelhaft (s. S. 36); dagegen *wesentlich häufiger*, wenn man die Ausstriche erst *in den auf die Eröffnung der Bubonen folgenden Tagen* herstellt. So verteilen sich z. B. 31 positive mikroskopische

Befunde LASNETS folgendermaßen: Im Moment der Incision 3 Fälle, nach 1 bis 2 Tagen 9 weitere und zwischen 3. und 10. Tag der Rest. Ebenso nimmt bei den von vornherein bacillenhaltigen Bubonen die Zahl der Keime, die anfangs gewöhnlich sehr spärlich ist, meist in den Tagen nach der Incision zu; nur in wenigen Fällen sind sie von vornherein in größerer Menge vorhanden.

In ihrem Aussehen unterscheiden sich die Bacillen nicht deutlich von denen, die man in Ausstrichen von Geschwürs*eiter* findet (über Degenerationsformen s. S. 33). Auch ihre Lagerung ist die gleiche: isoliert oder in kleinen Häufchen oder gelegentlich in kurzen Ketten von 3—4 Gliedern, extracellulär oder auch intracellulär. Genau wie beim Geschwür scheinen die Aussichten, zu positiven Befunden zu gelangen, günstiger zu sein, wenn man zu den Ausstrichen *statt Eiter Wandpartikelchen* verwendet (s. S. 12); doch dürften *so typische Ketten*, wie man sie unter diesen Umständen im Geschwür nachweisen kann, im Bubo *nur ganz ausnahmsweise* (z. B. AUDRY zit. nach CHEINISSE) anzutreffen sein. Nach all dem wird man häufig geneigt sein, *gerade beim Bubo den anderen Nachweismethoden den Vorzug* zu geben: dem Kulturverfahren, in wichtigen Fällen der von LIPSCHÜTZ besonders empfohlenen Inokulation (evtl. nach LIPSCHÜTZ mit anschließender Kultur) und gegebenenfalls auch der Intracutanreaktion mit Streptobacillenvaccin. Dagegen liegen, wenn der *Bubo schankrös* geworden ist, die Verhältnisse für den mikroskopischen Bacillennachweis *ebenso günstig wie beim gewöhnlichen Ulcus molle.*

Mikroskopisches Bild im Schnitt. Auch im histologischen Präparat von Bubonen hat man *Streptobacillen* zur Darstellung gebracht. AUDRY fand sie *in Schnitten von einer nicht vereiterten Lymphdrüse* teils isoliert liegend, teils in kleinen Gruppen, seltener in Ketten von höchstens drei Gliedern, auffallenderweise sämtlich phagocytiert, BUSCHKE dagegen bei einem analogen Fall in langen Ketten gelagert. KREFTING hat die geschwürigen Wundränder eines *schankrösen Bubo* untersucht und im Granulationsgewebe, besonders nach dessen Oberfläche zu, massenhaft Streptobacillenketten sowie zum Teil auch isolierte und auch phagocytierte Bacillen gefunden; die Zahl der Keime schien ihm noch viel größer zu sein als im gewöhnlichen Ulcus molle.

Dagegen sind wir *über die histologisch feststellbaren Gewebsveränderungen*, die die Streptobacilleninfektion in den Lymphdrüsen setzt, *nur sehr wenig orientiert.* Außer einigen kurzen Beschreibungen von Einzelfällen (OBRASZOW, ZEHNDER, MÜLLER und JUSTI) liegt über dieses Thema anscheinend *nur eine ausführliche ältere Doktordissertation von* ELIASBERG vor, der in acht zur Untersuchung gelangten Drüsen übereinstimmend folgende Verhältnisse vorfand: „Einen bald mehr, bald weniger ausgesprochenen Entzündungsprozeß mit Emigration von roten und weißen Blutkörperchen, Exsudation von Serum in das umgebende Gewebe usw. Dann einen deutlich ausgesprochenen Degenerationsprozeß, der an keinen Teil der Drüse gebunden ist, vielmehr überall anzutreffen ist, der ganz allmählich in die Umgebung übergeht, also am stärksten im Zentrum der degenerierten Stelle ausgesprochen ist und gegen die Peripherie abklingt, d. h. einen Degenerationsprozeß, der ohne demarkierende Entzündung einhergeht. Wir haben ferner gesehen, daß der Degenerationsprozeß bis zur völligen Erweichung der befallenen Partien führen kann. Außerdem haben wir nirgends eine Eiterung gesehen ....“. Weiterhin fand er die *Nekrosen häufig in den Keimzentren* lokalisiert, die *Gefäße*, besonders die Capillaren vermehrt, sonst aber unverändert, nur — insbesondere die Lymphgefäße — *mit zahlreichen Leukocyten* und meist spärlichen roten Blutkörperchen *erfüllt*; Drüsenkapsel und Trabecularsystem verdickt. Alle neueren, sonst so umfassenden Arbeiten über die Ulcus molle-Bubonen gehen an den mikroskopisch-anatomischen Veränderungen so gut wie ganz vorüber.

In dem einzigen, mir zur Verfügung stehenden histologischen Bubopräparat ist das *Drüsengewebe weitgehend durch plasmazellreiches Granulationsgewebe ersetzt.* Die *Gefäße* sind *erweitert*, die *Lymphcapillaren* zum Teil mit *Lymphocyten* infarciert (s. Abb. 11). Innerhalb der Venen *zahlreiche polynucleäre Leukocyten*, die sich auch häufig in ihrer Umgebung finden, während sie im übrigen Gewebe nur spärlich vertreten sind; auch ein kleiner, hauptsächlich mit unstrukturiertem Detritus erfüllter *nekrotischer Herd* und dessen Umgebung sind fast vollständig frei von ihnen. In den bindegewebigen Teilen der Drüse Zellvermehrung, besonders durch Fibroblasten, neben degenerativen Prozessen an zelligen Bestandteilen und Fasersystem. Streptobacillen nicht nachzuweisen.

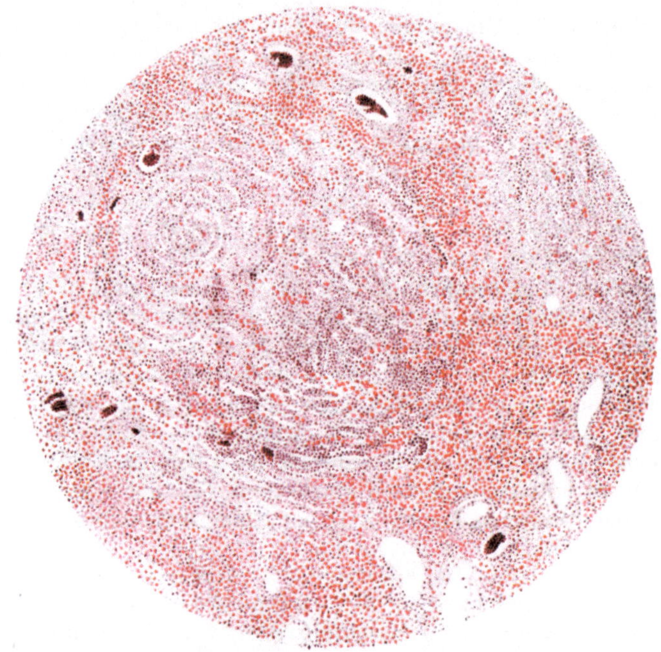

Abb. 11. Ulcus molle-Bubo. Schnitt durch eine nicht eingeschmolzene Drüsenpartie. Plasmazellreiches, stellenweise degenerierendes Infiltrat; Gefäßerweiterung; Lymphgefäßinfarkte. Methylgrün-Pyronin. (Vergr. 90.)

Von zwei Präparaten der Breslauer Klinik aus Bubodecken (Abb. 12 u. 13) zeigt *das eine* sehr schön das „*Schankröswerden eines Bubo von innen heraus*". Die Hornschicht vom Epithel abgehoben, mit Leukocyten besetzt, *nicht durchbrochen.* Das Epithel in den zentralen Partien, wo sich schon klinisch das Geschwür unter der Oberfläche markierte, *in größerem Umfange mit Ausnahme der obersten Zelllagen zerstört*, gegen die ein leukocytenreiches Infiltrat von unten andringt. In den oberen Schichten desselben vereinzelte Epithel-, in den unteren Bindegewebstrümmer. Nach unten anschließend eine Schicht relativ gut erhaltenen Bindegewebes, auf die der eigentliche leukocyten- und blutreiche Drüsenabsceß folgt (s. Abb. 12). *Im anderen Präparat* ist der Bubo *noch weit von der Perforation entfernt*; das Epithel leicht akanthotisch und ödematös, sonst wohl erhalten; ebenso die Cutis, die im wesentlichen nur in der Umgebung der Gefäße und Drüsen ein plasmazellreiches Infiltrat enthält und sich scharf gegen das darunter liegende Fettgewebe abhebt. Dieses ist diffus von Infiltratmassen erfüllt, die sich bis zur Absceßhöhle herab fortsetzen, aber nach unten zu immer mehr den Charakter des Plasmoms verlieren und an polynucleären Leukocyten reicher werden. Die Absceßwand unregelmäßig gebuchtet und gespalten, von Kapsel oder Drüsengewebe nichts mehr zu erkennen (s. Abb. 13).

Differentialdiagnose und Mischinfektion. Entsprechend den spärlichen Angaben über mikroskopisch-anatomische Befunde bei reinen Ulcus molle-Bubonen ist auch die Frage der Mischinfektion im Bubo und ebenso die der Differentialdiagnose *histologisch so gut wie gar nicht bearbeitet. Bei der Mischinfektion* muß man *die nachträgliche Infektion* des eröffneten Bubos von außen und *die auf dem Lymph- evtl. auch auf dem Blutwege, also von innen her, stattfindende* auseinanderhalten. Bei ersterer sind wohl besonders Gangränerreger und Streptokokken, die beide hauptsächlich früher eine größere Rolle gespielt haben (zur Zeit evtl. noch in exotischen Ländern, s. BRAULT), sowie Diphtheriebacillen in Betracht zu

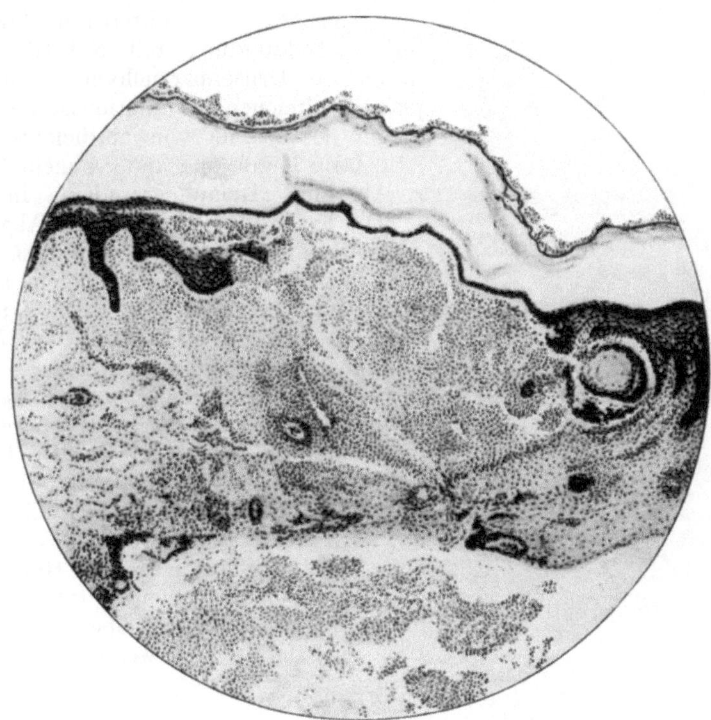

Abb. 12. Decke eines virulenten Ulcus molle-Bubo kurz vor der Perforation. Hornschicht abgehoben. Epithel noch kontinuierlich erhalten, aber zentral in erheblichem Umfange sehr stark verdünnt. Das Geschwür markiert sich bereits unter der Oberfläche. (Vergr. 36.)

ziehen. Meist findet man bei der bakteriologischen Untersuchung offener Bubonen als Begleitbakterien aber nur die gewöhnlichen Hautsaprophyten — Staphylokokken und Pseudodiphtheriebacillen —, nach LASNET besonders zahlreich vom Moment des Verschwindens der Streptobacillen an.

Bei der Mischinfektion von innen her und ebenso *bei differentialdiagnostischen Erwägungen* können gelegentlich die allerverschiedensten akuten und selbst chronischen Infektionen in Frage kommen, wie Pest, Diphtherie, Tuberkulose, Aktinomykose usw. Eine größere Rolle spielen aber wohl nur *in erster Reihe die Lues* — bei der Mischinfektion[1]) hauptsächlich die primären, bei der Differential-

[1]) Streptobacillennachweis im Bubo nach Chancre mixte kulturell durch LIPSCHÜTZ, mittels Inokulation durch DEUTSCH, LIPSCHÜTZ.

diagnose die zur Erweichung führenden syphilitischen Lymphadenitiden — sowie ferner das so häufig zu Fehldiagnosen Anlaß gebende *Lymphogranuloma inguinale*; in zweiter Reihe etwa die *Gonorrhöe* (selten) und *Staphylo- und Streptokokkeninfektionen*. (Über Kokkenbefunde in geschlossenen Bubonen s. S. 32, 33 u. 39.) Letztere würden durch das histologische Bild *der akuten eitrigen Entzündung* gekennzeichnet sein. Dagegen dürfte *das Lymphogranuloma inguinale bei der histologischen Beurteilung Schwierigkeiten* bereiten, da es (bzw. der klimatische Bubo, den die meisten Autoren dem Lymphogranuloma inguinale gleichsetzen) nach Müller und Justi im mikroskopischen Bau *dem Ulcus molle-Bubo weitgehend ähnlich* sein soll. Es ist nach Favre und Phylactos charakterisiert durch eine diffuse Entzündung mit Substitution des normalen Drüsenparenchyms von einem plasmazellreichen Granulationsgewebe, durch kleine nekrotische von epitheloiden Zellen umgebene Herde und anderes mehr (Näheres s. Abschnitt Lymphogranuloma inguinale).

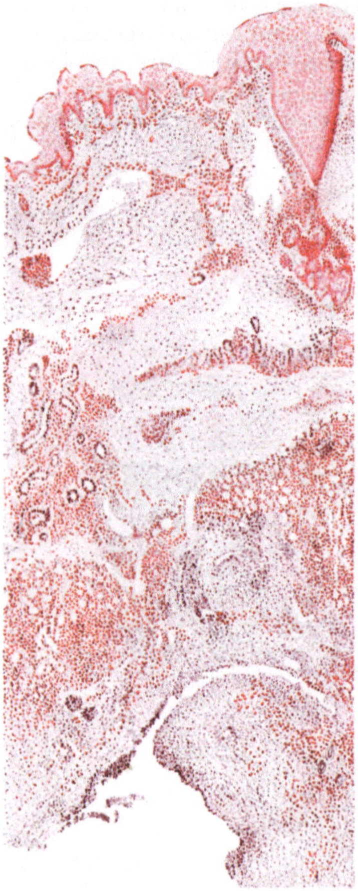

Abb. 13. Noch erhaltene Decke eines erweichten Ulcus molle-Bubo. Plasmazellreiches Infiltrat in der Umgebung von Gefäßen, Drüsen und besonders im oberen Teil des Fettgewebes. Unten Absceßwand. Methylgrün-Pyronin. (Vergr. 36.)

Die Frage der histologischen Abgrenzung der Bubonen besitzt wohl *kaum einen größeren praktischen Wert*, da im allgemeinen als Hilfsmittel für die Differentialdiagnose bzw. die Diagnose der Mischinfektion *die bakteriologischen oder serologischen Methoden vorgezogen* werden dürften. Speziell *bei der Entscheidung zwischen Ulcus molle-Bubo und Lymphogranuloma inguinale bzw. Mischinfektion* kann daneben auch noch auf der einen Seite die Intracutanreaktion mit Streptobacillenvaccin nach Ito und möglicherweise auf der anderen Seite die von mir angegebene Hautreaktion mit Lymphogranulomeiter (die allerdings bisher noch nicht gegenüber Ulcus molle-Bubonen ausgewertet werden konnte) von Bedeutung sein.

Hämatogene Metastasen.

Trotz des ausgesprochen lokalen Charakters der Ulcus molle-Infektion ist durch die neueren Erfahrungen bei Trichophytie und verwandten Krankheiten der *Gedanke an einen Übertritt der Erreger ins Blut und gelegentliche Ansiedlung auf hämatogenem Wege* nahegerückt. Berichte über Streptobacillenuntersuchungen im Blut (evtl. nach Vaccinprovokation) liegen bisher nicht vor, wohl aber einige wenige *Mitteilungen über hämatogene Metastasen in Knoten-, Erythemform* usw. (Lennhoff, Amstad, Strache, Lennhoff) mit Streptobacillennachweis im Ausstrichpräparat, Inokulationsgeschwür und Schnitt. Lennhoff fand bei der histologischen Untersuchung eines Erythemstückchens „ein kleines Gefäß vollgestopft mit Bacillen, die ihrer Form nach mit Ducreybacillen identisch waren; keine fischzugartige Anordnung“. Ohne an dieser

Stelle in eine Kritik der Einzelbeobachtungen einzutreten (s. Abschnitt Klinik), sei nur hervorgehoben, daß trotz aller Wahrscheinlichkeit des hämatogenen Ursprungs der Affektionen *der Schlußstein der Beweise, nämlich der Nachweis sicherer Streptobacillen in geschlossenen Herden, bisher noch nicht erbracht* ist, ohne den die Frage — genau wie früher bei den Bubonen — wohl nicht als definitiv entschieden angesehen werden dürfte.

Die Kultur des Ulcus molle-Erregers auf künstlichem Nährboden.

Geschichtliches. Nach zahlreichen vergeblichen Versuchen der verschiedensten Autoren scheint es *zuerst zwei russischen Forschern,* ISTAMANOFF und AKSPIANZ, gelungen zu sein, *die Streptobacillen auf künstlichem Nährboden,* und zwar auf einem mit Extrakt aus Menschenhaut versetzten Agar, zu züchten und mit diesen Kulturen typische, streptobacillenhaltige Ulcera mollia am Menschen zu erzeugen (Protokoll der Kaiserlich Kaukas. Med. Ges. 1897). Ein Jahr danach ließ LENGLET der französischen dermatologischen Gesellschaft in einer kurzen Demonstration *Streptobacillenkulturen* vorlegen, die er unabhängig von den eben genannten Autoren gleichfalls unter Verwendung von fermentierter Menschenhaut als Agarzusatz erzielt hatte. Wie er drei Jahr später mitteilte, hatte dieser Nährboden anfangs nur spärliche Resultate gegeben, war aber gleich danach von ihm durch Bestreichen mit sterilem Menschenblut wesentlich verbessert und in dieser Modifikation bereits zur Zeit seiner Demonstration verwendet worden. Auch Photographien und histologische Präparate von *Inokulationsgeschwüren* nach Impfung mit Kulturmaterial hatte LENGLET damals vorgelegt und hatte auch schon — das wieder nach seinen späteren Angaben — *Retrokulturen* aus diesen Geschwüren erhalten.

Inzwischen war aber, noch vor seiner späteren Veröffentlichung, *die bis heute maßgebende Arbeit von* BESANÇON, GRIFFON und LE SOURD erschienen, die *zur Züchtung der Streptobacillen* hauptsächlich *Schrägröhrchen mit einem Gemisch von zwei Teilen Nähragar und einem Teil frischen Blutes* (Menschen-, Hunde- oder Kaninchenblut; „am praktischsten" Kaninchenblut) benutzt und *mit Reinkulturen bis zur* 11. *Generation Inokulationsschanker* erzeugt haben.

Bald danach hat HIMMEL geronnenes, zwei Tage lang abgestandenes (Meerschweinchen-) Blut als Nährmedium empfohlen; weiterhin STEIN zur Isolierung in späteren Passagen (nicht zur Anzüchtung) feucht aufbewahrte Kaninchenblutagar-Platten. Eine Vereinfachung — nicht Verbesserung — des Kulturverfahrens bedeutete der Hinweis von ITO, daß man auch vom Schlachthof bezogenes Hammelblut als Agarzusatz verwenden könne, wenn man es vorher durch $2-2^1/_2$ stündiges Erhitzen auf 60^0 keimfrei mache. In letzter Zeit ist eine Kombination des HIMMELschen und STEINschen Verfahrens, nämlich Anzüchtung in flüssigem Nährboden und Reinzüchtung auf Petrischalen, vielfach bei amerikanischen Autoren in Gebrauch gewesen (TEAGUE und DEIBERT, BRAMS, SAELHOF), während F. FISCHER, TOMASCZEWSKI, LIPSCHÜTZ, REENSTIERNA, NICOLLE, ich u. a. kleinere oder größere *Modifikationen der früheren Einzelmethoden* angewendet haben.

Gewinnung des Ausgangsmaterials.

Als *Ausgangsmaterial* für die Kultur werden meist geschlossene Bubonen (Bubonuli), Inokulationsschanker oder Originalgeschwüre, gelegentlich wohl auch offene Bubonen benutzt.

Bei Verwendung von geschlossenen Bubonen hat man den großen Vorteil, mit einem von vornherein reinen Ausgangsmaterial zu arbeiten, aber den Nachteil, nur verhältnismäßig selten, durchschnittlich vielleicht in jedem 3.—5. Fall, zu Kulturen zu gelangen. Man geht dabei etwa so vor, daß man das Operationsfeld rasiert, mit Äther, Alkohol und zuletzt mit steriler physiologischer Kochsalzlösung behandelt, den Eiter mit der Spritze oder nach Incision auch mit der Pipette und, wenn möglich, auch Wandpartikelchen mit dem scharfen Löffel entnimmt und in steigenden Mengen (von 1 Tropfen bis 1 ccm) auf 4—5 Röhrchen verteilt. Man hält diese im Wasserbad von $35-37^0$ vorbereitet, beimpft sie unter Bevorzugung des Kondenswassers und stellt sie unmittelbar danach in den Brutschrank.

Nächst den geschlossenen Bubonen bieten *die Inokulationsschanker* noch am ehesten Aussicht, „uniseptisches" Ausgangsmaterial zu bekommen, und zwar soll das nach LIPSCHÜTZ entgegen den Ansichten älterer Autoren wie DUCREY usw. oft schon nach Anlegen einer einzigen Generation möglich sein (Technik S. 3; Verlauf S. 4). Ist — was die Aussichten erhöht — die Pusteldecke noch erhalten, so wird diese ohne (LIPSCHÜTZ) oder nach vorheriger Desinfektion (REENSTIERNA: Jodtinktur, NICOLAU: Alkohol) aseptisch entfernt, der Inhalt des Geschwürs mit einem kleinsten scharfen Löffel unter starkem Druck herausgehoben und auf eine große Anzahl, etwa 12, Reagensröhrchen (Reenstierna, Nicolle) mit der Platinöse, aber sonst in gleicher Weise wie beim Bubo verteilt. Ist die Pusteldecke vor der Entnahme bereits lädiert, so sollen Geschwür und Umgebung — selbst auf die Gefahr hin, daß das eine oder andere bei dieser Behandlung abheilt (Lenglet) — intensiv mit antiseptischen Lösungen, vorzugsweise Jodtinktur desinfiziert und mit sterilem Mull oder Collodium bedeckt werden, die man nach 1 evtl. 2 Tagen abnimmt, um den darunter angesammelten Eiter zur Aussaat zu gewinnen.

Bei Originalgeschwüren wird gewöhnlich in ähnlicher Weise wie bei Inokulationsschankern vorgegangen. Bei erhaltener Pusteldecke — ein Zustand, dem man nach Stein noch am öftesten bei den miliaren Ulcera am Introitus vaginae begegnet — Desinfektion, steriles Abheben der Decke oder Einstechen mit der Lanzette; bei offenen Geschwüren kräftige Desinfektion und je nach dem Sitz des Geschwürs sofortige Entnahme oder besser erst nach Applikation einer Collodiumhaut. Himmel sowie Stümpke haben ohne vorherige Desinfektion nach gründlicher Entfernung des Oberflächeneiters abgeimpft, Tomasczewski hat die Ulcera exzidiert, in 6—8mal erneuter warmer physiologischer Kochsalzlösung abgespült und Gewebe vom Rande und vom Grund verwendet. Teague und Deibert hatten ohne jede Reinigung ebenso gute Resultate wie nach Abwaschen. *Bei offenen Bubonen* hat Durand die Wundränder mit Jodtinktur und Alkohol desinfiziert, einige Tropfen des oberflächlichen Eiters durch Druck entfernt und dann erst aus der Tiefe eine geringe Materialmenge zur Einsaat entnommen.

Nährböden.

Besançon*sche Blutagar-Schrägröhrchen* (Modifikation von Reenstierna): 60 *ccm* $3^0/_0$*iger Nähragar* werden verflüssigt und nach Abkühlung auf 60^0 *mit* 30 *ccm defibriniertem Kaninchenblut* gemischt. Die Mischung wird 5 Minuten im Wasserbad bei 60^0 gehalten, in Reagensröhrchen verteilt und schräg gelegt. Nicht zur Sterilitätskontrolle in den Brutschrank stellen. Für die Isolierung Nährboden möglichst am Tage der Herstellung benutzen, für die Passage bis zu einer Woche mit Gummikappe auf Eis aufbewahren. Bei Anzucht große Serien impfen (12 Röhrchen). Einsaat stets auch ins Kondenswasser. Bei unreinem Ausgangsmaterial auch Impfung sehr kleiner Mengen und Anlegung von Sekundärröhrchen. Bruttemperatur von 35—37^0. Untersuchung nach 24—48 Stunden; Fortzüchtung in 2tägigen (Reenstierna: 1tägigen) Intervallen. Stein, Nicolle, Durand verwenden weniger Blut, nämlich den 3.—5. Teil der Agarmenge. Durand empfiehlt, wenigstens für die Anzucht, das Blut von jungen Hammeln; ich gebrauche im allgemeinen Menschenblut. Nach Durand Röhrchen am besten erst nach $^1/_2$ Tag benutzen und Agar vor der Mischung bis mindestens 50^0 abkühlen. Statt $3^0/_0$igem Pepton-Fleischwasseragar benutze ich $2^0/_0$igen Wasseragar mit einem Kochsalzgehalt von $1^0/_0$.

Ito*sche Schrägagarröhrchen mit erhitztem Hammelblut*: *Defibriniertes Hammelblut vom Schlachthof* wird in großen Glaskolben unter öfterem Herumschwenken 2—$2^1/_2$ Stunden bei 60^0 im Wasserbad erhitzt, bis halb geronnen und schokoladebraun. Tüchtig schütteln, um möglichst fein zu emulgieren. Mit $3^0/_0$igem verflüssigten, auf 60^0 abgekühlten Nähragar im Verhältnis 1:1 oder 1:2 mischen und in Röhrchen schräg erstarren lassen. Nach meinen Erfahrungen dem Frischblutagar zwar nicht ganz gleichwertig, aber gut verwendbar.

Plattenverfahren nach Stein: *Genuines, nicht geschütteltes Kaninchenblut* mit 3 Teilen verflüssigtem Agar von 50^0 mischen und in Petrischalen gießen. Platten in feuchter Kammer in den Brutschrank stellen. Von Stein *weniger zur Anzüchtung als zur Isolierung* der Streptobacillen aus verunreinigten Kondenwasser- usw. -Kulturen empfohlen. Nach meinen Erfahrungen besseres Kolonienwachstum bei leichtem Gelatinezusatz zum Blutagar.

Weiche Nährböden: Nach Nicolle eignet sich zur Fortzüchtung (nicht zur Anzucht) ein weich-gallertiger Nährboden in Röhrchen mit $^1/_4{}^0/_0$ — besser vielleicht $^1/_3$—$^2/_5{}^0/_0$ — Agar, $1^0/_0$ Stärke, versetzt mit dem 5. Teil defibrinierten Kaninchenblutes. Haltbarkeit der Keime nach Nicolle 1 Monat.

Geronnenes Blut: Durand füllt in Röhrchen von 11 mm Durchmesser 11 ccm Blut von jungen Hammeln (s. o.; Himmel Meerschwein-, F. Fischer Kaninchen- und L. Davis Menschenblut), legt schräg und läßt koagulieren. Am besten erst $^1/_2$ Tag stehen lassen (nach Himmel 2 Tage; nach F. Fischer statt dessen auch $^1/_2$ Stunde bei 55^0). Verwendbar, so lange nicht stark ausgetrocknet (Gummikappe), auch wenn Serum hämoglobinhaltig. Teague und Deibert benutzen zur Anzucht geronnenes Kaninchenblut, das 5 Minuten, und zur Fortzucht solches, das 15 Minuten auf 55^0 erhitzt ist.

Geschütteltes Blut: Vorschrift von Nicolau und Banciu: 5 ccm $1^0/_0$iges Peptonwasser, dazu 1 ccm defibriniertes Menschenblut; besser erst am nächsten Tage zu benutzen, wenigstens für die Anzüchtung, für die sich dieser Nährboden nach den Autoren ebenso gut wie Kondenswasser von Blutagarröhrchen eignet. Nach der Einsaat Röhrchen stark schütteln. *Andere Vorschriften*: L. Davis sowie Ito Schüttelblut mit 2 Teilen Nährbouillon, Nicolle mit 5 Teilen Bouillon Martin (aus Schweinemagen), Frei mit 3—8 Teilen $1^0/_0$iger Kochsalzlösung.

Ansprüche und Leistungen der Streptobacillen bei künstlicher Züchtung.

Fast allgemein steht man auch heute noch auf dem Standpunkt, daß *für die Züchtung der Streptobacillen die Gegenwart von Blut unentbehrlich* ist. Doch genügen, worauf NICOLLE hinweist, *unter Umständen geringe Spuren*, und diese Tatsache erklärt wohl einen Teil der abweichenden Befunde, die von einigen Seiten erhoben worden sind. So hat sich z. B. ergeben, daß Wachstum auch in flüssigem Kaninchen- oder Menschenserum, auch in Hydrocelenflüssigkeit (BESANÇON, F. FISCHER, ITO, SAELHOF), selbst in einem eiweißfreien bzw. -armen gallertigen Stärkeagar (NICOLLE) erfolgen kann. Diese Nährböden enthalten nämlich *teils von vornherein geringe Blutmengen, teils werden sie ihnen bei der Übertragung des Kulturmaterials* zugeführt — Verhältnisse, wie sie in analoger Weise bei der Züchtung von Influenzabacillen eine Rolle spielen. Charakteristisch dafür ist, daß nur *spärliches Wachstum erfolgt*, und selbst dieses beim Versuch der Weiterzüchtung — ohne Zwischenschaltung blutreicher Nährböden — *bald ganz erlischt.* Ferner gelingt es meist *nicht, gleich bei der Übertragung der Keime aus dem Körper* auf derartigen Medien positive Resultate zu erzielen, sondern erst dann, wenn bereits eine Gewöhnung an künstliche Nährböden erfolgt ist, und zwar durchschnittlich um so leichter, je größer die Zahl der vorangegangenen Passagen ist, wie auch auf den besten Nährböden erst eine gewisse Adaption der Keime stattfinden muß.

In welchem Ausmaße sich die Ansprüche herabsetzen lassen, darüber besteht nicht völlige Einstimmigkeit. Neuerdings behaupten NICOLAU und BANCIU, daß die Mehrzahl ihrer Stämme nach einigen Monaten *auf den gebräuchlichsten Laboratoriumsnährböden* gewachsen wäre. Ich kann diese Angaben nach meinen (ausgedehnten) Erfahrungen an Bubonenstämmen nicht bestätigen. Selbst *ein von mir seit fast drei Jahren fortgezüchteter Stamm hat sich derartigen Nährböden gegenüber bisher vollkommen refraktär* verhalten, wenn er auch jetzt schon im Kondenswasser von Serumagar (aber nicht auf der Oberfläche!) Wachstum zeigt. Auch frühere Autoren haben bei solchen Versuchen nur *negative Resultate* beobachtet (BESANÇON, TOMASCZEWSKI, F. FISCHER, BABES, L. DAVIS, LIPSCHÜTZ, ITO u. a.). Weitere Befunde von NICOLAU und BANCIU weisen gewiß auf die Möglichkeit hin, daß solche *Differenzen auf individuellen Unterschieden in den einzelnen Streptobacillenstämmen* beruhen könnten; aber noch wahrscheinlicher ist, daß es sich in manchen Fällen von besonderer Anspruchslosigkeit der Keime (SERRA, HABABOU-SALA u. a.) *gar nicht um Streptobacillen* gehandelt hat. Bei SERRA z. B. muß wohl jeder, der dessen Aufsatz wirklich im Original gelesen und selbst schon mit echten Streptobacillen gearbeitet hat, in dieser Überzeugung mit TOMASCZEWSKI und STEIN übereinstimmen („Auf schrägem Agar: Bildung eines erhabenen, schmutzig-weißen, speckähnlichen breiigen Überzugs ....“ usw.).

Große Ansprüche stellen ferner die Streptobacillen *an den Feuchtigkeitsgehalt des Kulturmediums.* Darum sagt ihnen wohl *am meisten ein geeignetes flüssiges Milieu, z. B. das Kondenswasser von Blutagar-Schrägröhrchen*, zu. Aus dem gleichen Grunde dürften die von NICOLLE empfohlenen weichen Nährböden Beachtung verdienen (s. dagegen F. FISCHER, ITO). Auch auf festem Nährboden ist ihre Entwicklung nach dem Feuchtigkeitsgehalt abgestuft. So findet man im Blutagarröhrchen *am häufigsten unmittelbar über dem Kondenswasser* Wachstum und in den höheren Schichten wiederum eher als auf demselben Nährboden in der Petrischale; oder in der Petrischale gewöhnlich nur dann, wenn man sie in einer feuchten Kammer aufbewahrt (STEIN); und hier wiederum nach meinen Erfahrungen besser, wenn man den Nährboden durch stärkeren Blut- oder Gelatinezusatz so weich macht, wie er es verträgt, ohne zusammenzufallen. Aus diesen Gründen ist es auch wichtig, daß man den Nährboden *so frisch wie zulässig* (s. o.) verwendet und durch Bedecken mit der Gummikappe usw. *gegen Austrocknen schützt* (Näheres s. o.). Hababou-Sala, der, um spärliche Kolonien besser herauszufinden, die Kultur in der Petrischale durch zweitägiges leichtes Anheben des Deckels trocken werden läßt und noch nach 15 Tagen davon mit Erfolg abimpft, dürfte mit seiner Beobachtung, wenigstens was Streptobacillen anbelangt, ziemlich isoliert dastehen. Mit fortschreitender Gewöhnung an die künstliche Kultur nehmen im allgemeinen, wenn auch mit starken individuellen Unterschieden (Lipschütz), *auch die Ansprüche der Streptobacillen an den Feuchtigkeitsgehalt* insofern *ab*, als es leichter zu einer Entwicklung auf festem Nährboden, auch in der Petrischale, kommt.

Ein *weiteres Charakteristicum der Streptobacillenkultur* sind *Ungleichmäßigkeiten im Wachstum*, die vor allem bei der Anzüchtung und in den ersten Passagen, gelegentlich aber auch noch später das Arbeiten erschweren. Wenn man auch bei der Herstellung der Nährböden sämtliche als günstig erkannten Bedingungen eingehalten zu haben glaubt, so kommt doch unter den verschiedenen Nährboden-„Chargen" gleichen Rezepts immer wieder einmal eine vor, die aus unerklärlichen Gründen versagt. *Schwankungen im H-Ionengehalt* dürften daran kaum Schuld tragen, da die Streptobacillen, wenigstens nach meinen Erfahrungen, vor allem nach der alkalischen Richtung hin, gegen solche wenig empfindlich sind (Teague u. Deibert: Optimum 7,2—7,3 p_H, Durand: 7,6 p_H). Möglicherweise hat Durand mit seiner Vermutung recht, daß *eine häufige Ursache die Inkonstanz des Blutes* abgebe. Dabei scheint *die Gattung des Spenders*, wenigstens nach meinen Untersuchungen, im allgemeinen *nicht* von Bedeutung zu sein, während allerdings andere Autoren bald der einen, bald der anderen Blutart den Vorzug geben (Ito: Kaninchen besser als Mensch und Hammel; Nicolle sowie Teague u. Deibert: Kaninchen besser als Mensch; Durand: Hammel besser als Mensch, Kaninchen und Pferd). Auch *zwischen genuinem und defibriniertem Blut* des gleichen Spenders habe ich *keinen Unterschied* finden können, wohingegen Stein dem genuinen und wiederum Nicolle dem defibrinierten den Vorzug gibt. *Erhitzen, Hämolysieren, Auswaschen*, d. h. Entfernen des Plasmas, setzen zwar seinen Wert herab (Lipschütz, Frei, Durand), kommen aber als Ursache für diese Störungen nicht in Betracht. Wie es scheint, muß man darauf Gewicht legen, daß *das Blut von jungen gesunden Lebewesen* stammt; denn Durand hat mit dem Blut junger Hammel besonders gute Resultate erzielt, und umgekehrt habe ich einzig und allein Blut von Pferden, die vor der Schlachtung standen, also wohl alten decrepiden Tieren, unbrauchbar gefunden.

Über *wachstumsfördernde Zusätze zum Blutnährboden* ist wenig bekannt. *Serum- bzw. Asciteszusatz* scheint nach den Resultaten von Teague und Deibert sowie von Saelhof eine Verminderung des Blutgehaltes zu gestatten. *Glycerin* in geringer Menge (1 %), *Gelatine* in Spuren (1—2 ‰) und ebenso *Butter* ($^1/_{10}$—1 ‰) führen nach meinen Beobachtungen zu einer leichten Wachstumsverbesserung in flüssigem Nährboden bzw. Kondenswasser; und zwar könnte es sich bei der Butter um eine *Wirkung von fettlöslichen Vitaminen* handeln. Zusätze von andersartigen Vitaminen sowie ferner von Asparagin, Cholesterin, Traubenzucker (s. auch Babes), Citraten und Phosphaten hatten keinen günstigen Einfluß.

Deutliche *Hemmung* verursachte ein von vorangegangenen intravenösen Injektionen stammender *Gehalt des Blutes an Neosalvarsan* (Frei). Die *Empfindlichkeit gegen Anilinfarbstoffe* war annähernd so groß wie bei Staphylokokken (Teague und Deibert; s. auch Saelhof). Mercurochrom in etwa $^1/_3$ ‰iger Lösung sowie Silbernitrat in etwa $^2/_3$ ‰iger Lösung wirkten nach 5 Minuten *abtötend*; ferner Argyrol, Acriflavin (Saelhof), außerdem momentan Lysol

(5%ig), Phenol, Sublimat, Formalin, Wasserstoffsuperoxyd „in gewöhnlicher Konzentration" (KAMIMURA und SUEMATSU; s. u.). (Über den Einfluß von Desinfizientien auf die unter natürlichen Verhältnissen befindlichen Streptobacillen s. S. 8.) *Von physikalischen Einwirkungen* töteten *Temperaturen von* 39° *und* 40° C in früheren Züchtungsversuchen TOMASCZEWSKIS die Streptobacillen ab, während bei 38° spärliches Wachstum erfolgte. Auch ich konnte neuerdings an unserem alten Laboratoriumsstamm eine *starke Temperaturempfindlichkeit* feststellen, *die die eines zu gleicher Zeit und auf Nährböden gleicher Zusammensetzung mituntersuchten alten Gonokokkenstammes noch etwas*, *und die von Bacterium coli sowie von Staphylococcus pyog. aur. unter denselben Bedingungen sogar weit übertraf* (Abtötung bei 50° in 5 Minuten, bei 45° in 45—90 Minuten, bei 42° in 150 Minuten). Es ist daher bei der Züchtung von Streptobacillen sorgfältig darauf zu achten, daß *die Temperatur des Brutschranks 37° nicht überschreitet*.

Demgegenüber haben KAMIMURA und SUEMATSU sowie COLOMBINI, der Lehrer SERRAS, eine *unwahrscheinlich hohe Temperaturfestigkeit* gefunden, die auch zu den Erfahrungen an streptobacillenhaltigem Eiter (s. S. 9) im Widerspruch steht: Nach KAMIMURA und SUEMATSU wurde trockene Hitze von 100° 3 Stunden vertragen, nach COLOMBINI feuchte Hitze von 60° 10 Stunden. Auch weitere Mitteilungen der beiden japanischen Autoren über *Widerstandsfähigkeit gegen Sonnenlicht und gegen Austrocknung* bedürfen noch der Nachprüfung, zumal sie sich auf Bacillen beziehen, die nicht auf den bewährten Blut-, sondern (gleich denen von HABABOU-SALA) *auf Eiernährböden* isoliert worden sind. Die Eiernährböden HABABOU-SALAS haben aber in den Händen von NICOLAU und BANCIU sowie von DURAND für die Anzüchtung von *echten* Streptobacillen vollkommen versagt. Aus den gleichen Gründen können die Angaben von KAMIMURA und ABE sowie von HABABOU-SALA über *Zuckerzersetzungsvermögen* zunächst nicht für erwiesen gelten (nach KAMIMURA werden Dextrose und Lactose zersetzt, nicht Maltose; nach HABABOU-SALA Dextrose, Saccharose, Maltose zersetzt, nicht Lactose). Und ähnlich liegt es auch mit den negativen Befunden LIPINSKIS bei den gleichen Zuckerarten.

Auch über die Frage, ob die Streptobacillen *im Blutnährboden Hämolyse* bewirken, herrscht bisher keine Einigkeit. Während STEIN ihnen die Fähigkeit dazu abspricht, haben TEAGUE und DEIBERT, BRAMS, SAELHOF an den von ihnen gezüchteten Kolonien stets einen hämolytischen Hof beobachtet. Diese Differenzen beruhen vielleicht darauf, daß die amerikanischen Autoren *mit einem viel geringeren Blutgehalt* im Agarnährboden gearbeitet haben als STEIN und daher schwache Grade von Hämolyse leichter feststellen konnten. Auch ich habe *früher auf gewöhnlichem Blutagar nie eine Hämolyse* beobachtet, habe sie aber *neuerdings doch mittels flüssiger Nährböden* an unserem alten Stamm zur Darstellung gebracht; und zwar kam sie in einer Verdünnung von 1 Teil defibriniertem *Menschen- oder Kaninchenblut* mit 4 Teilen physiologischer Kochsalzlösung nach 1 bzw. 2 Tagen in der überstehenden Schicht deutlich zum Ausdruck, während bei Hammelblut geringere Unterschiede gegenüber der unbeimpften mitbebrüteten Kontrolle hervortraten (Verwendung sorgfältig gereinigter Reagensröhrchen aus Hartglas).

Eine weitere wenig bearbeitete Frage ist die nach dem *anaeroben Wachstumsvermögen der Streptobacillen.* Man hatte früher aprioristisch angenommen, daß die Ulcus molle-Erreger obligate Aerobier wären (s. S. 34 u. 35); doch haben schon L. DAVIS und in letzter Zeit NICOLAU und BANCIU *die Befähigung zum anaeroben Wachstum bei ihnen gefunden* — eine Angabe, die ich nach kürzlich gemachten Beobachtungen an dem erwähnten Stamm *bestätigen kann*, der unter anaeroben Verhältnissen (*Buchner*röhrchen mit Pyrogallol und Kalilauge; Doppelröhrchen nach KOLLATH und QUAST mit Natriumhydrosulfit und Kalilauge) — bei gleichzeitiger Kontrolle mit obligaten Anaerobiern — annähernd gleich gutes Wachstum im Kondenswasser von Blutagarröhrchen gab wie aerob. (Bezüglich anaerober Kulturen LIPINSKIS s. o.)

MIYAHARA hat neuerdings aus einer besonderen, dem Ulcus molle ähnlich sehenden Art von venerischen Geschwüren anaerobe „Streptobacillen" gezüchtet. Mit dem Streptobacillus Ulceris mollis haben diese Keime — auch nach Ansicht ihres Entdeckers — nichts zu tun; ja sie treten nach BABA nicht einmal in Kettenform auf.

Was endlich *die Fähigkeit der Kulturbacillen zur Erzeugung von Ulcera mollia* betrifft, so hat, wie erwähnt, schon Besançon bis zur 11. Generation mit ihnen inokulieren können, und Lenglet hat diese Angaben durch eine ganze Kette von Inokulationen und Retrokulturen erweitert. Nicolle ist noch mit einer 50. Generation die Impfung gelungen (am Affen). *Die Impfprodukte* unterscheiden sich nicht von den mit Eiter erzielten (s. S. 4); auch ein hartnäckiger therapieresistenter Verlauf (Reenstierna) oder ein Übergreifen auf die regionären Lymphdrüsen (Tomasczewski) kommt gelegentlich vor. Bei längerer Fortzüchtung auf künstlichem Nährboden scheint aber doch das *pathogene Vermögen dieser Streptobacillen nachzulassen und evtl. ganz zu erlöschen.* Jedenfalls geben Nicolau und Banciu an, daß Kulturbacillen allmählich immer abortivere Läsionen lieferten, um schließlich gar nicht mehr zu wirken, und auch ich habe im Laufe des letzten Jahres mit unserem alten sonst völlig einwandfreien Streptobacillenstamm sechsmal vergebens zu inokulieren versucht.

Die Lebensdauer der Streptobacillen auf künstlichem Nährboden ist von den oben angeführten Momenten — Beschaffenheit des Mediums, Generationsalter der Kultur und deren individuellen Eigenschaften — weitgehend abhängig. Beim verbreitetsten Nährboden, dem Besançonschen bluthaltigen Schrägagar, wird durchschnittlich, ohne daß auf einzelne abweichende Angaben, z. B. die von Besançon selbst, näher eingegangen sei, eine Lebensdauer von etwa 4 Tagen angegeben. Nach Nicolle soll diese bei Aufbewahrung im Brutschrank größer als bei Zimmertemperatur sein (nach Himmel umgekehrt; nach Teague und Deibert auf Eis größer als im Zimmer), auf defibriniertem Blut größer als auf Vollblutnährböden. Besonders lange sollen sich nach Nicolle die Bacillen in einer von ihm angegebenen weichen Blutagar-Stärke-Gallerte (1 Monat im Brutschrank) und nach Himmel, F. Fischer sowie Teague und Deibert in unvermischtem geronnenen Blut halten. Sind erst einmal die Schwierigkeiten der Anzucht und der ersten Subkulturen überwunden, so gelingt *die Fortführung der Stämme im allgemeinen* — bis auf die besprochenen plötzlichen Nährbodentücken — bei regelmäßiger Überimpfung *leicht*; z. B. berichtet Reenstierna, daß er einen Stamm bei täglicher Überimpfung bereits bis zur 348. Passage gebracht habe, und einer unserer Stämme hat bei durchschnittlich zweitägiger Weiterimpfung, wie schon angegeben, bisher ein Kulturalter von 3 Jahren erreicht.

Dagegen weisen *die Erfolge*, über die die einzelnen Autoren *bei der Anzucht der Streptobacillen* berichten, *die größten Unterschiede* auf. Gewiß spielen auch dabei die Kulturbedingungen eine große Rolle, insofern als z. B. derjenige, der die Blutagarplatte benutzt und diese ohne weiteren Schutz gegen Austrocknung in den Brutschrank stellt, viel schlechtere Resultate erwarten muß als ein anderer, der mit allen Kautelen arbeitet usw. Aber damit sind die Differenzen keineswegs vollständig erklärt. Während beispielsweise Reenstierna niemals, Lenglet fast nie, Herbst und Gatewood in höchstens 8, Moore in knapp 10% der Fälle aus Originalgeschwüren Kulturen erhalten haben, berichten neuerdings bei dem gleichen schwierigen Ausgangsmaterial Saelhof über 65%, Teague und Deibert über 90%, Durand (sowie Hababou-Sala) über fast 100% Erfolge. Teilweise wenden die Autoren dabei allerdings in gewissem Grade eine besondere Methode an, indem sie als anfängliches Medium z. B. geronnenes Kaninchenblut benutzen und von da aus sehr schnell auf festen Nährboden übergehen. Nun macht Durand die interessante Bemerkung, daß geronnenes Blut zwar kein besonders guter Nährboden für Streptobacillen sei (im Gegensatz zu der Ansicht F. Fischers), daß aber die Begleitbakterien noch wesentlich schlechtere Wachstumsbedingungen darin fänden (s. a. Himmel, L. Davis). Man könnte sich also schließlich vorstellen, daß hier eine Art von Elektivmethode vorläge, an deren Fehlen bisher die Züchtung der Streptobacillen aus offenen Geschwüren praktisch gescheitert ist. Jedenfalls dürfen *diese neueren Angaben eine besondere Beachtung und aufmerksame Nachprüfung beanspruchen*, da bei einer Bestätigung der Wert der kulturellen Methode auf ein ganz anderes Niveau erhoben würde. In diesem Falle könnte sie sich *zu einem Verfahren von hohem praktischen Wert* in diagnostischer wie evtl. auch — hinsichtlich des Streptobacillenvaccins — in therapeutischer Richtung ausbauen lassen, während *ihre bisherige Bedeutung wohl hauptsächlich auf wissenschaftlichem Gebiete* gelegen hat.

Mit der gleichen Methode, mit der in den offenen Ulcera mollia so auffallend günstige Kulturresultate erzielt worden sind, haben einige Autoren (Brams, Saelhof) auch *die Genitalsekrete klinisch gesunder Personen* untersucht und haben dabei in einigen Fällen sowohl bei Männern — vor allem bei solchen mit langer, phimotischer, unsauber gehaltener Vorhaut, insbesondere bei Negern — wie auch bei Frauen *Bacillen nachweisen können*, die in der Kultur die biologischen und morphologischen Eigentümlichkeiten des Ulcus molle-Erregers aufgewiesen haben. Diese Ergebnisse erinnern an die oben erwähnten mikroskopischen Befunde von Bruck u. a., bleiben aber *in zwei wesentlichen Punkten hinter ihnen zurück*, nämlich insofern als von jenen Fällen wirklich Ulcus molle-Infektionen ausgegangen sind, und als ferner bei einem von ihnen eine Bestätigung der mikroskopischen Diagnose auch noch mittels anderer Verfahren durch Bruck erbracht worden ist (s. S. 17). Hier dagegen steht *der kulturelle Befund gänzlich für sich allein* ohne jede weitere Stütze durch Inokulation und ähnliches da, bedarf aber dieser durchaus, da das kulturelle Verfahren bisher keineswegs in differentialdiagnostischer Richtung so fein ausgearbeitet ist, um in solchen besonderen und prinzipiell wichtigen Fällen ein ganz sicheres Urteil zu ermöglichen.

Aussehen von Kultur und Kulturbacillen.

Makroskopisches Aussehen der Kulturen. Bei älteren bereits an den künstlichen Nährboden gewöhnten Stämmen kann man mitunter schon nach eintägiger Bebrütung *auf der Oberfläche des festen Nährbodens* den Beginn eines Wachstums in Form allerfeinster Tröpfchen wahrnehmen, meist wird dieses aber *erst nach zwei Tagen deutlich.* Man findet dann $^1/_4$—1 mm große, also immer noch *recht kleine, runde glattrandige Buckelchen* mit opak glänzender, grau-weißer, gewölbter Oberfläche. Sie erreichen in den nächsten 1—2 Tagen eine Größe von etwa 1—2 mm, nehmen einen matteren, mehr grauen, manchmal leicht bräunlichen Farbton an und bekommen das *Aussehen flacher Scheiben*, die nach Stein und Ito im Zentrum eine leichte Delle besitzen, während mir in Übereinstimmung mit Lipschütz eher umgekehrt eine kleine *zentrale warzenförmige Erhebung* aufgefallen ist. Besançon findet vielleicht mit aus diesem Grunde ihr Aussehen etwas an das von Diphtheriebacillen-Kolonien erinnernd. Das wesentlichste Kennzeichen der Streptobacillenkolonie ist aber *ihr zähes Gefüge*: Versucht man sie mit der Platinnadel vom Nährboden abzuheben, so gleitet sie oft im ganzen davon, will man sie auf dem Objektträger verreiben, so gelingt das nur unter Schwierigkeiten. Im allgemeinen erfolgt das Wachstum in Form *isolierter Kolonien*, doch kommt nach Tomasczewski und Reenstierna auch eine Art Rasenwachstum mit gebuckelter Oberfläche vor — eine Wuchsform, die unmittelbar über dem Kondenswasserspiegel von Besançonröhrchen recht häufig ist und wohl, wie bei anderen Bakterienarten, auf einem besonders hohen Feuchtigkeitsgrad an der Oberfläche des Nährbodens beruht.

In flüssigem Nährboden erfolgt das Wachstum in Form von feinsten Flöckchen, die mitunter bei Kondenswasserkulturen in der Kuppe des Röhrchens und bei Schüttelblutverdünnungen unmittelbar über der Blutschicht als flaumige Wolke wahrnehmbar sind.

Mikroskopisches Aussehen der Kulturen. Eine mikroskopische Betrachtung der auf dem Nährboden befindlichen Streptobacillenkolonien ist infolge des Blutgehaltes desselben und der daraus resultierenden Undurchsichtigkeit unmöglich. Hebt man eine Kolonie mittels eines flach aufgelegten Deckglases vorsichtig vom Nährboden ab (Klatschpräparat), schließt sie auf einem Objektträger in Gelatine ein und betrachtet sie im Dunkelfeld, so findet man nach Stein eine *hell aufleuchtende weiße Kugel*, die *aus feinsten, innig miteinander verflochtenen Fäden zusammengesetzt* ist und sich am ehesten mit einem aus dünnster Seide gewickelten Knäuel vergleichen läßt (Stein).

Sehr gute Übersichtsbilder erhält man auch, wenn man die *Klatschpräparate* an der Luft trocknet und dann färbt, nur muß man in diesem Fall, ähnlich wie z. B. beim Milz-

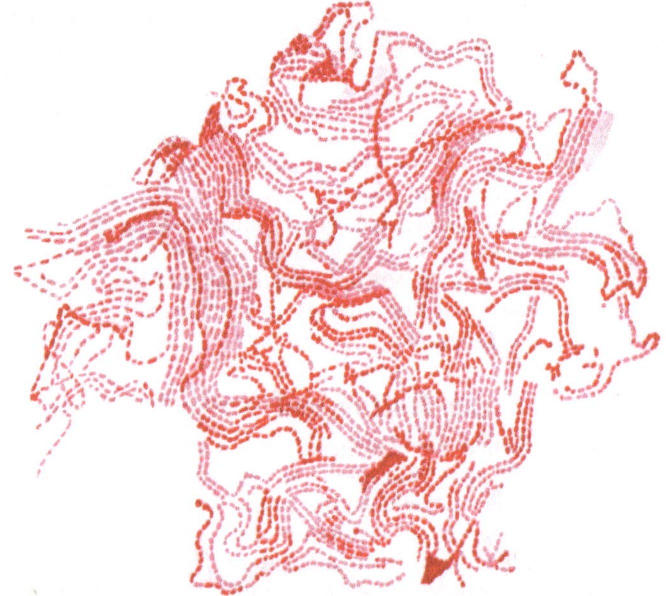

Abb. 14. Streptobacillenkolonie von Blutagarplatte. 30 Stunden alt, mit bloßem Auge eben sichtbar. Klatschpräparat. Fuchsinfärbung. Vergrößerung 1350.

brandbacillus, *ganz kleine eben beginnende Kolonien* verwenden, weil ältere, dickere Kolonien unter dem Mikroskop mehr oder weniger nur gefärbte undurchsichtige Klumpen darstellen und sich außerdem wegen der größeren Niveaudifferenzen nicht unversehrt vom Nährboden abheben lassen.

Zum Studium der *Streptobacillenformationen im flüssigen Nährboden* kann man in Anlehnung an das von Wright für Bactericidieversuche ausgearbeitete Verfahren (die Wrightsche Technik s. Prausnitz und Meissner), die Keime *zwischen zwei sterilen Objektträgern* innerhalb einer Vignette von vaseliniertem Papier in verdünntem Schüttelblut zur Entwicklung bringen, nach vorsichtiger Trennung der Objektträger die Blutschicht lufttrocken werden lassen und wie beim dicken Tropfen unfixiert nach Giemsa färben.

Im gefärbten Klatschpräparat vom festen Nährboden sieht man dichtgedrängte Verbände parallel gelagerter verschieden intensiv gefärbter Streptobacillenketten, die genau wie im Gewebe gewöhnlich einen gewundenen Verlauf nehmen, und die im allgemeinen, wenn auch nicht durchgängig, teilweise sich überkreuzend, vom Zentrum fort den peripheren Gebieten zustreben (s. Abb. 14). *In der flüssigen Kultur* ist bei sonst ähnlicher Anordnung vielfach das Gefüge der Züge lockerer und die Größe der einzelnen Ketten teilweise erheblicher. *Die auffallendste Länge* findet man bei Ketten, die aus dem Kondenswasser von Blutagarschrägröhrchen stammen.

Mikroskopisches Aussehen der einzelnen Bacillen. *Die einzelnen Glieder der Ketten* sind *in ungleichen,* mitunter ziemlich großen, mitunter auch kaum sichtbaren *Abständen* voneinander gelagert; ja man findet selbst, besonders im flüssigen Nährboden, lange Fäden, die einen *ganz einheitlichen Eindruck,* ohne Andeutung irgend einer Teilung, machen. Im übrigen haben aber die Bacillen in der Kultur ein *ähnliches Aussehen wie im menschlichen Körper* (s. S. 13ff.). Sie sind unbeweglich, streng gramnegativ und stark polymorph. Zu ihrer Darstellung eignen sich die verschiedenen Anilinfarbstoffe; recht gute Bilder erhält man mit *verdünnter Fuchsinlösung,* wie sie im Anschluß an die Gramfärbung verwendet wird. Ihre *Größenmaße schwanken* in gleicher Weise wie bei den Körperbacillen, nur stehen die kurzen, kokkenartigen und ovoiden Formen mehr im Vordergrund; auch Diplokokken und hantelförmige Gebilde sind sehr zahlreich; daneben kommen auch zylinderförmige Stäbchen mit meist leicht abgerundeten Ecken vor. *Schiffchenformen* (s. S. 14) sind verhältnismäßig

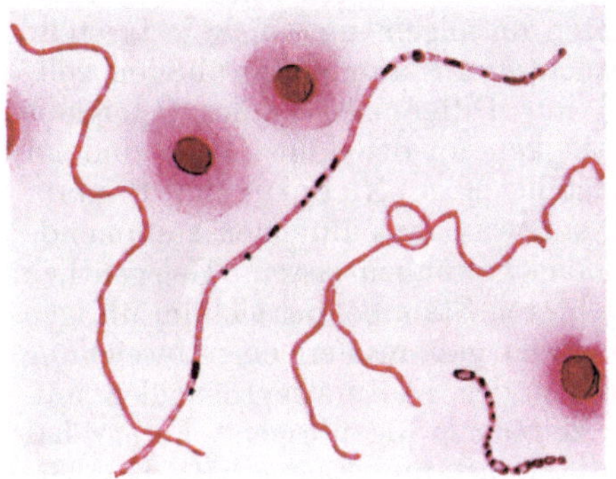

Abb. 15. Streptobacillen aus Kultur mit „substance glaireuse“ und Schiffchenformen. Kondenswasser eines Blutagarröhrchens nach zweitägiger Bebrütung. Kapseldarstellung nach A. MEYER. Carbolfuchsin. Originalvergrößerung 900; zeichnerisch auf das Doppelte vergrößert.

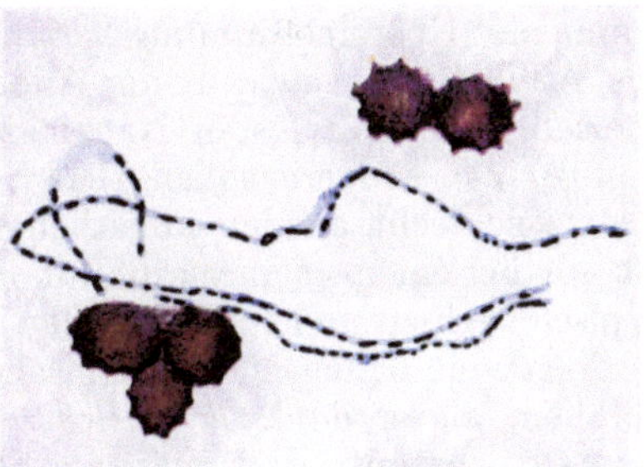

Abb. 16. Streptobacillen aus Kultur mit „substance glaireuse“. Kondenswasser eines Blutagarröhrchens nach zweitägiger Bebrütung. Hitzefixierung. Färbung nach GIEMSA. Originalvergrößerung 900; zeichnerisch auf das Doppelte vergrößert.

selten, finden sich aber selbst in den Klatschpräparaten von ganz jungen Kolonien und kommen besonders schön bei der von HAMM sowie von A. MEYER zur Darstellung der Bakterienkapsel angewandten Methode (modifiziertes WEIDENREICHsches Verfahren) zum Ausdruck (s. Abb. 15).

Diese Methode — Suspendieren in Rinderserum, Lufttrocknen, Osmiumfixieren, Färben — eignet sich auch sehr gut zur *Darstellung der von* LENGLET *beschriebenen „substance glaireuse“* s. *„zone glaireuse“* (s. Abb. 15), die aber auch schon bei Hitzefixation und Färbung mit stark verdünnten Lösungen, z. B. der GIEMSAschen — LENGLET selbst hat 2—8 Stunden, STEIN 24 Stunden in ganz verdünnter Fuchsinlösung gefärbt — deutlich in Erscheinung tritt (s. Abb. 16). Während bei einer Anzahl von Ketten die Substanz nicht wahrzunehmen ist, sieht man sie bei anderen aufs schönste ausgeprägt. Stets hat sie einen *wesentlich blasseren Farbton als die Bacillen* selbst, die man in weiten Abständen voneinander als stäbchen- oder kokkenartige Gebilde *in ihrem Innern eingelagert* findet („wie die Bohnen in einer langen Schote“, LENGLET). Doch kommen auch Hüllen vor, die streckenweise oder im ganzen *leer von Bacillen* sind. Auf das Vorhandensein dieser Substanz *führt* LENGLET *die zähe Konsistenz der Kultur und die Kettenbildung in Kultur und Gewebe* zurück (s. S. 16). Über *das Wesen der Substanz* liegen genauere Untersuchungen noch nicht vor. Sie *im feuchten Präparat* zu Gesicht zu bekommen, ist mir — im Gegensatz zu LENGLET — nicht gelungen, auch nicht bei Suspension der Bacillen in Tusche oder bei Farbzusatz. Auch von einer *metachromatischen Färbung*, wie sie BABES in schwacher Ausprägung gefunden hat, habe ich mich nicht mit Sicherheit überzeugen können, wenigstens nicht bei der Verwendung von polychromem Methylenblau, während bei dem nach GIEMSA mitunter auftretenden leicht rötlichen Farbton eine Eosinwirkung nicht auszuschließen war. Es würde daher, zumal bei der erwähnten trockenen Beschaffenheit der Streptobacillenkolonie, *verfrüht erscheinen, die Substanz heute bereits mit der Schleimkapsel anderer Bakterien zu identifizieren.*

In mikroskopischen Präparaten von älteren Kulturen (5—6 Tage) findet man *überwiegend schlecht färbbare*, gequollene oder auch zerfallene Zellen (F. FISCHER); *im geronnenen Blut* soll von vornherein eine gewisse *Neigung zur Ausbildung atypischer Formen* bestehen (DURAND), die nach TEAGUE und DEIBERT durch vorheriges 10 Minuten langes Erhitzen des Nährbodens auf 64° noch ganz erheblich gesteigert wird.

Unterschiede im morphologischen oder kulturellen Verhalten *zwischen Streptobacillenstämmen verschiedener Herkunft* konnten im allgemeinen *nicht* festgestellt werden. LIPSCHÜTZ hat bei 24 von ihm gezüchteten Stämmen im übrigen vollkommene Übereinstimmung gefunden und nur Differenzen in der Üppigkeit des Wachstums, sowie in der Anpassungsfähigkeit an den künstlichen und im speziellen an den festen Nährböden festgestellt (s. a. NICOLAU und BANCIU, S. 49); insbesondere sollen sich nach TOMASCZEWSKI aus Bubonen stammende Keime schlecht an den künstlichen Nährboden gewöhnen lassen. Gelegentlich ist mir bei einem meiner aus Bubonen gezüchteten Stämme, der sich im übrigen typisch verhielt und auch ein voll wirksames Vaccin gab, insofern eine Abweichung vom gewöhnlichen morphologischen Aussehen der Kulturstreptobacillen aufgefallen, als er *dauernd zierlichere Formen* zeigte als die übrigen. Ferner hat DURAND betont, daß manche Stämme die konstante Eigenschaft besäßen, *kleinere Kolonien* zu bilden.

Die Stellung der Streptobacillen zu anderen Bakterienarten.

Hauptsächlich im Hinblick auf die Eigentümlichkeit der Polfärbung (Schiffchenform) hat man eine *verwandtschaftliche Beziehung der Streptobacillen zum Pestbacillus* in Betracht gezogen. Doch ist die Plasmolysierbarkeit, auf der das Phänomen der Polfärbung beruht, so weit unter den verschiedenartigsten gramnegativen Keimen verbreitet (s. A. FISCHER), daß sie *nicht als Grundlage für eine Gruppierung* geeignet sein dürfte. REENSTIERNA hat versucht, durch mehrfache Injektionen abgetöteter Ducreybacillen beim Meerschweinchen einen Schutz gegen nachträgliche Infektion mit Pestbacillen zu erzielen; indessen sind seine Versuche ergebnislos verlaufen.

Ferner besteht eine *oberflächliche morphologische Ähnlichkeit* mit dem von H. PFEIFFER als normalen Bewohner der männlichen Harnröhre beschriebenen „*Streptobacillus urethrae*“, dem man auch bei pathologischen Prozessen in der Urethra sowie in den höheren Harnwegen begegnet, und der, wie das schon DREYER betont, mit dem hauptsächlich als Dünndarmbewohner bekannten *Enterokokkus identisch* sein dürfte. Es handelt sich um einen Mikroorganismus von auffallend starker Polymorphie, bei dem man ähnlich wie beim Ducreybacillus, die verschiedensten Übergänge zwischen kokken- und stäbchenartigen Gebilden, ovoide, Achter- und Biskuitformen, ferner Auswachsen in Fäden und nach H. PFEIFFER auch Polfärbung findet, nur daß hier umgekehrt wie beim Ulcus molle-Erreger die *Grundform nicht das Stäbchen, sondern der Kokkus* sein dürfte. *Gemeinsam mit dem Ducreybacillus* hat er ferner, besonders in der Kultur, die Neigung zur Kettenbildung und zur parallelen Lagerung. Er *unterscheidet sich aber ganz scharf* von ihm unter anderem durch seine *relative Anspruchslosigkeit* bei künstlicher Züchtung sowie durch das *Fehlen der Gramnegativität*; PFEIFFER hat nur bei einem einzigen seiner Stämme eine direkte Gramunbeständigkeit gefunden, während die übrigen, auch bei allen anderen Autoren, sich nur gramlabil verhielten. *Verwandtschaftliche Beziehungen zum Ulcus molle-Erreger bestehen absolut nicht*, wohl aber ist besonders bei kulturellen Untersuchungen *die Möglichkeit zur Verwechslung* gegeben, zumal der Enterokokkus auch noch an anderen Stellen des männlichen (im Präputialsack: Bacillus involutus WAELSCH ?) sowie auch am weiblichen Genitale (s. v. JASCHKE) vorzukommen scheint. Vielleicht ist es in diesem Zusammenhang und im Hinblick auf die oben erwähnten merkwürdigen Hitzeversuche von COLOMBINI und von KAMIMURA ganz wichtig, auf die *auffallend hohe Temperaturresistenz* des Enterokokkus hinzuweisen (Lit. s. SCHÖNFELD), die allerdings an die von jenen Autoren gefundenen Werte immer noch nicht heranreicht.

Verwechslungen sind ferner mit feinen, in Ketten gelagerten gramnegativen, wohl noch nicht näher bestimmten, vielleicht auch nicht einheitlichen Stäbchen möglich, wie man sie gelegentlich in der Genitalsphäre ohne Ulcera mollia findet. So habe ich kürzlich bei einem Mann aus einem Ulcus gangraenosum derartige Keime auf BESANÇONschem Nährboden in Mischkultur bekommen, habe sie aber leider nicht rein züchten können. Gegen Streptobacillen sprach ihre allzugroße Feinheit, ihre regelmäßige Stäbchenform und das vollkommene Fehlen von Parallellagerung. Die von LEHMANN und NEUMANN aus normalen Vaginen gezüchteten feinen Kettenstäbchen sind durch ihr grampositives Verhalten von den Streptobacillen leicht abzugrenzen.

Ein verhältnismäßig *enges Band* verbindet dagegen den Ulcus molle-Erreger *mit der Gruppe der Influenzabacillen, nämlich die Neigung zu bluthaltigen Nährböden* (s. S. 49). Das „Committee on classification of the Society of American Bacteriologists“ hat ihn infolgedessen auch mit den Influenzabacillen zusammen *provisorisch in der Gruppe der hämophilen Bakterien untergebracht* (s. I. D. DAVIS). Nur darf man dabei die *Differenzen* nicht übersehen, die zwischen beiden vorhanden sind. So ist es mir z. B. nicht gelungen, den Streptobacillus auf LEWINTHAL*schem Kochblutagar*, dem bekannten Prädilektionsnährboden der Influenzabacillen, zum Wachstum zu bringen. Ferner unterschied sich unser Laboratoriumsstamm auch dadurch vom Influenzabacillus, daß er sich — nach einem gemeinsamen, nicht veröffentlichten Versuch mit W. KOLLATH — auf Nährböden nicht züchten ließ, denen statt Blut *X- und V-Stoffe* zugesetzt waren. Weiterhin ließ sich in Untersuchungen von I. D. DAVIS, der das *Ammenwachstum* („Symbiosephänomen“) zur Unterscheidung der verschiedenen Bakterien innerhalb der hämophilen Gruppe herangezogen hat, der Ducreybacillus zusammen mit dem Keuchhustenbacillus u. a. dadurch vom Influenzabacillus abgrenzen, daß er diesem gegenüber Ammeneigenschaften besaß und selbst durch Ammenkeime im Wachstum nicht gefördert wurde.

Tierversuche (mit lebenden Erregern).

Impfungen von Affen.

Die ersten sicher überlieferten Versuche, den weichen Schanker auf Affen zu übertragen, sind mit der Geschichte der Syphilisation (s. S. 3) eng verknüpft, insofern als der Erfinder dieser Methode, AUZIAS-TURENNE, von Beobachtungen, die er bei Ulcus molle-Impfungen an Affen gemacht hatte, ausging. Er erhielt, besonders bei Makaken und vor allem an Augenlidern, Brauen, Nase und Ohren, Pusteln und krustöse Efflorescenzen, die sich in Serien unter allmählicher Abschwächung bis zum schließlichen Erlöschen auf den Träger fortimpfen ließen. Seine Resultate begegneten zunächst allgemeinem Mißtrauen, wurden aber später von THIBIERGE, RAVAUT und LE SOURD, hervorragenden Sachverständigen auf diesem Gebiet, schon auf Grund seiner klinischen Beschreibung *als gelungene Übertragungen anerkannt.* Außerdem brachte einer seiner Schüler, der deutsche Arzt R. v. Welz, den zur damaligen Zeit besten Beweis für den Erfolg der Übertragungen, indem er durch Rückimpfung vom Affen *bei sich selbst klinisch einwandfreie Ulcera mollia* erzeugte. Späterhin, aber gleichfalls noch in der vorbakteriologischen Zeit, haben auch Krishaber, A. Fournier und Barthélemy erfolgreiche Impfungen bei Affen, sowie Übertragungen von Tier zu Tier bzw. von Stelle zu Stelle in größerem Umfange ausgeführt.

Nach Entdeckung der Ducreybacillen ist zuerst von Ch. Nicolle — nach anfänglichen Mißerfolgen bei der Überimpfung (1893) — *der bakteriologische Beweis* für die spezifische Natur dieser mit Ulcus molle-Eiter am Affen hervorgerufenen Impfgeschwüre *durch Darstellung der Streptobacillen in Ausstrich- und Schnittpräparaten* geliefert worden (1899, 1900). Wenige Jahre danach hat Tomasczewski *durch erfolgreiche Verimpfung von Reinkulturen auf Affen mit Rückgewinnung der Kultur* aus den Geschwüren und anschließender Übertragung derselben auf den Menschen die bakteriologische Beweisführung zum Abschluß gebracht. Weiterhin haben noch L. Davis, Thibierge, Ravaut und Le Sourd, Reenstierna, Kuboyama sowie Saelhof mit Reinkulturen Ulcera mollia bei Affen erzeugt.

Im allgemeinen wurden aus naheliegenden Gründen für die Impfungen *niedere Affen* verwandt, von denen sich neben anderen besonders Macacus cynomolgus, M. nemestrinus und M. sinicus bewährt haben; doch sind nach gelegentlicher Mitteilung von Neisser an Tomasczewski *auch die anthropoiden Affen* für die Infektion empfänglich. Vergleichende Untersuchungen an verschiedenen Körperstellen von niederen Affen ergaben, daß sich *die Haut viel besser* für die Inokulation eignete als die Schleimhäute, an denen sich, besonders an der Vulva, teils gar keine, teils nur minimale Veränderungen erzielen ließen (Krishaber, Thibierge). Hautimpfungen waren dagegen an den verschiedensten Bezirken des Kopfes, wie Brauen, Stirn, Ohr, Scheitel, ferner auch an Bauch, Leistenbeuge, Scrotum usw. erfolgreich. Nach Thibierge, Ravaut und le Sourd gaben *Impfungen am Oberlid* nach Zahl und Stärke der Geschwüre *die besten Resultate,* so daß die Methode an Zuverlässigkeit sogar der mikroskopischen Untersuchung oder der Autoinokulation von Menschen gleichkam. Als Ausgangsmaterial wurden Geschwürssekrete vom Menschen und mit gleich gutem Erfolge Reinkulturen verwendet; ebenso ließ sich vom Affen in Serien weiterimpfen, wie auch häufig zufällige Autoinokulationen durch Kratzen beobachtet wurden.

Impftechnik. Der Affe wird durch Assistenz gut gehalten, das Oberlid mit scharfer Pinzette gefaßt und mit einer in Impfmaterial getauchten Lanzette am freien Rand und den anschließenden Haut- und Schleimhautteilen an 4—5 Stellen scarifiziert. Die Stellen werden mehrfach, aber unter Vermeidung stärkerer Blutungen, nachgezogen und erneut, auch unter Benutzung der Flachseite des Instruments, mit dem Impfmaterial beschickt. In analoger Weise geht man — soweit nötig nach vorherigem Rasieren — auch an anderen Körperstellen, wie Stirn, Augenbrauen, Ohren, vor. Nach der Impfung empfiehlt es sich, für einige Zeit die Affen festzuhalten oder ihnen die Hände hinter dem Rücken zusammenzubinden.

Etwa nach der gleichen Inkubationszeit wie beim Menschen treten an den Inokulationsstellen *Geschwüre* auf, die sich durch Weichheit, scharf geschnittenen Rand, leicht blutenden Grund und reichlichen Gehalt an Ducreybacillen *als Ulcera mollia charakterisieren,* sich aber von denen des Menschen im allgemeinen durch Krustenbildung (außer an Schleimhaut- und schleimhautähnlichen Stellen), geringere Ausdehnung und Tiefe, sowie schnelle spontane Abheilung *unterscheiden,* also gewissermaßen „*Miniaturgeschwüre*" (A. Fournier) darstellen. Zu palpablen Drüsenschwellungen kommt es nicht.

Thibierge hat an zwei Affen *Chancres mixtes* beobachtet, bei denen sich zuerst streptobacillenhaltige, leicht heilende Ulcerationen und im Verlauf von 20 Tagen typische syphilitische Primärläsionen ausbildeten. Neisser dagegen hat in seinen wenigen Versuchen, Syphilisimpfungen mit Ulcus molle zu kombinieren, meist negative Resultate erhalten und nur in einem Fall nach Inokulation eines Chancre mixte einen Primäraffekt entstehen sehen.

Immunitätsphänomene haben, abgesehen von Auzias- Turenne (s. o.) sowie von einem einzelnen Versuch Rivaliers (s. S. 61), nur Thibierge, Ravaut und

LE SOURD bei wiederholten Impfungen ein und derselben Stelle beobachtet (s. u. S. 61); Untersuchungen auf *Überempfindlichkeit* (Intracutanproben mit Streptobacillenvaccin) sind bisher noch nicht vorgenommen worden.

Histologisch unterscheiden sich nach THIBIERGE die Geschwüre deutlich *von denen des Menschen.* Man findet nur eine leichte, oberflächliche, von eitriger Exsudatschicht bedeckte Nekrose, eingeschlossen von einem dichten ausschließlich aus polynucleären Leukocyten zusammengesetzten Infiltrat; in der weiteren Umgebung geringe, perivasculäre, aus dem gleichen Zellmaterial bestehende Infiltration. *Streptobacillen* sind *reichlich* und meist in Kettenform vorhanden, aber — wenigstens nach THIBIERGE — *nur in der oberflächlichen Exsudatschicht*, während sie im Infiltrat vollkommen fehlen; nach NICOLLE sollen sie allerdings auch in die Tiefe dringen.

Impfungen von anderen Tieren.

Während an der Empfänglichkeit der Affen für die Ulcus molle-Infektion Zweifel schon seit langem nicht mehr bestehen, ist *die Frage der Übertragbarkeit auf andere Tierarten* bisher *immer noch strittig* gewesen.

Von jeher hat *die Mehrzahl* der Experimentatoren bei diesen Versuchen *negative Resultate* erhalten. Schon HUNTER, TURNBULL, RICORD, TESSIER, CASTELNAU und viele andere haben bei Hunden, Katzen, Kaninchen, Meerschweinchen usw. vergebens zu inokulieren versucht. Auf der anderen Seite haben *einzelne Autoren,* wie DIDAY, AUZIAS-TURENNE, v. WELZ u. a. schon früher über *Erfolge,* besonders an Katzen, berichtet. *Auch später* standen sich *beide Lager* gegenüber: JULLIEN, ebenso anscheinend neuerdings KUBOYAMA, gelang die Übertragung auf Katzen, HORAND und PEUCH, COLOMBINI und REENSTIERNA wiederum nicht; HORAND und PEUCH auch nicht auf Hunde. Nicht anders verhielt es sich *beim Kaninchen*: So haben — nach Entdeckung der Ducreybacillen — *mit negativem Erfolge* DUCREY und COLOMBINI Eiter, BESANÇON, LENGLET, TOMASCZEWSKI, ITO, SAELHOF Kulturen auf Kaninchen verimpft; mit positivem Erfolge LUXARDO, GRAVAGNA, TEREBINSKI, FONTANA Eiter sowie REENSTIERNA, LIPIŃSKI (s. S. 51) und KUBOYAMA Kulturmaterial. Bei Meerschweinchen und Mäusen sind wohl — bis auf die abseits stehenden Befunde von HIMMEL, LIPIŃSKI (Meerschweinchen) und HABABOU-SALA (Mäuse) — ausschließlich negative Resutate beobachtet worden.

Da es zu weit führen würde, auf alle diese widersprechenden Befunde im einzelnen einzugehen, seien nur *einige besonders bemerkenswerte, durch Streptobacillennachweis bestätigte Ergebnisse am Kaninchen* hervorgehoben.

FONTANA hat durch Verimpfung von — zumeist aus Inokulationsgeschwüren stammendem — Ulcus molle-Eiter *auf die Hornhaut von Kaninchen Trübungen und kleine Ulcerationen* nebst conjunctivalen Reizerscheinungen hervorgerufen, die meist innerhalb von 14 Tagen zur Abheilung kamen. *Auch mehrfache Reinokulationen* waren möglich, die einen immer milderen Verlauf nahmen. *Übertragungen von einem Tier aufs andere* gelangen bei Impfung mit Hornhautstückchen in die vordere Kammer. In der erkrankten Hornhaut ließen sich *Streptobacillen mikroskopisch und durch Inokulation* eines Menschen nachweisen. SAPUPPO sowie ITO haben bei ähnlichen Impfungen *keine Erfolge* gehabt; ebenso habe ich gelegentlich einen streptobacillenreichen Ulcus molle-Eiter bei vier Kaninchen vergebens corneal zu inokulieren versucht. Da aber auch bei FONTANA von 25 Inokulationen nur 7 positiv ausgefallen sind, wären umfassendere Nachprüfungen erforderlich.

REENSTIERNA hat bei 10 Kaninchen Streptobacillenkultur am Scrotum inokuliert, und bei 4 Tieren *etwa stecknadelkopfgroße Pusteln* erhalten, die keine Tendenz zur Perforation und Ausbildung von Geschwüren zeigten und nach einigen Tagen eintrockneten. *Im Schnitt vereinzelte intra- und extracelluläre Streptobacillen*; Kulturen negativ; *Übertragung auf den Menschen positiv.* REENSTIERNA weist darauf hin, daß bereits ITO nach Kulturinokulationen derartige Pusteln bei Kaninchen beobachtet, aber nicht als positives Impfergebnis betrachtet zu haben scheint (TEREBINSKI, s. o.).

Kuboyama hat nach Überimpfung von Streptobacillenreinkultur *in den Hoden von Kaninchen Nekrosen und Abscesse* erhalten, die von einem lymphocytenreichen Granulationsgewebe umgeben waren. Noch nach 15 Tagen ließen sich *Streptobacillen* im Infiltrat nachweisen.

Nach diesen Befunden dürfte der von Tomasczewski noch 1912 vertretene Standpunkt, daß sich *das Kaninchen vollkommen refraktär* gegen die Ulcus molle-Infektion erweise, *nicht mehr ohne weiteres aufrecht erhalten* werden können. Es erscheinen vielmehr *erneute Untersuchungen bei dieser Tierart und auch bei anderen* erforderlich. Sie müßten entsprechend den Befunden Reenstiernas von jetzt an auch *auf minimalste Veränderungen* Gewicht legen (s. z. B. Horand und Peuch), sich *auf große Reihen* erstrecken und auch bei Verwendung von Kulturmaterial *den natürlichen Infektionsmodus,* d. h. die cutane Impfung, zum wenigsten gegenüber der intravenösen oder intraperitonealen, mehr als früher in den Vordergrund rücken.

Immunität, Allergie, Vaccins.

Immunitätserscheinungen, Antiserumwirkungen.

Angeborene Immunität. Wenn nach dem eben Gesagten auch die früher weitverbreitete Ansicht von einer *natürlichen Immunität sämtlicher* Tiere mit Ausnahme der Affen gegenüber der Ulcus molle-Infektion als erschüttert gelten muß, erscheint es doch immer noch berechtigt, *zum mindesten für die allermeisten* eine solche anzunehmen. Dagegen dürfte den gelegentlichen Angaben der älteren Literatur über eine *absolute natürliche Immunität einzelner Menschen* (s. S. 6) kaum größeres Gewicht beizumessen sein. An eine *relative,* zeitlich bzw. örtlich begrenzte natürliche *Immunität* könnte man bei den oben erwähnten Beobachtungen Boecks u. a. denken, nach denen *die Haut der Kinder,* sowie bei Erwachsenen *die Kopf- und Gesichtshaut* für die Infektion weniger empfänglich sein soll (s. S. 6 u. 5).

Erworbene Immunität. Die Frage, ob der Mensch durch fortgesetzte Infektion eine *absolute Immunität erwerben* kann, hat, wie oben besprochen, zur Zeit der „Syphilisation“ eine große Rolle gespielt, ließ sich aber damals trotz eines umfassenden experimentellen Materials infolge der unistischen Einstellung der „Syphilisatoren“ *nicht einwandfrei klären* (s. S. 6). Klinische Tatsachen, die mit Sicherheit zugunsten einer derartigen Auffassung sprechen würden, sind jedenfalls nicht bekannt geworden.

Immerhin gibt es *eine Reihe klinischer Beobachtungen,* die man, wenn auch nicht zwingend, *mit Immunitätsvorgängen in Verbindung* bringen könnte. So hat schon in den 60er Jahren Reder die dem Ulcus molle fraglos innewohnende *Tendenz zur Spontanheilung* als Immunitätserscheinung bezeichnet. So weist ferner Jullien auf die bekannte Tatsache hin, daß die *in der Umgebung eines Ulcus molle auftretenden Geschwüre im allgemeinen kleiner und oft von kürzerer Dauer* sind als die Muttereffloreszenz. Ja selbst *bis auf die regionären Lymphdrüsen* kann sich nach den obigen Auseinandersetzungen (s. S. 35) *der hemmende Einfluß des Geschwürs* erstrecken, wie auch mitunter umgekehrt *vom Bubo eine Einwirkung auf das Ulcus* auszugehen scheint (vgl. S. 35; s. anderseits Ito). Dagegen ist es mehr als zweifelhaft, ob die relative Unempfänglichkeit älterer Prostituierter überhaupt etwas mit Immunität zu tun hat und nicht vielmehr — wie bei Circumcidierten — auf anatomische Veränderungen der Genitalschleimhaut u. a. zu beziehen ist.

Ebenso hat man *auf experimentellem Wege* Vorgänge ermittelt, die — mit der gleichen Einschränkung wie eben — an *Immunitätserscheinungen* denken lassen. Wie schon kurz erwähnt, haben THIBIERGE, RAVAUT und LE SOURD *bei Affen nach mehrfachen Inokulationen am gleichen Augenlid* nur noch abgeschwächte oder auch ganz negative Impfresultate erzielt, betonen aber selbst, daß die Änderung der Reaktionsfähigkeit ebensogut von der Ausbildung eines Narbengewebes wie von der einer lokalen Immunität („vaccination par voisinage" nach AUZIAS-TURENNE) herrühren könnte; und die gleichen Erwägungen muß man *bei den analogen Beobachtungen* FONTANAS *an der Kaninchencornea* anstellen. RIVALIER hat bei einem *Affen*, den er schon verschiedentlich mit Erfolg inokuliert hatte, unmittelbar im Anschluß an mehrfache subcutane Injektionen lebender und toter Ducreybacillen *die Empfänglichkeit für die Impfung erlöschen* sehen. Ebenso haben REENSTIERNA und HUDELO *beim Menschen* nach vorangegangenen Vaccininjektionen *mitunter negative bzw. abgeschwächte Impfresultate* erhalten, während ITO sowie NICOLLE und DURAND in ähnlichen Untersuchungen eine Schutzwirkung nicht konstatieren konnten.

Serologische Antikörperreaktionen. Auch die Berichte über Immunitätsreaktionen im Blutserum von Ulcus molle-Kranken und ebenso von künstlich immunisierten Tieren führen nicht in allen Punkten zu einem einheitlichen Bild. Übereinstimmend wird nur angegeben, daß *weder das Agglutinations-* (ITO, REENSTIERNA, SAELHOF) *noch das Präcipitationsverfahren* (ITO, REENSTIERNA) *brauchbare Ergebnisse* liefert. Dagegen gehen *die Meinungen über den Wert der Komplementbindungsreaktion weit auseinander.* Während ITO und SAELHOF sie *ablehnen* oder zum mindesten für diagnostisch unzureichend halten, haben REENSTIERNA und KUBOYAMA *bei immunisierten Tieren*, GALLIA sowie TEISSIER, REILLY und RIVALIER *beim Menschen gute Resultate* erzielt; letztere haben auch noch *jahrelang nach der Heilung* positive Befunde erhoben [s. außerdem MURATA und SUEMATSU (vgl. S. 51 u. 64)]. Es erscheint möglich, daß diese Differenzen auf Unterschiede in der Herstellungsart der Antigene zurückzuführen sind. Ferner soll es beim Tier von Wichtigkeit sein, daß man zu den Injektionen lebende und nicht tote Ducreybacillen verwendet (KUBOYAMA). *Bakteriolytische Immunkörper* hat ITO im Serum von — nur dreimal — vorbehandelten Kaninchen *nicht* nachweisen können; *Unterschiede im opsonischen Verhalten* zwischen den Seren Gesunder und Ulcus molle-Kranker hat SAELHOF beobachtet, mißt ihnen aber keine diagnostische Bedeutung bei. Eine *Gruppeneinteilung* der Streptobacillenstämme hat sich bisher auch *mit Hilfe der serologischen Immunreaktionen nicht* ergeben (REENSTIERNA, SAELHOF).

Über das Verhalten der Wa.R. beim Ulcus molle s. Abschnitt Klinik.

Antiserumtherapie. Für therapeutische Zwecke hat REENSTIERNA ein durch häufige intravenöse *Behandlung von Hammeln mit abgetöteter und lebender Kultur* gewonnenes *Antistreptobacillenserum* benutzt. Er hat damit bei Bubokranken *Erfolge* erzielt, die durch Beifügung fiebererregender Substanzen (abgetötete Typhusbacillen) noch erheblich verbessert wurden. Seine Resultate sind von verschiedenen Seiten bestätigt worden (SILVA ARANJO, NICOLLE und DURAND u. a.; SAELHOF: vereinzelte Versuche bei Geschwüren).

Die Wirkung des Streptobacillenvaccins.

Die Intracutanreaktion. Während sich demnach beim Ulcus molle die diagnostischen Reaktionen auf serologischem Wege noch im Versuchsstadium befinden, hat ein anderes biologisch-diagnostisches Verfahren, *die Intracutanprobe mit spezifischem Vaccin, bereits allseitige Anerkennung* erlangt. *Im Jahre* 1913 *von* ITO *unter der Leitung von* C. BRUCK *an der* NEISSER*schen Klinik ausgearbeitet,* neuerdings von REENSTIERNA, FREI, NICOLLE und DURAND, RIVALIER, COUVERT, DUBREUILH und BROUSTET und anderen Autoren wieder aufgenommen, stellt sie wohl *die interessanteste biologische Erscheinung* dar, die auf dem Gebiete der Streptobacillenforschung nach Einführung des Kulturverfahrens sichergestellt worden ist.

Herstellung des Vaccins. ITO ist bei der Herstellung des Vaccins in der Weise vorgegangen, daß er 24stündige Streptobacillenkolonien von zwei Besançonröhrchen in 1 ccm physiologischer Kochsalzlösung fein suspendierte, $^1/_2$% Phenol zusetzte und zwei Stunden lang bei 60° im Wasserbad erhitzte. REENSTIERNA hat dieses Verfahren durch Verwendung unerhitzter, nach Phenolzusatz 14 Tage im Eisschrank aufbewahrter Suspensionen leicht modifiziert, FREI durch Verwendung von Kondenswasserkulturen, NICOLLE und DURAND durch Eichung der Suspensionen an einem Typhusvaccin von bestimmtem Trübungsgrad.

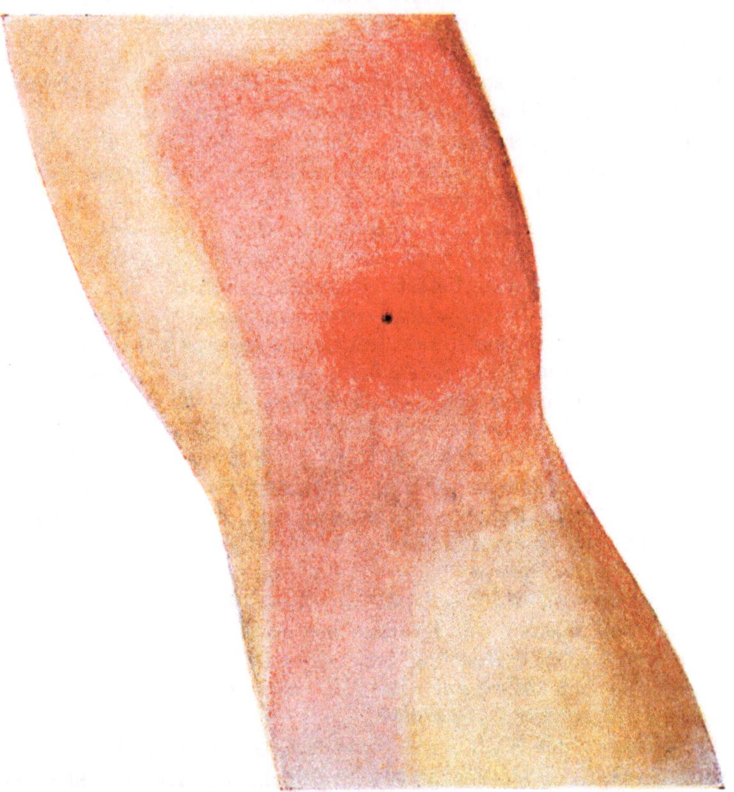

Abb. 17. Stark positive Intracutanreaktion mit Streptobacillen-Vaccin. (Aus REENSTIERNA: Arch. f. Dermat. Bd. 147, S. 362.)

Für die Intracutanwirkung des Vaccins machte es *keinen Unterschied, ob die Bakterien durch Erhitzen oder Phenolzusatz allein oder durch beides zusammen* abgetötet waren (FREI, RIVALIER). Auch *zwischen Vaccins aus verschiedenen Stämmen ließen sich Differenzen nicht* feststellen (FREI). Über die *Haltbarkeit des Vaccins* liegen fest begrenzende Angaben nicht vor. Nach FREI bleiben sie bei Aufbewahrung im Eisschrank mehrere Monate zur Anstellung der Hautreaktion geeignet, obwohl sich schon nach wenigen Tagen Bacillen in ihnen mikroskopisch nicht mehr nachweisen lassen.

Nach intracutaner Einspritzung einiger Tropfen dieses Vaccins erhielt ITO *bei Ulcus molle-, besonders aber bei Bubokranken sehr ausgedehnte urticariell-erythematöse Reaktionen, meist mit starker papulöser Erhebung oder Induration im Zentrum, sowie Absceßbildung* an der Injektionsstelle, die nach 24—48 Stunden ihren Höhepunkt erreichten und erst im Laufe von 10 Tagen allmählich zurückgingen. Sie waren mitunter von einer *akuten Lymphangitis und Lymphadenitis*, sowie von leichten *Temperatursteigerungen* usw. begleitet. *Bei Gesunden* traten höchstens kleine, flächenhaft-erythematöse Reaktionen ohne jede Induration oder Absceßbildung auf, die innerhalb von drei Tagen spurlos verschwanden. Auch REENSTIERNA und andere haben Reaktionen von ähnlicher Stärke erhalten (s. Abb. 17, aus der Arbeit REENSTIERNAS stammend). FREI hat, um bei den Kranken so heftige Erscheinungen zu vermeiden, und um zugleich die Kontrollreaktion der Gesunden auf ein Minimum zu beschränken, mit Verdünnungen des Ausgangsvaccins gearbeitet. Ferner haben REENSTIERNA sowie FREI, um unspezifischen Reaktionen aus dem Wege zu gehen, *die Ablesung erst nach zwei Tagen* vorgenommen. Die *stärksten, besonders durch große rote Höfe charakterisierten Reaktionen* gaben Kranke, die mit *Bubonen* behaftet waren. *Bei unkomplizierten Geschwüren* fiel die Reaktion meist schwächer, aber doch noch positiv aus. Immerhin haben REENSTIERNA, NICOLLE und DURAND sowie FREI bei einzelnen Ulcus molle-Kranken *auch negative Resultate* erhalten, FREI sogar bei einem durch *Bubo* komplizierten Fall — einzelne Ausnahmen, wie sie bei einer biologischen Reaktion zu den Selbstverständlichkeiten gehören.

Was *die Spezifität der Probe* anlangt, so haben auf der einen Seite einige orientierende Versuche von REENSTIERNA bisher ergeben, daß *Ulcus molle-Kranke auf fremde Vaccins,* z. B. von Pestbacillen oder Micrococcus melitensis, *nicht* anders als Normale reagieren. Auf der anderen Seite haben zahlreiche *Hautproben bei gesunden bzw. anderweitig kranken Personen* mit Streptobacillenvaccin *eklatante quantitative Unterschiede* zwischen diesen und den Ulcus molle-Kranken aufgedeckt. *Nur vereinzelt* kamen bei Gesunden Reaktionen vor, die man für zweifelhaft (REENSTIERNA) oder sogar für positiv (FREI, HUDELO, RIVALIER) erklären mußte, ohne Anhaltspunkte für eine vorangegangene Infektion zu haben.

Der praktische Wert des Verfahrens wird aber durch diese seltenen Ausnahmen kaum vermindert; dagegen erheblich durch die Erfahrung, daß *die Reaktion noch viele Jahre nach einer Infektion positiv* ausfallen kann. In einem Fall von REENSTIERNA war sie *nach* 50 *Jahren,* in einem kürzlich von mir beobachteten, gleichfalls wie bei REENSTIERNA mit Bubo kompliziert gewesenen noch *nach 28 Jahren* auslösbar. Ebenso kann sich bei unkomplizierten Fällen die Reaktionsfähigkeit lange halten, wenn sie auch mitunter schon nach wenigen Jahren erloschen ist.

Ihren praktischen Wirkungsbereich findet die Reaktion wohl hauptsächlich *bei Bubonen unklarer Ätiologie,* bei denen sie ein wertvolles diagnostisches Hilfsmittel darstellt (s. S. 46). Ebenso wird man sie gelegentlich *bei der Differentialdiagnose zwischen Ulcus molle serpiginosum und Granuloma venereum* mit Nutzen verwenden können (GENNERICH); mitunter wohl *auch bei gewöhnlichen Ulcera mollia,* zumal wenn die mikroskopische Bacillenuntersuchung durch Vorbehandlung oder versteckten Sitz der Geschwüre erschwert ist. *Ihr wissenschaftliches Interesse* liegt darin, daß sie *ganz neue Aufschlüsse* über die Ulcus molle-Infektion gibt, die man früher als rein örtliche Erkrankung aufgefaßt hat.

Das Wesen der Reaktion ist in einer *erworbenen Überempfindlichkeit gegenüber den Streptobacillen (Allergie)* zu erblicken. Dieser Zustand muß *nicht unbedingt durch eine Infektion mit lebendem Erreger* hervorgerufen sein, sondern kann nach ITO sowohl beim Menschen wie beim Tier *auch durch Vorbehandlung mit Vaccin* künstlich erzeugt werden. Ebenso kann bei schon bestehender, auf natürlichem Wege erworbener Überempfindlichkeit durch intensive Vaccinbehandlung *eine Änderung der Reaktionsfähigkeit* hervorgerufen werden, insofern als die Hautreaktion früher einsetzt und schneller abläuft (FREI). *Die wirksame Substanz* stellt nach Untersuchungen von ITO am Tier und von FREI sowie von RIVALIER an Ulcus molle-Kranken *kein Ektotoxin* dar, sondern ist *an den Bacillenleib gebunden* und wird *erst mit dessen* — sehr rasch erfolgendem — *Zerfall frei („Endotoxin")*. RIVALIER zieht — mit einer gewissen Reserve — *Vergleiche zwischen der Reaktion und der Tuberkulinprobe,* der sie unter anderem in dem krassen Unterschiede zwischen positivem und negativem Ausfall ähnelt, wie man ihn sonst bei den wenigsten bakteriellen Antigenen findet. Noch besser scheint ein *Vergleich mit der Trichophytinreaktion* angebracht zu sein. Hier wie dort: Weckung der Überempfindlichkeit durch örtlich begrenzte Krankheitsherde sowie langes Persistieren nach deren Abheilung. Hierzu kommt noch, daß auch in quantitativer Beziehung eine größere Annäherung an die Überempfindlichkeit gegen Trichophytin besteht als an die gegen Tuberkulin, insofern als *cutane Impfung* nach Art der PIRQUETschen (ITO, FREI) oder *Anwendung vaccinhaltiger Lanolinsalbe* nach Art der MOROschen *nicht ausreichen, um deutliche Reaktionen* zu erzeugen. Die Überempfindlichkeit scheint sich *nicht auf das Hautorgan zu beschränken*, da auch nach *intramuskulären* Vaccininjektionen stärkere Lokal- und Allgemeinerscheinungen, sowie nach intravenösen gewöhnlich höhere Temperatursteigerungen u. a. auftreten als bei Gesunden oder anderweitig Kranken. Nach einem Tierversuch von ITO scheint sogar die Möglichkeit zu bestehen, daß sich *die Überempfindlichkeit durch das Serum von Ulcus molle- und Bubo-Kranken passiv übertragen* läßt — eine Frage, der man mit Hilfe der PRAUSNITZ-KÜSTNERschen Versuchsanordnung neuerdings auch am Menschen bequem nachgehen könnte.

Vaccintherapie. *Schon* ITO *hatte sein Vaccin zur Behandlung von Ulcus molle-Kranken benutzt* und damit *bei 12 Bubofällen gute Resultate* erhalten. Stets reichten 1—2 intramuskuläre Injektionen aus, um die Bubonen etwa innerhalb einer Woche zur Abheilung zu bringen, während dagegen *Geschwüre nur wenig beeinflußt* wurden. *Auch mit lokaler Behandlung* derselben *durch vaccinhaltige Salbe* hatte er *keinen Erfolg* (ebenso späterhin FREI).

Bereits vor ITO haben MURATA sowie NAKANO und TAKEMOTO allgemeine und HERBST örtliche Vaccinbehandlungen bei Ulcus molle-Kranken vorgenommen (zit. nach ITO). Doch ist es nach ITO zweifelhaft, ob MURATA und HERBST mit echten Streptobacillen gearbeitet haben, während bei NAKANO und TAKEMOTO genauere Angaben über die Natur der von ihnen verwendeten Bakterien fehlen.

Auch das neuerdings von HABABOU-SALA *zur lokalen Therapie* von Geschwüren und Bubonen nach der Technik von BESREDKA hergestellte *Filtratvaccin* scheint nicht aus echten Streptobacillen gewonnen zu sein (s. S. 49 u. 51). Selbst die guten therapeutischen Erfolge dieses Autors (s. auch PAUTRIER, HÜBSCHMANN) beweisen nicht die Echtheit der Kultur, da auch bei lokaler Applikation von sicher unspezifischen Vaccins ähnliche Resultate erzielt worden sind (L. FOURNIER und LONJUMEAU; JEANSELME, JAUSION und DIOT).

Mit der ITO*schen Vaccintherapie* hat sich in den letzten Jahren *eine große Reihe von Autoren* beschäftigt (KURITA, STÜMPKE, FREI, NICOLLE und DURAND und andere).

Als Behandlungsmethode hat man dabei zum Teil die ursprüngliche intramuskuläre Verabreichungsart beibehalten, zum Teil ist man zu *intravenösen Injektionen* übergegangen, die, besonders in Frankreich nach dem Vorbilde von NICOLLE und DURAND, *zur Zeit die Methode der Wahl* darstellen (CHEINISSE, DUBREUILH und BROUSTET, HUDELO, NICOLAS und LACASSAGNE u. a.). Sie besitzen gegenüber den intramuskulären Injektionen den Vorteil, schmerzhafte Infiltrate zu vermeiden, aber dafür den Nachteil, unter Umständen — wenigstens bei den ersten Spritzen, späterhin meist nicht mehr — *allzu stürmische Allgemeinreaktionen* hervorzurufen, so daß vor ihrer Anwendung bei geschwächten, herzkranken oder tuberkulösen Individuen gewarnt wird (DUBREUILH und BROUSTET).

Auch die *Beschaffenheit der Vaccins* dürfte nach den Vermutungen RAVAUTS *für das Behandlungsresultat von Bedeutung* sein. Besondere Beachtung muß man sicherlich ihrem *Herstellungsalter schenken.* Ferner ist zu empfehlen, daß man sich vor ihrer therapeutischen Verwendung *mit Hilfe der Intracutanreaktion von ihrer Wirksamkeit* überzeugt.

Ohne an dieser Stelle auf therapeutische Einzelheiten näher einzugehen, sei nur hervorgehoben, daß entsprechend den ersten Befunden ITOS auch weiterhin *die durchschnittlich besten Erfolge bei Bubonen*, und zwar in sämtlichen Stadien, erzielt worden sind, während *der Einfluß auf die Ulcerationen* sich als *nicht ganz so gleichmäßig* erwiesen hat (s. z. B. SAELHOF, NICOLAS und LACASSAGNE, RAVAUT), wenn er auch *häufig genug zu konstatieren* gewesen ist. Dabei haben sich Inokulationsgeschwüre der Vaccintherapie gegenüber im allgemeinen resistenter gezeigt als gewöhnliche (Durand). *Am schwierigsten* hat sich — begreiflicherweise — die *Vaccinbehandlung der serpiginösen Geschwüre* gestaltet, hat jedoch gleichfalls *bei genügender Ausdauer mitunter schöne Resultate* gegeben (s. z. B. Frei, Cassuto).

Man hat *an Stelle des Kulturvaccins auch den Eiter von Kranken* teils in sterilisierten (Cruveilhier, Boidin und Turpin; Vigne, Fournier und Acquaviva), teils in genuinem Zustande (Fáy und Gaál: aus geschlossenen, mikroskopisch bacillenfreien Bubonen) bei Geschwüren und besonders bei Bubonen — und zwar mit befriedigendem Erfolge — zur Behandlung benutzt (Eigeneiterbehandlung, Pyotherapie). Jedoch ist es unsicher, ob es sich dabei um eine *Vaccinwirkung*, d. h. um eine Wirkung von Streptobacillenbestandteilen, *oder* nur um eine *besondere Art der Proteinkörpertherapie* handelt. Vielleicht könnte man dieser Frage gleichfalls mit Hilfe der Intracutanprobe nähertreten, indem man prüft, ob sich mit dem Eiter — in Analogie zu meinen Beobachtungen beim Lymphogranulom — spezifische Hautreaktionen auslösen lassen.

Auch *über die theoretischen Grundlagen der eigentlichen Vaccintherapie des Ulcus molle ist man sich* — genau so wie bei anderen Infektionskrankheiten — *durchaus noch nicht im klaren.* Unbestreitbar besitzt diese Therapie beim Ulcus molle insofern eine *spezifische Komponente,* als ein wesentlicher Faktor derselben, die hochfieberhafte Allgemeinreaktion, zum guten Teil auf das Ineinandergreifen von allergischem Organismus und zugehörigem Antigen zurückzuführen ist. Umgeht man aber das spezifische Prinzip und löst *ähnliche Reaktionen auf anderem Wege* aus, z. B. durch Injektionen von Milch (R. Müller u. a.) oder insbesondere von unspezifischen Vaccins (Herbst und Gatewood, Harold, Garriga, Noguer, Lazo García, Nicolas und Lacassagne, Pontoizeau u. a.), so soll man der Literatur zufolge therapeutische Effekte erzielen, die *sowohl ihrer Art wie ihrer Stärke nach mit denen der spezifischen Vaccins ungefähr auf eine Stufe* zu stellen sind. Bei beiden Methoden erstreckt sich der Hauptwirkungsbereich auf die Bubonen, und beide führen gegenüber der früher üblichen, rein lokalen Bubobehandlung zu einer bedeutenden Abkürzung des Krankheitsverlaufs, die beim Streptobacillen-Vaccin nach den vergleichenden Untersuchungen von Vigne, Fournier und Acquaviva nur um ein geringes erheblicher zu sein scheint. Infolgedessen hat man *für beide Methoden auch den gleichen Wirkungsmechanismus* angenommen — nur mit dem Unterschied, daß dieser bei dem Vaccin *auf spezifischem Wege zur Auslösung* gelangt. Nach diesen Gedankengängen würde sich die Streptobacillenvaccin-Therapie *besonders nahe mit der Tuberkulinbehandlung des Ulcus molle* berühren, die bei Bubonen (Almkvist, Pinkus), gewöhnlichen Ulcera mollia (García Casal, Pinkus) und in letzter Zeit viel bei serpiginösen Geschwüren, und zwar in Spanien (Criado, Sainz de Aja, García Casal, Baliña und Quiroga, Covisa), angewendet worden ist, und die von der Fieberbehandlung der Paralyse mittels Tuberkulin durch Wagner v. Jauregg ihren Ausgang genommen hat (spätere Analoga: Tuberkulinbehandlung der Frühlues durch Biach; der Psoriasis und anderer Dermatoren durch Ponndorf; des Asthma bronchiale durch Storm van Leeuwen). Auch hier ist die Heilwirkung auf eine starke allergische Allgemeinreaktion zurückzuführen, die man vom Standpunkte des Ulcus molle aus zum Unterschied von der „eigenspezifischen" des Streptobacillenvaccins als „fremdspezifisch" bezeichnen könnte.

Jedoch erscheint es keineswegs sicher, daß sich *der therapeutische Wirkungsmechanismus des Vaccins in diesen Vorgängen erschöpft,* sondern er könnte ebensogut noch *eine weitere spezifische, auf dem Prinzip der aktiven Immunisierung beruhende Komponente* umfassen. *Zuverlässige Anhaltspunkte* dafür sind freilich bisher *noch nicht* erbracht. Insbesondere herrscht darüber noch keine Einstimmigkeit, ob es *durch prophylaktische Vaccinbehandlung* gelingt, den

Organismus gegen eine nachträgliche Infektion zu *schützen* (s. S. 61). Immerhin ist auffallend, daß sich bei lange fortgesetzter Vaccinbehandlung eine *Änderung des allergischen Zustandes im Sinne einer Beschleunigung und Verkürzung* der Hautreaktion zu vollziehen scheint, wie wir sie in noch ausgesprochenerem Maße von der Pockenimpfung her als *Reaktionsform geschützter Individuen* kennen („vaccinale Frühreaktion").

Wie dem auch sei, an der Tatsache, daß *das Streptobacillenvaccin eine deutliche therapeutische Wirkung* entfaltet, kann jedenfalls kein Zweifel bestehen. Infolgedessen erhebt sich die Frage, ob nicht in ähnlicher Weise *auch am spontanen Heilungsprozeß das Zusammenwirken von allergischem Organismus und Streptobacillensubstanz* beteiligt ist. Hier kommen wohl derartig brüske Reaktionen, wie sie bei der Vaccinbehandlung durch die plötzliche Überschwemmung des Organismus mit massigen Antigendosen ausgelöst werden, weniger in Frage als *kleinere, aber dafür dauernde Impulse.* Dabei könnte man sich vorstellen, daß sich diese *an den Stellen der Antigendepots, also in den Krankheitsherden, in verstärktem Maße* geltend machen, wie auch lokale Applikation von Streptobacillenvaccin unter Umständen gute Resultate zu liefern scheint (DUCOURTIOUX; HABABOU-SALA? s. S. 64). Auch die natürlichen Heilungsvorgänge spielen sich *zumeist mit größerer Intensität in den Bubonen* als in den Geschwüren ab — eine Tatsache, die vielleicht bis zu einem gewissen Grade für eine Übereinstimmung zwischen ihnen und der Vaccinwirkung spricht. Jedoch reicht eine solche Analogie bei weitem noch nicht aus, um auf die angeregte Frage eine sichere Antwort zu erteilen.

Literatur.

ADRIAN, C.: Zur Kenntnis der venerischen Bubonen und des Buboneneiters. Arch. f. Dermatol. u. Syphilis. Bd. 49, S. 67. 1899. — ALMKVIST, J.. Behandlung von Bubonen mit künstlicher Temperatursteigerung. Dermatol. Wochenschr. Bd. 63, S. 1051. 1916. — AMSTAD, R.: Ulcus molle mit Metastasenbildung und Septicopyämie. Dermatol. Wochenschrift. Bd. 74, S. 441. 1922. — ARANJO, SILVA: Archivos Brasilieiros de Medicina. 1922. Nr. 2. Zit. nach REENSTIERNA: Arch. f. Dermatol. u. Syphilis. Bd. 147. — AUBERT, M.: De l'atténuation du virus du chancre simple par la chaleur. Ann. de dermatol. et de syphiligr. 1883. p. 737. — AUDRY, CH.: (a) Bactériologie clinique du chancre simple. Gaz. hebd. de méd. et de chirurg. 4. März 1893. p. 101. Ref. Ann. de dermatol et de syphiligr. 1893. p. 535. (b) Das Vorhandensein des DUCREY-UNNAschen Bacillus im Bubo des Ulcus simplex vor Auftreten des Eiters. Monatsh. f. prakt. Dermatol. Bd. 20, S. 266. 1895. (c) Précis élémentaire des maladies vénériennes. 1910. (Zit. nach GAYMARD.) — AUSPITZ, H.: Die Lehren vom syphilitischen Kontagium. Wien 1866. — AUZIAS-TURENNE, J. A.: La Syphilisation. Paris 1878. — AZUA: Ulcus molle impetiginosum. Sociedad española de dermatol. y sifiliogr. Sitzungen vom Februar und März 1919. Ref. Arch. f. Dermatol. u. Syphilis. Bd. 137, S. 173. 1921. — BABA, T.: Studies on a Miyahara's bacillus resembling that of ulcus molle. Japanese journ. of dermatol. a. urol. Vol. 25, Nr. 3, p. 19. 1925. Ref. Zentralbl. f. Haut- u. Geschlechtskrankh. Bd. 18, S. 283. 1926. — BABES, V.: Der weiche Schanker. Handbuch der pathogenen Mikroorganismen. 1. Aufl. Bd. 3, S. 425. Jena 1903. — BALIÑA, P. L. und M. QUIROGA: Behandlung der blanden serpiginösen oder rebellischen Schanker mit Tuberkulin. Semana méd. 1924. p. 153. Ref. Zentralbl. f. Haut- u. Geschlechtskrankh. Bd. 13, S. 197. 1924. — BALZER, F. und GALUP: Chancre mixte et blennorrhagie de la région anorectale. Bull. de la soc. franç. de dermatol. 1907. p. 377. — BARTELS, P.: Das Lymphgefäßsystem. Jena 1909. — BEJARANO: Über therapeutische Wirksamkeit und Zwischenfälle bei intravenöser Vaccinotherapie. Soc. española de dermatol. y sifiliogr. 11. 1. 1924. Ref. Zentralbl. f. Haut- u. Geschlechtskrankh. Bd. 18, S. 776. 1926. — BELGODÈRE, G.: Saprophytisme et maladies vénériennes. Ann. des maladies vénér. 1923. p. 598. Ref. Zentralbl. f. Haut- u. Geschlechtskrankh. Bd. 12, S. 294. 1924. — BERGEL, S.: Die Lymphocytose, ihre experimentelle Begründung und biologisch-klinische Bedeutung. Ergebn. d. inn. Med. Bd. 20. Berlin: Julius Springer 1921. — BERING, F.: Vereinigung rheinisch-westfälischer Dermatologen. Sitzung v. 8. 11. 1925. Ref. Zentralbl. f. Haut- u. Geschlechtskrankh. Bd. 19, S. 17. 1926. — BESANÇON, F., V. GRIFFON et L. LE SOURD: Recherches sur la culture du bacille de DUCREY. Ann. de dermatol. et de syphiligr. 1901. p. 1. — BIACH, M. Die Tuberkulinbehandlung der Frühlues. Wien. klin. Wochenschr. 1915. Nr. 49, S. 1345. — BIBERSTEIN, H.: Über Hautdiphtherie, insbesondere die ekzematoïde Form. Med. Klinik.

1922. S. 168. — BOECK, W.: Erfahrungen über Syphilis. Stuttgart 1875. — BOIDIN, L. et R. TURPIN: La Pyothérapie. Bull. méd. de Paris. Jg. 37, Nr. 8, p. 199. 1923. Ref. Zentralblatt f. Haut- u. Geschlechtskrankh. Bd. 9, S. 185. 1924. — BONNET, L. M.: Vaccinothérapie, sérothérapie et protéinothérapie des bubons consécutifs au chancre mou. Lyon méd. Tom. 131, p. 358. 1922. Ref. Zentralbl. f. Haut- u. Geschlechtskrankh. Bd. 5, S. 531. 1922. — BRAMS, J.: Isolation of DUCREY bacillus from the smegma of thirty men. Journ. of the Americ. med. assoc. Vol. 82, p. 1166. 1924. Ref. Zentralbl. f. Haut- u. Geschlechtskrankh. Bd. 15, S. 477. 1925. — BRAULT, J.: (a) Traitement des adénites inguinales à forme aigue et subaigue. Lyon méd. 1894. Nr. 9—10. Ref. Arch. f. Dermatol. u. Syphilis. Bd. 30, S. 156. 1895. (b) La chancrelle ou chancre mou en Algérie. Arch. f. Schiffs- u. Tropenhygiene. Bd. 13, S. 397. 1909. — BROCQ, L. et CL. SIMON: Contribution à l'étude du phagédénisme. Bull. et mém. de la soc. méd. des hôp. de Paris. 28. fév. 1908. p. 290. Ref. Ann. de dermatol. et de syphiligr. 1908. p. 359. — BRUCK, C.: (a) Zur Bekämpfung der Geschlechtskrankheiten im Felde. Münch. med. Wochenschr. 1915. Nr. 4, S. 136. (b) Beiträge zur Kenntnis der Pathogenese des weichen Schankers. Arch. f. Dermatol. u. Syphilis. Bd. 129, S. 170. 1921. (c) Über das Ulcus molle und seine Behandlung. Klin. Wochenschr. 1922. Nr. 14, S. 689. — BRUHNS, C.: Über die Lymphgefäße der weiblichen und äußeren männlichen Genitalien. 7. Kongr. d. dtsch. dermatol. Ges. Breslau 1901. S. 120. — BURNIER: Les chancres blénorrhagiques. Ann. des maladies vénér. Tom. 14, Nr. 2, p. 68. 1919. Ref. Arch. f. Dermatol. u. Syphilis. Bd. 125, S. 932. 1920. — BUSCHKE, A.: (a) Über die Pathogenese des weichen Schankers und der venerischen Bubonen. Dtsch. dermatol. Ges. V. Kongr. Graz 1895. S. 512. (b) Ulcus serpiginosum. Berlin. Dermatol. Gesellsch. Sitzg. v. 25. 3. 24. Ref. Dermatol. Zeitschr. Bd. 42. S. 106. 1925. — BUSCHKE, A. und E. LANGER: Zur Kasuistik seltener Fälle von Gonorrhöe, Ulcus molle und Ulcus pseudovenereum (Ulcus simplex BUSCHKE) beim Neugeborenen und Kinde. Dermatol. Zeitschr. Bd. 45, S. 11. 1925. — BUSCHKE, A. u. O. LEISSNER: Zur Behandlung des Ulcus molle serpiginosum mit Pyrogallussäure. Klin. Wochenschr. 1924. Nr. 22. S. 1005. — CASSUTO: Une observation de chancre mou avec intradermoréaction; traitement par vaccinothérapie intraveineuse. Arch. de l'institut Pasteur de Tunis 1924. Tom. 13, p. 301. — CAVALLUCCI, U.: Behandlungsergebnisse bei spezifischer Vaccino- und Proteinkörpertherapie des weichen Schankers und seiner Komplikationen. Rinascenza med. Jg. 3, Nr. 11, p. 236—238. 1926. Ref. Zentralbl. f. Haut- u. Geschlechtskrankh. Bd. 21, S. 380. 1926. — CHEINISSE, L.: (a) Contribution à l'étude bactériologique du chancre mou. Ann. de dermatol et de syphiligr. 1894. p. 277. (b) Traitement du chancre mou par des iniections intraveineuses du vaccin antistreptobacillaire. Presse méd. 1924. p. 952. Ref. Zentralbl. f. Haut- u. Geschlechtskrankh. Bd. 16, S. 933. 1925. — COLOMBINI, P.: (a) Über die Pathogenese des venerischen Bubo. Dermatol. Zeitschr. Bd. 8, S. 653. 1901. (b) Bakteriologische Untersuchungen über die nach Ulcus molle auftretende Lymphangioïtis. Arch. f. Dermatol. u. Syphilis. Bd. 87, S. 47. 1907. — CONSEIL, E.: Quatorze observations de chancres mous, simples ou compliqués, traités par les inoculations intraveineuses du vaccin antistreptobacillaire. Arch. de l'instit. Pasteur de Tunis. 1924. p. 273. — CORNIL, V.: Leçons sur la Syphilis. Paris 1874. — COUVERT, G.: Sulla intradermoreazione e sulla vaccinoterapia nell' ulcera molle. Arch. ital. di dermatol., sifiligr. e venereol. Vol. 1, p. 94. 1925. — COVISA: (a) Tuberkulinbehandlung eines Falles von serpiginösem Ulcus molle. Actas dermo-sifiliogr. 1921. p. 82. Ref. Zentralbl. f. Haut- u. Geschlechtskrankh. Bd. 3, S. 407. 1922. (b) Venerischer Serpiginismus. Soc. española dermatol. y sifiliogr. 25. 4. 1923. Actas dermo-sifiliogr. 1923. p. 163. Ref. Zentralbl. f. Haut- u. Geschlechtskrankh. Bd. 14, S. 118. 1924. — CRIADO: Soc. española de dermatol. y sifiliogr. Februar und März 1919. Arch. f. Dermatol. u. Syphilis. Bd. 137, S. 173. 1921. — CRIVELLI, M.: De la virulence du bubon, qui accompagne le chancre mou. Arch. générales de médecine. 1886. p. 410. — CRUVEILHIER: Vaccinothérapie dans le chancre mou. Cpt. rend. des séances de la soc. de biol. 25. 2. 1922. Ref. Zentralbl. f. Haut- u. Geschlechtskrankh. Bd. 5, S. 185. 1922. — DAUB, A.: Über Ulcus molle und seinen Erreger. Inaug.-Diss. Bonn 1894. — DAVIS, DAVID J.: The accessory factors in bacterial growth. V. The value of the satellite (or symbiosis) phaenomenon for the classification of hemophilic bacteria. Journ. of infect. dis. Vol. 29, p. 187. 1921. — DAVIS, L.: Observations on the distribution and culture of the chancroid bacillus. Journ. of med. research. Vol. 9, p. 401. 1903. — DELBANCO, ERNST: Historisches über UNNAS Streptobacillus. (Eine Legendenbildung im 20. Jahrhundert.) Arch. f. Dermatol. u. Syphilis. Bd. 129, S. 242. 1921. — DEUTSCH, A.: (a) Über die Ätiologie und Therapie der Bubonen. Zentralbl. d. Harn- u. Sexualorgane. Bd. 8, S. 354. 1897. (b) DUCREYsche Bacillen im „Chancre mixte". Arch. f. Dermatol. und Syphilis. Bd. 40, S. 359. 1897. — DIDAY, P.: Du bubon chancrelleux. Ann. de dermatol. et de syphiligr. 1885. p. 17. — DREYER, A.: Über Enterokokken-Urethritis. Monatsber. f. Urol. Bd. 9, S. 383. 1904. — DUBREUILH, W. et P. BROUSTET: (a) Traitement des chancres mous par le vaccin de NICOLLE. Bull. de la soc. franç. de dermatol. Jg. 32, Nr. 4, p. 182—184. 1925. Ref. Zentralbl. f. Haut- u. Geschlechtskrankh. Bd. 18, S. 284. 1926. (b) Traitement des chancres mous et de leurs complications par le vaccin de NICOLLE. Ann. de dermatol. et de syphiligr. Tom. 6, Nr. 10, p. 577—596. 1925. Ref. Zentralbl. f.

Haut- u. Geschlechtskrankh. Bd. 19, S. 296. 1926. — Dubreuilh, W. und A. Lasnet: Étude bactériologique sur le chancre mou et le bubon chancreux. Arch. cliniques de Bordeaux. 1893. Nr. 10 u. 11. Ref. Ann. de dermatol. et de syphiligr. 1894. p. 607. — Ducourtioux: Zitiert bei Ravaut. Bull. de la soc. franç. de dermatol. 1926. p. 110. — Ducrey, A.: (a) Recherches expérimentales sur la nature intime du principe contagieux du chancre mou. Congrès intern. de dermatol. et syphiliogr. Paris 1889. p. 229. (b) Experimentelle Untersuchungen über den Ansteckungsstoff des weichen Schankers und über die Bubonen. Monatsh. f. prakt. Dermatol. Bd. 9, S. 387. 1889. (c) Noch einige Worte über das Wesen des einfachen kontagiösen Geschwürs. Monatsh. f. prakt. Dermatol. Bd. 21, S. 57. 1895. — Durand, P.: Technique de l'isolement du streptobacille de Ducrey. Arch. de l'inst. Pasteur de Tunis Tom. 15, Nr. 2, p. 118—127. 1926. Ref. Zentralbl. f. Haut- u. Geschlechtskrankh. Bd. 21, S. 376, 1926. — Ehrmann, S.: Über die Peri- und Endolymphangitis syphilitica. Arch. f. Dermatol. u. Syphilis. Bd. 81, S. 179. 1906. — Eliasberg, J.: Ein Beitrag zur pathologischen Anatomie der Bubonen. Inaug.-Diss. Dorpat 1894. — Fasani-Volarelli, F.: Sull' ulcera serpiginosa di origine venerea. Giorn. ital. d. malatt. vener. e d. pelle. Vol. 62, p. 436. 1921. Ref. Zentralbl. f. Haut- u. Geschlechtskrankh. Bd. 3, S. 196. 1922. — Ferrari, P.: Le bacille du chancre mou. Ann. de dermatol. et de syphiligr. 1885. p. 759. — Fáy, A. und A. K. Gaál: Über die Eigeneiterbehandlung der Ulcus molle-Bubonen, gleichzeitig ein Versuch zur Erklärung der Wirkungsweise dieser neuen Behandlungsmethode. Dermatol. Zeitschr. Bd. 42, S. 285. 1925. — Finger, E.: (a) Über die Natur des weichen Schankers. 58. Versammlung dtsch. Naturforsch. u. Ärzte. Straßburg 1885. Ref. Arch. f. Dermatol. u. Syphilis. 1885. 12. Jg., S. 670. (b) Sulla natura dell' ulcera molle. Internat. med. Kongreß. Rom 1894. Bd. 5. Dermatologie. S. 140. (c) Verhandl. d. 5. dermatol. Kongr. Graz 1895. S. 573. (d) Die Syphilis und die venerischen Krankheiten. Leipzig-Wien 1896. S. 235. (e) Ulcus molle u. Syphilis. Wien. klin. Wochenschrift 1902. S. 36. — Fiocco, G. B.: Ulcera serpiginosa venerea. Giorn. ital. d. malatt. vener. e d. pelle. 1895. p. 511. — Fischer, A.: Vorlesungen über Bakterien. Jena 1903. 2. Aufl. — Fischer, Fr.: Über Reinkultur von Ulcus molle-Bacillen. Inaug.-Diss. Berlin 1903. — Fontana, A.: (a) Sulla inoculabilità del bacillo di Ducrey nella cornea de coniglio. Nota preventiva. Gazz. d. ospedali e d. clin. 1908. Nr. 122. (b) Über die Inokulierbarkeit des Ulcus molle in die Cornea des Kaninchens. Gazz. d. ospedali e d. clin. Nr. 8. 17. 1. 1911. Ref. Arch. f. Dermatol. u. Syphilis. Bd. 109, S. 310. 1911. (c) Über die Verimpfbarkeit des Ulcus venereum auf die Hornhaut. Zentralbl. f. Bakteriol., Parasitenk. u. Infektionskrankh., Abt. I, Orig. Bd. 57, S. 433. 1911. (d) Sulla colorazione dei microorganismi nei tessuti mediante i metodi di impregnazione argentica. Pathologica. 1922. p. 473. Ref. Zentralbl. f. Haut- u. Geschlechtskrankh. Bd. 7, S. 13. 1923. — Fournier, A.: (a) De la contagion syphilitique. Paris 1860. Zit. nach H. Auspitz. S. 113. (b) Artikel „Inoculation" im Dictionnaire de médecine et de chirurgie pratiques de Jaccoud. 1874. Zit. nach Jullien, S. 355. (c) Weicher Schanker am Kopf. Indépendance méd. 1896. Ref. Monatsh. f. prakt. Dermatol. Bd. 24, S. 46. 1897. — Fournier, H.: Sur le traitement du bubon chancrelleux. Thèse de Toulouse 1897. Ref. Arch. f. Dermatol. u. Syphilis. Bd. 42, S. 297. 1898. — Fournier, L. et P. Lonjumeau: Traitement du bubon chancrelleux par l'injection intraganglionnaire d'un vaccin polymicrobien. Gaz. des hôp. civ. et milit. Jg. 98, Nr. 56, p. 913—914. 1925. Ref. Zentralbl. f. Haut- u. Geschlechtskrankh. Bd. 19, S. 296. 1926. — Frei, W.: (a) Reaktionen mit Streptobacillenvaccine bei Ulcus molle. Zentralbl. f. Haut- u. Geschlechtskrankh. Bd. 6, S. 227. 1923. (b) Bemerkenswerter therapeutischer Erfolg mit Streptobacillenvaccine bei einem Fall von Ulcera mollia serpiginosa. Zentralbl. f. Haut- u. Geschlechtskrankh. Bd. 7, S. 307. 1923. (c) Streptobacillenkultur und -vaccine. Arch. f. Dermatol. u. Syphilis. Bd. 151, S. 477. 1926. Dtsch. dermatol. Ges. 14. Kongreß. Dresden 1925. (d) Eine neue Hautreaktion bei „Lymphogranuloma inguinale". Klin. Wochenschr. 1925. Nr. 45, S. 2148. (e) Ulcus molle im Gesicht nach Schnittverletzung. Schlesische Dermatol. Gesellschaft. Sitzung v. 20. 11. 26. Ref. Zentralbl. f. Haut- u. Geschlechtskrankh. 1927. — Frei, W. und H. Hoffmann: Experimentelles und Klinisches zum „Lymphogranuloma inguinale". Arch. f. Dermatol. u. Syphilis. 1927. — Fuchs, D.: Ulcera gonorrhoica. Arch. f. Dermatol. u. Syphilis. Bd. 131, S. 281. 1922. — Funk: Über Schankerbubo. Monatsh. f. prakt. Dermatol. Bd. 4, S. 105. 1885. — Gallia, Ch.: De la présence de sensibilisatrices dans la sécrétion du chancre mou démontrée par la méthode de la déviation du complément. Ann. des maladies vénér. 1907. Nr. 11, p. 827. — García Casal, C.: (a) Zum Studium des venerischen Serpiginismus. Arch. de med., cirug. y especialid. Vol. 11, p. 561. 1923. Ref. Zentralbl. f. Haut- u. Geschlechtskrankh. Bd. 10, S. 111. 1924. (b) Ein Fall von venerischem Serpiginismus. Soc. española de dermatol. y sifiliogr. 11. 1. 1924. Ref. Zentralbl. f. Haut- u. Geschlechtskrankh. Bd. 18, S. 822. 1926. — Garriga, M.: Vaccinothérapie du bubon vénérien et du chancre simple. Paris méd. 1925. p. 247. Ref. Zentralbl. f. Haut- u. Geschlechtskrankh. Bd. 17, S. 592. 1925. — Gaucher, E., H. Gougerot et Meaux Saint-Marc; Lymphangite nodulaire de la verge due au bacille de Ducrey, transformation des abcès en nodules indurés. Bull. de la soc. franç. de dermatol. 1912. p. 235. Ref. Dermatol. Wochenschr. Bd. 55, S. 1066.

1912. — GAYMARD, LOUIS: Des adénites iliaques chancrelleuses et de leur traitement opératoire. Thèse de Paris 1913. — GÉMY: Sur la virulence du bubon chancreux. Ann. de dermatol. et de syphiligr. 1885. p. 475. — GENNERICH, W.: Die Beziehungen zwischen Ulcus molle serpiginosum und Granuloma venereum. Dermatol. Wochenschr. Bd. 57, Nr. 42, S. 1196. 1913. — GIOVANNI, S.: Experimente über die Desinfektion von Wunden, welche mit Eiter von Ulcus molle infiziert wurden. Arch. f. Dermatol. u. Syphilis. Bd. 56, S. 33. 1901. — GOLDZIEHER, M. und S. M. PECK: Das venerische Granulom. Virchows Arch. f. pathol. Anat. u. Physiol. Bd. 259, S. 795. 1926. — GOUGEROT, H.: (a) Chancre mou. Paris méd. 1912. p. 501. (b) Chancre mou. Bubons chancrelleux tardifs. Ann. des maladies vénér. 1914. p. 610. Ref. Arch f. Dermatol. u. Syphilis. Bd. 122, S. 673. 1918. (c) Bubons chancrelleux sans chancre. Ann. des maladies vénér. 1915. p. 449. Ref. Dermatol. Wochenschrift. Bd. 63, S. 684. 1915. (d) Bubons chancrelleux chroniques. Ann. des maladies vénér. 1915. p. 459. Ref. Dermatol. Wochenschr. Bd. 63, S. 684. 1915. (e) Saprophytisme des germes vénériens. Journ. des praticiens. 1917. Nr. 46, p. 721. (f) Chancrello-Syphilis sans chancre mixte porte d'entrée. Ann. des maladies vénér. 1922. p. 9. Ref. Zentralbl. f. Haut- u. Geschlechtskrankh. Bd. 5, S. 44. 1922. — GOUGEROT et P. BLUM: Bubon aiguë chancrelleux. Ann. des maladies vénér. 1923. p. 287. Ref. Zentralbl. f. Haut- u. Geschlechtskrankh. Bd. 9, S. 261. 1924. — GOUGEROT, H. et MEAUX SAINT-MARC: Abcès chroniques „fibreux" dus aux bacilles de DUCREY. Ann. des maladies vénér. 1913. p. 321. Ref. Dermatol. Wochenschrift. Bd. 57, S. 989. 1913. — GRAVAGNA, C.: Sulla riproduzione sperimentale dell'ulcera venerea negli animali. Il Tommasi 1906. Nr. 19. Ref. Ann. de dermatol. et de syphiligr. 1906. p. 494. — GRAY, MAJOR: Brit. journ. of dermatol. 1917. p. 289. Ref. Arch. f. Dermatol. u. Syphilis. Bd. 125, S. 776. 1920. — GROSS, M.: Zur Kasuistik des Ulcus molle serpiginosum. Dermatol. Wochenschr. Bd. 80, S. 205. 1925. — GUSZMANN, J.: Untersuchungen über die Wirkung der Milchinjektionen auf den Verlauf des weichen Schankers. Dermatol. Wochenschrift. Bd. 67, S. 808. 1918. — HABABOU-SALA, J.: (a) Isolement du bacille de DUCREY. Milieu de culture et préparation d'un vaccin. Cpt. rend. des séances de la soc. de biol. Tom. 92, p. 498. 1925. Ref. Zentralbl. f. Haut- u. Geschlechtskrankh. Bd. 17, S. 590. 1925. (b) Nouvelles recherches sur le Streptobacille de DUCREY. Bull. de la soc. franç. de dermatol. 1925. April. Nr. 4, p. 96 (Réunion de Strasbourg). Ref. Zentralbl. f. Haut- u. Geschlechtskrankh. Bd. 18, S. 283. 1926. — HALLOPEAU, H.: A propos du phagédénisme du chancre simple. Bull. de la soc. franç. de dermatol. 1908. p. 167. — HAMM, A.: Beobachtungen über Bakterienkapseln auf Grund der WEIDENREICHschen Fixationsmethode. Zentralbl. f. Bakteriol., Parasitenk. u. Infektionskrankh., Abt. I, Orig. Bd. 43, S. 287. 1907. — HAROLD, C. H. H.: Note on a bacillus occuring in some intractable venereal ulcers. Journ. of the royal army med. corps. Vol. 19, Nr. 3, p. 269. 1912. Ref. Arch. f. Dermatol. u. Syphilis. Bd. 117, S. 77. 1914. — HAXTHAUSEN, H.: L'influence du chancre mou sur la Syphilis. Ann. des maladies vénér. 1923. p. 924. — HELLER, F.: Ein Fall von absceßbildendem Ulcus molle. Dermatol. Zeitschr. Bd. 17, S. 806. 1910. — HERBST, R. H. and GATEWOOD: Experiences with a vaccine in the treatment of chancroïds. Journ. of the Americ. med. assoc. Vol. 58, S. 188. 1912. — HIMMEL, J.: (a) Contribution à l'étude de l'immunité des animaux vis-à-vis du bacille du chancre mou. Ann. de l'inst. Pasteur. 1901. p. 928. (b) Die Veränderung der Gefäße beim harten und weichen Schanker. Journ. russe de mal. cut. Vol. 5, p. 171. Ref. Arch. f. Dermatol. u. Syphilis. Bd. 72, S. 314. 1904. — HOFFA, ALBERT: Bakteriologische Mitteilungen. Fortschr. d. Med. Bd. 4, S. 75. 1886. — HOFFMANN, A.: Über die Virulenz der Bubonen nach Ulcus molle. Inaug.-Diss. Straßburg 1888. — HOFFMANN, E.: Darf bei weichen Schankergeschwüren prophylaktisch Salvarsan angewandt werden? Münch. med. Wochenschrift 1914. Nr. 27, S. 1516. — HORAND et PEUCH: Recherches expérimentales pour servir à l'histoire des maladies vénériennes chez les animaux. Ann. de dermatol. et de syphiligr. 1872—73. p. 381. — HORTELOUP, M.: De la virulence des bubons. Ann. de dermatol. et de syphiligr. 1885. p. 11. Ref. Vierteljahrsschr. f. Dermatol. u. Syphilis. 1885. S. 365. — VON HÜBBENET, C.: Die Beobachtung und das Experiment in der Syphilis. Leipzig 1859. — HUEBSCHMANN: Über die Behandlung des weichen Schankers und seiner Komplikationen mit der Vaccine von HABABOU-SALA. (Tschechisch. Ärzteverein Prag, Sitzung v. 26. 4. 1926.) Časopis lékařů českých. Jg. 65, H. 19, S. 761. 1926. Ref. Zentralbl. f. Haut- u. Geschlechtskrankh. Bd. 21, S. 380. 1926. — HUDELO: Bull. de la soc. franç. de dermatol. 1926. Nr. 2, p. 109. — HUDELO, DUHAMEL et DROUINEAU: (a) Traitement des infections à bacille de DUCREY par le vaccin anti-streptobacillaire de NICOLLE. Bull. et mém. de la soc. méd. des hôp. de Paris. Jg. 41, Nr. 39, p. 1619—1627. 1925. Ref. Zentralbl. f. Haut- u. Geschlechtskrankh. Bd. 20, S. 372. 1926. (b) La vaccinothérapie dans le chancre mou et ses complications. Journ. des praticiens. Jg. 40, Nr. 10, p. 145—148. 1926. Ref. Zentralbl. f. Haut- u. Geschlechtskrankh. Bd. 20, S. 373. 1926. — JADASSOHN, J.: Das Ulcus molle. Handbuch der praktischen Medizin von EBSTEIN-SCHWALBE. Bd. 3, I. Teil, S. 598. Stuttgart 1900. — JAMIN, H.: Traitement du chancre mou et du bubon chancrelleux par l'inoculation intraveineuse du vaccin antistreptobacillaire. Arch. de l'inst. Pasteur de Tunis 1924. p. 280. — v. JASCHKE, R. TH. in HALBAN-SEITZ: Biologie und Pathologie des Weibes. Bd. 3, S. 1115. Berlin-Wien 1924. — JAUSION, H. et DIOT: (a) Essai de vaccinothérapie locale du chancre mou par les filtrats des germes associés au bacille de Ducrey. Bull. de la soc. franç. de dermatol. Jg. 32, Nr. 4, p. 152—161. 1925. Ref. Zentralbl. f. Haut- u. Geschlechtskrankh. Bd. 18, S. 284. 1926. (b) À propos du procès-verbal. (Sitzungsber. d. Ges. f. Dermatol. u. Syphilis über die Frage der örtlichen Vaccinotherapie des weichen Schankers.) Bull. de la soc. franç. de dermatol. Jg. 32, Nr. 6, p. 252. 1925. Ref. Zentralbl. f. Haut- u. Geschlechtskrankh. Bd. 18, S. 823. 1926. — Jeanselme, Jausion et Diot: Vaccinothérapie locale du bubon chancrelleux par les filtrats de germes associés au bacille de Ducrey dans le chancre mou. Bull. de la soc. franç. de dermatol. Jg. 32, Nr. 6, p. 298 bis 303. 1925. Ref. Zentralbl. f. Haut- u. Geschlechtskrankh. Bd. 18, S. 823. 1926. — Jordan, A.: Über die Häufigkeit des Vorkommens von venerischen Bubonen. Arch. f. Dermatol. u. Syphilis. Bd. 54, S. 341. 1900. — Istamanoff, S. S. und Akspianz: Zur Bakteriologie des weichen Schankers. Protokoll d. Kais. kaukas. med. Ges. 1897. Nr. 10. 1. Dezember. Ref. Zentralbl. f. Bakteriol., Parasitenk. u. Infektionskrankh., Abt. I, Bd. 23, S. 665. 1898. — Ito, T.: Klinische und bakteriologisch-serologische Studien über Ulcus molle und Ducreysche Streptobacillen. Arch. f. Dermatol. u. Syphilis. Bd. 116, H. 2, S. 341. 1913. — Jullien, L.: Traité pratique des maladies vénériennes. Paris 1879. — Kamimura, Y.: (a) Über die vereinfachte Trennungsmethode von Ulcus molle-Bacillus. Japan. Zeitschr. f. Dermatol. u. Urol. Bd. 11, H. 9—11, 1911. S. 1113. Ref. Dermatol. Wochenschr. Bd. 54, S. 211. 1912. (b) Studien über die Infektionserreger des Ulcus molle. Mitt. d. med. Ges. zu Osaka. Bd. 10, H. 6. Ref. Dermatol. Wochenschr. Bd. 55, S. 1228. 1912. — Kamimura, Y. und K. Abe: Über die Reaktion des Bacillus ulceris mollis gegen die verschiedenen Zuckerarten. Ref. Dermatol. Wochenschr. Bd. 55, S. 1228. 1912. — Kamimura, Y. und M. Suematsu: Über Widerstandskraft von Ulcus molle-Bacillus gegen Arzneimittel etc. Japan. Zeitschr. f. Dermatol. u. Urol. Bd. 12, S. 278. 1912. — Kaposi, M.: Die Syphilis der Haut und der angrenzenden Schleimhäute. I. Lieferung Wien 1873. — Kogoj, Fr.: Über Lymphgefäßinfarkte bei Hauterkrankungen. Arch. f. Dermatol. u. Syphilis. Bd. 150, H. 2, S. 324. 1926. — Kollath, W.: Vitaminähnliche Substanzen in ihrer Wirkung auf das Wachstum der Influenzabacillen I, II, III. Zentralbl. f. Bakteriol., Parasitenkunde u. Infektionskrankh., Abt. I, Orig. Bd. 93, S. 506. 1924 u. Bd. 95, S. 158 u. 279. 1925. — Kollath, W. und G. Quast: Eine vereinfachte Methode für Anaerobenzüchtung. Zentralbl. f. Bakteriol., Parasitenk. u. Infektionskrankh., Abt. I, Orig. Bd. 95, S. 181. 1925. — Königstein, H.: (a) Einige Erfahrungen über venerische Erkrankungen. Wien. klin. Wochenschr. 1917. Nr. 3, S. 72. (b) Ulcus molle mit Bubo (Wien. dermatol. Ges. Sitzg. v. 8. 11. 1917). Ref. Arch. f. Dermatol. u. Syphilis. Bd. 125, S. 339. 1920. (c) Zur Behandlung des Ulcus molle. Dermatol. Zeitschr. Bd. 25, S. 347. 1918. — Kosmorsky: Zur Ätiologie und Therapie venerischer Bubonen. Russkaja Medicina 1884. Nr. 16, 20. Ref. Virchow-Hirsch, Jahresbericht über die Leistungen und Fortschritte in der gesamten Medizin. 1885. S. 522. — Krantz, W.: Zur Darstellung des Streptobacillus des weichen Schankers mit Rongalitweiß nach Unna. Münch. med. Wochenschr. 1921. S. 240. — Krefting, R.: (a) Über die für Ulcus molle spezifische Mikrobe. Arch. f. Dermatol. u. Syphilis. Bd. 24, II, S. 41. 1892. (b) Sur le microbe du chancre mou. Ann. de dermatol. et de syphiligr. 1893. p. 836. (c) Über „Chancre mixte" sowie eine Bemerkung über Fingers Auffassung des Ulcus molle. Monatsh. f. prakt. Dermatol. Bd. 21, S. 434. 1895. (d) Über virulente Bubonen und den Ulcus molle-Bacillus. Arch. f. Dermatol. u. Syphilis. Bd. 39, S. 51. 1897. — Krishaber, A. Fournier und T. Barthélemy: Syphilis chez le singe. La syphilis. 1903. p. 209. — Kromayer, E.: Diphtherie der Vulva bei Erwachsenen unter dem Bilde des Ulcus molle. Dermatol. Wochenschr. Bd. 71, S. 770. 1920. — Kruse, W.: „Bacillus ulceris cancrosi". Flügge: Die Mikroorganismen. 3. Aufl. II., S. 456. Leipzig 1896. — Krysztalowicz, Fr.: (a) Die histologischen Merkmale der syphilitischen Exantheme im Vergleich mit den klinisch ähnlichen Dermatosen. Monatsh. f. prakt. Dermatol. Bd. 33, S. 205. 1901. (b) Die Gestalt der Plasmome bei Ulcus molle und syphilitischer Initialsklerose. Dermatologische Studien. Bd. 20. (Festschrift für Unna. Bd. 1.) S. 154. 1910. — Kuboyama, T.: (a) Tierversuch mit Ulcus molle-Bacillen. Japan. Zeitschr. f. Dermatol. u. Urol. Bd. 22, Nr. 8, S. 724. 1922. Ref. Zentralbl. f. Haut- u. Geschlechtskrankh. Bd. 8, S. 366. 1923. (b) An immunological study of Ducrey's bacillus. Japan. journ. of dermatol. a. urol. Vol. 23, p. 5. 1923. Ref. Zentralbl. f. Haut- u. Geschlechtskrankh. Bd. 10, S. 467. 1924. (c) Histological changes of the testicle caused by an injektion of chancroid bacilli. Japan. journ. of dermatol. a. urol. Vol. 24, Nr. 8, p. 48. 1924. Ref. Zentralbl. f. Haut- u. Geschlechtskrankh. Bd. 16, S. 277. 1925. — Kurita, M. T.: Sinuous soft chancre and vaccine treatment of inguinal bubo. Bull. of Naval medic. assoc. of Japan. 4. 4. 1919. Zit. nach Bonnet. — Küttner, H.: Zur Prognose und Verbreitung des Peniscarcinoms. Arch. f. klin. Chirurg. Bd. 59, S. 181. 1899. — Laederich et R. Weill-Spire. À propos du traitement du chancre mou par le vaccin de Nicolle. Bull. et mém. de la soc. méd. des hôp. de Paris. Jg. 41, Nr. 39, p. 1581—1583. 1925. Ref. Zentralbl. f. Haut- u. Geschlechtskrankh. Bd. 19, S. 912. 1926. — Lang, E.: Das venerische Geschwür. Wiesbaden 1887. — Lasnet, A.: Étude bactériologique du chancre mou et du bubon. Thèse de Bordeaux 1893. — Lazo García, D. S.: Klinische Studie über die Vaccinebehandlung der Adenitis inguinalis. Madrid: Artes gráficas plus-ultra. 1925. Ref. Zentralbl. f. Haut- u. Geschlechtskrankh. Bd. 20, S. 372. 1926. — LEHMANN, K. B. und R. O. NEUMANN: Atlas und Grundriß der Bakteriologie. 6. Aufl. München 1920. Teil II, S. 275/276. — LENGLET, E.: (a) Culture pure du bacille de DUCREY. Le bull. méd. v. 13. November 1898. p. 1051. (b) Note sur le bacille de DUCREY et sur les milieux „humanisés". Ann. de dermatol. et de syphiligr. 1901. p. 209. — LENNHOFF, C.: (a) Über einen Fall von knotigen vereiternden hämatogenen Metastasen an den Unterschenkeln bei weichem Schanker. Arch. f. Dermatol. u. Syphilis. Bd. 131, S. 80. 1921. (b) Magdeburger Dermatologen-Vereinigung. Sitzung vom 2. 12. 1924. Ref. Zentralblatt f. Haut- u. Geschlechtskrankh. Bd. 16, S. 379. 1925. — LESSER, FRITZ: Die Disziplinierung der Prostitution, ein neues System zur Bekämpfung der Geschlechtskrankheiten. Berlin. klin. Wochenschr. 1920. S. 53. — LIPINSKI, W.: (a) Recherches biologiques et experimentales sur le streptobacille de DUCREY. Cpt. rend. des séances de la soc. de biol. 1925. Tom. 93, p. 657. Ref. Zentralbl. f. Bakteriol., Parasitenk. u. Infektionskrankh., Abt. I, Ref. Bd. 81, S. 247. 1926. (b) Zur Biologie des Bacillus DUCREY-UNNA. Polska gazetta lekarska. 1923. p. 584. Ref. Zentralbl. f. Haut- u. Geschlechtskrankh. Bd. 10, S. 467. 1924. — LIPPERT, H.: Die Pathologie und Therapie der venerischen Krankheiten. Nach PHILIPPE RICORDS System. Hamburg 1852. — LIPSCHÜTZ, B.: (a) Klinische und bakteriologische Untersuchungen über das Ulcus venereum. Arch. f. Dermatol. u. Syphilis. Bd. 76, S. 209. 1905. (b) Beitrag zur Pathogenese der venerischen Bubonen. Arch. f. Dermatol. u. Syphilis. Bd. 77, S. 191. 1905. (c) Ulcus vulvae acutum. Dermatol. Studien. Bd. 25. Leipzig 1923. — LIPSCHÜTZ, B. und ST. BRÜNAUER: Das histologische Bild des Ulcus vulvae acutum. Arch. f. Dermatol. u. Syphilis. Bd. 136, S. 48. 1921. — LITTLE, GRAHAM E. A.: (a) Chronic ulceration (Ulcus molle serpiginosum), probably due to inoculation with DUCREY's bacillus of soft chancre. Dermatol. Society. Sitzung vom 21. 10. 1915. Brit. journ. of dermatol. 1915. p. 466. Ref. Arch. f. Dermatol. u. Syphilis. Bd. 122, S. 830. 1918. (b) Ulcus molle serpiginosum. Brit. journ. of dermatol. 1917. p. 289. Ref. Arch. f. Dermatol. u. Syphilis. Bd. 125, S. 776. 1920. — LORTAT-JACOB: Bull. de la soc. franç. de dermatol. 1926. p. 110. — LOTH, W.: Zur Darstellung des Streptobacillus ulceris mollis (UNNA). Monatsh. f. prakt. Dermatol. Bd. 26, S. 377. 1898. — DE LUCA: Il micrococco dell' ulcera molle. Gaz. degli osped. 1886. p. 38. Ref. Arch. f. Dermatol. u. Syphilis. 1886. S. 902. — LUITHLEN, F.: Ein Impfgeschwür am Arme. Arch. f. Dermatol. u. Syphilis. Bd. 125, S. 599. 1925. — LUXARDO, A.: Experimentelle Übertragung des weichen Schankers auf das Kaninchen. Riv. veneta di Scienze med. 1903. H. 1. Ref. Monatsh. f. prakt. Dermatol. Bd. 37, S. 373. 1903. — MANNINO, L.: Nouvelles recherches sur la pathogénie du bubon qui accompagne le chancre mou. Ann. de dermatol. et de syphiligr. 1885. p. 486. — MARINI: Traitement du chancre mou et du bubon par vaccinothérapie. Cinq observations. Arch. de l'inst. Pasteur de Tunis. Tom. 14, Nr. 4, p. 465—466. 1925. Ref. Zentralblatt f. Haut- u. Geschlechtskrankh. Bd. 20, S. 373. 1926. — MARSCHALKÓ, v. TH.: Über Hautdiphtherie. Arch. f. Dermatol. u. Syphilis. Bd. 94, S. 379. 1909. — MARTENSTEIN, H.: Über die Achorion-Quinckeanum-Erkrankung der graviden Meerschweinchen. Arch. f. Dermatol. u. Syphilis. Bd. 140, S. 329. 1922. — MASSIA und J. LACASSAGNE: Bubons chancrelleux extra-génitaux. Paris méd. 1922. p. 356. Ref. Zentralbl. f. Haut- u. Geschlechtskrankh. Bd. 5, S. 530. 1922. — MAZZA, S.: Vaccin polyvalent et vaccin monovalent dans le traitement spécifique du chancre mou et du bubon. Arch. de l'inst. Pasteur de Tunis. Tom. 15, p. 157. 1926. Ref. Zentralbl. f. Haut- u. Geschlechtskrankh. Bd. 21. S. 380. 1926. — MC DONAGH, J. E. R.: (a) Ulcus molle serpiginosum. Brit. journ. of dermatol. 1914. p. 1. Ref. Arch. f. Dermatol. u. Syphilis. Bd. 117, S. 946. 1914. (b) Brit. journ. of dermatol. 1915. p. 467. Ref. Arch. f. Dermatol. u. Syphilis. Bd. 122, S. 830. 1918. — Medical Research Council: Special Report Series, Nr. 19. Revised Edition 1923. London. — MEYER, ARTHUR: Die Zelle der Bakterien. Jena 1912. — MEYER, OTTO: Über Besonderheiten im Verlauf des Ulcus molle. Inaug.-Diss. Berlin 1897. — MIEKLEY, J.: Statistische Beiträge zur Lehre des auf Ulcus molle folgenden Bubo inguinalis. Dermatol. Zeitschr. Bd. 3, S. 497. 1896. — MILIAN, M.: Formes cliniques, diagnostic et traitement du chancre mou. Journ. des praticiens. 1923. p. 337. Ref. Zentralbl. f. Haut- u. Geschlechtskrankh. Bd. 11, S. 265. 1924. — MIYAHARA, A.: On a kind of venereal ulcer. Japan. journ. of dermatol. a. urol. Vol. 24, Nr. 8, p. 50. 1924. Ref. Zentralbl. f. Haut- u. Geschlechtskrankh. Bd. 16, S. 277. 1925. — MONTPELLIER, J. et E. BENZECRI: Les formes cliniques de la chancrelle chez l'indigène algérien. Ann. des malad. vénér. 1924. p. 514. Ref. Zentralbl. f. Haut- u. Geschlechtskrankh. Bd. 16, S. 932. 1925. — MOORE: Journ. of urol. 1920. p. 169 (nach DURAND). — MOST, A.: Chirurgie der Lymphgefäße und der Lymphdrüsen. Neue dtsch. Chirurgie. Bd. 24. Stuttgart 1917. — MÜLLER, O. und K. JUSTI: Beitrag zur Kenntnis der klimatischen Bubonen. Arch. f. Schiffs- u. Tropenhygiene. Bd. 18, Beiheft 8, S. 857. 1914. — MÜLLER, R.: (a) Über ein neues Anwendungsgebiet und das therapeutisch wirksame Prinzip parenteraler Proteinkörperzufuhr. Wien. klin. Wochenschr. 1916. Nr. 27, S. 841. (b) Über den Einfluß der Reiztherapie und geschlossener Nachbarentzündungen auf die offene Gonorrhöe. Wiener med. Wochenschr. 1926. Nr. 30, S. 910. Ref.: Zentralbl. f. Haut- und Geschlechtskrankh. 1927. — MURATA, T.: Vaccinbehandlung der Bubonen. Japan. Zeitschr. f. Dermatol. u. Urol. Bd. 12, S. 788. 1912. — Murata, T. und M. Suematsu: Die Komplementbindungsreaktion beim Ulcus molle und seinen Bubonen. Japan. Zeitschr. f. Dermatol. u. Urol. Bd. 12, S. 774 u. 964. 1912. — Nakano, N. und F. Takemoto: Über die Schankerbacillen des weichen Schankers. Japan. Zeitschr. f. Dermatol. u. Urol. Bd. 12, H. 7, S. 790. 1912. — Neisser, A.: Beiträge zur Pathologie und Therapie der Syphilis. Berlin 1911. S. 63 u. 87. — Neumann, J.: Syphilis. Wien 1896. — Nicolas, J. et J. Lacassagne: Contribution à la bacteriothérapie du bubon chancrelleux. Traitement par le vaccin T. A. B. Bull. de la soc. franç. de dermatol. 1926. Nr. 2, S. 107. Ref. Zentralbl. f. Haut- u. Geschlechtskrankh. Bd. 21, S. 382. 1926. — Nicolau, S. et A. Banciu: (a) Sur la culture du bacille de Ducrey. Cpt. rend. des séances de la soc. de biol. Tom. 95, Nr. 21, p. 146. 1926. Ref. Zentralbl. f. Haut- u. Geschlechtskrankh. Bd. 21, S. 377. 1926. (b) Recherches biologiques sur le Streptobacille de Ducrey. Cpt. rend. des séances de la soc. de biol. Tom. 95, p. 409. 1926. Ref. Zentralbl. f. Haut- u. Geschlechtskrankh. 1927. — Nicolle, Ch.: (a) Recherches sur le chancre mou. Thèse de Paris 1893. (b) Nouvelles recherches sur le chancre mou. Reproduction expérimentale du chancre mou chez le singe. Cpt. rend. des séances de la soc. de biol. 7. 10. 1899. (c) Reproduction expérimentale du chancre mou chez le singe. XIII. Internationaler medizinischer Kongreß. Paris 1900. Bakteriolog. Sektion. S. 48. (d) Isolement, culture et conservation dans les laboratoires du streptobacille du chancre mou. Cpt. rend. des séances de la soc. de biol. Tom. 88, p. 871. 1923. Ref. Zentralbl. f. Haut u. Geschlechtskrankh. Bd. 12, S. 85. 1924. (e) Isolement, culture et conservation dans les laboratoires du streptobacille du chancre mou. Acta dermato-venereol. Vol. 4, p. 353. 1923. Ref. Zentralbl. f. Haut- u. Geschlechtskrankh. Bd. 12, S. 420. 1924. — Nicolle, Ch. et P. Durand: (a) Nouvelles recherches sur le chancre mou, son traitement par les inoculations intraveineuses du vaccin antistreptobacillaire. Arch. de l'inst. Pasteur de Tunis. Tom. 13, Nr. 4, p. 243. 1924. (b) Les acquisitions récentes au sujet du diagnostic et du traitement du chancre mou et de ses complications. (Inst. Pasteur, Tunis.) Presse méd. Jg. 32, Nr. 104, p. 1033. 1924. Ref. Zentralbl. f. Haut- u. Geschlechtskrankh. Bd. 16, S. 735. 1925. (c) Les acquisitions récentes au sujet du diagnostic et du traitement du chancre mou et de ses complications. Bull. méd. 1925. p. 45. Ref. Zentralbl. f. Haut- u. Geschlechtskrankh. Bd. 16, S. 931. 1925. — Nicolle, M.: Méthode de recherche des microorganismes qui ne se colorent pas par le procédé de Gram. Ann. de l'inst. Pasteur. 1892. p. 783. — Nicosia, E.: Sulla patogenesi de bubone venereo. Giorn. ital. d. malatt. vener. e d. pelle. 1900. p. 653. — Nobl, G.: Pathologie der blennorrhoischen und venerischen Lymphgefäßerkrankungen. Wien. 1901. — Noguer, Moré: Neue Behandlungsart des schankroiden Bubo. (Catalon. Ges. f. Dermatol. u. Syphiligr. Oktober 1925.) Med. ibera. Vol. 19, Nr. 420, p. 492. 1925. Ref. Zentralbl. f. Haut- u. Geschlechtskrankh. Bd. 19, S. 912. 1926. — Obraszow, E.: Veränderungen an den Lymphdrüsen bei hartem und weichem Schanker. Petersb. med. Wochenschr. Bd. 6, S. 30. 1881. Ref. Ann. de dermatol. et de syphiligr. 1882. p. 140. — Ohno, T.: Pathologisch-histologische Studien über die elastischen Fasern der menschlichen Haut. Arch. f. Dermatol. u. Syphilis. Bd. 149, S. 486. 1925. — Pappenheim, A.: (a) Färbetechnisches zur Kenntnis der Spermatosomata hominis. Biol. Zentralbl. Bd. 20, Nr. 11, S. 373. Ref. Zentralbl. f. Bakteriol., Parasitenk. u. Infektionskrankh. Abt. I. Bd. 28, S. 403. 1900. (b) Über Gonokokkenfärbung. Monatsh. f. prakt. Dermatol. Bd. 36, S. 361. 1906. — Pautrier, L. M.: La vaccinothérapie du chancre mou. Bull. de la soc. franç. de dermatol. Jg. 32, Nr. 5, p. 189. 1925. Ref. Zentralbl. f. Haut- u. Geschlechtskrankh. Bd. 19, S. 296. 1926. — Petersen, O.: Ulcus molle. Arch. f. Dermatol. u. Syphilis. Bd. 29, S. 419. 1894 u. Bd. 30, S. 381. 1895. — Petersen, W.: Über Bacillenbefunde beim Ulcus molle. Zentralbl. f. Bakteriol., Parasitenk. u. Infektionskrankh., Abt. I, Bd. 13, S. 743. 1893. — Pfeiffer, H.: Über die Bakterienflora der normalen männlichen Harnröhre. Arch. f. Dermatol. u. Syphilis. Bd. 69, S. 379. 1904. — Phylactos, A.: Lymphogranulomatose des ganglions inguinaux. Villefranche 1922. — Pick, L. und J. Jacobsohn: Eine neue Methode zur Färbung der Bakterien, insbesondere des Gonokokkus Neisser im Trockenpräparat. Berlin. klin. Wochenschr. 1896. S. 811. — Pinkus, F.: Berlin. dermatol. Ges. Sitzung v. 25. 3. 1924. Ref. Zentralbl. f. Haut- u. Geschlechtskrankh. Bd. 12, S. 434. 1924. — Pitha, F. v.: Beitrag zur Beleuchtung des Hospitalbrandes. Prag. Vierteljahrsschr. f. d. prakt. Heilkunde. Bd. 2, S. 27. 1851. — Poelchen: Beiträge zur Pathologie und chirurgischen Behandlung der Bubonen der Leistengegend. Arch. f. klin. Chirurg. Bd. 40, S. 556. 1890. — Poirson: Une observation de chancres mous multiples, anciens et compliqués, traités par la vaccinothérapie intraveineuse. Arch. de l'inst. Pasteur de Tunis. 1924. p. 299. — Ponndorf, W.: Die Heilung der Tuberkulose und ihrer Mischinfektionen durch Cutanimpfung. Weimar 1921. — Pontoizeau: Traitement des bubons chancrelleux par le vaccin Delbet. soc. méd. de Paris. 12. 10. 1923. Zit. nach Vigne. — del Portillo, L.: Erkrankungen der Lymphgefäße und Drüsen nach Ulcus molle. Rev. española de urol. y de dermatol. Vol. 24, p. 281. 1922. Ref. Zentralbl. f. Haut- u. Geschlechtskrankh. Bd. 7, S. 228. 1923. — Prausnitz, C. und G. Meissner: Die Messung der Baktericidie des menschlichen Blutes nach spezifischer und unspezifischer Vorbehandlung. Zentralbl.

f. Bakteriol., Parasitenk. u. Infektionskrankh. Abt. I, Orig. Bd. 94, S. 376. 1925. — PRINGLE, J. J.: Brit. journ. of dermatol. 1917. p. 289. Ref. Arch. f. Dermatol. u. Syphilis. Bd. 125, S. 776. 1920. — PROKSCH, J. K.: Geschichte der Geschlechtskrankheiten. Handb. d. Geschlechtskrankh. Bd. 1, S. 118. Wien-Leipzig 1910. — QUEYRAT, L.: Chancres mous des doigts et de la main. Procédé de coloration rapide du bacille de DUCREY. Bull. d. séances de la soc. franç. de dermatol. 1902. p. 365. Sitzung v. 3. 7. 1902. — QUINQUAUD, CH. E. et M. NICOLLE: Sur le microbe du chancre mou. Bull. de la soc. franç. de dermatol. 1892. p. 343. — RAFF: 5. Kongreß der deutschen dermatol. Gesellschaft. Graz 1895. S. 572. — RAMERY, J.: Recherches sur l'intradermoréaction de REENSTIERNA et essais de traitement spécifique du chancre mou et de ses complications par le vaccin antistreptobacillaire. Arch. de l'inst. Pasteur de Tunis 1924. p. 293. Zit. nach VIGNE. — RASCH, C.: Über die sog. diphtheroide Form des venerischen Geschwürs auf dem Cervix uteri. Arch. f. Dermatol. u. Syphilis. Bd. 39, S. 17. 1897. — RAVAUT, P.: Bull. de la soc. franç. de dermatol. 1926. Nr. 2, p. 110. — RAVAUT, P. et B. BORD: L'anite chancrelleux. La presse méd. 1909. Nr. 36. Ref. Monatsh. f. prakt. Dermatol. Bd. 49, S. 279. 1909. — RAVAUT, P. und LAMBLING: Condylomes chancrelleux de l'orifice vaginal. Ann. de dermatol. et de syphiligr. 1926. Nr. 4, S. 215. — REDER, A.: Pathologie und Therapie der venerischen Krankheiten. 2. Aufl. Wien 1868. S. 159. — REENSTIERNA, J.: (a) Ett Serum mot mjuk chancre, speciellt dess Buboner. Särtryck ur sv. läkaresällskapets. Förhandlingar 1920. (b) Ein Serum gegen weichen Schanker, insbesondere dessen Bubonen. Münch. med. Wochenschr. 1920. Nr. 31, S. 895. (c) Sérum contre le chancre mou, specialement contre les bubons chancreux. Cpt. rend. des séances de la soc. de biol. Tom. 85, p. 830. 1921. Ref. Zentralbl. f. Haut- u. Geschlechtskrankh. Bd. 4, S. 202. 1922. (d) Chancre mou experimental chez le singe et le lapin. Acta dermato-venereol. Vol. 2, H. 1, p. 1. 1921. Ref. Zentralbl. f. Haut- u. Geschlechtskrankh. Bd. 4, S. 201. (e) Essai de vaccination préventive par l'emploi des cultures mortes du bacille de DUCREY. Arch. de l'inst. Pasteur de Tunis. Tom. 12, p. 249. 1923. (f) Untersuchungen über den Bacillus DUCREY. Arch. f. Dermatol. u. Syphilis. Bd. 147, S. 362. 1924. — REICHEL, K.: Über das Kontagium des Ulcus molle und Ulcus serpiginosum. Inaug.-Diss. Freiburg 1896. Ref. Arch. f. Dermatol. u. Syphilis. Bd. 42, S. 299. 1898. — RICORD, PH.: (a) Traité pratique des maladies vénériennes. Paris 1838. (b) Briefe über Syphilis. Deutsch bearbeitet von C. LIMAN. Berlin 1851. — RILLE, J. H.: Zur Ätiologie der Bubonen. 5. Kongr. d. dtsch. dermatol. Ges. Graz 1895. S. 567. — RIVALIER, E.: Recherches récentes sur l'infection chancrelleuse. Rev. franç. de dermatol. et de vénéreol. 1925. p. 31. Ref. Zentralbl. f. Haut- u. Geschlechtskrankh. Bd. 17, S. 591. 1925. — RIVIÈRE: Journ. de conaiss. méd. 4. Mai 1893. Zit. nach LASNET. — ROEB, W.: Über Ulcus molle im Kindesalter mit besonderer Berücksichtigung der Differentialdiagnose. Inaug.-Diss. Bonn 1920. Ref. Dermatol. Wochenschr. Bd. 77, S. 969. 1923. — RÓNA, S.: Zwei Fälle von Ulcus molle serpiginosum. Ref. Monatsh. f. prakt. Dermatol. Bd. 35, S. 48. 1902. — SABOURAUD, R.: Étude iconographique de la Staphylo-Pustule et des lésions dérivées d'elle. Ann. de dermatol. et de syhpiligr. 1925. p. 417. — SAELHOF, CLARENCE C.: (a) Observations on chancroidal infection. Journ. of infect. dis. Vol. 35, p. 591. 1924. Ref. Zentralbl. f. Haut- u. Geschlechtskrankh. Bd. 17, S. 591. 1925. (b) Beobachtungen an Ulcus-molle-Infektion. Med. Klinik. 1924. S. 1747. (c) Can normal persons be carriers of the Ducreybacillus. Journ. of urol. Vol. 13, Nr. 4, p. 485. 1925. Ref. Zentralbl. f. Haut- u. Geschlechtskrankh. Bd. 18, S. 283. 1926. (d) Complement fixation in chancroidal infektion. Urol. a. cut. review. Vol. 30, p. 224. 1926. Ref. Zentralbl. f. Haut- u. Geschlechtskrankh. Bd. 21, S. 377. 1926. — SAINZ DE AJA: Zit. nach CASAL GARCÍA. Zentralbl. f. Haut- u. Geschlechtskrankh. Bd. 10, S. 111. 1924. — SCHERBER, G.: Die erosive und gangränöse Balanitis und Vulvitis, ihre Differentialdiagnose und die ätiologisch verwandten Prozesse der Mund- und Rachenhöhle. Wien. med. Wochenschr. 1923. S. 436. — SCHÖNFELD, H.: Zur Morphologie und Biologie der Stuhlstreptokokken. Zentralbl. f. Bakteriol., Parasitenk. u. Infektionskrankh. Bd. I, Orig. Bd. 99, S. 388. 1926. — SERRA, A.: Untersuchungen über den Bacillus des Ulcus molle. Dermatol. Zeitschr. Bd. 14, S. 281, 345, 403. 1907. — SICILIA: Arch. f. Dermatol. u. Syphilis. Bd. 137, S. 173. 1921. — SIEBERT, W.: Zur Ätiologie des „venerischen" Granuloms. Arch. f. Schiffs- u. Tropenhygiene. Bd. 11, S. 379. 1907. — SIMON, Cl: Bull. de la soc. franç. de dermatol. 1926. Nr. 2. p. 107. — SIMON, L. G.: Présence du bacille de DUCREY dans le pus des bubons chancrelleux. Cpt. rend. des séances de la soc. de biol. 17. Mai 1902. p. 547. — SIMON, R.: Untersuchungen über die Ätiologie des Ulcus molle nebst Beitrag zur Therapie. Inaug.-Diss. Leipzig 1894. — SOMMER, A.: Über die Erkrankung mit weichem Schanker bei den Soldaten einer Armee im Westen und Vorschlag zur Bekämpfung des weichen Schankers. Münch. med. Wochenschrift. 1918. Nr. 42, S. 1161. — SPERINO: Zit. nach AUZIAS-TURENNE. — SPIETSCHKA, TH.: Beiträge zur Ätiologie des Schankerbubo. Arch. f. Dermatol. u. Syphilis. Bd. 28, S. 24. 1894. — STEIN, R. O.: (a) Die Plattenkultur der Streptobacillen des Ulcus molle. Zentralbl. f. Bakteriol., Parasitenk. u. Infektionskrankh., Abt. I, Orig. Bd. 46, S. 664. 1908. (b) Ulcus molle. Handbuch der pathogenen Mikroorganismen. 2. Aufl. Bd. 5, S. 1218. Jena 1913. — STORM van LEEUWEN, W.: Über Pathogenese und Therapie des Asthma bronchiale.

Münch. med. Wochenschr. 1926. Nr. 15, S. 599. — Strache: Ulcus molle mit hämatogenen Metastasen. Magdeburger Dermatologen-Vereinigung, Sitzung vom 12. 12. 1924. Ref. Zentralbl. f. Haut- u. Geschlechtskrankh. Bd. 16, S. 378. 1925. — Straus, J.: Sur la virulence du bubon qui accompagne le chancre mou. (Soc. de biol. 22. 11. 1884.) Ann. de dermatol. et de syphiligr. 1885. p. 9. — Stümpke, G.: (a) Über Ulcus-molle-Vaccine. Dtsch. med. Wochenschr. 1921. Nr. 44, S. 1331. (b) Ulcus-molle-Vaccine. 12. Kongr. d. dtsch. dermatol. Ges. Hamburg 1921. Arch. f. Dermatol. u. Syphilis. Bd. 138, S. 304. 1922. — Teague, O. and O. Deibert: (a) The value of the cultural method in the diagnosis of chancroid. Journ. of urol. Vol. 4, p. 543. 1920. (b) Some observations on the bacillus of Unna-Ducrey. Journ. of med. research. Vol. 43, p. 61. 1922. Ref. Zentralbl. f. Haut- u. Geschlechtskrankh. Bd. 5, S. 530. 1922. — Teissier, P., J. Reilly et E. Rivalier: La réaction de fixation au cours de l'infection chancrelleuse. Presse méd. 1925. p. 1094. Ref. Zentralbl. f. Bakteriol., Parasitenk. u. Infektionskrankh., Abt. I, Ref. Bd. 81, S. 247. 1926. — Terebinski: Über den experimentellen weichen Schanker bei Kaninchen. Russki Wratsch. 1915. Nr. 32, p. 795. Ref. Dermatol. Wochenschr. Bd. 68, S. 140. 1919. — Thalmann: Das Ulcus gonorrhoicum serpiginosum. Arch. f. Dermatol. u. Syphilis. Bd. 71, S. 75. 1904. — Thibierge, G., P. Ravaut et L. le Sourd: Le chancre simple expérimental de la paupière chez les singes Macaques. Ann. de dermatol. et de syphiligr. 1905. p. 753. — Tomasczewski, E.: (a) Bakteriologische Untersuchungen über den Erreger des Ulcus molle. Zeitschr. f. Hyg. u. Infektionskrankh. Bd. 42, S. 327. 1903. (b) Impfungen an Affen mit dem Erreger des Ulcus molle. Dtsch. med. Wochenschr. 1903. Nr. 26. (c) Über die Ätiologie der nach Ulcus molle auftretenden Bubonen und Bubonuli. Arch. f. Dermatol. u. Syphilis. Bd. 71, S. 113. 1904. (d) Ulcus molle. Lymphangitis et Lymphadenitis ex ulcere molli. Handbuch d. Geschlechtskrankheiten. Bd. 2, S. 613. Wien-Leipzig 1912. — Tuccio, G.: Due casi di ulcera serpiginosa consecutiva a ulcere molli. Giorn. ital. d. malatt. vener. e d. pelle. 1908. S. 521. Ref. Arch. f. Dermatol. u. Syphilis. Bd. 96, S. 438. 1909. — Ullmann, K.: Zur Pathogenese und Therapie der Leistendrüsenentzündung. Wien. med. Wochenschr. 1891. Nr. 4. — Unna, P. G.: (a) Die Färbung der Mikroorganismen im Horngewebe. Monatsh. f. prakt. Dermatol. Bd. 13, S. 225. 1891. (b) Über Plasmazellen, insbesondere beim Lupus. Monatsh. f. prakt. Dermatol. Bd. 12, S. 296. 1891. (c) Der Streptobacillus des weichen Schankers. Monatsh. f. prakt. Dermatol. Bd. 14, S. 485. 1892. (d) Die Histopathologie der Hautkrankheiten. Berlin 1894. (e) Die verschiedenen Phasen des Streptobacillus ulceris mollis. Monatshefte f. prakt. Dermatol. Bd. 21, S. 61. 1895. (f) Färbung der Mikroorganismen der Haut. Monatsh. f. prakt. Dermatol. Bd. 21, S. 533. 1895. (g) Eine Modifikation der Pappenheimschen Färbung auf Granoplasma. Monatsh. f. prakt. Dermatol. Bd. 35, S. 76. 1902. (h) Die Herkunft der Plasmazellen. Virchows Arch. f. pathol. Anat. u. Physiol. Bd. 214, S. 320. 1913. (i) Die Sauerstofforte und Reduktionsorte. Eine histochemische Studie. Arch. f. mikroskop. Anat. Bd. 87, S. 96. 1916. (k) Eine verbesserte Darstellung des Streptobacillus des weichen Schankers. Dermatol. Wochenschr. Bd. 69, S. 683. 1919. (l) Chromolyse. Sauerstofforte und Reduktionsorte. Abderhaldens Handbuch der biologischen Arbeitsmethoden. Abt. V, Teil 2, H. 1. Berlin-Wien 1921. — Unna, P. G. und J. Schumacher: Lebensvorgänge in der Haut der Menschen und der Tiere. Leipzig-Wien 1925. — Unterberger, S.: Zur Frage über den Zeitpunkt des Auftretens der Epididymitiden und Bubonen nach der Infektion. Monatsh. f. prakt. Dermatol. Bd. 3, S. 97. 1884. — Vigne, P., A. Fournier et R. Acquaviva: Étude critique et comparative des divers traitements généraux des bubons chancrelleux. (Protéinothérapie, pyothérapie, vaccinothérapie.) Ann. des maladies vénér. Jg. 21, Nr. 1, p. 1. 1926. Ref. Zentralbl. f. Haut- u. Geschlechtskrankh. Bd. 20, S. 371. 1926. — Vincent, H.: Recherches bactériologiques sur la balanite vulgaire. Ann. de dermatol. et de syphiligr. 1904. p. 497. — Vörner, H.: Über Ulcus molle miliare, sog. Follikularschanker. Arch. f. Dermatol. u. Syphilis. Bd. 65, S. 417. 1903. — Waelsch, L.: Über einen eigenartigen Mikroorganismus im Präputialsekret (Bacillus involutus). Zentralbl. f. Bakteriol., Parasitenk. u. Infektionskrankh. Abt. I, Orig. Bd. 38, S. 645. 1905. — Wagner v. Jauregg: Die Tuberkulin-Quecksilberbehandlung der progressiven Paralyse. Therapeut. Monatsh. 1914. S. 1. — Welander, E.: Versuche einer Abortivbehandlung der Bubonen. Arch. f. Dermatol. u. Syphilis. 1891. S. 43. — Wolff, A. und P. Mulzer: Lehrbuch der Geschlechtskrankheiten. Stuttgart 1914. 2. Aufl. — Zehnder: Über regenerative Neubildung der Lymphdrüsen. Virchows Arch. f. pathol. Anat. u. Physiol. Bd. 120, S. 294. 1890. — Zeissl, M. v.: (a) Lehrbuch der Syphilis. 5. Aufl. Stuttgart 1888. (b) Über den gegenwärtigen Stand der Erkenntnis des Schankergiftes. Wien. klin. Wochenschr. 1896. S. 22 u. 40. — Zeissl, M. v. u. M. Horovitz: Ein Beitrag zur Anatomie der Lymphgefäße der männlichen Geschlechtsorgane. Verhandl. d. dtsch. dermatol. Ges. 1. Kongreß. Prag 1889. S. 98. — Zieler, K.: Zur Färbung schwer färbbarer Bakterien (Rotzbacillen, Typhusbacillen, Gonokokken usw.) in Schnitten der Haut und anderer Organe. Zentralbl. f. allg. Pathol. u. pathol. Anat. Bd. 14, S. 561. 1903. — Zurhelle, E.: Über den Anteil feinster Bindegewebsfibrillen, der sog. Gitterfasern, am Aufbau syphilitischer und anderer Hauteffloreszenzen. Dermatol. Zeitschr. Bd. 35, S. 251. 1922.

Ulcus molle.

Symptomatologie, Diagnose, Prognose, Therapie, Epidemiologie.

Von

Gustav Stümpke-Hannover.

Mit 12 Abbildungen.

Einleitung. Der weiche Schanker (Ulcus molle) wurde nicht zu allen Zeiten als eine selbständige Krankheit angesehen; vielmehr hat man jahrhundertelang in ärztlichen Kreisen die Affektion für identisch mit syphilitischen Krankheitserscheinungen gehalten (Unitätslehre!), bis dann die neue, auf exakt biologischer Grundlage forschende, kritisch beobachtende Zeit den alten Streit endgültig schlichtete, und dem Ulcus venereum seine Sonderstellung im System der Geschlechtskrankheiten sicherte.

Schon im Altertum finden sich in medizinischen Schriften Hinweise dafür, daß man gewisse Unterschiede der Genitalgeschwüre kannte. So spricht Galen von einem weichen und harten Geschwür, ja fordert für beide sogar eine differente Therapie; freilich verlieren derartige Feststellungen naturgemäß an Wert durch gleichzeitig gemachte, offenbar im wesentlichen unrichtige Zusätze, die beispielsweise das Vorkommen des weichen Schankers hauptsächlich bei Frauen und Kindern, des harten Schankers bei jungen kräftigen Männern betonten. Trotz allem sind solche Beschreibungen nicht wertlos, denn sie zeigen, daß auch ohne Mikroskopie und Bakteriologie kluge Ärzte schon in jenen Zeiten zu sehen und zu kritisieren verstanden.

Auch ein großer Teil der römischen Ärzte soll nach Galen, ebenso wie die alten Araber, die klinische Differenz der beiden Schankerformen gekannt haben; ja man meint sogar, daß der Araber Rahzes über die verschiedene Ätiologie nicht ganz ohne Kenntnis gewesen sei. Endlich sollen nach Neumann auch die Ärzte des ausgehenden Mittelalters im abendländischen Kulturkreis das weiche Geschwür als eine Affektion sui generis angesehen haben.

In dieser Einstellung der medizinischen Welt erfolgte offenbar eine Änderung um die Wende vom 15. zum 16. Jahrhundert, also zu einer Zeit, in der bekanntlich die Syphilis plötzlich ihre Schrecken über ganz Europa verbreitete. Es ist denkbar, daß damals alle Welt, auch die Gelehrten, so im Banne der bis dahin nicht, oder wenigstens nicht in dieser Form gekannten, schweren venerologischen Erkrankungsform stand, daß feinere Unterschiede im Sinne der Differentialdiagnose zwischen *Ulcus molle* und *durum* im Bewußtsein zurücktraten und künftighin in Vergessenheit gerieten: Rückschritte, die es zu allen Zeiten, auch in der Wissenschaft gegeben hat, und die dazu mahnen, auch bei aller modernen Forschungsarbeit nicht die Leistungen und Methoden vergangener Generationen außer acht zu lassen. Es soll ein gewisser Vella aus Breschia gewesen sein, der 1506 energisch für die Identität des *weichen Schankers* mit der *Syphilis* eintrat. Er hatte berühmtere Nachfolger, so vor allem den bekannten John Hunter, der in der Syphilisforschung des 18. Jahrhunderts eine Rolle spielte und u. a. auch das Ulcus molle als Symptom der Syphilis erklärte. Nach seiner Ansicht soll das gonorrhoische Sekret weichen Schanker oder Syphilis, das Sekret des weichen Schankers *Gonorrhöe,* Ulcus molle oder Syphilis hervorrufen. Immerhin hat es aber selbst in diesen Jahrhunderten immer wieder Gelehrte gegeben, so Leonard Botalli, den Leibarzt Heinrich III. von Frankreich, die das weiche Geschwür vom harten zu trennen wußten, ja das letztere als ein Zeichen der Syphilis anerkannten. Aber sie konnten sich nicht durchsetzen, nicht mit Erfolg gegen den Strom der Zeit schwimmen.

Erst vom Ausgang des 18. Jahrhunderts an drängt sich die Verschiedenheit im Wesen der Genitalulcerationen den Forschern wieder auf. Der erste, der erklärte, es gebe auch Geschwüre am Genitale, denen keine allgemeinen Symptome von Syphilis folgten, war Swediaur; in gleicher Weise trat dann auch der Franzose Bell für den *Dualismus* ein, wobei interessant ist, daß dieser Autor auch das Versagen des Quecksilbers bei reinem Ulcus molle hervorhebt. Und endlich war es dann sein noch bedeutenderer Landsmann, der Kliniker Ricord, der in den Jahren 1831—1837 durch eine Reihe großzügig angelegter Experimente die Plattform schaffte, von der aus sich dann noch geraume Zeit später, hauptsächlich gefördert durch die Arbeiten seines Schülers Bassereau, endgültig die Unitaritätslehre aus der Welt schaffen ließ. Man darf also wohl sagen, daß eigentlich erst von der Mitte des 19. Jahrhunderts ab die Auffassung in der ganzen medizinischen Welt sich durchsetzte, *Ulcus molle* und *Syphilis* nicht mehr für identische Affektionen zu halten — eine Ansicht, die dann schließlich ihre allerdings erst noch viel später erfolgende Bestätigung erhielt, durch die Entdeckung der beiderseitigen Erreger, des Ulcus molle-Erregers durch Ducrey im Jahre 1889. — Der Nachweis des Streptobacillus im Gewebe erfolgte 1892 durch Unna — des Syphiliserregers, der *Spirochaeta pallida*, durch Schaudinn und Hoffmann im Jahre 1905.

Wenn somit auch heutzutage an der Verschiedenheit der Syphilis und des weichen Schankers in keiner Weise mehr gezweifelt werden kann, so treten bezüglich der alleinigen Bedeutung der Unna-Ducrey-Bacillen in der Literatur gelegentlich noch Zweifel auf (Herbst und Gatewood; Pseudodiphtheriebacillen!); doch wird über diese bakteriologischen Feinheiten, ebenso wie über die Mikroskopie in einem besonderen Kapitel berichtet.

Symptomatologie. Das *Ulcus molle* (weicher Schanker), von den drei bekanntesten Geschlechtskrankheiten die seltenste, ist ein Geschwür, das sich an der Stelle, an der die Ducrey-Unna-Bacillen ins Gewebe eingedrungen sind, entwickelt. Die Übertragung erfolgt meistens auf dem Wege des Geschlechtsverkehrs, kann aber auch durch außergeschlechtliche Infektion zustande kommen, worüber noch weiter unten genauer berichtet wird. Es ist ferner wichtig, darauf aufmerksam zu machen, daß die Infektion mit Ulcus molle nicht immer von Trägern gleicher Geschwüre zu erfolgen braucht, sondern daß auch *Streptobacillenträger* die Übertragung vollziehen können (Bruck, Sommer, Lesser, Ricord), eine Tatsache, die von prinzipieller Bedeutung sein kann, z. B. bei der Untersuchung von Prostituierten, bei unerklärlichen Erkrankungen in der Ehe usw.

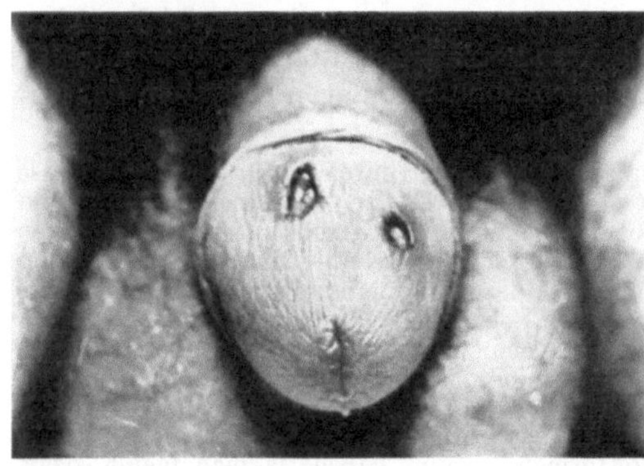

Abb. 1. Ulcera mollia. Charakteristische Form.

Die *Inkubationszeit* ist im allgemeinen beim weichen Schanker kurz, 2—3 Tage, gelegentlich etwas länger. An der Stelle, wo die Krankheitserreger sich eingenistet haben, entsteht — in der überwiegenden Zahl der Fälle sicher im Anschluß an kleine Läsionen (nulla infectio nisi laesione!), wie sie intra coitum einzutreten pflegen, aber auch hin und wieder nach solchen auf extragenitalem Wege — zunächst ein kleines rotes Knötchen, das bald eine zentrale Einschmelzung erkennen läßt, sich dann in eine Pustel mit gelbem eitrigen Inhalt umwandelt und darauf nach Platzen der Blasendecke bald die für unser Krankheitsbild charakteristische Gestalt darbietet[1]).

[1]) Genau kann man diese innerhalb weniger Tage eintretende Umwandlung im *Impfexperiment* beobachten, das ja besonders in früheren Zeiten zur Diagnose des Ulcus molle sehr oft herangezogen wurde, aber auch heute noch gelegentlich, z. B. bei Anlegung von Kulturen, angewandt wird.

Darunter versteht man einen scharfrandigen, an den Rändern oft geradezu unterminierten (Abb. 1), oft mehr oberflächlichen — hauptsächlich im Beginn —, meistens tiefer gehenden, kraterförmigen Gewebsdefekt, der an der Geschwürsbasis einen gelblichen oder, wie man auch sagt, mehr speckigen Belag aufweist. Auch dieser letztere Befund ist nicht immer festzustellen, sondern hängt naturgemäß auch von dem Stadium ab, in dem man den Geschwürsprozeß zu sehen bekommt. Auf der Höhe der Entwicklung ist das beschriebene Bild unverkennbar, später, wenn die Reinigung einsetzt, wird der Farbton anders: Die satten Farben verschwinden, machen entweder einer mehr indifferenten Tönung Platz, oder es zeigt sich, so im Zeitpunkt der eigentlichen Abheilung, gewöhnliches Granulationsgewebe, das dann allmählich durch indifferente Narbensubstanz ersetzt wird. Der erstere Modus wird vor allem bei Mischinfektionen beobachtet, sei es banalen, wie sie so oft ja auch am Genitale zustande kommen, sei es auch bei *Symbiose* des Ducrey-Unna-*Bacillus* mit der *Spirochaeta pallida*, wobei dann allerdings später der spezifische Charakter im Sinne der Luesinfektion sich bemerkbar zu machen pflegt[1]). Im übrigen sitzen die Geschwüre des weichen Schankers oft in leicht *infiltrierter Umgebung*, lassen oft auch eine Rötung um das eigentliche Ulcus herum erkennen (Halo!) (Abb. 2).

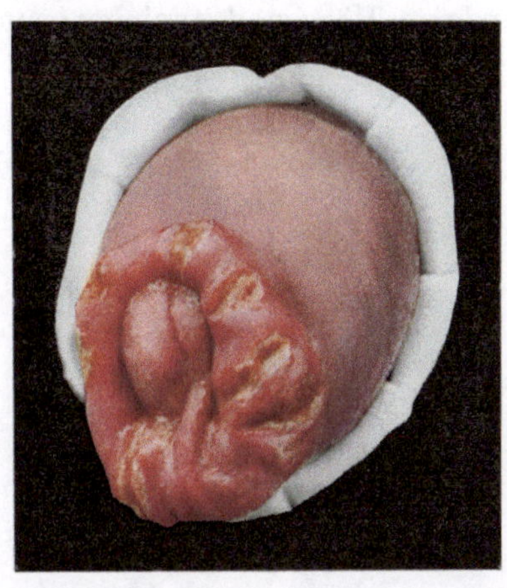

Abb. 2. Ulcera mollia am Vorhautrand. (Aus Rost, Hautkrankheiten. Fachbücher für Ärzte, Bd. 12. Berlin: J. Springer 1926.)

Bezüglich der gleichzeitigen Luesinfektion ist aber ausdrücklich darauf aufmerksam zu machen, daß die *klinische* Umwandlung im Sinne der letzteren — deutliches hartes Infiltrat! — (Abb. 3 und 4) keineswegs immer eintreten muß: Sehr oft bleibt der Charakter der indifferenten Ulceration bestehen, und nur der Nachweis der Spirochaeta pallida ermöglicht dann den Schluß, daß wir es mit einer *Mischinfektion* von Ulcus molle und Syphilis zu tun haben. Darin liegt ja einer der Hauptfortschritte gegenüber den früheren Zeiten, daß wir bei unserer Diagnose nicht mehr so sklavisch an das klinische Bild gebunden sind, vielmehr der *mikroskopische Befund* bei der Einreihung ins nosologische System den Vorrang beanspruchen darf.

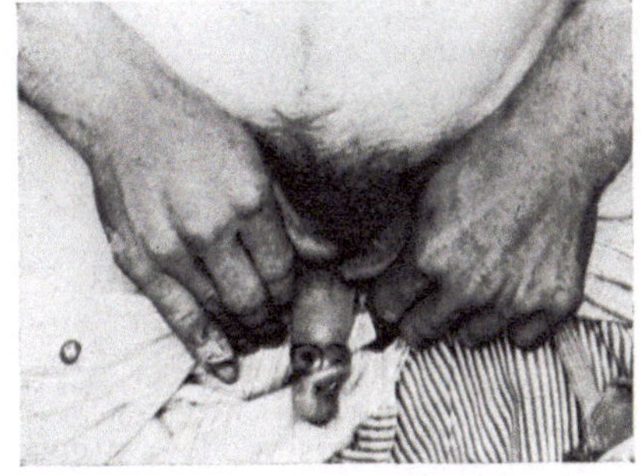

Abb. 3. Ulcera mollia mit gleichzeitiger Luesinfektion.

Diese Feststellung führt uns zu einer weiteren Frage: Ob nämlich die Bezeichnung des beschriebenen Krankheitsbildes als „*Ulcus molle*" beim heutigen Stande der Wissenschaft aufrecht zu

[1]) Es braucht wohl nicht besonders hervorgehoben zu werden, daß selbstverständlich Lues und Ulcus molle bei den gleichen Patienten als selbständige Affektion gleichzeitig an verschiedenen Stellen sich zeigen können, so beispielsweise am Genitale als nässende Papeln mit einwandfreiem Nachweis der Spirochaeta pallida und weichen Schanker an der hinteren Commissur, ebenfalls bestätigt durch den mikroskopischen Befund; einen solchen Fall habe ich noch vor kurzem bei einer 19jährigen Patientin im Krankenhaus II beobachtet.

erhalten ist, oder ob, wie beim Primäraffekt, die *Konsistenz* des *Infiltrates* nicht mehr als allein entscheidend betrachtet werden kann. In dieser Beziehung ist zu sagen, daß die große Mehrzahl der frischen Ulcera mollia die Charakterisierung als *weicher Schanker* nach wie vor mit Recht verdient: Ausnahmen können auch hier die Regel bestätigen; es ist durchaus möglich und auch allgemein anerkannt, daß ein weicher Schanker, der außerordentlich viel behandelt ist, z. B. mit ätzenden Stoffen (*Carbolsäure, Höllenstein*) allmählich einen etwas anderen Härtegrad annimmt; auch bei Prozessen, die in die Tiefe gehen, vor allem, wenn sie bereits zu *Lymphangitis* geführt haben, ist die ursprünglich vorhandene Weichheit gelegentlich geschwunden; das gleiche gilt für Ulcera mollia, die *gehäuft* auf relativ kleinem Terrain nebeneinander sitzen. Aber darüber hinaus wird man dem *frischen* Ulcus molle zum mindesten das schmückende Beiwort lassen müssen und wird des weiteren berücksichtigen, daß diese Bezeichnung „*weich*" ja insofern cum grano salis zu verstehen ist, als damit der Gegensatz gegenüber der charakteristischen Härte mancher Primäraffekte zum Ausdruck gebracht werden sollte. Gerade das letztere ist ganz besonders zu berücksichtigen; denn selbst die etwas verhärteten Ulcera mollia unterscheiden sich in ihrer Konsistenz doch noch ganz erheblich von den typischen spezifischen Primärläsionen, wie man sie früher als allein charakteristisch für die syphilitischen Schanker angesehen hat.

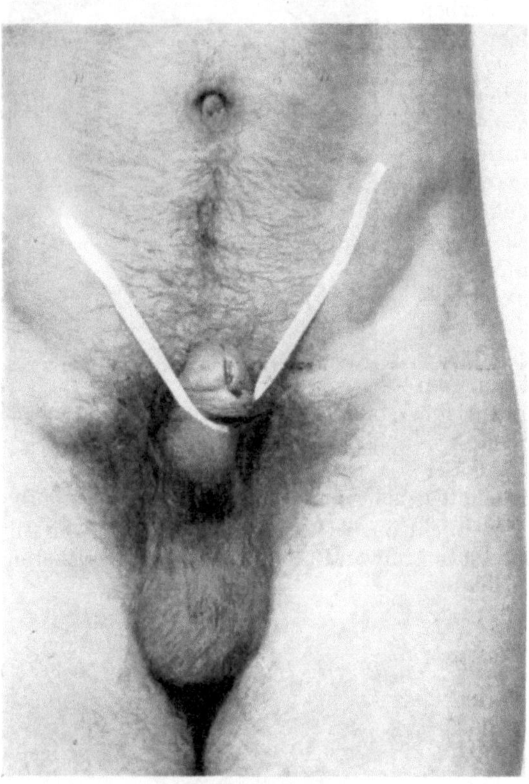

Abb. 4. Ulcera mollia mit gleichzeitiger Luesinfektion.

Im übrigen wird das klinische Bild des Ulcus molle weitgehend auch von seiner *Größe* beeinflußt, die zwischen der eines Hirsekorns und handtellergroßen Defekten schwanken kann, ja beispielsweise bei *Ulcera mollia serpiginosa* noch weit größere Dimensionen anzunehmen vermag. Dies insofern, als kleine Geschwüre weit eher die eben als charakteristisch bezeichneten Symptome erkennen lassen, größere dagegen oft einfach das Aussehen schmieriger oder indifferenter Granulationen darbieten. Das gleiche gilt für die *Tiefenausdehnung*, indem nämlich sehr tiefgreifende Ulcerationen des weichen Schankers den typischen klinischen Charakter des Ulcus molle vielfach verlieren können.

Ebenso wird das klinische Bild des Ulcus molle weitgehend durch seinen *Sitz* beeinflußt: Ulcera mollia, die auf intakter Haut sitzen, machen einen anderen Eindruck als beispielsweise solche, die auf entzündeter Schleimhaut aufgeschossen sind, z. B. bei einer gleichzeitig bestehenden Balanitis im Sulcus coronarius; auch im letzteren Falle bietet das klinische Bild häufig wesentliche Abweichungen von dem beschriebenen Standardbild.

Im übrigen ist der *Sitz* des Ulcus molle außerordentlich verschieden. Meistens ist es entsprechend der in der Regel stattfindenden geschlechtlichen Über-

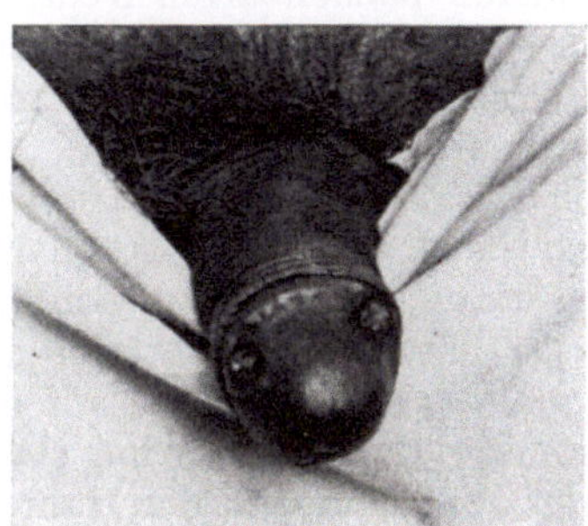

Abb. 5. Ulcera mollia am Vorhautrande.

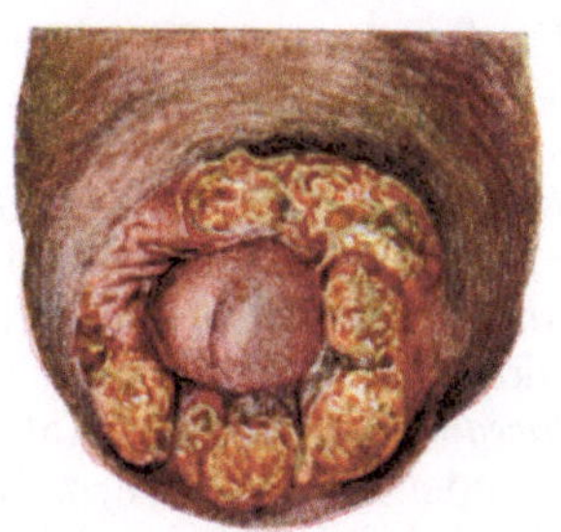

Abb. 6. Ulcera mollia am Vorhautrande. (Nach MARESCH[1].)

tragungsweise am *Genitale* und dessen näherer *Umgebung* lokalisiert. Es sind hier die Stellen ganz besonders bevorzugt, die vornehmlich dem mechanischen Reiz ausgesetzt sind, also einen gewissen Locus minoris resistentiae darstellen. So ist ein besonderer Lieblingsplatz des weichen Schankers beim *männlichen Geschlecht* die Spitze der *Glans*, resp. die *Glans* überhaupt (Abb. 5), die *Übergangsfalte* zwischen äußerem, und innerem Präputialblatt (Abb. 6), die *Kranzfurche*, das *Bändchen*[2] (Abb. 7), die Haut des *Penisschaftes*; aber auch andere Partien werden oft ergriffen: Nicht gar so selten sieht man weiche Schankergeschwüre an der Mündung der *Harnröhre*[3]), ja in der Harnröhre selbst — hier besonders in der *Fossa navicularis* (TSCHUMAKOW) —, am inneren Präputialblatt, an der Wurzel des Penis, am Mons veneris, an der Haut des Scrotums, in den Leisten- und Schenkelbeugen und den angrenzenden Partien des Oberschenkels.

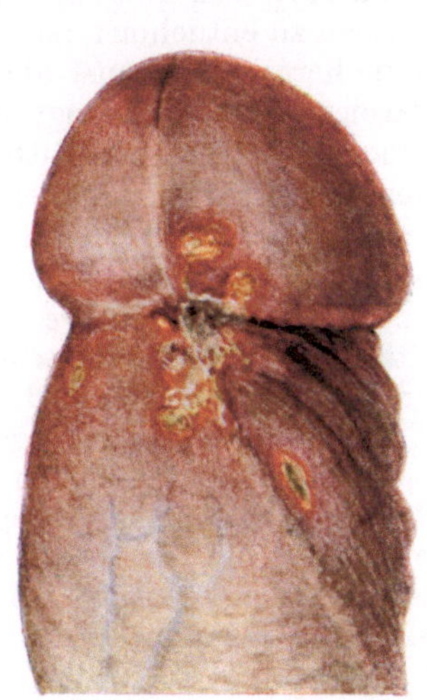

Abb. 7. Ulcera mollia in der Gegend des Frenulum. (Nach MARESCH.)

Beim *weiblichen* Geschlecht werden in erster Linie die *großen* und *kleinen Schamlippen* befallen, die Umgebung der *Harnröhre*, die Gegend der hinteren *Commissur*, weniger oft die Scheidenschleimhaut, die durch das Pflasterepithel etwas besser gegen die Infektion geschützt zu sein scheint; wohl aber gelegentlich die *Portio*, an der hin und wieder

[1]) Abb. 6 u. 7 aus Handbuch der speziellen pathologischen Anatomie und Histologie. Herausg. von F. HENKE u. O. LUBARSCH. Bd. VI/2, in Vorbereitung. Berlin: Julius Springer.

[2]) Das *Bändchen (Frenulum)* ist ein ganz besonderer Lieblingssitz des Ulcus molle; oft wird es im weiteren Verlaufe des Prozesses zerstört, oder es tritt wenigstens eine Perforation auf, eine Tatsache, der auch therapeutisch Rechnung getragen wird (s. unten). In ähnlicher Weise wie das Bändchen können gelegentlich auch andere präformierte oder durch Entzündungen entstandene Gewebsteile (Narben) durch den weichen Schanker zerstört werden. So wird berichtet, daß das Ulcus molle beobachtet wurde an *narbigen Strängen*, die sich auf der Basis einer früheren *Balanitis* (?) zwischen Eichel und innerem Vorhautblatt entwickelt hatten (SCHMITTKIND).

[3]) Unter 745 Fällen von weichem Schanker sahen RICORD und FOURNIER achtmal Sitz in der *Harnröhre*. Von VIDAL wird sogar über einen Fall berichtet, der durch Untersuchung mit der Sonde zu einem Ulcus molle der *Blase* geführt haben soll.

Schankergeschwüre beobachtet worden sind; nach WOLFF und MULZER kommt der weiche Schanker auch im *Cervicalkanal* vor, diese Autoren haben die Ulcera mollia in solchen Fällen sozusagen aus der Cervix herauswachsen sehen; weiter oft die *Dammgegend*, die Umgebung des *Afters* — hier ganz besonders oft auch auf Hämorrhoidalknoten! —, und dann die anderen benachbarten Teile, die schon beim *männlichen* Geschlecht hervorgehoben wurden. Es wäre noch weiter darauf aufmerksam zu machen, daß bei beiden Geschlechtern weiche Schankergeschwüre oft auch am Ende der *Raphe* zu sitzen pflegen.

Bis zu einem gewissen Grad charakteristisch für das Ulcus molle ist sein oft *gehäuftes Auftreten*, 3—4 Geschwüre auf der Glans, im Sulcus coronarius, an der Scrotalhaut sind ein alltäglicher Befund. Häufig ist die Situation auch die, daß zunächst nur ein Geschwür vorhanden ist, im weiteren Verlaufe aber im Umkreise dieses primären Ulcus zahlreiche andere aufschießen — auf dem *Lymphwege* entstanden oder als sog. *Abklatschgeschwüre*, durch Berührung gegenüberliegender Hautpartien, z. B. der Scrotum- oder Penishaut, mit der Haut der Oberschenkel, eine beim Ulcus molle nicht gar so selten zu beobachtende Weiterverbreitungsart.

Darüber hinaus muß man wissen, daß das klinische Bild des weichen Schankers auch noch durch manche andere Eigentümlichkeiten beeinflußt wird, die z. T. mit der Art des Ablaufs des infektiösen Prozesses, z. T. aber auch mit seiner anatomischen Lage zusammenhängen: Da wäre zunächst als bekanntester Sondertyp das Bild des *Ulcus molle elevatum* zu nennen, das, wie aus dem Namen zu entnehmen ist, über das Niveau der umgebenden Haut resp. Schleimhaut herausragt, sonst aber genau die Symptome der klassischen Ulcera mollia darbieten kann, bedingt in erster Linie durch zu stark entwickeltes Granulationsgewebe in der Mitte des Geschwürs, während der Geschwürsbelag noch deutlich vorhanden ist; es stellt also gewissermaßen einen vorzeitigen Heilungsprozeß dar; eine besondere Verlaufseigentümlichkeit wohnt ihm nicht inne. Weiter wäre zu erwähnen das *Ulcus molle folliculare*, der *Follikularschanker*, auch *Ulcus molle miliare* genannt (VÖRNER), das entweder an einem Haarfollikel sitzt oder an Stelle eines solchen, im ersteren Falle öfter noch einen Haarschaft aus den nekrotischen Partien herausragen läßt, meistens dann auch mit größerer Tiefenausdehnung einhergeht. Ferner wäre das *Ulcus molle diphtheriticum* zu nennen, das von manchen Autoren als Sonderart beschrieben wird. Dieser sog. *diphtheritische Schanker* zeigt an der Basis des Geschwürs eine speckige Pseudomembran, die fest haftet und ihre Entstehung offenbar einer intensiven Einschmelzung des pathologischen Gewebssubstrats verdankt, womit der Übergang zu anderen destruktiven Prozessen gegeben wird, die weiter unten besprochen werden. Er darf nicht mit der *Diphtherieinfektion* des weichen Schankers verwechselt werden, die in den letzten Jahren wiederholt beschrieben (KROMAYER jr.), auch von uns mehrfach beobachtet worden ist, und die gelegentlich für einen besonders hartnäckigen Verlauf des weichen Schankers verantwortlich gemacht werden kann. Im Falle der Diphtherie-Superinfektion ist das klinische Bild keineswegs immer charakteristisch für diphtheritische Gewebsläsionen, vielmehr können die äußeren Symptome einer derartigen Komplikation ein völlig indifferentes Krankheitsbild bieten; am häufigsten findet man noch schlaffe, schmierig belegte Geschwüre, deren Haupteigenschaft offenbar in dem hartnäckigen Verlauf und dem Widerstand gegen jede Therapie zu sehen ist.

Als eine *weitere Varietät des Ulcus molle* gilt ferner sein Auftreten in Form von Bläschen resp. Pusteln, die später nach Zurückgehen der akuten Entzündungserscheinungen zu Borkenbelag führen können; diese Form darf nicht verwechselt werden mit dem ersten Stadium des gewöhnlichen Ulcus molle, das ja auch, wenngleich nur für ganz kurze Zeit, den Charakter eines Bläschens tragen kann; vielmehr handelt es sich hier offenbar darum, daß das Ulcus molle den Bläschencharakter über längere Zeit beibehält. Derartige Formen von Ulcus molle sind offenbar im Auslande häufiger beobachtet, so z. B. in Spanien und hier als *Ulcus molle impetiginosum* beschrieben (Azua); man hat bei dieser seltenen Form des weichen Schankers an die Möglichkeit einer Mischinfektion mit irgendwelchen anderen Krankheitserregern gedacht (Sizilia).

Endlich ist darauf aufmerksam zu machen, daß auch sonst gelegentlich im Ausland Typen des Ulcus molle beobachtet werden, die von den bei uns zu Lande herrschenden stark verschieden sind. So beschreiben Montpellier und E. Benzeri klinische Formen des weichen Schankers bei den Eingeborenen Algeriens, sie unterscheiden dabei:

1. Die sog. *papulöse* Form mit mehr oder weniger scharf abgesetzten Rändern und teilweise papillomatösem Grund.

2. Die *ulcero-krustöse* Form, die zu stärkeren Zerstörungsprozessen führt, und endlich

3. die *gummöse* Form, die unregelmäßige Einfassung, verdickte harte Ränder um einen ausgehöhlten Grund bietet, also sehr an das Bild einer tertiären Syphilis erinnert. Hierbei wird von letzteren Autoren gleichfalls die These vertreten, daß speziell bei der letzteren Form eine *Mischinfektion* möglich sei, und zwar in diesen Fällen mit *Lues*, etwa in dem Sinne, daß auf eine alte Lues eine neue Infektion aufgepfropft sei, die zunächst unter dem Bilde eines gewöhnlichen weichen Schankers verläuft, dann aber langsam die Charakteristica der Spätlues annimmt.

Es ist wohl durchaus zweifelhaft, ob in allen diesen erwähnten Fällen tatsächlich einwandfreie weiche Schanker vorliegen, ob nicht vielmehr bei manchen dieser Bilder auch anderweitige Prozesse mit heranzuziehen sind.

Resümierend wird man also wohl sagen dürfen, daß das Bild der erwähnten Sondertypen z. T. erheblich von den allgemein bekannten abweicht, daß infolgedessen die klinische Diagnose in manchen Fällen nicht ganz leicht sein wird, vielmehr die Diagnose durch mikroskopische resp. kulturelle Befunde gestützt werden muß: Das würde ganz besonders für den *diphtheritischen* Schanker, das *Ulcus molle impetiginosum* und die im Ausland beschriebenen *Formen* überhaupt zutreffen, während das Ulcus molle elevatum und Ulcus molle folliculare nach dieser Richtung hin kaum nennenswerte Schwierigkeiten machen.

Von Wichtigkeit für das klinische Bild des weichen Schankers ist endlich seine *Gestalt*. Auch da finden sich große Differenzen. Ein Ulcus auf der Glans hat im allgemeinen eine andere Gestalt als ein solches an oder in der Harnröhrenmündung; dieses ist wiederum verschieden von weichen Schankern in der Umgebung des Afters oder des Scrotums. Letztere sind öfter radiär gestaltet, rhagadiform, schlitzartig; die Ulcera an der Harnröhrenmündung haben ringförmige Gestalt, vor allem bei weiterem Fortschreiten; die auf der Glans sind oft oval oder kreisförmig. Über serpiginöse Formen später noch mehr. Daß auch sonst anatomische Verhältnisse für die Gestaltung des weichen Schankerprozesses von Bedeutung sind, wurde bereits (in einer Anmerkung über das Ulcus molle des Bändchens) erwähnt; man nimmt ja im allgemeinen an, daß die Propagierung nach der Richtung des kleinsten Widerstandes erfolgt.

Bezüglich der Übertragung des Ulcus molle erwähnten wir erstlich, daß auch *extragenitale Infektionen* möglich seien. Das ist wichtig zu wissen, weil bei Unkenntnis dieser Sachlage gelegentlich Fehldiagnosen leichter vorkommen können. Ich selbst sah diese extragenitalen Infektionen verhältnismäßig selten, sie sind aber in der Literatur in einer so erheblichen Zahl beschrieben, daß es notwendig ist, darauf etwas näher einzugehen. Allerdings muß man dabei berücksichtigen, daß nicht alle diese extragenitalen Infektionen der wissenschaftlichen Kritik standhalten: Die Verhältnisse liegen oft kompliziert, der Nachweis des Erregers ist nicht in jedem Falle erbracht oder nicht absolut glaubhaft erhärtet, die Beobachtungszeit ist oft zu kurz.

Um sich über die annähernde Häufigkeit des Ulcus molle extragenitale ein Bild zu machen, sei an die Angaben Chitrowos erinnert, der unter *2084* weichen Schankern bei Männern *14mal extragenitale Lokalisation* gefunden hat, und an die von Petersen, der sie unter *5363* nur *9mal* konstatierte. Dagegen will Cheinisse unter *3956* weichen Schankern der französischen Literatur *99* extragenitale gesehen haben. Es ist hierbei zu berücksichtigen, daß alle diese Feststellungen einer etwas älteren Zeit entstammen, als der Erreger der Syphilis noch nicht entdeckt war, und infolgedessen wohl sicher ein erheblicher Teil syphilitischer Schanker als weiche Schankergeschwüre aufgefaßt worden ist oder auch umgekehrt.

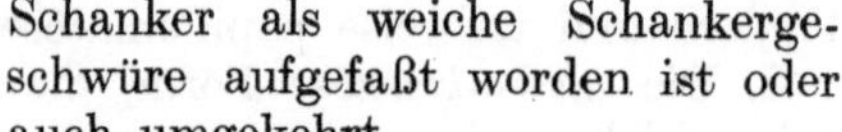

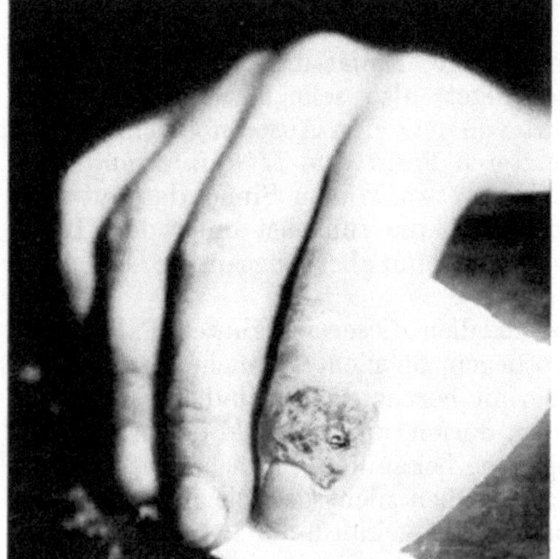

Abb. 8. Ulcera mollia. Infektion am Finger.

Man muß bei den extragenitalen Ulcera mollia zweierlei verschiedene Möglichkeiten unterscheiden: Einmal die *primäre* Entstehung außerhalb der Geschlechtsteile, und zweitens das *sekundäre* Auftreten außerhalb des Genitales im Anschluß an hier entstandene, primäre weiche Schankergeschwüre; diesen letzteren Modus könnte man auch als den der *Überimpfung* oder Autoinokulation bezeichnen.

Im ersteren Falle, also bei primären Ulcera mollia mit außergeschlechtlichem Sitz wiederum sind *zwei verschiedene Infektionsmöglichkeiten* prinzipiell voneinander zu unterscheiden, einmal die der gewöhnlichen Infektion, wie sie beispielsweise einen Arzt oder eine Hebamme bei der Ausübung ihres Berufes treffen kann, z. B. am Finger (Abb. 8); oder die Übertragung auf geschlechtlichem Wege, z. B. beim Coitus praeternaturalis, in welchen Fällen die Manifestationen des weichen Schankers z. B. an der *Brust*, an der Schleimhaut des *Mundes*, der *Zunge*, in der Umgebung des *Afters* sich finden: So berichtet in letzter Zeit Giovanni über multiple weiche Schanker der *Zunge*, die an der Spitze, in der Mittellinie und am rechten Rande der Zunge lokalisiert waren, sich durch starke Schmerzhaftigkeit auszeichneten und in etwa 10 Tagen unter lokaler Medikation zur Ausheilung gelangten; die Ducrey-Unna-Bacillen waren nicht nachweisbar, Spirochäten und Wassermann negativ. Der betreffende Kranke gab zu, 4 Tage vor Beginn der Zungenerkrankung das Glied eines Kameraden mit der Zunge berührt zu haben. Auch Minassian berichtet über multiple primäre Ulcera mollia der Zunge, entstanden durch Kontakt mit den Genitalien einer Prostituierten [1]). In allerletzter Zeit liegt noch der Bericht

[1]) Auch Gaucher und Druelle erwähnen Ulcus molle an der Zungenspitze; einen charakteristischen Fall einer auf geschlechtlichem Wege erworbenen *Ulcus molle-Infektion* des *Rectums* teilt Chitrowo mit, der sich bei einem 40 jährigen Manne bereits 24 Stunden post coitum subjektiv bemerkbar machte und später an der vorderen und hinteren Wand des Mastdarms unregelmäßige, tiefe, mit Eiter bedeckte Ulcerationen erkennen ließ.

von RAVAUT und DUCOURTIOUX vor, der die Seltenheit eines weichen Schankers an der Zunge, wie er in ihrem Fall vorlag, auf die geringe Affinität des Bacillus Ducrey zu den wahren Schleimhäuten resp. auf die antiseptische Wirkung des Mundspeichels zurückführt.

Die zweite Möglichkeit besteht, wie erwähnt, in der der *Überimpfung*, oder wie man sie auch bezeichnet, der *Autoinokulation*. Hier liegen die Dinge so, daß der betreffende Kranke an einem Ulcus molle des Genitale leidet und von hier aus sich an den verschiedensten Stellen des Körpers die weichen Schankergeschwüre inokuliert; es ist dieser Entstehungsmodus des weichen Schankers mit extragenitalem Sitz wohl der bei weitem häufigste: Ganz abgesehen von meinen persönlichen Erfahrungen finden sich in der neueren Literatur zahlreiche Beläge für diese Übertragungsart, die hier natürlich im einzelnen nicht alle berücksichtigt werden können; einige wenige seien als Beispiel angeführt: So berichtet KLAUSNER über ein Ulcus molle am Zeigefinger, das infolge Selbstbehandlung eines Genitalgeschwürs entstand, ferner über Ulcus molle am linken Oberschenkel, hervorgerufen höchstwahrscheinlich durch Kratzen mit durch vorhergegangene Manipulationen an einem weiblichen Genitale infizierten Fingern, endlich über zahlreiche weiche Schanker der Bauchhaut, bedingt nach Ansicht des Autors durch ein infiziertes Taschentuch, das die betreffende Patientin zur Linderung ihrer Schmerzen in die Falten des Hängebauches eingelegt hatte. Auch MORINI teilt einen Fall von weichem Schanker des linken Zeigefingers mit, der durch Manipulationen des Kranken an seinem gleichfalls erkrankten Genitale entstanden sein soll; hierher gehört auch die Beobachtung DE MEDINAS, der bei einem Patienten mit gleichzeitig bestehendem Krätzeausschlag zahlreiche weiche Schankergeschwüre am Oberschenkel, Gesäß, Bauch und Lendengegend auftreten sah, oder der Fall von GAUCHER, DRUELLE und JACOB, in dem ein an *Scabies* und *Pediculosis* leidender Patient sich von einem genitalen Ulcus molle auf die Scabies- und Pediculosis-Prädilektionsstellen überimpfte. Auch bei *Ekzem* sind solche Autoinfektionen gelegentlich beschrieben (BRUHNS); in diesen und den anderen genannten Fällen hat offenbar die bereits veränderte Haut (Scabies und Ekzem) im Sinne eines Locus minoris resistentiae gewirkt oder auch durch Vorhandensein kleiner oberflächlicher Erosionen die Infektion erleichtert, indem sie auf diese Weise die für jede Infektion notwendige äußerliche Verletzung schaffte. Auch einfach gesetzte Wunden kommen hier in Frage, so der Fall von BRUNER, in dem von einem noch bestehenden Ulcus molle des Penis ein solches des Fußrückens im Anschluß an dort vorhandene Quetschwunden auftrat, oder der Fall von E. HOFFMANN, in dem durch Benutzung derselben Verbandmittel die Überimpfung auf eine Kniewunde erfolgte.

Was die *Lokalisation* des extragenitalen weichen Schankers anlangt, so wird derselbe am häufigsten an den *oberen Extremitäten* und hier wieder ganz besonders oft an den *Fingern* beobachtet: Von den Fingern wiederum scheint der Zeigefinger der bevorzugteste Ort zu sein; doch werden auch Erkrankungen des Daumens (BOODFEELD) und des Mittelfingers (BALZER und BELLOIR) beschrieben. Extragenitale Infektionen am *Arm* scheinen wesentlich seltener zu sein, sie kommen aber vor und sind beobachtet z. B. von MERIAN an den Oberarmen, NOBL und SPRECHER an den Vorderarmen. Von anderen Lokalisationen seien noch ausdrücklich hervorgehoben die *Kniee* (E. HOFFMANN), die *Unterschenkel* (LIPSCHÜTZ und RAMAZOTTI), die *Füße* (BRUNER), die Haut des *Stammes* (s. o.); ja selbst in der Schädelregion sind, wenn auch selten, derartige weiche Schanker vorgekommen, so z. B. am *Kinn* (POTTS und NEUMANN) und an den *Augenlidern* (BULT).

Zur Klinik der weichen Schanker mit extragenitalem Sitz sei hervorgehoben, daß dieselbe im allgemeinen nicht von der der sonstigen Ulcera mollia abweicht;

nur ist zu berücksichtigen, daß der Bubo gelegentlich durch seinen Sitz für das betreffende Individuum schwere Folgen haben kann. Nicht immer brauchen die Ulcera mollia mit extragenitaler Lokalisation natürlich den gleichen Charakter der primären Ulcera mollia zu haben, sie können gelegentlich maligner sein, z. B. ein Ulcus molle *serpiginosum* darstellen, eine Beobachtung, die u. a. Luithlen gemacht hat.

Im übrigen darf man aber daran festhalten, daß sowohl die primären, wie die sekundären weichen Schanker mit extragenitalem Sitz offenbar nicht annähernd so häufig vorkommen, wie beispielsweise extragenitale Primäraffekte.

Komplikationen. So einfach das klinische Bild des Ulcus molle im allgemeinen zu sein scheint, wenn auch da schon, wie beschrieben, gewisse Variationen möglich sind, so wechselvoll gestaltet es sich, wenn Komplikationen auftreten. Man wird dabei gut tun, sich von vornherein über das Uneinheitliche dieser Zustände im klaren zu sein. Wenn wir beispielsweise beim *Ulcus molle serpiginosum* einen komplizierenden Prozeß vor uns haben, der offenbar lediglich als eine Abart im Verlaufe des eigentlichen primären Schankers aufzufassen ist, bedingt durch Umstände, die wir nicht in jedem einzelnen Falle zu eruieren vermögen, so müssen wir im *Ulcus molle gangraenosum* höchstwahrscheinlich eine Superinfektion erblicken, die auf die primäre aufgepfropft ist, oder auch gleichzeitig mit ihr erfolgte. Und während die beiden genannten Prozesse in erster Linie das *Geschwür* als solches betrafen, erblicken wir in anderen Komplikationen wiederum Vorgänge, die mehr als *Folge* des primären destruktiven Gewebsprozesses aufzufassen sind, sei es, daß hier durch die Fortschleppung des Schankergifts Entzündungen im Lymphgefäßgebiet zustande kommen, als deren Prototyp wir die Lymphdrüsenentzündung, die *Bubonen,* seit alters her zu betrachten pflegen, sei es, daß mehr unspezifische, sog. konkomittierende *Entzündungen,* wie die *entzündliche Phimose,* resultieren, sei es, daß *Abscesse* entstehen, gelegentlich auch durch Übergreifen des Einschmelzungsvorganges auf nicht obliterierte Gefäße *Blutungen.* Im einzelnen könnte man diese Betrachtungen fortspinnen, doch ist das entbehrlich. Wichtig erscheint nur das eine, prinzipiell die Differenz im Wesen dieser ganzen Folgezustände erfaßt zu haben, da sonst Schwierigkeiten in der Deutung sich einstellen können.

Was das *Ulcus molle serpiginosum* anlangt, so ist darunter eine Abart im Verlaufe des weichen Schankers zu verstehen, darin beruhend, daß das Ulcus molle nicht auf seinen ursprünglichen Sitz beschränkt bleibt, sondern weiter um sich greift, und zwar in ganz charakteristischer Weise: Es findet im Zentrum vielfach eine narbige Abheilung statt, nach der Peripherie zu, und zwar meistens nur nach einer Seite, nicht im ganzen Umfange des ursprünglichen weichen Schankers, schreitet der Zerstörungsprozeß ungehindert fort (Abb. 9). Es können auf diese Weise außergewöhnlich große Teile der Hautdecke in Mitleidenschaft gezogen werden; kleine Geschwüre, die vom Genitale ihren Ausgang nehmen, können nicht nur die Haut der angrenzenden Lymphbezirke (Leistenbeugen, Scrotum, Innenseite der Oberschenkel) mehr oder weniger vollständig zerstören, sondern es sind Fälle bekannt, wo auch ausgedehnte Partien der Bauchhaut diesem Einschmelzungsprozeß erliegen (Freund). Auf diese Weise ist es erklärlich, daß derartige *Ulcera mollia serpiginosa* unter Umständen sehr lange, Monate, ja Jahre lang dauern können, so daß sich naturgemäß auch Rückwirkungen auf den allgemeinen Organismus einstellen: Schwächung der Körperkräfte, Reduzierung des Ernährungszustandes, Superinfektionen, Temperatursteigerung usw. Die Ausdehnung des Ulcus molle serpiginosum in die Tiefe ist im Gegensatz zu der der *Ulcera mollia gangraenosa* und verwandter

Prozesse (s. unten) im allgemeinen nicht sehr groß. Ausgehen kann ein Ulcus molle serpiginosum entweder von einem gewöhnlichen Ulcus molle, das allmählich die charakteristischen Eigentümlichkeiten des ersteren annimmt, oder es kann sich von einem sog. Bubo aus entwickeln, meistens in der Weise, daß die Ränder eines durchgebrochenen oder inzidierten eitrigen Lymphdrüsenpakets „*schankrös*“ werden — s. weiter unten —, wobei sich dann die so entstandenen Ulcera in charakteristischer serpiginöser Form auf die benachbarten Haut-

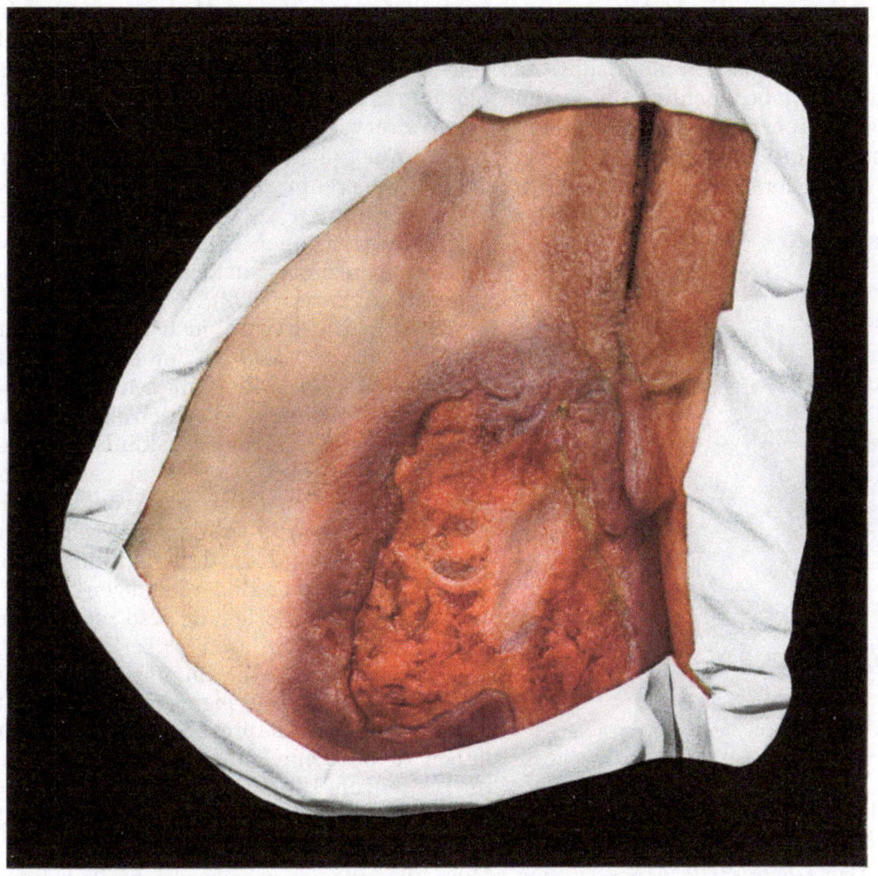

Abb. 9. Ulcus molle serpiginosum. (Aus LESSER: Lehrbuch der Haut- und Geschlechtskrankheiten. 14. Aufl. Bearbeitet von JADASSOHN. In Vorbereitung. Berlin: Julius Springer.)

partien weiter ausdehnen. Endlich kann ein Ulcus molle serpiginosum seinen spezifischen Charakter offenbar auch von Anbeginn in sich tragen.

Viel ist über das Wesen des Ulcus molle serpiginosum diskutiert worden: Von zahlreichen Autoren ist der DUCREY-UNNA-Bacillus mikroskopisch im Ausstrich sowohl, wie im Gewebe der primären Geschwüre nachgewiesen (FASANI-VOLARELLI, KÖNIGSTEIN, LITTLE, MC. DONAGH), oder es ist in den durch Abimpfung entstandenen Geschwüren der Nachweis gelungen (LIPSCHÜTZ). In anderen Fällen wiederum versagten entsprechende Bemühungen, so daß hier Zweifel an der Identität mit Ulcus molle auftauchten. Man hat in manchen derartigen Fällen an Mischinfektionen, z. B. mit Staphylo- und Streptokokken gedacht (FASANI-VOLARELLI), ohne daß diese Hypothese gerade besondere

Anziehungskraft besäße. Man könnte vielleicht auch an Besonderheiten des Gewebes denken, das aus irgendwelchen Gründen leichter zu fortschreitendem Zerfall neigt, wobei der allgemeine Kräfte- und Ernährungszustand eine gewisse Rolle spielen dürfte; könnte darauf hinweisen, daß elende, reduzierte Individuen mehr zum Ulcus molle serpiginosum inklinieren; könnte auch im Sinne der modernen Immunitätsforschung Überempfindlichkeitserscheinungen zur Erklärung heranziehen. Erwähnung verdient endlich, daß besonders von ausländischen Autoren auf die große klinische Ähnlichkeit mit dem sogenannten *Granuloma inguinale* hingewiesen wurde (MANSON-BAHR, MC. DONAGH). Ja auch GENNERICH betont die große Übereinstimmung im klinischen Bild mit jener in tropischen und subtropischen Ländern, neuerdings auch in Europa (Paris!) oft beobachteten Krankheit, die ja auch zum Teil in Form von genitalen Geschwüren mit lebhafter Tendenz zur Weiterverbreitung zu verlaufen pflegt; GENNERICH hebt die Möglichkeit gemeinsamer ätiologischer Grundlagen um so mehr hervor, als bei dem Granuloma venereum recht viele Erreger beschrieben werden[1]). Den gleichen Standpunkt vertritt auch MILIAN in einer Diskussionsbemerkung auf dem Dermatologenkongreß in Paris (1922).

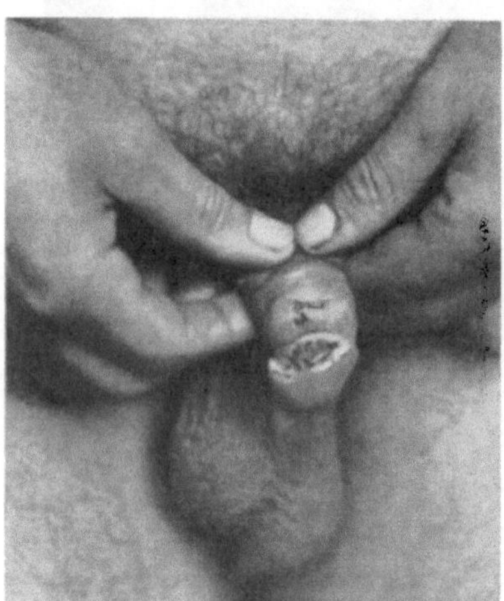

Abb. 10. Ulcus molle gangraenosum.

Alles in allem wird man aber doch für die Mehrzahl der Fälle an der Identität mit Ulcus molle festhalten müssen (Bacillennachweis!), wennschon man den eigentlichen Grund für die verschiedene klinische Auswirkung nicht mit Sicherheit zu sagen vermag: Aber wir wissen ja auch von anderen Krankheitserregern, so den Erregern der Lues und Tuberkulose, daß sie klinisch die allerverschiedensten Bilder bedingen können, so daß in dieser Beziehung also nicht allzu große Bedenken vorliegen (Tuberkulose, vgl. Differentialdiagnose!). Im übrigen scheint das Ulcus molle serpiginosum ein recht seltener Krankheitsprozeß zu sein. Wir haben in unserem Hannoverschen Material im Laufe von 12—13 Jahren drei derartige Fälle gesehen, wobei es in einem Falle sogar noch zweifelhaft war, ob nicht vielleicht auch eine durch *Pilze* hervorgerufene Dermatose vorlag.

Das *Ulcus molle gangraenosum* (Abb. 10), eine im ganzen gleichfalls seltene Komplikation des weichen Schankers, ist, soweit sie sich tatsächlich auf dem Boden eines solchen entwickelt, nicht wie das Ulcus molle serpiginosum ein Prozeß, der dem vulgären Ulcus molle als wesensverwandt oder gleich bezeichnet werden kann; es stellt vielmehr zweifellos eine Mischinfektion dar, in dem Sinne, daß einem

[1]) Interessant ist, daß *Überimpfungen* zweierlei verschiedene Befunde ergaben: Einmal entstehen bei der Inokulation von Ulcus molle serpiginosum gewöhnliche Ulcera mollia (REICHEL), anderseits können von letzteren auch serpiginöse Impfgeschwüre ausgehen (LUITHLEN); immerhin scheint der erstere Modus aber doch der häufigere zu sein. Wichtig erscheint auch für das *Ulcus molle serpiginosum* eine verlängerte Inkubationszeit im Vergleich zum einfachen weichen Schanker (8 = 3 Tagen). Die in der Literatur gelegentlich mitgeteilten Fälle mit noch längeren Inkubationsterminen (RAYNAUD, MONTPELLIER, LACROIX) — Monate nach der primären Infektion — sind vielleicht in der Weise zu erklären, daß entweder überhaupt *Neu-Infektionen* vorlagen, vielleicht von den längere Zeit saprophytisch vorhandenen DUCREY-Bacillen, oder es hat sich möglicherweise gelegentlich auch um Fehldiagnosen gehandelt.

weichen Schanker jene zweite, in ihrem Wesen noch nicht ganz sicher gestellte Infektion aufgepfropft wurde [1]). Ohne uns hier in Einzelheiten verlieren zu wollen — das primäre Ulcus gangraenosum wird in einem anderen Kapitel dieses Handbuches abgehandelt —, soll doch so viel hier gesagt werden: Unbeschadet der im einzelnen anzunehmenden Ätiologie — MATZENAUERsche *Bacillen, fusospirilläre Symbiose* im Sinne der *Angina Plaut-Vincenti* oder verwandter Affektionen (*Nosocomial-Gangrän*), *Lues* (WOLFF und MULZER) — beherrscht der sekundäre Infekt sowohl im äußeren klinischen Bild, wie im mikroskopischen Befund die Situation so sehr, daß auf der Höhe des Prozesses vom Charakter des primären Ulcus molle nicht viel mehr übrig geblieben ist. Das Ulcus molle gangraenosum ist auf alle Fälle ein recht schwerer Zustand, da einmal die örtlichen Zerstörungen viel tiefer gehen als beim gewöhnlichen weichen Schanker, ja auch beim Ulcus molle serpiginosum (das, wie wir bereits oben hervorhoben, seine Entwicklung mehr nach der Fläche zu nimmt), und da ferner diese destruktiven Tendenzen oft in unglaublich kurzer Zeit in die Erscheinung treten, so daß ausgedehnte Partien dem Gewebstod verfallen (Glans, Praeputium), unter Umständen auch schwere Blutungen (Schwellkörper) entstehen. Darüber hinaus bietet weiter auch die Einwirkung auf den Allgemeinorganismus ernste Perspektiven, *langdauerndes Fieber, Thrombose, Sepsis,* können komplizierend hinzutreten. Man sieht schon aus dieser kurzen Skizzierung, daß die Beziehungen zum gewöhnlichen Ulcus molle in derartig ausgeprägten Bildern offenbar nur noch recht lockere sein können. Eine geschlechtliche Erkrankung im eigentlichen Sinne wie der weiche Schanker ist das Ulcus gangraenosum so wenig, wie der folgende Typ, am wenigsten wohl bei der primären Infektion, die sicher in einer großen Anzahl von Fällen auch ohne geschlechtlichen Verkehr zustande kommt.

Noch komplizierter liegen die Verhältnisse beim sogenannten *Ulcus molle phagedaenicum*, dem phagedänischen Schanker. Hier gilt nicht nur das gleiche, was wir beim Ulcus molle gangraenosum bezüglich seiner Beziehungen zum gewöhnlichen weichen Schanker gesagt: *Mischinfektionen,* falls überhaupt ein *Ulcus molle simplex* vorgelegen hat, und weitgehende Selbständigkeit des auf der Höhe seiner Entwicklung befindlichen Krankheitsbildes, sondern darüber hinaus bleibt es überhaupt zweifelhaft, ob dieser sogenannte phagedänische Schanker als Morbus sui generis aufrecht erhalten werden kann, ob nicht vielmehr Identität oder wenigstens sehr starke Wesensverwandtschaft mit dem Ulcus molle gangraenosum vorliegt. Wenn man die Literatur daraufhin durchsieht, so wird man finden, daß die für das letztere als charakteristisch angesehenen mikroskopischen Befunde und sonstigen Eigentümlichkeiten von den Autoren auch bei Ulcerationen erwähnt werden, die sie als phagedänisch bezeichnen (FISCHL, SCHELENZ, MEURISSE, TRENDELENBURG u. a. m.). Früher wurden gewisse klinische Unterschiede zwischen diesen beiden Abarten des weichen Schankers hervorgehoben: Bei dem gangränösen Schanker sollte der akute, mit intensiven *allgemeinen* Zerfallserscheinungen einhergehende Gewebsprozeß im Vordergrund stehen, während der phagedänische Schanker sich vielfach auf das subcutane Gewebe beschränke, (Chancre décorticant RICORDS), oder wie LESSER das ausdrückt (vgl. BRUHNS, RIECKES Lehrbuch der Haut- und Geschlechtskrankheiten), mehr einen „molekularen“ Zerfall erkennen lassen. Ohne diese Streitfrage hier weiter erörtern zu wollen, erscheinen mir doch diese rein klinischen Unterschiede offenbar nicht ganz ausreichend, um mit Sicherheit die beiden Krankheitsbilder gegeneinanader abgrenzen zu können. Meine klinische, auf Hannoverschen Verhältnissen beruhende Erfahrung hat mich

[1]) Ein eine solche Möglichkeit zulassender Fall wurde von mir vor einigen Jahren beobachtet und beschrieben; in demselben waren neben einem ganz schweren Ulcus gangraenosum einwandfreie spezifische Ulcera mollia vorhanden.

erkennen lassen, daß wir heute offenbar in der übergroßen Mehrzahl der Fälle das klinische Bild des *Ulcus molle gangraenosum* beobachten, wenn wir es mit schweren Zerstörungen am Genitale zu tun haben, abgesehen von dem wohl charakterisierten, oben näher geschilderten *serpiginösen weichen Schanker.*

Die anderen am Genitale zur Beobachtung kommenden Ulcerationsprozesse, wie *Ulcus gonorrhoicum, Ulcus tuberculosum, Ulcus vulvae acutum* (Lipschütz), *chronische* oder *aphthöse Genitalgeschwüre* können kaum in dem Grade wie die oben abgehandelten serpiginösen, gangränösen und phagedänischen Schanker als Komplikationen des gewöhnlichen Ulcus molle angesprochen werden. Gewiß wird in einzelnen Fällen auch einmal eine solche Kombination möglich sein; aber ein derartiges Vorkommen ist offenbar so selten, und charakteristische Formen mutmaßlich so wenig häufig, daß sich eine Besprechung hier erübrigt. Wir werden beim Kapitel Differentialdiagnose noch davon hören, ebenso über die Mischinfektionen mit Lues, die eine eingehendere Abhandlung erfordern. Wohl aber ist in diesem Zusammenhang noch die *gelegentliche Mischinfektion* mit *Diphtherie* zu erwähnen. Sowohl beim gewöhnlichen weichen Schanker (Kromayer), wie bei seinen Komplikationen (Ulcus molle phagedaenicum, Schucht) sind solche *Superinfektionen* beschrieben worden; auch wir haben in den vergangenen 5—6 Jahren oft unsere Aufmerksamkeit auf derartige Möglichkeiten gerichtet und in der Tat hin und wieder Diphtheriebacillen kulturell nachweisen können. In der Mehrzahl der Fälle handelt es sich nach unseren Beobachtungen nicht etwa um klinische Bilder typischer Art, so daß man gleichsam von selbst auf die Diagnose gestoßen wird (diphtherischer, eitriger Belag, Membranbildung), vielmehr sind es oft Ulcerationen, die keineswegs etwas Charakteristisches an sich haben, schlecht granulierende, oft nur noch mäßigen Gewebsbelag erkennen lassende Defekte, die sich aber durch eine gewisse Hartnäckigkeit im Verlaufe auszeichnen; aber auch das klinische Bild eines typischen Ulcus molle kann vorliegen, so daß der Nachweis der Diphtheriebacillen auch für den Kenner eine Überraschung bedeutet. Diese *Diphtherie-Mischinfektion* ist selbstverständlich von dem sogenannten *diphtheritischen Ulcus molle* scharf zu trennen, welch letzteres ja, wie wir oben gesehen haben, eine Verlaufsabart des gewöhnlichen weichen Schankers darstellt (s. o.).

Daß in Ulcera mollia auch noch andere Mikroorganismen gefunden werden, z. B. *Strepto-* und *Staphylokokken*, und zwar zum Teil geradezu massenhaft, ist nicht verwunderlich; vielleicht können derartige Mischinfektionen gelegentlich auch auf den Verlauf eines Ulcus molle simplex einwirken; ein solcher Standpunkt wurde vor allen Dingen in früherer Zeit bisweilen vertreten, z. B. von Friedheim. Doch dürfte das *klinische Bild* im allgemeinen wohl kaum eine nennenswerte Beeinflussung durch derartige Vorgänge erfahren. Im übrigen dürfte es sich bei derartigen sekundär infektiösen Prozessen wohl noch sehr fragen, ob man es hier in jedem Falle wirklich mit *pathogenen* sekundären Erregern zu tun hat.

Wenn man im übrigen den Verlauf des Ulcus molle-Prozesses überdenkt, speziell die *Lokalisation* der einzelnen Geschwüre, über die weiter oben berichtet wurde, ihre Besonderheiten (gehäuftes Auftreten, Überimpfbarkeit, Neigung zur Progredienz) berücksichtigt, so werden ohne weiteres gewisse anatomische resp. klinische Eigentümlichkeiten begreiflich erscheinen, die sowohl beim Manne, wie bei der Frau recht häufig zur Beobachtung gelangen. Ein einzelnes Ulcus molle, etwa an der Haut des Penisschaftes oder am Labium majus, wird in der Regel einen mehr oder weniger typischen Verlauf erkennen lassen; das gleiche gilt für ein Ulcus molle an der Haut des Stammes oder etwa der Extremitäten. Nicht so, wenn ein Ulcus molle, zumal in multipler Anordnung, an Teilen der Haut oder Schleimhaut ihren Sitz hat, wo entweder der Reiz auf die umgebenden gesunden Partien infolge deren labiler Gewebsbeschaffenheit sich besonders stark auswirken muß, oder wo die anatomischen Verhältnisse die Vorbedingung für die Ausheilung erschweren: Das letztere gilt beispielsweise für den Sitz der Ulcera mollia am inneren *Präputialblatt* und an der *Eichel*; in solchen Fällen kommt es dann öfter zu einem Zustand, den wir als *entzündliche Phimose* bezeichnen. Diese Komplikation stellt nicht etwa einen spezifischen Entzündungszustand dar, wie wir ihn beispielsweise bei dem sogenannten indurativen Ödem der Lues I am weiblichen Genitale kennen, sondern ist lediglich der Ausdruck dafür, daß hier auf engem Raum zahlreiche weiche Schankergeschwüre zusammengepfercht sind, die entweder von sich aus das umgebende Gewebe im Sinne eines entzündlichen konkomittierenden Ödems beeinflussen, oder aber durch Stauung der nekrotischen abgestoßenen Gewebsmassen Veranlasssung zu jener Bildung geben; vielfach ist die Entwicklung auch so, daß es durch die erwähnten Umstände zunächst zu einer gleichfalls unspezifischen *Balanitis* kommt, die ihrerseits nun auch zur Entstehung der *entzündlichen Phimose* beiträgt; diese wiederum kann jene in ungünstigem Sinne beeinflussen, so daß wir es dann mit einem richtigen Circulus vitiosus zu tun haben.

Diese *entzündliche Phimose* kann sich innerhalb gewisser Grenzen halten, so daß z. B. Repositionen der Vorhaut noch ohne Gewalt möglich sind; oft aber ist sie derartig intensiv, daß man überhaupt inneres Vorhautblatt und Eichel nicht mehr sichtbar machen kann, so daß dann naturgemäß auch besondere therapeutische Konsequenzen zu ziehen sind. Nicht hervorgehoben zu werden braucht, daß in einem so entzündeten Gewebe natürlich auch die günstigste Gelegenheit zum Neuaufschießen von weichen Schankergeschwüren gegeben ist, indem von den vorhandenen Ulcera mollia durch Autoinokulation neue entstehen. Läßt sich ein derartiger Zustand therapeutisch nicht beeinflussen, so können sich gelegentlich noch schwerere *Komplikationen* ergeben, so daß schließlich ganze Teile der Vorhaut dem Gewebstod anheimfallen. Immerhin ist das beim Ulcus molle simplex die Ausnahme, während solche Zerstörungen beim Ulcus molle gangraenosum resp. phagedaenicum ja keineswegs zu den Seltenheiten gehören [1]). In diesem Zusammenhang sei erwähnt, daß auch *Blutungen* keineswegs nur auf diese schweren Infektionen beschränkt sind, vielmehr auch beim Ulcus molle simplex beschrieben wurden [Rae, Drimpelmann [2])].

Als Analogon beim weiblichen Geschlecht kann man die Beobachtung anreihen, daß bei multiplem Sitz der Ulcera mollia am äußeren Geschlechtsteil gelegentlich ein leichtes *Ödem* der *großen Labien* sich einstellt, und daß bei Lokalisation von zahlreichen weichen Schankern in der Scheide — an sich ein seltener Vorgang — von uns auch hin und wieder Entzündungen der letzteren gesehen wurden, die nach Lage der Sache darauf zurückgeführt werden mußten.

---

[1]) Auch ohne schwere Entzündungserscheinungen (Absceß, Phlegmone) kann es gelegentlich zu Zerstörungen an der Vorhaut kommen, so zu einfacher Perforation eines am inneren Vorhautblatt befindlichen Ulcus molle nach außen, das eine ausgesprochene Tiefenausdehnung angenommen hatte (Durand). Auch von mir wurde in letzter Zeit ein Fall von Ulcus molle perforatum an der Vorhaut beobachtet. Bei vollständiger Phimose und gleichzeitig vorhandener Gonorrhöe fand sich an der Dorsalseite der Vorhaut, etwa über dem Sulcus coronarius zunächst ein etwa zehnpfennigstückgroßes Geschwür, das mikroskopisch den Bacillus Ducrey enthielt; das Geschwür zeigte von Anfang an die Neigung zu Tiefenausdehnung und hatte sich außerdem nach Ablauf von etwa 4—5 Tagen auf Zweimarkstückgröße verbreitert; nach 8 Tagen wurde mittels Sonde eine feine Perforationsöffnung nach dem inneren Vorhautblatt festgestellt.

[2]) Es liegt im Wesen der Sache, daß außer der viel häufigeren entzündlichen *Phimose* gelegentlich auch *Paraphimose* beobachtet wird; letztere stellt eine noch unangenehmere Komplikation dar, da die Spannung des entzündlichen Gewebes eine wesentlich intensivere ist, und damit sowohl weiteren Infektionen, wie auch anderweitigen Komplikationen im Sinne von gangränösen Prozessen Tür und Tor geöffnet sind.

Daß gelegentlich auch einmal bei besonders heftiger Entzündung umschriebene *Ekzeme* hinzukommen, ist nicht zu verwundern; doch habe ich nie gesehen, (im Gegensatz zu unseren Erfahrungen bei der *Gonorrhöe*), daß dieselben besondere Ausdehnung angenommen hätten oder besonders hartnäckig verlaufen wären. Beim weiblichen Geschlecht ist noch hervorzuheben, daß bei Lokalisation der Ulcera mollia an den Mündungen der BARTHOLINIschen *Drüsen* [1]), die Infektion in die eigentlich Drüsensubstanz sich weiter fortpflanzen kann (WOLFF und MULZER), in derem weiteren Verlauf dann auch Abscesse die Folge sein können, wie ja auch sonst beim Ulcus molle unter besonderen anatomischen Verhältnissen das Auftreten von Abscessen beschrieben worden ist: So teilt HELLER das Auftreten eines Abscesses am Frenulum nach Ulcus molle der Harnröhrenmündung mit; auch OTTO MEYER berichtet über multiple Abscesse am männlichen Genitale, wobei darauf aufmerksam zu machen ist, daß solche Absceßbildungen, die nicht im präformierten Lymphgewebe entstehen, nicht mit sogenannten *Bubonulis* zu verwechseln sind (siehe weiter unten). Solche Abscesse können sich gelegentlich auch in die tieferen Teile ausbreiten und dann ein besonderes therapeutisches Vorgehen erzwingen (Corpora cavernosa!). Wir selbst beobachteten im Krankenhaus II jüngst bei einer 21 jährigen Patientin an der linken großen Labie einen etwa haselnußgroßen Absceß in unmittelbarer Nachbarschaft eines bereits in Abheilung begriffenen Ulcus molle. Gleichzeitig bestand ein Abklatschgeschwür am rechten Oberschenkel der Kranken. Auch in diesem Fall war von einer richtigen klinisch nachweisbaren Erkrankung des Lymphgewebes im Sinne einer Lymphangitis oder eines Bubonulus nicht die Rede.

Es sei erwähnt, daß in solchen *Abscessen* DUCREY-*Bacillen* nachgewiesen wurden, ebenso wie im Buboeiter, worüber später noch berichtet werden wird.

Die wichtigste Komplikation im Verlaufe des weichen Schankers stellt aber die Infektion des *Lymphgefäßapparates* im engeren Sinne dar: Man muß da verschiedene Dinge voneinander unterscheiden. Einmal kann es sich um mehr diffuse Lymphangitiden handeln, wie wir sie beispielsweise in der Umgebung oder an der Basis eines Ulcus molle vorfinden, Veränderungen, die mit Ödemen oder spezifischen Infiltraten im Sinne der Lues gelegentlich verwechselt werden können. Diese Prozesse können sich sehr bald wieder zurückbilden, sie geben aber auch hin und wieder den Ausgangspunkt für eine neue Komplikation, indem sie sozusagen das Quellgebiet für eine weitergreifende Infektion des Lymphapparates darstellen, d. h. von ihnen aus kann sich eine *strangförmige Lymphangitis* entwickeln.

Auf dem Rücken des Penisschaftes, auch an den Seiten, trifft man öfter im Verlaufe einer Ulcus-molle-Infektion mehr oder weniger harte Stränge an, die gelegentlich in ihrer Entstehung bis zu dem primären Geschwür zu verfolgen sind, gelegentlich auch proximal bis zu den größeren Sammelbecken der Lymphflüssigkeit, den eigentlichen Lymphdrüsen, palpiert werden können. Diese Stränge sind oft nicht in ihrer ganzen Länge fühlbar, sondern zeigen Unterbrechungen, sind auch nicht überall gleich stark. Neben dem strangförmigen Charakter sieht man in ihrem Verlaufe oft größere Knoten, oder gar geschwulstartige Bildungen, die man als *Bubonuli*, d. h. kleine Bubonen, zu bezeichnen pflegt. Die strangförmige Lymphangitis kommt im allgemeinen bei Frauen kaum vor (PORTILLO). Die Bubonuli selbst bilden sich im weiteren Verlaufe

[1]) Ich selbst beobachtete im letzten Jahre eine 22 jährige Patientin, bei der etwa 3 Wochen nach Eintritt in unsere Behandlung sich ein knapp einpfennigstückgroßes Ulcus molle am Ausführungsgang der linken BARTHOLINIschen Drüse entwickelte; das Geschwür ging nicht in die Tiefe, die BARTHOLINIsche Drüse selbst war klinisch nicht verändert, nebenbei bestand eine Cervixgonorrhöe.

der Krankheit entweder genau wie die strangförmige Lymphangitis überhaupt glatt zurück oder es kommt zur eitrigen Einschmelzung. Dann nimmt die oben beschriebene Schwellung akut entzündlichen Charakter an, die Haut rötet sich, es kommt zur Fluktuation, dann zum Durchbruch und zur Ausbildung eines gewöhnlichen Abscesses. Letzterer heilt dann in der üblichen Weise durch Narbengewebe aus [1]).

Mit und ohne Lymphangitis stellt sich nun im Verlaufe des weichen Schankers oft ein *Bubo* ein, d. h. eine Entzündung der nächstgelegenen, genauer im Lymphbezirk des primären Ulcus molle befindlichen Drüsen ein, bei am Genitale lokalisierten Ulcus also eine Entzündung der Leisten- bzw. Schenkeldrüsen [2]).

Über die Häufigkeit der Bubo-Entstehung sind die Ansichten der Autoren verschieden; daß sie recht oft beobachtet wird, darüber sind sich alle einig. WOLFF und MULZER schätzen seine Häufigkeit auf etwa 8—10%; nach MIKLEY stellt sich sogar nach etwa 35% aller Fälle von Ulcus molle ein Bubo ein, ja nach manchen Autoren noch häufiger (PETZOLD).

Ich habe den Eindruck, daß die Zahlen von WOLFF und MULZER den Verhältnissen entsprechen, wie sie in *Hannover* vorliegen. Im übrigen wird man berücksichtigen müssen, daß für den Bubo inguinalis, genau wie für das Ulcus molle überhaupt, offenbar weitgehende *regionäre* Verschiedenheiten vorliegen — siehe Statistik —, so daß infolgedessen Schwankungen der Häufigkeit innerhalb beträchtlicher Grenzen durchaus im Bereiche des Möglichen liegen.

Eine *zweite Frage*, die bei der infolge Ulcus molle auftretenden Lymphdrüsenentzündung oft ventiliert wurde, ganz besonders in einer Zeit, die der modernen bakteriologischen Ära bereits wesentlich vorausging, bezog sich auf die Entstehungsursache. Man wird jetzt für diese Schwierigkeiten nicht mehr ein rechtes Verständnis aufbringen, nachdem durch fleißige Forscherarbeit sowohl im Eiter, wie im Drüsengewebe frisch eröffneter Bubonen der DUCREY-UNNA-*Bacillus* nachgewiesen wurde, und nachdem durch die experimentellen Arbeiten von RILLE, ADRIAN und BUSCHKE der Nachweis erbracht war, daß der Eiter der eingeschmolzenen Drüsenpakete bei *positivem Bacillenbefund* ohne wesentliche Schwierigkeiten bei Überimpfungen gleichfalls Ulcus molle hervorruft, ja daß selbst bei scheinbar *avirulenten Bubonen* positive Inokulationsresultate zu erzielen sind, dadurch erklärlich, daß diese letzteren in der Drüsenwand doch noch Infektionserreger beherbergen, die allerdings bei weiterer Einschmelzung des Bubo zugrunde gehen (BUSCHKE). In der vorbakteriellen Ära war es aber RICORD nur in beschränktem Umfange möglich, den Standpunkt von der Spezifität des Schankerbubos zur Anerkennung zu bringen. Die Mehrzahl der damaligen Autoren, so ganz besonders STRAUSS, PETERSEN, ja auch DUCREY selbst vertraten immer wieder die Auffassung, daß der Buboeiter zunächst keineswegs als spezifisch im Sinne des weichen Schankers anzusehen sei, vielmehr offenbar einer Mischinfektion seine Entstehung verdanke, daß die Umwandlung in einen sogenannten „*schankrösen*" Bubo erst nach oder vielmehr durch die Perforation des angeblich zunächst sterilen erfolge [3]).

[1]) Nach Durchbruch des Bubonulus können die Randpartien auch mit DUCREY-UNNA-Bacillen infiziert werden. Dann findet eine Umwandlung der Wundränder in mehr oder weniger zahlreiche Schankergeschwüre statt, der Bubonulus wird „*schankrös*", ein Vorgang, der sich in ganz analoger Weise beim Schanker-Bubo abspielen kann und naturgemäß die Heilung verzögert.

[2]) Auch ferner gelegene Drüsengruppen können erkranken. So berichtet GAYMARD über eine ganze Anzahl Fälle *iliacaler Adenitis,* deren chirurgische Exstirpation er gleichzeitig mit der der inguinalen empfiehlt.

[3]) Das Wort „schankrös" ist hier in einem etwas anderen Sinne gebraucht, wie wir es heute für den Begriff der „schankrösen Degeneration" verwerten, indem wir darunter jetzt die Infizierung der *Wundränder* des durchgebrochenen oder inzidierten Bubos verstehen.

Diese Ansicht ist also, wie gesagt, jetzt als überholt zu betrachten, wenngleich in einzelnen Fällen natürlich auch einmal eine Mischinfektion eine Rolle spielen kann, da ja zweifellos auch andere Infektionserreger in den Genitalulcerationen vorhanden sind, und zwar zum Teil geradezu massenhaft. Man denke in diesem Zusammenhang übrigens auch an die Mischinfektion mit *Lues*, die noch später weiter berücksichtigt werden soll, und über deren häufiges Vorkommen sich wohl alle Ärzte einig sind. Daß im übrigen die Mischinfektion in dem früheren Sinne nicht immer eine Rolle spielen kann, geht allein schon aus der einen klinischen Tatsache hervor, daß vielfach in Bubonen die spezifischen Erreger nachgewiesen werden können, die sogar auch *klinisch* nach der Perforation das Aussehen eines schankrösen Bubo bieten, wenn die primären Ulcera mollia längst abgeheilt sind (GOLAY).

Im übrigen interessiert neben der Rolle, die der DUCREY-UNNA-Bacillus beim Bubo inguinalis spielt, auch die Frage nach weiteren unterstützenden Momenten in der *Pathogenese*. Da muß vor allem wohl die Tatsache berücksichtigt werden, daß zweifellos bei unhygienischem Verhalten des Patienten, fehlender Schonung, Überanstrengung, ganz besonders der unteren Extremitäten — so berichten Militärärzte ganz besonders über Auftreten der Leistenbubonen bei der Kavallerie —, leichter Bubonen zustande kommen. Inwieweit allgemein konstitutionelle Verhältnisse verantwortlich zu machen sind, ist nicht absolut ersichtlich. In der Regel sind es ja junge kräftige Menschen, die an Ulcus molle, wie an geschlechtlichen Affektionen überhaupt erkranken. Sicher scheint jedenfalls zu sein, daß der Ablauf des vorhandenen Bubo — ob schnelle Rückbildung, ob besonders hartnäckiger Verlauf — nicht nur von der Stärke des Schankergiftes, sondern auch vom Allgemeinzustand des Organismus beeinflußt wird. Tuberkulöse oder durch andere Leiden heruntergekommene Individuen, auch syphilitische, scheinen in dieser Beziehung schlechter gestellt zu sein. Im übrigen ist darauf aufmerksam zu machen, daß auch die *Lokalisation* des *Ulcus molle*, sein Verhältnis zu den Lymphbahnen, also rein örtliche Umstände, von Wichtigkeit sind; so ist bekannt, daß bei gewissem Sitz des Ulcus molle, z. B. am Bändchen, ganz besonders leicht Leistenbubonen zur Beobachtung gelangen.

Der *Sitz* des Schankerbubos ist im allgemeinen so, daß er den Lymphbezirk des primären Ulcus molle entspricht, also beispielsweise bei Lokalisation an der rechten Seite des Penis in der rechten Leisten- resp. Schenkelbeuge. Doch gibt es auch davon Ausnahmen. Infolge von Anastomosen der betreffenden Lymphregionen sehen wir gelegentlich das umgekehrte Verhalten. Nach MIKLEY kommen die Bubonen links häufiger vor als rechts; auch doppelseitige Bubonen können sich entwickeln, nach dem gleichen Autor in etwa $17^0/_0$ seines Beobachtungsmaterials. Daß keineswegs immer der Bubo seine Entstehung aus primär erkrankten Lymphbezirken, palpablen Lymphsträngen usw. erkennen läßt, wurde bereits erwähnt.

Das *Auftreten* und der *Verlauf* des *Bubo* nach weichem Schanker zeigen weitgehende Verschiedenheiten. Auf der einen Seite sehen wir Fälle, in denen bereits wenige Tage nach Entstehung des Ulcus molle durch subjektive Symptome, spontan ziehende Schmerzen in der Leisten- und Schenkelregion, Behinderung bei Bewegungen, beim Gehen, sich das Auftreten einer derartigen Komplikation ankündigt. Dem stehen Fälle gegenüber, die zur Leistendrüsenentzündung erst führen, nachdem das primäre Ulcus molle bereits mehrere Wochen lang bestanden und mehr oder weniger seinen spezifischen Charakter, wenigstens klinisch, eingebüßt hat; ja wir erleben es öfter, daß der Bubo sogar erst nach Abheilung des primären Ulcus molle in die Erscheinung tritt, letzteres natürlich besonders in Fällen von Mischinfektionen, so der mit Lues. In diesen Fällen kommt es aber oft sehr bald zu dem charakteristischen Bilde, das die syphilitischen Bubonen gewähren, so daß hier bereits Grenzgebiet vorliegt. Im übrigen hat man bezüglich der Entstehung und des Verlaufs des Schankerbubos die gleiche Empfindung, der schon mehrfach Ausdruck verliehen wurde, daß auch hier regionäre Einflüsse mitspielen, die den Genius morbi weitgehend beeinflußen.

Die Ansicht, daß der Bubo besonders so lange zu befürchten sei, wie das Ulcus molle spezifischen Charakter habe, stimmt nur bis zu einem gewissen Grade. Entscheidend ist die Verteilung und die Ausdehnung der DUCREY-UNNA-Bacillen im Lymphgefäßsystem, und die geht ja keineswegs ganz konform mit dem klinischen Bild.

Daß Bubonen auch bei *extragenitalem Sitz* des primären Schankers vorkommen, ist durch zahlreiche Beobachtungen in der Literatur festgelegt: Am häufigsten wohl an den oberen Extremitäten, aber auch in der Schädelregion sind, wenn auch sehr selten, solche beschrieben. So berichten DUJARDIN und DUCRÉ bei einem Ulcus molle der Zunge von einer submaxillären Drüsenschwellung, die in etwa 14 Tagen zurückging; POTTS beschreibt einen sehr schmerzhaften, nicht fluktuierenden, apfelgroßen Tumor unter dem Kinn. Früher wurde das Vorkommen, speziell in der Schädelregion, in Zweifel gestellt. Auch nach *experimentellen* Schankern wurde in seltenen Fällen Bubo beobachtet. Von mancher Seite wird darauf hingewiesen, daß die Lymphgefäßentzündungen beim extragenitalen Ulcus molle sich nicht immer in den anatomisch prädisponierten Lymphbahnen abspielen.

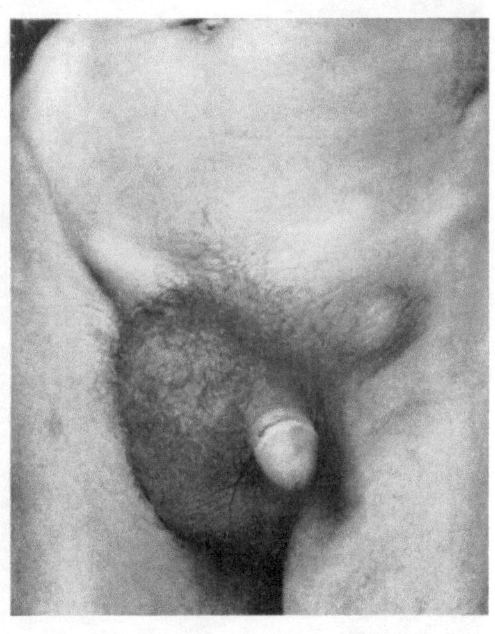

Abb. 11. Bubo.

Der *klinische Verlauf* des *Schankerbubo* ist ohne weiteres zu verstehen, wenn man sich die pathologisch-anatomischen Verhältnisse vergegenwärtigt. Von den Lymphsträngen aus gelangt das Kontagium in das eigentliche Lymphdrüsengebiet. Hier kommt es zur Entzündung resp. Schwellung (Abb. 11) einer, mehrerer oder sämtlicher vorhandener Drüsen, die sich klinisch durch einen druckschmerzhaften Tumor charakterisieren, und subjektiv erhebliche Schmerzen auslösen. Die Ansicht, die man gelegentlich äußern hört, es handele sich beim Schankerbubo um eine *Monoadenitis,* ist irrig, bedingt offenbar durch die Tatsache, daß schon frühzeitig beim Schankerbubo auch die Umgebung an dem Entzündungsprozeß teilnimmt oder besser teilnehmen kann, so daß in einem solchen Fall durch bindegewebiges Verkleben zahlreicher Drüsengruppen der Eindruck eines größeren, zusammenhängenden Tumors sich aufdrängt. Tatsächlich handelt es sich aber doch um eine *Polyadenitis* plus *Periadenitis* im Gegensatz zu der reinen *Polyadenitis syphilitica,* die sich nicht nur durch die Konsistenz ihrer einzelnen Anteile von den Schankerdrüsen unterscheidet (Härte), sondern ganz besonders durch die mehr oder weniger fehlende

Beteiligung des periadenitischen Bindegewebes, so daß die einzelnen Drüsengruppen als diskrete Tumoren fühlbar sind.

Es ist also zunächst daran festzuhalten, daß die Zahl der erkrankenden Drüsen beim Schankerbubo eine sehr wechselnde sein kann. Weiter verläuft der Prozeß in den einzelnen Drüsen verschieden. Die Entzündung kann sich bereits im Anfangsstadium zurückbilden, der Bubo wird resorbiert. *Zweitens:* Es kommt zur Einschmelzung, die sich auch klinisch durch stärkere Beteiligung

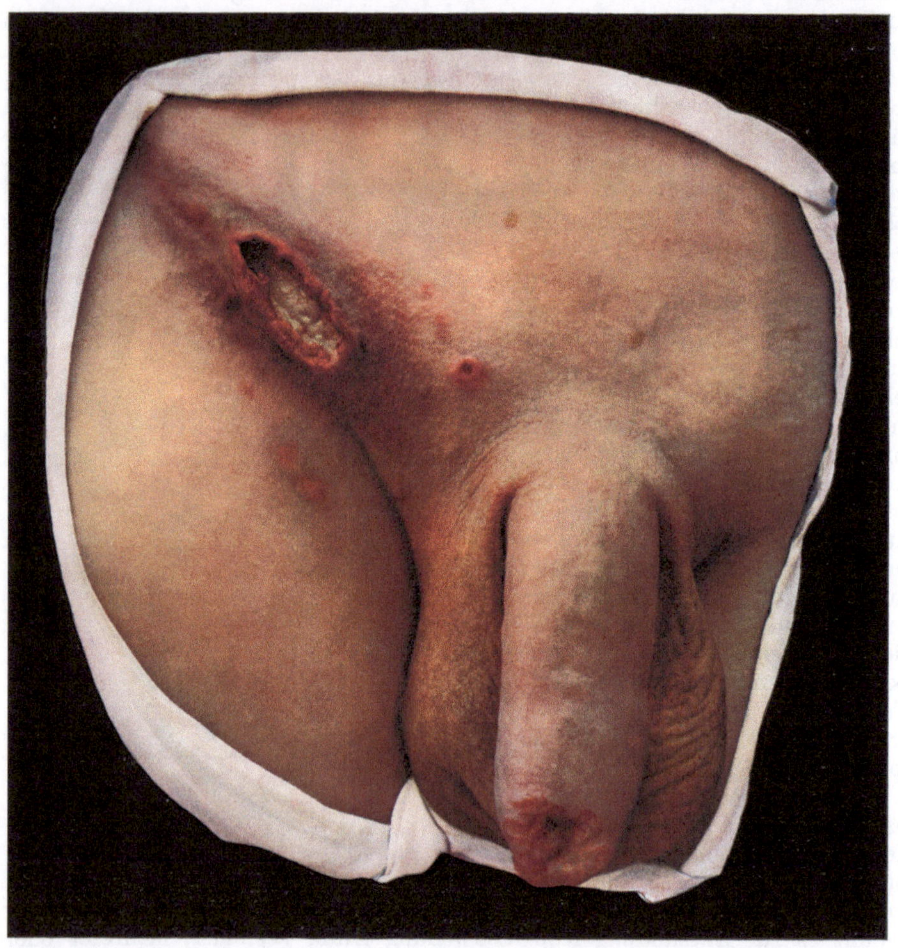

Abb. 12. Ulcera mollia und schankröser Bubo. (Nach LESSER-JADASSOHN.)

der Umgebung kennzeichnet (gerötete Haut, Ödem, beginnende Fluktuation); aber teils per vias naturales, teils durch therapeutische Maßnahmen bewirkt, findet auch hier, wenn auch in manchen Fällen erst nach längerer Zeit, noch eine Aufsaugung statt. *Endlich*: Wir haben die *Perforation* und die mehr oder weniger vollständige *Zerstörung* des erkrankten Drüsengewebes. Weitere Besonderheiten ergeben sich aus der Tatsache, daß nicht alle erkrankten Drüsen den gleichen Entwicklungstyp erkennen lassen. Am einfachsten und relativ günstigsten liegen die Verhältnisse — abgesehen natürlich von den Fällen, die zur Resorption gelangen —, wenn sämtliche erkrankten Drüsengruppen zur Einschmelzung kommen; in solchen Fällen bildet sich eine mehr oder weniger große Absceßhöhle, die im Laufe relativ kurzer Zeit das nekrotische Gewebe abstößt und durch frisches Granulationsgewebe die narbige Ausheilung herbeiführt. Andere Bedingungen liegen vor, wenn ein Teil der Schankerdrüsen vereitert, ein anderer aber noch im Stadium der nicht eitrigen Entzündung verharrt. Es kommt dann öfter zur Bildung sogenannter *strumöser Bubonen*, die in ihrem Verlaufe recht langwierig sind, teilweise sich noch zurückbilden können, häufiger zu Eiterungen und Perforationen an *verschiedenen Stellen* führen, ja oft auch die Veranlassung zu *Fisteln* abgeben.

Auch ein solcher *fistulöser* oder wenigstens *strumöser* Bubo kann später, teils spontan, häufig aber wohl durch therapeutische Maßnahmen unterstützt, zu Erweichung des ganzen zurückgebliebenen Drüsengewebes führen; gelegentlich aber erhält sich das letztere recht lange, und in diesem Falle bleiben auch die Fisteln bestehen, hier treten unter Umständen noch neue dazu. Man sieht jedenfalls aus dieser Schilderung, daß der Möglichkeiten bei einem Schankerbubo sehr viele sind.

Dazu kommt, daß nach Perforation der Wundhöhle des eingeschmolzenen Bubos nach außen recht oft *Infektionen* der *Wundränder*, auch der Wundhöhle selbst mit Ducrey-Unna-Bacillen stattfinden, sei es durch den Buboeiter, dessen Gehalt an Krankheitserregern ja oben hervorgehoben wurde, sei es auch gelegentlich mal von den *primären Ulcera mollia* aus, ein Modus, der früher bekanntlich als die Regel angenommen wurde. Wir sehen dann das *Schankröswerden* (Abb. 12) des *Bubo*: Die Wundränder selbst sind mit mehr oder weniger zahlreichen Geschwüren vom Typ des weichen Schankers besetzt, die Wundhöhle oft schmierig belegt, stark sezernierend, das Gewebe im ganzen oft leicht ödematös. Ferner können sich auf der Grundlage des einmal infizierten Bubo alle jene Komplikationen entwickeln, die schon beim einfachen Ulcus molle hervorgehoben wurden. Der schankröse Bubo kann der Ausgangspunkt eines *Ulcus molle serpiginosum* werden, das bekanntlich außerordentlich lange bestehen und im vorliegenden Falle große Teile der Bauchhaut in seinen Zerstörungsprozeß einbeziehen kann (Little, E.G.). Es kann auch *gangränöser Zerfall* eintreten mit allen seinen großen, örtlichen und allgemeinen Gefahren [*Blutungen*, *Sepsis*[1])], wobei darauf aufmerksam zu machen ist, daß auch bei gewöhnlichem Bubo *Fieber* und *allgemeine Störungen* nicht gar so selten zur Beobachtung gelangen. Auch *Diphtherie-Infektion* eines Bubo ist möglich.

Endlich soll noch einer besonderen Spielart des Bubo gedacht werden: Gougerot und Blum beschreiben Fälle von plötzlich auftretenden, fieberhaften Bubonen, bei denen die Heilung der primären Ulcera mollia bereits monatelang zurücklag. Die Autoren glauben, daß der Ducrey-Unna-Bacillus lange als Saprophyt in dem Drüsengewebe gelagert, dann aber durch allmählich sich entwickelnde Sensibilisation des Gewebes wieder pathogene Kraft erlangt hätte, und zwar in offenbar verstärktem Grade. Gougerot und Blum bezeichnen diesen Zustand als *phlegmonösen Spätbubo*[2]).

---

[1]) Wir sahen vor einigen Jahren einen derartigen Fall mit ganz außerordentlich großen Zerstörungen der unteren Bauchhaut, Freilegung der großen Gefäße, an Sepsis zugrunde gehen.

[2]) Wenn nicht doch vielleicht ein Beobachtungsfehler vorliegt, so wäre das immerhin ein interessanter Befund, der ja in anderen Gebieten der Pathologie seine Analoga hätte. Ähnlich würden die Verhältnisse vielleicht beim sog. *Bubo d'emblée* liegen, bei dem es auch ohne nachweisbare Ulcera mollia oder Ulcera überhaupt zur Entstehung einer Drüsenentzündung kommen soll (?); aber auch dessen Vorkommen ist stark umstritten und wird meistens doch in Zusammenhang mit dem vorherigen Auftreten kleiner und aus diesem Grunde übersehener Geschwüre gebracht. Milian beschreibt jüngst wieder *Schankerbubonen* der Lendengegend *ohne weichen Schanker*.

Mit Sicherheit ist der *Verlauf* eines Bubo kaum vorauszusehen, wennschon gewisse allgemeine Gesichtspunkte zu berücksichtigen sind. STORP berechnete die Durchschnittsdauer eines Bubo mit 12,8 Tagen, bezeichnete als kürzeste Frist 5—6, als längste 56 Tage, bei einem Material, das sich aus 39 Fällen zusammensetzte. PETZOLD glaubt als Durchschnittsdauer bis zur Heilung $31^1/_3$ Tage einsetzen zu müssen, wobei er 14 Tage als kürzesten, 138 Tage als längsten Termin bezeichnet. Nach meinen Beobachtungen würde die Durchschnittsdauer eines Schankerbubo etwa auf $2—2^1/_2$ Wochen zu bemessen sein. Nach PETZOLD trat in $25^0/_0$ seiner Fälle Vereiterung oder spontane Perforation ein.

Bezüglich des *Geschlechts* sei erwähnt, daß der Schankerbubo beim männlichen Geschlecht offenbar wesentlich häufiger vorkommt als bei Frauen.

Was die Komplikation mit *Lues* anlangt, so ist ein zunächst rein entzündlicher Bubo bei einer *Mischinfektion* möglich, wenn auch nicht gerade sehr häufig; in neuerer Zeit hat man oft die Beobachtung gemacht, daß entzündliche Bubonen bei bereits abgeheilten *primären Ulcera mollia* auftreten (s. o.) und somit auch bei schon in Erscheinung getretenem Primäraffekt noch vorhanden sind (Bubo + Primäraffekt, GOUGEROT). Bei einer derartigen Mischinfektion des Drüsenapparates tritt die klinische Eigenart des syphilitischen Bubo nach Abheilen der rein entzündlichen Komponente oft erst später zutage.

Von sonstigen Komplikationen des gewöhnlichen weichen Schankers ist noch das *Erysipel* zu nennen, das naturgemäß wie bei allen Wunden, so auch einmal bei den durch Ulcera mollia gesetzten Gewebsdefekten sich einstellen kann, im allgemeinen aber, wenigstens nach den Mitteilungen in der Literatur, ebenso auch auf Grund meiner eigenen Beobachtungen an einem großen Krankenmaterial, nicht gerade sehr häufig in diesem Zusammenhang zur Beobachtung gelangt. Ob durch das Dazwischentreten eines solchen *Erysipels* der Verlauf eines weichen Schankers wesentlich beeinflußt wird, ist objektiv nicht mit Sicherheit dargetan.

Auch *Ekzeme* können, wie erwähnt, den Verlauf des weichen Schankers komplizieren. Vor allem kommen Fälle mit multiplem Sitz, großer Ausdehnung und starken örtlichen Entzündungserscheinungen in Frage; das ist ohne weiteres erklärlich insofern, als naturgemäß hier Reizungen des umgebenden Hautorgans durch Sekrete, vielleicht auch therapeutische Maßnahmen, leicht gegeben sind. Vor allem beim weiblichen Geschlecht sieht man gelegentlich an der *Vulva* und anschließend an den angrenzenden Teilen der *Oberschenkel* derartige Prozesse.

Endlich ist zu erwähnen, daß der Reiz, der von Ulcera mollia ausgehen kann, vor allem unter Bedingungen, wie sie eben beim Ekzem hervorgehoben wurden, auch einmal zur Entstehung von *Condylomata acuminata* führen kann, wobei im einzelnen Falle immer die Frage zu erheben ist, ob tatsächlich dieser Kausalnexus besteht, oder ob diese Condylomata nicht vielmehr schon vorher, wenn auch in beschränkter Zahl, vorhanden gewesen waren.

Anhangsweise sei erwähnt, daß der Sitz der Ulcera mollia gelegentlich auch einmal außergewöhnliche Komplikationen örtlicher Natur bedingen kann. So berichten BALZER und BELLOIR über Ulcera mollia am linken Mittelfinger eines 37 jährigen Mannes, nach deren ziemlich schneller Heilung eine beträchtliche *Ankylose* der betreffenden Fingergelenke auftrat, von den Autoren nicht nur bezogen auf die stattgehabte Immobilisierung während der Behandlung, sondern auch auf die entzündliche und sklerosierende (?) Wirkung der weichen Schankergeschwüre auf die umgebenden Gewebspartien: Das sind gewiß ausgesprochene Raritäten, aber als immerhin möglich im Rahmen einer solchen Abhandlung zu erwähnen.

Einer etwas eingehenderen Besprechung bedarf zum Schluß aber doch noch die Frage, ob beim *Ulcus molle Metastasen* in irgend einer Form aufzutreten vermögen.

Wir wissen, daß der weiche Schanker eine rein lokale Erkrankung ist; langer Zeit hat es bedurft, bis dieser Standpunkt sich restlos durchsetzen konnte, bis man den Unterschied gegenüber der zur Generalisierung führenden Syphilis ein für allemal erkannte. Und doch liegen vereinzelte Beobachtungen, auch aus neuerer Zeit, vor, die offenbar unter besonderen Umständen auch beim Ulcus molle ein Abweichen von der allgemeinen Regel als möglich zulassen. So berichtet ARNSTADT über *Septicopyämie* nach einem Ulcus molle der Finger, das sich ein Arzt nach Ausräumung eines fieberhaften Abortes zugezogen hatte. Danach entwickelte sich ein schwerer septischer Prozeß, in dessen Verlaufe unter hohem Fieber Metastasen (?) in inneren Organen auftraten, ferner nach Abheilung des primären Fingergeschwürs schwer beeinflußbare Ulcerationen am rechten Ellenbogen, die typische DUCREY-UNNA-Bacillen enthielten und unter Jodoform zur Abheilung kamen. Weiter teilt LENNHOFF einen Fall eines durch eine *Phimose* gedeckten Schankers mit, bei dem unter Fieber und schlechtem Allgemeinbefinden sich schmerzhafte Knoten an beiden Unterschenkeln herausbildeten, die ganz den Eindruck eines *Erythema nodosum* erweckten. Nach Perforation nahmen die Ulcerationen schankröses Aussehen an, im Sekret fand sich der Schankererreger, die Inokulation an der Bauchhaut des Patienten fiel positiv aus. In dieselbe Rubrik würde die Mitteilung MONTILLIERS gehören, der bei vier an weichem Schanker erkrankten Personen gleichzeitig Gelenkschmerzen feststellte und dabei die Frage der Möglichkeit eines *Rheumatismus ex ulcere molli* aufwirft.

Kritisch wird man zu dem Fall von ARNSTADT sagen dürfen, daß die sekundär am rechten Ellenbogen zutage getretenen Ulcera mollia nicht unter allen Umständen hämatogen entstanden zu sein brauchen, sondern daß doch auch die Möglichkeit einer Verimpfung von dem primären Fingerulcus vorliegt, selbst wenn dasselbe schon längere Zeit abgeheilt war; die Übertragung noch virulenter oder saprophytisch degenerierter DUCREY-Bacillen nach wiedererlangter Virulenz von dem Orte des primären Schankereiters ist durchaus diskutierbar; und die eigentliche Septicopyämie mit ihren Erscheinungen an inneren Organen dürfte doch wohl unschwer auf eine *Mischinfektion* zurückgeführt werden können, da wir ja wissen, daß derartige Infektionen von Wundflächen aus keineswegs zu den Seltenheiten gehören. Und was den zweiten Fall anlangt, so würde ich glauben, daß die *Erythema nodosum-Knoten* gleichfalls ohne Zwang als Ausdruck einer Staphylo- resp. Streptokokkensepsis aufgefaßt werden dürfen, also gleichfalls einer Mischinfektion ihre Entstehung verdanken, daß auf der anderen Seite das *Schankröswerden* der Knoten nach dem Durchbruch doch offenbar durch Eindringen des Virus von dem *primären Herd* (Genitale) zustande gekommen sein kann. Der *Rheumatismus* in den Fällen von MONTILLIER dürfte wohl auch absolut glaubwürdiger und einwandfreier Beziehungen zum weichen Schanker entbehren, vielmehr in ähnlicher Weise zu erklären sein, wie die Erythema nodosum-Knoten im Falle 2.

Daß *Erythema nodosum*-Knoten als Ausdruck einer Sepsis sich gelegentlich von geschwürigen Prozessen aller Art aus zu entwickeln vermögen, beweist u. a. auch der Fall von S. WOLFF, bei dem im Anschluß an eine *phagedänische Einschmelzung* der Leistendrüsen, die äußerst langwierig verlief, eine Aussaat jener Knoten über die Haut des Körpers erfolgte. Alles in allem wird man daher doch wohl der Frage der *Metastasenbildung* nach *Ulcus molle* einigermaßen skeptisch gegenüberstehen und bestrebt sein, wie wir es an der Hand der drei herangezogenen Berichte getan haben, andere Möglichkeiten der Erklärung zu erwägen und für sie gegebenenfalls als die wahrscheinlicheren einzutreten.

Damit dürfte das Gebiet der *Komplikationen* nach *Ulcus molle* einigermaßen erschöpft sein; und es ist nunmehr unsere Aufgabe, auf die *Diagnose* des Ulcus molle im einzelnen einzugehen, und diese Affektion, wie ihre wichtigsten Folgezustände, gegen verwandte, resp. ähnliche Krankheiten abzugrenzen.

Diagnose. Das typische Ulcus molle ist kaum zu verkennen: Das gelblich speckig belegte, von einem roten Hof (Halo) umgebene, z. T. unterminierte Geschwür ist so scharf gegenüber anderen geschwürigen Prozessen umrissen, daß Schwierigkeiten sich in der Regel nicht ergeben. Zudem ergibt die *Annamnese* — einige Tage vorher Infektionsmöglichkeit —, der *mikroskopische Befund* — Nachweis der Ducrey-Unna-Bacillen mit Borax-Methylenblau, Carbolfuchsin, Polychrom-Methylenblau —, die *Autoinokulation*, die ja an sich als harmlos bezeichnet werden muß, und der beispielsweise Bruck den Vorzug vor dem tinktoriellen Nachweis der Bacillen gibt, die *Multiplizität* der Geschwüre, das Verhalten des *Lymphdrüsenapparates* wichtige weitere Anhaltspunkte, letzteres vor allem nach der Richtung, wie bereits oben erwähnt, daß die entzündliche *Komponente* für weichen Schanker, harte indolente Bubonen beispielsweise mehr für Syphilis sprechen; im übrigen wird man sich darüber klar sein müssen, daß gerade die Differentialdiagnose der letzteren besondere Vorsicht erfordert und vielfach in der Tat auf große Schwierigkeiten stößt. Einmal wissen wir, daß wir uns auf den klinischen Befund allein überhaupt nicht in allen Fällen verlassen dürfen; ein klinisch, ja mikroskopisch einwandfreies Ulcus molle kann trotzdem von Syphilis gefolgt sein, entweder in dem Sinne, daß beide Krankheiten aus derselben Quelle und am gleichen Termin erworben wurden, oder so, daß später die eine oder die andere Infektion neu hinzukam. Dann aber kann auch die klinische Situation durchaus zweifelhaft sein. Die betreffenden Geschwüre können zwar gewisse Zeichen bieten, die für Ulcus molle sprechen, andere Merkmale aber wiederum vermissen lassen, z. B. keinen Nachweis von Ducrey-Unna-Bacillen ermöglichen oder nicht die charakteristischen Drüsenveränderungen darbieten; auf der anderen Seite kann aber auch der Beweis für die Lues ausstehen, trotz eifrigen Suchens und wiederholten mikroskopischen Nachforschens der Nachweis der Spirochaeta pallida auch nach Vornahme der Drüsenpunktion, sich nicht erbringen lassen. In derartigen Situationen heißt es oft abwarten und versuchen, doch noch durch das Mikroskop oder durch Hinzukommen neuer klinischer Momente, durch Konfrontation, evtl. durch Überimpfung zur richtigen Erkenntnis zu gelangen.

Im übrigen ist es gerade bei der *Differentialdiagnose Syphilis* nötig, sich die verschiedenen Möglichkeiten der Vergesellschaftung klar vor Augen zu halten. Der am häufigsten vorkommende Modus der gleichzeitigen oder kurz hintereinander folgenden Mischinfektion ist ohne weiteres gegeben. Wichtig ist aber auch zu wissen, daß primär Ulcera mollia erworben sein können, die bei einem latenten Luetiker zu einer örtlichen *Provokation* seines alten Leidens führen. Man sieht in einem solchen Falle zwischen mehr oder weniger charakteristischen Geschwüren des weichen Schankers Efflorescenzen, die schon nach dem klinischen Bilde an Lues erinnern; ja es kann vorkommen, daß sogar an der Stelle mehr oder weniger abgeheilter Ulcera mollia nunmehr spezifische Plasmome der Syphilis sich entwickeln: Es ist klar, daß hier der Spirochätennachweis von ausschlaggebender Bedeutung sein kann. Sogar *Spätsyphilide* können in seltenen Fällen auf diese Weise provoziert werden, worauf bereits Neisser vor Jahrzehnten aufmerksam gemacht hat. Solche *Spätsyphilide* können ihrerseits wieder mit Ulcus molle *sekundär infiziert* werden: *tertiäres Ulcus mixtum.* (Milian).

Es ist nicht weiter verwunderlich, daß zur Entscheidung der Frage, ob *Ulcus molle* oder *Syphilis*, auch die modernen Serumreaktionen, vor allem also die Wa.R., herangezogen worden sind. Aber auch da ist eine gewisse Zurückhaltung und in jeder Beziehung scharfe Kritik durchaus am Platze: Einmal muß man bedenken, daß ein Patient mit einem frischen Ulcus molle sehr wohl eine alte Lues mit positiven Wassermann haben kann, daß also der Befund eines klinisch und mikroskopisch einwandfreien Ulcus molle keineswegs durch einen positiven serologischen Befund in Frage gestellt wird. Dann aber, und das ist das noch Bedenklichere, kommt gelegentlich auch bei reinem Ulcus molle — ohne gleichzeitige Lues seropositiva — ein positiver Wassermann vor, eine Beobachtung, die von so zahlreichen Autoren im Laufe der Jahre erhoben worden ist (Blumenthal, E. Lesser, Alexander, Gutmann, Stümpke), daß man darüber trotz gegenteiliger Auffassung (Birnbaum, Eicke) nicht einfach zur Tagesordnung übergehen kann. Gewiß wird man das Vorkommen von vorübergehender positiver Wa.R. als Ausnahme bezeichnen müssen; immerhin sind in den mitgeteilten Fällen selbst *längere positive Phasen* beschrieben. So dauerte es in den zwei Fällen von Gutmann 19 resp. 26 Tage bis zum Verschwinden des Phänomens, in dem Falle von Arnstadt dauerte die positive Phase 14 Tage, in einem von mir ausführlich beschriebenen Falle, der allerdings kein reines Ulcus molle darstellte, 19 Tage. Es wurde von mir in meiner damaligen Publikation darauf aufmerksam gemacht, daß es offenbar nicht nur *Ulcera mollia* mit gleichzeitigem *Bubo* seien, die jene passagere Erscheinung des positiven Wassermann bedingen, sondern daß auch unkomplizierte weiche Schanker, ja offenbar auch Genitalaffektionen aus anderen Ursachen für die von uns gemachte Beobachtung in Frage kommen; es ist in diesem Zusammenhange auch an das Vorkommen positiver Seroreaktionen bei den *Ulcera gangraenosa* zu erinnern, worüber ja wohl keine nennenswerte Differenz in der Auffassung besteht, wenngleich für einen Teil dieser, im ersten Teil näher charakterisierten Ulcerationen eine gleichzeitige luetische Infektion vorliegen mag; endlich sei auch auf die passageren positiven Schwankungen der Wa.R. im Verlaufe des *Granuloma inguinale* (s. o.) resp. der sogenannten *klimatischen Bubonen* hingewiesen.

Wenn Birnbaum die Ansicht vertritt, daß nichtluetische Genitalprozesse keinen großen Einfluß auf die Wa.R. haben, im übrigen aber doch ihr gelegentliches Vorkommen durch das Auftreten sog. *paradoxer Reaktionen* oder durch Verwendung zu *schwachen Komplementes* erklären will, so gibt er ja doch durch derartige Erklärungsversuche die Notwendigkeit zu, diesen Dingen in der Praxis Rechnung zu tragen. Man muß daher unter allen Umständen die Möglichkeit des Auftretens einer positiven Wa.R. sowohl beim komplizierten, wie unkomplizierten Ulcus molle ins Auge fassen, darf bei klinisch oder bakteriologisch nicht ganz sicherem weichen Schanker, bei fehlendem Spirochätenbefund nicht eine einmalige positive Wa.R. als ausreichend für die Stellung der Diagnose Lues, sei es einer frischen (Mischinfektion!), sei es einer alten (Lues seropositiva) erachten, sondern wird die Forderung aufstellen: In zweifelhaften Fällen Wiederholung der Reaktion in anerkannten Instituten, von einwandfrei arbeitenden Kollegen, und nach Möglichkeit ihre Ergänzung durch verwandte oder gleichwertige Untersuchungsbefunde [1]) (F. R. Meinicke, Sachs-Georgi). Dann wird

[1]) Erwähnt sei, daß ganz neuerdings auch eine *Cutireaktion* bei Ulcus molle beschrieben worden ist (Reenstierna Frei), die von anderer Seite (Rivalier) bestätigt wurde und noch längere Zeit nach der Infektion einen positiven Ausfall zeigen soll. Insbesondere sind es auch hier französische Autoren gewesen, die in letzter Zeit wiederholt auf die Bedeutung dieser Cutireaktion hingewiesen haben. So halten Nicolle und Durand die Cutireaktion von Reenstierna für absolut spezifisch; auch Hudelo, Duhamel und Drouineau betonen ihren Wert und beobachteten sie bis zu 10 Jahren nach der Infektion; desgleichen wiesen auch Vigne, Fournier und Acquaviva neuerdings auf die Bedeutung der intradermalen Methode hin. Reenstierna selbst hat von 142 Fällen mit Schankerbubonen

man unter Berücksichtigung der oben mitgeteilten Dauer der positiven Phase vor Irrtümern und verhängnisvollen Entscheidungen bewahrt bleiben. Selbst der relativ geringgradige Zeitverlust, der bei tatsächlich vorhandener Lues durch Hinauszögerung der spezifischen Therapie entstehen könnte, kann an dieser Einstellung nichts ändern.

Was die klinischen Formen der Syphilis anbelangt, mit denen Ulcera mollia gelegentlich verwechselt werden können, so sind es da vor allem die Eruptionen der *Primärperiode*, dieses um so mehr, als, wie wir schon mehrfach hervorhoben, gerade die klinisch typischen Primäraffekte — „*Lehrbuch-Primäraffekte*", wie ich sie zu nennen pflege — offenbar aus verschiedenen Gründen keineswegs mehr die Regel darstellen, während gerade die ganz uncharakteristischen, z. T. auch oberflächlichen Erosionen, die sehr wohl einmal einem, z. B. in Reinigung begriffenen, abheilenden weichen Schanker gleichen können, unverhältnismäßig oft vorkommen. Die *sekundären Symptome* kommen für die Differentialdiagnose weniger in Frage; die Exantheme zum mindesten bei den genitalen Ulcera mollia überhaupt kaum, aber auch schwerlich die Lokalisation der Lues am Genitale, also beispielsweise hier in erster Linie die *Papeln*: Die typischen soliden Formen derselben, die leicht nässenden, oder die zu diffusen geschwulstartigen Bildungen konfluierten scheiden von vornherein aus; aber selbst Papeln, die zur Ulceration gekommen sind, bieten wohl doch nur selten klinisch ein Bild, das nach weichem Schanker aussehen könnte. Immer wird man bedenken müssen, daß das Wesen der Papeln die Erhabenheit, das Emporragen über die Umgebung darstellt, während im Gegensatz dazu die Eigentümlichkeit des Ulcus molle gerade das Umgekehrte, den Gewebsdefekt, bedeutet; auch sind ulcerierte Papeln meistens nicht so gleichmäßig geschwürig zerfallen, die Ränder nicht so scharf gestaltet, der Belag fehlend; ferner sind Papeln meistens größer als Ulcera mollia, endlich entscheidet der Nachweis der Spirochaeta pallida, der ja gerade bei Papeln eine ganz besonders ergiebige Ausbeute zu liefern pflegt.

Von *Spätprozessen* der Lues kommen gelegentlich *serpiginöse* Formen gegenüber den *Ulcera mollia serpiginosa* in Frage. Die eigentlich gummösen Efflorescenzen wohl kaum: Die Gummata sind in ihrem ganzen Verlaufe viel reaktionsloser, es fehlt der entzündliche Hof, die Multiplizität; die Konsistenz ist wohl in der Mehrzahl härter, die Entwicklung langsamer. Wohl aber kann die Unterscheidung gegenüber den serpiginösen Formen der Syphilis zuweilen schwierig sein. Ich habe gerade in der letzten Zeit wieder einen derartigen Fall erlebt, wo die Entscheidung nicht ganz leicht war. Eine große Zahl, z. T. zusammenhängender Ulcerationen am äußeren weiblichen Genitale, klinisch größtenteils vom Charakter des weichen Schankers, an den Rändern stark unterminiert

126 positive Reaktionen beobachtet. Zur Ausführung der Impfung werden einige Tropfen der betreffenden Bacillenaufschwemmung intracutan injiziert; die Kultur selbst wurde durch Kaninchenblutagar gewonnen und nachher mit einer physiologischen NaCl-Lösung und 0,5% Carbolsäure gemischt. Endlich sei erwähnt, daß auch aus der Breslauer Klinik von FREI bereits 1922 auf diese Cutireaktionen aufmerksam gemacht wurde. Diese Untersuchungen zeichneten sich einmal durch ein relativ großes Material aus: 11 Fälle von reinem Ulcus molle, 18 mit Bubonen, 31 Kontrollfälle. Ferner ergab sich, daß die Reaktion bei sämtlichen Bubofällen viel stärker ausfiel als bei den unkomplizierten Schankern (öfter Pustelbildung!). Typisch war bei den Bubofällen ein großer roter Hof nach Ablauf von 48 Stunden, der beim Ulcus molle simplex im allgemeinen fehlte. Bei Wiederholung der Reaktion nach 3 Tagen bis 4 Wochen zeigte sich im allgemeinen der gleiche Ablauf, die Reaktionen traten ein nach intracutaner Verabfolgung einer Kultur, die durch Einimpfen von Buboneneiter in Kondenswasser von Menschenblut-Schrägagarröhrchen gewonnen war. Reaktion nach Pirquetbohrung, ebenso nach fokaler Applikation einer 50%igen Vaccine-Lanolinsalbe war ergebnislos. Nach Verbesserung des Nährbodens wurden zuletzt bei Neuzüchtungen bis 40% positive Resultate erzielt.

und vielfach guirlandenartig gestaltet, mit ausgesprochener Tendenz zum peripheren Weiterschreiten; mikroskopisch der Bacillennachweis nicht zu erbringen, aber auch nicht der der Spirochaeta pallida; Wa.R. mehrere Male positiv, aber keine ausgesprochene Rückbildung auf Salvarsan. Liegt hier eine den Antisyphilitica gegenüber refraktäre Form der Spätsyphilis vor? Oder ist der positive Wassermann in oben näher beschriebenem Sinne zu beurteilen? Kurz und gut, es ist zuweilen nicht leicht, hier sofort den richtigen Sachverhalt festzustellen.

Endlich muß bei der klinischen Differentialdiagnose des Ulcus molle gegenüber der Syphilis natürlich immer auch noch der Drüsenapparat berücksichtigt werden: Im ersteren Falle meistens entzündliche Symptome (*Bubonulus*, *Bubo inflammatus!*), im letzteren mehr die Zeichen der polyganglionären indolenten Bubonen; nicht zu vergessen der oft in seiner Bedeutung nicht genügend gewürdigte, für Syphilis sprechende *dorsale Lymphstrang*, wobei immer auch noch selbstverständlich die Möglichkeit einer Mischinfektion zu erwägen ist. Bei Prozessen der *Spätperiode* der Lues fallen mehr oder weniger auch diese Unterscheidungsmöglichkeiten weg, ja man kann sogar hier nicht gar so selten mit entzündlichen Veränderungen am Lymphgefäßapparat durch Mischinfektion rechnen.

Was die *gonorrhoischen* Gewebsveränderungen anbelangt, so kommen da hauptsächlich zwei verschiedene Prozesse in Betracht: Einmal die rein gonorrhoischen Ulcerationen, wie sie beispielsweise FUCHS aus der Breslauer Hautklinik beschrieben hat, und zweitens die gonorrhischen Wucherungen, neben anderen besonders von KLINGMÜLLER und mir geschildert, die durch eine eigenartige Beschaffenheit des klinischen Bildes — hahnenkammartige Wülste — sich auszeichnen. Diese letzteren scheiden wohl in der Regel ohne weiteres aus; zu denken wäre höchstens daran, daß sich sekundär auf diesen Gebilden einmal Ulcera mollia lokalisieren könnten. Aber auch ein derartiger Zusammenhang wäre wohl schon klinisch ohne nennenswerte Schwierigkeiten festzustellen. Im übrigen wird man gegenüber diesen gonorrhoischen Prozessen daran festhalten müssen, daß von Bedeutung ist, die gleichzeitige Feststellung einer sonstigen Schleimhautgonorrhöe, der Nachweis der Gonokokken, allerdings nicht nur im oberflächlichen Gewebsabstrich, sondern im Gewebe der gonorrhoischen Geschwüre resp. Geschwülste selbst; der Verlauf — gonorrhoische Gewebsläsionen brauchen zu ihrer Entwicklung im allgemeinen längere Zeit als Ulcera mollia —, der Erfolg der Therapeutica — die gonorrhoischen Prozesse sind zuweilen außerordentlich hartnäckig, erfordern sogar gelegentlich chirurgische Eingriffe —, die Reaktion auf Vaccine u. dgl. m. Sicher ist, daß im allgemeinen nur selten erhebliche Schwierigkeiten bezüglich der Abgrenzung auftauchen werden, und es ist endlich im Gegensatz zum Vorkommen des weichen Schankers noch darauf aufmerksam zu machen, daß die Gewebsläsionen der Gonorrhöe recht selten sind [1]).

Die *Ulcera gangraenosa* resp. *phagedaenica*, die im klinischen Teil abgehandelt wurden, werden wohl auch nur selten Anlaß zu Verwechslungen geben. Wenn auch die Ulcera mollia in relativ kurzer Zeit zur Entstehung kommen, so ist ihr Verlauf, selbst der zu größeren Zerstörungen führenden Ulcera serpiginosa, doch lange nicht so rapide wie der der meisten phagedänischen Geschwüre,

---

[1]) Im übrigen ist zu betonen, daß in seltenen Fällen auch noch ein anderes Symptom zur Verwechslung mit Gonorrhöe führen kann, nämlich der *Ausfluß*. Hier sei an das früher Gesagte erinnert. Bei Ulcera mollia der Harnröhre, besonders auch solchen der Fossa navicularis, kann auch beim weichen Schanker sich eine Sekretion der Harnröhre einstellen, als Ausdruck der Reizwirkung auf die Schleimhaut; doch wird dieser Fluor sich, ganz abgesehen von dem Bacillenbefund, schon durch sein zähes bröckeliges Aussehen vom typischen Gonorrhöe-Eiter unterscheiden.

die im Laufe weniger Tage, wie erwähnt, die größten Gewebsdefekte bedingen können; dazu kommt neben den örtlich vielfach stärkeren Reaktionen der umgebenden Hautpartie die schwere Beeinträchtigung des Allgemeinbefindens bei den letzteren, das evtl. vorhandene Fieber, das beim unkomplizierten Ulcus molle fast durchweg zu fehlen pflegt, letzten Endes von Wichtigkeit der mikroskopische Befund (fusospirilläre Symbiose!). Gedacht werden muß immer an eine Mischinfektion in dem Sinne, daß ein Ulcus gangraenosum sich sekundär an einen weichen Schanker anschließt, wie ja überhaupt ein Ulcus gangraenosum resp. phagedaenicum nicht in dem Sinne der Ulcera mollia oder der Lues als in der Hauptsache geschlechtliche Erkrankung aufgefaßt werden darf. Endlich wird auch die Diagnose ex juvantibus in manchen Fällen herangezogen werden können, insofern Ulcus gangraenosum doch oft überraschend prompt auf Salvarsanpräparate (Spirillose!) zu reagieren pflegt.

Die relativ oberflächlichen Erosionen, wie sie bei einer *Balanitis* oder auch *Vulvitis* zur Beobachtung kommen, sind wohl unter Berücksichtigung des ganzen klinischen Bildes leicht auszuschließen. Wir haben zwar auch, besonders bei multipel aufgeschossenen Ulcera mollia, oft Beteiligung der Umgebung, doch ist die Dermatitis resp. das Ekzem in der Regel nicht so diffus wie bei jenen Affektionen, auch der Grad der Entzündung ist bei Ulcera mollia doch kaum so intensiv (*Nässen*!); ferner haben die Erosionen resp. kleineren Ulcerationen der *Balanitis* resp. *Vulvitis* keineswegs etwas Charakteristisches an sich, fließen ineinander über, was beim Ulcus molle nicht so häufig vorkommt, und lassen sich endlich auch therapeutisch fast durchweg leichter beeinflussen. Gerade das Zusammenfließen der einzelnen Erosionen bei der sog. „erosiven Balanitis", um deren ätiologische Klärung sich ganz besonders SCHERBER verdient gemacht, ist überaus kennzeichnend und führt zu den bekannten landkartenartigen, guirlandenförmigen klinischen Bildern; ferner sind die Ulcera mollia, abgesehen von der mehr ulcerösen Form der Balanitis, tiefer; und endlich ist ihr Rand mehr unterminiert, während der der *Balanitis erosiva* resp. *ulcerosa* zwar ganz unregelmäßig erscheinen kann, aber doch im allgemeinen glatt ist (SCHERBER). Bezüglich der *gangränösen* Form der Balanitis erosiva, die wir wohl besser als Ulcus gangraenosum bezeichnen, siehe das bei dem letzteren Gesagte.

In gewisser Weise können differentiadiagnostisch auch die *Ulcera vulvae acuta* in Betracht kommen, die von LIPSCHÜTZ (Wien) schon vor längerer Zeit beschrieben worden sind; sie sind bekanntlich charakterisiert durch einen besonderen Mikroorganismus, den *Bacillus crassus*, der mit ziemlicher Regelmäßigkeit in den betreffenden Gewebsdefekten nachgewiesen werden kann. Diese Ulcerationen treten meistens unter leichten Allgemeinerscheinungen am weiblichen Genitale auf, können sich auch auf die angrenzenden Partien erstrecken, sind teils oberflächlich, teils können sie aber auch eine gewisse Tiefenausdehnung annehmen. Mit den Ulcera mollia haben sie insofern Berührungspunkte, als ihre Ränder im letzteren Falle oft stark unterminiert sind, gelegentlich allerdings auch mehr wallartig, und ferner weil vor allem die frischen Ulcerationen oft einen leicht entzündlichen Hof aufweisen; auch der Grund kann einen graugelben eitrigen Belag, in anderen Fällen aber auch mehr indifferente Beschaffenheit zeigen. Kurzum, es können gewisse Ähnlichkeiten vorliegen. Immerhin wird man im allgemeinen daran festhalten müssen, daß die *Ulcera vulvae acuta* wesentlich größer sind als Ulcera mollia, sehr oft bei *Virgines* zur Beobachtung gelangen, sich durch starke Neigung zu *Rückfällen* auszeichnen und endlich auch mit Fieber verlaufen können, also klinisch und pathogenetisch gewisse besondere Eigenschaften aufweisen, ganz abgesehen von dem mikroskopischen Befunde, die in den meisten Fällen eine Entscheidung ermöglichen können. Mit *Tuberkulose* sind sie allerdings nicht zu verwechseln, worauf LIPSCHÜTZ unter Bezugnahme auf die hin und wieder anzutreffende Bezeichnung als Ulcera pseudotuberculosa hinweist [SCHERBER [1])].

Efflorescenzen, die wohl auch hin und wieder eine gewisse Abgrenzung erfordern werden, sind die Erosionen des *Herpes progenitalis*: Aber hier wird im allgemeinen der *Bläschencharakter* viel länger festgehalten, so daß man schon daraus Anhaltspunkte entnehmen kann; und auch nach Platzen der vesiculösen Efflorescenzen sind die dann entstandenen Gewebsdefekte im Gegensatz zum Ulcus molle durchweg ganz oberflächlich, weisen keinen charakteristischen Belag auf, keine wesentliche Infiltration, meistens keine Beteiligung der Umgebung, überhaupt keine wesentlich entzündliche Komponente, es sei denn, daß später eine Mischinfektion hinzukommt. Nur in einzelnen Fällen ist die Dauer der Ulcerationen nach *Herpes progenitalis* etwas länger, während sie sonst ja, ebenfalls im Gegensatz zum Ulcus molle, innerhalb relativ kurzer Zeit abzuheilen pflegen. Dazu kommt fast durchweg das Fehlen der Lymphgefäßbeteiligung, die häufig gruppierte Anordnung der kleinen Excrescenzen, die noch dazu meistens gleichzeitig aufschießen, die Anamnese, der mikroskopische Befund. Letzten Endes müssen daher ganz besondere Umstände vorliegen, damit wirklich einmal durch eine Häufung von Zufälligkeiten dem Ulcus molle ähnliche klinische Bilder entstehen.

Erwähnt sei kurz noch, daß am Genitale auch sonst gelegentlich *kleine Erosionen*, z. B. post coitum, beobachtet werden, oberflächliche Gewebsläsionen, wie sie von BUSCHKE als *Ulcus simplex*, von JADASSOHN als *Pseudoulcus venereum* beschrieben wurden. Dieselben entstehen plötzlich, im wahrsten Sinne des Wortes über Nacht, zeigen im klinischen Bild keine Besonderheiten und heilen gewöhnlich, wie sie gekommen, schnell wieder ab. Schon die Anamnese, der Verlauf schützt hier vor Verwechslungen; selbst ein Ulcus molle, das keinen charakteristischen Belag mehr trägt, keine entzündliche Randzone mehr zeigt, ist durch seine Infiltration, durch sein Granulationsgewebe, durch sein gehäuftes Auftreten wohl immer auszuschließen. Immerhin muß man aber auch über die Existenz dieser harmlosen *„banalen“ Ulcerationen* orientiert sein.

Nun noch ein Wort zu den mehr *chronischen ulcerösen Prozessen*: Im allgemeinen werden diese, mögen sie nun tuberkulöser Natur sein, mögen sie beim weiblichen Geschlecht unter den Begriff der *Ulcera chronica vulvae* fallen, kaum für differentialdiagnostische Erwägungen in Frage kommen. Doch haben wir gehört, daß auch die Dauer der Ulcera mollia zuweilen recht unübersehbar ist, ja wir wissen, daß ein Sondertyp dieser Geschwüre, die *Ulcera mollia serpiginosa*, sich sogar jahrelang hinziehen können. Und wenn speziell die letzteren auch eine große Ausnahme bedeuten, ebenso auch der gewöhnliche weiche Schanker selbst bei längerer Dauer durch die Vielheit seiner charakteristischen Symptome in der Regel erkannt werden dürfte, so ist doch sicher bei manchen, z. B. in Heilung befindlichen, einfach granulierenden Ulcera mollia gelegentlich ein Zweifel möglich.

Beim *tuberkulösen Geschwür* wird die Aufnahme des inneren Genitalbefundes, die Feststellung einer anderen tuberkulösen Organerkrankung, die Berücksichtigung des allgemeinen Kräfte- und Ernährungszustandes, die Probeexcision, die Tuberkulindiagnostik in ihren verschiedenen Formen weitere Aufklärung schaffen. Und was die sog. *Ulcera vulvae chronica* anbetrifft, so muß man sich zunächst darüber klar sein, daß darunter bei dem heutigen Stande der Wissenschaft recht viele Zustände zusammengefaßt werden, die aber doch

[1]) SCHERBER bringt diese Ulcera vulvae neuerdings mit den DÖDERLEIN schen Scheidenbacillen in Zusammenhang. — Neuerdings sind Ulcerationen vom Typ des *Ulcus vulvae acutum* auch an Stellen *außerhalb des Genitale* beobachtet, was auf die ätiologischen Beziehungen unter Umständen ein neues Licht wirft.

nach Lage der Sache gewisse Übereinstimmung erkennen lassen. Klinisch gemeinsam sind ihnen allen die ausgedehnten, jeder Therapie harthäckig trotzenden Ulcerationen, die an ihren Rändern oft unterminiert sind, oft miteinander konfluieren und außerdem auch Fistelbildungen aufweisen. Es ist klar, daß auf diese Weise einmal das Bild eines *Ulcus molle serpiginosum* entstehen kann. Weiter sind aber doch gewisse Eigentümlichkeiten vorhanden, die vor einer Verwechslung schützen: Das Bindegewebe ist in einer Weise Veränderungen unterworfen, wie sie in dieser Form bei anderen geschwürigen Prozessen nicht so oft vorkommen; es sind häufiger leichte *Ödeme* vorhanden, umschriebene oder diffuse *Lymphangitiden* treten auf, oft auch liegen Zustände vor, die an *Elephantiasis* erinnern; kurzum, es drängen sich da Bilder auf, die auf einen ganz besonders chronischen Reizzustand des bindegewebigen Apparates hinweisen.

Im übrigen können diese ulcerösen Prozesse, wie sie bei den Ulcera vulvae chronica vorliegen — früher bezeichnete man sie als *Esthiomène* oder *Ulcus vulvae rodens* —, offenbar durch verschiedene Ursachen hervorgerufen werden, denen allen gemeinsam nur das eine Moment ist: Chronische, dauernd unterhaltene Entzündungen, unterstützt durch allgemeine Schädigungen im Sinne der *Tuberkulose* oder anderer konsumierender Erkrankungen; als dauernder Entzündungszustand in obigem Sinne spielt sowohl der gewöhnliche *Fluor*, wie die *Gonorrhöe* eine wichtige Rolle. Vielleicht würde man bis zu einem gewissen Grade auch bei den *Ulcera mollia serpiginosa* bei langem Bestehen dieses Krankheitsbildes verwandte Züge festzustellen vermögen. Endlich sei erwähnt, daß auch bei *Ulcera mollia serpiginosa* gelegentlich *Mischinfektionen* mit Tuberkulose für möglich gehalten werden, z. B. von Covisa, der in einem derartigen Falle tuberkulöser Sekundärinfektion Erfolge mit Tuberkulinbehandlung erzielte. Covisa ist der Ansicht, daß man eine derartige Komplikation bei weichen Schankern sogar häufig sieht.

Daß *carcinomatöse* Ulcerationen am äußeren Genitale nach dem klinischen Bilde sowohl, wie nach der Pathogenese kaum je die Symptome eines weichen Schankers vortäuschen werden, bedarf nach der ganzen Sachlage kaum der Erwähnung. In Frage käme wohl nur die metastatische Aussaat von einem primären genitalen Tumor her, aber auch da würde schon die Art der Entstehung wichtige Anhaltspunkte ergeben; auch ist zu berücksichtigen, daß die Konsistenz derartiger carcinomatöser Geschwüre im Gegensatz zum weichen Schanker hart sein wird. Im übrigen müßte in einer derartigen Situation die weitere Beobachtung, vor allem das Mikroskop, den Ausschlag geben.

Der *Diphtherie* wurde in unseren bisherigen Ausführungen schon mehrfach gedacht: Hier wird es sich in der Mehrzahl der Fälle um *Mischinfektionen* handeln, und weiter die Frage zu entscheiden sein, ob tatsächlich *echte Diphtherie* vorliegt, oder ob die *Diphtheriebacillen* mehr als *Saprophyten* auf dem betreffenden Ulcus sich aufhalten, worüber die Kultur in Verbindung mit dem Experiment, aber auch die klinische Beobachtung, die Entscheidung liefern (Toxinwirkung, Lähmungen). Im übrigen haben Diphtheriegeschwüre oft keineswegs etwas Charakteristisches an sich, ja es kommt, wie erwähnt, vor, daß klinisch typische Ulcera mollia sich als mit Diphtherie superinfiziert herausstellen. Es ist mit anderen Worten die Differentialdiagnose ohne Heranziehung des Mikroskops resp. der Kultur nicht zu stellen.

Endlich sei erwähnt, daß auch andere *infektiöse* resp. *konstitutionelle* Allgemeinerkrankungen zum Auftreten von Geschwüren am Genitale führen können, die in differentialdiagnostischer Beziehung wohl berücksichtigt werden müssen. So in erster Linie der *Diabetes*, der ja auch sonst öfter zu Erkrankungen der Haut resp. der Schleimhäute Veranlassung gibt (Furunkulose, Ekzem). Meistens sind es zunächst ganz oberflächliche, unregelmäßige Erosionen, die jedoch bei längerem Bestehen auf Grund der Diabeteskonstitution zu tieferen Defekten führen können, die aber mit typischen Ulcera mollia kaum verwechselt werden dürften. Immerhin muß bei eigenartigen, mehr subakut resp. chronisch verlaufenden Geschwüren am Genitale, die schlecht zu beeinflussen sind, bei denen zudem die Möglichkeit einer sexuellen Infektion sehr wenig wahrscheinlich ist, auch an diese Geschwüre gedacht werden (Urin- und Blutuntersuchung!).

Von anderen schweren Erkrankungen wäre wohl noch der *Typhus* zu erwähnen, der ja auch in seltenen Fällen derartige Symptome bedingen kann. Hier wird aber doch fast immer das Allgemeinbefinden so im Vordergrund stehen, daß dadurch ohne weiteres der Verdacht nach ganz bestimmter Richtung gelenkt wird, ganz abgesehen davon, daß auch die Klinik solcher typhöser Ulcerationen kaum etwas bietet, das einem Ulcus molle ähnlich wäre.

Anhangsweise sei erwähnt, daß in Ländern, in denen das *Granuloma venereum* beobachtet wird — in den Tropen, Vereinigten Staaten von Amerika, neuerdings auch in Europa, und zwar hier besonders in den Ländern, die durch ihre koloniale Betätigung entsprechende Infektionsmöglichkeiten bieten —, auch die Ulcerationen dieser Erkrankung bei der Differentialdiagnose herangezogen werden müssen. Die klinischen Zeichen dieses Granuloma venereum werden von den verschiedenen Autoren nicht ganz einheitlich geschildert. Übereinstimmung scheint darüber zu herrschen, daß eine primäre Läsion am Genitale auftritt, von der aus später die benachbarten Lymphdrüsen befallen werden. Diese Primärefflorescenzen sind teils einfache oberflächliche Erosionen, teils auch solche von herpetiformem Charakter, die vom Patienten selbst oft nicht bemerkt werden (W. H. Hofmann, Destefano). In anderen Fällen handelt es sich um größere Defekte, zuweilen von serpiginösem Charakter; ja auch wuchernde Formen papillomatöser, vegetierender Gestaltung werden beschrieben (Fiori, Winfield). Diese von einem Autor als „vierte venerische Erkrankung" (Nicolas) bezeichnete Genitalaffektion hat in ihrer primären Geschwürsform offenbar keine große Ähnlichkeit mit dem Ulcus molle, wird außerdem höchstwahrscheinlich nicht durch den Ducrey-Unna-Bacillus hervorgerufen. Über die Ätiologie ist noch keine Einheitlichkeit erzielt; weiter werden die später auftretenden Bubonen nach Spillmann nicht schankrös wie oft beim Ulcus molle, und endlich ist das Virus auch nicht auf andere Hautpartien überimpfbar. Immerhin scheint bei langwierigen Prozessen die Abgrenzung gegenüber dem *Ulcus molle serpiginosum* zuweilen nicht ganz leicht zu sein (vgl. diesbezüglich auch die Ausführungen Gennerichs). Hinsichtlich der Bubonen sei ferner auf das bei der Differentialdiagnose dieser komplizierenden Erkrankung Gesagte verwiesen.

So müßten wir noch ganz kurz die im Verlaufe des weichen Schankers so häufig zu beobachtenden regionären Drüsenschwellungen, die *Schankerbubonen*, gegenüber anderen Zuständen abgrenzen, die damit verwechselt werden können. Im allgemeinen wird eine solche Verwechslung nicht gerade häufig vorkommen. Denn selbst in solchen Fällen, in denen klinisch eine gewisse Ähnlichkeit besteht, gibt doch sowohl die Erhebung der Krankengeschichte, wie der Verlauf meist ganz eindeutigen Aufschluß. Das gilt z. B. differentialdiagnostisch den *Leistenhernien* gegenüber. Stark entzündliche oder gar schon fluktuierende Bubonen werden an sich kaum irgendwelche Schwierigkeiten machen, anders Bubonen, bei denen die Entzündung nicht so im Vordergrunde steht, die z. T. noch erst in der Entstehung begriffen sind: Hier kann in der Tat bei oberflächlicher Betrachtung einmal der Eindruck einer *Hernie* erweckt werden; immerhin wird bei nicht eingeklemmten Hernien die im wesentlichen fehlende Schmerzhaftigkeit berücksichtigt werden müssen, ferner die Möglichkeit, die Geschwulst zurückzubringen, das Wiederhervortreten nach Hustenstößen für Hernie zu verwerten sein; auch die Konsistenz wird bei einer Hernie im allgemeinen weicher sein als beim Bubo nach Ulcus molle. *Netzhernien* machen in dieser Beziehung eine Ausnahme und müssen daher differentialdiagnostisch besonders berücksichtigt werden. *Incarcerierte* Hernien werden im allgemeienn schon wegen der plötzlichen Entstehung und des in der Mehrzahl der Fälle schweren Allgemeinzustandes ausscheiden.

Weiter könnte unter besonderen Umständen auch das Bild des *Kryptorchismus* einmal zu Irrtümern in der Stellung der Diagnose führen, und dies besonders dann, wenn der verlagerte Hoden resp. Nebenhoden aus irgend einem Grunde, z. B. bei *Gonorrhöe*, entzündet ist. Hier wird man einmal berücksichtigen müssen, daß der im Scrotum fehlende Hoden auf die richtige Fährte führen muß, und dann werden auch die Schmerzen bei einem derartig verlagerten und gleichzeitig entzündeten Hoden gane besonders intensiv sein, und zwar sowohl spontan, wie auch auf Druck [1]).

Letzten Endes wird auch die Behandlung die Deutung des Krankheitsbildes nach der einen oder anderen Seite hin klären können, insofern beispielsweise eine auffallend schnelle Rückbildung auf Gonorrhöe-Vaccine für eine gonorrhoische „*Kryptorchitis*" sprechen dürfte.

Varicen der *Saphena* und *Aneurysmen* der *Cruralis*, die gelegentlich als differentialdiagnostisch wichtig hervorgehoben werden, dürften wohl praktisch kaum je ernstlich in Frage kommen. Die ungewöhnliche Lokalisierung, weiche Konsistenz, Volumenverminderung bei Kompression der Vene distal des Tumors, auch der Farbton auf der einen Seite, fühlbare Pulsation auf der anderen Seite, sind zu charakteristisch, als daß ein Verkennen möglich wäre. Im übrigen muß nochmals hervorgehoben werden, daß auch bei der Differentialdiagnose des Bubo nach Ulcus molle stets der ganze Mensch berücksichtigt werden muß. Es ist selbstverständlich, daß man auf Veränderungen in der Umgebung zu achten hat (Lymphangitis), daß das ganze Genitale anzusehen ist; bei Ulcerationen an letzterem werden alle oben genannten Kombinationen ohne weiteres in Wegfall kommen.

Etwas schwieriger gestaltet sich die Abgrenzung des *Bubo inguinalis* resp. *femoralis* nach weichem Schanker gegenüber solchen aus anderer Ursache. Hier ist zu erwägen, daß zweifellos auch andere Ulcerationen am Genitale Bubonen verursachen können, sei es, daß es sich um *Ulcera banalia* oder *gonorrhoica* handelt; sei es, daß *Ekzeme* in der Genitalregion bestehen. Immerhin werden diese Bubonen in der Regel leichter verlaufen, auf einfache therapeutische Maßnahmen sich schnell zurückbilden, nicht so häufig vereitern, keine schankröse Degenerationen erkennen lassen; und im übrigen wird auch hier das Mikroskop von Bedeutung sein. Beim Bubo nach weichem Schanker besteht die Möglichkeit des Nachweises der Ducrey-Unna-Bacillen; bei den Bubonen aus anderer Ursache werden anderseits mehr gewöhnliche Eitererreger, z. B. Staphyokokken, Streptokokken, nachzuweisen sein. Auch das positive Impfexperiment wird für Ulcus-molle-Bubo sprechen. *Bubonen* bei *Gonorrhöe* sind recht *selten*, nicht entzündlich in dem Sinne wie der Schankerbubo, und bilden sich ebenso wie die anderen eben genannten Drüsenschwellungen in der Regel ziemlich rasch zurück. In einem solchen Falle wird naturgemäß auch der Nachweis einer Harnröhrengonorrhoe oder anderweitiger gonorrhoischer Komplikationen die Situation klären können.

Schwierig ist unter Umständen die Abgrenzng gegen *Syphilis*: Sicher ist der luetische Bubo, die *Polyscleradenitis inguinalis indolens*, in ausgesprochenen

[1]) Auch der mikroskopische Befund der Harnröhre ist natürlich von Wichtigkeit (Gonokokken!).

Formen gar nicht mit dem Schankerbubo zu verwechseln (siehe die diesbezüglichen Ausführungen im klinischen Teil). Aber auch hier können ja hin und wieder Mischinfektionen vorhanden sein. Es ist also möglich, daß zunächst ein richtiger Bubo inflammatus bei gleichzeitig vorhandenem Ulcus molle vorliegt, der sich zurückbildet oder z. T. einschmilzt, und schließlich harte indolente Bubonen zurückbleiben, ebenso wie umgekehrt auch einmal ein primär syphilitischer Bubo sekundär durch DUCREY-UNNA-Bacillen oder Eiterbakterien infiziert werden kann und damit einen mehr entzündlichen Charakter annimmt [1]).

In solchen nicht gerade häufigen Fällen ist öfter eine sofortige Entscheidung nicht möglich; der Nachweis der spezifischen Erreger ist ja gerade bei Mischinfektionen oft erschwert, die Wa.R., wie bereits früher auseinandergesetzt, auch nur mit Reserve heranzuziehen, so daß letzten Endes der Verlauf der Krankheit entscheiden muß [2]).

Bei *extragenitalen Schankerbubonen*, die an sich ja wohl recht selten zur Beobachtung gelangen, wird zuweilen auch noch an *tuberkulöse Drüsen* gedacht werden können, doch wird meistens wohl die langsamere Entwicklung bei der Tuberkulose vor Irrtümern schützen. In wirklich zweifelhafter Lage wird Probeexcision — tuberkulöses Granulationsgewebe — und Tuberkulinprobe heranzuziehen sein. Ganz besonders wird eine solche Verwechslung in Frage kommen bei bereits eingeschmolzenen bzw. perforierten Bubonen. Endlich wird die *Tuberkulose* auch bei Bubonen mit *Fistelöffnungen* differentialdiagnostisch in Erwägung gezogen werden müssen, die bekanntlich manchmal recht langwierig sind; aber auch hier werden die oben erwähnten Hilfsmittel, ebenso wie die sorgfältig erhobene Anamnese, Berücksichtigung des Kräfte- und Ernährungszustandes, anderweitige Organtuberkulose, auf die rechte Fährte führen [3]). Endlich sei erwähnt, daß Fistelbubonen sehr häufig auch bei den *klimatischen Bubonen* resp. bei dem *Granuloma venereum* vorkommen. Wenn diese Affektion auch in unseren Breiten kaum je beobachtet wird, so muß man doch wenigstens über diese Verhältnisse orientiert sein. Denn wie ich oben auseinandersetzte, sind in anderen Ländern, die diese tropische resp. subtropische Spielart einer Genitalaffektion kennen, gerade bezüglich der Bubonen Verwechslungsmöglichkeiten gegeben.

Bubonen nach *Ulcus gangraenosum* sind unter Berücksichtigung des örtlichen Genitalbefundes ohne weiteres als zu diesen gehörig zu erkennen, im übrigen auch daran zu erinnern, daß derartige Bubonen oft gangränös zerfallen.

Prognose. Auf Grund aller bisherigen Darlegungen ergibt sich, daß die *Prognose quoad vitam* beim Ulcus molle und seinen Komplikationen durchaus gut zu stellen ist; eine Ausnahme bilden nur die Fälle von *Ulcus molle serpiginosum*, die, wie hervorgehoben, zuweilen jahrelang dauern, zur Entkräftigung führen (Amyloid) und dann gelegentlich durch eine *interkurrente Erkrankung*, z. B. eine Pneumonie oder eine Sepsis, den Tod herbeiführen können, und dann die Fälle der Mischinfektion mit *Ulcus gangraenosum* oder *phagedaenicum*, die teils durch

---

[1]) Gerade solche Fälle sind gar nicht sehr selten. Ich sah noch vor kurzem einen Patienten mit frischem diffusen luetischen Exanthem und gleichzeitig einem erweichten resp. perforierten Bubo der rechten Leistenbeuge.

[2]) Eine positive Reaktion braucht nicht unbedingt für Syphilis zu sprechen, da, wie wir früher hörten, auch bei Ulcus molle-Bubo vorübergehende positive Seroreaktionen vorkommen, und auf der anderen Seite bekanntlich auch eine positive Wa.R. auf Grund einer Lues latens bestehen kann, die das Vorkommen einer frischen Ulcus molle-Infektion *nicht* ausschließt.

[3]) So hat ARNING schon vor längerer Zeit darauf aufmerksam gemacht, daß es sich bei hartnäckigen strumösen Bubonen nach genitaler Infektion um tuberkulöse Lymphome handeln könne, die durch die primäre Infektion sozusagen provoziert seien (RITTER).

die Möglichkeit einer *Sepsis*, einer *Thrombose*, aber auch durch die evtl. Gefahr einer *Verblutung* die Prognose trüben. Anders steht es aber mit der Prognose, was den Verlauf des weichen Schankers als solchen anlangt. Hier ist nicht in allen Fällen vorauszusagen, ob man es mit einem Ulcus molle zu tun hat, das in kurzer Zeit zur Heilung kommt, oder das längerer Zeit zu seiner Rückbildung braucht. Wie geschildert, bestehen hier die allergrößten Verschiedenheiten. Von Wichtigkeit ist, ob man es mit einem oder nur wenigen weichen Schankern zu tun hat, oder ob eine große Aussaat solcher vorliegt; weiter ist die Tiefenausdehnung und Größe der Ulcera mollia in manchen Fällen von Bedeutung; weiter der Kräfte- und Ernährungszustand: Sehr reduzierte Kranke zeigen öfter einen besonders hartnäckigen Verlauf auch gewöhnlicher Ulcera mollia, der klinisch nicht ohne weiteres erklärlich ist; ganz besonders ist nach meinen Erfahrungen hier die *Tuberkulose* anzuführen; ferner der Sitz. Es wurde früher erwähnt, daß Ulcera mollia in manchen Regionen, z. B. in der Gegend des Frenulum und des Sulcus coronarius beim Manne, in der Fossa navicularis bei der Frau, besonders leicht zum *regionären Bubo* führen, der naturgemäß das Leiden verlängert. Aber selbstverständlich können auch an anderen Stellen sitzende Ulcera mollia oft durch Beteiligung des Lymphapparates kompliziert sein. Jedenfalls kann man sich nicht von vornherein beim gewöhnlichen weichen Schanker irgendwie bezüglich der Entstehung eines Bubo festlegen; nur das eine wird man sagen können, daß derjenige leichter einen Bubo bekommt, der sich nicht schonen kann, während seiner Erkrankung anstrengend weiter arbeitet, die ärztlichen Verordnungen nicht ausführt, insbesondere auch die örtliche Behandlung vernachlässigt.

Aber auch wenn es zur Entstehung eines Bubo gekommen ist, ist damit nicht ohne weiteres ein hartnäckiger weiterer Verlauf verknüpft. Auch Bubonen können, zumal bei zweckmäßigem Verhalten des Kranken und geeigneter Therapie, sich schnell wieder zurückbilden. In anderen Fällen wieder haben wir gesehen, daß Einschmelzung eintritt, chirurgische Eingriffe nötig sein können — siehe weiter unten —, und damit natürlich längere Zeit bis zur Heilung verstreicht. Ganz besonders muß man in dieser Beziehung das *Schankröswerden* des Bubo hervorheben, ferner die Möglichkeit, daß sich von einem Schankerbubo ein *Ulcus molle serpiginosum* oder auch gelegentlich *gangränöse Zerstörungsprozesse* entwickeln, auch auf die *diphtherische Mischinfektion* wäre in diesem Zusammenhang hinzuweisen. Alles das sind Komplikationen, die eine schnelle Ausheilung eines einmal eingetretenen Bubo verhindern und auch sonst die weitere Prognose trüben. Siehe das hierüber beim unkomplizierten Ulcus molle Gesagte!

Im übrigen wird man bei einem Ulcus molle immer noch die sehr wichtige Frage berücksichtigen müssen, ob tatsächlich reiner weicher Schanker vorliegt oder gleichzeitig eine Mischinfektion mit Syphilis. Es ist im klinischen Teil und bei der differentialdiagnostischen Erwägung eingehend über diese Dinge gesprochen, so daß hier nicht noch einmal auf Einzelheiten eingegangen zu werden braucht. Klar ist, daß eine Komplikation mit Lues immer eine außerordentliche Trübung der Prognose überhaupt bedeutet; man wird daher bei der Stellung der Diagnose alle Möglichkeiten der Klinik, Pathologie, der mikroskopischen und serologischen Erkenntnis ausschöpfen, um nach dieser Richtung hin Klarheit zu bekommen. Im übrigen wird man auch bei bereits abgeheilten Ulcera mollia immer noch die Möglichkeit einer Fehldiagnose, d. h. einer Mischinfektion mit Lues, berücksichtigen müssen und gerade auf diesen Punkt noch besonders die Aufmerksamkeit richten (wiederholte Anstellung der Wa.R. in der Folgezeit). Jeder Praktiker weiß, daß Ulcus molle in der Anamnese sorgfältiger Nachprüfung bedarf.

Letzten Endes wird die Prognose des Ulcus molle in weitgehendem Maße von der Therapie beeinflußt, was vielfach nicht recht berücksichtigt wird, offenbar unter Wertung der Tatsache, daß es sich beim weichen Schanker um eine örtliche Erkrankung handelt, die naturgemäß nicht so schwerwiegende Folgen für den Gesamtorganismus nach sich ziehen könne. Wir haben gesehen, daß das nicht immer stimmt.

Therapie. Man muß bei der Behandlung des Ulcus molle zunächst zwei Dinge prinzipiell voneinander unterscheiden. Den eigentlichen weichen Schanker von seinen Komplikationen, von denen bei weitem im Vordergrund steht die Beteiligung des Lymphapparates in Gestalt der *Bubonen*, *Bubonulus* usw. Das ist eine Teilung der Therapie, die sich aus den vorhergegangenen Ausführungen eigentlich ganz von selbst ergibt; auf der anderen Seite bestehen aber doch ganz wesentliche Berührungen zwischen beiden Gebieten, einmal nach der Richtung, daß die Behandlung des rein örtlich begrenzten weichen Schankers nicht ganz gleichgültig ist für die Behandlung, ja Entstehung derartiger Komplikationen, und dann insofern, als auch die Behandlung des Bubo gewisse Rückschläge für den Verlauf des ursprünglichen weichen Schankers im Gefolge haben kann.

Beschäftigen wir uns zunächst mit der Behandlung des *unkomplizierten Ulcus molle*, so ist es zweckmäßig, sich daran zu erinnern, daß wir es hier im Gegensatz beispielsweise zur Syphilis mit einer rein örtlichen Affektion zu tun haben, die zur Genüge erklärt, warum die Bemühungen der Ärzte, seitdem die Natur der Sonderstellung des Ulcus molle endgültig erkannt war, zunächst auch nur auf in der Hauptsache lokalisierte Maßnahmen gerichtet sein mußten. Erst in allerneuester Zeit hat man unter Berücksichtigung ähnlicher Erfahrungen auf anderen Gebieten der Medizin auch hier die rein örtliche Einstellung teilweise aufgegeben und den Versuch gemacht, allgemeinen Abwehrmaßnahmen und Leistungen des gesamten Organismus etwas größere Bedeutung beizumessen. Immerhin hat die *lokale Therapie* jahrzehntelang das Feld beherrscht und steht auch jetzt noch an erster Stelle. Ihre Erfolge sind nicht durchweg erstklassig gewesen; die Tatsache allein, daß die Zahl der diesbezüglichen Medikamente Legion ist, ist bezeichnend für die Situation. Es ist zuweilen grotesk zu sehen, daß auch ganz unscheinbare kleinste Geschwürchen auf Applikation entsprechender örtlicher Mittel nur mäßig reagieren und wochenlangen Bestand haben. Auf der anderen Seite ist nicht zu verkennen, daß die Behandlung des Ulcus molle in der allgemeinen Praxis, ja selbst in fachärztlichen Kreisen, oft außerordentlich schematisiert wird, daß man vielfach immer nur ein und dasselbe Medikament für alle Fälle anwendet, und offenbar der Ansicht huldigt, irgendwelche feineren Nuancen in der Behandlung des weichen Schankers seien nicht zu berücksichtigen.

Das ist leider eine durchweg abwegige Auffassung. Es ist wohl sicher, daß mancher Mißerfolg vermieden werden könnte, wenn die Ulcera mollia etwas mehr *individualisierend* angefaßt würden; und es ist letzten Endes klar, daß nicht jeder refraktäre weiche Schanker lediglich auf das Konto ärztlichen Unvermögens schlechtweg zu buchen ist. Man muß sich also in jedem Falle Rechenschaft darüber ablegen, einmal mit welcher Form des weichen Schankers man es überhaupt zu tun hat, zweitens welches Stadium der Erkrankung vorliegt, und endlich, was bei besonderer Hartnäckigkeit des Geschwürs wohl verantwortlich für einen derartigen Verlauf zu machen ist. Weiter muß man einen großen Teil der bisher bekannten therapeutischen örtlichen Maßnahmen kennen und wissen, für welchen Zweck das betreffende Medikament am geeignetsten ist, und muß bei neu empfohlenen örtlichen Mitteln gleichfalls zunächst die pharmakologische Tendenz desselben in Erfahrung bringen und erst dann unter Berücksichtigung des eben Gesagten die Eingruppierung für die jeweiligen Indikationen vornehmen.

Man wird sich also sagen müssen, daß ein einfaches Ulcus molle ohne wesentliche Beteiligung der Umgebung anders therapeutisch anzufassen ist, als ein weicher Schanker in stark entzündetem ödematösem Gewebe. Im ersteren Falle wird man rein desinfizierende Präparate bevorzugen, in letzterem auch auf den Entzündungszustand Rücksicht nehmen, und Medikamente weglassen, die reizend wirken könnten. Man wird ein Ulcus molle mit frischem Belag anders behandeln als ein Geschwür, das sich bereits in Reinigung befindet oder gar schon gereinigt ist. Liegt letzteres vor, so ist Abtötung der Keime nicht mehr nötig, man darf jetzt in der Therapie Richtlinien durchführen, die auch sonst für die Heilung mehr oder weniger banaler Wunden in Frage kommen. Ähnliche Unterschiede ergeben sich ferner, je nachdem, ob eine Beteiligung des *Lymphapparates* vorliegt, ob die Geschwüre des weichen Schankers durch eine *Phimose* kompliziert, ja Differenzen in der Therapie können sich auch aus dem *Sitz* — Frenulum, extragenitaler Schanker! — und der *Zahl* der Geschwüre ergeben.

Seit reichlich 4 Jahrzehnten hat als desinfizierendes, keimtötendes Mittel das *Jodoform* in der Behandlung des weichen Schankers eine große Rolle gespielt, von Unna in den achtziger Jahren als fast spezifisch empfohlen, lange Zeit fast souverän in seiner Indikationsstellung, aber selbst nachdem zahllose Jodoformersatzpräparate, und viele neue chemische Mittel anderer Zusammensetzung auf den Markt geworfen, immer noch durchweg geschätzt und trotz einiger ihm anhaftender Mängel viel verwandt. Es ist nach dieser Richtung bezeichnend, daß noch während der Kriegszeit eine große Anzahl anerkannter Forscher, ich nenne die Namen Neisser, Zieler, Blaschko, Touton, Lenzmann, Gennerich, für die *Jodoformbehandlung* des weichen Schankers, allerdings z. T. nach vorheriger Ätzung mit *Carbolsäure*, eintrat, und mit den erzielten Resultaten nach Lage der Sache durchaus zufrieden war.

Die Applikation des *Jodoform* ist schon frühzeitig eine sehr mannigfache gewesen. Statt des Pulvers, das gelegentlich etwas grobkörnig ausfallen kann, oft auch nicht so gut auf der Geschwürswunde haften bleibt, hat schon Unna den *Jodoformäther* empfohlen, und zwar an den *Genitalien* nicht vermittels eines Spray, sondern durch direktes Auftragen auf die Ulcera, wobei die Verdunstung durch gewisse Maßnahmen beschleunigt werden kann (Luftstrom durch Gummiballon). Sowohl bei der Applikation des *Jodoformpulvers*, wie des *Jodoformäthers* ist es zweckmäßig, noch einen Deckverband anzulegen, sei es einen einfachen sterilen Verband, sei es mit Jodoformgaze, in letzterem Falle vielleicht noch etwas Verbandwatte darüber, die zur Verdeckung des recht unangenehmen Jodoformgeruchs mit irgendwelchen desodorisierenden Substanzen (Cumarin) getränkt sein kann. Dieser scharfe und „verräterische“ Geruch des Jodoforms ist es ja vor allem gewesen, der bei aller Anerkennung der therapeutischen Leistungsfähigkeit des Mittels immer wieder Veranlassung war, nach Ersatzpräparaten zu suchen, die den gleichen Heilungseffekt wie jenes erzielen sollten, ohne seine Nachteile aufzuweisen. In vollem Umfange ist das nicht gelungen. Im übrigen kommt es auch bei der Applikation des Jodoforms, ganz abgesehen von der Form, die man im einzelnen wählen wird, sehr auf die Einzelheiten bei seiner Verabfolgung an.

Man muß sich darüber klar sein, daß Jodoform in *Pulverform* naturgemäß am besten wirkt, wenn es *gleichmäßig* über den ganzen Wunddefekt verteilt wird, wenn es möglichst in alle Taschen und Buchten des Geschwürs hineingelangt; auch ist es von Wichtigkeit, daß es nicht zu dick aufgetragen wird, nicht so viel auf die umgebenden gesunden Haut- resp. Schleimhautpartien mitappliziert wird: Denn das Auftreten eines *Jodoformekzems* ist zwar bei der heutigen Art, mit dem Mittel zu arbeiten, relativ selten, kommt aber hin und wieder doch noch vor, und bedeutet in einem solchen Falle natürlich eine Komplikation des weichen Schankers, einmal insofern, als man von desinfizierenden Medikamenten Abstand nehmen muß und dadurch die Heilung des Prozesses verzögert, und zweitens nach der Richtung, daß in dem pathologischen Gewebssubstrat des Ekzems weitere Möglichkeiten für die Ausdehnung des weichen Schankerprozesses gegeben sind. Ferner darf man sich nicht etwa damit begnügen, das Auftragen des Jodoforms dem Kranken mehr oder weniger zu überlassen, sondern muß ihm auch in dieser Beziehung ganz bestimmte Anweisungen geben.

Wir halten auf Grund unserer Erfahrungen eine mindestens dreimal tägliche Jodoformverabfolgung für notwendig. Beim Verbandwechsel muß die Wundfläche von den Resten des alten Präparates, das vermischt mit Wundsekret, bröckelig und krümelig geworden ist, oder einen matschigen Brei darstellt, gereinigt werden. Die Applikation muß im übrigen schonend erfolgen, damit keine Blutungen resp. Gewebseinrisse eintreten, die in unerwünschter Weise zur Ausbreitung des Prozesses in die Breite sowohl, wie in die Tiefe führen können und ferner auch gelegentlich ein Eindringen des Schankervirus in die Lymphbahnen, und somit die Gefahr eines Bubo bedingen.

Eine weitere Modifikation der Jodoformpulvertherapie ist die Verabfolgung des *Jodoforms* als *Jodoformbrei*, den man durch Verreiben des Pulvers mit Kochsalzlösungen, Alkohol, Äther, sich selbst herstellen kann; der Vorteil dieses Jodoformbreis ist für manche Fälle darin zu sehen, daß man bei stark unterminierten und sehr unregelmäßig gestalteten Geschwüren noch besser die desinfizierende Substanz in alle Winkel und Taschen des weichen Schankers hineinbringen kann, und ferner darin, daß diese Applikationsform auch noch besser haften zu bleiben pflegt.

Sind starke Entzündungserscheinungen vorhanden — lebhafte Rötung resp. Ödem der die Ulcera umgebenden Haut- und Schleimhautpartien —, ferner auch bei großer Anzahl der Schankergeschwüre, so empfiehlt es sich, auch diesem Umstand in der Wahl der Behandlungsform Rechnung zu tragen. Man wird in derartigen Fällen entweder Jodoform überhaupt weglassen oder es kombinieren mit entzündungswidrigen Maßnahmen, z. B. Umschlägen mit essigsaurer Tonerde, H_2O_2 und dergleichen, evtl. auch Jodoformgaze gleichzeitig mit solchen Kataplasmen verabfolgen, z. B. in einer $^1/_2$% Ca-Lösung getränkte Jodoformgaze verordnen (KÖNIGSTEIN). Auf der anderen Seite kann es nötig sein, aus irgend einem Grunde die Wirkung des Jodoforms zu erhöhen, ihm beispielsweise eine größere Tiefenwirkung zu geben. In dieser Beziehung ist empfohlen worden (MOURADIAN):

10%	Jodoformäther	100,0
15%	Jodtinktur	10,0
	Guajacol	5,0.

Ebenso hat man bei sehr refraktären Geschwüren oft *Jodtinktur* allein appliziert, wobei man allerdings wiederum Rücksicht auf das umgebende Gewebe nehmen muß. Man wird daher zweckmäßig verdünnte *Jodtinktur* zur Anwendung bringen [1]). Auch die Jodtinktur hat man wiederum mit anderen Präparaten

[1]) Neuerdings empfahlen WECHSELMANN und LADEMANN bei der Behandlung der weichen Schankergeschwüre Andriol-Uran, das der Sammelname für Jodmetallsäuren und die entsprechenden Salze ist. Das Charakteristicum dieser neuartigen, von TRUTTWIN angegebenen Medikamentenklasse besteht in hochaktiver Jodwirkung, die durch fortwährende Zersetzung der chemischen Grundverbindung „Andriol" und damit einhergehendes Freiwerden von Jod hervorgerufen wird. Außerdem kommt im Andriol-Uran die noch unbekannte metallische Wirkung des Urans zur Wirkung, die offenbar auch im radioaktiven Sinne erfolgt.

kombiniert gegeben, z. B. mit *Xeroform* (50%) (SACHS). Es kann selbstverständlich nicht unsere Aufgabe sein, jede dieser unendlich zahlreichen Verbindungsmöglichkeiten hier im einzelnen durchzusprechen. Das würde eine etwas allzu trockene Aneinanderreihung von pharmakologischen Daten sein; vielmehr ist es die Aufgabe unserer Darstellung, den Sinn für das Wesentliche in der Behandlung des weichen Schankers zu wecken, Kleinigkeiten als störendes Beiwerk wegzulassen.

Beim Jodoform selbst wäre noch seiner Verwendung als Salbe zu gedenken. Wir haben diese Salbe, die man als 2—5—10%ige *Jodoformvaseline* appliziert, im allgemeinen bei ganz frischen Geschwüren nicht gegeben; dabei halten wir die Behandlung mit Jodoformpulver oder einem seiner Ersatzpräparate, evtl. auch Kataplasmen in irgend einer Form für besser. Vielmehr scheint uns die Verwendung der *Jodoformvaseline* mehr bei etwas älteren Prozessen angezeigt, dann nämlich, wenn der speckig gelbliche Belag im wesentlichen abgestoßen ist, und die Wunden nur noch in geringem Grade Absonderung zeigen. Dann bedürfen die Geschwüre einer gewissen Anregung, und diese gewähren Puder und Umschläge oft nicht so intensiv. Es empfiehlt sich, auch derartige Salbenverbände wenigstens zweimal täglich zu applizieren, damit nicht Sekretstockung stattfindet. Im übrigen kann man, wenn diese Form der Therapie nicht vertragen wird, natürlich immer wieder zu einer der vorgenannten übergehen.

Zuletzt sei noch einer Art der Jodoformbehandlung beim weichen Schanker gedacht, die durch eine besondere Lokalisation desselben bedingt ist: Man hat nämlich bei *Ulcera mollia* der *Harnröhre* das Jodoform schon frühzeitig in Form von Stäbchen gegeben. Erwähnt sei hier das Rezept, das UNNA seinerzeit angegeben:

Jodoformii	10,0
Gummi arabici	3,0
Gummi tragacanth.	1,0
Glycerini	1,0
Aq. q. s. ut f. bacilli Nr. 5.	

Die Verordnung UNNAs ging damals dahin, daß der zugespitzte und mit Wasser benetzte Stift vom Patienten einige Male im Eingange der Harnröhre umgedreht, und das Geschwür ausgiebig damit bestrichen wurde; dann wurde etwas odorisierte Watte zwischen die Lippen der Harnröhre gelegt, und darüber noch ein kleiner evtl. durch Heftpflaster (Leukoplast) fixierter Verband. Natürlich kann man derartige weiche Schanker am Eingange der Harnröhre auch mit Jodoformpuder oder anderen Modifikationen behandeln.

Von den sonstigen gegen Ulcus molle empfohlenen örtlichen Medikamenten muß man einmal die eigentlichen *Jodoformersatzpräparate* hervorheben, die die chemische Industrie im Laufe der Jahrzehnte auf den Markt geworfen hat und die dem Jodoform mehr oder weniger nahestehen — sei es chemisch, sei es in der Art der Wirkung —, wie *Vioform* (GOLDBERGER), *Xeroform*, *Noviform*, *Novojodin* (v. ZUMBUSCH), (Jod-Formaldehyd), *Europhen* (ESTAY), das an Ort und Stelle Joddämpfe entwickelt, das bereits frühzeitig von EHRMANN als geruchloses Jodoformpräparat empfohlene *Jodoformium bituminatum*, *Sozojodol* (MESCHTSCHERSKI) u. a. m. Ihre Wirkung ist dem Jodoform sehr ähnlich, vielfach wird der therapeutische Effekt als völlig gleichwertig gerühmt. Doch hat zum Teil jahrzehntelange Erfahrung gezeigt, daß das offenbar nicht immer zutrifft; vornehmlich bei refraktären Prozessen, *Ulcera mollia chronica, serpiginosa*[1]), ist das alte klassische Jodoform offenbar vielfach überlegen, so daß

[1]) Aus der BUSCHKEschen Klinik wird neuerdings zur Behandlung des *Ulcus molle serpiginosum Pyrogallussäure* in steigenden Dosen verordnet, deren Applikation aber naturgemäß sehr schmerzhaft empfunden wird, zumal es sich meistens um größere Wundflächen handelt.

es speziell in Kliniken und Krankenhäusern, wo der ominöse Geruch als Hinderungsgrund gegen seine Verwendung nicht solche ausschlaggebende Rolle spielt, nach wie vor das beherrschende Präparat ist (siehe obige Ausführungen über seine Verwendung von seiten maßgebender Forscher in der Kriegszeit).

Verwandt wurden diese Jodoformersatzpräparate genau wie das Jodoform selbst in den allerverschiedensten Formen; es empfiehlt sich, diesbezüglich die entsprechenden Ausführungen über die Applikation des Jodoforms selbst zu berücksichtigen. Man gibt sie also in Form von Pudern, als Zusatz zu desinfizierenden Flüssigkeiten, als die wirksame Substanz in Salben oder Pasten, als Urethralstäbchen, als ölige Suspension; und es sind für diese verschiedenen Verwendungen maßgebend die gleichen Indikationen, wie sie auch für das Jodoform bestehen. Reizungen kommen nicht so häufig vor, bedürfen vorkommendenfalls aber naturgemäß der Berücksichtigung. Ebenso ist auch bei ihrer Verordnung natürlich Rücksicht zu nehmen auf gleichzeitig bestehende Komplikationen des Ulcus-molle-Prozesses, z. B. Ekzem, lokale Superinfektion, die unter Umständen dann eine andere Therapie erfordern.

Von diesen Präparaten, denen zum Teil eine gewisse spezifische Wirkung gegen das Ulcus molle beigemessen wird, ist zu unterscheiden die große Anzahl jener Medikamente, die sterilisierende Eigenschaften entwickeln, ohne daß ihnen jedoch eine besondere spezifische Komponente gerade gegen das Ulcus molle nachgerühmt werden könnte. Diese Präparate erfreuen sich auch bei Eiterungsprozessen anderer Art, Infektionen verschiedenster Ätiologie, einer gewissen Beachtung; die Berechtigung ihrer Anwendung beim weichen Schanker liegt vielleicht außer einer gewissen Wirkung auf das Ulcus-Kontagium selbst, auch in einer Beeinflussung der Sekundärinfektion, die ja bei weichen Schankern gleichfalls eine Rolle spielen kann. Es seien hier erwähnt, *Resorcinlösungen* in 1- oder 2%iger Konzentration (SCHARF), die auch wir im Krankenhaus bei klinischer Behandlung oft zu geben pflegen, wobei zu sagen ist, daß ja die Behandlung mit Kataplasmen überhaupt sich mehr für die Krankenhaus- als für die ambulante Therapie eignet: wichtig ist, daß diese Umschläge oft gewechselt werden, damit nicht eine zu große Trockenheit der Ulcera eintritt, und infolgedessen eine schlechtere therapeutische Beeinflussung stattfindet; oder man muß sie abwechselnd mit Salbe verabfolgen, z. B. in der Zwischenzeit eines der oben beschriebenen Jodoform- resp. Jodoformersatzpräparate applizieren. Weiter wären hier *Sublimatumschläge* zu erwähnen, und zwar sind dieselben nicht in einer zu starken Konzentration zu verwenden, so daß Ätzwirkung eintritt, sondern in relativ schwacher Lösung; was bei diesem Medikament ganz besonders deswegen zu berücksichtigen ist, da bei zu starker Konzentration unerwünschte Wirkungen auf die Umgebung zur Beobachtung gelangen. Wir geben Sublimat daher meistens in einer Lösung von 1:10000. Öfter wird Sublimat auch als eine Art Vorbehandlung verwandt. So betupft RÜHL die Ulcera venerea mit einer Sublimatlösung, um sie später mit dem eigentlichen Medikament, in seinen Fällen *Phenolkampfer*, zu traktieren.

Eine gewisse Rolle spielen auch die Umschläge oder Spülungen mit *Kalium permang.*, letztere als heiße Spülungen einer 1‰-Lösung, wie sie ARNING 1899 empfohlen, später von RUETE als ganz besonders wirkungsvoll geschildert sind; auch wir haben das Kal. permang. oft verwandt, auch wiederum in der Hauptsache in der Klinik und bei besonders hartnäckigen Fällen, aber hier vielfach auch tatsächlich mit überraschendem Erfolg, so daß wir das Urteil obiger Autoren durchaus bestätigen können. Wir wählten die Konzentration bei diesem Medikament etwas geringer, etwa 1 : 3000 bis 1 : 5000, und machen darauf aufmerksam, daß man oft, ganz besonders bei komplizierenden Vorgängen, wie entzündlichen

Phimosen, sehr zahlreichen (multiplen) weichen Schankern, Ekzemen, mit Erfolg sich auch der Kal. permang.-Bäder bedienen kann.

Auch *Kupferverbindungen* sind öfter zur Behandlung gegen Ulcus molle angegeben worden. So empfiehlt ALMKVIST eine Kupferamidoacetsalbe, AZUA Bäder von Kupfersulfat in der Konzentration 1 : 1000, allerdings bei gleichzeitiger Applikation von Jodoformpuder. Desgleichen hat man aus derselben Indikation heraus *Bleipräparate* gegeben, so MELAZZO, der pulverisiertes Bleinitrat auf vorher mit Sublimatlösung gereinigte Geschwüre streute.

Ebenso wurde bereits frühzeitig von FINGER *Wismut,* und zwar in Form des Bismutum subbenzoicum, in die Therapie des weichen Schankers eingeführt. Die Applikation des geruchlosen weißen Pulvers erfolgt zweimal täglich, und zwar mit Ausnahme eines leichten Brennens in der Regel reaktionslos. Von weiteren Desinfizientien, die gegen Ulcus molle angegeben sind, seien ferner noch erwähnt das *Formalin* (FRANK), der *Phenolkampfer* (RÜHL, HORWITZ).

Endlich sei erwähnt, daß auch *Farbstofflösungen* zur Therapie des weichen Schankers herangezogen worden sind. So hat BROCQ die Einpinselung des Geschwürs mit *Methylenblau* angegeben, QUEYRAT mit *Methylenblau* und *Carbolfuchsin,* wobei er in der Weise vorgeht, daß er zunächst die Geschwürchen mit einer Lösung von 7 Teilen Carbolfuchsin und 3 Teilen 10%iger Methylenblaulösung auswischt, um sie dann mit einer ebenso getränkten Gaze zu bedecken. QUEYRAT ist dabei von dem Gedanken ausgegangen, daß sich die DUCREY-UNNA-Bacillen ganz besonders wirksam mit einer derartig zusammengestellten Flüssigkeit färben ließen, so daß also auch die Möglichkeit einer therapeutischen Fixierung gegeben sei (?).

Alle diese bisher beschriebenen Medikamente, sei es, daß sie der in der Hauptsache spezifischen Jodoformgruppe oder den mehr allgemeinen desinfizierenden Präparaten angehören, entfalten nun ihre Hauptwirkung, solange der weiche Schanker frisch ist, so lange das Ulcus-molle-Kontagium ihm noch sein charakteristisches Gepräge des speckig belegten, unterminierten, mit einem Halo umgebenen Gewebsdefektes verleiht. Nicht so sehr wirken sie, wenn dieses Bild des akuten Geschwürs mehr oder weniger geschwunden ist; dann muß die Tendenz der Behandlung sich umstellen. Es handelt sich dann in der Hauptsache nicht mehr um desinfizierende Wirkung, vielmehr kommt es jetzt darauf an, die mehr oder weniger indifferente Wundfläche anzuregen, die Granulationsbildung zu fördern, die Epithelisierung von den Seiten her zu ermöglichen. In der NEISSERschen Schule wurde lange Zeit zu diesem Zwecke eine Argentum-nitricum-Perubalsamsalbe (1,0 : 10,0 : 100,0) verordnet. Es ist klar, daß man aus demselben Grunde vorübergehend auch indifferente Salben und Pasten geben kann: 3% weiße oder gelbe Borsalbe, einfache weiße Vaseline, 5—10% essigsaure Tonerde-Vaseline. Handelt es sich um sehr refraktäre, alte, schlaffe Geschwüre — allerdings nicht mehr vom typischen Charakter des Ulcus molle —, so gebe man weiße Präcipitatsalbe in 25—50%iger Konzentration der offizinellen, 2% Pellidolvaseline, Unguentum diachylon Hebrae, 5—10% Ichthyolvaseline.

Endlich darf ich einschalten, daß sich in diesem Stadium des weichen Schankers auch die *Licht-* und *Röntgen*-Behandlung für gewisse Fälle bewährt hat, erstere in Form der Ultraviolettstrahlen, wie sie uns die Quarzlampe und ihre moderne Modifikation, die Höhensonne, am besten liefern. Wir haben gerade in den letzten 5—6 Jahren in unserem Krankenhausmaterial nicht selten von dieser therapeutischen Möglichkeit Gebrauch gemacht, wobei wir diese Indikationen allerdings hauptsächlich auf solche Fälle beschränkten, die schon Wochen und länger mit anderen Maßnahmen therapeutisch in Angriff genommen waren. Will man *ultraviolettes Licht* geben, so bestrahlt man am besten mit der kleinen KROMAYERschen Quarzlampe, und zwar bei einem leistungsfähigen

Modell etwa aus 10 cm Entfernung, 3—5 Minuten lang; bei Reizungen der Umgebung auch kürzere Zeit; Druckbestrahlung ist deswegen nicht ratsam, weil dann die Entzündungsvorgänge des Gewebes zum Teil zu stark ausfallen können, auch die Umgebung der Ulcera mollia unter Umständen in Mitleidenschaft gezogen wird. Die Bestrahlungen werden 2—3 mal in der Woche ausgeführt.

Will man *Röntgenstrahlen* applizieren, was ich persönlich noch für das Wirkungsvollere halte, so gebe man 2- bis höchstens 3 mal im Abstand von 5 bis 6 Tagen, durch $^1/_2$ bis 1 mm Aluminium gefiltert, Drittel-Dosen (3—4x der früheren Erythemdosisrechnung, etwa $^1/_6$—$^1/_7$ der H.E.D.!) unter Abdeckung der Umgebung und behandele während dieser Zeit sonst nur mit ganz indifferenten Pasten, wie sie oben erwähnt wurden. Es ist klar, daß die Röntgenstrahlen, die so oft schlaffe, granulationslose Geschwüre — vgl. die Ulcera cruris — in überraschend kurzer Zeit zur Abheilung bringen, auch auf diesem Gebiete ihre günstige Wirkung entfalten können, jedenfalls durchaus nicht als phantastische Beigabe zu betrachten sind [1]).

Eine wichtige Frage bei der Behandlung des weichen Schankers, die nun wieder in sein frisches Stadium hineinführt, ist die Gewohnheit, oder sagen wir lieber der Versuch, den Verlauf des frischen Ulcus molle durch *Ätzungen* abzukürzen. Ganz besonders warm hat sich Neisser schon frühzeitig für dieses Verfahren eingesetzt; er verwendete *Carbolsäure*, in der Ansicht, daß gerade durch ihre Applikation das Ulcus-molle-Kontagium am besten unschädlich zu machen sei, ja daß zur Zerstörung der Virulenz des Ulcus oft eine einzige Ätzung genüge. Neisser rühmte als weiteren Vorteil des Verfahrens seine Schmerzlosigkeit und das Fehlen jeglicher artifizieller Infiltration. Im Laufe der Jahrzehnte hat sich diese Verwendung der *Carbolsäure* ganz zweifellos, gerade auch in der ambulanten Praxis, sehr eingebürgert, und zwar in der Hauptsache als *Vorbehandlung*, indem dann in der großen Mehrzahl der Fälle doch noch eine äußere Applikation von Jodoform resp. verwandten Präparaten, sei es in Puder-, sei es in Salbenform, angeschlossen wird [2]). Schon diese letztere Gepflogenheit ist der beste Beweis dafür, daß man sich auf die alleinige Wirkung der Carbolsäure nicht recht verlassen kann. Ich persönlich muß sagen, daß ich selbst von dem ihr nachgerühmten Vorteil, den infektiösen Charakter des weichen Schankers schnell und wirksam zu beseitigen, mich nicht in jedem Falle restlos überzeugen konnte. Es spielen da sicher auch biologische Feinheiten in dem Charakter des Ulcus molle mit hinein; und es mag sein, daß wir es bei unseren Versagern mit ganz besonders virulenten Ulcera mollia zu tun hatten.

Aber noch ein weiteres kommt hinzu, um den Gebrauch dieser sogenannten *Ätzmittel* nur mit einer gewissen Vorsicht zu empfehlen. Es ist nämlich auf Grund jahrzehntelanger Erfahrung bekannt, daß nach Applikation der Carbolsäure und auch verwandter Medikamente leichter als sonst Erkrankungen des Lymphsystems, insbesondere die Entzündungen der Leistendrüsen auftreten. Wenn auch im einzelnen Falle das Post-propter-hoc nicht immer ganz leicht zu entscheiden ist, so kann man sich doch oft, besonders in der ambulanten Praxis, eines solchen Eindrucks nicht entziehen. Will man aber auf solche Medikamente aus ganz bestimmten Gründen, in der Annahme einer Abkürzung

[1]) So empfiehlt auch French Röntgenstrahlenbehandlung bei Ulcera mollia und bei Bubonen nach der Operation, ferner auch Queyrat und Bouttier. Auch Radium ist bei weichem Schanker angewandt, so kürzlich von Lacapère und Galliot.

Hier wäre auch noch zu erwähnen, daß jüngst Restoux für die Behandlung des weichen Schankers eine Nitiumsalbe empfahl, die Radiumbromür enthalten soll. Die Wirkung der Salbe hält dieser Autor nicht für eine baktericide, sondern für eine sehr energisch positiv chemotaktische.

[2]) Scholz empfiehlt als Modifikation der Carbolsäure Ätzung mit einem Gemisch von Perhydrol und reiner Carbolsäure.

des Heilverfahrens, nicht verzichten, so wende man es vorsichtig an, nicht täglich; und empfehle den Patienten, wie es ja an sich schon bei beruflich stark beschäftigten Kranken der Fall sein sollte, nach Möglichkeit größtmögliche Ruhe.

Läßt sich das nicht bewerkstelligen, so wähle man lieber andere Heilverfahren. Außer der Carbolsäure sind erklärlicherweise auch noch andere Ätzmittel zur Therapie des weichen Schankers empfohlen, so *Cuprum sulfur.* (KREIBICH), ferner *Chlorzink* in 50%iger Lösung (MILIAN, MERGELSBERG), letzteres auch in der Form einer Paste nach folgendem Rezept:

Glycerin	10,0
Zinkoxyd	0,25
Zinkchlorid	1,0
Novocain	0,05 (DEL PORTILLO).

Weiter wurde verordnet *Eisenchlorid*, so von LETZEL, mit nachheriger Applikation von *Kalomelpulver*[1]). Diese sowohl, wie die vorige Methode, sind unter Umständen mit erheblichen Reizzuständen verknüpft, so daß für sie ganz besonders gilt, was schon bei der Verwendung der Carbolsäure gesagt wurde.

Neuerdings hat man auch die Vereisung mit *Äthylchloridspray* bei Ulcera mollia gebraucht, so H. C. FRENCH, der nach dem Gefrierenlassen mit dem Äthylchloridspray mit Jodoform und trockener Gaze weiterbehandelte. Diese Vereisung mit Äthylchlorydspray, die ja BOCKENHEIMER bei Furunkeln und Karbunkeln bereits früher zur Anwendung gebracht hat, sollte sich allerdings ganz besonders bei *Bubonen* nach *Ulcus molle* bewähren, wobei DUB die Ansicht vertritt, die Wirkung der Vereisung beruhe einmal auf einer aktiven und passiven Hyperämie, die sich im Anschluß an den Eingriff einstelle; zweitens aber würden die an sich sehr empfindlichen DUCREY-Bacillen unmittelbar durch die Kälte abgetötet. Ob speziell das letztere zutrifft, dürfte nicht ganz außerhalb jeder Diskussion stehen, da man ja doch weiß, wie tief im Gewebe verankert und damit der Beeinflussung durch Temperaturen relativ entzogen die Mikroorganismen, nicht nur bei Ulcus molle, sondern ganz allgemein sich befinden können. Derselbe Autor vertritt übrigens auch den Standpunkt, daß die abgestorbenen Bakterien in die Blutbahn eingeschwemmt, im Organismus als „*Autovaccine*" eine weitere Wirkung entfalten können.

DUB vereiste bei seinen Bubonen täglich 5 mal, die Vereisungsdauer betrug eine halbe Minute. WRIGHT hat bei *Ulcus molle serpiginosum* oder verwandten Prozessen gleichfalls zum Gebrauch von *Äthylchlorid* geraten. Auf alle Fälle erscheint auch hier bezüglich des *Lymphapparates* eine gewisse Vorsicht nötig. Kann man doch keinem Ulcus molle ohne weiteres ansehen, ob der Prozeß rein örtlich ist, oder ob bereits die Lymphbahnen in mehr oder weniger erheblicher Weise infiziert sind; und im letzteren Falle kann ich mir sehr gut vorstellen, daß eine Methode, wie die letzerwähnte, bis zu einem gewissen Grade Gefahren mit sich bringt.

Das gleiche gilt für *Kohlensäureschnee*, der z. B. auch von DEL PORTILLO empfohlen wird, ganz abgesehen davon, daß man auf Grund der bisherigen Erfahrungen stets Bedenken getragen hat, ihn bei akut entzündlichen Prozessen zu applizieren. Die Substanzverluste sind schon nach sekundenlanger Applikation oft erheblich, und man kann sich sehr wohl vorstellen, daß das sekundär entstehende Geschwür sehr viel umfangreicher ist, als der eigentliche weiche Schanker von Hause aus war. Man muß, glaube ich, auch bei der Therapie des Ulcus molle vor einer *Polypragmasie* warnen, zumal wir doch auch bis jetzt

[1]) Erwähnt sei hier auch das von FEIBES angegebene Verfahren, den weichen Schanker unter Cocainanästhesie mit einer Sublimatpastille zu imprägnieren.

mit relativ einfachen Medikamenten unser Ziel erreichten; dieses vor allem unter Berücksichtigung der möglichen Komplikationen.

Die gleiche Skepsis, wenn auch nicht ganz in dem Grade, dürfte am Platze sein, was die Behandlung durch *Thermokauter* resp. *Galvanokauter* anlangt [1]).

Gewiß wird bei diesem Verfahren, genau wie bei CO_2 die Idee mit zugrunde gelegen haben, die sonst etwas langwierige Behandlungsdauer beim weichen Schanker etwas abzukürzen. Zu bedenken bleibt aber immer, daß mit der Wahl solcher Methoden ein gewisses Risiko verknüpft bleibt. Ich persönlich würde daher ihre Berechtigung immer nur anerkennen, wenn entweder ganz besonders große oder ganz besonders hartnäckige Substanzverluste vorliegen (vgl. Ulcera mollia serpiginosa!).

Auch *chirurgisch* ist der weiche Schanker angefaßt worden. Petersen (Petersburg) trat Ende der 80er Jahre auf Grund eines Beobachtungsmaterials von 162 Fällen dafür ein, unter Lokalanästhesie das Geschwür mit dem scharfen Löffel auszukratzen, die gesetzte, nach Ansicht von Petersen mehr oder weniger sterile Wundfläche mit einer 2%igen Carbolsäurelösung oder Sublimat (1 : 2000) rein zu spülen und dann einen abschließenden Verband mit Jodoform anzulegen. Petersen will auf diese Weise eine Heilung der Geschwüre in etwa 8—9 Tagen erreicht haben. Im allgemeinen wird man sagen dürfen, daß diese *chirurgischen Methoden*, von denen außer der Excochleation auch noch die *Excision* in der Folgezeit empfohlen wurde (Metscherski), nicht mehr ganz dem modernen Empfinden entsprechen. Genau so wie beim *Lupus vulgaris* die ursprünglich angewandten chirurgischen Methoden, *scharfer Löffel*, *Thermokauter*, mehr oder weniger der Vergangenheit angehören und biologischen feineren Verfahren weichen mußten (Licht- und Röntgentherapie), da man sich sagte, daß mit teilweiser Herausnahme des pathologischen Substrates noch nicht alle Arbeit geleistet sei, vielmehr auch auf das der Regeneration dienende, umgebende Gewebe Rücksicht genommen werden müsse, ja auch auf den Organismus in seiner Gesamtheit, in demselben Grade machten sich derartige Überlegungen auch in der Therapie des Ulcus molle geltend. Dazu kamen Bedenken, die wir schon bei der Besprechung der Ätzungen gestreift (s. o.); auf alle Fälle kann man nicht sagen, daß die Chirurgie sich in nennenswertem Grade auf diesem Gebiete durchgesetzt habe [2]). Eine gewisse Ausnahme bilden vielleicht jene besonders hartnäckigen Fälle von Ulcus molle, wie sie im klinischen Teil beschrieben; auch beim *Ulcus molle serpiginosum* kann man über die Indikation derartiger Eingriffe diskutieren: Aber auch hier bleibt neben der Möglichkeit, annehmbare Wundverhältnisse zu schaffen, die Gefahr einer Komplikation des Lymphapparates bestehen.

Während alle bisher beschriebenen Methoden das Gemeinsame hatten, den weichen Schanker rein örtlich anzufassen, kann es im Zeitalter der *Proteinkörpertherapie* nicht wundernehmen, daß auch bei dieser rein örtlichen Affektion allgemeine Methoden versucht worden sind, d. h. Tendenzen auftreten,

[1]) Auch die Heißluftbehandlung (60—70°) in täglicher oder zweitäglicher Sitzung, 15 Minuten Dauer, sei hier erwähnt. Sie soll nach Bellot recht gute Resultate ergeben; auch Fonvielle und Amat haben von ihr Gutes gesehen, allerdings in der Hauptsache bei schweren phagedänischen Ulcera mollia, wie sie in Algier oft zur Beobachtung kommen. In 2—3 Sitzungen kamen sie beim weichen Schanker in der Regel zum Ziele. Ebenso sahen Jambon und Tzanck von der Heißlufttherapie der Ulcera mollia gute Resultate, wobei erwähnt werden darf, daß auch deutsche Autoren, z. B. P. J. Müller und schwedische, (Welander), schon frühzeitig der heißen Luftkauterisation zur Behandlung des weichen Schankers sich bedient hatten.

[2]) Eines kleinen chirurgischen Eingriffes wäre auch hier zu gedenken: der sog. *Frenulotomie*, der Durchschneidung des Bändchens, die man zweckmäßigerweise beim weichen Schanker des Bändchens ausführt, um den Prozeß zum Stillstand zu bringen, am besten nach vorheriger Vereisung mit Äthylchlorid.

von „innen heraus“ auf den Ablauf des Ulcus molle Einfluß zu gewinnen. Viel von sich reden gemacht hat in erster Linie der Versuch, auch den weichen Schanker mit *Salvarsan* zu behandeln. Zwar handelt es sich nicht etwa darum, prinzipiell für jeden weichen Schanker *Salvarsan* zu empfehlen, was an sich keineswegs überraschend gewesen wäre, wenn man bedenkt, daß man ja auch allerhand andere ulceröse Prozesse wie *Ulcus gangraenosum*, *Angina Vincenti* in dieser Weise, und zwar vielfach mit Erfolg, angefaßt hat. Vielmehr war der leitende Gesichtspunkt hier ein anderer: Hugo Müller (Mainz) riet zum Salvarsan (1914) beim Ulcus molle *prophylaktisch* in solchen Fällen, in denen bei mehr oder weniger längere Zeit bestehenden Ulcerationen vom klinischen Charakter des weichen Schankers aus ganz bestimmten Gründen — Verhalten des Drüsenapparates, lange Inkubationszeit, Infektionsquelle — der *Verdacht syphilitischer Ansteckung* bestand, ohne daß der sichere Nachweis dafür, der nach Lage des Falles in erster Linie im Spirochätenbefund hätte bestehen müssen, erbracht werden konnte. Müller ist der Ansicht, daß selbst dann, wenn ein Nichtsyphilitiker auf diese Weise eine oder mehrere Lueskuren durchmacht, damit bei der Unschädlichkeit (?) des Salvarsans nicht so viel geschadet würde, wie wenn in einem anderen Falle durch Unterlassung der spezifischen Therapie eine Lues zur Generalisierung käme. Auf denselben Standpunkt stellte sich A. Neisser, der gleichfalls betonte: Lieber einmal Salvarsan zu viel geben, als durch Nichteinleitung einer antisyphilitischen Kur die Verantwortung dafür zu übernehmen, daß die Lues im gegebenen Falle nicht coupiert wurde. Diese Auffassung von A. Neisser und H. Müller (Mainz) hat sich in der Literatur, und man darf wohl sagen mit Recht, ebenso wie in der Praxis, nicht durchsetzen können. Man wird gewiß die besonderen Zeitverhältnisse berücksichtigen, unter denen diese *Salvarsanprophylaxe* angeraten wurde, wird zugeben, daß im Schützengraben, ja auch in der Etappe und vielfach auch in den Heimatlazaretten, oft nicht die Möglichkeit genauer und wiederholter mikroskopischer Untersuchung gegeben war; ja wird anerkennen müssen, daß unter diesen Umständen tatsächlich in einer Reihe von Fällen eine Syphilis zum Ausbruch kam, die sonst an ihrer Generalisierung vielleicht verhindert wäre.

Und doch geht diese *Salvarsanprophylaxe* zu weit. Man muß daran festhalten, daß das *Salvarsan* kein *indifferentes Medikament* ist, das ohne strenge Indikation gegeben werden darf; man kann nicht von einer völligen Unschädlichkeit des Mittels sprechen, da wir doch Erythrodermie, Ikterus, Encephalitis, selbst bei einwandfreier Dosierung erlebten; kann diese glücklicherweise so seltenen Komplikationen nur dann mit in Kauf nehmen, wenn das Risiko auf der anderen Seite — der Syphilis, des Ulcus gangraenosum — noch weit größer ist. Aber in zweifelhafter Lage, wo es sich unendlich oft um ein einfaches Ulcus molle handelt, dürfen wir unsere Kranken nicht der Salvarsantherapie mit ihren immerhin möglichen Folgen aussetzen. Letzten Endes müssen wir uns auch dessen bewußt sein, daß wir den betreffenden Kranken auch in Zukunft, oft sein ganzes Leben, mit der Idee der Syphilis belasten und ihn später gelegentlich in schwierige Situationen bringen können.

Es war daher freudig zu begrüßen, daß E. Hoffmann (Bonn) die Auffassung Neissers und Müllers sehr energisch ablehnte, und zwar hauptsächlich mit der Motivierung, daß das Ulcus molle zwar die seltenste der Geschlechtskrankheiten sei, aber doch immer noch häufig genug ohne Syphilis vorkomme, und zweitens, daß die Diagnose der Syphilis auch bei Mischinfektionen mit Ulcus molle, nach dem heutigen Stande unserer Diagnostik, stets rechtzeitig genug möglich sei, so daß eine wirksame Abortivkur durchgeführt werden könne.

Auch sonst findet sich in der Literatur mancherlei Ablehnung der Salvarsanprophylaxe. Ich erwähne u. a. von den französischen Autoren Queyrat,

Thibierge, Darier, Audry, Pinnard, von deutschen Autoren Welter, Goldberger, Riecke.

Daß rein *klinisch betrachtet* das Ulcus molle verhältnismäßig wenig oder gar nicht auf Salvarsan reagiert, ist gleichfalls bekannt und auch von uns gelegentlich bei Mischinfektionen immer wieder festgestellt, so daß also auch von diesem Gesichtspunkt aus keinerlei Veranlassung vorliegt, dem Salvarsan irgend eine Rolle bei der *Behandlung* des weichen Schankers zuzuerkennen[1]).

Eine Allgemeinbehandlung, die von ausländischen Autoren beim *Granuloma inguinale* resp. klimatischen Bubonen oft mit glänzendem Erfolge getätigt wurde — siehe klinischen, resp. diagnostischen Teil —, sei hier kurz erwähnt: Die Injektionen mit *Tartarus stibiatus.* Die Hartnäckigkeit mancher chronischer Genitalgeschwüre, die nicht immer Ulcera mollia gewesen zu sein brauchen, ist offenbar gelegentlich Veranlassung zu einem derartigen Entschluß gewesen. So erwähnt Azua, daß er in einem solchen Falle von Ulcus molle (?) chronicum dieses Medikament gegeben; auch Goldberger hat ein chronisches venerisches Geschwür mit Tartarus stibiatus, und zwar mit Erfolg, behandelt; er gab von einer 1%igen Lösung 3—4—5 ccm in vier täglichen Intervallen[2]). Man wird sich dessen jedenfalls in besonders schwierigen Lagen erinnern dürfen.

Wenn ich erwähne, daß auch *Tuberkulin* (Covisa, Balina) bei weichem Schanker gegeben wurde, so genüge ich damit einer *Chronistenpflicht*, ohne des Glaubens zu sein, daß dieses Präparat wirklich als Therapeuticum gegen Ulcus molle in Frage käme. In den Fällen, in denen es in der Literatur diesbezüglich erwähnt wird, muß man mit der Möglichkeit einer *Tuberkulose-Mischinfektion* oder gar reiner *tuberkulöser Ulcerationen* rechnen, so z. B. in einem Falle von *venerischem Serpiginismus*, den Casal beschreibt. Daß solche Beziehungen möglich sind, wurde bereits früher erwähnt.

Natürlich ist es auf der anderen Seite erklärlich, daß auch bei der Bekämpfung des weichen Schankers *spezifische Vaccins* herangezogen werden. Versuche nach dieser Richtung hin sind von verschiedenen Autoren, gerade noch in letzter Zeit, ausgeführt worden. So will Cruveilhier nach subcutanen Injektionen von Autovaccine — bei 57° eine halbe Stunde erhitzt — eine gute und schnelle Beeinflussung der Schankergeschwüre beobachtet haben. Dieselbe Beobachtung machte auch ich mit *Streptobacillenvaccin*, die ich hauptsächlich in den Jahren 1920/21 im Zusammenarbeiten mit Messerschmidt bei unserem Krankenmaterial anwandte; leider mußte ich diese Bemühungen nach einiger Zeit wieder aufgeben, da wir außerordentliche Schwierigkeiten bei der

---

[1]) Hin und wieder sieht man allerdings auch ein *Ulcus molle* bei sicherer *Mischinfektion* unter Salvarsan mit abheilen (Pawlow). Anders steht es allerdings mit der Lokalbehandlung des Ulcus molle mit Salvarsan, die von manchen Autoren ausgeführt wird, so von Dubois in Form einer 10%igen Neosalvarsan-Vaseline, von anderen Ärzten auch in Form von Pinselungen. Gegen einen derartigen Versuch ist selbstverständlich nichts einzuwenden, obwohl es sicher rascher wirkende Maßnahmen gibt.

[2]) Endlich hat auch Goodman in allerneuester Zeit von der Behandlung mit Tartarus stibiatus beim Ulcus molle ganz gute Erfolge gesehen; Veranlassung waren auch bei ihm Erfahrungen, die er mit Lösungen seines Mittels beim Granuloma inguinale in den Tropen gemacht. Er verwendet 1%ige Lösungen, und zwar intravenös und bedient sich entsprechender, im Handel befindlicher sterilisierter und biologisch geprüfter Ampullen von 100 ccm Inhalt. Die Dosierung ist ähnlich wie bei den anderen Autoren, nur geht Goodman im Durchschnitt auf höhere Dosen, in einem Falle bis zu 8 Injektionen, aber nicht über 12 ccm der Einzeldosis, hinaus. Ganz neuerdings ist *Tartarus stibiatus* auch *örtlich* verwandt, und zwar von Ernest Rupel. Derselbe hat es zunächst auch, wie oben geschildert, in 1% Lösung intravenös gegeben; er appliziert es täglich bei lokaler Verwendung in ½% Lösung, da bei 1% die subjektiven Beschwerden erheblich sein sollen. Mit dieser rein *örtlichen Applikation* des *Tartarus stibiatus* will er in 8 Fällen in 1—2 Wochen eine restlose Heilung der Ulcera mollia gesehen haben.

Gewinnung spezifischer Kulturen zu überwinden hatten. Auch ROBERT H. HERBST und S. C. GATEWOOD (Chicago) bemühten sich, Ulcus molle mit spezifischer Vaccine zu behandeln; auch ihnen gelang auf die Dauer für größere Versuchsreihen die Reinkultur des Streptobacillus nicht; vielmehr erhielten sie oft *Mischkulturen* von Pseudodiphtheriebacillen mit geringen Beimischungen von Staphylococcus pyogenes albus, Staphylococcus pyogenes aureus, Micrococcus tetragenus oder auch Streptococcus pyogenes. Sie wollen mit dieser *Mischvaccine* allerdings auch oft gute therapeutische Erfolge gehabt haben.

Es ist die Schwierigkeit der Beschaffung konstanter Kulturen ein Umstand, der das Betreten dieses Weges offenbar in größerem Umfange bis jetzt verhinderte; schon BRUCK hatte 1913 durch einen Assistenten aus der NEISSERschen Klinik (ITO) über Schankervaccine arbeiten lassen und dabei ähnliche Erfahrungen machen müssen[1]). Desgleichen berichtet neuerdings FREI „gleichfalls aus der Breslauer Klinik" über Reaktionen, die er mit Streptobacillen-Vaccine bei Ulcus molle erzielte, u. a. hatte er einen bemerkenswerten therapeutischen Erfolg bei einem Falle von seit zwei Jahren bestehenden und bis dahin gegenüber jeder Therapie refraktären Ulcera mollia serpiginosa, die sich im Anschluß an schankröse Bubonen entwickelt hatten. Durch 22 intramuskuläre Injektionen von DUCREY-Bacillen-Vaccine wurden diese Geschwüre innerhalb von 2 Monaten zur völligen Ausheilung gebracht.

Einen anderen Weg, nämlich den der *passiven Immunisierung*, ist der Schwede REENSTIERNA vor kurzem gegangen: REENSTIERNA verleibte Hammeln abgetötete und lebende Streptobacillen intravenös ein und erzielte mit dem so gewonnenen Serum in etwa 100 Fällen gute Erfolge bei Ulcus molle und seinen Bubonen; injiziert wurden 10 ccm dieses Antistreptobacillenserums. Unangenehme Begleiterscheinungen dieser Methode sind Schüttelfrost, hohes Fieber, starke Schmerzhaftigkeit der Injektionsstelle und der benachbarten Lymphdrüsen.

Auch andere Serumarten sind gegen weichen Schanker angewandt, so *Eigenserum*, von WIESENACK und TREUPEL, von letzterem auch *Eigenblut*, allerdings

[1]) Ganz besonders sind es in den letzten beiden Jahren französische Autoren gewesen, die sich mit der Vaccinetherapie des weichen Schankers beschäftigten: Sie bedienten sich dabei hauptsächlich des Verfahrens von NICOLLE, das in der intravenösen Verabfolgung verschieden abgestufter Schankerkulturen besteht, z. B. nach HUDELO, DUHAMEL und DROUINEAU in der Höhe von 225, 335, 450, 550, 675 Millionen Keimen. Im allgemeinen genügten 3 Einspritzungen; von manchen Autoren wird allerdings empfohlen, die Injektionen bis zur Heilung des Schankers resp. seines Bubos fortzusetzen (LAEDERICH und WEILL-SPIRE). Als Indikation wurde außer den genannten auch noch der vereiterte Bubo, der phagedänische Schanker und Autoinfektion anerkannt (HUDELO, DUHAMEL u. DROUINEAU). Als störend wird von den französischen Autoren die oft starke Allgemeinreaktion empfunden, die Veranlassung war, daß manche französische Forscher sich lieber zu einer örtlichen Vaccinebehandlung entschlossen, vor allem dann, wenn es sich um einen stark reduzierten Allgemeinzustand und Störungen des kolloidoklasischen Gleichgewichts (Asthma) handelte.

Die örtliche Vaccinetherapie, bei der die sekundären Keime eine wichtige Rolle spielen, beruht entweder auf der Methode von HABABOU-SALA, der spezifische Kulturen selbst appliziert, oder auf der von JANSION und DIOT, die lediglich Filtrate von Keimen verwenden. Die Verabfolgung dieses örtlichen Vaccins geschieht entweder in Form mit derselben getränkter Kompressen auf die betreffenden Ulcerationen oder nach FOURNIER und LONJUMEAU in Injektionen von Mischvaccine direkt in die Lymphknoten; letztere gehen dann noch in der Weise vor, daß sie am Tage nach der Injektion des Bubo eine Spaltung desselben vornehmen und die Bubowunde mit 20—40 ccm Vaccine auswaschen, später mit entsprechenden Vaccinkompressen weiter behandeln. FOURNIER und LONJUMEAU wollen 24 Kranke mit Bubo nach weichem Schanker mit dieser Methode behandelt und im Durchschnitt innerhalb einer Woche Heilung erzielt haben.

Im allgemeinen darf man wohl sagen, daß gerade in Frankreich diese Vaccinotherapie in letzter Zeit viel von sich reden gemacht hat, während in Deutschland genügend praktische Erfahrungen auf breiter Grundlage offenbar noch nicht vorliegen.

bei Ulcus molle gangraenosum; ferner das Delbetsche Serum von Garriga, in der Hauptsache indes bei Bubonen des weichen Schankers[1]).

Dabei müßten wir mit einigen Worten endlich auch noch der unspezifischen Allgemeinbehandlung des weichen Schankers gedenken, der *Proteinkörpertherapie.* Im allgemeinen wird man sagen dürfen, daß dieselbe zwar bei den *Bubonen* sich als wichtiger Heilfaktor durchgesetzt hat, daß seine Rolle beim unkomplizierten Ulcus molle aber durchaus umstritten ist. Auch hier werden Erfolge erwähnt, z. B. von Antoni; doch ergeben die Mitteilungen in der Literatur und eigene Erfahrungen keine Bestätigung in dieser allgemeinen Fassung. Sicher ist die Wirkung beim frischen Ulcus molle nur gering, anders bei lange bestehenden, sehr refraktären Ulcerationen, für die die Protoplasma-Aktivierung durch Eiweißkörper gelegentlich, analog anderen Beobachtungen, einen gewissen Anreiz bedeuten kann. Umgekehrt liegen die Dinge beim *Terpentin* und verwandten Präparaten, die auch hin und wieder beim einfachen weichen Schanker mit Erfolg angewandt wurden, z. B. von Becher: Dieses kommt für alte Prozesse nicht in Betracht. Wenn es überhaupt eine Wirkung entfaltet, entsprechend seiner anderen biologischen Stellung, soll man bei *frischen Ulcerationen* einen Versuch damit machen; eine gewisse unterstützende Wirkung neben der örtlichen Therapie wird hier bisweilen zu beobachten sein.

Phimose. Eine gewisse Berücksichtigung in der Besprechung des Heilplans verdient auch die *Phimose,* sei es die entzündliche oder nicht entzündliche, wenn an Vorhaut oder Eichel Ulcera mollia vorhanden sind. Dabei sind folgende Momente zu berücksichtigen: Befinden sich die Ulcera mollia am äußeren Präputialblatt, so ergeben sich zunächst keine besonderen Richtlinien für die Therapie, sie werden genau so behandelt wie sonst auch; man wird nur sein Augenmerk darauf richten, nach Möglichkeit den Übergang des Prozesses auf Eichel und inneres Vorhautblatt zu verhindern. Wird also in einem solchen Falle Einlagen in den Präputialsack unterlassen, auch von Spülungen zwischen die Vorhautblätter Abstand nehmen. Anders, wenn Glans und inneres Präputialblatt gleichfalls von weichem Schanker eingenommen sind. Hier wird es von der Anzahl und der Ausdehnung der einzelnen Ulcera mollia, von dem Grade der Phimose und der Stärke der Entzündung des ganzen betroffenen Gewebes abhängen, in welcher Weise man vorgehen soll.

Vielfach wird versucht, durch feuchte Umschläge mit den verschiedensten Mitteln (s. o.), Spülungen des Vorhautsackes, z. B. mit einer heißen Kalium permang.-Lösung, die Entzündung und damit in vielen Fällen auch die Phimose zurückzubringen. Das gelingt auch zweifellos recht häufig, wobei selbstverständlich die anderweitige örtliche Behandlung der Ulcera mollia nicht unterlassen werden darf. In einem anderen Teil der Fälle gelingt diese Rückbildung der entzündlichen Phimose aber nicht. Die Schwellung des Praeputiums nimmt zu, ebenso der Grad der Phimose. Hinzu kommt Ausfluß aus dem Vorhautsack von mehr oder weniger übelriechendem Charakter; auf der Spitze der Glans, soweit sie noch zu erkennen ist, sind zahlreiche neue Geschwüre aufgeschossen: Kurz, das ganze Bild deutet auf fortschreitende Propagation des Prozesses.

Ist es in einer solchen Lage richtig, noch weiter zuzuwarten, noch weiter mit konservativen Maßnahmen zu behandeln? Es besteht dann zweifellos die Gefahr, daß die Ulcera mollia von der Außenwelt abgeschlossen, in der Tiefe an Ausdehnung zunehmen, ineinander überfließen und so größere zusammen-

[1]) Das Serum von Delbet besteht aus einer Mischung von alten Kulturen von Streptokokken, Staphylokokken und Pyocyananeusbacillen im Verhältnis von 1750 Millionen: 3300 Millionen : 8000 Millionen. Im übrigen sei hier erwähnt, daß auch Pyocyanase gegen weichen Schanker gegeben wurde, so von Hatzfeld.

hängende Wundflächen schaffen, die zu Komplikationen Veranlassung geben, sei es, daß Perforationen der Vorhaut zustande kommen, Blutungen aus der Glans eintreten; sei es, daß die Entzündung auf dem Lymphwege weiter um sich greift (Lymphangitis, Bubonuli). Auch *Mischinfektionen* sind bei solcher Entwicklung möglich und dann nicht rechtzeitig zu erkennen (*Ulcus gangraenosum*!). Es erfordert daher ein solches Bild einer stark entzündlichen Phimose doch eine *chirurgische Intervention* in dem Sinne, daß man wenigstens das erkrankte Gebiet freilegt: Dazu genügt eine *dorsale Spaltung*, zweckmäßig bis zum Sulcus coronarius; aber auch kleinere Einschnitte können unter Umständen dasselbe erreichen, man muß die Entscheidung darüber von dem Befunde im einzelnen abhängig machen. Sind die Zerstörungen an Eichel und innerem Präputialblatt sehr groß, so wird man den Schnitt wohl am besten bis zur Kranzfurche durchführen, ebenso dann, wenn die Vorhaut von Haus aus sehr eng ist.

Im übrigen muß man bedenken, daß die neu gesetzte Wunde natürlich ihrerseits wiederum der Infektion ausgesetzt ist; an den Wundrändern können sich gleichfalls weiche Schanker entwickeln, die *Wunde* kann „*schankrös*" werden. Aber das bedeutet keineswegs einen Gegengrund gegen die Vornahme des Eingriffs; denn diese „schankröse Degeneration" kann bekämpft werden und geht bei zweckmäßiger Behandlung in relativ kurzer Zeit wieder zurück. Alle Mittel, die im vorigen gegen den unkomplizierten weichen Schanker beschrieben wurden, kommen auch hier in Betracht. Doch wird man sich mit besonderer Aussicht auf Erfolg der feuchten Kataplasmen, z. B. mit *Vinum camphoratum*, bedienen, oder heiße Dauerspülungen resp. Penisbäder mit *Kal. permang.* ausführen (s. o.); nicht in Betracht kommen auf Grund unserer Erfahrungen wegen der Größe und Schwere der gesetzten Wundfläche Ätzungen, deren Gefahren ja auch bereits in früheren Schilderungen dargelegt wurden.

Im allgemeinen wird man daher diese *schankröse Degeneration* trotz gewisser Bedenken — Zunahme des Virus und damit ein gewisses größeres Risiko im Sinne der Bubonen — mit in Kauf nehmen können; man wird das um so eher tun, als bei Nichtvornahme des kleinen Eingriffs genau die gleiche Gefahr der Weiterverbreitung des Prozesses vorliegt, nur mit dem Unterschiede, daß man im letzteren Falle nicht an die Geschwüre heran kann, während sie im ersteren klar zutage liegen und damit jeder therapeutischen Beeinflussung zugänglich sind.

Auf der anderen Seite wird uns aber doch die Möglichkeit der schankrösen Degeneration veranlassen müssen, die zu setzende Wunde nicht übermäßig groß zu gestalten; das heißt, man wird aus dieser Erwägung heraus auf die *Circumcision* verzichten, wenn sie nicht unbedingt geboten erscheint: Das letztere würde der Fall sein, wenn beispielsweise die Ulcerationen speziell am inneren Präputialblatt so umfangreich erscheinen, daß einmal ihre therapeutische Beeinflussung bei einfacher *Dorsalincision* sich schwierig gestaltet — Tamponade, Wundtaschen! —, und zweitens, wenn man sich sagen muß, daß man mit der *Circumcision* den größten Teil der vorhandenen Schankergeschwüre und damit des Schankergiftes überhaupt beseitigt.

Wägt man alle geschilderten Einzelheiten sorgfältig gegeneinander ab, so wird die Entscheidung im gegebenen Falle sicher nicht schwierig fallen. Zu erwähnen wäre schließlich noch, daß Dorsalincisionen, wie Circumcisionen in *Lokalanästhesie* auszuführen sind, und zweitens, daß während der ersten Tage nach dem operativen Eingriff, und vor allem auch bei stärkerem „Schankröswerden" der Wundflächen, Bettruhe einzuhalten ist, weil gerade in diesen kritischen Tagen die Gefahr der Buboentstehung ganz besonders groß ist.

Bubonen. Damit kämen wir zur Besprechung der *Behandlung der Bubonen.* Grundsätzlich muß man da zunächst die Feststellung machen, daß die therapeutische Richtung in den letzten 10—15 Jahren auch hier, wie auf so manchen anderen Teilgebieten der Chirurgie, eine mehr konservative geworden ist. Einmal offenbar dem Zuge der Zeit folgend, dann aber auch unzweifelhaft bedingt durch die Tatsache, daß uns gerade die letzten beiden Jahrzehnte Methoden der verschiedensten Art, und zwar örtliche sowohl, wie allgemeine, geschenkt haben, die die durch weichen Schanker bedingte Drüsenentzündung weitgehend beeinflußten[1]).

Die Beeinflussung des Bubo, dessen verschiedene Formen wir ja im klinischen Teil ausführlich beschrieben, kann dabei nach verschiedener Richtung erfolgen: Einmal ist es möglich, einen frisch entzündlichen Bubo durch derartige konservative therapeutische Maßnahmen überhaupt zur völligen Rückbildung zu bringen, dann aber kann man bei solchem therapeutischen Vorgehen auch noch Einfluß auf die Gewebsveränderungen des Bubo gewinnen, wenn bereits ausgesprochene destruktive Vorgänge, Einschmelzungsprozesse, eingetreten sind.

Es erscheint daher zweckmäßig, auch bei der Schilderung der verschiedenen *therapeutischen Möglichkeiten* auf diese verschiedenen *Stadien* Rücksicht zu nehmen, und zunächst mit der Schilderung des Heilplans des im Beginn seiner Entstehung befindlichen, mehr oder weniger akut entzündlichen Bubo anzufangen. Naturgemäß muß hier den Arzt die Überlegung beherrschen, die Drüsenentzündung zur *völligen Rückbildung* zu bringen, insbesondere es nicht zur Eiterung kommen zu lassen.

Früher suchte man das in der Hauptsache durch *Wärme* zu erreichen, sei es, daß man heiße *Kataplasmen* verordnete, sei es, daß man die Wärme in Form von *Thermophoren, Heizkissen* applizierte, sei es, daß man sich neuerdings zu diesem Zwecke der *Diathermie* bediente. Beliebt war auch, die Verabfolgung der Wärme mit der Verwendung von *Adstringentien* resp. *Desinficientien* zu kombinieren, indem man die Umschläge beispielsweise mit *Borwasser, essigsaurer Tonerde, Campherwein, Alkohol* ausführen ließ; letzteres eine Methode, die sich uns auf Grund jahrelanger Erfahrungen immer ganz besonders bewährt hat. Auch fügte man in manchen Fällen die Ausübung eines *Druckes* hinzu, von der Vorstellung ausgehend, damit die Resorption der entzündlichen Drüsentumoren wesentlich beschleunigen zu können. So hat uns der sog. *Alkohol-Druckverband*, bestehend in der Verabfolgung mit Alkohol getränkter Gaze + Sandsack, stets gute Dienste geleistet und wird auch jetzt noch in unserem Krankenhausbetriebe viel angewandt.

Aber es ist klar, daß man mit dieser Methode doch in einer großen Zahl der Fälle nicht zum Ziele kam, daß trotzdem die Einschmelzung des Drüsengewebes, die man verhindern wollte, eintrat, selbst wenn die sonstige Behandlung, also z. B. das vorsichtige therapeutische Anfassen der primären weichen Schankergeschwüre, die Berücksichtigung des Allgemeinzustandes, Bettruhe usw. in jeder Beziehung den zu stellenden Forderungen genügten. Darin ist nun zweifellos neuerdings eine gewisse Änderung eingetreten. Es ist daher zweckmäßig, ehe wir auf die Therapie des in Erweichung befindlichen oder gar schon zum Durchbruch gekommemen Bubo eingehen, die Art dieser neuen Behandlungsform etwas eingehender zu besprechen.

Wie ich schon bei der Besprechung des unkomplizierten weichen Schankers erwähnte, hat sich die sog. *Proteinkörpertherapie* bei den Bubonen im Gefolge des Ulcus molle mehr oder weniger durchgesetzt: Gewiß gibt es auch jetzt noch

---

[1]) Tatsache ist jedenfalls, daß in den meisten Kliniken und Krankenhäusern nicht annähernd mehr soviel Operationen wegen Bubo ausgeführt werden, und zweitens, daß die Art des operativen Eingriffs eine wesentlich andere geworden ist. Nicht mehr die radikale Exstirpation des ganzen Drüsengewebes beherrscht das Feld, sondern auch hier besteht die Tendenz, vorhandenes intaktes Drüsengewebe zu schonen.

Skeptiker, die gewisse Zweifel bezüglich ihrer Wirksamkeit äußern, die auch bezüglich der praktischen Durchführbarkeit Bedenken haben; im übrigen ist aber doch die Zustimmung, sowohl unter den Autoren deutscher Zunge, wie bei ausländischen Fachgelehrten allgemein; ja man kann vielleicht sagen, daß die günstigen Erfolge, über die die letzteren berichten, noch größer und umfangreicher sind. Ich erwähne von deutschen Autoren BRUCK, DUB, FÖRSTER, BERNDT, BECHER; von anderen BONNET, SICILIA, GARRIGA, MORINI, OSTRÇIL. Besonders BONNET hebt die Bedeutung der Eiweißkörper für die Rückbildung der Schankerbubonen immer wieder hervor. Dabei sind die Urteile der einzelnen Autoren nicht immer völlig gleichlautend; manche sprechen nur von günstiger Wirkung im allgemeinen, andere wiederum charakterisieren den Effekt dahin, daß es in einer größeren Zahl der Fälle tatsächlich gelingt, die völlige Rückbildung des Bubo zu erreichen. Meistens wird hervorgehoben, daß schon nach der ersten Injektion eine deutliche Rückbildung einsetzt (MORINI), daß die Entzündungserscheinungen und damit zusammenhängend die Schmerzen sehr bald günstig beeinflußt werden (BERNDT), ja daß es selbst in solchen Fällen, in denen eine Erweichung nicht verhindert werden kann, gelingt, die Bubowunde vor dem *Schankröswerden* zu bewahren, eine Beobachtung, die ich selbst an unserem Krankenhausmaterial in größerem Umfange jedenfalls nicht machen konnte. Aber selbst so kritische Forscher wie BRUCK müssen doch feststellen, daß die Eiweißkörper in Verbindung mit lokaler Wärmebehandlung die Radikaloperation sehr viel seltener gemacht haben. Im übrigen wird z. B. von HANS FÖRSTER darauf aufmerksam gemacht, daß selbst solche Bubonen, die schon in erheblicher Weise eingeschmolzen sind, ja dem Durchbruch bereits nahestehen, noch ohne spontane Perforation resp. Incision zur Heilung gebracht werden konnten.

Wie dem auch sein möge, auch unsere Erfahrungen sind, wenn sie sich auch nicht in allem mit den Beobachtungen oben genannter Autoren decken, günstig nach der Richtung, daß es in vielen Fällen tatsächlich gelingt, große entzündliche Drüsenschwellungen, die im Gefolge des weichen Schankers auftreten, auf diese Weise in rein konservativer Art zur Rückbildung zu bringen, ein zweifelloser Gewinn, wenn man bedenkt, wie hartnäckig erweichte oder gar schankrös gewordene Bubonen oft jeder Therapie trotzen können. Dagegen sollte man auch nach unseren Beobachtungen nicht ganz auf die örtliche Behandlung, zum mindesten in Form der Wärmeapplikation, verzichten, wie das auch BRUCK hervorhebt, da diese Maßnahmen sich ja auch schon früher bewährten, und man doch gelegentlich den Eindruck gewinnt, daß durch diese lokale Therapie (Wärme!) der Erfolg der Eiweißkörper ganz besonders gewährleistet wird.

Im übrigen bedient sich die Mehrzahl der Autoren der *Kuhmilch*, die sie subcutan, intramuskulär, intraglutäal verabfolgt; SICILIA verwendet *Ziegenmilch*; andere Autoren geben auch Ersatzpräparate, so *Aolan* (BRUCK, GARRIGA), *Caseosan* (FÖRSTER). Letzteres wird intravenös gegeben, nach FÖRSTER bis zu 5 ccm, ist aber auf Grund unserer Erfahrungen und der Darlegungen in der Literatur wegen häufig allzu stürmischer Reaktionen mit einer gewissen Reserve zu verwenden; so rät auch GARRIGA zur Vorsicht bei *Caseosan*. Wir beginnen im Krankenhaus II beim *Caseosan* mit 0,5 ccm und gehen über 2 ccm nicht hinaus. Allzu stürmische örtliche (Herd-) Reaktionen sind im übrigen für die Rückbildung der Leistenbubonen gar nicht erwünscht und entsprechen auch nicht dem Wesen der Eiweißkörpertherapie. Gerade durch sie kann es in dem einen oder anderen Falle zu einem Einschmelzungsvorgang kommen, den man ja gerade verhindern will. Auch andere Proteinkörper sind beim Bubo inguinalis noch verwandt (so von uns gelegentlich *Abijon* [*Ophthalmosan*] vom Sächsischen

Serumwerk in Dresden), ohne daß besondere Unterschiede in der Wirkung zur Beobachtung gekommen wären. Im allgemeinen darf ich sagen, daß auch wir die *Kuhmilch* am häufigsten für obige Zwecke verwenden.

Was die Dosierung anbelangt, so ging schon aus meinem Urteil über das *Caseosan* hervor, daß ich von den großen Dosen nicht sehr viel halte. Wir geben von den *intramuskulär* zu verfolgenden *Eiweißkörpern* im Durchschnitt 2—5 ccm und in der Regel nicht mehr als 3—4 Injektionen. Spricht der Bubo auf diese Form der Behandlung nicht an, so müssen andere Reizmittel gewählt werden, sei es ein anderer Proteinkörper, sei es eine prinzipiell andere Behandlungsart; oder man muß, wenn es die Lage erfordert, überhaupt auf weitere Allgemeinbehandlung verzichten und nunmehr lokale Maßnahmen treffen.

Terpentin nebst seinen Abkömmlingen (Terpichin, Olobinthin) kommt im allgemeinen für die Rückbildung der nicht eingeschmolzenen soliden Drüsengeschwülste nicht in Frage, wohl aber bei durchgebrochenen, mit starker Wundsekretion; vor allem auch bei den sog. *schankrösen Bubonen* (siehe im übrigen darüber das beim unkomplizierten Ulcus molle Gesagte).

Von anderen Maßnahmen, die auch schon beim einfachen weichen Schanker Erwähnung fanden, seien nochmals hervorgehoben die Versuche der *Vaccine-* und *Serumtherapie*, in einzelnen Fällen gerade beim Bubo erprobt, aber noch mit zuviel technischen Schwierigkeiten verknüpft, als daß sie für die Verwendung in der allgemeinen Praxis in Frage käme. Auch *nicht spezifische Vaccine* sind gelegentlich gegeben, so von Ostrčil; allerdings macht der betreffende Autor darauf aufmerksam, daß diese Vaccinetherapie erst zur Erweichung der Drüsenschwellung führt, ehe die Resorption erfolgt. Im allgemeinen wird man sich daher wohl doch bezüglich derartiger Methoden noch etwas abwartend verhalten müssen. Endlich sei erwähnt, daß neuerdings auch *Eigeneiterbehandlung* bei Ulcus-molle-Bubonen zur Anwendung kam, und zwar wurde dieselbe von Fáy und Gaál angewandt, die nach Punktion des erweichten Bubo den auf diese Weise gewonnenen Eiter in 4—5 tägigen Zwischenräumen in die Oberschenkel subcutan injizierten; die applizierte Menge schwankte zwischen 0,25—1,0 ccm.

Auf Grund der Erfahrungen bei Bubonen anderer Ätiologie, z. B. bei klimatischen Bubonen, Granuloma inguinale usw. wäre in besonders hartnäckigen Fällen, so bei Bubonen mit starker Neigung zur Weiterausbreitung, kompliziert mit Ulcus molle serpiginosum usw., ein Versuch mit *Emetin, Tart. stib.* zu machen (ich selbst konnte keine Erfahrungen darüber sammeln); dies um so mehr, als diese Affektionen ja vielleicht auch ursächlich eine gewisse Verwandtschaft aufweisen (vgl. Gennerich, s. o.).

Endlich wäre auch hier der *Licht-* und *Röntgenbehandlung* zu gedenken. Daß sie beim weichen Schanker getätigt wurde, fand bereits Erwähnung. Beim Bubo kann man sich der Röntgenbestrahlung aus zweierlei Indikationen heraus bedienen[1]), einmal in der Tendenz, ihn zur Resorption zu bringen, was in unserem Krankenhause oft beobachtet worden ist; dann nach stattgehabter Perforation. In letzterem Falle, vor allem, wenn er schankrös degeneriert ist, liegt dieselbe Situation vor, wie beim unkomplizierten Ulcus molle; die Bestrahlung erfolgt in der Weise wie dort geschildert; in ersterem Falle wird man die zu applizierende Dosis etwas höher wählen — etwa die halbe Erythemdosis resp. etwa $^1/_5$ der H.E.D. — und wesentlich stärker filtrieren (1—3 mm Aluminiumfilter). Tatsächlich glaube ich, daß der Erfolg bei manchen, nicht eingeschmolzenen soliden Bubonen durch diese Form der Röntgenbestrahlung nicht zu bestreiten ist.

---

[1]) In allerletzter Zeit sind auch aus der Buschkeschen Klinik sehr beachtenswerte Erfolge bei *Bubonen* durch Röntgenstrahlen beschrieben.

Die Bestrahlung mit *ultraviolettem Licht* kommt dagegen nach meinen Beobachtungen nur für eingeschmolzene, perforierte und schankröse Bubonen in Betracht. So empfiehlt BARRIO DE MEDINA Quarzlampenbehandlung von Leistendrüseneiterungen; er ist der Ansicht, daß man auf diese Weise die Wunde schnell zur Ausheilung bringt und insbesondere die Ausdehnung des Prozesses auf tiefere Drüsengruppen verhindert, so daß die Ausräumung umgangen werden kann.

Ist es nicht gelungen, die Einschmelzung des Bubo zu verhindern, sei es mit allgemein wirkenden Mitteln, etwa im Sinne der Eiweißkörpertherapie, sei es mit örtlich angreifenden Maßnahmen wie *Wärme, Diathermie, Röntgen* [1]), so sind auch dann wiederum eine ganze Reihe von therapeutischen Möglichkeiten gegeben: Entweder man versucht trotz Einschmelzung der Drüsengruppen durch Einspritzung irgendwelcher, meistens sterilisierender Medikamente, den Eiterherd doch noch zur Aufsaugung zu bringen, oder man geht zu chirurgischen Methoden über, die nun ihrerseits verschieden, z. T. auch mit konservativem Vorgehen verknüpft sein können.

Im ersteren Falle ist man schon vor Jahrzehnten so vorgegangen, daß man den Bubo nach vorheriger Desinfektion des Operationsfeldes punktierte, den Eiter abließ und dann irgend eine medikamentöse Lösung in Suspension injizierte. Man verwandte dabei mit besonderer Vorliebe, unter Berücksichtigung der fast spezifischen Wirkung des Jodoforms beim weichen Schanker, 5 bis 10%iges *Jodoformöl*, so noch in letzter Zeit von CHEINISSE ganz besonders empfohlen. Ferner *Jodoform-Xylolöl* (10:1:90), *Jodoformäther*, auch *Jodoformsalbe* und andere Applikationsformen. Man ist selbstverständlich auch anders verfahren: So spritzt GOUBEAU in erweichte Bubonen 1—2 ccm einer flüssigen Lösung von Natr. arsenicos. 1:10, nach vorheriger Reinigung aller Wundtaschen mit einem in CCl_4 getränkten Wattetupfer; ORTEGA injizierte nach Ablassen des Eiters folgende Salbe:

Salol. 2,0,
Natr. boric. 2,0,
Vaselin. ad 60,0,
Ds. äußerlich.

NAST füllte erweichte venerische Bubonen mit einer 5%igen *Yatrenlösung*, einem Jodpräparat, bis zu gewisser Spannung, und will damit in vielen Fällen in 5—10 Tagen Heilung erzielt haben; macht im übrigen darauf aufmerksam, daß er bei durchgebrochenen Bubonen, genau wie bei unkomplizierten Ulcera mollia, reinen *Yatrenpuder* und 5—10%ige Lösungen lokal angewandt. In früheren Jahren wurden u. a. auch Injektionen von *Hydrarg. benz.*, vielfach auch in nicht erweichte Bubonen (KREIBICH, STORP), empfohlen und von manchen Autoren dabei über gute Erfolge berichtet [2]).

Wert wurde schon früher darauf gelegt, daß die Punktion, wenn überhaupt, möglichst frühzeitig ausgeführt würde (GIOVANNINI), damit der Einschmelzung möglichst bald Halt geboten, möglichst viel Drüsengewebe erhalten werde.

Erwähnt sei in diesem Zusammenhang, daß die Franzosen den eingeschmolzenen Bubo, den „Eitersack", mittels Faden durchstechen und auf diese Weise eine gewisse *Drainage* ausführen (JAMBON und TZANCK). So perforiert SIMON mit einer REVERDIEschen Nadel den Eiterherd von oben bis unten und zieht einen Faden hindurch, der dann über einer Kompresse gebunden wird (filiforme Drainage!).

[1]) Vgl. übrigens auch das über Ätylchlorid Gesagte.

[2]) Bei perforierten Bubonen empfiehlt L. ROSENWALD als besonders vorteilhaft folgende Schüttelmixtur: Calomel. 1,0, Zinc. sulf. 2,0, Fluid. opii camphor. 2,0, Aquae calcis 8,0; ALMKUIST 1—2%ige Kupferamidoacetsalbe; REBAUDI rohen Steinkohlenteer.

Ist der betreffende Bubo bereits völlig vereitert, so wäre noch das Verfahren nach LANG zu erwähnen, der bei *kleineren Bubonen* an der tiefsten Stelle einen kleinen Einstich, also keine eigentliche Incision — es handelt sich also offenbar um ein Mittelding zwischen der oben beschriebenen Punktion und der weiter unten beschriebenen Incision — mit einem doppelschneidigen Messer ausführt, den Eiter ausdrückt und mittels einer Spritze mit stumpfer Kanüle die Absceßhöhle mit einer $^1/_2$—$1^0/_0$igen Höllensteinlösung füllt, worauf ein einfacher abschließender Verband angelegt wird; zunächst jeden Tag, später alle 2—3 Tage Verbandwechsel und jedesmal, vor allem bei Ansammlung von größeren Sekretmassen, wiederum Ausdrücken und Einspritzung der betreffenden Argentumlösung; statt der einen Öffnung wurden bei etwas größeren Bubonen gelegentlich auch zwei angelegt, um eine gewisse Drainage zu ermöglichen. Wie man sieht, hat dieses LANGsche Verfahren große Ähnlichkeit mit dem oben bereits erwähnten Vorgehen der Injektion ganz bestimmter Mittel in den punktierten Bubo, offenbar mit dem hauptsächlichsten Unterschiede, daß bei der LANGschen Methode ganz besonders Wert auf die völlige Erweichung der Schankerdrüsenschwellung und auf die häufige Wiederholung gelegt wird.

Wird die Punktion des eingeschmolzenen Bubo nicht mehr für zweckmäßig gehalten, sei es, weil die Eiterung bereits zu große Ausdehnung angenommen, sei es aus irgend einem anderen Grunde, so muß die *Incision* ausgeführt werden. Dabei ist zu berücksichtigen, daß der Einschnitt heute im allgemeinen im Gegensatz zu früher möglichst klein gemacht wird, man kürzt auf diese Weise die Wundheilung ganz erheblich ab; die z. T. bereits stark gerötete und verdünnte Haut erholt sich wieder, legt sich der Unterlage an und verklebt mit dem Granulationsgewebe der eigentlichen Wundhöhle. Es ist darauf zu achten, ob nach Ablassen des Eiters noch stark geschwollene Drüsen zurückgeblieben, d. h. in der Tiefe palpabel sind. In diesen Fällen ist es nicht nötig, diese Drüsen sofort zu entfernen, es sei denn, daß sich die bereits eingetretene Einschmelzung auch bei ihnen durch den Augenschein feststellen läßt. Aufmerksamkeit muß man dagegen schenken und genau darauf achten, ob sie sich spontan oder durch therapeutische Maßnahmen beschleunigt in der Folgezeit zurückbilden: Erfolgt diese Involution nicht, so ist später evtl. ein zweiter Eingriff erforderlich, in der Ausräumung der dann noch zurückgebliebenen erkrankten Drüsen bestehend [1]).

Im allgemeinen konnten wir im Laufe der letzten 10 Jahre an unserem Krankenhausmaterial die Beobachtung machen, daß diese Radikaloperationen, und zwar sowohl die primären, wie die sekundären, recht selten ausgeführt zu werden brauchten — siehe auch das oben darüber gesagte —; vielmehr gelingt es in der überaus großen Mehrzahl der Fälle, entweder den Bubo überhaupt zur Rückbildung zu bringen oder wenigstens mit kleineren chirurgischen Methoden auszukommen. Ist der Bubo *gespalten*, der Eiter abgelassen, so kann wiederum die nun folgende Therapie sehr mannigfacher Art sein. Zunächst behandelt man die alsdann geschaffene Wunde wie jeden anderen gespaltenen Absceß mit antiseptischen Mitteln, wobei man wiederum die Wahl zwischen desinfizierenden Flüssigkeiten oder beispielsweise einer Puder- resp. Pulverbehandlung hat. Wir bevorzugen dabei in erster Linie die feuchten Verbände; gewöhnlich reinigt sich darunter die Bubowunde sehr gut. Es treten bald im Grunde der Wundhöhle Granulationen auf, die nach Ablauf relativ kurzer Zeit — 8 Tagen — die Applikation von Salbenverbänden ermöglichen. Selbst-

---

[1]) TIERNY tritt neuerdings für die Exstirpation der noch nicht vollständig erweichten Drüsenpakete in der Leistengegend ein, wenn sie bereits voreilig inzidiert waren oder Fistelbildungen zeigten (s. u.); allerdings ist darauf aufmerksam zu machen, daß sein Material nur etwa in der Hälfte der Fälle Bubo nach weichem Schanker war.

verständlich kommt es dabei auch auf die Größe des gesetzten Gewebsdefektes an. Es ist klar, daß die Bubowunde bei größerer Ausdehnung nicht nur längere Zeit zur Heilung an sich, sondern ganz besonders auch zur Erreichung der ersten Vorbedingung dazu, der Reinigung der Wundfläche, braucht. Während dieser ersten Periode hält der Kranke zweckmäßig Bettruhe ein. Ganz entschieden erfolgt die Heilung bei Beobachtung dieser Maßnahmen schneller, ganz abgesehen davon, daß bei in dieser Beziehung unzweckmäßigem Verhalten ja auch noch Komplikationen, also z. B. erneute Schwellungen in der Tiefe zurückgebliebener Drüsen, sich einzustellen vermögen.

Ist die Reinigung der Bubowunde erreicht, so kommen die Regeln zur Anwendung, die für jede gut aussehende Wunde Geltung haben. Man bevorzugt dabei entweder Salben, denen eine gute, granulationsfördernde Wirkung zugeschrieben wird, z. B. Arg. nitr.-, Perubalsam-, Pellidol-, Protargolsalbe, oder kann sich in diesem Stadium, aber auch schon im ersten — unmittelbar nach dem operativen Eingriff — mit gutem Erfolg etwa der *Saug-* resp. *Stauungsverfahren* bedienen; oder man kann einen Reiz auszuüben versuchen durch die Anwendung von Licht- oder Röntgenstrahlen (vgl. oben). Im übrigen sei darauf aufmerksam gemacht, daß auch nach der Incision des Bubo die allgemeine Behandlung nicht vernachlässigt zu werden braucht, insbesondere, daß die *Proteinkörpertherapie*, evtl. auch die *Vaccinetherapie* weiter getätigt werden kann, schon aus dem einfachen, oben bereits erwähnten Grunde, daß man in vielen Fällen nicht genau darüber im Bilde sein wird, ob tatsächlich alle Drüsen oder Drüsengruppen restlos sich zurückgebildet haben. War das nicht der Fall, so kann die erwähnte Allgemeinbehandlung sicher gelegentlich von Vorteil sein [1]).

Diese letztere wird sich in den häufigen Fällen ganz besonders bewähren, wo der Verlauf der gespaltenen oder auch perforierten Bubowunde sich nicht ganz reibungslos gestaltete, sondern wo Infektionen mit Schankergift eintreten, das sog. Schankröswerden des Bubo erfolgt, eine Komplikation, die ja leider recht oft in die Erscheinung tritt (siehe darüber das im klinischen Teil Gesagte).

Für diese Fälle ist es das Gegebene, die Bubowunde genau so zu behandeln wie den weichen Schanker selbst. Es kommt hier also die Legion aller jener Medikamente in Frage, die wir bei der Besprechung der Therapie des unkomplizierten Ulcus molle erwähnten und hier wohl nicht noch einmal durchzugehen brauchen. Prinzipiell wichtig scheint mir aber doch zu sein, daß einmal beim *schankrösen Bubo* sehr *häufiger Verbandwechsel* — mehrere Male am Tage — erfolgen muß, und zweitens, daß man speziell in der ersten Zeit feuchte Verbände, insbesondere mit Campherwein, Jodoformgaze, bevorzugen sollte; im übrigen ist beim schankrösen Bubo ganz besonderes Gewicht auf die Abheilung des primären Schankergeschwürs zu legen! Es geht aus der Stellung derartiger Forderungen ohne weiteres klar hervor, daß beim schankrösen Bubo die klinische Behandlung eine Selbstverständlichkeit ist. Klar muß man sich darüber sein, daß jede schankröse Degeneration eines Bubo den Verlauf unter Umständen ganz außerordentlich verzögern, ja daß weitere Komplikationen auftreten können — Proruption neuer Schankergeschwüre in der Umgebung, Entstehen eines Ulcus molle serpiginosum —, so daß in der Tat der infizierten Wunde die allergrößte Aufmerksamkeit geschenkt werden muß.

Mit einigen Worten wäre auch noch der Behandlung der *Fisteln* zu gedenken, die gelegentlich nach Bubonen, in der Hauptsache nach unzweckmäßig operativ angegriffenen, zurückbleiben. Auch hier gehen manche Autoren noch konservativ

[1]) Aus der gleichen Erwägung heraus kann man übrigens neben den anderen oben erwähnten Verfahren die Wärme in irgend einer Form auch jetzt noch applizieren.

vor, injizieren ähnliche Medikamente, wie sie oben bei der Einspritzung nach Punktionen beschrieben wurden. So empfiehlt u. a. GOUBEAU Injektionen einer Carbolchloryllösung und im Anschluß daran einer alkoholischen Lösung von Natriumarsenikat unter Zusatz von $^1/_2$ ccm Äther; auch Bestrahlungen mit ultraviolettem Licht haben uns gelegentlich Dienste geleistet. Im allgemeinen wird man aber doch wohl daran festhalten müssen, daß diese *Bubofisteln* einer *chirurgischen Therapie* zuzuführen sind; bei der Pathogenese derselben ist das auch weiter nicht verwunderlich. Man wird daher in der Mehrzahl der Fälle die Fistelgänge spalten, das umgebende Narbengewebe entfernen und zurückgebliebene Drüsenreste oder gar größere Drüsengruppen[1]), die jene Fisteln unterhielten, eliminieren. Das können unter Umständen größere operative Eingriffe werden, die die Intervention eines Fachchirurgen erforderlich machen. Das gleiche gilt von der *Radikaloperation* überhaupt, von der allerdings erstlich schon hervorgehoben wurde, daß sie aus den verschiedensten Gründen z. Z. nicht mehr häufig ausgeführt wird.

Epidemiologie. Für jeden, der eine größere klinische oder auch allgemeine praktische Erfahrung hat, ist es klar, daß beim weichen Schanker in höherem Grade als bei den übrigen Geschlechtskrankheiten ein periodisches Anschwellen und Sinken der Häufigkeit der Infektion eine Rolle spielt. Schon in früheren Jahren sind solche Schwankungen beobachtet worden. So berichtet PORAI-KOSCHITZ (Charkow) 1887 über eine stetige Abnahme des Ulcus molle in den vergangenen 15 Jahren; 1885 soll das Auftreten des weichen Schankers in Charkow 6 mal geringer gewesen sein als 1879, wobei er hervorhebt, daß im Gegensatz dazu die übrigen Geschlechtskrankheiten in lebhafter Zunahme begriffen gewesen seien.

Etwa in der gleichen Zeit berichtet auch E. H. WAGNER für Straßburg i. E. eine bedeutende Abnahme der Erkrankungen an weichem Schanker in den letzten 10 Jahren; neben einem mäßigen Rückgang der venerologischen Affektionen überhaupt. Auch andere erfahrene und klinische Beobachter jener Zeiten wie FINGER, NEISSER, LIPP sind einig darin, daß die Frequenz des Ulcus molle damals von Jahr zu Jahr geringer wurde[2]).

Zwei Jahrzehnte später sehen wir ein wesentlich anderes Bild: So ist nach GOUGEROT (1912) im Hospital St. Louis mehrere Jahre bereits eine Zunahme des weichen Schankers festzustellen; ebenso beobachtete LIPSCHÜTZ (1911) in Wien ein gehäuftes Auftreten von venerischen Geschwüren und Bubonen von förmlich *epidemischem Charakter*, wobei von dem Autor als besonderes Merkmal verzeichnet wird, daß die Geschwüre selbst relativ langsam abheilen bei frühzeitigem Auftreten der oft zu Eiterung und *Schankröswerden* neigenden Bubonen.

Diese Entwicklung wird durch den *Krieg* offenbar noch gesteigert, was an sich ja bei der Zunahme der Geschlechtskrankheiten überhaupt und bei den außerordentlich vermehrten Möglichkeiten der Infektion kein Wunder zu erregen braucht. So liegen vielfach Mitteilungen über eine erhöhte *Frequenz* des Ulcus molle während des Krieges und der unmittelbar anschließenden Zeit vor. JAMBON und TZANCK berichten für Frankreich eine Zunahme des weichen Schankers seit Kriegsausbruch. E. BORCHARD erwähnt Zunahme der Ulcus-molle-Erkrankungen in Berlin (1920), die seit Oktober 1918 in ganz erheblicher Weise zutage getreten sei.

---

[1]) Über die Wiederherstellung des Lymphgefäßnetzes nach Exstirpation von Lymphdrüsen vgl. die neuerdings erschienene Arbeit von BAUM!

[2]) Zu erwägen bleibt allerdings, daß diese älteren Statistiken — vor der Möglichkeit des Spirochätennachweises in loco, vor der Entdeckung der serologischen Reaktionen — nicht als absolut einwandfrei zu betrachten sind, sondern doch wohl nur gröbere Anhaltspunkte liefern.

Für *Hannover* ergeben sich für die Jahre 1914—1924 folgende Zahlen, soweit die Beobachtungen des Krankenhauses II ein gewisses Urteil ermöglichen:

Jahr:	Männer:	Frauen:
1914	45	5
1915	15	2
1916	1	—
1917	2	—
1918	9	—
1919	70	13
1920	56	21
1921	31	11
1922	44	13
1923	62	14
1924	26	2

Wichtig ist, was auch aus der Hannoverschen Statistik hervorgeht, der große Unterschied der Geschlechter, auf den übrigens schon früher wiederholt aufmerksam gemacht wurde, so von BLASCHKO, neuerdings wiederum von SOMMER, wobei daran erinnert werden darf, daß Frauen öfter Träger von Streptobacillen sein können, ohne klinische Erscheinungen zu bieten, was die ganz erhebliche Differenz bis zu einem gewissen Grade vielleicht erklären könnte. Wichtig ist weiter in dieser Statistik die ganz außerordentliche Zunahme des Ulcus molle unmittelbar nach dem Kriege (1919/1920), die in den beiden folgenden Jahren wesentlich zurückging, um 1923 beim männlichen Geschlecht noch einmal eine hohe Zahl zu erreichen.

Wichtig sind auch die Unterschiede in der Frequenz zwischen Ulcus molle und den anderen Geschlechtsaffektionen, hauptsächlich der Syphilis; hier walten offenbar auch große Unterschiede ob, die von Ort und Zeit abhängen.

So sind auf Grund der beiden letzten größeren statistischen Erhebungen, die in *Deutschland* in den Jahren 1913 und 1919 veranstaltet wurden (Zählung der in einem Monat beobachteten Fälle!) die Zahlen für *Hannover* folgende:

	Männer:		Frauen:	
	weicher Schanker	Syphilis	weicher Schanker	Syphilis
1913	192	256	20	83
1919	166	332	34	284

Hieraus erhellt wieder einmal wie in allen früheren diesbezüglichen Feststellungen das geringe prozentuale Befallensein des weiblichen Geschlechts [1]) mit weichem Schanker; zweitens die Tatsache, daß bei den Männern vor dem Kriege etwas mehr Ulcera mollia, bei den Frauen wesentlich weniger (20: 34!) gezählt wurden, eine Beobachtung, die ja auch für die frische Syphilis beim weiblichen Geschlechte ein noch viel stärkeres Analogon findet (83:284); und endlich die wichtige Erkenntnis, daß vor allem beim männlichen Geschlecht die Erkrankungen an weichem Schanker — für die mitgeteilten Zeiträume wenigstens — einen ganz außerordentlich hohen Prozentsatz der Erkrankungen an Syphilis darstellen [die Hälfte bis über $^2/_3$ [2])]. Bei einem solchen Ergebnis

[1]) Außerordentlich selten kommt der weiche Schanker bei *Kindern* vor. So berichtet ROEB (Bonn) in seiner Zusammenstellung über im ganzen 6 Fälle der Literatur, denen er einen eigenen hinzufügt, differentialdiagnostisch kommen seines Erachtens folgende Affektionen in Frage: Vaccine, Diphtherie, ulcerierter Herpes genitalis und Ulcus vulvae acutum. Auch ich beobachtete vor einer Reihe von Jahren eine Aussaat von Ulcera mollia bei einem *3jährigen Mädchen* rings um die *Vulva* mit *Bacillennachweis* und Leistendrüsenschwellungen, veröffentlicht in meiner Monographie über Geschlechtskrankheiten im Kindesalter.

[2]) Bei diesem Verhältnis von weichem Schanker zur Syphilis ist natürlich zu berücksichtigen, daß ein Teil der weichen Schankergeschwüre bei der nur kurzen Beobachtungs-

muß natürlich berücksichtigt werden, daß es sich aufbaut lediglich auf den Beobachtungen, wie sie im Laufe eines Monats in Sprechstunde und Klinik resp. Poliklinik aller derjenigen Ärzte gemacht wurden, die sich an jener Statistik überhaupt beteiligten; das waren: 63% der Fachärzte, 54% der übrigen Ärzte, 65% der Krankenhäuser.

Von den Feststellungen, wie wir sie auf Grund der deutschen Statistik von 1913 und 1919 für *Hannover* mitteilten, außerordentlich abweichend ist beispielsweise die *Schweizer Statistik*, die vom 1. Oktober 1920 bis 30. September 1921 im ganzen Lande veranstaltet wurde. Allerdings muß man dabei erwägen, daß es sich dabei nicht um eine einzige Großstadt inklusive eines gewissen Landgebietes handelt, zweitens, daß die Statistik sich auf ein ganzes Jahr erstreckt, und endlich, daß die Beteiligung der Ärzte an dieser Arbeit sehr viel größer war: 95% der Fachärzte, 75% der übrigen; die beiden letzteren Tatsachen dafür sprechend, daß die Zahlen an sich Anspruch auf größere Gültigkeit haben, die erstere dafür, daß die Bevölkerung in allen Schichten besser erfaßt wurde. Das Ergebnis dieser Statistik war nun folgendes: Insgesamt

15 607 Geschlechtskranke, d. i. 4,0 auf je 1000 Einwohner,
davon 9 018 mit Tripper behaftet,
6 409 mit Syphilis,
180 mit Ulcus molle.

Es betragen also hier die Zahlen der an weichem Schanker Erkrankten nicht den 35. Teil der Syphilitiker, ergeben also eine ganz außerordentliche Differenz gegenüber den oben mitgeteilten Ziffern.

Und wenn auch die statistischen Mitteilungen der übrigen Literatur oft nicht so eindeutige und gut verwertbare Resultate geben, so hat man doch beim Studium derartiger Arbeiten den bestimmten Eindruck, daß solche regionäre und temporäre Unterschiede tatsächlich beim weichen Schanker eine große Rolle spielen. Das mit einigen Strichen zu zeichnen, war die Aufgabe des letzten Kapitels.

Literatur.

ALEXANDER: Zur Frage der Verfeinerung der Wa.R. Dermatol. Zeitschr. Bd. 21. 1914. — ALMKVIST, J.: Über Kupferverbindungen gegen Ulcus molle. Dermatol. Wochenschrift. Bd. 58, Nr. 5, S. 142. 1914. — ANTONI: Die Aolanbehandlung des weichen Schankers und entzündlicher Bubonen. Münch. med. Wochenschr. 1919. Nr. 27. — ARNING: Ein Beitrag zur Therapie des Ulcus molle. Ref. Arch. f. Dermatol. u. Syphilis. Bd. 47, S. 423. Sitzungsber. d. dtsch. Dermatol. Ges. in Straßburg. 2. 5. 1898. — ARNSTAD, ROBERT: Ulcus molle mit Metastasenbildung und Septicopyämie. Dermatol. Wochenschr. Bd. 74, Nr. 19, S. 441—443. 1922. — AUDRY: (a) Sur un procédé pratique de chauffage des chancres simples. Journ. des maladies cut. et syph. 1896. (b) Sur l'importance clinique du chancre mixte. Journ. des maladies cut. et syph. 1897. (c) Bactériologie clinique du chancre et des blennorrhagies compliquées. Gaz. hebd. de méd. et de thér. 1893. — AUDRY, CH.: Traitement du chancre simple et de ses complications. Arch. méd. de Toulouse. Nr. 12

zeit sich höchstwahrscheinlich später doch noch zu syphilitischen Schankern umgewandelt haben, mit anderen Worten, daß es sich z. T. wenigstens dabei um sogenannte Mischschanker gehandelt hat. Das Verhältnis der Mischschanker zum reinen Ulcus molle wird verschieden angegeben, ganz allgemein soll es sich nach HUDELO und RABUT gerade im Verlaufe von Kriegen und Völkerbewegungen stark zugunsten des Mischschankers verschieben. 1920 gab PAYENNEVILLE an, daß die gemischten Schanker etwa den dritten Teil der weichen Schanker ausmachten; 1924 ergab die Statistik von VANDALEHR ein Verhältnis der gemischten Schanker zu den weichen von 58:100. Die gleichfalls aus dem Jahre 1924 stammenden Beobachtungen von HUDELO und RABUT scheinen indes den Schluß zuzulassen, daß die Häufigkeit des sog. gemischten Schankers doch nicht so groß ist. Die Autoren konnten 173 Schankerkranke genau beobachten und fanden dabei ein Verhältnis der gemischten Schanker zu den weichen Schankern von 1:7=14,3%. Der Prozentsatz der gemischten Schanker scheint somit, falls überhaupt jenen Beobachtungen eine grundlegende Bedeutung zukommt, im Vergleich zur ersten Nachkriegszeit bereits wieder gefallen zu sein.

et 13. 1896. — Azua: Ulcus molle impetiginosum. Ref. Dermatol. Wochenschr. Vol. 60. Anno 54, p. 173. 1919. Verhandl. d. Sociedad española de dermatologia y syphiliographia. Sitzungen vom Februar und März 1919. — Balina, P. L. und M. Quiroga: Behandlung der blanden, serpiginösen oder rebellischen Schanker mit Tuberkulin. Semana méd. Jg. 31, Nr. 4, p. 153—156. 1924. — Balzer: (a) Diagnostic du chancre mou. Société de biol. Progr. méd. 1886. Nr. 13. (b) Le chancre mixte. Méd. moderne. 1893. Nr. 36. — Balzer, F.: Die Behandlung des phagedänischen Schankers mittels dauernder Irrigation mit einer heißen Lösung von Kalium permanganicum. Monatshefte f. prakt. Dermatol. Bd. 23. (b) Behandlung des Ulcus molle mit Calciumcarbidpulver und mit einem Silberzinkpulver. Dermatol. Wochenschr. Jg. 1917. S. 142. — Balzer, M.: Sur les complications du chancre mou. Journ. des maladies cut. et syph. 1895. — Balzer und Belloir: Verhandlungen der Société franç. de dermatol. et de syphiligr. Sitzung vom 6. 6. 1912. Ref. Arch. f. Dermatol. u. Syphilis. Bd. 115, S. 25. — Balzer und Galup: Verhandlungen der Société franç. de dermatol. et de syphiligr. Sitzung vom 6. 2. 1908. Ref. Arch. f. Dermatol. u. Syphilis. Bd. 91, S. 107. — Bande: Beitrag zur Kenntnis des weichen Schankers, der weiche papulöse Schanker. Thèse. Lille 1886. — Barrio de Medina: Quarzlampenbehandlung von Leistendrüseneiterungen. Span. Ges. f. Dermatol. u. Syphilis. Madrid, 3. 11. 1922. Actas dermosifiliogr. Año 15, Nr. 1, p. 8. 1922. — Barthélemy, R.: Note sur le traitement du chancre mou et de son bubon. Ann. des maladies vénér. Ann. 16, Nr. 7, p. 446ff. 1921. — Baum, Hermann: Folgen der Exstirpation normaler Lymphknoten für den Lymphapparat und die Gewebe der Operationsstelle. (Vener.-anat. Inst., Univ. Leipzig.) Deutsche Zeitschr. f. Chir. Bd. 195, H. 4/5, S. 241—266. 1926. — Becher, H.: Über Terpentinölbehandlung (Klingmüller) mit besonderer Berücksichtigung ihrer Anwendung in der Dermatologie. Dermatol. Wochenschr. Bd. 71, Nr. 29. — Beeson, B. Barker: Granuloma inguinale with lesion on the lower lip. Report of a case. Arch. of dermatol. a. syphilol. Vol. 6, Nr. 3, p. 342—343. 1922. — Belot: Die mit Heißluft bei Schankern, Ulcerationen und Akroasphyxie erzielten Resultate. Journ. de méd. de Paris. 1913. Nr. 45. — Berndt, F.: Über Milchbehandlung bei entzündlichen Prozessen, speziell bei Ulcus molle. Med. Klinik. 1921. Nr. 6, S. 164/65. — Birnbaum, Georg: Zur Frage des positiven Ausfalls der Wa.R. bei weichem Schanker und geschwürigen Prozessen der Genitalgegend. Dermatol. Zeitschr. Bd. 33, S. 292. 1921. — Blaise, H.: L'ulcère phagédénique des pays chauds en Algérie. Gaz. hebdom. de méd. et de chirurg. Tome 44, Nr. 81, p. 961. 10. 10. 1897. — Bloch und Schulmann: Mitteilung über mehrere Fälle von Gangraena penis. Ref. Arch. f. Dermatol. u. Syphilis. Bd. 137, S. 161. 1921. — Blumenthal: Über die Bedeutung der Wa.R. bei der Syphilis während der ersten der Infektion folgenden Jahre. Dermatol. Zeitschr. Bd. 96, S. 164. — Bonnet, L. M.: Vaccinothérapie, serothérapie et protéinothérapie des bubons consécutifs au chancre mou. Lyon méd. Tome 131, Nr. 8, p. 358—372. 1922. — Bonnet, L. M. et P. Juvin: Quelques observations de bubons traités par les injections de lait. Lyon méd. Tome 131, Nr. 3, p. 91—99. 1922. — Bonnet, L. M. et Reboul: Injections sous-cutanées de lait dans le traitement des bubons. Lyon méd. Tome 130, Nr. 18, p. 819, 820. 1921. — Boodfeld, E.: Ein durch Autoinfektion entstandenes Ulcus molle am Finger. Med. Klinik. 1912. Nr. 28. — Borchard, E.: Die Zunahme der Ulcus-molle-Erkrankungen in Berlin. Ein Beitrag zur Statistik der Geschlechtskrankheiten. Med. Klinik. 1920. Nr. 18, S. 455. — Bory, Louis: Le chancre lympho-granulomateux. Bull. de la soc. franç. de dermatol. et de syphiligr. 1921. Nr. 9, p. 451—458. — Brandweiner: Verhandl. d. Wiener Dermatol. Ges., Sitzung v. 6. März 1919. Ref. Arch. f. Dermatol. u. Syphilis. Bd. 133, S. 73. 1921. — Brault J., (Alger.): Ulcères phagédéniques des pays chauds, compliqués de gangrène humide et de pourrisme d'hôpital. Ann. de dermatol. et de syphiligr. Tome 8, Nr. 2. Februar 1897. — Brizard: Weicher Schanker des Nasenflügels. Ref. Dermatol. Wochenschr. Bd. 1, S. 567. 1921. — Brouardel: Differentialdiagnose zwischen Schanker und Herpes, über Vulvitis aphthosa und diphtherica, über Schwierigkeiten in der Untersuchung. Gaz. des hôp. civ. et milit. 20. 10. 1887. — Bruck, Carl: (a) Über das Ulcus molle und seine Behandlung. Klin. Wochenschr. Jg. 1, Nr. 14, S. 689—692. 1922. (b) Beiträge zur Kenntnis der Pathogenese des weichen Schankers. Arch. f. Dermatol. u. Syphilis. Bd. 129, S. 170. 1921. — Bruhns: Verhandl. d. Berlin. Dermatol. Ges., Sitzung vom 28. 2. 1910. Ref. Arch. f. Dermatol. u. Syphilis. Bd. 102, S. 425. — Brünauer, Stefan R.: (a) Über perigenitale Lokalisation des Ulcus vulvae acutum (Lipschütz). Wien. med. Wochenschr. 1920. Nr. 30/31. (b) Über einen Fall von Ulcus molle frenuli linguae. Dermatol. Wochenschr. Bd. 1, S. 54. 1920. — Bruner, E.: Zur Kenntnis des Ulcus molle extragenitale. Ein Fall von Ulcus molle am Fuße. Dermatol. Wochenschr. Nr. 10, S. 277. 1912. — Bruvsgaard: Ein Fall von tuberkulösem Geschwür an den Genitalien (Lymphangitis tuberculosa dorsi penis). Norsk magaz. f. laegevidenskaben. 1917. Nr. 3, p. 311—315. — Bull: (a) Bericht über die Leistungen auf dem Gebiete der Syphilis. Ref. Arch. f. Dermatol. u. Syphilis. Bd. 32, S. 290. (b) Chancre mou de la paupière. Norsk magaz. f. laegevidenskaben. L. V. 6. Ref. Journ. des maladies cut. et syph. 1894. — Bürger: Ein Beitrag zur Kenntnis vom Ulcus simplex vesicae. Folia Urologica.

Bd. 7, Nr. 9. Mai 1913. — Buschke A.: (a) Verhandl. d. Berl. Dermatol. Ges. Sitzung vom 13. 1. 1920. Ref. Archiv f. Dermatol. u. Syphilis. Bd. 137, S. 6. 1921. — (b) Berichtigung zur Arbeit. Beiträge zur Klinik und Bakteriologie des Ulcus phagedaenicum von Friedrich Fischl und Leopold Kirschner. Dermatol. Zeitschr. Bd. 37, H. 4, S. 221. 1922. (c) Über den zunehmenden Phagedänismus. Dtsch. med. Wochenschr. Jg. 47, Nr. 13, S. 358. 1921. — Buschke und Leissner: Zur Behandlung des Ulcus molle serpiginosum. Bemerkungen zu der Arbeit von Martin Gross in der Dermatol. Wochenschr. Bd. 80, Nr. 6. Dermatol. Wochenschr. Bd. 80, Nr. 15. 1925. — Busque, J.: Behandlung des Ulcus molle mit Creolin. Bull. géen. de thérapie. 1890—1926. — Campana: Ulcus phagedaeno-gangraenosum. Giorn. ital. d. malatt. vener. e. d. pelle. 1880. Fasc. 2. — Carnot, P. et Froment: Poradénie inguinale guérie par les injections intraveineuses de sel de cuivre. Paris méd. Ann. 14, Nr. 10, p. 233—234. 1924. — Casal: (a) Venerischer Serpiginismus. Actas dermo-sifiliogr. Año 15, Nr. 3, p. 134—135. 1923. — (b) Fall zur Diagnose. Soc. espan. de dermatol. y sifiliogr. 14. 4. 1923. Med. ibera. Tomo 17, Nr. 287, p. 393 y Actas dermo-sifiliogr. Año 15, Nr. 4, p. 162. 1923. — (c) Zum Studium des venerischen Serpiginismus. Arch. de med., cirug. y especialid. Tomo 11, Nr. 13, p. 561 bis 566. 1923. — Caspary, J.: Zur Anatomie des Ulcus durum und molle. Arch. f. Dermatol. u. Syphilis. Bd. 8, S. 45. — Célestin, Puche: Contribution à l'étude des accidents post mortem du chancre infectaint. Thèse de Lille 1890. — Chartres: Traitement comparatif des ulcères phagédéniques des pays chauds. Société de méd. et d'hyg. odon. Marseille, 11. 7. 1923. Marseille méd. Ann. 60, Nr. 22, p. 1071—1074. — Chastang: Bubon climatique et lympho-granulomatose inguinale subaigue. Arch. de méd. et pharm. nav. Tome 112, Nr. 3, p. 195—202. 1922. — Cheinisse, L.: (a) Chancres simples des doigts. Journ. des maladies cut. et syph. 1894. — (b) Traitement des bubons chancrelleux. Presse méd. 1920. Nr. 77. (c) Traitement du chancre mou par des injections intraveineuses du vaccin antistreptobacillaire. Presse méd. Ann. 32, Nr. 96, p. 952—953. 1924. — Chitrowo, A.: Zur Kasuistik der extragenitalen weichen Schanker. Ulcera mollia des Rectums. Medicin Obosr. 1900. Aprilheft. — Clement, Fernand, Jean Donato et Paul Paret: L'ulcère phagédénique des pays chauds. Ann. de dermatol. et de syphiligr. Tome 2, Nr. 4, p. 177—183. 1921. — Cohn, Emanuel: Bemerkungen zur Pathologie und Therapie des Ulcus serpiginosum. (Wiener Rundschau. 1871. Nr. 3.) — Colombini: Bericht über die Leistungen auf dem Gebiete der Syphilis. Arch. f. Dermatol. u. Syphilis. Bd. 32, S. 290. — de Coquet: Chancres mous de la verge, du scrotum, de l'anus et de la face. Ann. de la Policlinique de Bordeaux. Mai 1893. Ref. Journ. des maladies cut. et syph. 1893. — Coulhon: Affections annales. Histoire d'un chancre mou de l'anus. Gaz. des hôp. civ. et milit. 1890. Nr. 21. — Courtade: (a) Ulcus molle der Vagina. Ann. des maladies vénér. 1917. Nr. 12. (b) Beobachtung weichen Schankers der Vagina. Ref. Dermatol. Wochenschr. Bd. 2, S. 650. 1918. — Covisa: (a) Tuberkulinbehandlung eines Falles von serpiginösem Ulcus molle. Actas dermo-sifiliogr. Año 13, Nr. 3, p. 82/83. 1921. (b) Ulcus molle serpiginosum. Verhandlung der Sociedad española de Dermatologia y Sifiliografia. Sitzung vom 5. 12. 1919. Ref. Arch. f. Dermatol. u. Syphilis. Bd. 137, S. 177. 1921. — Criado: Verhandlung der Sociedad española de Dermatologia y Sifiliografia. Sitzungen vom Februar und März 1919. Ref. Arch. f. Dermatol. u. Syphilis. Bd. 137, S. 173. 1921. — Csillag, J.: Vier Fälle von extragenitalem weichen Schanker. Arch. f. Dermatol. u. Syphilis. Bd. 48. S. 365. — Cuberto: Ulcus molle serpiginosum. Verhandlung der Sociedad española de Dermatologia y Sifiliografia. Sitzung vom 9. Januar 1920. Ref. Arch. f. Dermatol. u. Syphilis. Bd. 137, S. 177. 1921. — Curth, W.: Über Röntgenbestrahlung von Bubonen. Med. Klinik 1926. Nr. 43. (Aus der Dermatol. Abteilung des Rudolf Virchow-Krankenhauses: Prof. Dr. Buschke.) — Decker: Granuloma inguinale. (Philadelphia dermatol. soc., 12. 12. 1921). Arch. of dermatol. a. syphilol. Vol. 5, Nr. 3, p. 422/23. 1922. — Del Portillo, Luis: (a) Erkrankungen der Lymphgefäße und Drüsen nach Ulcus molle. Rev. española de urol. y dermatol. Tomo 24, Nr. 282, p. 281—319. 1922. (b) Behandlung des venerischen Schankers. Rev. española de urol. y dermatol. Tomo 24, Nr. 280, p. 169—190. 1922. — Demolder: Sur le traitement des chancres mous. Arch. méd. belges. Juillet 1896. — Desprès: Heilung von Schanker durch Erysipel. Bull. de l'acad. imp. 31. 7. 1870. Ref. Arch. f. Dermatol. u. Syphilis. Bd. 3, S. 454. — Destéfano, Francisco und Raul F. Vaccarezza: Subakute inguinale Poradenitis. Semana méd. Año 30, Nr. 6, p. 229—291. 1923. — Deutsch: Verhandlungen des Vereins Ungarischer Dermatologen und Urologen. Demonstration von mikroskopischen Präparaten. Ducreysche Bacillen im „chancre mixte". Ref. Arch. f. Dermatol. u. Syphilis. Bd. 40, S. 359. — Diday: (a) Über schankröse Bubonen. Ann. de dermatol. et de syphiligr. 1885. Ref. Arch. f. Dermatol. u. Syphilis. Bd. 17, S. 366. (b) Fall von gemischtem Schanker und Bubo. Ann. de dermatol. et de syphiligr. IV, 5. Ref. Arch. f. Dermatol. u. Syphilis. Bd. 5, S. 592. — Mc Donagh, J. E. R.: (a) Ulcus molle serpiginosum. Brit. journ. of dermatol. Dezember 1913. (b) Ulcus molle serpiginosum. Brit. journ. of dermatol. Januar 1914. — Drimpelmann, K.: Blutung aus einem Ulcus molle. Protokoll der Sitzung der ärztlichen Gesellschaft in Kostroma. Lief. 1.

Ref. Arch. f. Dermatol. u. Syphilis. Bd. 27, S. 140. — DUB, LEO: Zur Abortivbehandlung der nach Ulcus molle auftretenden Bubonen. (Dtsch. Univ.-Hautklinik, Prag.) Med. Klinik. Jg. 17, Nr. 19, S. 574—575. 1921. — DUBOIS, F.: Versuch der Behandlung des Ulcus molle mit lokalen Salvarsanapplikationen. Thèse de Paris 1913. — DUBREUILH: Sur une épidémie de chancres mous. Journ. des maladies cut. et syph. 1894. — DUBREUILH, W. et P. BROUSTET: Traitement des chancres mous et de leurs complications par le vaccin de Nicolle. Ann. de dermatol. et de syphiligr. Tome 6, Nr. 10, p. 577—596. 1925. — DUBREUILH, W. et A. LANET: Étude bactériologique sur le chancre mou et le bubon chancreux. Arch. cliniques de Bordeaux 1893. Nr. 10, 11. Ref. nach BAUMGARTENS Jahresbericht 1893. — DU CASTEL: (a) Solution pour le traitement du chancre simple. La Semaine médicale 1891. Tome 158. (b) Traitement du chancre simple. Ref. La Médecine moderne. Ann. 6, Nr. 77. 25. 9. 1895. — DUCREY (Neapel): (a) Bericht über den I. Internationalen Kongreß für Dermatologie und Syphiligraphie zu Paris. Sitzung vom 7. August 1889. Ref. Arch. f. Dermatol. u. Syphilis. Bd. 22, S. 198. (b) SCHNIRER. Bericht des XI. internat. med. Kongresses in Rom. Ref. Arch. f. Dermatol. u. Syphilis. Bd. 29, S. 164. — DUJARDIN et DUCRÉ: Un cas de chancrelle de la langue. Ann. des maladies vénér. Ann. 16, Nr. 8, p. 502—503. 1921. — DURAND, PAUL: (a) Technique de l'isolement du streptobacille de DUCREY. (Inst. Pasteur, Tunis.) Cpt. rend. des séances de la soc. de biol. Tome 94, Nr. 19, p. 1324—1325. 1926. (b) Présence constante du streptobacille de DUCREY dans le pus des bubons. (Inst. Pasteur, Tunis.) Cpt. rend. des séances de la soc. de biol. Tome 95, Nr. 20, p. 17—18. 1926. (c) Les bubons et le streptobacille de DUCREY. Arch. de l'inst. Pasteur de Tunis. Tom. 15, Nr. 2, p. 128—131. 1926. — DURAND, VICTOR: Chancre simple perforant du prépuce. Journ. des maladies cut. et syph. 1896. — EHRMANN, S.: Über Jodoformium bituminatum, ein neues Jodoformpräparat und über dessen Verwendung bei Behandlung der Hautulcera, namentlich des Ulcus molle. Zentralbl. f. Therapie. 1888. Nr. 7. — EICKE, H.: Ulcus molle und Wassermannsche Reaktion. Dermatol. Wochenschr. 1921. S. 32. — EISELE, ANTON: Zur Lehre von Ulcus durum et molle urethrae. Inaug.-Diss. Würzburg 1897. Ref. Arch. f. Dermatol. u. Syphilis. Bd. 46, S. 467. — ELEK: Verhandlungen des Vereins Ungarischer Dermatologen und Urologen. Ref. Arch. f. Dermatol. u. Syphilis. Bd. 47, S. 305. — FASANI-VOLARELLI, FRANCESCO: Sull'ulcera serpiginosa di origine venerea. Ricerche cliniche e istobacteriologiche. Clin. dermosifilopat., univ., Siena.) Giorn. ital. d. malatt. vener. e d. pelle. Vol. 62, fasc. 4, p. 436—445. 1921. — FAVRE, ALEX, Prof. ag., und D. L. BARBEZAT, Pharm.: Der Bacillus des gangränösen Schankers und der Bacillus des Hospitalbrandes. Pathogenese und Therapie. Virchows Arch. f. pathol. Anat. u. Physiol. Bd. 145, H. 2. 1896. — FÁY, ADORJAN und ANDREAS KOLOMAN GAÁL: (a) Über die Eigeneiterbehandlung der Ulcus-molle-Bubonen, gleichzeitig ein Versuch zur Erklärung der Wirkungsweise dieser neuen Behandlungsmethode. Dermatol. Zeitschr. Bd. 42, H. 5, S. 285—294. 1924. — (b) Über Eigeneiterbehandlung der Ulcus-molle-Bubonen, gleichzeitig ein Versuch zur Erklärung der Wirkungsweise dieser neuen Behandlungsmethode. Dermatol. Zeitschr. Bd. 42, H. 5. 1924. — FEIBES, E.: Zur Behandlung des Ulcus molle. Ref. Arch. f. Dermatol. u. Syphilis. Bd. 38, S. 294. — FERNANDEZ, ANTONIO, A.: Über das venerische Granulom. Semana méd. Jg. 30, Nr. 47, S. 1113—1126. 1923. — FIACCO, G. B. et S. LEVI: Dell'ulcera chronica, non specifica, della vulva. Giorn. ital. d. malatt. vener. e d. pelle. Vol. 34, p. 649. — FINGER: (a) Über die Natur des weichen Schankers. Ber. d. Sektion f. Dermatol. u. Syphilis. Straßburg, 18.—28. September 1885. (b) Das Bismutum subbenzoicum in der Therapie des weichen Schankers. Intern. klin. Rundschau 1890. 1. (c) SCHNIRER. Bericht des XI. internat. med. Kongresses in Rom. Ref. Arch. f. Dermatol. u. Syphilis. Bd. 29, S. 164. (d) Verhandlungen der Wiener Dermatol. Gesellschaft. Sitzung vom 7. 3. 1894. Ref. Arch. f. Dermatol. u. Syphilis. Bd. 28, S. 149. — FINGER, E.: Zur Frage über die Natur des weichen Schankers und die Infektiosität tertiärer Syphilisprodukte. Allg. Wiener med. Zeitung. 1887. Nr. 9, 10. — FINGER, JADASSOHN, EHRMANN, GROSS: Handbuch der Geschlechtskrankheiten. Bd. 3, III. Aufl. Wien: Hölder, Pischler & Tenski 1916. — FIORI, PAOLO: Reporto bacteriologico di un'ulcera cutanea. (Instit. di patol. spec. Chirurg., univ. Modena.) Boll. de soc. med.-chirurg. di Modena. Ann. 22/23, p. 1—18. 1922. — FISCHL, FRIEDRICH und LEOPOLD KIRSCHNER: Beiträge zur Klinik und Bakteriologie des Ulcus phagedaenicum. (Allg. Krankh. und Volksgesundheitsamt, Wien.) Dermatol. Zeitschr. Bd. 36, H. 5, S. 271—279. 1922. — FÖNSS: Das Welandergeschwür. Ugeskrift f. laeger. 1919. Nr. 36, p. 1411—1416. — FONTANA, A.: (a) Über die Verimpfbarkeit des Ulcus venereum auf die Hornhaut. Zentralbl. f. Bakteriol., Parasitenk. u. Infektionskrankh., Abt. II. Bd. 57, H. 5, p. 433. (b) Über die Inokulierbarkeit des Ulcus molle in die Cornea des Kaninchens. Gaz. d. Osp. e d. Clin. Nr. 8. 17. 1. 1911. — FONVIELLE und AMAT: Verhandlungen der Société française de dermatologie et de syphiligraphie. Sitzung vom 5. 2. 1924. Arch. f. Dermatol. u. Syphilis. Bd. 119, S. 62. — FORNS, M.: Phagedänische venerische Schanker des Anus und der Interglutäalfurche. Dermatol. Wochenschr. 1915. S. 523. — FÖRSTER, HANS: Behandlung von Bubonen mit Caseosan. (Rudolf Virchow-Krankenhaus-

Berlin.) Therap. Halbmonatsh. Jg. 35, H. 7, S. 208—211. 1921. — FOURNIER: (a) Chancres mous présentants une induration factice d'origine inflammatoire par contact de l'urine. Ann. de dermatol. et de syphiligr. 1889. Nr. 2. (b) Traitement du chancre simple. (La Médecine moderne 1898. Nr. 40.) (c) De l'induration accidentelle du chancre mou. (La médecine moderne. 1898. Nr. 27.) — FOURNIER, L. et P. LONJUMEAU: Traitement du bubon chancrelleux par l'injection intra-ganglionnaire d'un vaccin polymicrobien. Gaz. des hôp. civ. et milit. Ann. 98, Nr. 56, p. 913—914. 1925. — FRANK, ERNST R. W.: (a) Ein Fall von Urethraldefekt infolge eines phagedänischen Schankers. Festschrift für LEWIN, 5. 11. 1895. Berlin: S. Karger. Ref. Arch. f. Dermatol. u. Syphilis. Bd. 38, S. 289. (b) Verhandlungen der Versammlung deutscher Naturforscher und Ärzte in Lübeck 1895. Ref. Arch. f. Dermatol. u. Syphilis. Bd. 33, S. 197. — FREI: (a) Reaktionen mit Streptobacillen-Vaccine bei Ulcus molle. Schles. Dermatol. Ges. Sitzung vom 8. 7. 1922. Ref. Zentralbl. f. Haut- u. Geschlechtskrankh. Bd. 6, S. 227. 1922. (b) Bemerkenswerter therapeutischer Erfolg mit Streptobacillenvaccine bei einem Fall von Ulcera mollia serpiginosa. Schles. Dermatol. Ges., Breslau. Sitzung vom 18. 11. 1922. Ref. Zentralbl. f. Haut- u. Geschlechtskrankh. Bd. 7, S. 307. 1923. — FRENCH, H. C.: (a) Äthylchloridspray bei weichen Schankern. Brit. med. journ. 18. Mai 1912. (b) Röntgenstrahlenbehandlung bei Ulcera mollia und Bubonen nach der Operation. Brit. med. journ. 1909. Februar 20. — FREUND: Verhandlungen der Wiener Dermatologischen Gesellschaft. 12. 6. 1912. Arch. f. Dermatol. u. Syphilis. Bd. 115, S. 20. — FRIEDHEIM: Das Ulcus molle. Verhandlungen der physikalisch-medizinischen Gesellschaft in Würzburg. Ref. Arch. f. Dermatol. u. Syphilis. Bd. 20, S. 635. — FUCHS, DORA: Über gonorrhoische Geschwüre (Ulcera blennorrhoica). Dermatol. Wochenschr. Bd. 2, S. 1010. 1921. — FUCHS, FERDINAND: Beitrag zur Behandlung des Ulcus venereum. Berl. klin. Wochenschr. 1915. Nr. 47. — GAGE, I. M.: Granuloma inguinale. Arch. of dermatol. a. syphilol. Vol. 7, Nr. 3, p. 303—325. 1923. — GAGNIÈRE: Sur une ulcération de la fourchette due à la présence d'un crin de Florence, et ayant simulé un chancre infectant. Journ. des maladies cut. et syph. 1896. — GAMMA, CARLO: La linfogranulomatosi inguinale subacuta (linfogranuloma venereo). (Isti. di clin. med. gen., univ., Torino.) Boll. d. clin. Ann. 40. Nr. 11, p. 321—329. — GARRIGA, MANUEL: Über Proteintherapie bei Bubonen. Rev. méd. de Sevilla. Ann. 41, Nr. 6, p. 4—15. 1922. (b) Über Proteintherapie bei venerischen Drüsenerkrankungen. Rev. española de urol. y de dermatol. Año 25, Nr. 293, p. 248—263. 1923. (c) Vaccinothérapie du bubon vénérien et du chancre simple. (Hôp. milit. Valladolid.) Paris méd. Ann. 15, Nr. 11, p. 247—250. 1925. — GASTINEL, P. et J. REILLY: L'adénopathie inguinale subaiguë à suppuration intraganglionnaire. (Lymphogranulomatose inguinale.) Bull. méd. Ann. 36, Nr. 29, p. 577—581. 1922. — GAUCHER und DRUELLE: Verhandlungen der Société française de dermatologie et de syphiligraphie. Sitzung vom 4. 4. 1910. Ref. Arch. f. Dermatol. u. Syphilis. Bd. 104, S. 108. — GAUCHER, DRUELLE und JAKOB: Verhandlungen der Société française de dermatologie et de syphiligraphie. Sitzung vom 7. 7. 1910. Ref. Arch. f. Dermatol. und Syphilis. Bd. 104, S. 339. — GAUCHER, GOUGEROT und MEAUX SAINT-MARC: Verhandlung der Société française de dermatologie et de syphiligraphie. Ref. Arch. f. Dermatol. u. Syphilis. Bd. 115, S. 24. — GAYMARD: Operative Behandlung der iliacalen Drüsenentzündung bei weichem Schanker. Thèse de Paris 1913. Ref. Dermatol. Wochenschr. 1915. S. 325. — GENNERICH, W.: Die Beziehungen zwischen Ulcus molle serpiginosum und Granuloma venereum. Dermatol. Wochenschr. 1913. S. 1195 u. 1230. — GIBERT, P.: Contribucion al estudio etiologico del chancro blando. Gaz. sanit. de Barcelona 1892. Ref. Arch. f. Dermatol. u. Syphilis. Bd. 42, S. 297. — GIOVANNI, MARTINI: Ulcere veneree multiple primitive della lingua. Rif. med. Ann. 38, Nr. 21, p. 490. 1922. — GIOVANNINI, S.: (a) Contribuzione clinica al metodo dello sbrigamento precoce nella cura dei buboni da ulceri molli. (Note dermo-sifilografische V.) Lo sperimentale, Settembre del 1889. Ref. Arch. f. Dermatol. u. Syphilis. Bd. 22, S. 272. (b) Il valore del sublimato come presertivo dell' ulcera venerea. Gaz. Medica di Torino. Nr. 49. 1896. (c) Experimente über die Desinfektion von Wunden, welche mit Eiter von Ulcus molle infiziert wurden. Arch. f. Dermatol. u. Syphilis. Bd. 56, S. 33. — GLINGAR und BIACH: Zur Kenntnis des Ulcus molle in der männlichen Harnröhre. Wien. med. Wochenschr. 1911. Nr. 37. — GOLAY, J.: Trois cas de bubons chancrelleux sans chancre. Soc. méd. Genève 5. 1. 1921. Rev. méd. de la Suisse romande. Ann. 41, Nr. 6, p. 389—390. 1921. — GOLDBERGER, EDUARD: Zur Frage der Salvarsanbehandlung bei weichen Schankergeschwüren. Dermatol. Zeitschr. Bd. 23, H. 9—11. 1916. — GOLDBERGER, E. J.: Trockene Behandlung der venerischen Geschwüre. Dermatol. Wochenschr. Bd. 57, Nr. 50. — GOLDBERGER, J.: Tartarusbehandlung bei hartnäckigem venerischen Geschwür. Dermatol. Wochenschr. Bd. 77, Nr. 32, S. 984. 1923. — GOLDENBERG, S. M.: Zur Kasuistik der Schankergeschwüre in der Urethra. S.-A. aus „Südrussische medizinische Wochenschrift. 1896. Nr. 8". — GOODMAN, HERMAN: (a) Ulcerating granuloma (granuloma inguinale). Journ. of the Americ. med. assoc. Vol. 79, Nr. 10, p. 815—819. 1922. (b) Ulcerating granuloma (granuloma inguinale). A pictorial presentation of tropical and temperate zone experiences. Urol. a. cut. review. Vol. 27, Nr. 2, p. 86—92. 1923. (c) Treatment of chancroid with tartar emetic solution intravenously. Journ. of urol. Vol. 13, Nr. 4, p. 489–492. 1925. — GÖRDES: Ein Fall von Ulcus molle gangraenosum vaginae. Zentralbl. f. Gynäkol. 1893. — GOUBEAU: (a) Fistules chancrelleuses. Ann. des maladies vénér. Ann. 18, Nr. 3, p. 217–218. 1923. (b) Méthode de traitement du chancre mou et de ses complications. Ann. des maladies vénér. Ann. 17, Nr. 5, p. 371–386. 1922. (c) Traitement du chancre mon. Presse méd. 1916. Nr. 41. — GOUGEROT: Chancre mou, bubons chancrelleux tardifs. Ann. des maladies vénér. Tome 9, Nr. 8. August 1914. — GOUGEROT, H.: Ulcus molle. Journ. de praticiens. 1912. Nr. 4. — GOUGEROT et PAUL BLUM: Boubon aigu chancrelleux. (Forme aigue phlegmoneuse fébrile de l'adénite chancrelleuse. Importance des Bubons tardifs, sensibilisation et désensibilisation.) (Clin. et laborat. de la jac., hôp. Saint-Louis, Paris.) Ann. des maladies vénér. Ann. 18, Nr. 4, p. 287–292. 1923. — GRAVAGNA: Über das extragenitale Ulcus molle. Klinische Beobachtung und experimentelle Untersuchungen. Giorn. ital. d. malatt. vener. e d. pelle. Fasc. 5. 4. Dezember 1912. — GROLEAU: Les particularités du chancre mou des doigts. Thèse de Paris. Mai 1896. Ref. Gaz. hebdomad. de méd. et de chirurg. 1896. Nr. 50. — GRUHZIT, O. M.: Granuloma inguinale. Americ. journ. of trop. med. Vol. 3, Nr. 4, p. 289–295. 1923. — GRÜNFELD: Verhandlungen der Wiener Dermatologischen Gesellschaft. Sitzung vom 14. Januar 1891. Ref. Arch. f. Dermatol. u. Syphilis. Bd. 23, S. 524. — GRUVEILHIER, LOUIS: Vaccinothérapie dans le chancre mou. Cpt. rend. des séances de la soc. de biol. Tome 86, Nr. 8, p. 421–422. 1922. — GRZIBOWSKI, PIOTRE: On extragenital venereal sores and soft chancre of the thumb. (Wratsch Nr. 9. 1890, p. 218.) London med. Recorder. 20. 8. 1890. — GUITERAS: Ein Fall von weichem Schanker am Anus. New York academy of medic. 14. 4. 1896. Journ. of cutan. and gen.-urin. dis. June 1896. — GUMPERT, MARTIN: Zur Statistik der Syphilis, des weichen Schankers und der spitzen Kondylome. Dermatol. Wochenschr. 1924. Nr. 29. — GÜNTZ: Über die Seltenheit des weichen Schankers. Berl. klin. Wochenschr. Nr. 48. 1882. — GUSZMAN, JOSEF: Untersuchungen über die Wirkung der Mischinjektionen auf den Verlauf des weichen Schankers. Dermatol. Wochenschr. Bd. 2, S. 808. 1918. — GUTMANN, C.: Über vorübergehende positive Wassermannsche Reaktion bei Ulcera mollia und non venerea. Ref. Dermatol. Zeitschr. Bd. 22, H. 3, S. 276. — HANNS, A. et A. WEISS: Ulcère vénérien adénogène. Bull. de la soc. franç. de dermatol. et de syphiligr. Ann. 1922. Nr. 6, p. 77–81. — HARTLIEB, E. P.: Ein Fall spontaner Heilung einer angeborenen Phimose durch ein Ulcus molle phagedaenicum. Nederlandsch tijdschr. v. geneesk. Ann. 65, 1. Hälfte, Nr. 13, p. 1708. 1921. — HATIEGANU, JULIUS: Über subakute Leistendrüsenerkrankung (NICOLAS-FAVRE). (Clin. med. Cluj.) Clujul med. Jg. 3, Nr. 11/12, S. 325–326. 1922. — HATZFELD, A.: Die Behandlung des Ulcus molle (phagedaenicum) mit Pyocyanase. Therap. Monatsh. Bd. 24. 1910. — HEINSIUS, FRITZ: Beiträge zur Lehre vom Ulcus chronicum vulvae. Zeitschr. f. Geburtsh. u. Gynäkol. Bd. 82. 1919. — HELLER: Ein Fall von absceßbildendem Ulcus molle. Dermatol. Zeitschr. 1910. H. 11 u. 12. — HENRY, E., C. SIMES: Über die Natur des weichen Schankers. Policlinic. Vol. 4, Nr. 2. Philadelphia 1886. — HERBST, R. H. und L. C. GATEWOOD-Chicago: (a) Erfahrungen mit einer Vaccine bei der Behandlung der Ulcera mollia. Journ. of the Americ. med. assoc. 1912. Nr. 3. (b) Behandlungsversuche mit Vaccine bei Ulcus molle. Journ. of the Americ. med. assoc. 20. Januar 1912. — HIMMEL, J.: Über die Immunität der Tiere gegenüber dem Bacillus des weichen Schankers. Journ. russe de mal. cut. 1901. Nr. 9. — HOFFMANN, ERICH: (a) Verhandlungen der Berliner Dermatologischen Gesellschaft. Sitzung vom 7. Juli 1903. Ref. Archiv f. Dermatol. u. Syphilis. Bd. 67, S. 307. (b) Darf bei weichen Schankergeschwüren prophylaktisch Salvarsan angewandt werden? Münch. med. Wochenschr. 1914. Nr. 27. (c) Zur Salvarsantherapie des Ulcus molle. Dermatol. Zeitschr. Bd. 21, H. 12, S. 272. (d) Ursachen und Behandlung des weichen Schankers und seiner Folgen. Berl. klin. Wochenschr. Nr. 30. 1905. — HOFFMANN, W. H.: (a) Lymphogranulomatosis venerea und klimatischer Bubo. Rev. med. de Hamburgo. Jg. 3, Nr. 11, S. 323–324. 1922. (b) Granuloma venereum in Amerika. Sonderdr. a.: „Sanidad y benefic." Bol. ofic. Vol. 26, Nr. 5, p. 299. 1921. — HOLZAPFEL: Ulcus molle mit Primäraffekt. Dtsch. med. Wochenschrift. 1919. Nr. 28. — HOROWITZ, FR.: Phenolkampfer bei Ulcus venereum. Dtsch. med. Wochenschr. Nr. 39. 1913. — HORWITZ, H. L.: Granuloma inguinale. (City hosp. Louisville.) Med. journ. a. record. Vol. 119, Nr. 4, p. 199–200. 1924. — HUDELO und BODINEAU: (a) Verhandlungen der Société française de dermatologie et de syphiligraphie. Ref. Arch. f. Dermatol. u. Syphilis. Bd. 115, S. 637. (b) Weiche Schanker der Finger. Bull. de la soc. franç. de dermatol. et de syphiligr. Sitzung vom 7. 11. 1913. Ref. Dermatol. Wochenschr. 1913. S. 170. — HUDELO, DUHAMEL et DROUINEAU: (a) Traitement des infections à bacille de DUCREY par le vaccin antistreptobacillaire de NICOLLE. Bull. et mém. de la soc. méd. des hôp. de Paris. Ann. 41, Nr. 39, p. 1619–1627. 1925. (b) La vaccinothérapie dans le chancre mou et ses complications. Journ. des praticiens. Ann. 40, Nr. 10, p. 145–148. 1926. — HUDELO et RABUT: Les variations de fréquence du chancre mixte. Presse méd. Ann. 33, Nr. 69,

p. 1153. 1925. — HUTCHINSON: Behandlung phagedänischer Schanker durch kontinuierliche Irrigation. Brit. med. journ. 2. 11. 1872. — JACKSON: Verhandlungen der New York dermatological society. Sitzung vom Februar 1898. Ref. Arch. f. Dermatol. u. Syphilis. Bd. 50, S. 119. — JACOB, LOUIS, H.: Behandlung des weichen Schankers mit elektrischem Hochfrequenzstrom (Vacuum Electrode) mit Kupfersulfatlösung. Ref. Dermatol. Wochenschr. 1921. Bd. 1, S. 40. — JADASSOHN: Venerische Krankheiten. EBSTEIN-SCHWALBE: Handbuch der prakt. Medizin. Bd. 3, H. 1. — JAKOBI: Atlas der Hautkrankheiten. Berlin: Urban & Schwarzenberg 1909. — JAKOWLEW, S. S.: Über eine besondere Form des eine Sklerose vortäuschenden weichen Schankers. Journal russe de mal. cut. Vol. 7. 1904. — JAMBON und TZANCK: Über die Behandlung der Ulcera mollia. Ann. des maladies vénér. 1918. — JAMIN, H.: Chancre mixte secondaire. Ann. des maladies vénér. Ann. 16, Nr. 9, p. 567—569. 1921. — JAUSION et DIOT: A propos du procès-verbal. (Sitzungsber. d. Ges. f. Dermatologie u. Syphilis.) Bull. de la soc. franç. de dermatol. Ann. 32, Nr. 6, p. 252. 1925. — JAUSION, H., et DIOT: Essai de la vaccinothérapie locale du chancre mou par les filtrats des germes associés au bacille de DUCREY. Bull. de la soc. franç. de dermatol. Ann. 32, Nr. 4, p. 152—161. 1925. — JEANSELME, E.: Contribution à l'étude du chancre mou céphalique. (Chancre simple du menton démontré par l'inoculation et l'examen bactériologique.) Gaz. hebdomadaire de méd. et de chirurg. 9. 12. 1893. Nr. 49. — JEANSELME, JAUSION et DIOT: Vaccinothérapie locale du bubon chancrelleux par les filtrats de germes associés au bacille de DUCREY dans de chancre mou. Bull. de la soc. franç. de dermatol. Ann. 32, Nr. 6, p. 298—303. 1925. — JERSILD: Abortivbehandlung von Ulcus molle mit Kupfer-Iontophorese. Ugeskrift f. laeger. 1916. Nr. 21. — JESIONEK: Praktische Ergebnisse auf dem Gebiete der Haut- und Geschlechtskrankheiten. Bd. 1 (HÜBNER). — JESSNER: Haut- und Geschlechtskrankheiten. Leipzig: Kabitzsch 1920. — JORDAN, ARTHUR: Über die Mikroorganismen des Ulcus molle. St. Petersburger med. Wochenschr. 1896. Nr. 1. — JOSEPH: Verhandlungen der Berliner Dermatologischen Vereinigung. Sitzung vom 3. 12. 1895. Ref. Arch. f. Dermatol. u. Syphilis. Bd. 34, S. 284. — ISATSCHIK, M.: Ungewöhnliche Lokalisation des Ulcus molle. Russkaja Medizina. 1894. Nr. 31. (Ref. Jeszenedjelnik 1894. Nr. 41.) — ITURBE, JUAN und EUDORO GONZALEZ: Granuloma venereo en Venezuela. Caracas. Tip. Cultura Venezolana. 1921. — KAMIMURA, Y.: Studien über die Infektionserreger des Ulcus molle. Mitt. d. med. Ges. zu Osaka. Bd. 10, H. 6. — KAPPELLI, JADER: Sulla linfogranulomatosi inguinale subacuta di NICOLA e FAVRE. Contributo di osservazioni cliniche, anatomopatologiche, sperimentali. (Clin. dermosifilopat., univ., Torino.) Giorn. ital. d. malatt. vener. e d. pelle. Vol. 65, fasc. 1, p. 3—18, 1924. — KAPOSI: Verhandlungen der Wiener Dermatologischen Gesellschaft. Sitzung vom 22. Mai 1901. Ref. Arch. f. Dermatol. u. Syphilis. Bd. 58, S. 279. — KLAUSNER, E.: Über extragenitale Ulcus-molle-Infektion. Dermatol. Wochenschr. Bd. 60, Nr. 23. — KLINGMÜLLER: Über Wucherungen bei Gonorrhöe. Dtsch. med. Wochenschr. 1910. Nr. 28. — KLINK, E.: (a) Ein Fall von Tuberkulose der Urogenitalorgane, versteckte Schanker der Harnröhre und der Harnblase simulierend. „Medycyna" (poln.). Tome 3, Nr. 30. 1875. (b) Salicylsäure als Verbandmittel gegen Schanker. „Medycyna". Tome 3, Nr. 33. 1875. (c) Schankergeschwüre der Vaginalportion und der Scheide. Beobachtungen aus dem St. Lazarushospital für venerische Kranke in Warschau. Ref. Arch. f. Dermatol. u. Syphilis. Bd. 8, S. 542. — KOCH, FRANZ: Über das Ulcus vulvae chronicum, elephantiasticum etc. Arch. f. Dermatol. u. Syphilis. Bd. 34, S. 205. — KÖNIG: Defekt der Harnröhrenwand durch Ulcus phagedaenicum. Sitzung des Hamburger ärztlichen Vereins vom 23. 3. 1909. Ref. Arch. f. Dermatol. u. Syphilis. Bd. 97, S. 466. — KÖNIGSTEIN: Verhandlungen der Wiener Dermatologischen Gesellschaft. Sitzung vom 8. 11. 1917. Ref. Dermatol. Zeitschr. 1919. Nr. 7, S. 339. — KÖNIGSTEIN, H.: (a) Zur Behandlung des Ulcus molle. Dermatol. Zeitschr. Bd. 25, H. 6. (b) Einige Erfahrungen über venerische Erkrankungen. Wien. klin. Wochenschr. 1917. Nr. 3. — KREIBICH, C.: Die Behandlung des Ulcus molle und des Bubo. Dtsch. med. Wochenschr. 1908. Nr. 1. — KRIKORIAN: Le traitement du chancre mou et de ses complications par le vaccin de NICOLLE. Paris méd. Ann. 16, Nr. 41, p. 285—286. 1926. — KROMAYER, ERNST: Diphtherie der Vulva bei Erwachsenen unter dem Bilde des Ulcus molle. Dermatol. Wochenschr. 1920. S. 770. — KRÖSING (Stettin): Erfahrungen mit der AUDRYschen Ulcus-molle-Behandlung. Ref. Arch. f. Dermatol. u. Syphilis. Bd. 147, S. 423. — KUBOYAMA, T.: (a) Klinische Erfahrungen über „Erynacol". (Dermato-urol. Ges., Osaka, Sitzung vom 29. 1. 1922.) Japan. Zeitschr. f. Dermatol. u. Urol. Bd. 22, Nr. 8, S. 724. 1922. (b) An immunological study of DUCREYsche Bacillus. (Osaka dermato-urol. soc. 10. 6. 1922.) Japan. journ. of dermatol. a. urol. Vol. 23, Nr. 2, p. 5. 1923. — KUMER: Verhandlungen der Wiener Dermatologischen Gesellschaft. 6. 11. 1919. Ref. Arch. f. Dermatol. u. Syphilis. Bd. 137, S. 117. — LACAPÈRE et GALLIOT: Traitement du chancre mou par le rayonnement total du radium. Bull. de la soc. franç. de dermatol. Ann. 31, Nr. 1, p. 28—33. 1924. — LAEDERICH et R. WEILL-SPIRE: A propos du traitement du chancre mou par le vaccin de NICOLLE. Bull. et mém. de la soc. méd. des hôp. de Paris. Ann. 41, Nr. 39, p. 1581—1583. 1925. — LAFFONT: Sur un cas d'ulcère chronique de vulve. Ann. de malad.

vénér. 1908. 6. — LANA, MARTINEZ: Abortivbehandlung des Bubo. Med. ibera. año 6, Nr. 218, p. 16. 1922. — LANZ, ALFRED: Zur Therapie der Ulcera mollia. Dtsch. med. Wochenschr. 1896. 17. — LEBLOND: Treatment of simple chancre with resorcin. Brit. journ. of dermatol. April 1890. — LEDERMANN: Verhandlungen der Berliner Dermatologischen Gesellschaft. Sitzung vom 13. 2. 1912. Ref. Arch. f. Dermatol. u. Syphilis. Bd. 112, S. 662. — LEINER, G.: Klinische und pathologisch-anatomische Untersuchungen über eine seltene Form von chronischer Ulceration der Vulva und ihre Heilungsprozesse. Arch. f. Hygiene. Bd. 111, S. 508. — LENARTOWICZ, J.: Über Ulcus vulvae acutum (LIPSCHÜTZ). Wien. klin. Wochenschr. 1917. Nr. 9. — LENNHOFF, KARL: Über einen Fall von knotigen, vereiternden hämatogenen Metastasen an den Unterschenkeln bei weichem Schanker. Arch. f. Dermatol. u. Syphilis. Orig. Bd. 131, S. 80—86. 1921. — LESSER, FRITZ: Zur Verfeinerung der Wa.R. und Vermeidung divergenter Resultate. Dermatol. Zeitschr. Bd. 20. 1913. — LETZEL: Zur Behandlung der Ulcera mollia. Allg. med. Zentral-Zeitg. 1889. Nr. 104. — LEVY-BING: Deux cas de chancres de l'urèthre. Dermatol. Zeitschr. 1919. Nr. 6, S. 937. — LEVY-BING et GERBAY: Un cas de chancrelle du doigt. Ann. des maladies vénér. Tome 14. 5. Mai 1919. — LEVY-BING und A. MORIN: Behandlung des einfachen Schankers mit lokalen Salvarsanapplikationen. Gaz. des hôp. civ. et milit. 1912. Nr. 122. — LEVY-LENZ: Die Behandlung chronisch verlaufender Ulcera mollia mit Rivanol. Med. Klinik. Jg. 19, Nr. 2, p. 56. 1923. — LEWIN: Verhandlungen der Berliner Dermatologischen Vereinigung. Sitzung vom 10. Juli 1894. Ref.: Arch. f. Dermatol. u. Syphilis. Bd. 29, S. 299. — LIPINSKI, WITOLD: (a) Zur Biologie des Bacillus DUCREY-UNNA. Polska gazeta lekarska. Ann. 2, Nr. 32, p. 584—587. 1923. (b) Recherches biologiques et expérimentales sur le streptobacille de DUCREY. (Laborat., inst. vétérin. et de méd. exp., univ., Cracovie.) Cpt. rend. des séances de la soc. de biol. Tom. 93, Nr. 27, p. 657—661. 1925. — LIPSCHÜTZ: (a) Verhandlungen der Wiener Dermatologischen Gesellschaft. Sitzung vom 6. März 1919. Ref. Arch. f. Dermatologie u. Syphilis. Bd. 133, S. 73. 1921. (b) Wiener Dermatologische Gesellschaft. Ref. Arch. f. Dermatol. u. Syphilis. Bd. 115, S. 20. (c) Verhandlungen der Wiener Dermatologischen Gesellschaft. 25. 10. 1911. Ref. Arch. f. Dermatol. u. Syphilis. Bd. 117, S. 3 u. S. 127. — LIPSCHÜTZ, B.: (a) Über Ulcus vulvae acutum. Wien. klin. Wochenschr. 1918. Nr. 17. (b) Klinische und bakteriologische Untersuchungen über das Ulcus venereum. Arch. f. Dermatol. u. Syphilis. Bd. 76, S. 209 u. 347. — LITTLE, E. G. G.: (a) Chronische Ulcerationen. (Ulcus molle serpiginosum.) Royal Society of Medicine. Dermatological Section. Sitzung vom 18. 11. 1915. Ref. Dermatol. Wochenschr. 1916. S. 934. (b) Fall von Ulcus molle serpiginosum. Verhandlungen der Royal Society of Medicine. Sitzung vom 18. 10. 1917. Ref. Dermatol. Zeitschr. Bd. 23, S. 776. 1919. — LJANZ, A. J.: Die Behandlung des weichen Schankers. Practitscheski, Wratsch. Nr. 4 u. 5. 1903. — LOP: Du traitement chirurgical des adénites inguinales suppurées. Gaz. des hôp. civ. et milit. Ann. 98, Nr. 64, S. 1043—1046. 1925. — LORTAT-JACOB et POUMEAU-DELILLE: Vaccination du chancre mou. (Hôp. St. Louis, Paris.) Paris méd. Ann. 16, Nr. 26, p. 618—620. 1926. — LUITHLEN: Verhandlungen der Wiener Dermatologischen Gesellschaft. Sitzung vom 4. 4. 1918. Ref. Dermatol. Zeitschr. Bd. 23, S. 599. 1919. — LYNCH, KENNTH M.: (a) Tartar emetic in the treatment of granuloma inguinale and other granulomata and granulating ulcers. Southern med. journ. Vol. 15, Nr. 9, p. 688—692. 1922. (b) Granuloma inguinale. (Granuloma venereum; granuloma of pudenda; ulcerative vulvitis; serpiginous ulceration of genitals, etc.). Journ. of the Americ. med. assoc. Vol. 77, Nr. 12, p. 925—929. 1921. — MAGGI: Ulcus molle am Vorderarm. Ref. Arch. f. Dermatol. u. Syphilis. Bd. 25, S. 197. — MANSON-BAHR, PHILIP: Case of ulcerating granuloma of the pudenda in which healing commenced immediately subsequent to the administration of antimony. Proc. of the roy. soc. of med. Vol. 16, Nr. 5, clin. sect., p. 25—26. 1923. — MAPLESTONE, P. A.: Notes on ulcerative granuloma. (Granuloma venereum.) (Liverpool school of trop. med. Liverpool.) Ann. of trop. med. a. parasitol. Vol. 15, Nr. 4, p. 413—415. 1921. — MARINI: Traitement du chancre mou et du bubon par vaccinothérapie. Cinq observations. Arch. de l'inst. Pasteur de Tunis. Tome 14, Nr. 4, p. 465 bis 466. 1925. — MARRAS, A.: Contribution à la thérapeutique du bubon vénérien. (Clin. dermo-syphiligr., univ., Cagliari.) Ann. des maladies vénér. Ann. 21, Nr. 8, p. 561—589. 1926. — MASSIA et JEAN LACASSAGNE: Bubons chancrelleux extra-génitaux. Paris méd. Ann. 12, Nr. 17, p. 356—358. 1922. — MAYER: Ein in der Schwangerschaft rezidivierendes Ulcus der großen Labien. Dermatol. Zeitschr. 1909. — MAZZA, SALVADOR: Vaccin polyvalent et vaccin monovalent dans le traitement spécifique du chancre mou et du bubon. (Inst. de clin. chir., univ., Buenos Aires.) Arch. de l'inst. Pasteur de Tunis. Tome 15, Nr. 2, p. 157—162. 1926. — MAZZOLANI, A. D.: Das phagedänische Geschwür in Tripolis. II. Policlinico, sez. prat. fasc. 17 e 18. 1913. — DE MEDINA: Ulcera mollia extragenitalia. Verhandlungen der Sociedad española de dermatologia y sifiliografia. Sitzung vom 6. März 1920. Ref. Arch. f. Dermatol. u. Syphilis. Bd. 137, S. 178. 1921. — MEGAWORIAN: Dermatologische Gesellschaft in Odessa. Sitzung vom 6. 3. 1913. Ref. Dermatol. Wochenschr. 1913. S. 959. — MEGAWORIAN, H.: Dermatologische Gesellschaft in Odessa. Sitzung vom 5. 12. 1912.

Ref. Dermatol. Wochenschr. 1913. S. 170. — MELAZZO, G.: Il nitrato di piombo nell' ulcera molle venerea. Giorn. ital. d. malatt. vener. e. d. pelle. Vol. 34. — MERGELSBERG-Bonn: Schnellheilung des Ulcus molle mit Chlorzinklösung. Münch. med. Wochenschr. 1920. Nr. 26. — MERIAN, L.: Ein Fall von extragenitalem Ulcus molle des linken Oberarms. Monatshefte f. prakt. Dermatol. Bd. 53, H. 5—10. — MESCHTSCHERSKI: Zur Behandlung des weichen Schankers. Russische Zeitschr. f. Haut- u. Geschlechtskrankh. Bd. 26. 1913. Ref. Arch. f. Dermatol. u. Syphilis. Bd. 117, S. 729. — MEURISSE: Ulcération génitale phagédénique à symbiose fuso-spirillaire. Ann. des maladies vénér. Tome 14. 7. 7. 1919. Ref. Arch. f. Dermatol. u. Syphilis. Bd. 125, S. 937. — MEYER, OTTO: Über Besonderheiten im Verlauf des Ulcus molle. Inaug.-Diss. Berlin 1897. Ref. Arch. f. Dermatol. u. Syphilis. Bd. 48, S. 154. — MICIÉ-IVANIÉ: Ulcus phagedaenicum. Serb. Arch. f. d. ges. Med. Jg. 25, H. 11, S. 512—514. 1923. — MIEKLEY, JOH.: Statistische Beiträge zur Lehre des auf Ulcus molle folgenden Bubo inguinalis. Dermatol. Zeitschr. Bd. 3, H. 4. 1896. — MIKHALEVITCH: Calomel in phagedenic soft chancres. Novosdi Terapii 1889. Nr. 46. Ref. Brit. med. journ. of dermatol. April 1890. — MIKULICZ und W. KÜMMEL: Die Krankheiten des Mundes. Jena: Gustav Fischer 1912. — MILIAN: (a) Formes cliniques. Diagnostic et traitement du chancre mou. Journ. des praticiens. Ann. 37, Nr. 21, p. 337—41. (b) Tuberkulöser Schanker des Kinnes. Bull. de la soc. franç. de dermatol. Sitzung vom 9. 11. 1911. Ref. Dermatol. Wochenschr. 1912. S. 233. — MILIAN, G.: Bubon chancrelleux de l'aine sans chancre mou. Rev. franç. de dermatol. et de vénéréol. Ann. 2, Nr. 6, p. 364—367. 1926. — MILIAN et GRELLETY-BOSVIEL: Chancre mixte tertiaire. Bull. de la soc. franç. de dermatol. Ann. 31, Nr. 1, p. 44—45. 1924. — MILIAN et PÉRIN: Gangrène foudroyante des organes génitaux externes, réproduction expérimentale de la gangrène chez le lapin. Bull. et mém. de la soc. méd. des hôp. de Paris. Ann. 37, Nr. 24, p. 1065—1066. 1921. — MINASSIAN, P.: Multiple primäre Ulcera mollia der Zunge. Giorn. ital. d. malatt. vener. e. d. pelle. Vol. 61, Ann. 55. 1920. Ref. Arch. f. Dermatol. u. Syphilis. Bd. 137, S. 281. — MISKJIAN, H. G.: Chancroidal buboes. Efficient treatment by injections of Mencières solution. (Dep. of dermatol. a. syphilol., Cleveland city hosp. a. Western reserve univ. school of med., Cleveland.) Journ. of the Americ. med. assoc. Vol. 87, Nr. 18, p. 1436—1441. 1926. — MOIROUD, M. P.: (Interne des Hôpitaux de Marseille.) Über die Anwendung von Jodräucherungen in der Behandlung venerischer Geschwüre. Gaz. méd. de Paris. Ann. 83, Nr. 151. 1912. — MÖLLER, MAGNUS und U. MÜLLER-ASPEGREN: Therapeutische Studien über Ulcus molle. Arch. f. Dermatol. u. Syphilis. Bd. 54, S. 91 (Festschrift). — MONPELLIER, J. et E. BENCEERI: Les formes cliniques de la chancrelle chez les indigènes algériens. Ann. des maladies vénér. Ann. 19, Nr. 7, p. 514—518. 1924. — MONTGOMERY, DOUGLAS W. (Kalifornia): Ein Fall von Staphylokokkeninfektion der Tonsille, einen Schanker vortäuschend. Journ. of cut. dis. incl. syph. Vol. 23, 5. Ref. Arch. f. Dermatol. u. Syphilis. Bd. 79. S. 54. — MONTILLIER: Der weiche Schanker und seine Behandlung. Thèse de Paris 1889. Ref. Arch. f. Dermatol. u. Syphilis. Bd. 23, S. 718. — MOREL-LAVALLÉE: Traitement du chancre simple. Gaz. des hôp. civ. et milit. 1890. Nr. 24, 25 et 28. Ref. Arch. f. Dermatol. u. Syphilis. Bd. 22, S. 687. — MORINI, LORENZO: (a) Circa l'efficacia della proteinoterapia aspecifica nella cura del bubbone venereo. (Clin. dermosifilopat., univ., Modena.) Giorn. ital. d. malatt. vener. e d. pelle. Vol. 62, fasc. 1, p. 43—47. 1921. Ref. Zentralbl. f. Haut- u. Geschlechtskrankh. Bd. 1, S. 368. 1921. (b) Extragenitale Autoinfektion von Ulcus molle. Giorn. ital. d. malatt. vener. e d. pelle. Vol. 60, Ann. 54. 1919. Ref. Arch. f. Dermat. u. Syphilis. Bd. 137, S. 279. — MOUGÈNE DE SAINT-AVID: Über den nicht ansteckenden Schanker des Uterus und seine Beziehung zum weichen Schanker der Vagina. Thèse de Paris 1886. Ref. Arch. f. Dermatol. u. Syphilis. Bd. 19, S. 380. — MOURADIAN: Un traitement nouveau du chancre mou. Ann. des maladies vénér. Ann. 16, Nr. 4, p. 243—247. 21. — MUCHA: Verhandlungen der Wiener Dermatologischen Gesellschaft. Sitzung vom 23. 11. 1910. Ref. Arch. f. Dermatol. u. Syphilis. Bd. 105, S. 567. — MÜLLER, G. J.: Die Behandlung des Ulcus molle und des Bubo. Einige Bemerkungen zu Prof. KREIBICHS klinischem Vortrag in Nr. 1 dieser Wochenschrift. Dtsch. med. Wochenschr. Nr. 4. 1908. — MÜLLER, HUGO: (a) Darf bei weichen Schankergeschwüren prophylaktisch Salvarsan angewandt werden? Erwiderung. Münch. med. Wochenschr. 1914. Nr. 36. (b) Ulcus molle oder Primäraffekt, eine therapeutische Betrachtung. Münch. med. Wochenschr. 1914. Nr. 23. — MULZER, MRAČEK-JESIONEK: Atlas und Grundriß der Hautkrankheiten. Fünfte teilweise umgearbeitete und erweiterte Auflage. Herausgegeben von Prof. Dr. PAUL MULZER. München: F. Lehmann 1924. — NANDER, NIELS: Sur l'étiologie du chancre gangréneux. Forhandlingar ved nordisk dermatologisk forenings. 4. Sitzung, Kopenhagen, 10.—12. 6. 1919. S. 177—182. 1921. Ref. Zentralbl. f. Haut- u. Geschlechtskrankh. Bd. 2, S. 104. 1921. — DE NAPOLI, F.: Über die extragenitalen und perigenitalen Ulcera mollia im Hinblick auf einen Fall von Inokulation venerischer Geschwüre auf Stellen inguinaler Epidermophytie. Giorn. ital. d. malatt. vener. e d. pelle. fasc. 6. 1912. — NAST, OTTO: Eine neue Bubotherapie bei Ulcus molle. Dtsch. med. Wochenschr. 1920. Nr. 23. — NEISSER, A.: (a) Bemerkungen zur Therapie des Ulcus molle. Berl. klin. Wochenschr. 1895. Nr. 36. (b) Zur Salvarsantherapie bei Ulcus molle-Fällen. Münch. med. Wochenschr. 1915. Nr. 13. — NEUMANN: (a) Verhandlungen der Wiener Dermatologischen Gesellschaft. Sitzung vom 14. 10. 1891. Ref. Arch. f. Dermatol. u. Syphilis. Bd. 24, S. 332. (b) Verhandlungen der Wiener Dermatologischen Gesellschaft. Sitzung vom 31. 10. 1894. Ref. Arch. f. Dermatol. u. Syphilis. Bd. 30, S. 111. (c) „Syphilis". 2. Aufl. Wien: Alfred Hölder 1899. (d) Verhandlungen der Wiener Dermatologischen Gesellschaft. Sitzung vom 6. März 1901. Ref. Arch. f. Dermatologie u. Syphilis. Bd. 59, S. 447. — NICOLAS, JOSEPH: Lymphogranulomatose inguinale subaigue d'origine vénérienne. — Ulcère vénérien adénogène. Journ. de méd. de Lyon. Ann. 3, Nr. 57, p. 281—293. 1922. — NICOLAS, GATE, DUPASQUIER et LEBEUF: Essai de traitement des bubons chancrelleux par l'autohémothérapie. (Soc. méd. des hôp. Lyon, 6. 3. 1923.) Lyon méd. Tome 132, Nr. 12, p. 561—564. 1923. — NICOLAS, J. et JEAN LACASSAGNE: Contribution à la bactériothérapie du bubon chancrelleux. Traitement par le vaccin T.-A.-B. Bull. de la soc. franç. de dermatol. et de syphiligr. Ann. 33, Nr. 2, p. 107—111. 1926. — NICOLLE, CH. et P. DURAND: Les acquisitions récentes au sujet du diagnostic et du traitement du chancre mou et de ses complications. (Laborat., inst. Pasteur, Tunis.) Bull. méd. Ann. 39, Nr. 2, p. 45. 1925. — NIVET: Über die relative Häufigkeit des Sitzes des extragenitalen Schankers. Thèse de Paris 1887. Ref. Arch. f. Dermatol. u. Syphilis. Bd. 20, S. 449. — NOBL: Verhandlungen der Wiener Dermatologischen Gesellschaft vom 13. März 1912. Ref. Arch. f. Dermatol. u. Syphilis. Bd. 112, S. 680. — OBRASZOW: Veränderungen an den Lymphdrüsen bei hartem und weichem Schanker. (Petersb. med. Wochenschr. 1881. 30. SCHMIDTS Jahrb. 191, 9. H. 1881.) — OCHS: Phagedänischer weicher Schanker. Journ. cut. dis. Vol. 80, Nr. 5, p. 356—362, p. 438—443. Ref. Arch. f. Dermatol. u. Syphilis. Bd. 117, S. 341. — ODSTRCIL, J.: Über moderne Behandlungsarten der Bubonen nach Ulcera mollia. Münch. med. Wochenschrift 1917. 52. — OLIVER: (a) Chronic ulcerating granuloma of groin. Chicago dermatol. soc. 17. 1. 1923. Arch. of dermatol. a. syphilol. Vol. 7, Nr. 6, p. 827—828. 1923. (b) Ulcerating granuloma of the pudenda. (Chicago dermatol. soc. 18. 1. 1922.) Arch. of dermatol. a. syphilol. Vol. 5, Nr. 6, p. 790—792. 1922. — ORTEGA, R.: Le traitement des bubons chancreux et des abcès en général par les injections de pommade poli-antiseptique. Journ. des praticiens. Ann. 35, Nr. 1, p. 13—14. 1921. — OUDARD et G. JEAN: Bubon chancrelleux phagédénique compliqué d'ulcération des artères fémorale et iliaque externe. (Quatre hémorrhagies secondaires successives ayant nécessité quatre interventions jusqu'à la ligature haute de l'iliaque externe. — GUÉRISON.) Ann. des maladies vénér. Ann. 18, Nr. 2, p. 143—146. 1923. — OWINGS, EDWARD R.: Bericht über einen Fall von phagedänischem Schanker. Journ. of cut. and gen.-urin. dis. Juni 1896. — PAROUNAGIAN, MIHRAN B. and HERMAN GOODMAN: Ulcerating granuloma (granuloma inguinale). A report of a rare example of this disease in a syphilitic patient. Arch. of dermatol. a. syphilol. Vol. 5, Nr. 5, p. 597—601. 1922. — PAUTRIER, L. M.: La vaccino-thérapie du chancre mou. Bull. de la soc. franç. de dermatol. Ann. 32, Nr. 5, p. 189—190. 1925. — PAWLOW: Ein Fall von Ausheilung eines weichen Schankers durch Gebrauch von Salvarsan. Dermatol. Wochenschr. Nr. 9. 1912. S. 248. — PAWLOW, P. A.: Beitrag zur Kasuistik der seltenen Ulcus-molle-Lokalisationen. Primäre Lokalisationen des Ulcus molle in der Urethra nebst Autoinokulation am Zeigefinger der linken Hand. Dermatol. Zeitschr. Bd. 21, H. 11. — PEIPER, OTTO: Meningitis, Urinphlegmone, Gundu, Phagedänismus. Arch. f. Schiffs- u. Tropen-Hygiene. Bd. 18, H. 9. — PEREZ, JOSÉ: Das venerische Granulom. Eine neue Geschlechtskrankheit. Med. prat. Año 29, Nr. 35, p. 41—48. 1922. — PERKEL: Ein Fall von Tuberkulose des Rectums und des Afters und von Ulcus molle des Penis. Wratschebnaja Gaseta. 1913. Nr. 34. — PERL, H.: Über ein durch Röntgenlicht geheiltes Ulcus phagedaenicum. Dermatol. Wochenschr. Bd. 71, Nr. 46. — PERL, W.: Sammelreferat. Arch. f. Dermatol. u. Syphilis. Bd. 122, S. 598. — PETERSEN, O.: (a) Ulcus molle. Arch. f. Dermatol. u. Syphilis. Bd. 29, S. 419. (b) Ulcus molle. II. Teil. Arch. f. Dermatol. u. Syphilis. Bd. 30, S. 381. (c) Über die Mikrobien des weichen Schankers. Wratsch 1893. Nr. 5. (d) Über Excochleation des Ulcus molle. Arch. f. Dermatol. u. Syphilis. Bd. 21, S. 362. — PETGES, G.: Behandlung des weichen Schankers mit Jodtinktur. Gaz. des hôp. civ. et milit. 1911. Nr. 29. — PETZOLD, A.: Über Komplikationen bei Ulcus molle. Inaug.-Diss. Würzburg 1889. Ref. Arch. f. Dermatol. u. Syphilis. Bd. 23, S. 815. — PEYRI: Un cas du granulome vénérien. (I. congr. de dermatol. et syphiligr. de langue franç., Paris, 6.—8. 6. 1922.) Presse méd. Tome 30, Nr. 53, p. 572. 1922. — PHILIPPS, LESLIE: Chancre in an infant. Birmingham and Midland counties branch of the British Medical Association. Ref. Brit. med. journ. 25. 1. 1896. — PORAI-KOSCHITZ: Die Abnahme des venerischen Schankers in Charkow. Russkaja medicina 1887. Ref. Arch. f. Dermatol. u. Syphilis. Bd. 19, S. 380. — POTTS, HERBERT A.: Report of a case of cephalic chancroid and a case of encephalitis following extraction of a tooth that had infection at apex. Journ. of the Americ. med. assoc. Vol. 77, Nr. 24, p. 1885—1889. 1921. — QUARELLI, GUSTAVO und NEGRO F.: Weicher Schanker und unerkannt gebliebene Syphilis. Med. Klinik. 1915. Nr. 3.

— QUEYRAT, LOUIS: Sur un nouveau traitement des chancres simples. Bull. de la soc. franç. de dermatol. Ann. 1921, Nr. 6, p. 288—292. 1921. — QUEYRAT und BOUTTIER: Weiche Schanker mit Röntgenstrahlen behandelt. Bull. méd. 1913. Nr. 15. — QUEYRAT und ROUILLARD: Ulcus molle am Finger eines Syphilitikers. Bull. et mém. de la soc. méd. des hôp. de Paris. 1912. — RABELLO, ED.: (a) Verhandlungen der Sociedad Brasileira de Dermatologia. Sitzungen vom 7. 4., 7. 5., 28. 5. und 23. 6. 1913. Ulcus phagedaenicum tropicum. Ref. Arch. f. Dermatologie u. Syphilis. Bd. 119, S. 544. (b) Ulcus molle serpiginosum. Brasilianische Gesellschaft für Dermatologie. Sitzung vom 27. 12. 1913. Ref. Dermatol. Wochenschr. 1914. S. 1413. — RADINO, NICOLA: I fagedenismi tropicali nella somalia italiana. Giorn. di med. milit. Ann. 70, fasc. 2, p. 94—97. 1922. — RAE, JAMES: Ein Fall von Hämorrhagie aus einer Erosion nach Ulcus molle. Lancet. 1912. 19. 3. — RAMAZOTTI, V.: Extragenitales Ulcus molle. Giorn. ital. d. malatt. vener. e d. pelle. 1911. fasc. 3. — RANDALL, ALEXANDER: Studies on a series of sixteen cases of granuloma inguinale including both sexes. (Americ. urol. ass. New York, 23. 11. 1921.) Internat. journ. of surg. Vol. 35, Nr. 1, p. 21—26. 1922. — RANDALL, ALEXANDER, JAMES, C. SMALL and WM. P. BELK: Tropical inguinal granuloma in the eastern United States. Journ. of urol. Vol. 5, Nr. 6, p. 539—548. 1921. (b) Granuloma inguinale. (Wards a. laborat., Philadelphia gen. hosp., Philadelphia.) Surg., gynaecol. a. obstetr. Vol. 34, Nr. 6, p. 717—739. 1922. — RAVARY-BOURGES, M.: Behandlung des weichen Schankers mit Argyrol. Journ. d'urol. méd. et chirurgicale. Tome 4, Nr. 6. 15. 12. 1913. — RAVAUT: Sur une communication de HANNS et WEISS sur l'ulcère vénérien adénogène. Réunion dermatol., Strasbourg, 12. 1. 1923.) Bull. de la soc. franç. de dermatol. Ann. 1923, Nr. 3, p. 1—2. 1923. — RAVAUT, P., BOULIN et RABEAU: Sur une variété de poradéno-lymphite suppurée bénigne à forme septicémique, ses rapports avex la „lymphogranulomatose inguinale subaigue" de MM. NICOLAS et FAVRE. Presse méd. Ann. 30, Nr. 42, p. 453—456. 1922. — RAVAUT, PAUL et LAMBLING: Condylomes chancrelleux de l'orifice vaginal. Ann. de dermatol. et de syphiligr. Tom. 7, Nr. 4, p. 215—223. 1926. — RAYNAUD, M. J., MONTPELLIER et A. LACROIX: Phagédénisme chronique serpigineux de l'aine (ulcère serpigineux vénérien). Bull. de la soc. de pathol. exot. Tome 15, Nr. 7, p. 641 bis 747. 1923. — REBAUDI, U.: Der rohe Steinkohlenteer bei der vereiterten Adenitis nach Ulcus molle. La Liguria med. Nr. 13. 1. 7. 1910. — REENSTIERNA, JOHN: (a) Chancre mou expérimental chez le singe et le lapin. (Clin. de syphiligr., Inst. Carolin et laborat. bactériol. de l'Etat, Stockholm.) Acta dermato-venereol. Bd. 2, H. 1, S. 1—7. 1921. Ref. Zentralbl. f. Haut- u. Geschlechtskrankh. Bd. 4. 1922. (b) Sérum contre le chancre mou, spécialement contre des bubons chancreux. (Laborat. bactériol. de l'Etat, Stockholm.) Cpt. rend. des séances de la soc. de biol. Tome 85, Nr. 31, p. 830—832. 1921. Ref. Zentralbl. f. Haut- u. Geschlechtskrankh. 1922. Bd. 4. (c) Experimental soft chancre in rabbits. Urol. a. cut. rev. Tome 25, Nr. 6, p. 332—333. 1921. (d) Untersuchungen über den Bacillus Ducrey. I. Herstellung und Eigenschaft eines Antistreptobacillenserums. II. Cutireaktion beim Ulcus molle. Ihre Verwertung zur Diagnose. Arch. f. Dermatol. u. Syphilis. Bd. 147, H. 3, S. 362—388. 1924. — REICHEL, KONRAD: Über das Contagium des Ulcus molle und Ulcus serpiginosum. Ref. Arch. f. Dermatol. u. Syphilis. Bd. 42. S. 299. — RESTOUX: Traitement d'un chancre mou phagédénique par la pommade au nitium. Bull. méd. Ann. 39, Nr. 11, p. 295—296. 1925. — RIECKE: Lehrbuch der Haut- und Geschlechtskrankheiten. Jena: G. Fischer 1920. — RIEGER, CONRAD: Über Schanker, Cancroid und ihre Metamorphosen. Arch. f. Dermatol. u. Syphilis. Bd. 13, S. 189. — RILLE: (a) Lehrbuch der Haut- und Geschlechtskrankheiten. 1. Abtlg. Jena: Fischer 1902. (b) Verhandlungen der Wiener Dermatologischen Gesellschaft. Sitzung vom Oktober 1896. Ref. Arch. f. Dermatol. u. Syphilis. Bd. 37, S. 441. — RISTIĆ, LUKA: Ulcus phagedaenicum. Serb. Arch. f. ges. Med. Jg. 24, H. 6/7, S. 265—282. 1922. — RITTER: Über den Zusammenhang von Lues und Tuberkulose. Dermatol. Wochenschrift. 1924. Nr. 49. — RIVALIER, E.: Recherches récentes sur l'infections chancrelleuses Rev. franç. de dermatol. et de vénéréol. Ann. 1, Nr. 1, p. 31—42. 1925. — RIVIÈRE: Ref. Arch. f. Dermatol. u. Syphilis. Bd. 27, S. 139. — ROEB: Über Ulcus molle im Kindesalter mit besonderer Berücksichtigung der Differentialdiagnose. Inaug.-Diss., Bonn 1920. Ref. Dermatol. Wochenschr. Bd. 2, S. 969. 1921. — ROLNICK, H. C.: Primary bubo. (Primärer Bubo.) Urol. a. cutan. review. Vol. 26, Nr. 3, p. 151—152. 1922. — ROSENBERGER, FRANZ: Die Zunahme des Phagedänismus. Dtsch. med. Wochenschr. Jg. 47, Nr. 30, S. 868—869. 21. — ROSENWALD, LEON: The specific treatment of chancroids. Urol. a. cut. review. Vol. 27, Nr. 9, p. 553. 1923. — ROZIES, H.: Ulcus molle und phagedänischer Bubo vernarbt mit Heißluftbehandlung. Gaz. des hôp. civ. et milit. 1913. Nr. 123. — RUETE, A., Hamburg: Die Behandlung des Ulcus molle mit heißen Spülungen. Klinisch-therap. Wochenschr. 1909. Nr. 25. — RÜHL, KARL: Phenolkampfer bei Ulcus venereum. Dtsch. med. Wochenschr. 1913. Nr. 34. — RUPEL, ERNEST, Indianopolis: Chancroidal ulcers treated locally with antimony and potassium tartrate solutions. Report of eight cases. Journ. of the Americ. med. assoc. Bd. 86, Nr. 8, S. 544—545. 1926. — SACHS, Frankfurt a. M.: Die Behandlung des Ulcus molle und anderer Genitalgeschwüre mit

Jodtinktur. Berl. klin. Wochenschr. 1916. S. 749. — SAELHOF, CLARENCE C.: Observations on chancroidal infection. (John Mc Cormik inst. f. infect. dis., Chicago.) Journ. of infect. dis. Vol. 35, Nr. 6, p. 591—602. 1924. (b) Beobachtungen an Ulcus-molle-Infektion. (John Mc Cormick Inst. f. ansteckende Krankheiten, Chicago.) Med. Klinik. Jg. 20, Nr. 49, S. 1747. 1924. — SAINZ DE AJA: (a) Ulcus phagedaenicum der Wangenschleimhaut und des rechten Beines. Verhandlungen der Sociedad española de dermatologia y sifiliografia. Ref. Arch. f. Dermatol. u. Syphilis. Bd. 137, S. 176. (b) Übertragung weicher Schanker durch gesunde Personen. Actas dermosifiliogr. Año 13, Nr. 3, p. 118—121. 1921. Ref. Zentralbl. f. Haut- u. Geschlechtskrankh. Bd. 3, S. 406. 1922. — SAINZ DE AJA, E. ALVAREZ: Übertragung des weichen Schankers durch gesunde Personen (Keimträger). Rev. méd. de Sevilla. Año 40, Aprilh., S. 1—4. 1921. Ref. Zentralbl. f. Haut- u. Geschlechtskrankh. Bd. 2, S. 104. 1921. — SANTOLINO, C. RAFAEL: Granuloma venéreo. Tes. de la Fac. de med. de Guatemala. Guatemala: Tip. Sanchez y de Guise. 1921. Ref. Zentralbl. f. Haut- u. Geschlechtskrankh. Bd. 4. 1922. — SCHADE: Über Ulcus vulvae chronicum (tuberculosum). Monatsschr. f. Geburtsh. u. Gynäkol. Bd. 51, S. 190. 1920. — SCHÄFFER, J.: Therapie der Haut- und venerischen Krankheiten. Berlin: Urban & Schwarzenberg 1922. 6. Aufl. — SCHELENZ, CURT: Angina Plaut-Vincenti und Ulcus phagedaenicum. (Lungenheilst. Trebschen, Krs. Züllichau.) Berl. klin. Wochenschr. Jg. 58, Nr. 40, S. 1181—1182. 1921. — SCHERBER, G.: (a) Zur Klinik und Ätiologie einiger am weiblichen Genitale auftretender seltener Geschwürsformen. Dermatol. Zeitschr. Bd. 20, H. 2. (b) Zusammenfassung der Klinik der pseudotuberkulösen Geschwüre, wie Ulcus acutum vulvae und Mitteilung der gelungenen Reinkulturen der in den Geschwüren vorkommenden Bacillen mittels eigener Züchtigungsmethode. Wien. klin. Wochenschr. 1918. 7. (c) Über die Beziehungen der in den pseudotuberkulösen Geschwüren sive Ulcus ac. vulvae sich findenden Bacillen zu den Scheidenbacillen DÖDERLEINS. Wien. klin. Wochenschr. 1918. Nr. 37. (d) Weitere Mitteilungen zur Klinik und Ätiologie der pseudotuberkulösen Geschwüre am weiblichen Genitale. Wien. klinische Wochenschr. 1913. Nr. 26. — SCHMITT, EMIL: Über das Ulcus molle serpiginosum. Inaug.-Diss. Berlin 1915. Dermatol. Wochenschr. 1919. S. 140. — SCHNITTKIND: Weiche Schanker auf Narben (Symphysis). Russische Zeitschrift für Haut- und Geschlechtskrankheiten. Januar 1911. Ref. Arch. f. Dermatol. u. Syphilis. Bd. 109, S. 551. — SCHOLTZ: Über alte und neue dermatologische Heilmittel. Verhandlungen der Nordostdeutschen Dermatologischen Vereinigung. Sitzung vom 17. 10. 1920. Arch. f. Dermatol. u. Syphilis. Bd. 137, S. 154. — SCHOLZ: Lehrbuch der Haut- und Geschlechtskrankheiten. Leipzig: Hirzel 1913. — SCHUCHT: Verhandlungen der Breslauer Dermatologischen Vereinigung. 1903—1905. Arch. f. Dermatol. u. Syphilis. Bd. 79, S. 433. — SEI, SHIGEMOTO: Über die histologischen Veränderungen in den sog. klimatischen Bubonen unter besonderer Berücksichtigung der Gitterfasern. (Inst. f. Schiffs- u. Tropenkrankh., Hamburg.) Arch. f. Schiffs- u. Tropenhyg. Bd. 27, H. 3, S. 81—83. 1923. — SERRA: Über die Ätiologie des Ulcus molle. Dermatol. Zeitschr. 1907. — SERRA, ALBERTO: Beitrag zum Studium des gonorrhoischen Ulcus. Ann. des maladies vénér. Januar 1912. — SEUTEMANN: Die Geschlechtskrankheiten in der Großstadt und auf dem Lande. Von Dr. KARL SEUTEMANN, Direktor des statistischen Amts der Stadt Hannover. Kommunale Mitteilungen. Jg. 3, Nr. 58. Hannover, 6. 8. 1924. — SHATTUCK, GEORGE CHEEVER: Granuloma inguinale in Boston. Ser. f. trop. dis., Boston city hosp., Boston. Boston med. a. surg. journ. Vol. 188, Nr. 15, p. 530—532. — SICILIA: (a) Ziegenmilchseruminjektionen. Arch. dermo-sifiliogr. y rev. de la especialidad. año 1921, Nr. 7, p. 42/43. 1921. (b) Wichtigkeit der allgemeinen und lokalen Behandlung der phagedänischen weichen Schanker. Arch. dermo-sifiliogr. y rev. de la especialidad. año 1921, Nr. 5, p. 39/40. 1921. — SIEBERT, CONR.: Über extragenitale Ulcera mollia. Ref. Arch. f. Dermatol. u. Syphilis. Bd. 80, S. 119. Medizinische Klinik. 1905. Nr. 48. — SIMON: Bubo nach Ulcus molle, geheilt durch filiforme Drainage. Presse méd. 1916. Nr. 17. — SIMON, CLÉMENT et J. BRALEZ: Un cas de lymphogranulomatose de NICOLAS et FAVRE traité avec succès par la radiothérapie profonde. Bull. de la soc. franç. de dermatol. Ann. 1923. p. 460—462. — SIMONELLI, F.: Sullo sviluppo dell'ulcere molle e del bubone-venereo in relazione con le stagioni. Rif. med. 13. und 14. Oktober 1900. — SOMMER, A.: Über die Erkrankung mit weichem Schanker bei den Soldaten einer Armee im Westen und Vorschlag zur Bekämpfung des weichen Schankers. Münch. med. Wochenschr. 1918. Nr. 42, S. 1161. — SOREL: Deux observations de chancres simples, extragénitaux. Chancre sous-malléolaire. Chancre du pénis. Journ. des maladies cut. et syph. 1896. — SPIETSCHKA, THEODOR: Beiträge zur Ätiologie des Schankerbubo nebst Untersuchungen über das Ulcus molle. Arch. f. Dermatol. u. Syphilis. Bd. 28, S. 25. — SPILLMANN, L.: (a) Les idées nouvelles sur les adénites inguinales. Le lymphogranulome ou ulcère vénérien adénogène. Rev. méd. de l'est. Tome 45, Nr. 21, p. 655—663. 1922. (b) Adénopathie inguinale double du type lympho-granulomatose. Bull. de la soc. franç. de dermatol. Ann. 31, Nr. 1, p. 50—51. 1924. — SPILLMANN, L., DROUET et MICHAU: Lymphogranulome inguinal et syphilis. (1. congr. des dermatolog. et syphiligr. de langue franç. Paris, 6.—8. 6. 1922.) Presse méd. Ann. 30, Nr. 52, p. 572. 1922. — SPRECHER, F.: Über das extragenitale Ulcus molle. Giorn. ital. d. malatt. vener. e d. pelle. fasc. 6. 1910. — STEPANOW, A. D.: Über die Behandlung des weichen Schankers. Wratsch 1894. Nr. 25 u. 26, pag. 713—715 u. 744—746. Ref. Arch. f. Dermatol. u. Syphilis. Bd. 38, S. 289. — STILIANS: Granuloma inguinale tropicum. (Chicago dermatol. soc. 19. 4. 1921.) Arch. of dermatol. a. syphilol. Vol. 4, Nr. 1, p. 123. 1921. — STORP: Über Leistenbubonen nach Ulcus molle und deren Behandlung. Ver.-Beilage d. Dtsch. med. Wochenschr., 34, 1898. — STRAUSS: Über die Virulescenz des Bubos, welcher den weichen Schanker begleitet. Cpt. rend. hebdom. des séances de l'acad. des sciences. Tome 99, Nr. 21. 1884. — STÜMPKE, GUSTAV: (a) Über Ulcera gangraenosa. Dermatol. Wochenschr. Bd. 69, Nr. 27, S. 443. (b) Über Ulcus molle-Vaccine. Dtsch. med. Wochenschr. Jg. 47, Nr. 44, S. 1331. 1921. (c) 12. Kongreß der Deutschen Dermatologischen Gesellschaft, Hamburg. Sitzung vom 17.—21. 5. 1921. Arch. f. Dermatol. u. Syphilis. Bd. 138, S. 304—307. 1922. (d) Über gonorrhoische Granulationen. Münch. med. Wochenschr. 1914. Nr. 28. (e) Über vorübergehende + Wa.R. bei Leistendrüsenentzündungen und nicht syphilitischen Ulcerationen. Med. Klinik. 1916. Nr. 6. (f) Prognose und Therapie der Geschlechtskrankheiten im Kindesalter. Monographie, Verlag von Herm. Meusser, Berlin 1919. — TAYLOR: (a) Über Phimosis, durch Schankergeschwüre erzeugt. Americ. journ. of syphilis. Oktober 1872. (b) Klinische Beobachtungen über einen Fall von Schankergeschwür im Gesicht durch zufällige Überimpfung. BROWN-SEQUARDS Archives of scientific and practical medicine. 1873. Nr. 5. — TEISSIER, P. P., GASTINEL et J. REILLY: A propos de la polyadénite inguinale subaigue désignée sous le nom de lymphogranulomatose. (1. congr. des dermatolog. et syphiligr. de langue franç. Paris, 6.—8. 6. 1922.) Presse méd. Ann. 30, Nr. 52, p. 572. 1922. — THIBIÈRGE und PIERRE LEGRAIN: La réaction de Bordet-Wassermann dans le chancre simple. Bull. de la soc. franç. de dermatol. et de syphiligr. Ann. 1921. Nr. 6, p. 285—287. 1921. Provinzialversammlung in Bordeaux. Sitzung vom 8. 5. 1921. Ref. Dermatol. Wochenschr. Bd. 1, S. 98. 1922. — TIERNY, AUGUSTE: Traitement des adénites inguinales suppurées. (Hôp. St. Jean, Paris.) Bull. méd. Ann. 39, Nr. 41, p. 1100. 1925. — TIXIER, LÉON et P. R. BIZE: Note sur quelques cas d'anergie consécutifs au traitement antichancrelleux par le vaccin de NICOLLE. Bull. et mém. de la soc. méd. des hôp. de Paris. Ann. 42, Nr. 27, p. 1354—1358. 1926. — TOBIAS, NORMAN: A case of granuloma inguinale. (St. Louis dermatol. soc., 10. 10. 1923.) Arch. of dermatol. a. syphilol. Vol. 9, Nr. 3, p. 411—412. 1924. — TOMASCZEWSKI, EGON: (a) Ulcus molle. Lymphangitis et Lymphadenitis ex ulcere molli. Aus Handbuch der Geschlechtskrankheiten. Herausgegeben von E. FINGER, J. JADASSOHN, S. EHRMANN, S. GROSZ. Wien: Hölder 1910. (b) Über einen Fall von weichem Schanker auf der rechten Mandel. Wien. med. Presse. 1884. Nr. 34. — TOMMASOLI: (a) Contributo allo studio dell'ulcero molle. Boll. d. soc. tra i Cultori des Scienze mediche di Siena. F. IV. Ref. Giorn. ital. d. malatt. vener. e d. pelle 1886. (b) L'ulcera molle e il bubone venereo in rapporto colle stagioni. Rass. delle sc. med. 1893. (c) Beitrag zur Kenntnis des weichen Schankers. Wien. allgem. med. Zeitung. 1886. 29. — TRENDELENBURG: Über Nosokomialgangrän. Zeitschr. f. ärztl. Fortbildung. Bd. 12. 1915. — TREUPEL, WALTER: Die Behandlung des Ulcus molle gangraenosum und anderer Ansteckungskrankheiten mit Eigenstoff, Eigenserum oder Eigenblut. Med. Klinik. 1915. Nr. 33. — TSCHUMAKOW: Zur Frage des versteckten Schankers. (Ulcus molle fossae navicularis urethrae.) Zeitschr. f. Urol. Bd. 5, H. 3. 1911. — TUCCIO, GIUSEPPE, Palermo (Klinik PHILIPPSON): Due casi di ulcera serpiginosa consecutiva a ulcere molli. Giorn. ital. d. malatt. vener. e d. pelle. 1908. — TURNACLIFF: Case for diagnosis. (Ulcus serpiginosum.) Arch. of dermatol. a. syphilol. Vol. 5, Nr. 5, p. 683. 1922. — TURNHEIM, DAVID: Beitrag zur Therapie der blennorrhoischen Nebenhodenentzündung und des Ulcus molle urethrae. Wien. klin. Wochenschr. 1916. Nr. 8. — ULLMANN, KARL: Über das Vorkommen von extragenitalen weichen Schankergeschwüren. Wien. med. Wochenschr. 1902. Nr. 26 bis 30. — UNNA: Zur Jodoformbehandlung des Ulcus molle. Monatshefte f. prakt. Dermatol. 1884. Nr. 8. — VENOT: Zwei Fälle von weichem Schanker am Kopfe. Bordeaux médical. 4. 4. 1875. — VERCHERE: Verhandlungen der Société française de dermatologie et de syphiligraphie. Sitzung vom 4. 6. 1908. Arch. f. Dermatol. u. Syphilis. Bd. 92, S. 471. — VIGNE, PAUL, A. FOURNIER et R. ACQUAVIVA: Étude critique et comparative des divers traitements généraux des bubons chancrelleux. Ann. des maladies vénér. Ann. 21, Nr. 1, p. 1—20. 1926. — VINCENT, H.: Examen bactériologique d'un cas d'ulcère des pays chauds. (Ulcère de la Guadeloupe.) Ann. de dermatol. et de syphiligr. 1900. — VÖRNER, HANS: Über Ulcus molle miliare, sog. Follikularschanker. Arch. f. Dermatol. u. Syphilis. Bd. 65, S. 417. — WAGNER, E. H.: Beitrag zur Statistik der venerischen Krankheiten, speziell des weichen Schankers. Mit besonderer Berücksichtigung Straßburgs. Inaug.-Diss. Straßburg 1888. Ref. Arch. f. Dermatol. u. Syphilis. Bd. 21, S. 108. — WATRIN, J.: Ulcération génitale chancrelleuse à Nocardia. Bull. de la soc. franç. de dermatol. et de syphiligr. Ann. 33, Nr. 6, p. 444—445. 1926. — WECHSELMANN und LADEMANN: Die Behandlung der Ulcera mollia mit Andriol-Uran. (Rudolf Virchow-Krankenhaus, Berlin.) Med. Klinik. Jg. 21, Nr. 38,

S. 1430—1431. 1925. — Weinberg, Milton: Granuloma inguinale (Ulcerating granuloma, serpiginous ulceration of the genitals, ulcerating granuloma of the pudenda, etc.) Journ. of urol. Vol. 9, Nr. 6, p. 505—517. 1923. — Welander: (a) Behandlung des weichen Schankers mittels Wärme. Verhandlungen des II. internationalen Dermatologen-Kongresses. Sitzung vom 9. 9. 1892. Arch. f. Dermatol. u. Syphilis. Bd. 24, S. 1022. (b) Über Wärmebehandlung des Ulcus molle. Klinisch-therap. Wochenschr. 1905. Nr. 47. — Welter, H.: Über die sog. Salvarsanprophylaxe bei Ulcus molle. Inaug.-Diss. Bonn 1919. Ref. Dermatol. Wochenschr. Bd. 1, S. 42. 1921. — Wiesenack: Zur Behandlung des Ulcus molle gangraenosum mit Eigenserum. (Univ.-Hautklinik, Jena.) Dermatol. Wochenschr. Bd. 72, Nr. 13, S. 264—265. 1921. — Wile: A case for diagnosis. Americ. dermatol. assoc. Chicago, 8. 6. 1923. Arch. of dermatol. a. syphilol. Vol. 8, Nr. 6, p. 878—879. — Winfield: Granuloma inguinale (two cases). New York dermatol. soc. 28. 2. 1922. Arch. of dermatol. a. syphilol. Vol. 5, Nr. 6, p. 831—832. 1922. — Winfield, James Mac Farlane and Lewis D. Hoppe: Fälle von sog. Granuloma tropicum, beobachtet im Kings County Hospital. (Dep. of kin dis. a. syphil., kings county hosp. Brooklyn, N. Y.) Med. rec. Vol. 101, Nr. 2, p. 57—60, 22. — With, Karl: Über positive Wassermannsche Reaktion beim Ulcus venereum und über die Bedeutung einer mehr feinmerkenden, wenn auch weniger spezifischen Wassermannschen Reaktion. Ugeskrift f. laeger. 1916. Nr. 25, p. 1054 bis 1060. — Wolff, G.: Phagedänische Lymphdrüsenvereiterung in der Leistenbeuge. Dtsch. med. Wochenschr. Jg. 47, Nr. 21, S. 589. 1921. — Wolff und Mulzer: Lehrbuch der Haut- und Geschlechtskrankheiten. Stuttgart: F. Enke 1917. — Xylander: Zwei Fälle von Ulcus gonorrhoicum serpiginosum beim Manne. Dtsch. med. Wochenschr. Nr. 37. S. 190. — v. Zeissl: (a) Verhandlungen der Wiener Dermatologischen Gesellschaft. Sitzung vom 8. 1. 1895. Arch. f. Dermatol. u. Syphilis. Bd. 34, S. 408. (b) Zur Therapie der Schankerbubonen. Allg. Wien. med. Ztg. 1870. 6. 7. 8. 10 — v. Zeissl, M.: Über die Infektion eines $2^1/_2$ Jahre alten Knaben mit Ulcus molle. Wien. med. Wochenschr. 1918. Nr. 24. — v. Zumbusch: Zur Behandlung des Ulcus molle und der Bubonen. Wien. klin. Wochenschr. 1910. Nr. 18.

Induratio penis plastica.

Von

Fritz Callomon-Dessau i. Anh.

Mit 13 Abbildungen.

Nomenklatur und geschichtlicher Überblick. Der Krankheitsbegriff, den wir heute als *Induratio penis plastica* bezeichnen, läßt sich in der Geschichte der Medizin weit zurückverfolgen. Wir begegnen ihm in der in- und ausländischen Literatur unter den verschiedensten Namen; bis gegen Ende des 19. Jahrhunderts verbirgt er sich vielfach hinter Benennungen, die außer dem heute als selbständig erkannten Krankheitsbild auch alle sonst im Penisgewebe vorkommenden Verhärtungen mit umfassen. Wir stoßen auf folgende Bezeichnungen:

Ganglion penis (Ricord), Noeuds des corps caverneux (Nélaton), Plaque indurée (Tuffier, Posner), Sclerosis cavernosa (Fournier), Induration plastique des corps caverneux (Delaborde, Jurquet, Devroye, Montpellier, Lacroix et Boutin u. a.), Induration fibreuse (Trillat); van Burens disease, Fibroid sclerosis of the corpora cavernosa (Taylor), Fibrosclerotic plaque (Swinburne), Fibrous plaque (Poel), Circumscribed fibrosis of the cavernous bodies of the penis (Wilson), Plastic induration of the corpora cavernosa penis (Ahern-Quebec), Cavernitis senilis (Horowitz), Sclerosi dei corpi cavernosi (Guarini, de Napoli).

Die Bezeichnung „*Plastische Induration der Schwellkörper des Penis*“ oder „*Induratio penis plastica*“ hat sich in Deutschland seit den Veröffentlichungen von Neumark, O. Sachs, Waelsch u. a. allgemein eingebürgert. Sie umschreibt das Krankheitsbild in befriedigender Weise.

Folgen wir zunächst den historischen Ermittelungen von Proksch und O. Sachs, so stammt die erste überhaupt sicher feststellbare Schilderung der Krankheit von Francois de la Peyronie (gest. 1747), dem Leibchirurgen Ludwigs XIV., der die klinischen Erscheinungen bereits treffend beschreibt. Ihm erkennt auch Bernhard Peyrilhe (1786) die Priorität zu, der die „Duretés des corps caverneux“ bereits in einem besonderen Abschnitt schildert. Auch Morgagni erwähnt die Schwellkörperverhärtungen, unter der Bezeichnung „Contracturen“ des Penis. In jenen Zeiten, in denen die venerischen Krankheiten noch nicht voneinander getrennt, vielmehr Schanker, Syphilis und Tripper als Folgen *eines* venerischen Ansteckungsstoffes angesehen wurden, herrschte auch über die Verschiedenartigkeit der „plastischen Indurationen“ noch völliges Dunkel. La Peyronie macht für ihre Entstehung übermäßige und fortgesetzte sexuelle Reize „par l'abus des plaisirs d'amour“ verantwortlich; seine Auffassung behielt etwa zwei Jahrhunderte Geltung (z. B. Bérard, Boyer und anderen Autoren). Erst Mitte des 19. Jahrhunderts wendet sich die Aufmerksamkeit erneut dem Krankheitsbilde zu; Ricord gibt 1847 in der Gazette des hôpitaux auf Grund von 60—80 eigenen Beobachtungen eine Einteilung der Penisverhärtungen in vier Gruppen: eine entzündliche (darunter auch Gonorrhöe), eine syphilitische, eine traumatische und eine auf unbekannter Ursache beruhende Gruppe. 1849 stellt Kirby als besondere Kategorie noch eine durch konstitutionelle Erkrankung bedingte Gruppe auf, als deren häufigste Ursache er die Gicht oder — allgemeiner gefaßt — den „Arthritismus“

bezeichnet. Kirby beschreibt vier Fälle von plastischer Induration bei Gichtkranken, das eine Mal zugleich mit Knotenbildung an den Palmaraponeurosen und Sehnenscheiden, und faßt sämtliche Krankheitserscheinungen als Äußerungen einer konstitutionell verursachten Erkrankung des Bindegewebssystems auf, d. h. des „Arthritismus".

Da aber schon damals zahlreiche Fälle von Penisverhärtung bekannt waren, in denen sowohl Gicht wie sonstige arthritische Symptome vollständig fehlten, so konnte der Widerspruch anderer Autoren nicht ausbleiben (Diday 1850), die jede gesetzmäßige Beziehung ablehnten und Kirbys Schlußfolgerungen für unbegründet erklärten. Mehr und mehr brach sich die Auffassung Bahn, daß ein ursächlicher Zusammenhang mit den *venerischen* Krankheiten bestehe (Galligo, Scholtz u. a.). In den siebziger Jahren bringt jedoch Demarquay in seinem Werk über die chirurgischen Erkrankungen des Penis die alte Ricordsche Einteilung der Indurationen — unter Ablehnung der Kirbyschen Auffassung — wieder zur Geltung. Etwa um dieselbe Zeit wird durch van Buren und Keyes auch in Amerika die Aufmerksamkeit auf die Krankheit gelenkt, die seitdem unter dem Namen „van Burens *disease*" in der amerikanischen Literatur erscheint. In den achtziger Jahren bringt Verneuil die Beziehung zu konstitutionellen Krankheiten (Gicht und Diabetes) erneut zur Diskussion, nachdem er in drei von vier Fällen von Penisverhärtung gleichzeitig Diabetes, im vierten Falle Gicht beobachtet hatte; er fand aber bald Widerspruch. 1885 erscheint die auf großes eigenes Beobachtungsmaterial (35 Fälle) gestützte, ausführliche Abhandlung Tuffiers, der sich ebenfalls zu der Ricordschen Einteilung — in entzündliche, syphilitische und traumatische Indurationen — bekennt und als vierte Gruppe die durch Arthritismus, Diabetes und Altersveränderungen bedingten Fälle angliedert. In ähnlicher Weise spricht sich Mauriac aus.

Aus der großen Reihe von Veröffentlichungen der beiden nächsten Jahrzehnte seien nur die besonders häufig zitierten Arbeiten folgender Autoren erwähnt: Delaborde, Dubuc, Étienne, Jurquet, Tuffier et Claude, Durand (drei Fälle), O'Zoux, Robineau (Kalkeinlagerungen im Schwellkörpergewebe), Merle (Knocheneinlagerungen), Trillat, sowie die englisch-amerikanischen Arbeiten von Hedges, Taylor, Chetwood, Poel, Crochane-Knoxville, Ahern, Swinburne und Wilson. Die klinischen Kenntnisse der plastischen Induration haben sich innerhalb dieser Zeit wesentlich erweitert: als neue Möglichkeiten für ihre Entstehung werden leukämische Produkte, metastatische Infiltrationen bei akuten Infektionskrankheiten oder septicopyämischen Zuständen und Tumorbildungen — primäre wie sekundäre — erkannt.

Auffallend spät erscheint das Krankheitsbild in der deutschsprachigen Literatur. In der Januarsitzung der Berliner dermatologischen Gesellschaft 1899 demonstriert Posner einen Fall von „Plaque indurée", im Mai 1901 Finger in der Wiener dermatologischen Gesellschaft einen Fall von „plastischer Induration der Corpora cavernosa"; bald folgen die Arbeiten von Englisch und O. Sachs, 1902 die durch Schilderung eines operativen Ergebnisses wichtige Arbeit von Galewsky und Hübener, und nun in gehäufter Folge Demonstrationsberichte und Abhandlungen von Brohl, Heuck, Waelsch, endlich 1906 die mit ausführlichem Literaturverzeichnis versehene Arbeit Neumarks, in der zuerst auf die schon von ausländischen Autoren wiederholt beobachtete Kombination mit Dupuytrenscher Contractur (und Gicht) eingegangen wird. Im Jahre darauf liefert O. Sachs wichtige „Beiträge zur Pathologie der Induratio penis plastica", in denen er den Zusammenhang mit Dupuytrenscher Krankheit aufs neue erörtert, die Gicht aber für beide Affektionen als Ursache ausschaltet. Zugleich bringt Sachs ausführliche histologische Einzelheiten und lenkt durch seine unwiderleglichen Befunde von typischer Knochen- und Knorpelsubstanz im indurierten Gewebe die Aufmerksamkeit auf die Frage der schon im Ausland diskutierten Analogie mit dem tierischen Os priapi. Stopczanski liefert 1908 weitere histologische, 1909 Stein und 1910 Callomon weitere klinische Beiträge. Letzterer macht auf das schon 1907 von Schaeffer vermerkte Vorkommen spontaner Rückbildungsvorgänge bei Induratio penis plastica aufmerksam. Mit der klassischen Monographie von O. Sachs im „Handbuch der Geschlechtskrankheiten" wird 1911 ein gewisser Abschluß erreicht.

Das folgende Jahrzehnt und die Gegenwart bringt eine Fülle von kasuistischen Beiträgen, daneben die bedeutsamen Abhandlungen von zur Verth und Scheele im Jahre 1913 und von Sonntag im Jahre 1921. In den Arbeiten der neueren Zeit steht die Frage der Ätiologie im Vordergrund des Interesses, ganz besonders die Frage der Zusammengehörigkeit mit Dupuytrenscher Krankheit. Sie wird sowohl von chirurgischer wie dermatologischer Seite angegangen, teils auf dem Wege vergleichender pathologisch-anatomischer und histologischer Untersuchung (zur Verth und Scheele), teis auf der Grundlage physiologischer Deduktionen (Rothschild) oder biologisch-experimenteller Studien (O. Sachs). Lebhafte Bemühungen erweckt die Frage der Therapie: man versucht der so schwer beeinflußbaren Erkrankung auf operativem Wege (zur Verth und Scheele, Legueu, Sonntag u. a.) oder durch Heranziehung der Röntgenbestahlung (Galewsky und Weiser, Guarini Rájka u. a.), besonders aber der Radiumtherapie (Dreyer, Galewsky, Kumer u. a.) beizukommen. Daneben wird an dem Ausbau und der Vertiefung der klinischen Kenntnis weiter gearbeitet (MARTENSTEIN, CALLOMON, SACHS, WERNER SIEMENS, BRUHNS u. a.). Die mikroskopischen Verhältnisse unterziehen 1921 WIEDHOPF und 1922 ROTHSCHILD erneuter Prüfung.

Ausführliche *Literaturverzeichnisse* haben von deutschen Autoren NEUMARK, O. SACHS, ZUR VERTH und SCHEELE und SONNTAG geliefert; sie ergänzen sich vielfach und reichen mit SONNTAG bis ans Jahr 1921 heran. Das unserer Arbeit angefügte Verzeichnis sucht die bisherigen durch Hinzufügung von dort nicht erwähnten Arbeiten zu ergänzen und bis auf die Gegenwart fortzuführen; von den Erscheinungen früherer Jahrzehnte haben wir nur die grundlegenden oder noch für den heutigen Stand der Forschung wichtigen übernommen.

Häufigkeit des Vorkommens, Kasuistik. Will man aus den Zusammenstellungen der in- und ausländischen Literatur ein Bild von der *Häufigkeit* der Induratio penis plastica gewinnen, so ist die kritische Sichtung aller publizierten Fälle zwecks diagnostischer Sicherstellung geboten, namentlich für die Kasuistik der älteren Zeitabschnitte. Dort wird der Begriff der „plastischen Induration" noch im weitesten Sinne gefaßt; Krankheitsvorgänge rein entzündlicher Art, gonorrhoische und syphilitische Verhärtungen, Tumorbildungen im kavernösen Gewebe, traumatische Indurationen werden mit dem heutigen Krankheitsbegriff zusammengeworfen und für Literaturübersichten mit verwertet. Für das Jahrzehnt von 1901—1910 ermittelte O. SACHS im ganzen 59 einwandsfrei „echte" Fälle. ZUR VERTH und SCHEELE unterzogen sich 1913 der Mühe, die *Gesamt*literatur an der Hand aller erreichbaren Zusammenstellungen durchzuprüfen; sie merzten die Fälle von offenkundig anderer Genese aus und legten auch an die übrigbleibenden den Maßstab strenger Kritik. Wenn sie hinsichtlich der letzteren vielleicht hier und da zu weit gingen, wenn für einzelne ihrer Ausschaltungen sogar eine „Kritik der Kritik" erlaubt sein könnte, so ändert das nichts an dem fortwirkenden Wert ihres tabellarischen Ergebnisses, das sie in den Stand setzte, ein bis dahin nicht erreichtes Übersichtsbild von der Gestalt, Ausdehnung und Lagerung, der Vorgeschichte und dem Verlauf der Induratio penis plastica aufzurollen.

Unter den ausgemerzten Fällen befinden sich u. a. solche von STEIN, SCHÄFFER, CALLOMON. Gründe werden für den einzelnen Fall nicht angegeben; aber aus den allgemeinen Ausführungen der Autoren scheint hervorzugehen, daß in den erwähnten Fällen der Sitz der Verhärtung im tiefer gelegenen Bereich des Corpus cavernosum *urethrae*, vielleicht auch das seltene Phänomen ihrer Rückbildung, Anlaß zur Ausschaltung gegeben hat. Ist es schon unwahrscheinlich, daß ein Kenner des Krankheitsbilds und Diagnostiker von den Qualitäten J. SCHÄFFERS einen nicht einwandfreien Fall als Induratio penis plastica publiziert haben könnte, so bin ich selbst hinsichtlich der beiden von mir 1910 mitgeteilten, von ZUR VERTH und SCHEELE angezweifelten Fälle (Fall I und IV) in der Lage, jeden Irrtum auszuschließen; es handelte sich um durchaus typische Fälle, deren einer noch besondere Bedeutung durch die nach Jahren festgestellte Spontanheilung erhielt.

Von 243 auf diese Weise geprüften Fällen lassen ZUR VERTH und SCHEELE nur 100 als „echt" gelten. SONNTAG erweitert ihre Statistik bis zum Jahre 1921 unter Hinzufügung einer Reihe älterer Publikationen, die ZUR VERTH und SCHEELE nicht berücksichtigt hatten; auch er ist bemüht, „unechte" Fälle möglichst auszuschalten, betont jedoch, daß die Quellen an Vollständigkeit und Klarheit sehr viel zu wünschen übrig lassen. SONNTAGS Berechnung ergibt mit Einschluß der ZUR VERTH und SCHEELEschen Fälle bis zum Jahre 1921 rund etwa 200 „echte" Indurationen. Großen Schwierigkeiten begegnete ich bei dem Versuche, SONNTAGS Berechnung bis zur Gegenwart fortzuführen. Mit dem weiteren Bekanntwerden der Affektion bei Dermatologen und Chirurgen verschwinden zwar die „unechten" Fälle mehr und mehr aus der Literatur, aber manche Autoren, denen das klinische Bild heute als ausreichend geklärt gilt, sehen von kasuistisch-zahlenmäßiger Mitteilung des bearbeiteten Krankenmaterials überhaupt ab, um sich mehr ätiologischen und therapeutischen Fragen zuzuwenden. Immerhin erfahren wir, daß einzelne Beobachter auf eine zwar über Jahre verteilte, doch recht beträchtliche Anzahl zurückblicken. Schon

ÉTIENNE konnte 1906 von zehn Beobachtungen in 14 Jahren, LAVENANT und ZISLIN 1911 von 21 eigenen Fällen, CALLOMON 1920 von 13 Fällen in 17 Jahren berichten; GALEWSKY verfügt bis April 1925 sogar über 45 selbstbeobachtete Fälle, und RUBRITIUS und KUMER sprechen 1922 von 19 innerhalb von $1^1/_2$ Jahren, KUMER und RIEHL 1924 sogar von 41 an der Radiumstation der Klinik RIEHL behandelten Kranken. Eine griechische Statistik der neuesten Zeit, die das Beobachtungsmaterial der letzten zehn Jahre umfaßt, ergab unter 19000 Kranken der urologischen Poliklinik zu Athen nur 16 Fälle von Induratio penis plastica (ICONOMU).

Unter Berücksichtigung der seit SONNTAG erschienenen und einiger in den früheren Statistiken nicht aufgeführter Fälle dürfte sich heute schätzungsweise eine Mindestsumme von 300 aus der Gesamtliteratur zu ermittelnden Einzelbeobachtungen ergeben. Übrigens kann jetzt, wo wir ein ausreichendes Bild über das Vorkommen und die Erscheinungen der Induratio penis plastica besitzen, eine im Sinne der früheren fortgeführte Statistik kaum wesentlich Neues bringen; ohnedies ist der Wert solcher über Jahrzehnte laufender Berechnungen nicht allzu hoch anzusetzen, da die für die verschiedenen Zeitabschnitte nicht abzuschätzende Anzahl fehl- oder undiagnostizierter Fälle stets außer Rechnung bleibt. Soviel steht fest, daß die Induratio penis *keineswegs* eine *außerordentlich seltene* Affektion ist, wie es in der Zeit des ersten Bekanntwerdens oder in den Augen wenig erfahrener Beobachter scheinen konnte. Anderseits handelt es sich auch durchaus um kein häufiges Leiden: Dermatologen wie Chirurgen bezeichnen die Induratio penis plastica noch heute als seltene oder „verhältnismäßig seltene“ (ROTHSCHILD) Erkrankung.

Klinik. *Lebensalter*: Die Krankheit bevorzugt das vorgerücktere Lebensalter, ohne frühere Altersstufen zu verschonen. Alle Autoren stimmen darin überein, daß am häufigsten Männer zwischen 40 und 60 Jahren, besonders solche jenseits der 50, befallen werden. Unter 13 von mir beobachteten Kranken standen zehn zwischen 40 und 60 Jahren, je einer im 62., 36. und 25. Jahre. Erkrankungen in den dreißiger Jahren werden auch von anderen Autoren verzeichnet (NOBL, NEUMARK, WAELSCH, GALEWSKY u. a.); ebenso sind Beobachtungen jenseits der 60 nicht allzu selten (HOROWITZ, ZUR VERTH und SCHEELE, PRANTER u. a.), sogar für das achte Jahrzehnt steht vereinzeltes Vorkommen fest (z. B. bei dem 75jährigen Patienten FISCHLS). Das seltene Auftreten der Krankheit bei Greisen könnte zum Teil darin seine Erklärung finden, daß die Penisverhärtung nach Erlöschen der Potenz gar keine oder höchstens geringfügige Beschwerden macht und entweder unbemerkt bleibt oder keinen Anlaß zur Inanspruchnahme des Arztes gibt. Um so auffallender ist die Seltenheit von Induratio penis plastica im dritten Jahrzehnt oder auch vor diesem; noch 1906 erklärte VON NEUMANN das Alter eines von NOBL in der Wiener dermatologischen Gesellschaft vorgestellten 37jährigen Kranken für auffallend niedrig. Allmählich freilich ist eine ganze Reihe wesentlich jüngerer Induratiokranker bekannt geworden, so die Patienten von ECHTERMEYER (29 Jahr), DELAFOSSE (28 Jahr), SACHS und RÁJKA (27 Jahr), TUFFIER (26 Jahr), CALLOMON (25 Jahr) und MARTENSTEIN (22 Jahr). Neuerdings sah RÁIKA sogar weit vorgeschrittene plastische Penisinduration bei einem 19jährigen Patienten: beide Corpora cavernosa penis zeigten schon dicke harte Stränge mit medianer Verbreiterung, zugleich DUPUYTRENsche Contractur an den Kleinfingern beider Hände. Aus derartigen Vorkommnissen geht hervor, daß es keinesfalls möglich ist, die Induratio penis plastica schlechthin als eine Alterserkrankung aufzufassen („Cavernitis senilis“ — HOROWITZ). In der Statistik von ZUR VERTH und SCHEELE finden sich nur acht Fälle ohne Angabe des Alters; von den übrigen 92 „echten“ Fällen kamen auf das

3.	Lebensjahrzehnt	6,5%,
4.	„	9,7%,
5.	„	27,2%,
6.	„	38,1%,
7.	„	11,9%,
8.	„	6,5%.

Hiernach verteilen sich etwa zwei Drittel der Erkrankungen auf das fünfte und sechste Jahrzehnt, während ein Drittel in allmählichem Abstieg auf die übrigen Dezennien entfällt.

Klinische Erscheinungen: Die Verhärtungen der Induratio penis plastica sind durch *Konsistenz, Form, Sitz* und *Lagerung* ausgezeichnet; ihre Eigenart tritt in allen voll entwickelten Fällen deutlich hervor.

Die *Konsistenz* ist derb und hart und kann sich von mittlerer Derbheit bis zur Knorpel- und Knochenhärte steigern. Die Härte erfährt auch bei der Erektion keine Veränderung — ein wichtiges, später näher zu würdigendes Merkmal.

Die *Form* ist vielgestaltig, wenngleich gewisse Bildungsformen überwiegen. Die Indurationen erscheinen als kleinerbsengroße und größere Knoten, als stricknadel- bis bleistiftdicke Stränge oder als rundliche bis ovale Platten-, Schild- oder Sattelbildungen; sie können in Ring-, Kranz- und Spangenform, in Siegelring- und Schmetterlingsform, in Hammer- und Spatenform zur Beobachtung kommen; auch keil- oder kielförmige Verhärtungen sind beschrieben. Man findet diese harten Gebilde in allen Abstufungen und Kombinationen, allein oder nebeneinander, auch miteinander zusammenhängend, bald regellos, bald symmetrisch angeordnet, in letzterem Falle nicht immer von gleicher Größe auf beiden befallenen Seiten. Halbseitig entwickelte Knoten können neben symmetrisch angeordneten auftreten. Nicht selten sind beiderseits der Medianlinie zwei derbe longitudinale Stränge zu tasten, die nach der Mitte zu verschmelzen und sich dann platten — oder scheibenartig verbreitern. Rájka beschreibt an seinem jugendlichen Kranken zwei von der Glans bis fast an die Radix reichende doppelt bleistiftdicke Stränge, die in der Mitte stärker verdickt waren und hier fast den ganzen Umfang des Corpus cavernosum penis einnahmen. Martenstein fand bei einem Kranken außer zwei kleinkirschgroßen rundlichen Knoten beiderseits nahe der Kranzfurche eine derbe, schmale, plattenartige dorsale Verhärtung, die die beiden Knoten im vordersten Drittel brückenartig verband; eine Einsenkung in der Mittellinie war bei der dorsalen Induration deutlich feststellbar.

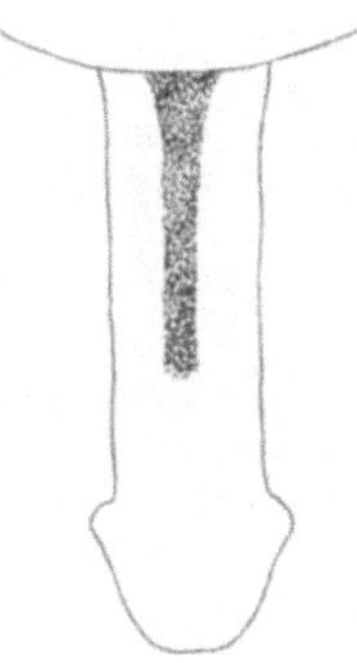

Abb. 1. Tastskizze einer am Dorsum penis fühlbaren Induration, die strangförmig in der Medianlinie entwickelt war.

Bei weitem am häufigsten ist die Knoten-, Strang- und Plattenform. Es hat den Anschein, als ob die knotenartigen Verhärtungen den Ausgangspunkt für die Strang- und Plattenbildung abgeben und daß auch komplizierter gestaltete Indurationen aus Knoten- und Strangformen hervorgehen, ohne daß freilich nach den bisher vorliegenden Befunden die Gesetzmäßigkeit eines solchen Entwicklungsganges gefolgert werden kann.

Die Oberfläche der Verhärtungen fühlt sich glatt an; die *Abgrenzung* gegen die gesunde Umgebung ist meist scharf und unvermittelt, an anderen Stellen undeutlich, mehr allmählich ins Gesunde übergehend. Die Größe schwankt vom kleinerbsengroßen Knötchen bis zur Längenausdehnung des ganzen Schafts von der Kranzfurche bis zur Symphyse, sowie bis zur Breitenausdehnung des

Penisrückens. MARTENSTEIN beschreibt eine platt-walzenförmige Verhärtung, die dicht hinter dem Eichelansatz begann und schmäler werdend bis zur Peniswurzel hinreichte.

Lokalisation: Charakteristisch für die plastische Induration ist ihr dorsaler Sitz. Als Prädilektionsstelle bezeichnet SACHS die Gegend unterhalb der Symphyse an der Wurzel des Glieds. Aber auch der distale Teil des Schafts in der Nähe des Eichelansatzes wird oft allein oder zuerst befallen, weniger häufig die Schaftmitte. ZUR VERTH und SCHEELE fanden bei 68 aus der Literatur gesammelten „echten" Induratiofällen genaue Mitteilungen über die Lokalisation; sie ermittelten als Sitz: 30 mal Gegend der Radix, 16 mal Nähe der Kranzfurche, 14 mal ganzer Schaft, 8 mal Schaftmitte.

Die *Lagerung* der Indurationen zwischen Haut und Schwellkörpergewebe ist in allen voll entwickelten Fällen ausgeprägt. Die Haut selbst ist dabei stets normal und über der Verhärtung gut faltbar, abhebbar und verschieblich. Meist fühlt man deutlich, daß die krankhaften Verdickungen nicht *in*, sondern *auf* den Corpora cavernosa gelagert sind; sie können auch mehr seitlich in den

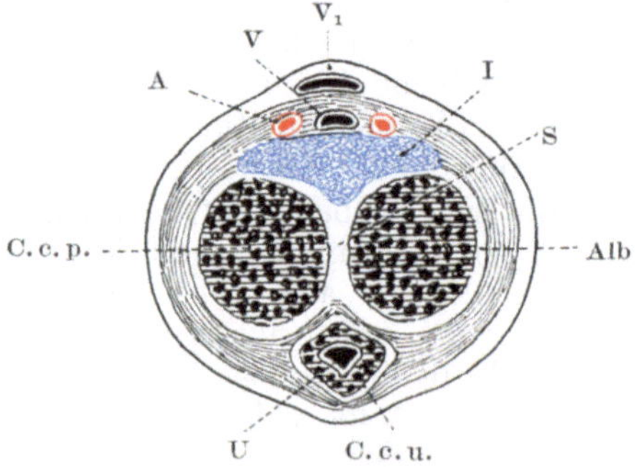

Abb. 2. Lagerung der Indurationen bei dorsaler Plattenbildung. (Querschnitt, schematisch.) I Induration. S Septum penis. Alb Tunica albuginea. C. c. u. Corpus cavernosum urethrae. U Urethra. C. c. p. Corpus cavernosum penis. A Arteria dorsalis penis. V Vena dorsalis penis. V_1 Vena dorsalis penis cutanea.

Hüllen eines oder beider Schwellkörper liegen. In vorgeschrittenen Fällen scheint das *Septum penis* mitbefallen, in anderen sogar die Ausgangsstelle des Prozesses zu sein. Die Verhärtungen selbst sind in der Regel *wenig verschieblich*, und zwar nur in seitlicher Richtung; manchmal lassen sie sich am Rande etwas von der Unterlage abheben, in frühentwickelten Fällen sogar — wie ZUR VERTH und SCHEELE feststellten — am Rand umgreifen und aufstellen. Vorgeschrittene Indurationen sind mit den Schwellkörpern gewöhnlich fest verwachsen, in die hinein sie mitunter Ausläufer zu entsenden scheinen. Die charakteristische Lage zwischen Haut und Schwellkörper schließt nicht aus, daß daneben auch in tieferen Schichten Verhärtungen tastbar sind; man fühlt dann gewöhnlich kleine knotenartige Bildungen, die von strang- und plattenförmigen überlagert sind, teils ohne, teils mit palpabler Verbindung untereinander. Ich konnte bei einem 45 jährigen Beamten zwei tiefergelegene kleinerbsengroße Indurationen und — diese überdeckend — eine knorpelharte, darüber verschiebliche Platte feststellen. In der überwiegenden Mehrzahl der Fälle wird das *Corpus cavernosum urethrae* als völlig frei angegeben. Es ist aber kaum angängig — wie ZUR VERTH und SCHEELE es sich bei der Auslese der „echten" Fälle aus der Literatur zum Grundsatz machen — diejenigen Verhärtungen von der Induratio penis plastica „im engeren Sinne" ganz abzutrennen, die allein oder vorwiegend im Tastbereich des urethralen Schwellkörpers fühlbar sind. Diese Autoren sind der Auffassung, daß eine derartige Lokalisation des Krankheitsprozesses höchstens ausnahmsweise in vorgeschrittenen Fällen und nur sekundär vorkommt.

R. O. STEIN gibt bei einem seiner Kranken mit durchaus typischer, doch tiefliegender plattenartiger Induration ausdrücklich an, daß dieselbe von den *darüber*liegenden Penisschwellkörpern vollständig abgrenzbar war und „fibröse Stränge" ins Corpus cavernosum *urethrae* zu entsenden schien. In ähnlicher Weise fand ich selbst bei einem 51 jährigen Manne eine typische ringförmige Verhärtung in der Mitte der Pars pendula, die sich proximalwärts nach der Tiefe zu in Gestalt kleiner, der *Urethralwand dicht anliegender* Indurationen fortsetzte. Ferner konnte ich bei einem 53 jährigen, nie geschlechtskranken, verheirateten Viehhändler eine nach Entstehung, Konsistenz und Form charakteristische knorpelharte ringförmige Verhärtung *im Tastbereich des Corpus cavernosum urethrae* feststellen, die — etwa $1^1/_2$ cm breit — die Harnröhre wie eine Spange dicht umklammerte, distalwärts am Eichelansatz scharf abgegrenzt, proximal mehr allmählich ins Gesunde übergehend. Der Kranke wurde auf sein Leiden erst durch zweimalige Blutung bei der Erektion kurz ante coitum aufmerksam; zugleich merkte er eine abnorme Knickung des Penis. Auf diese Blutungen und den eigenartigen Weiterverlauf wird später einzugehen sein.

Aus derartigen Befunden geht zum mindesten hervor, daß mitunter auch im fühlbaren Bereich des Harnröhrenschwellkörpers durchaus typische Indurationen tastbar sein können, teils neben solchen der Penisschwellkörper teils allein oder überwiegend.

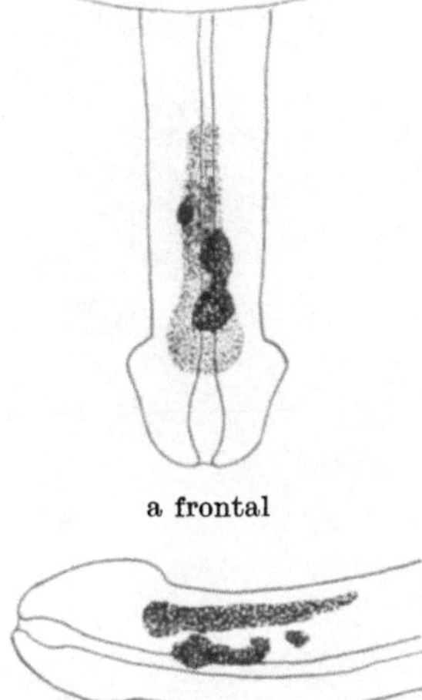

a frontal

b seitlich

Abb. 3. Tastskizzen einer tieferliegenden, seit 6 Monaten bemerkten knotigen Induration, überlagert von einer dorsalen strangförmigen, distalwärts plattenartig verbreiterten, knorpelharten Induration (61 jähr. Kranker). Eigene Beobachtung.

Völlige Klarheit über die Möglichkeit der Knotenbildung auch im Gebiete des Corpus cavernosum urethrae können erst hierauf gerichtete pathologisch-anatomische Untersuchungen bringen; die vorliegenden Operations- und Obduktionsbefunde geben keinen hinreichenden Aufschluß. — Die *Urethra* selbst ist am Krankheitsvorgang immer vollkommen unbeteiligt und zeigt weder Schleimhaut-, noch Wandveränderungen — es sei denn als zufälliges Syndrom infolge anderer Ursachen.

Subjektive Beschwerden und Funktionsstörungen: Durchaus charakteristisch ist die *Schmerzlosigkeit* der Verhärtungen *bei Betastung des schlaffen Gliedes.* Auch spontane Schmerzen fehlen selbst in vorgeschrittenen Fällen fast immer, solange keine Erektion eintritt. Deshalb bemerken Greise mit erloschener Potenz das Leiden überhaupt nur selten, während sonst die Kranken oft erst durch Schmerzen bei der Erektion auf dasselbe aufmerksam werden; schon DEMARQUAY weist darauf hin. *Während der Erektion und Ejaculation* können die harten Einlagerungen Beschwerden von geringer oder größerer Heftigkeit auslösen: teils spannende und ziehende, teils nach Scrotum, Leistengegend, Rücken und Schenkeln ausstrahlende Schmerzen, die sehr hochgradig sein können. Maßgebend hierbei ist die Form, Größe und Konsistenz der Knoten. Manchmal rufen schon kleinere, besonders gestaltete und unnachgiebige Indurationen heftige Erektionsschmerzen hervor, während größere und breitere Verhärtungen überhaupt keine Beschwerden veranlassen. Mitunter besteht weniger ein Schmerz als ein unbestimmt unbehagliches Gefühl; endlich kommt es in gewissen (stationären oder zurückgehenden) Fällen vor, daß der Schmerz allmählich nachläßt oder gar schwindet (SONNTAG). Auch bei der Erektion bleibt die Induration deutlich tastbar, ganz im Gegensatze zu andersartigen Erkrankungen, die ihren Sitz und Ausgang im Maschengewebe der Schwellkörper selbst haben. *Verhärtungen, die bei der Erektion verschwinden oder zurücktreten, sind ganz gewiß nicht der Induratio penis plastica zuzurechnen* (siehe unter Differentialdiagnose S. 177).

Noch häufiger als durch Schmerzen bei der Erektion kommt dem Kranken das Leiden durch *Funktionsbehinderungen* zum Bewußtsein, die sich je nach Sitz und Ausdehnung der Verhärtung früher oder später einzustellen pflegen — auch hier in vorgeschritteneren Fällen erst relativ spät, bei umschriebeneren die Erektion besonders störenden Indurationen manchmal auffallend früh. Meist erschreckt die Kranken eines Tages eine winklige *Knickung* des erigierten Glieds; der Penis weicht nach der Seite der Verhärtung ab, dorsalwärts, bei halbseitiger Entwicklung auch lateralwärts („Strabismus penis" oder „Chorda venerea"). Statt winkliger Knickung kommt in anderen Fällen eine *bogenförmige Verbiegung nach oben* zustande, die sich bei dorsal-symmetrischem Sitz bis zu halbkreisförmiger Krümmung steigern kann (Ricord). Entwickelt sich zu einer halbseitigen Induration mit lateraler Ablenkung auf der anderen Seite eine korrespondierende Verhärtung hinzu, so kann die vorher bestehende Deviation aufgehoben werden (Sachs). Bei starker Winkelknickung können forcierte Coitusversuche oder gewaltsame Bemühungen den Penis gerade zu biegen sogar zur „Fractura penis" führen, wie das für seltene Fälle vermerkt ist; die dadurch bewirkte Ruptur hinterläßt dann ihrerseits eine die funktionelle Störung noch verschlimmernde Narbe. Schon an anderer Stelle erwähnte ich einen 53 jährigen Induratiokranken eigener Beobachtung, der sein Leiden erst bemerkte, als kurz vor Ausübung des ehelichen Verkehrs bei einer leichten Berührung „ein Strom dunklen Blutes" aus der Öffnung des erigierten Gliedes „hervorschoß"; der Coitus unterblieb, die Blutung stand bald nach Erschlaffung des Penis und Harnentleerung. Ein brüsker Versuch, den Coitus zu erzwingen, war in diesem Falle *nicht* vorangegangen, eine zugleich wahrgenommene Verbiegung des Penis früher nicht bemerkt worden. Acht Tage später wiederholte sich die Blutung kurz vor Immissio penis in verstärktem Maße. Nun erst suchte Patient ärztlichen Rat auf; es wurde die früher geschilderte tiefliegende spangenartige Verhärtung dicht am Ansatz der Glans festgestellt. Das Palpationsbild war durchaus typisch (vgl. S. 147, gegenüber zur Verth und Scheele): bei schlaffem Glied nicht druckempfindlich, bei erigiertem noch gut tastbar, schien die Induration als starrer unverschieblicher Schwielenring die Urethra dicht zu umklammern. Zweifellos sind die Blutungen durch Einriß der Harnröhrenwand erfolgt, die infolge Überdehnung der Schleimhaut während der winkligen Knickung des Glieds nachgab. Ein solches Vorkommnis ist natürlich ungemein selten und hier nur durch die besondere Eigenart der $1^1/_2$ cm breiten unnachgiebigen Induration zu erklären. In der Literatur fand ich keinen analogen Fall erwähnt; nur Finger weist ganz allgemein bei Infiltraten und Indurationen, akuten wie chronischen, auf die Möglichkeit von Blutung infolge Ruptur der Urethralwand hin. Gonorrhöe und Lues waren bei unserem Kranken nicht voraufgegangen;

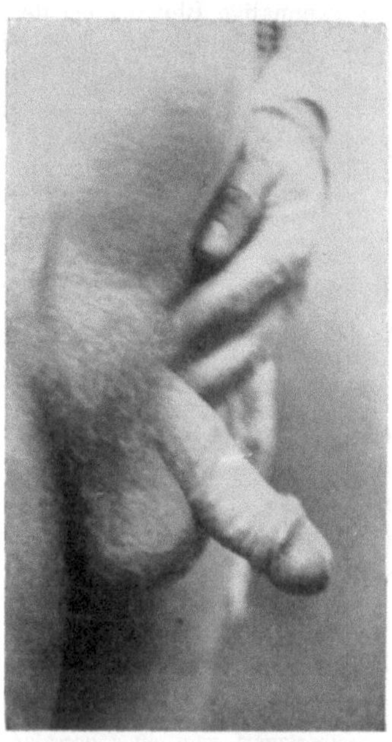

Abb. 4. Penis im Zustande teilweiser Erektion mit Abknickung des Penis nach oben. [Nach E. Sonntag im Archiv für klinische Chirurgie (Langenbeck), Bd. 117, S. 612, Abb. 2. 1921.]

auch der objektive Befund ließ jedes Kennzeichen überstandener Geschlechtskrankheiten vermissen.

Die *Deviation* des erigierten Glieds bei Induratio penis plastica ist eine häufige, jedoch keine gesetzmäßige Erscheinung; sie kann ganz fehlen, wie z. B. bei zwei Kranken MARTENSTEINS, selbst bei vorhandenen Schmerzen. In gewissen Fällen ergeben sich aus der Beschaffenheit der Indurationen Zirkulationsbehinderungen, weil die Schwellkörper an der Stelle der Verhärtung durch den Verlust an Elastizität in ihrer Ausdehnungsmöglichkeit geschädigt sind; infolgedessen erfolgt bei der Erektion eine vollkommene Blutfüllung nur bis zur Stelle der Albugineaverhärtung, während der distal vom Knoten gelegene Bezirk unzureichend mit Blut versorgt wird („*Érection louche*" oder „*Érection humile*"). Seltener macht die Art der Knickung die Ejaculation bei erigiertem Gliede überhaupt unmöglich, so daß das Sperma erst nach erfolgter Erschlaffung langsam ausfließt (BOYER); doch sind dies Ausnahmefälle.

Alle diese Folgeerscheinungen — Schmerzen sowohl als Strabismus penis — führen infolge der mechanischen und psychischen Behinderung leicht zur *Impotentia coeundi*, auch dann, wenn sich der Coitus zunächst noch durch gewisse Manipulationen beim Einführen des Glieds ermöglichen läßt. Oft genug bleiben auch allgemeine nervöse Störungen nicht aus; neurasthenische, hypochondrische, melancholische Zustände geben dem Leiden dann ernste Bedeutung. Fehlt es doch nicht an Beispielen schwerster seelischer Alteration, wie sie RAPIN, JURQUET, JADASSOHN u. a. beschrieben haben, sogar mit suicidaler Gedankenrichtung (DELABORDE, GUYON, TUFFIER, WAELSCH, GALEWSKY und HÜBENER). Aus alledem folgert die Bedeutung des Leidens als Heiratshindernis und ehegefährdendes Moment.

Entwicklung und Verlauf: Die Induratio penis plastica hat einen ausgesprochen *chronischen* Charakter. Sie bleibt dem Träger fast stets sehr lange verborgen; wird er auf dieselbe aufmerksam, so sind meist schon größere Indurationen tastbar, die monate- oder jahrelang unbemerkt bestanden haben. Manche den Arzt aufsuchende Kranke führen den Beginn ihres Leidens auf ein halbes Jahr oder ein Jahr vorher oder noch weiter zurück. Stets ist die Entwicklung völlig schmerzlos und schleichend, das Wachstum langsam und allmählich, zuweilen von Stadien scheinbaren Stillstands unterbrochen. Jahre hindurch kann dieser chronisch progrediente Charakter gewahrt bleiben, bis schließlich ein gewisses Höhestadium erreicht ist, auf dem der Prozeß endlich Halt macht. Die Neigung zu *regressiven* Vorgängen scheint überaus gering zu sein, in den allermeisten Fällen vollständig zu fehlen; ja der Mangel der Rückbildungsmöglichkeit galt lange Zeit als pathognomonisches Merkmal und war differentialdiagnostisch entscheidend gegenüber andersartigen Schwellkörpererkrankungen, wie z. B. gonorrhoischen Cavernitiden, syphilitischen oder leukämischen Prozessen, die entweder spontan oder auf Grund der Therapie zurückzugehen pflegen. Aber dieses Unterscheidungsmerkmal ist heute nicht mehr stichhaltig. Bestimmt ist es unzutreffend, wenn ROTHSCHILD noch neuerdings schreibt: „Von Wichtigkeit ist, daß es eine spontane Rückbildung der echten Induratio penis plastica nicht gibt", eine Auffassung, der wir besonders bei chirurgischen Autoren begegnen (so auch bei WIEDHOPF: „Die Neigung zur Rückbildung der Induratio fehlt völlig"). Wir wissen heute auf Grund zuverlässiger Beobachtung, daß — wenn auch sehr selten — ein *teilweiser, in einzelnen Fällen sogar vollständiger Spontanrückgang* bei Induratio penis plastica wirklich vorkommt. Fast stets ist für diese Feststellung eine sehr lange Beobachtungszeit nötig gewesen, mindestens eine Reihe von Monaten, gewöhnlich von Jahren. Nur ein kleiner Teil der bisher bekannt gewordenen Induratiofälle dürfte aber so lange Zeit in fortlaufender kontrollierender Beobachtung gestanden haben;

die Zahl regressiv verlaufender Fälle könnte also eher etwas größer sein als heute bekannt ist. Die Bedeutung der Tatsache, daß überhaupt Rückbildungsvorgänge bei Induratio penis plastica vorkommen, ist sowohl für die Beurteilung von therapeutischen Erfolgen als für die ätiologisch-pathogenetische Betrachtung von nicht zu unterschätzendem Belang und zweifellos groß genug, um zu einer sorgsamen *über lange Zeit ausgedehnten* Beobachtung aller Induratiokranken Anlaß zu geben.

Mancher Autor zwar stellt sich auch heute noch den Mitteilungen von Spontanrückgang recht skeptisch gegenüber und glaubt für alle Fälle, die einen solchen zeigen, die Diagnose anzweifeln zu müssen. Aber angesichts der Prägnanz und Unverkennbarkeit dieses klinischen Bildes scheint es mir unangängig, aus einer Verlaufsabweichung allein auf eine Fehldiagnose zu schließen. Ich selbst wurde auf die Tatsache der spontanen Rückbildungsmöglichkeit aufmerksam, als ich im Februar 1910 den durch die Blutungen ante coitum gekennzeichneten Krankheitsfall nach über zwei Jahren wiedersah: die Indurationen waren zu meiner Überraschung fast völlig geschwunden; nur eine lamellöse, fast pergamentdünne Einlagerung war dorsal nahe dem Sulcus coronarius als einziger kleiner Rest der ehemaligen ausgedehnten knorpelharten Verhärtung tastbar. Der Rückgang war angeblich im Laufe eines halben Jahrs — bei strikter Befolgung des Coitusverbots — erfolgt, die Blutung nie wiedergekehrt, die Chorda geschwunden, die funktionelle Störung völlig behoben. Nach weiteren fünf Jahren fand ich die Rückbildung vollkommen beendet; der Tastbefund war jetzt normal, die Stelle der anfangs über $1^1/_2$ cm breiten Induration gerade noch nachweisbar. Hier liegt das seltene Vorkommnis einer *Spontanheilung* vor, und zwar einer *Dauerheilung* ohne Rezidiv. Bei einem zweiten, 44 jährigen Manne, der mich 1920 wegen heftiger Schmerzen beim Beischlaf mit den charakteristischen Knoten und plattenförmigen Einlagerungen aufsuchte, sich aber weder innerlich noch örtlich irgendwie behandelte, war nach drei Monaten ein *partieller Rückgang* der Krankheitsprodukte einwandfrei festzustellen; einer der vorher isoliert im Corpus cavernosum penis abtastbaren knorpelharten Knoten war vollständig verschwunden, während die übrigen Verhärtungen unverändert bestanden. Leider entzog sich dieser Kranke der weiteren Kontrolle. In allen übrigen Fällen meiner Beobachtung konnte auch ich nur das gewöhnliche Bild des langsam entstehenden, nach Erreichung eines gewissen Entwicklungsgrads stationär bleibenden Krankheitsprozesses feststellen. Die Zahl der bisher in der Literatur mitgeteilten Fälle von spontaner Rückbildung ist im Verhältnis zur Gesamtzahl der vorkommenden Induratiofälle *sehr* klein.

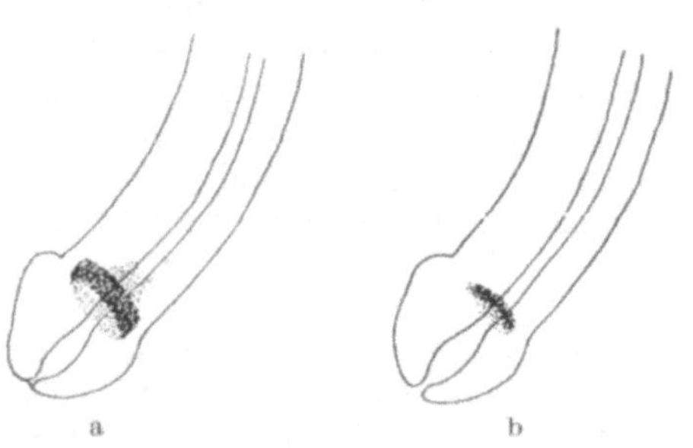

Abb. 5. Tastskizze einer ringförmigen Induration nahe dem Sulcus coronarius (a); nach zwei Jahren Spontanrückgang deutlich (b).

Die ersten Hinweise auf Rückbildungsmöglichkeit gaben JADASSOHN und FINGER. SCHAEFFER gibt im Februar 1907 in der Diskussion über einen Fall von plastischer Induration in der Breslauer dermatologischen Vereinigung (Demonstration HAHN) fünf eigene Beobachtungen der Krankheit bekannt; bei einem 50 jährigen Herrn konnte er „eine nach Jahren erfolgende spontane Rückbildung" feststellen. Auch RIEHL erwähnt anschließend an die Vorstellung dreier Induratiokranker durch NOBL (Wiener dermatologische Gesellschaft, Nov. 1908) Fälle, in denen „die Affektion nach jahrelangem Bestande spontan schwindet". Zu auffallenden bisher vereinzelt dastehenden Ergebnissen kam SACHS, als er im Jahre 1921 sieben Kranke mit Induratio penis plastica zur Kontrolluntersuchung einberief, von denen einige schon 1909 in seine Behandlung eingetreten waren. Bei sechs von diesen wurde er durch die Tatsache überrascht, daß die Indurationen *spontan* — bei vier Patienten vollständig und bei zwei Kranken zum größten Teile — geschwunden waren. Von den vier restlos Geheilten stand einer seit 1911, ein zweiter seit 1913 in Beobachtung, zwei andere erst seit 1919 und 1920. Der erste, seit 1911 beobachtete Kranke hatte die Rückbildung schon nach zwei Jahren bemerkt; auch bei dem vierten seit 1910 und dem fünften seit 1913 beobachteten Kranken war der Rückgang als nahezu vollständig zu bezeichnen. Der siebte Kranke zeigte eine röntgenologisch festgestellte Knocheneinlagerung in seiner seit 1910 bestehenden Induration, von der eine spontane Involution gewiß nicht zu erwarten war.

Nach Rückbildung der Indurationen ist auch der Coitus bei den einzelnen Kranken wieder möglich geworden. SACHS betont besonders, daß die Indurationen in solchen Fällen erst nach *sehr* langer Zeit (10—11 Jahren), in anderen Fällen aber schon nach 1—2 Jahren zur völligen Rückbildung kommen; auch verweist er auf die Gegensätzlichkeit dieser Erscheinung zu der Hartnäckigkeit der Affektion gegenüber jeder Therapie. In neuerer Zeit vermerken folgende Autoren teils völligen, teils partiellen spontanen Rückgang bei Induratio penis plastica: BRAENDLE (partiellen Rückgang), RÁJKA (weitgehende spontane Rückbildung bei 27jährigem Kranken), PULVERMACHER (Rückgang „binnen einigen Wochen bei deutlich ausgebildeten Erscheinungen", 53jähriger Patient, über ein Jahr beobachtet), RITTER (restlosen Schwund aller Knoten vier Jahre nach der ersten Beobachtung ohne jede Behandlung). — Somit dürfen wir, wenn auch noch weitere sorgsame Untersuchungen geboten sind, schon heute als erwiesen annehmen, daß der chronisch-progrediente Verlauf der Induratio penis plastica zwar die Regel ist, aber Ausnahmen im Sinne einer spontanen Rückbildung zuläßt. SACHS weist noch auf die interessante Tatsache hin, daß auch bei Keloiden, die einen der plastischen Induration ähnlichen histologischen Aufbau zeigen, in seltenen Fällen spontaner Rückgang vorkommt.

Kombination mit DUPUYTREN*scher Contractur*: Das Krankheitsbild der plastischen Induration hat weit über den Kreis der Dermatologen hinaus an Interesse gewonnen, seitdem bekannt wurde, daß mit ihm vergesellschaftet eine klinisch ganz ähnlich entstehende und verlaufende, auch sonst viele Analogien bietende Erkrankung auftreten kann: die DUPUYTREN*sche Fingercontractur*. Das Vorkommen dieser Kombination ist eine nicht gerade häufige, aber auffallende und in der Literatur immer wiederkehrende Erscheinung, jedenfalls häufig genug, um die Verwandtschaft und ätiologische Zusammengehörigkeit der beiden so vielfache Analogie zeigenden Affektionen wahrscheinlich zu machen. Von je haben diese „kombinierten" Fälle die besondere Aufmerksamkeit der Beobachter erweckt.

Schon TUFFIER, VERNEUIL, MAURIAC registrieren sie. NEUMARK hat als erster deutscher Autor die Kombination an einem Kranken der Klinik POSNER geschildert, bei dem zugleich Gicht vorhanden war; auf die ätiologischen Fehlschlüsse, zu denen die gleichzeitig vorhandene Gicht bei vereinzelten Kranken verleitete, wird später eingegangen werden (S. 170). NEUMARK konnte aus der Literatur elf Fälle der Kombination zusammenstellen, von denen ZUR VERTH und SCHEELE nur acht als einwandfrei gelten lassen. Letztere Autoren ermittelten unter den von ihnen aus der Literatur gesammelten 100 „echten" Induratiofällen neun mit Dupuytren kombinierte (unter diesen fünf zugleich mit Gicht); es sind dies Beobachtungen von KIRBY, CAMERON, POIRIER, DELABORDE, SPAAK, FOUCARD, HEDGES, NEUMARK und SMEND.

Im Jahre 1909 gibt R. O. STEIN im Anschluß an die Beobachtung der Kombination bei einem gicht*freien* Patienten der Überzeugung Ausdruck, daß zwar Induratio penis plastica und DUPUYTRENsche Contractur als sklerosierende Fascienerkrankungen in enger Beziehung stehen, beide aber in keinem nachweislichen Zusammenhange mit Gicht. Den bisher erwähnten Fällen von „Kombination" fügt SONNTAG aus der Literatur noch folgende hinzu: HUTCHINSON, RÓNA, SACHS, LAVENANT und ZISLIN (mehrere Fälle), COENEN und MARTENSTEIN (4 Kranke); er berechnete die prozentuelle Häufigkeit der bis 1921 vorliegenden Beobachtungen in annähernder Übereinstimmung mit ZUR VERTH und SCHEELE — bei über 200 Induratiofällen — auf etwa 10%. Diese Zahl hält SONNTAG für *bemerkenswert hoch*, unter Berücksichtigung der relativen Seltenheit beider Krankheiten. Ich ermittelte aus der seit SONNTAG publizierten Kasuistik noch folgende „kombinierten" Fälle: BRAENDLE (drei Fälle), PRANTER, WERNER SIEMENS, RÁJKA, BRUHNS, FRANK. Das tatsächliche Häufigkeitsverhältnis dürfte allerdings durch die genannten Berechnungen kaum endgültig erfaßt sein. Denn die gesamte Zahl der diagnostizierten — geschweige der überhaupt vorkommenden — Fälle von Induratio penis plastica ist sicher viel größer als die der publizierten. Ferner wird bei den Dupuytrenkranken auch heute noch seitens der Chirurgen viel zu wenig auf das gleichzeitige Bestehen der analogen Bindegewebserkrankung am Penis geachtet; in einzelnen neuzeitlichen Lehr- und Handbüchern der Chirurgie (GARRÉ-BORCHARDsches Lehrbuch 1922, GARRÉ-KÜTTNER-LEXERsches Handbuch 1922) wird das Zusammenvorkommen nicht einmal erwähnt. Erst seit SONNTAGS verdienstvoller Arbeit scheint sich die Aufmerksamkeit der Chirurgen auf die auch sie therapeutisch interessierende Peniserkrankung zu lenken. Schon MARTENSTEIN spricht 1920 die Ansicht aus, daß die große Seltenheit der „kombinierten" Fälle bei zwei an sich durchaus nicht übermäßig seltenen Krankheiten darin begründet sein könne, daß die eine Krankheit mehr ins Gebiet der Dermatologen, die andere in das der Chirurgen falle und jeder seine Aufmerksamkeit dem in sein Fachgebiet fallenden Krankheitsbilde zuwende. MARTENSTEIN hält es für keinen reinen Zufall, daß von den vier bis 1920 in der deutschen Literatur niedergelegten Fällen drei aus dem Beobachtungsmateriale JADASSOHNS stammen; er kann 1921 zwei weitere Fälle aus dessen Privatpraxis hinzufügen. Allerdings darf man annehmen, daß andere erfahrene Beobachter, welche die Kombination an einer größeren Reihe von Kranken niemals rubriziert haben, wohl ebenfalls ihre Patienten regelmäßig auf das Bestehen von DUPUYTRENschen Veränderungen untersucht haben (wie z. B. LIER, der das Fehlen der Kombination ausdrücklich erwähnt). GALEWSKY hat unter seinen 45 Induratiokranken nur einmal die Kombination festgestellt, auf die er seit 1920 besonders sorgsam Ausschau hielt. Ich selbst habe an 14 Kranken, von denen mir zehn nach Kenntnis der Arbeiten von NEUMARK und STEIN begegneten, nie Veränderungen der Palmar- und Plantarfascien wahrgenommen. WERNER SIEMENS erwähnt 1922, daß er alle poliklinischen Kranken, die als Nebenbefund DUPUYTRENsche Veränderungen zeigten, sorgsam auf den Penis hin nachsehen ließ und bei sechs solchen Fällen nur einmal eine vom Kranken nicht bemerkte dorsale Induration nahe der Radix penis ermitteln konnte. Jedenfalls bedarf es noch weit ausgedehnterer Untersuchungen über die Häufigkeit der Kombination. Ihre Feststellung wäre erleichtert, wenn *beide* Affektionen auch den allgemein praktizierenden Ärzten gleichmäßig vertraut wären; die meisten Ärzte aber dürften zwar die DUPUYTRENsche, wenige vorerst die Peniserkrankung kennen.

An der Tatsache einer nahen Beziehung der Krankheiten besteht heute jedenfalls kein Zweifel. Manche Frage aber harrt noch der Beantwortung. Wir wissen zwar, daß beiden Affektionen eine histologisch gleichartige Gewebsumwandlung, die gleiche schleichende Entwicklung, derselbe chronisch fortschreitende, von scheinbarem Stillstand unterbrochene Verlauf und die auffallend geringe Schmerzhaftigkeit des im Ruhezustand befindlichen Erkrankungsgebiets eigentümlich ist. Nie aber ist bisher von der Möglichkeit spontaner Rückbildung dei Dupuytren die Rede gewesen. Gibt es überhaupt regressive Fälle bei Dupuytren? Meist finden wir in chirurgischen Lehr- und Handbüchern das Gegenteil ausdrücklich betont (so in GARRÉ-BORCHARDS Lehrbuch der Chirurgie von 1922, S. 508: „Spontane Besserungen sind nie zu erwarten"); die Neigung zum Fortschreiten und zum Rezidivieren nach der Operation wird regelmäßig erwähnt.

Auch keiner der von mir befragten Chirurgen wußte sich eines Falls von Spontanrückgang der Contractur oder einer entsprechenden Literaturangabe zu erinnern. Zwar würde auch das Fehlen dieser — obendrein seltenen — Verlaufseigentümlichkeit kein Argument gegen die ätiologische Zusammengehörigkeit abgeben; aber das Vorkommen spontaner Rückbildung bei der einen Affektion sollte wenigstens jeden Arzt zur vergleichenden Untersuchung bei der anderen anregen, namentlich die Chirurgen bei der DUPUYTRENschen Contractur. Weiterhin muß auffallen, daß die bei DUPUYTRENscher Krankheit seit jeher erörterte, durch die Beobachtung von DUPUYTREN, F. KÖNIG, KOCHER, FRIEDRICH u. a. außer Zweifel stehende und für einzelne Fälle immer wieder nachweisbare *Heredität* in der Kasuistik der plastischen Induration niemals berührt wird. Neuerdings nun stellte BRUHNS in der Berliner dermatologischen Gesellschaft einen 59jährigen Induratiokranken mit DUPUYTRENscher Contractur vor, dessen 60jähriger Bruder die gleichen Verhärtungen am Penis mit noch stärkerer Deviation des erigierten Glieds aufwies; die Penisverhärtung bestand bei dem Vorgestellten seit 12—15 Jahren, die Fingercontractur seit etwa 10 Jahren. Es ist dies unseres Wissens die erste derartige Beobachtung bei Induratio penis plastica. Auf diese Frage muß sich die Aufmerksamkeit künftiger Untersucher in jedem Falle lenken.

Kombination mit Keloiden: MARTENSTEIN erwähnt bei einem seiner „kombinierten" Induratiofälle das gleichzeitige Vorhandensein eines nach Streifschuß entstandenen *Keloids* und knüpft hieran erweiterte vergleichende Betrachtungen. Handelt es sich doch auch beim Keloid um eine chronisch entstehende, auf einem gewissen Höhestadium haltmachende Bindegewebsverhärtung; sogar spontane Rückbildungsvorgänge sind in allerdings seltenen Fällen von Keloid beobachtet worden, ähnlich wie bei Induratio penis plastica. Auch ROTHSCHILD scheint gelegentlich der Beobachtung eines bindegewebigen Tumors der Brust bei seinem Induratiokranken geneigt, die vergleichende Betrachtung über die DUPUYTRENsche Krankheit hinaus auf andere Bindegewebserkrankungen auszudehnen. Vorläufig sind die mitgeteilten Beobachtungen dieser „erweiterten" Kombination aber viel zu spärlich; noch fehlen uns alle statistischen Unterlagen hinsichtlich des Vorkommens solcher Vergesellschaftung, und das Narbenkeloid ist schon an sich keine seltene Gewebserkrankung, so daß es auch als zufälliger Nebenbefund einmal bei Induratiokranken vorkommen könnte. Aber man wird gut tun, der Anregung MARTENSTEINS zu folgen und bei diesen Patienten auch auf Keloide und ähnliche Bildungen zu achten. Übertreibungen sind dabei zu vermeiden. Ich möchte FRANK nicht folgen, wenn er — ohne jeden ähnlichen Beleg aus der Literatur — das ganz vereinzelte Vorkommen unklarer intraabdominaler Verwachsungen bei einem „kombinierten" Falle seiner Beobachtung auf gleiche Grundlage mit Induratio und Dupuytren zu bringen sucht (vgl. auch S. 174).

In neuester Zeit freilich macht sich bei den Chirurgen das Bestreben geltend, sämtliche Hyperplasien mesenchymaler Gewebe unter einheitlichem Gesichtspunkt als eine zusammengehörige Gruppe chirurgischer Erkrankungen zu betrachten, ungeachtet ihrer ungeheuren Vielgestaltigkeit und der vielfach ungeklärten kausalen Genese; diese Gruppe umfaßt ebenso die Induratio penis und DUPUYTRENsche Contractur wie die Arthritis deformans und HOFFAsche Gelenkerkrankung, die Ostitis fibrosa und cartilaginären Exostosen ebenso wie die Fibroide des Nasenrachenraums und die Osteochondritis der Gelenke u. a. (VON GAZA).

Pathologische Anatomie und Histogenese. *Allgemeiner Überblick*: Solange die Bezeichnung „plastische Induration" noch auf die verschiedenartigsten Verhärtungen im Gebiete des Penis Anwendung fand und sowohl fortgeleitete

Entzündungen der Urethralwand als alle Fälle von „Penisknochenbildung" mit umfaßte, solange mußte auch die pathologisch-anatomische Definition unklar und schwankend bleiben, um so mehr als die Schwierigkeit der Erlangung von Gewebsmaterial zur histologischen Untersuchung hemmend auf das Studium einwirkte. O. Sachs verweist auf die zum Teile rein hypothetischen Deutungsversuche älterer Autoren, zu deren Zeit mikroskopische Befunde von „echten" Fällen noch nicht bekannt waren; er erwähnt die Anschauung Ricords („plastische Phlebitis" mit Obliteration der kavernösen Maschenräume, plastischer Exsudation und fibröser Gewebsneubildung), die Deutung von Buren und Keyes (chronische Entzündung an bestimmten Stellen der Corpora cavernosa), von Mauriac (Sklerosierung der obersten Schichten der Schwellkörper) und von Tuffier und Delaborde (Degeneration ihrer Hülle und Scheide). Heute müssen manche der aus älterer Zeit vorliegenden Befunde als nicht zum Krankheitsbegriff gehörig ausschalten: sowohl die entzündlichen Induratiofälle mit oder ohne sekundäre Verkalkung, deren Natur O. Sachs richtiggestellt hat (Befunde von A. Foerster, Rokitansky, Velpeau und Clellan), als die zahlreichen Mitteilungen über Knorpel- und Knochenbildungen im Penisgewebe, die mit Induratio penis plastica gar nichts zu tun haben, vielmehr auf andere Ursachen (Entzündungsprozesse, Hämatome u. a.) zu beziehen sind.

Erst mit der Einengung des Krankheitsbegriffs auf eine durch Entwicklung, Verlauf, histologisches Bild und therapeutisches Verhalten wohlcharakterisierte Erkrankung beginnt der gegenwärtige Begriff „Induratio penis plastica" klar hervorzutreten. Heute kann es sich bei der Schilderung des pathologisch-anatomischen Bildes nicht mehr um die bloße Aneinanderreihung von an Serienschnitten gewonnenen Einzelbefunden handeln; überblicken wir doch schon eine ganze Reihe übereinstimmender Untersuchungsergebnisse aus operativ oder bei Obduktionen entnommenem Material, die eine klare Vorstellung vom Aufbau der zugrunde liegenden Gewebsveränderung geben!

Das Gemeinsame der Befunde liegt in der konstanten Feststellung einer mit der Tunica albuginea zusammenhängenden kern- und gefäßarmen Bindegewebswucherung mit Verringerung der elastischen Fasern, bei völligem Fehlen von entzündlichen Veränderungen. Augenfällig ist die Ähnlichkeit mit der Struktur der Keloide und dem Befunde an der Palmar-, bzw. Plantaraponeurose bei Dupuytrenscher Contractur. Nicht selten sind *Kalkeinlagerungen, Knorpel- und Knochenelemente* gefunden worden, die — von mikroskopisch kleinsten Anfängen bis zur markhaltigen Knochenlamelle — im Schwielengewebe mancher Knoten sowohl makroskopisch als mikroskopisch und auch röntgographisch sichergestellt sind. Als besonders bedeutsam muß der in manchen Indurationen nachweisbare Befund *spindelförmiger längsovaler Zellelemente in unmittelbarer Umgebung der spärlichen kleinsten Gefäße* gelten. Von diesen, die Gefäße einscheidenden „Bildungszellen" (R. Rothschild) oder „*Fibroblasten*" (O. Sachs) scheint der Indurationsprozeß seinen Ausgang zu nehmen.

Einzelbefunde der Autoren: Folgen wir der von O. Sachs, zur Verth und Scheele und E. Sonntag gegebenen *historischen Übersicht* über die wichtigsten bis 1913 publizierten histologischen Befunde, so finden wir als erstes einschlägiges Untersuchungsergebnis den Befund Leloirs, der 1885 in einem von Verneuil exzidierten Knoten ein narben- oder keloidähnliches Gewebe „mit Inseln von embryonalen Zellen mit der Tendenz zur Bildung von Bindegewebe" feststellte. Dem Vergleich mit Narbengewebe oder Keloiden begegnen wir auch bei Tuffier, später bei Taylor, Galewsky und Hübener; in neuerer Zeit — zugleich mit dem Hinweis auf die Analogie mit den Veränderungen der Palmaraponeurose bei Dupuytrenscher Contractur — bei Neumark, O. Sachs, Martenstein u. a. — Tuffier und Claude vermerken 1894 junges Bindegewebe mit feinen elastischen Fasern, alsdann in zeitlicher Aufeinanderfolge Galewsky und Hübener derbes gefäßarmes kollagenes Gewebe mit welligen, zumeist parallel zu den Albugineafasern verlaufenden Bündeln, Stopczanski kollagenes Gewebe mit einzelnen kompakteren Zügen und Verringerung der elastischen Fasern, zur Verth und Scheele ein „wirres Geflecht von Faserbündeln mit länglichen Kernen" und elastischen Fasern in der Mitte, E. Sonntag gefäß- und kernarmes Bindegewebe in Form dicker strukturloser Balken mit spärlichen Zügen kernreicheren Gewebes und Verringerung der elastischen Fasern. — Die Einlagerung von *Kalksalzen* im fibrösen Gewebe wird zuerst 1897 bei Robineau (Verkalkung „ähnlich wie bei Trachealknorpelringen") und 1899 bei Chetwood (Untersucher Jeffries) erwähnt; Swinburne verzeichnet Bindegewebe mit *Kalk*, Huitfeldt unregelmäßige Kalkinkrustationen neben Knochen, zur Verth und Scheele eine stecknadelkopfgroße Insel verkalkter Grundsubstanz. — Dem Befunde von *Knochen-* und *Knorpelsubstanz* im Gewebe der Knoten begegnen wir schon bei Tuffier und Claude, nachdem 1877 Demarquey allgemein auf das Vorkommen von Knochen im Penisgewebe aufmerksam gemacht hatte. Eine größere Reihe von Feststellungen echten *Knorpel- und Knochengewebes* bringt E. Sonntag in übersichtlicher Zusammenstellung aus der Literatur; danach vermerken: Duplouy (1885) Knochenbildung im Septum, Frangenheim (1907) von der inneren Schicht der Albuginea ausgehende Knochenbildung, Lenhossék Knorpel und Knochen, ebenso Stopczanski, O. Sachs, Smend, de Vreese, Hecker-Stromeyer, Rey, Cinquemani, Gerster und Mandelbaum, Girgolaff u. a. teils nur Knorpel- oder Knochenelemente, teils beide Bestandteile. Sachs und 1922 R. Rothschild fanden auch Markräume mit gelatinösem Mark in der Knochensubstanz. Naumann und Göthlin sprechen von Bindegewebe mit direktem Übergang in Knochen; R. Rothschild hält direkten Übergang von Bindegewebe in echtes Knorpel- und Knochengewebe sowie von Knorpel- in Knochengewebe für vorliegend. — Auf die eigenartige Anhäufung von spindelförmigen Zellen rings um die kleinen Gefäße („Fibroblasten") lenkte zuerst O. Sachs die Aufmerksamkeit; ihr Vorhandensein in manchen Indurationen bestätigten Frangenheim, Wiedhopf und R. Rothschild. Alle diese Autoren messen den erwähnten Zellen übereinstimmende Bedeutung für die Histogenese des Krankheitsprozesses zu.

Makroskopischer Befund: Gehen wir nach diesem Gesamtüberblick näher auf die Einzelheiten des vorliegenden pathologisch-anatomischen Materials ein, so wird zunächst das makroskopische Aussehen operativ entfernter Knoten als das einer „bindegewebigen Schwiele" geschildert (Galewsky und Hübener). O. Sachs vermerkt bei drei an der Klinik von Eiselsberg operativ gewonnenen Knoten eines 47jährigen Kranken das Bild einer „bohnengroßen, harten, unter dem Messer knirschenden bindegewebigen Schwiele", deren Schnittfläche eine sehnig glänzende Farbe aufwies; nach oben hingen die Knoten mit der Albuginea, nach unten mit dem Corpus cavernosum penis zusammen; ein dem linken Schwellkörper entstammendes Gewebsstück zeigte im zentralen Teile eine dünne Knochenlamelle. Zur Verth und Scheele beschreiben einen von Bier entfernten dorsalen Knoten als 7 cm langes, bis $2^1/_2$ cm breites Gewebsstück, das makroskopisch „Knorpelplatten und Kalkeinlagerung, und zwar an der dem Schwellkörper zugewandten Seite" aufwies, das Röntgenbild hatte keinen Knochenschatten ergeben. Anschaulich schildert Delbanco in seinem vom Operateur (Goldammer) bestätigten Operationsbericht das exzidierte Gewebsstück eines 39jährigen Kranken wie fogt: „Makroskopisch handelt es sich um ein derbes, schwieliges Gewebe, auf dem Durchschnitt von weißbläulichem, sehnigem Aussehen. Das Messer verrät kein Knochengewebe, keine Verkalkung; die Konsistenz spricht auch nicht für das Vorhandensein von Knorpel, dessen opale bläuliche Farbe nirgends sichtbar ist. Die Länge der in der Tunica albuginea gebetteten Einlagerung beträgt 2 cm, die Breite 4 cm. Begrenzt wird die Einlagerung auf der einen Seite von Resten der Corpora cavernosa, auf der anderen von solchen der Tela subfascialis und Fascia penis." Auch E. Sonntag gibt ein ausführliches Operationsprotokoll über die von ihm selbst vorgenommene Excision bei einem 50jährigen Kranken: die $4^1/_2$ cm lange, $^3/_4$ cm breite und $^1/_2$ cm dicke, weißlich-graue und derb bis knorpelhart anzufühlende Schwiele erwies sich als zur Tunica albuginea gehörig; sie lag direkt über den Schwellkörpern, bis an diese und zum Teil etwas zwischen dieselben reichend und dicht unter dem Gefäßnervenstrang gelagert. Knorpel- und Knochensubstanz war nirgends, weder im Querschnitt noch bei Röntgendurchleuchtung nachweisbar.

ZUR VERTH und SCHEELE konnten bei mehreren zur Operation kommenden Fällen feststellen, daß die Indurationen sich nur in wenigen Fällen bis ins Schwellkörpergewebe hinein erstreckten, sonst sich stets gut von der Albuginea abpräparieren ließen. Auf Grund dieser Tatsache und der Beobachtung, daß auch bei nicht operierten Fällen im frühen Entwicklungsstadium die Verhärtungen sich vom tastenden Finger am Rande von der Albuginea gut abheben,

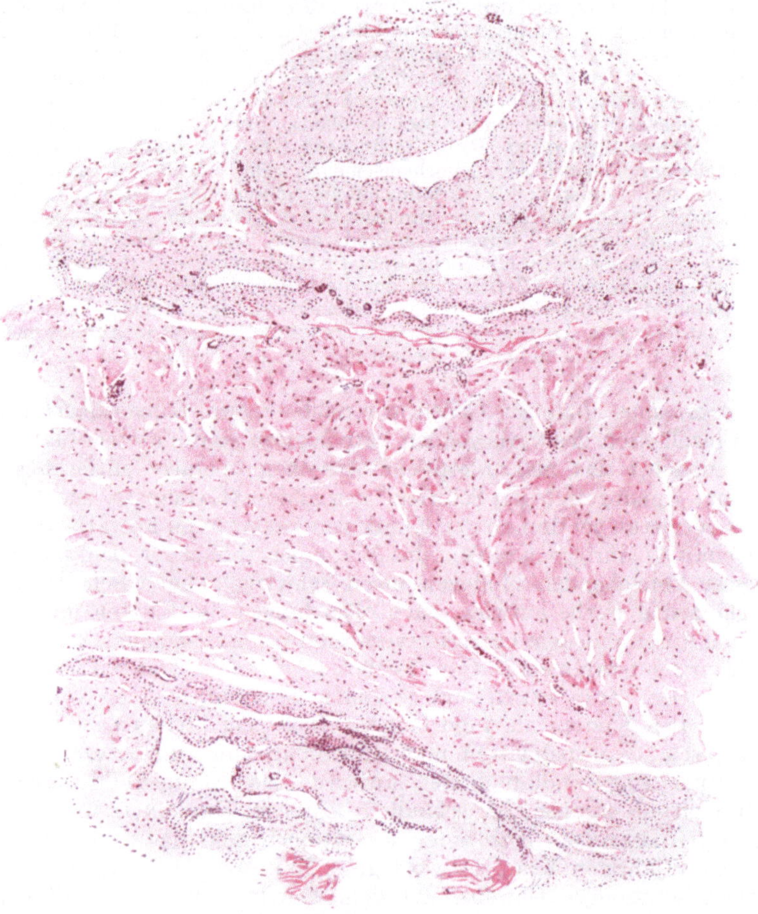

Abb. 6 u. 7. Schnitte durch das operativ entfernte Knotengewebe der plastischen Induration eines 39 jährigen Kranken. (Aquarelle gefertigt nach Originalpräparaten von E. DELBANCO-Hamburg.)
Abb. 6. Kern- und gefäßarme Bindegewebswucherung, bestehend aus dichtgefügten kollagenen Faserbündeln; völliges Fehlen entzündlicher Erscheinungen. Keine Knochen- und Knorpeleinlagerungen. (Fixation: Formalin-Alkohol, Hämatoxylin-Eosinfärbung.)

manchmal sogar aufstellen ließen, neigen diese Autoren der Ansicht zu, daß der Indurationsprozeß nicht in der Albuginea, sondern in der an elastischen Fasern reichen *Fascia penis* seinen Ursprung habe. Die überwiegende Mehrzahl der Autoren aber — von SACHS bis SONNTAG — verlegt auf Grund des Tastbefundes, der klinischen Beobachtung, der Operations- und Obduktionsergebnisse *den Ausgangspunkt der Knotenbildung in die Tunica albuginea*, vielleicht auch ins Septum penis. Auch die von ZUR VERTH und SCHEELE aufgeführten Momente bieten hierfür keine Gegengründe.

Histologische Struktur: Verfolgen wir von außen nach innen gehend die Hüllen des Penisgewebes, so treffen wir zunächst auf die von der Cutis durch lockeres subcutanes Gewebe geschiedene *Fascia penis,* welche die drei Schwellkörper als ein Ganzes umhüllt, dann auf die von ihr durch lockeres Zwischengewebe getrennte *Tunica albuginea.* Diese besteht nach RAUBER-KOPSCH aus einer oberflächlichen Lage von longitudinalen und einer tieferen von zirkulär angeordneten fibrillären Bündeln, die mit vielen elastischen Fasern vermischt sind. Demgemäß finden sich auch im histologischen Strukturbild der Indurationen sowohl kollagene Fibrillen wie elastische Fasern: erstere als dichtgefügtes (O. SACHS), aus dicken Balkenzügen bestehendes (SONNTAG) Gewebe, dessen Bündel bald wellig und parallel zu den oberflächlichen Fasern der Albuginea verlaufen, bald sich zu durchkreuzen scheinen. Nach der Beschreibung von DELBANCO hebt sich das kollagene Gewebe im gefärbten Präparat deutlich „durch seinen Farbenton ab vom Kollagen der Umgebung, der Tela subfascialis und der Corpora cavernosa. Wo dieses Kollagen in die Einlagerung sich hineinerstreckt, wird der Kontrast sehr lebhaft. Die Kollagenfasern sind in kleineren und größeren Bündeln zusammengefaßt, liegen in allen möglichen Ebenen, kreuzen sich.“ Dieses Gewebe ist wenig reich an Kernen, die als länglich schmal, oft etwas gekrümmt

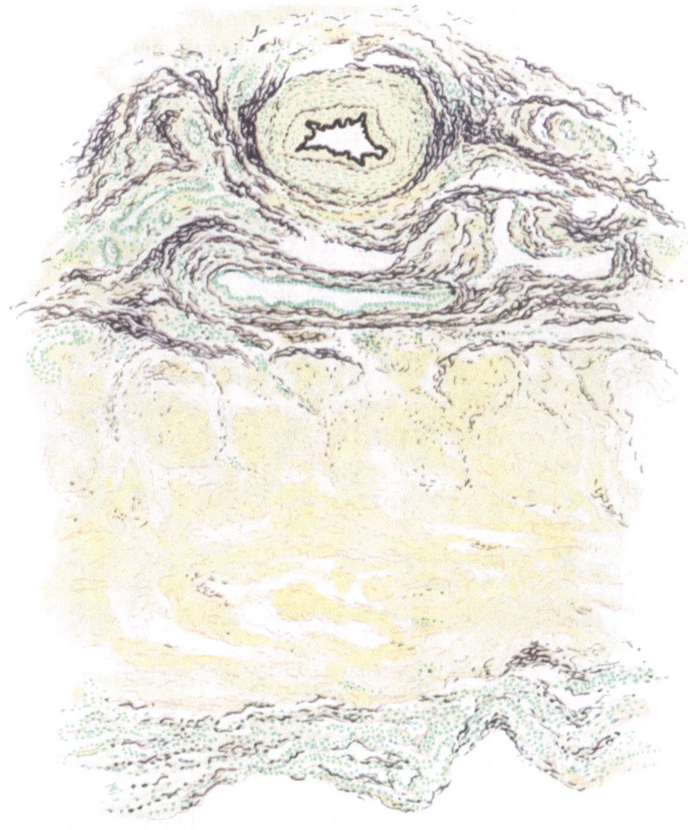

Abb. 7. Innerhalb des Knotengewebes starke Verminderung der elastischen Fasern, welche in den angrenzenden gesunden Bezirken reichlich vorhanden sind. Ähnlichkeit mit Keloidstruktur. (Elastica-Färbung nach UNNA-TAENZER.)

oder spiralig verlaufend (Sachs) oder spindelig (Delbanco) beschrieben werden. Die Kernarmut des Knotengewebes wird von den meisten Untersuchern hervorgehoben (Galewsky und Hübener, zur Verth und Scheele, Sonntag, Rothschild). Die kollagenen Bündel färben sich mit Hämalaun-Eosin rötlich, die Kerne blau; bei Giemsafärbung tief orangefarben im Gegensatz zu dem leuchtenden Rot des anderen Kollagen (Delbanco), die Kerne braunschwarz.

Bei Elasticafärbung sind qualitative Veränderungen an den *elastischen Fasern* nicht feststellbar; quantitativ wird meist Verringerung (O. Sachs, Stopczanski, Sonntag) vermerkt, während in der angrenzenden gesunden Albuginea elastische Fasern stets reichlich zu finden sind. Wiedhopf freilich beschreibt 1921 das die Penisverhärtung bildende Gewebe als größtenteils bestehend „aus dickderben elastischen Fasern, die mit kollagenen zusammenliegen, teils parallel mit diesen, teils vollkommen verfilzt verlaufend“; in der Zone des größten Reichtums an solchen Fasern waren „Zellkerne nur selten zu finden“.

Nirgends lassen sich entzündliche Veränderungen nachweisen, und fast alle Untersucher weisen auf dieses völlige Fehlen hin. O. Sachs sah bei Färbung

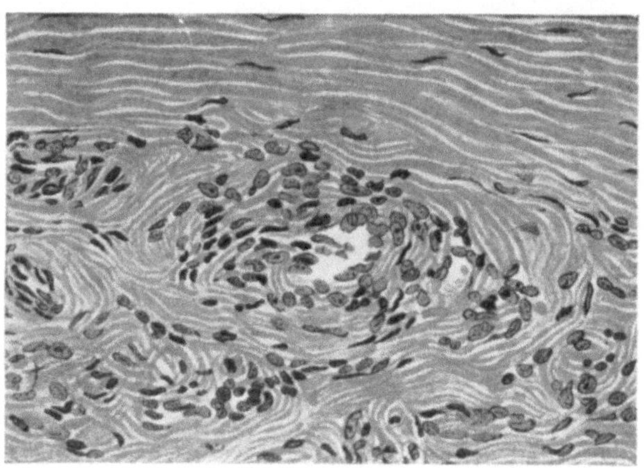

Abb. 8. Embryonale Bindegewebszellen („Fibroblasten“) im kern- und gefäßarmen Bindegewebe einer exstirpierten Induration.
(Nach O. Sachs im Arch. f. Dermatol. u. Syphilis. Bd. 85, Abb. 1 auf Tafel V.)

mit polychromem Methylenblau weder Polynucleäre noch Plasmazellen oder Mastzellen; auch die Weigertsche Fibrinfärbung fiel negativ aus. Ebenso vermißt Delbanco durchaus Plasmazellen, polynucleäre Leukocyten wie Lymphocyten sowie Mastzellen; er konstatiert „ein entzündungsfreies Gewebe“. Auch das operativ mitentfernte Gewebe der Corpora cavernosa, sowie das gegenüber gelegene der Fascia penis fand dieser Autor von allen entzündlichen Symptomen völlig frei.

Von den *Blutgefäßen* zeigen die *größeren* Arterien und Venen überhaupt keine krankhaften Erscheinungen; ganz vereinzelt dürften die Befunde von Horovitz und Stopczanski dastehen, welche merkliche Intimaverdickung beschreiben, und zwar Stopczanski nur innerhalb des Knotengewebes bei völlig normalem Befunde an der Radialis und Temporalis; eine allgemeine Bedeutung aber kommt diesen Befunden nicht zu. Schon Waelsch glaubt der Auffassung des Indurationsprozesses als arteriosklerotische Folgeerscheinung entgegentreten zu müssen, er meint jedoch, daß die Bindegewebswucherung von den Gefäßen, und zwar zunächst den Venen ihren Ausgang nimmt. In der Tat berichten auch neuere Untersucher (O. Sachs, Frangenheim, Delbanco,

R. ROTHSCHILD, WIEDHOPF) über charakteristische Befunde in nächster Umgebung der an sich spärlichen, *kleinsten* Gefäße: eigenartige Anhäufungen längsovaler, spindelförmiger Zellen, die man neben den länglichen Bindegewebszellen rings um die Gefäßwand gruppiert findet. Ihr Protoplasma ist fein granuliert, der Kern ziemlich groß und intensiv färbbar. FRANGENHEIM beschreibt sie als mehrschichtige, die Gefäße einscheidende Zellhaufen, DELBANCO fand sie in 2—3 konzentrischen Reihen, die spärlichen Gefäße umsäumend. Ihnen scheint für die Histogenese des Induratioprozesses große Bedeutung zuzukommen. Während O. SACHS sie als embryonale Bindegewebszellen, als „Fibroblasten" definiert und als Mutterzellen der Bindegewebswucherung anspricht, erblickt R. ROTHSCHILD in ihnen keine „Fibroblasten", sondern indifferente „Bildungszellen", die „infolge „Rückdifferenzierung" der Bindegewebszellen entstanden sein und die Fähigkeit besitzen sollen, sich unter verschiedenen Einflüssen bald zu typischen Bindegewebszellen, bald zu Knorpel- und Knochenzellen umzuwandeln. Nicht in allen exzidierten Knoten finden sich diese Zellhaufen; dort, wo sie fehlen, hält R. ROTHSCHILD ein vorgeschritteneres Stadium der Entwicklung für vorliegend. Jedenfalls sieht auch ROTHSCHILD in ihnen den Ausgangspunkt der Bindegewebswucherung. Auch WIEDHOPF verlegt den Entstehungsort der Indurationen in die Gefäßscheiden der kleinsten Gefäße, deren Adventitia er im Vergleich zum übrigen Gewebe „auffallend zellreich" fand.

Histologische Vergleichsmomente mit DUPUYTREN*scher Contractur*: Der histologische Aufbau beider Affektionen zeigt weitgehendste Analogie. Nach JANSSENS Definition ist die DUPUYTRENsche Krankheit aufzufassen als eine „fleckweise Hyperplasie des Bindegewebes" infolge von Wucherungsvorgängen, die von den Wandungen der kleinsten Gefäße ihren Ausgang nehmen und „deren Schicksal die Schrumpfung ist". LANGHANS bezeichnet den Vorgang als eine „chronisch-plastische Entzündung"; indem die Capillaren unter ihrem Endothel eine vollkommene adventitielle Scheide erhalten, geht nach LANGHANS und JANSSEN von dieser neuen Adventitia die erste Bildung der für Dupuytren charakteristischen zellreichen Bindegewebszüge aus. Letztere markieren sich im mikroskopischen Bild deutlich zwischen den durch Kernarmut ausgezeichneten Bündeln der normalen Aponeurose; ihre Wucherungstendenz spiegelt sich nach JANSSEN schon im Aussehen der großen spindelförmigen Zellkerne und den zungenartig ins angrenzende Gewebe vordringenden Fortsätzen wieder. ALI KROGIUS sah in neun Fällen im exzidierten Gewebe der DUPUYTRENschen Contractur „parallel verlaufende, gerade Bündel straffen Bindegewebes mit spärlichen langen und schmalen, leicht gewellten Kernen" und fand dieses Gewebe zu mächtigen kompakten Schichten entwickelt, die die Dicke der normalen Aponeurose um ein Mehrfaches übertrafen; elastische Fasern fehlten hier fast ganz. Außerdem fand er noch ein anderes, bei Giemsafärbung graugelbes, sehr kernreiches Gewebe, bestehend aus „spindelförmigen, zum Teile sehr lang ausgezogenen" Zellen mit ziemlich großen ovalen, nicht besonders chromatinreichen Kernen; diesen Zellanhäufungen begegnete er in kleineren und größeren Herden ohne scharfe Grenze gegen das umliegende straffe Bindegewebe. Manchmal sei dieses Gewebe „von roten, wellig oder spiralig gewundenen kollagenen Fibrillen durchsetzt", wie man anderseits „mitten im kernarmen Bindegewebe kleine Inseln oder längliche Züge des zellreichen Gewebes" eingeschlossen finde. KROGIUS deutet das zellreiche Gewebe als ein „embryonales Bildungsgewebe" und vermutet, daß sich aus ihm heraus die straffen fibrillären Bindegewebsfasern entwickeln. Nirgends vermochte er kleinzellige Infiltrate oder sonstige Zeichen eines entzündlichen Vorgangs festzustellen.

In den Befunden der Autoren spiegelt sich die histologische Ähnlichkeit mit den Gewebsveränderungen der Induratio penis plastica augenfällig wieder: bei beiden Krankheiten im voll entwickelten Stadium eine kern- und gefäßarme Bindegewebswucherung mit Verringerung der elastischen Fasern bei völligem Fehlen von Entzündungserscheinungen; daneben charakteristische Anhäufungen eines zellreicheren Gewebes von ausgesprochener Neigung zur Proliferation mit größeren spindelförmigen Zellkernen; dazu bei JANSSEN Beziehungen dieses

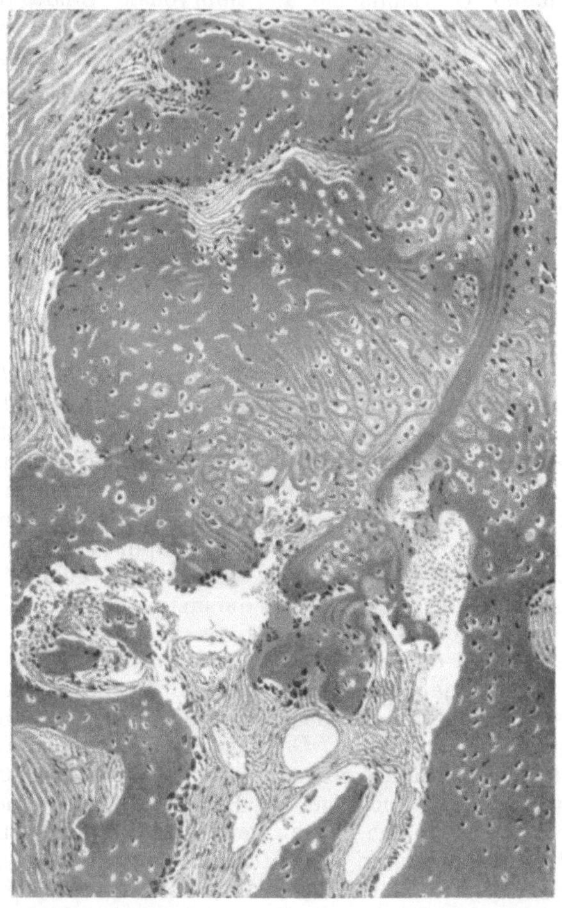

Abb. 9. Schnitt durch einen in den zentralen Partien ossifizierten Induratioknoten. (Nach O. SACHS im Arch. f. Dermatol. u. Syphilis. Bd. 85, Abb. 3. Tafel VI. Zeiss B. Oc. 3.) Hufeisenförmige Knochenlamelle mit Knorpel- und Knochenzellen, im zentralen Teile Markräume mit gelatinösem Mark, am konvexen Teile den Übergang des Bindegewebes in Knorpel- bzw. Knochengewebe erkennen lassend.

Gewebes zu den Wandungen kleinster Gefäße. Finden wir auch bei KROGIUS topische Beziehungen des „Bildungsgewebes“ zu den kleinsten Gefäßen nicht erwähnt, so sieht doch auch er dasselbe als wahrscheinliche Grundlage der DUPUYTRENschen Gewebserkrankung an; er geht von der Vorstellung aus, daß Inseln dieses embryonalen Bildungsgewebes in der Aponeurose lagern, bis dasselbe aus irgend einem Grunde zu wuchern anfange und ein zur Schrumpfung neigendes „Sehnengewebe“ erzeuge. Die Besonderheit der KROGIUSschen Definition liegt allerdings darin, daß diese Gewebsbestandteile innerhalb der

Aponeurose musculo-tendinösen Ursprungs sein sollen; erblickt KROGIUS doch in der Palmar- und Plantaraponeurose nicht ein einfaches Bindegewebsblatt, sondern ein sehniges Gebilde muskulärer Abkunft, das entwicklungsgeschichtlich der obersten Schicht der antibrachialen Beugemuskulatur zugehört.

Befunde von Kalkeinlagerungen, Knochen- und Knorpelsubstanz: Stets sind die interessanten Befunde von Kalkeinlagerungen, Knochen- und Knorpelsubstanz in den Knoten der Induratio penis plastica Gegenstand lebhafter Diskussion gewesen. Seit der ersten klassischen Darstellung durch O. SACHS sind sie von vielen Untersuchern klinisch und röntgenologisch, autoptisch und histologisch nachgewisen worden. SACHS fand schon bei schwacher Vergrößerung inmitten des fibrillären Gewebes eine längliche, hufeisenförmige Knochenlamelle mit zungenförmigen Vorsprüngen und abgeschnürten Knochenteilchen im umgebenden Gewebe; bei Hämalaun-Eosinfärbung ergaben sich zahlreiche rundliche elliptische oder dreiseitig konturierte Zellgebilde mit einem Hohlraum und intensiv gefärbtem Zellinhalt; zweifellos handelte es sich um typischen Knochen mit ausgeprägten Knochenzellen und einem mit gelatinösem Mark erfüllten Markraum. Auch gelang ihm der Nachweis von Osteoblasten (GEGENBAUER) und Osteoclasten (KÖLLIKER) innerhalb des Knochenstücks; endlich glaubte er das in nächster Umgebung der Lamelle kernreichere und von elastischen Fasern ganz freie Bindegewebe als Periost ansprechen zu dürfen. Außer derartigen schmäleren und breiteren Knochenleistchen ließ sich in anderen Teilen echter Bindegewebsknorpel mit charakteristischen Knorpelzellen sicherstellen, die meist einzeln, doch auch zu zweit in einer Knorpelkapsel gelagert waren. Von neueren Untersuchern stellte R. ROTHSCHILD echtes Knochengewebe und mit gelatinösem Mark erfüllte zentrale Markräume fest, zugleich auch die von SACHS beschriebenen Osteoblasten und Osteoclasten, und zwar auffallend gehäuft an den Übergangsstellen von Bindegewebe in Knorpel-, bzw. Knochengewebe.

Knochenbildung im Penisgewebe wird auch *unabhängig* von Induratio penis plastica im Gefolge anderer Gewebsschädigungen beobachtet, z. B. nach Blutergüssen, entzündlichen Prozessen u. a. FRANGENHEIM gab 1907 eine kasuistische Zusammenstellung über „Penisknochenbildung“, die außer einer eigenen Beobachtung fünf operativ, sechs durch Obduktion und zahlreiche klinisch sichergestellte Fälle umfaßte. Unter Benutzung und Erweiterung dieser Übersicht konnte SONNTAG bis zum Jahre 1921 etwa 20—30 Fälle von sicherer Penisknochenbildung feststellen, wobei auf Induratio penis plastica nach seiner Schätzung über $10^0/_0$ entfallen. Nach SONNTAG würde also der Befund von Knochen und Knorpel bei Induratio penis plastica kein allzu seltenes, wenn auch keineswegs ein häufiges Vorkommnis sein.

Phylogenetischer Deutungsversuch: Die Erscheinung der Penisknochenbildung hat zu verschiedenen Erklärungsversuchen Anlaß gegeben. Was lag näher, als sie in Beziehung zu setzen zu dem normalerweise in der Tierreihe vorkommenden Penisknochen oder „Os priapi“? Diese teils makroskopisch kaum nachweisbaren, teils erheblich großen, ja bis zu $^1/_2$ m langen Bildungen finden sich nach ZUR VERTH und SCHEELE z. B. bei Affen, Bären, Robben, Walrossen, Fisch ottern, Wieseln, Dachsen, Hamstern, Hunden, Katzen, Meerschweinchen, Beuteltieren, Fledermäusen. Schon MERLE, POSNER und später NEUMARK sprechen die Vermutung aus, daß die Knochenbefunde der plastischen Induration — wenigstens in sonst nicht erklärbaren Fällen — mit der Neigung des Penisgewebes zu ossifizierenden Prozessen auf Grund atavistischen Rückschlags zusammenhängen. Sehr bald aber stieß diese auf vergleichend anatomische Betrachtung eingestellte Deutung auf Widerspruch. Wie ZUR VERTH und SCHEELE überzeugend ausführen, handelt es sich beim *tierischen* „Os priapi“ um ein funktionell wichtiges, planvoll angelegtes Organ, das im Septum penis zur

Entwicklung kommt und im Wachstum mit der allgemeinen Körperzunahme Schritt hält, während beim *menschlichen* Penisknochen schon die bizarr wechselnde Form, Größe und Lagerung dieser funktionell höchstens störenden, *sekundären* Verknöcherungen innerhalb eines krankhaft veränderten Gewebes jeden phylo-

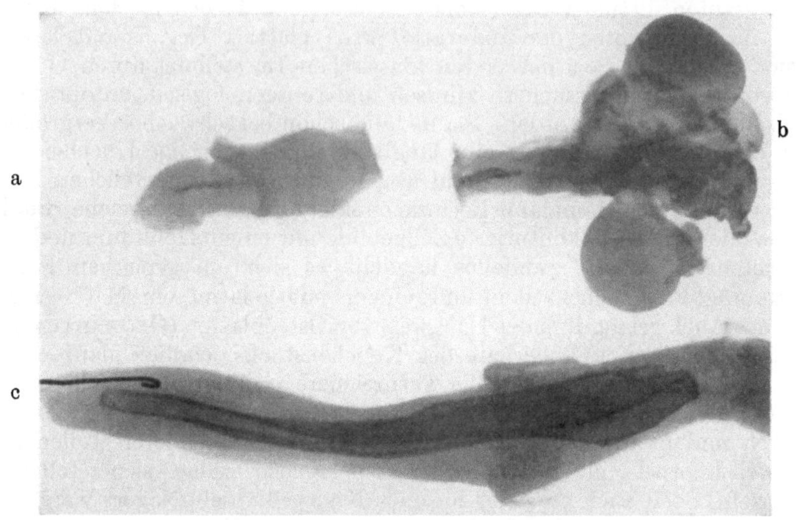

Abb. 10. Röntgenaufnahmen des Penis von a Dachshund, b Pavian (Papio Babuin), c Kapuzineraffe (Cebus capucinus). (Nach M. JACOBY in der Zeitschr. f. urolog. Chirurgie. Bd. 16, H. 3/4, S. 105, Abb. 3. 1924.)

genetischen Zusammenhang unwahrscheinlich machen. Auch nach den neuen vergleichend-anatomischen Untersuchungen JACOBYs ist die Deutung des menschlichen Penisknochens als atavistische Bildung zurückzuweisen. Nach JACOBY tritt übrigens das tierische Os priapi stets in der Mitte der Glans als

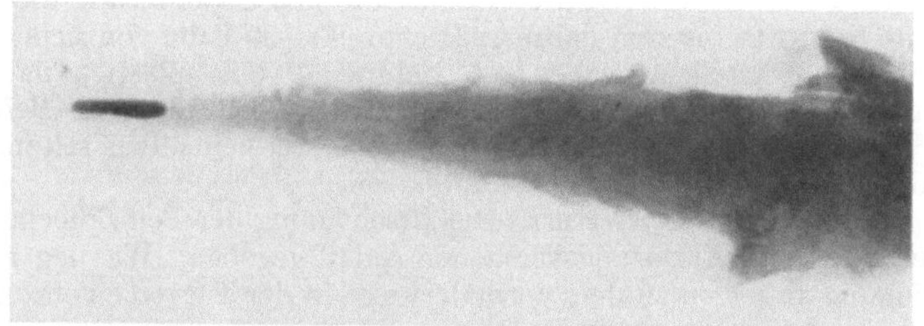

Abb. 11. Röntgenbild des Penis eines erwachsenen Schimpansen. (Nach M. JACOBY in der Zeitschr. f. urolog. Chirurg. Bd. 16, S. 108, Abb. 6. 1924.)

knöcherne Fortsetzung des Septums auf, während die menschlichen Knochenbildungen meist im Schaft oder der Wurzel zu finden sind.

JACOBY führt die Gegensätzlichkeit der tierischen und menschlichen Penisknochenbildung noch des näheren aus: Abgesehen von den Unterschieden in der physiologischen Bedeutung, die beim tierischen Os priapi in der Rolle als Stütz- oder Reizorgan bei der Kopulation zum Ausdruck gelange, beim Menschen aber ganz in Fortfall komme, stelle der humane Penisknochen eine „Fascienknochen"-Bildung der Tunica albuginea dar, der tierische hingegen eine in der Mitte der Eichel, also *vor* dem Schwellkörpergewebe, gelagerte septale Knochenbildung, die man mit Recht auch als „Os glandis" bezeichne.

Nichts veranschaulicht besser die Gegensätzlichkeit der tierischen und menschlichen Penisknochenbildung als die vergleichende Betrachtung der JACOBYschen Abbildungen mit den Röntgenaufnahmen von ossifiziertem Knotengewebe bei Induratio penis plastica, die ZUR VERTH und SCHEELE ihrer Arbeit beifügen (vgl. Abb. 10 u. 11 mit Abb. 12 u. 13, S. 180).

Deutungsversuch als senile Gewebsveränderung. Auch der Versuch, den pathologisch auftretenden Penisknochen des Menschen schlechthin als Alterserscheinung zu definieren (TUFFIER), konnte nicht stichhalten. Noch ZUR VERTH und SCHEELE lassen dieses Moment — unter Betonung der Altersumwandlung des elastischen Stützgewebes — für viele Fälle von Induratio penis plastica mitsprechen. Dagegen ist einzuwenden, daß im Alter Penisknochenbildung *ohne* voraufgehende plastische Induration nur äußerst selten vorkommt und daß die Induration schon lange *vor* Beginn der senilen Involution, ja zuweilen schon am Anfang des dritten Lebensjahrzehnts auftreten kann. Mit Recht schließt sich SONNTAG den Darlegungen GIRGOLAFFs an, der zwischen Induration und Penisknochen keinen prinzipiellen, sondern nur einen graduellen Unterschied gelten läßt.

Die menschliche Penisknochenbildung — ein metaplastischer Vorgang: Nach heute geltender Auffassung ist die Penisknochenbildung beim Menschen als Endzustand einer Gewebsmetaplasie anzusehen. Nach O. SACHS handelt es sich um eine direkte Umwandlung von Bindegewebsfibrillen in Knochen, derart, daß diese „unter Aufnahme von Kalksalzen und Umwandlung ihrer Zellen" ossifizieren. Den Ausgangspunkt der Bindegewebswucherung selbst erblickt er in den Fibroblasten, so daß von diesen aus über das Stadium der Bindegewebsbildung die metaplastische Weiterentwicklung in Knorpel- oder Knochenzellen vor sich gehe. Auch die Möglichkeit einer enchondralen Ossification hält SACHS für gegeben. Nach der Auffassung ROTHSCHILDs vollzieht sich die Metaplasie des Bindegewebes in Knorpel- und Knochensubstanz ganz im Sinne ASCHOFFs, derart, daß das Bindegewebe in der *neoplastischen* Phase auf den weniger differenzierten Zustand der „Bildungszelle" zurückgehe, um sich in der *metaplastischen* Phase zu Bindegewebe, Knorpel- oder Knochensubstanz weiter zu differenzieren. Daneben hält auch ROTHSCHILD bei schon vorhandenem Knorpelgewebe eine enchondrale Ossification für möglich. Auch JACOBY definiert die tierischen Penisknochen als „periostal-osteoplastische Bildungen von ganz bestimmter Form und Größe für jede Tierart", die nur bei jugendlichen Individuen Wachstum zeigen, den menschlichen Penisknochen dagegen als „pathologische fibrometaplastische, in fortschreitendem Wachstum befindliche, ganz unregelmäßige Bildung". Ebenso spricht FURUTA von einer „fibroplastischen Knochenneubildung".

Mit der Auffassung als metaplastisches Gewebsprodukt dürfte die Frage nach der Histogenese des menschlichen Penisknochens gelöst sein. Gibt es doch, wie FRANGENHEIM treffend ausführt, im menschlichen Körper kaum ein Gewebe, in welchem nicht gelegentlich Knochenbildung beobachtet wird: im Gefolge von alten Blutergüssen hat man Ossificationen gefunden, ebenso in alten Laparotomie- und Schußnarben, ähnlich bei der Myositis ossificans („Reit-", „Exerzierknochen" u. a.), wobei es sich gleichfalls um traumatisch bedingte Folgezustände handelt (stumpfe Verletzungen mit konsekutivem Hämatom). In Übereinstimmung mit ZUR VERTH und SCHEELE betont SONNTAG, daß auch bei der Knochenbildung der Induratio penis plastica bisweilen traumatische Blutergüsse eine Rolle spielen, zumal bei abnormer Brüchigkeit arteriosklerotischer Gefäße, die bei geringstem Anlaß (Coitusversuchen) bersten können. Solche Hämatome organisieren sich später, und es komme zu Kalkablagerungen, Knochen- und Knorpelbildung. Außerdem nehmen ZUR VERTH und SCHEELE auch eine direkte Umwandlung *elastischen* Gewebes in Knochen als möglich an, und zwar ohne voraufgehende Bindegewebsbildung — ganz im Einklang mit der Auffassung dieser Autoren, die ja den Mutterboden der plastischen Induration im elastischen Gewebe der Fascia penis erblicken; die von SACHS und ROTHSCHILD im Knotengewebe nachgewiesenen Zellhaufen um die kleinsten Gefäße werden bei ihnen noch nicht erwähnt. Es gibt nach ZUR VERTH und SCHEELE also drei Möglichkeiten für die Knochenentwicklung bei Induratio penis plastica: die unmittelbare Umwandlung von elastischen Fasern in Knochengewebe, die gleiche Umwandlung von Bindegewebsfasern unter dem begünstigenden Einfluß der Arteriosklerose (Ernährungsstörungen, kleine Blutungen) und die Ossifizierung größerer Blutergüsse nach Traumen. — Der *heutige* Stand der Frage dürfte am klarsten in der oben wiedergegebenen Darstellung der metaplastischen Vorgänge durch SACHS und ROTHSCHILD zum Ausdruck kommen.

Manche Autoren sind geneigt, bei den mit Knorpel- und Knochenbildung einhergehenden Induratiofällen ein *vorgeschritteneres* Stadium der Erkrankung anzunehmen (SMEND, ZUR VERTH und SCHEELE). Diese Auffassung läßt sich schwer mit der klinischen Beobachtung in Einklang bringen, die oft genug bei alten Indurationen Knochen- und Knorpelsubstanz ganz vermissen läßt, anderseits solche auch in frühentwickelten Fällen sichergestellt hat (z. B. im Falle BROHLS, der schon mit 20 Jahren Knochenbildung zeigte). ROTHSCHILD weist noch auf das Ungewöhnliche einer solchen Auffassung hin mit der Begründung, daß eine direkte Umwandlung *fertigen* Bindegewebes und Knorpels in Knochensubstanz kaum jemals, nach STÖHR überhaupt nicht vorkomme. Es ist also nicht zutreffend, wenn z. B. WIEDHOPF noch schreibt, daß es zur Knochenbildung bei Induratio penis plastica „in älteren Stadien" komme.

Knochenbefunde bei DUPUYTREN*scher Contractur:* Auch bei der DUPUYTRENschen Krankheit sind Knocheneinlagerungen in der Aponeurose beobachtet worden; das beweisen die Befunde RIEDINGERS, der schon 1898 in einem Falle Knochenbildung in der Plantarfascie nachwies. RIEDINGER verwertet den Befund zu einem Versuche, der Hereditätshypothese bei DUPUYTREN eine anatomische Stütze zu geben, indem er die Knochenbildung in der Aponeurose in Beziehung zu den „Sesamoiden" setzt, die von ihm als bindegewebige Reste überzähliger. Skelettstücke definiert werden (vgl. hiermit die Definition von ALI KROGIUS S. 172). Die Beweise für diese Annahme sind bisher nicht erbracht; aber auch wenn man sie gelten läßt, so wäre die weitere Möglichkeit einer Knochenbildung auf metaplastischem Wege bei Dupuytrenscher Krankheit — ähnlich wie bei Induratio penis plastica — nicht von der Hand zu weisen.

Allgemeine Ätiologie und Pathogenese. Die Ätiologie der Induratio penis plastica ist bisher nicht klargestellt. Immer noch steht die Frage nach ihren Ursachen im Vordergrunde der Diskussion; und wenn es für die Kenntnis des Krankheitsbildes heute kaum noch belangreich erscheint, ob der einzelne Beobachter eine kleinere oder größere Anzahl von Fällen mit diesen oder jenen graduellen Abstufungen rubriziert, so erweckt jeder Beitrag zur Aufhellung der Ätiologie um so größeres Interesse.

Eine Fülle von Fragen tritt uns bei Prüfung der vorliegenden Deutungsversuche entgegen. Sind wir berechtigt, dem Trauma eine auslösende Wirkung zuzuerkennen? Spielen Stoffwechselanomalien, Infektionskrankheiten, vasculäre Erkrankungen erwiesenermaßen eine ursächliche oder begünstigende Rolle? Ist eine besondere — angeborene oder erworbene — Beschaffenheit des Bindegewebssystems und elastischen Stützgewebes anzunehmen, etwa im Sinne einer individuellen Disposition zu sklerosierender Umwandlung? Wieweit wirken endogene und exogene Momente ursächlich zusammen? Nur einen Teil der sich auftürmenden Fragen können wir heute mit einiger Wahrscheinlichkeit oder Sicherheit beantworten.

Trauma: Größere und kleinere *Traumen* werden in der Vorgeschichte nicht selten aufgeführt und mit der Erkrankung in Zusammenhang gebracht. ZUR VERTH und SCHEELE fanden sie bei 6% der von ihnen gesammelten Fälle vermerkt. Die den Penis betreffenden Traumen lassen sich einteilen in 1. schwere einmalige Verletzungen mit großem Bluterguß (Schußverletzung, Zerreißung, schwerste Quetschung u. a.); sie führen zu völlig atypischen sklerosierenden Narben im Penis- und Schwellkörpergewebe und bewirken Indurationen, die mit der „echten" Induratio penis plastica nichts zu tun haben; 2. leichte einmalige Traumen (Quetschungen, Verletzungen beim Coitus), wie sie von SMEND, NAUMANN und GÖTHLIN, HECKER u. a. angeführt und von BROHL für den häufigen Sitz der Indurationen hoch oben an der Radix penis verantwortlich gemacht werden, wo das Gewebe beim Anstoßen des erigierten Glieds an die Symphyse leichten Traumen besonders ausgesetzt sei; 3. leichte, sich oft wiederholende Traumen, zu denen die von den Franzosen als „Traumatisme interne" bezeichneten, mit habituellem Priapismus einhergehenden Reizzustände und alle durch „l'abus des plaisirs vénériens" geschaffenen Alterationen zu rechnen sind (vgl. ZUR VERTH und SCHEELE). Ihre ätiologische Bedeutung hält SONNTAG schon deshalb für fraglich, weil im Laufe des Lebens „solchen Traumen sozusagen alle Männer ausgesetzt sind". Auch WAELSCH, O. SACHS und R. O. STEIN stehen dem anamnestisch oft besonders betonten Trauma skeptisch gegenüber: ähnlich wie bei vielen Carcinomkranken wirke es oft nur als erster Anlaß, der den Indurationkranken auf sein schon lange bestehendes Leiden aufmerksam mache. Anderseits warnen ZUR VERTH und SCHEELE sowie ROTHSCHILD davor, den ablehnenden Standpunkt zu übertreiben, etwa im Sinne von SACHS, der ein Trauma in der Anamnese von vornherein gegen die Diagnose „Induratio penis plastica" sprechen läßt. Will doch SACHS sogar bei der DUPUYTRENschen Contractur das Trauma ätiologisch ganz ausgeschaltet wissen, obwohl in vielen chirurgischen Lehr- und Handbüchern dem Trauma ausdrücklich eine kausale Bedeutung eingeräumt wird. So lesen wir bei GARRÉ-KÜTTNER-LEXER: „Sicher spielen die bereits von DUPUYTREN in Anspruch genommenen, stets wiederkehrenden Traumen bei gewohnheitsmäßigen Beschäftigungen recht häufig eine große Rolle." ZUR VERTH und SCHEELE erinnern noch an den Einfluß des Traumas auf die Entwicklung des histologisch gleichartigen *Keloids*, bei dem das Hautorgan disponierter Menschen auf die traumatische Schädigung der Elastica ebenfalls mit der Bildung einer umschriebenen Bindegewebshyperplasie und dem Verlust der elastischen Fasern reagiere.

Nach alledem dürfen wir annehmen, daß alle *einmaligen* Traumen für die Pathogenese der Induratio penis plastica wohl völlig ausschalten, daß aber die Möglichkeit eines kausalen Mitwirkens von oft wiederkehrenden leichten Traumen — etwa im Sinne eines „auslösenden Moments" — nicht vollkommen verneint werden kann. Welche Bedeutung die durch Traumen bedingten Blutergüsse innerhalb des Indurationsgewebes gewinnen können, ist bereits bei der Histogenese des „Penisknochens" erörtert worden.

Stoffwechselerkrankungen (*Gicht*, *Arthritis*, *Diabetes*)*:* Übereinstimmend wird heute über die ätiologische Rolle gewisser *Stoffwechselkrankheiten* geurteilt, deren gelegentliches Zusammentreffen mit plastischer Induration vielfach zur Annahme kausaler Beziehungen geführt hat. Vor allem kommen in Frage: Gicht, Arthritis, Diabetes. Lag es doch nahe, wie TUFFIER die Verhärtungen der Induratio penis plastica mit den Veränderungen an Gelenkkapseln, Sehnenscheiden, Aponeurosen und Knochen bei Gicht und Arthritis deformans in Vergleich zu setzen (SONNTAG). Am lebhaftesten ist die wiederholte Kombination mit *Gicht* diskutiert worden, zumal Gicht und Rheumatismus auch bei der Dupuytrenschen Krankheit von vielen Chirurgen als ursächlicher Faktor mit aufgeführt werden. Heute allerdings sehen die meisten chirurgischen Autoren die Erklärung der Dupuytrenschen Contractur durch Gicht als wenig glücklich und das kombinierte Auftreten beider Krankheiten als rein zufällig an.

Von älteren Autoren hat zuerst Kirby im Jahre 1850 die plastische Induration mit Gicht in Beziehung gebracht und auf gleiche Stufe mit der Fingercontractur gestellt. Auch Neumark glaubte aus Beobachtungen ausländischer (besonders englischer) Autoren, welche die drei Erkrankungen in allen Kombinationsmöglichkeiten, sogar in der Form Induratio penis + Dupuytren + Gicht verzeichnen, auf einen inneren Zusammenhang zwischen Gicht und Induratio schließen zu dürfen. Aber schon R. O. Stein und O. Sachs bekämpfen diese Annahme. Bei 59 im Zeitraum von 1901—1910 ermittelten Fällen von Sachs findet sich nur einmal, bei 100 Fällen von zur Verth und Scheele nur 13 mal Gicht erwähnt, außerdem 15 mal „Gelenkrheumatismus" oder „Arthritismus". Callomon hat an 14 eigenen Beobachtungen Gicht niemals feststellen können, ebensowenig Lavenant und Zislin bei 21 Fällen. Von den neun Fällen zur Verths und Scheeles, in denen Dupuytren mit Induratio kombiniert auftrat, fand sich fünfmal Gicht erwähnt, während sie Braendle in zwei und Martenstein in vier kombinierten Fällen vermißte.

Diabetes wird nach zur Verth und Scheele bei 100 Fällen 12 mal, nach Lavenant und Zislin bei 21 Fällen niemals aufgeführt, und Callomon stellte bei 14 Induratiokranken nur einmal Diabetes fest.

Aus alledem geht hervor, daß Stoffwechselerkrankzngen eine recht unregelmäßige, nicht einmal häufige Begleiterscheinung der Induratio penis plastica sind, und daß man nicht ohne weiteres berechtigt ist, Gicht oder Diabetes für die Pathogenese verantwortlich zu machen. Wir finden ferner histologisch zwar weitgehende Übereinstimmung zwischen Penisinduration und Dupuytren; aber wenn im Strukturbilde beider Krankheiten Entzündungserscheinungen ganz fehlen, so sind sie bei den durch Gicht bedingten Gewebsveränderungen — wie Martenstein hervorhebt — um so deutlicher ausgeprägt. Deshalb lehnt auch Martenstein die Arthritis urica als ätiologisches Moment für Induratio penis plastica völlig ab.

Es besteht somit keine Möglichkeit, die Gicht- und Diabeteshypothese durch beweisende Tatsachen zu stützen; höchstens könnten derartige Krankheiten dort, wo sie kombiniert mit der Penisaffektion gefunden werden, entwicklungsfördernd eingewirkt haben. Ähnlich spricht sich auch Sonntag aus, der bei Induratio wie Dupuytren höchstens eine individuelle konstitutionelle Veranlagung, die sich auch in der Neigung zu Gicht, Arthritis und Diabetes äußere, gelten läßt.

Venerische Erkrankungen: Mit Bestimmtheit dürfen wir uns hinsichtlich der *Gonorrhöe* und *Lues* äußern, die ebenfalls in der älteren Literatur und noch heute von manchen ausländischen Autoren (Fusco, Montpellier, Lacroix et Boutin, de Napoli, Audry u. a.) unter den ätiologischen Faktoren mit aufgeführt werden. *Jede ursächliche Beziehung ist hier mit Sicherheit abzulehnen.* Scheint doch sogar die Zahl der Induratiokranken, bei denen venerische Erkrankungen anamnestisch und klinisch fehlen, zu überwiegen; bei der großen Verbreitung der Geschlechtskrankheiten hätte ein gelegentliches Zusammentreffen mit plastischer Induration auch gar nichts Auffallendes an sich. Callomon fand von sechs Kranken fünf frei von Gonorrhöe und Syphilis; in dem einzigen Falle, dessen Vorgeschichte alte Lues aufwies, bestätigte der Mißerfolg eines antisyphilitischen Behandlungsversuchs die Irrelevanz der Lues. Ein anderer Fall mit typischer strang- und plattenförmiger Verhärtung betraf einen 25 jährigen Geistlichen, der mit Bestimmtheit angab, noch nie den Beischlaf ausgeübt zu haben. Bei einem Kranken SCHAEFFERs erschien sogar ein halbes Jahr *nach* Feststellung der plastischen Induration ein Primäraffekt. AUDRY freilich erwähnt, daß er in der Vorgeschichte der Induratiokranken fast stets Syphilis vorgefunden habe, ähnlich wie FUSCO und IUNGANO, die *immer* Syphilis als Ursache ansehen. Für diejenigen Fälle, die weder anamnestisch noch klinisch einen Anhalt für Lues bieten, zieht FUSCO sogar die hereditäre Lues heran. Auch SONNTAG teilt den ablehnenden Standpunkt, mit der hypothetischen Einschränkung, daß vielleicht auch Syphilis als „allgemein wirkendes" Moment — analog der Gicht — einen disponierenden Einfluß ausüben könne.

Intoxikationen: In ganz ähnlicher Weise ist ein begünstigender Einfluß für bestimmte chronische Vergiftungszustände angenommen worden, z. B. für Alkoholismus und Nicotinvergiftung; überzeugende Beweise fehlen auch hier.

Arteriosklerose; Einfluß des Alters: Seit den Arbeiten von HOROVITZ und STOPCZANSKI ist der Zusammenhang mit Arteriosklerose wiederholt umstritten worden; namentlich HOROVITZ betont die ätiologische Bedeutung der von ihm gefundenen Veränderungen an Arterien und Venen. Eine grundsätzliche Bedeutung kommt aber seinen Befunden nicht zu. Im histologischen Teile wurde bereits ausgeführt, daß pathologische Veränderungen an den *größeren* Gefäßen im Strukturbild der Induratio penis plastica eine Ausnahmestellung einnehmen, d. h. so gut wie immer ganz fehlen.

Ebenso wurde die Unhaltbarkeit des Versuchs, die Induratio penis plastica als Alterserkrankung schlechthin zu definieren, bereits bei der Besprechung der Penisknochenbildung berührt. Schon TUFFIER deutete die Knotenbildung der plastischen Induration als Folge der Altersabnutzung der elastischen Elemente der Penishüllen; er folgerte aus Untersuchungsergebnissen an 2500 Leichen, daß es bei alten Männern zu einer physiologischen Verdickung des Septums penis und der Albuginea komme, wobei sich das elastische Gewebe in fibröses umwandle. Dieses Gewebe sei „allen Veränderungen des fibrösen Systems" ausgesetzt, auch der Einlagerung gichtischer Produkte oder bindegewebiger Degeneration, wie sie bei arthritischen Greisen gefunden werden. Heute wo wir wissen, daß die Induratio penis plastica schon lange *vor* Beginn der senilen Involution, nicht selten zwischen dem 20. und 30. Jahre, ausgeprägt entwickelt sein kann, verliert die Deutung des Leidens als Alterserscheinung von vornherein an Wahrscheinlichkeit.

Auch in der Lehre von der DUPUYTRENschen Contractur begegnet man vielfach der Deutung als Alterserscheinung, wenn auch keinesfalls als unwidersprochener Ansicht. Immerhin lesen wir noch 1922 im „Handbuch der Praktischen Chirurgie" von GARRÉ-KÜTTNER-LEXER, die DUPUYTRENsche Erkrankung sei „zweifellos eine Alterserkrankung, wenn auch Beobachtungen in der Jugend an der Tagesordnung" seien. JANSSEN widerspricht der Auffassung, daß das Leiden ein solches des höheren Alters, bzw. der 40—60 er Jahre sei, grundsätzlich; denn die leicht übersehbaren Anfangssymptome könnten auch in solchen Fällen viel weiter zurückreichen. JANSSEN sah z. B. ein 18 jähriges Dienstmädchen mit schon ausgeprägter Contractur und einen Kranken, der schon mit 19 Jahren die ersten Erscheinungen wahrnahm. Ganz ähnliche Verhältnisse also wie bei Induratio penis plastica!

Ein abschließendes Bild von der Häufigkeit und dem wechselseitigen Verhalten aller bisher angeführten, ätiologisch verantwortlich gemachten Krankheitszustände gibt die auf 100 publizierte Fälle gestützte Übersichtstabelle von ZUR VERTH und SCHEELE, deren Zahlenverhältnisse auch heute noch Geltung haben dürften. Übrigens halten diese Autoren, die ja in der Schädigung der elastischen Gewebselemente das primäre Krankheitsmoment erblicken, die Arteriosklerose für eines der wesentlichsten Momente, die Elasticaveränderungen bewirken können, und stellen sie der Gicht, Zuckerkrankheit, Lues usw.

als ätiologischen Faktor zur Seite. Wir geben ihre tabellarische Übersicht wieder:

	vorhanden	fehlend	keine Angabe
Gicht	13	26	61
Diabetes	12	44	44
Gelenkrheumatismus / Arthritisme	15	23	62
Trauma	6	23	71
Arteriosklerose	15	5	80
Syphilis	13	47	40
Gonorrhöe	21	28	51

Ätiologische Beziehungen zwischen plastischer Induration und Dupuytren*scher Krankheit:* Aus den bisherigen Darlegungen dürfte zur Genüge hervorgehen, wie unsicher und tastend die Autoren der Frage nach der Pathogenese der Induratio penis plastica gegenüberstehen. Mit Recht verweisen zur Verth und Scheele auf die Ähnlichkeit der Verhältnisse bei Dupuytrenscher Krankheit, hinsichtlich deren Ätiologie Janssen sage, „daß lange Zeit jeder, der einen Fall von Dupuytren mit einer anderen Erkrankung zusammen sah, nun die wahre Ursache gefunden zu haben glaubte.“ Allerdings schien die Pathogenese der plastischen Induration seit dem Bekanntwerden der Kombination in ein neues Licht gerückt. Das zwar nicht häufige, aber immer wieder gemeldete Zusammenvorkommen von zwei klinisch und histologisch so ähnlichen Affektionen konnte nicht auf reiner Zufälligkeit beruhen. Diese Auffassung hat sich bis heute behauptet, freilich ohne daß es bisher gelungen wäre, die gemeinsame Ursache aufzudecken. Denn auch über die Ätiologie der Aponeurosenerkrankung herrscht noch jetzt Unklarheit. Es wird weiterhin des gemeinsamen vergleichenden Studiums der Dermatologen und Chirurgen bedürfen, um der Lösung der Frage näher zu kommen, wobei die völlige Vertrautheit mit allen Eigentümlichkeiten der Krankheitsbilder auf beiden Seiten Voraussetzung wäre. Diese Verallgemeinerung der Kenntnis scheint aber bis heute nicht erreicht. Selbst grundlegende neuere Arbeiten über Dupuytrensche Krankheit wie die von Ali Krogius beziehen die analoge Erkrankung der Albuginea überhaupt nicht in den Kreis der Betrachtung ein.

Ali Krogius versucht, die ätiologische Auffassung der Dupuytrenschen Krankheit auf neue Grundlage zu stellen. Er geht von der Tatsache ihres häufigen symmetrischen Auftretens, ihres mehrfach — sogar in mehreren Generationen — festgestellten familiären Vorkommens, sowie von vergleichend anatomischen Studien aus. Seine Erwägungen führen zu dem Schluß, daß sich die Aponeurosenerkrankung wahrscheinlich aus einem *embryonalen, muskulo-tendinösen Bildungsgewebe* entwickelt, das auf die Erzeugung von Muskel- oder Sehnengewebe eingestellt sei und auf Grund irgend eines Wachstumsreizes zu wuchern anfange, um später zur Schrumpfung zu kommen. In diesem „Bildungsgewebe“ erblickt Krogius die Reste einer bei manchen Säugern und noch beim jungen menschlichen Embryo nachweisbaren Muskelschicht, der Musculi flexores breves manus superficiales (beschrieben von Kujava 1917), als deren Abkömmling er die Palmarfascie auffaßt. Der Entwicklungsgang sei nun der, daß sich bei den zu Dupuytren Disponierten von den Resten dieses embryonalen Gewebes nicht etwa erst wirkliches Muskelgewebe entwickle, das dann sehnig-bindegewebiger Umwandlung anheimfalle, sondern sogleich das zur Schrumpfung gelangende Sehnengewebe.

Wir sehen also, daß Krogius sich nicht damit begnügt, die Dupuytrensche Contractur als eine „chronisch-plastische Entzündung in einem Bindegewebsblatte“ abzutun; er führt sie auf besondere angeborene Anlagen zurück, auf embryonale Reste eines präformierten sehnig-muskulösen Gewebes. Vergleichen wir hiermit die histologischen Befunde der plastischen Induration, so gewinnen die perivasculären Zellhaufen an Interesse, die Sachs und Rothschild als „Fibroblasten“, bzw. „Bildungszellen“ beschrieben haben; sie sind als Formelemente von ausgesprochen embryonalem Charakter geschildert worden. Fraglich ist nur, ob sie *grundsätzlich* für alle Fälle als Ausgangspunkt der Indurationsbildung gelten dürfen. Noch wäre zu erweisen, ob diese im schon entwickelten Knotengewebe festgestellten Zellgruppen auch in der normalen, noch nicht erkrankten Albuginea des Indurationsträgers regelmäßig zu finden sind. — Ferner muß auffallen, daß bei Induratio penis plastica bisher so gut wie nie von einem familiären Vorkommen die Rede ist. Im Gegensatz hierzu konnte ALI KROGIUS allein bei 22 Dupuytrenkranken viermal die hereditäre Grundlage sicher nachweisen, für einen Fall sogar in vier Generationen: hier war die Aponeurosenerkrankung außer beim Patienten selbst und dessen vier Brüdern bei seinem Vater und Großvater, sowie bei zwei Söhnen — mehrere entferntere Verwandte nicht mitgerechnet — nachzuweisen. SPROGIS gelang es in einer kurländischen Familie die DUPUYTRENsche Fingercontractur im Erbgang durch drei Generationen sicher zu verfolgen und über einzelne Familienmitglieder ganz zuverlässige Daten bis 1920 zu erhalten. In seinem Stammbaum ließ sich die Affektion bis 1750 zurück nachweisen; sie erschien als recessives Merkmal im ganzen bei 17 Nachkommen, davon 15 Männern und zwei Frauen, also in ausgesprochener Geschlechtsgebundenheit. Einmal fand sich neben der Fascienerkrankung sehr starke Nägelverdickung, in keinem Falle aber eine „Knochenbildung im Penis". SPROGIS gibt der Vermutung Ausdruck, daß die DUPUYTRENsche Krankheit im Erbgang nicht bloß in Kombination mit der Albugineaerkrankung vorkommt, sondern auch durch ein Os priapi ersetzt werden kann. Irgendwie verläßliche Feststellungen über das Vorkommen von Induratio penis plastica im Vererbungswege lagen allerdings bisher nicht vor, auch nicht über ihr familiäres Auftreten bei Brüdern. Um so größere Bedeutung kommt dem Induratiofalle zu, den BRUHNS in der Berliner dermatologischen Gesellschaft im Juli 1924 vorgestellt hat. Es handelte sich um einen 59jährigen Mann mit typischer Knotenbildung, dessen 60jähriger Bruder die gleichen Veränderungen mit noch stärkerer Knickung bei der Erektion aufwies — ein Umstand, der nach BRUHNS für eine „atavistische" Ätiologie, bzw. „Erbanlagen" sprechen muß. Die BRUHNSsche Mitteilung dürfte in der Literatur vereinzelt dastehen; das Vorkommnis selbst braucht es nicht zu sein. Denn auf die hereditäre und familiäre Anamnese haben die bisherigen Untersucher wohl sehr wenig geachtet. Auch begegnet die Nachforschung in dieser Richtung bei Induratio penis plastica weit größeren Schwierigkeiten als bei der DUPUYTRENschen Krankheit. Denn da jeder Induratiokranke sein Leiden der Umgebung verständlicherweise gern verheimlicht, wird er auch selten über ein ähnliches Vorkommnis in der eigenen Familie Bescheid wissen. Gleichwohl darf dieser Punkt fortan bei der Aufnahme der Anamnese nicht unberücksichtigt bleiben.

Mit der sicheren Feststellung einer allgemein anzunehmenden embryonalen Anlage würde der Begriff der Disposition, der bei Dupuytren wie bei Induratio penis plastica eine so viel diskutierte Rolle spielt, jedenfalls ein ganz bestimmtes Aussehen erhalten. Von den meisten Autoren wurde dieser Begriff bisher viel unbestimmter und allgemeiner gefaßt und — wie wir gesehen haben — teils aus einem Komplex endogener und exogener Ursachen begründet, teils durch eine nicht näher definierte Veranlagung des ganzen Bindegewebssystems. MARTENSTEIN z. B. hält sich in einem Falle kombinierter Erkrankung (Induratio + Dupuytren + Keloid) für berechtigt, für seinen Patienten eine besondere „anormale Beschaffenheit des gesamten Bindegewebssystems" anzunehmen, auf deren Grundlage alle drei Affektionen entstanden seien. Ähnlichen Auffassungen begegnen wir bei SMEND und ROTHSCHILD, die bei den Induratiokranken eine „erhöhte Disposition zu bindegewebiger Entartung" annehmen. Einer der ROTHSCHILDschen Patienten mit kombinierter Erkrankung zeigte oberhalb des Rippenbogens in der Mamillarlinie einen nußgroßen, derben Tumor, mit der Unterlage verwachsen, unter verschieblicher Haut, auf Druck nicht schmerzhaft; auch diese — histologisch nicht näher definierte — Geschwulst will ROTHSCHILD „nicht als etwas Zufälliges" ansehen, sondern als ein auf Grund „erhöhter Neigung zu bindegewebiger Entartung" entstandenes Gewebsprodukt. Es ist nur die Frage, ob eine Betrachtungsweise, die nun jede mit fibröser Wucherung und Verlust der elastischen Fasern einhergehende Gewebserkrankung auf gleiche ätiologische Grundlage mit Induratio und Dupuytren stellt, nicht zu weit geht. Jedenfalls dürfte FRANK den Begiff der „fibroplastischen Diathese" überspannen, wenn er in seinem mit Dupuytren kombinierten Falle sogar unklare fibröse Darmverwachsungen, deren Ursache selbst durch die Operation nicht ermittelt werden konnte, ohne weiteres in diesen Begriff einbezieht und von einer „Trias der Erscheinungen" spricht. *Einzel*vorkommnisse solcher Art dürften kaum zu allgemeinen Schlüssen berechtigen. Es darf aber nicht unerwähnt bleiben, daß in neuester Zeit auf chirurgischer Seite das Bestreben zum Ausdruck kommt, die vielgestaltigen Hyperplasien mesenchymaler Gewebe zu einer großen Gruppe chirurgischer Erkrankungen zusammenzufassen; die entsprechende Hypothese von GAZAS wird am Schluß dieses Abschnitts berücksichtigt.

Neuere ätiologische Arbeiten (SACHS, ROTHSCHILD, VON GAZA): Dem Begriff der Disposition begegnen wir auch bei den Erklärungsversuchen von SACHS und ROTHSCHILD aus dem Jahre 1922. Derjenige von SACHS reiht sich sinngemäß den bisherigen Deutungsversuchen an, indem er den Gedanken der individuellen Veranlagung auf biologisch-experimentellem Wege auszubauen sucht. Hierbei geht SACHS von zwei Besonderheiten des Krankheitsbildes aus: der Kombination mit Dupuytren und den seltenen, aber einwandfrei festgestellten Beobachtungen von spontaner Rückbildung, die ihm in besonderem Kontrast zu der schweren therapeutischen Beeinflußbarkeit und dem chronisch progredienten Charakter des Verhärtungsvorgangs zu stehen scheinen. SACHS stellt sich vor, daß im Blute Stoffe kreisen können, die als „*fibroplastische*" zu bezeichnen sind und eine bestimmte Affinität zum Gewebe der Tunica albuginea und der Palmar- und Plantaraponeurose haben. Die Tatsache spontaner Rückbildungsmöglichkeit anderseits beweise, daß außerdem unter gewissen Umständen Stoffe zirkulieren können, die den Abbau der Induration ermöglichen und als „fibrolytische" zu bezeichnen sind. Ist die Natur dieser Stoffe auch noch unbekannt, so erblickt SACHS schon in ihrem Vorhandensein den Wegweiser für die Therapie, die bestrebt sein müsse auf biologisch-chemischem Wege Stoffe oder Arzneikörper zu finden, deren Einführung die Bildung fibrolytischer Substanzen anregt, bzw. selbst fibrolytisch wirkt. So betrachtet SACHS die Induratio penis plastica wie die DUPUYTRENsche Contractur einheitlich als Folgen „einer sklerosierenden Noxe".

In Verfolgung seines Gedankenganges verwendete O. SACHS experimentell eine wässerige Pankreatinlösung zur subcutanen Injektion in Verbindung mit Albugineaextrakt, den er in der Weise herstellte, daß Tunica albuginea des Rindes durch eine Woche der Autolyse einer $^{1}/_{10}$%igen doppeltkohlensauren Natronlösung unter aseptischen Kautelen überlassen wurde. Im Vorversuch wurde nach Abdunstung des Äthers $^{1}/_{4}$ ccm dieses Autolysats einer Ratte injiziert, ohne Schädigung des Tiers; einem zweiten Versuchstier wurde die gleiche Menge von in wässeriger Pankreatin-(Trypsin-)Lösung völlig verdauter Albuginea des Rindes subcutan injiziert, wovon sich die Ratte nach zweitägiger Mattigkeit und Freßunlust erholte. Nunmehr ging SACHS zum Versuche am Menschen über: nach sechs Injektionen der Verdauungsflüssigkeit (Trypsinlösung + Albuginea) wurde bei einem 48 jährigen Mann ein seit 15 Jahren bestehender sehr derber Knoten von abgelaufener rechtsseitiger Epidymitis zu beträchtlicher Verkleinerung — von Walnuß bis Bohnengröße — gebracht. Die Einspritzung erfolgte subcutan in den Vorderarm und hinterließ nach der ersten Injektion ($^{1}/_{4}$ ccm) eine schmerzhafte Rötung und Schwellung unter Temperaturerhöhung; erst nach Ablauf der örtlichen Reaktion, d. h. nach vier Tagen wurde $^{1}/_{2}$ ccm, dann je zweimal in gleicher Weise $^{3}/_{4}$ und 1 ccm eingespritzt.

Durch diesen Vorversuch sieht SACHS den Beweis für erbracht, daß es Substanzen gibt, die eine Affinität zu derbem fibrösem Gewebe besitzen und dieses „elektiv angreifen“. Er erklärt es für nötig, dem „von der Natur vorgezeichneten Weg“ weiter nachzugehen, um die im Blute kreisenden „fibroplastischen“ und „fibrolytischen“ Körper zu erforschen.

Begegnen wir somit bei SACHS und MARTENSTEIN dem gemeinsamen Grundgedanken einer individuellen Disposition zu sklerosierenden Fascitiden, so sucht neuerdings ROTHSCHILD der Frage von einem ganz anderen Gesichtspunkte aus beizukommen. Als Hauptursache für die Lokalisation des pathologischen Vorganges gerade in den Hüllen des Penis sieht er die besonderen schwankenden Druckverhältnisse und die zeitweilige maximale Spannung an, denen diese während des physiologischen bzw. krankhaft gesteigerten Erektionsvorgangs ausgesetzt sind, Druckschwankungen, wie sie in ähnlichem Maße wohl keinem anderen Gewebe im Körper zugemutet würden. Das Maximum des Druckes verlegt ROTHSCHILD in die Gegend des Dorsum, wo die Schwellkörper „trichterförmig stehen und sich bei Füllung fast nur seitlich ausdehnen“. Wie auch bei der Arteriosklerose gerade den Druck*schwankungen* in den Gefäßen besondere Bedeutung beigemessen wird, so hält er für die Entstehung der Induratio die Druck*differenzen* im Maschengewebe für maßgebend; sie können bei allzu starker Beanspruchung den Erkrankungsprozeß auslösen, ungeachtet der von der Natur vorgesehenen besonders reichlichen Versorgung der Penishüllen mit elastischen Fasern. ROTHSCHILD führt dann näher aus, wie infolge venerischer Exzesse oder sonst erhöhten Blutdrucks, infolge von direkter Druckwirkung auf die Gewebe oder von Blutungen „per rhexin oder per diapedesin“, ein formativer Reiz auf das Bindegewebe ausgeübt werde und zur fibrösen Wucherung, Knochen- und Knorpelbildung Anlaß gebe. Der neue Gesichtspunkt der ROTHSCHILDschen Hypothese liegt in der Voraussetzung einer Überbelastung der Penishüllen, die „ihren Ausgang von der Stelle des größten Drucks nimmt und von da in das angrenzende Bindegewebe weitergreift“. Die Frage nach dem auffallenden Sitze hält ROTHSCHILD hiermit für geklärt, wenn er auch ein *bestimmtes* Moment als Ursache für die Überbelastung nicht anzugeben vermag. Daß ROTHSCHILD selbst seinen ätiologischen Deutungsversuch nicht für voll befriedigend ansieht, geht daraus hervor, daß auch er als zweiten Faktor eine „vorhandene Disposition zu bindegewebiger Entartung“ hinzufügt. So knüpft schließlich auch er an alle abgehandelten ätiologischen Momente, das Trauma, die Kombination mit Dupuytren, mit Keloidbildung u. dgl. an. Wie weit das „Überbelastungsmoment“ sich für die Pathogenese der DUPUYTRENschen Contractur geltend machen läßt, erörtert ROTHSCHILD nicht. Man könnte an die bei der DUPUYTRENschen Krankheit von je erwähnten beruflichen Schädigungen denken, deren stets wiederkehrende Traumen ebenfalls als „Überbelastung infolge zu starker Inanspruchnahme“ anzusprechen wären. — Die Überbelastungstheorie ROTHSCHILDS würde zu der von ZUR VERTH und SCHEELE vertretenen Auffassung stimmen, die das Wesentliche des Krankheitsprozesses in der Elasticaschädigung erblicken und ätiologisch alle Momente mitverantwortlich machen, die zu dieser führen können.

ROTHSCHILD wendet sich schließlich der Frage zu, warum in dem einen Falle von plastischer Induration nur Bindegewebe, im anderen Knorpel und Knochen zu finden sei. Auf Grund der Auffassung KOCHS, daß wahrscheinlich überall, wo Bindegewebe mechanisch stark in Anspruch genommen wird, Knochenbildung erfolge, folgert ROTHSCHILD, daß „noch indifferente Bildungszellen“, wenn sie einer bestimmten Überbelastung ausgesetzt sind, sich zu Knorpel- oder Knochenzellen differenzieren können. Dieselbe Deutung ließe sich nach seiner Ansicht auf die analogen Ossificationen in Laparatomienarben oder Keloiden anwenden, bei denen es sich ebenfalls um „in Entwicklung begriffenes“ Bindegewebe handle.

Endlich muß auf die gelegentlich der Göttinger Chirurgentagung 1925 veröffentlichte Hypothese VON GAZAs Bezug genommen werden, die auch für die ätiologische Betrachtung der Penisinduration von Bedeutung ist und den Begriff einer fibroplastischen Anlage am weitesten faßt. VON GAZA betrachtet die mannigfachen Hyperplasien mesenchymaler Gewebe unter einheitlichem Gesichtspunkt als Ausdruck einer besonderen Reizbarkeit und Reaktionsfähigkeit dieser Gewebe auf alle nur möglichen Schädigungen, die weit größer sei als die der ekto- und entodermalen Gewebe. Seien diese Hyperplasien auch in ihrer kausalen Genese vielfach ungeklärt, so werde doch ein Teil von ihnen durch das Auftreten zuzeiten hormonaler Umwälzungen insofern verständlich, als die engsten Beziehungen zwischen mesenchymalem Gewebe und inkretorischen Drüsen bestehen. So treten die Ostitis fibrosa, die Leontiasis ossea, die Fibroide des Nasenrachenraumes, die Osteochondritis der Gelenke u. a. im Adolescentenalter auf, um zum Teil nach Abschluß der hormonalen Dyskrasie zurückzugehen. Ein anderer Teil — hierunter die plastische Induration, DUPUYTRENsche Krankheit, Arthritis deformans u. a. — laufe einer „Überalterung der mesenchymalen Gewebe und wahrscheinlich einem relativen Mangel wichtiger Inkrete parallel". Die Neigung gewisser Individuen zur Keloidbildung, zur Schrumpfung der Palmarfascie, zur Bildung exzessiver Adhäsionen im Oberbauch (PAYER, FRANK) beweise, daß bei dieser engen hormonalen Bindung auch konstitutionelle Bedingungen entscheidend mitsprechen können. In der Konstitution des Individuums und der mesenchymalen Zelle, namentlich auch in der hormonalen Anlage, sei also die Vorbedingung gegeben, auf Grund deren dann z. B. ein Trauma als auslösendes Moment („Komplementärfaktor") die Hyperplasie herbeiführen könne (Keloide, Myositis ossificans, Arthritis deformans usw.). Nur selten bleibe es bei reiner Fibroblastenwucherung, wie meist bei Induratio penis; öfter als die eingewebigen kämen mehr- oder vielgewebige Wucherungen vor, besonders im Knochensystem. Vielfach gäben die Gefäße in ihren Adventitien die Proliferationszentren ab, aus denen die wuchernden Zellen hervorgingen; die Angioblasten bildeten oft den Grundstock für fibro- und lipoplastische Vorgänge.

Wir sehen, daß die Hypothese VON GAZAs einen Teil der in früheren Erklärungsversuchen niedergelegten Anschauungen in sich vereinigt und den ätiologischen Gesichtspunkt zu erweitern sucht, wodurch mancher interessante Ausblick auch auf andere ungeklärte Affektionen und deren Entstehungsweise ermöglicht wird. Wie weit man ihm hinsichtlich der Annahme einer „Überalterung des mesenchymalen Gewebes" bei Induratio penis plastica folgen darf, bleibe angesichts des bereits erörterten Vorkommens der Peniserkrankung auch im jüngeren Alter, sogar vereinzelt an der Grenze des Adolescentenalters, dahingestellt.

Gesamtergebnis: Überblickt man das Gesamtbild der vorliegenden ätiologischen Ergebnisse, so muß man bekennen, daß auch heute keine Klarheit über die Ursachen der plastischen Induration herrscht. Keiner der bisherigen Deutungsversuche kann voll befriedigen. Für die Entstehung des Leidens wird ein ganzer Komplex teils endogener, teils exogener Momente verantwortlich gemacht. Eine Hauptrolle spielt die auch neuerdings wieder in den Vordergrund gestellte „besondere individuelle Disposition", die sich in einer Neigung zu bindegewebiger Sklerosierung äußern und ebenso für die Ätiologie des Dupuytren als der Keloide und anderer mesenchymaler Hyperplasien von entscheidendem Einfluß sein soll. Wie weit kongenitale Anlagen, versprengte Reste von embryonalem zur Wucherung neigendem Gewebe, familiäres Vorkommen mitsprechen, bedarf weiterer Nachforschung. Den früher kausal hochbewerteten Stoffwechselerkrankungen, wie Gicht und Diabetes kommt höchstens eine gelegentliche, niemals entscheidende Bedeutung zu; ihre Mitwirkung in einzelnen Fällen als „auslösendes Moment“ bleibt rein hypothetisch. Auf die Frage nach den Gründen der eigenartigen Lokalisierung der Bindegewebsverhärtung gerade in den Hüllen der Schwellkörper antwortet die „Überlastungshypothese“ ROTHSCHILDs in ansprechender Weise, obschon auch sie der Mitheranziehung einer individuellen Disposition nicht entraten kann. Jedenfalls scheinen häufig wiederkehrende leichte Traumen oder chronische Reizzustände, die zu funktioneller Überbeanspruchung führen, analog den Berufsschädigungen bei DUPUYTRENscher Krankheit von begünstigender Wirkung zu sein. Das vergleichende Studium beider Krankheitsbilder darf durchaus nicht als abgeschlossen gelten. Unbeantwortet ist die Frage, ob auch beim Dupuytren die nach SACHS im Blute kreisenden „fibroplastischen“ Stoffe von „fibrolytischen“ abgelöst werden können, d. h. ob bei Dupuytren ebenfalls die Möglichkeit spontaner Rückbildung besteht, wie sie sehr selten aber einwandfrei bei Induratio vorkommt.

Weiteres Licht in das Dunkel der Ätiologie scheint eher auf dem von SACHS angestrebten Wege experimentell biologischer Forschung als allein durch die klinische und histologische Untersuchung gebracht werden zu können.

Diagnose und Differentialdiagnose. Die *Diagnose* ist in vorgeschrittenen Fällen von Induratio penis plastica für jeden leicht zu stellen, der das Krankheitsbild überhaupt gesehen hat. Die eigenartige Lagerung und Form der Verhärtungen, ihre Konsistenz und Schmerzlosigkeit bei Bestastung, das Fehlen aller Merkmale frischer Entzündung, die Entstehungsgeschichte, endlich die charakteristische Funktionsstörung ergeben einen kaum zu verkennenden Symptomenkomplex. Die Kranken suchen ärztlichen Rat so gut wie immer erst im voll entwickelten Krankheitsstadium auf; Frühfälle, in denen noch keine funktionellen Beschwerden bestehen oder erst vereinzelte kleinste knötchenartige Verhärtungen tastbar sind, kommen sehr selten zur Beobachtung, meist als Nebenbefund bei einer aus anderen Gründen vorgenommenen Untersuchung. In solchen inzipienten Fällen sind diagnostische Zweifel sehr wohl möglich. Doch auch sonst gehören Fehldiagnosen nicht zu den Seltenheiten. Ich stimme mit DELBANCO darin überein, daß die Diagnose Induratio penis plastica auch heute noch zu oft gestellt wird, und zwar vor allem deshalb, weil immer noch chronisch entzündliche Schwellkörperinfiltrate, die ebenfalls zur Abknickung des erigierten Penis führen, der gleichen Folgeerscheinung wegen für plastische Indurationen gehalten werden.

Die *Differentialdiagnose* hat alle Affektionen zu berücksichtigen, die zu Verhärtungen im Penisgewebe und zur Deviation bei der Erektion führen, Krankheitsvorgänge, wie sie in der Literatur bei den „unechten“ Fällen von Induratio penis plastica in so mannigfacher Weise angegeben werden. Das wichtigste Unterscheidungsmerkmal ist die *Lagerung* der Verhärtungen: die „echte“ Induration nimmt ihren Ausgang von den Schwellkörper*hüllen*, entwickelt sich also *außerhalb* des Maschengewebes und liegt diesem *auf*, oft noch am Rande von der Unterlage abhebbar, erst in vorgeschritteneren Fällen mit den Schwellkörpern fest verwachsen. Bei den „unechten“ Fällen entstehen die Indurationen meist *im* Corpus cavernosum selbst; deshalb pflegen sie auch bei der Erektion völlig zu verschwinden oder zurückzutreten, während die Verhärtungen der Induratio penis plastica selbst im erigierten Zustande deutlich tastbar bleiben. Ein wichtiges Kennzeichen ist der *dorsale Sitz*; häufig bleibt das Corpus cavernosum urethrae überhaupt verschont oder wird höchstens später in vorgeschrittenerem Stadium mit ergriffen, während in „unechten Fällen“ — ganz besonders bei gonorrhoischer Wanderkrankung der Harnröhre — die peri- oder paraurethralen Infiltrate der Urethralwand stets ein- oder angelagert sind und meist an der Unterseite gefühlt werden.

Am wenigsten Anlaß zur Verwechslung bieten dem mit dem Krankheitsbilde Vertrauten die nach *Traumen* hinterbleibenden Verhärtungen. Sie entstehen durch bindegewebige Umwandlung von Blutergüssen und können je nach Sitz und Ausdehnung zu mehr oder weniger hochgradiger Abweichung des erigierten Gliedes („Strabismus penis") führen. Solche Verhärtungen kommen zustande nach tiefgreifender Verwundung (Schußwunde, Schnittwunde oder Bißverletzung u. a.), sowie nach „Fraktur" des Penis infolge Stoß, Knickung, Quetschung, Schlag im erigierten Zustande oder nach stürmischen Kohabitationsversuchen, wie in den Fällen von BUSCHKE und JOHNSON (zit. bei O. SACHS). Im allgemeinen schaltet der atypische, willkürliche Sitz der „traumatischen" Indurationen, ihre ganz unregelmäßige Form und Ausdehnung, vor allem die Vorgeschichte von vornherein Irrtümer aus. Das gleiche gilt von den narbigen Verhärtungen, die nach Wundinfektionen im Anschluß an Verletzungen mit phlegmonöser Entzündung oder Erysipel zurückbleiben; in derartigen Fällen handelt es sich um *akut* einsetzende Cavernitiden mit Übergang in Vereiterung und Ausgang in Schwielenbildung. O. SACHS demonstrierte in der Deutschen Gesellschaft für Urologie 1921 einen Fall von Cavernitis traumatica nach Schußverletzung, der leicht zur Verwechslung mit Induratio penis plastica hätte führen können: hier war nahe der Peniswurzel eine derbe, schwielige, etwa 1 cm breite wie lange dorsale Platte entstanden, die fest mit dem Corpus cavernosum verwachsen und gar nicht von ihm isolierbar war; die mikroskopische Untersuchung ergab ein Fremdkörpergranulom mit verschiedenen Absceßhöhlen; auch die als Fremdkörper wirkenden Baumwollfasern waren im exzidierten Stück nachweisbar.

Zu ganz ähnlichen Verhärtungen führen die seltenen *metastatischen Entzündungen im Schwellkörpergewebe*, wie sie im Gefolge von akuten Infektionskrankheiten (Typhus, Fleckfieber, Pocken) oder von septico-pyämischen Zuständen vereinzelt beobachtet werden.

Am häufigsten bewirkt die *Gonorrhöe* entzündliche Prozesse im Penisgewebe, als deren Endprodukte Verhärtungen zurückbleiben können. Stets handelt es sich um fortgeleitete Infiltratbildung bei gleichzeitiger Erkrankung der Harnröhre. Periurethrale Infiltrate können im ganzen Verlauf der Urethra bis zur Pars prostatica entstehen; in hochgradigen Fällen greifen sie von der Urethralwand auf das benachbarte kavernöse Gewebe über, meist nach dem Corpus cavernosum urethrae zu. Während kleinere periurethrale Infiltrate oft spurlos zurückgehen oder mit Verödung umschriebener Bezirke erektilen Gewebes abheilen, können die größeren zur Abscedierung kommen und schwielige Verhärtungen mit Deviation des erigierten Gliedes hinterlassen; meist bleibt der Zusammenhang mit der Urethralwand feststellbar. Oft ist die gonorrhoische Wanderkrankung auch intraurethral mit Sonde und Urethroskop nachweisbar, wenn sie nicht gar zur Strikturierung geführt hat. Bei Induratio penis plastica hingegen zeigt sich die Urethra *ganz* unbeteiligt und läßt jede Sonde glatt passieren; die Schleimhaut zeigt deshalb auch keine endoskopisch sichtbaren Veränderungen. Gelegentlich kann es wohl vorkommen, daß frische Gonorrhöe oder Restinfiltrate früher überstandener Gonorrhöen als Nebenbefund bei einem Induratiokranken auftreten. Sehr oft aber fehlt Gonorrhöe in der Vorgeschichte ganz, wie überhaupt jede venerische Infektion.

Durch *Syphilis* bedingte Schwellkörperverhärtungen — fast stets gummöser Natur, sehr selten von Primärsklerosen ausgehend — pflegen nach NEUMANN meist „nur ein oder vorwiegend ein Corpus cavernosum" zu befallen; sie weichen antisyphilitischer Behandlung. Am ehesten kann das hier vorkommende seltene „cylindriforme" Syphilom FOURNIERs diagnostische Zweifel erwecken. Zu beachten ist, daß die gummösen Verhärtungen der Schwellkörper bei der

Erektion zurücktreten, während die Induratio penis plastica gut tastbar bleibt.

Die im Penis von *Gichtikern* bisweilen vorkommenden Knoten sind nach SACHS entweder durch Ablagerung harnsaurer Salze und die dadurch bewirkte reaktive Entzündung oder durch umschriebene thrombophlebitische Prozesse im kavernösen Gewebe entstanden. Sie sind weder klinisch noch histologisch mit den Knoten der Induratio penis plastica zu vergleichen.

Bei *Leukämie* kommen diffuse, sowie umschriebene tumorähnliche Infiltrate im Schwellkörpergewebe vor, sehr oft zu Priapismus führend, dessen häufigste Ursache sie darstellen. Liegt die Verwechslung mit den Knoten der Induratio penis plastica schon an sich fern, so steht der Allgemeinzustand nebst Blut- und Organbefund so im Vordergrund, daß kaum Zweifel auftauchen dürften.

Ebenso kommt *Tuberkulose* differentialdiagnostisch kaum je in Frage; es handelt sich ja bei dieser meist um fortgeleitete Prozesse infolge Erkrankung benachbarter Gewebe (Urethra, Prostata, Hauttuberkulose) und um erweichende Konglomerattuberkel.

Weit eher spielen Verwechslungen mit *Geschwulst*bildungen eine Rolle. Namentlich der mit dem Krankheitsbild nicht vertraute Praktiker kann zunächst zweifeln, ob die schild- oder plattenartige Induration am Dorsum penis gutartiger Natur oder ein Teil einer malignen Neubildung ist, um so mehr, als der auf sein Leiden plötzlich aufmerksam gewordene Kranke gerade in der Richtung „Krebs“ oft Befürchtungen äußert. Weniger werden hierbei die benignen Fibrombildungen oder die sehr seltenen Chondrome und Osteome in Betracht kommen als maligne Sarkome und Carcinome. SACHS erwähnt einen unter dem Bilde einer „plastischen Induration“ auftretenden Tumor, der sich als Carcinom erwies. ALLENBACH beschreibt ein Urethralcarcinom, dessen starre Massen ins Schwellkörpergewebe einbrachen und zuletzt zu Priapismus führten. Auch sarkomatöse Knoten sind vereinzelt beschrieben, meist von einem Corpus cavernosum ausgehend und auf das andere übergreifend (BATTLE, zit. bei SACHS). ARNDT beschreibt ein *metastatisches* infiltrierendes Carcinom des Corpus cavernosum urethrae bei einem 60jährigen Manne; die Diagnose war durch gleichzeitiges Bestehen von Tuberkulose und voraufgegangene Lues erschwert und erst nach Probeexcision mikroskopisch zu stellen. Die Differentialdiagnose kann in manchen Fällen nur durch den histologischen Befund entschieden werden, wenn nicht das ganze klinische Bild, das fortschreitende infiltrierende Wachstum mit Einbruch ins Nachbargewebe, Drüsenbeteiligung und Schmerzen von vornherein eine maligne Neubildung verraten.

Röntgendiagnose: Für gewisse Fälle von Induratio penis plastica kann die *Röntgendiagnostik* mit Vorteil herangezogen werden, namentlich dann, wenn zwar die „plastische Induration“ als solche erkannt ist, aber zugleich festgestellt werden soll, ob nur Bindegewebswucherung oder auch Knochen- und Knorpelbildung vorliegt — eine für die Aussichten der Radium- und Röntgentherapie wichtige Frage. Die Palpation läßt in dieser Richtung meist im Stich.

Seit BUSCHKE 1895 das Röntgenverfahren zuerst angewandt und POSNER Knorpel-, bzw. Kalkeinlagerungen als Röntgenschatten festgestellt hat, ist eine große Reihe wohlcharakterisierter positiver Befunde mitgeteilt worden (BROHL, DELBANCO, FRANGENHEIM, SMEND, SACHS, ZUR VERTH und SCHEELE, WOLLENBERG u. a.). ZUR VERTH und SCHEELE stellten 17 Fälle aus der Literatur fest, die röntgenographisch untersucht worden sind; in 10 Fällen war an Stelle der Indurationen kein Schatten bemerkbar, sechsmal aber ein starker als Knochen anzusprechender Schatten zu sehen, dementsprechend auch das pathologisch-anatomische und mikroskopische Untersuchungsergebnis ausfiel. Nach ZUR VERTH und SCHEELE ist die Knocheneinlagerung im Röntgenbild „von unregelmäßiger Form, zackig, plattenförmig, mit Löchern durchsetzt"; bei seitlicher Durchleuchtung sahen sie Fortsätze in das Septum penis hineinragen. Bisweilen kann es sich auch um mehrere isolierte Bildungen handeln (Smend, zur Verth und Scheele). Sachs fand in einem Falle weder auf dem Röntgenschirm noch auf der Platte einen deutlichen Schatten, während im exzidierten Gewebe mikroskopisch typisches Knochengewebe zu finden war; Brohl vermochte bei einem 74jährigen Manne von dem deutlich tastbaren Knochen des Penis im Röntgenbilde nur die distale Hälfte zur Anschauung zu bringen. Offenbar sind die Knochenlamellen in solchen Fällen allzu zart für die röntgographische Differenzierung. Bei drei weiteren Induratiokranken von Sachs konnte Knochen

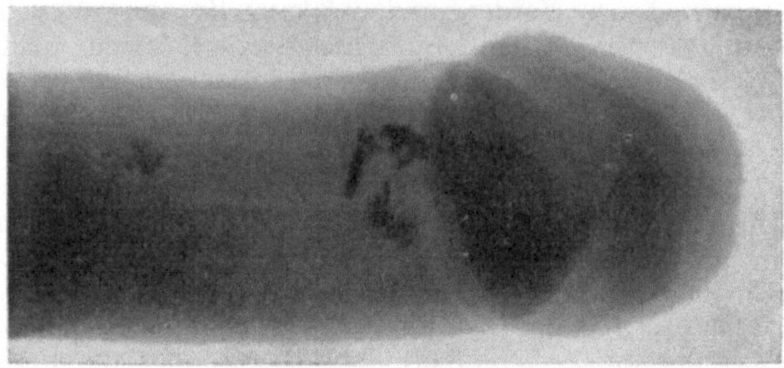

Abb. 12.

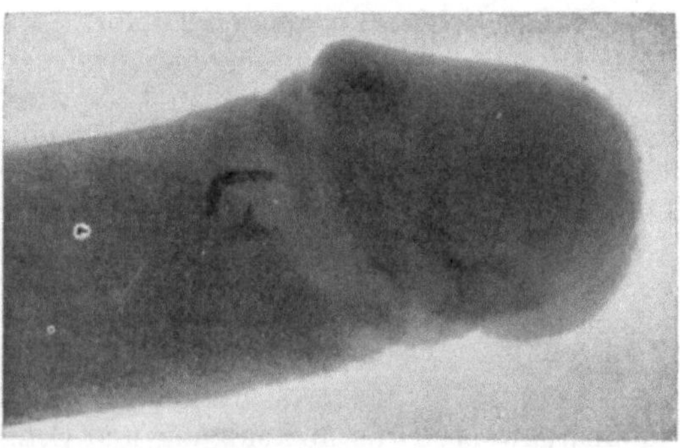

Abb. 13.

Abb. 12 und 13. Röntgenaufnahmen von ossifiziertem Knotengewebe; Knocheneinlagerungen bei Induratio penis plastica. (Nach zur Verth und Scheele in der Dtsch. Zeitschr. f. Chirurg. Bd. 121, S. 298, Abb. 1 und 2. 1913.)

im Röntgenbild von Robinsohn sicher nachgewiesen werden. — In hervorragendster Weise haben zur Verth und Scheele die Leistungsfähigkeit der Röntgendiagnostik in den ihrer Arbeit beigegebenen Aufnahmen zur Darstellung gebracht (s. Abb. 12 und 13); diese veranschaulichen deutlich die unregelmäßige Form und Lagerung solcher Ossificationen. Daß eine exakte Beherrschung der Aufnahmetechnik bei der oft erheblichen Dünne der Knochenpartikelchen besonders geboten ist, bedarf kaum des Hinweises. Schon in gering entwickelten Fällen mit kleiner dorsaler Verhärtung sind Verknöcherungen auf der Platte feststellbar gewesen, während ausgedehnte vielgestaltige Indurationen manchmal jeden Knochenschatten vermissen ließen.

Prognose: Die Prognose ist quoad restitutionem ungünstig. Sind auch die Fälle nicht zu übersehen, in denen nach längerer Zeit — meist erst nach mehrjährigem Bestande — Rückbildungsvorgänge stattfinden, so fällt doch ihre Zahl gegenüber den ganz überwiegenden chronisch progredient verlaufenden prognostisch kaum ins Gewicht. In vielen Fällen scheint von einem gewissen Stadium an der Krankheitsprozeß — wenigstens für längere Zeit — still zu stehen. Je nach dem Lebensalter ist das Leiden für den Träger von größerer oder geringerer Bedeutung. Tritt die durch dasselbe bewirkte Funktionsstörung im jüngeren und mittleren Alter in Erscheinung, so wird sie nicht selten zu einem schwerwiegenden mit seelischer Depression einhergehenden und auf die Ehe oft katastrophal einwirkenden Moment. Dagegen hat die Induratio penis plastica bei allen Kranken mit abgeschlossenem Sexualleben, vor allem bei Greisen, kaum noch Bedeutung.

Zur Frage der *Erlaubnis des sexuellen Verkehrs*, in vereinzelten Fällen des *Ehekonsenses*, wird sich der beratende Arzt zum mindesten bei ausgedehnter Verhärtung und solcher im Corpus cavernosum urethrae, die dicht um die Harnröhrenwand entwickelt ist, streng ablehnend verhalten müssen. Stärkere Abknickungen verhindern den sexuellen Verkehr; die Enttäuschungen bei Kohabitationsversuchen geben nur Anlaß zu ernsten psychischen Störungen und zu psychischer Impotentia coeundi.

Therapie: *Allgemeine Aussichten der Therapie:* Die Induratio penis plastica ist therapeutisch schwer beeinflußbar; es scheint, als ob nur bei einer gewissen Anzahl von Fällen Besserung, bei einer noch kleineren völlige und dauernde Heilung zu erreichen ist. Bis vor nicht langer Zeit galt es fast als pathognomonisches Merkmal der ,,echten" Induratio penis plastica, daß sie jedem therapeutischen Versuche Trotz bietet — abgesehen von den ganz vereinzelten operativen Heilungen, die noch bis vor etwa $1^1/_2$ Jahrzehnten bekannt waren. Schien doch das chirurgische Verfahren — genau wie bei der DUPUYTRENschen Palmarerkrankung — die einzige Heilungsmöglichkeit zu bieten, stets freilich mit der Gefahr eines späteren Rezidivs. In neuerer Zeit hat die verfeinerte Indikationsstellung und Operationstechnik die Zahl der chirurgischen Erfolge wohl etwas vermehrt; durch die Heranziehung der weit allgemeiner anwendbaren Röntgen- und Radiumtherapie ist aber erst die *Gesamt*zahl einwandsfreier Heilerfolge nachweislich erhöht worden. Trotzdem ist die Frage der Therapie keinesfalls als endgültig gelöst zu betrachten.

Kritik der vorliegenden Heilungsberichte: Wie bei allen schwer zu beeinflussenden Krankheiten ist die Zahl der herangezogenen Heilmittel und -verfahren überaus groß. Kaum ist es möglich, kaum auch noch lohnend, sämtliche in der Literatur niedergelegten therapeutischen Versuche aufzuzählen. Bei kritischer Sichtung der mitgeteilten ,,Heilungen" schaltet von vornherein eine Reihe von Fällen aus, deren Zugehörigkeit zum heutigen Krankheitsbegriff gerade durch den raschen Erfolg gewisser Medikamente widerlegt wird. Das gilt besonders von der antisyphilitischen Behandlung. Wenn z. B. FUSCO im Jahre 1913 über endgültige Heilung nach örtlicher und allgemeiner Anwendung von Quecksilbersalbe berichtet und für die Pathogenese der Induratio penis plastica grundsätzlich erworbene oder angeborene Syphilis verantwortlich macht, ja soweit geht, daß er die vorher von mir — wie von anderen — betonte Unbeeinflußbarkeit durch Antisyphilitica auf zu kurze und unzulängliche Behandlung zurückführt: so beruht dies auf seiner Fehldiagnose und der völligen Verkennung der Eigenart des Krankheitsbildes. Wählt FUSCO doch die Bezeichnung Induratio penis plastica für einen offenbar syphilitischen Prozeß, der nichts mit dem uns geläufigen Bilde zu tun hat, auf das FUSCO sich aber unter Heranziehung der deutschen Literatur, auch der von mir 1910 mitgeteilten Fälle, besonders stützt. Ganz ähnlich muß die Auffassung IUNGANOS Widerspruch erwecken, der sich grundsätzlich von der antisyphilitischen Behandlung den schließlichen

Heilerfolg verspricht, wenn dieselbe nur lange und gründlich genug durchgeführt werde, wobei er für die Behebung etwa zurückbleibender Reste doch noch die Operation für angezeigt hält. Der von ihm beschriebene Fall zeigt zwar eine durch Syphilis beeinflußte Gewebsumwandlung, jedoch nicht das Bild der „echten" plastischen Induration, was auch aus den seiner Beschreibung beigegebenen Abbildungen des mikroskopischen Bilds hervorgeht (meso- und endarteritische Gefäßveränderung innerhalb eines an Plasmazellen reichen Gewebes). Ebensowenig wird man sich diagnostischer Bedenken in dem wohl einzig dastehenden Falle DELCROIX DE COSTERS erwehren können, der völlige Rückbildung der Verhärtung unter Tuberkulinbehandlung im Laufe von $3^1/_2$ Monaten feststellte; wenn keine Fehldiagnose vorliegt, so müßte bei einem solchen Ablauf auch an Spontanrückgang gedacht werden. Die Möglichkeit spontaner Rückbildung ist bei der Beurteilung aller Berichte über teilweise oder völlige Heilung im Auge zu behalten.

Spezielle Therapie: Bei den im Wandel der Zeiten in Anwendung gebrachten Medikamenten und Kuren handelt es sich bald um ein roh tastendes therapeutisches Vorgehen, bald um wohlüberlegte, auf ätiologischer Erwägung fußende Heilversuche. Man strebte die Rückbildung der Induratio teils durch äußerliche Medikamente und Prozeduren, teils durch innerlich verabreichte Heilmittel, teils auch durch diätetische Verordnungen an.

Antisyphilitica: Wie bereits erwähnt, führt die Anwendung *antisyphilitischer* Mittel in keinem Falle von „echter" Induration zum Rückgang, wie die Mißerfolge bei BLASCHKO, CALLOMON, LAVENANT und ZISLIN (drei Fälle), NOBL u. a. beweisen. Auch die alleinige innerliche Darreichung von Jodkali führte bei FINGER, HOROVITZ, GALEWSKY und HÜBENER, CALLOMON u. a. in keinem Falle zur Besserung. Ebenso wirkungslos blieb Jodipineinspritzung (GALEWSKY und HÜBENER), kaum nennenswert wirksam („geringfügige Verkleinerung und Erweichung"). die von WAELSCH empfohlene Kombination von Jodkali (2,0 pro die) innerlich und Jodkalisalbe (5:40), die zugleich mit feuchtwarmen Umschlägen und Sitzbädern mit Jodsalz angewendet wurde.

Hygienisch-diätetische Maßnahmen: Entsprechend der ätiologischen Rolle, die lange Zeit hindurch den *Stoffwechselkrankheiten* zuerkannt wurde, hat man die verschiedensten medikamentös-diätetischen Kuren in Anwendung gebracht, ganz besonders in den mit Gicht oder Diabetes einhergehenden Fällen. Aber weder vegetabilische und Milchdiät, noch kohlehydratarme Kost, weder Trinkkuren mit Karlsbader Brunnen, lithiumhaltigen Wässern, Vichy- oder mit arsen- und jodhaltigen Quellwässern brachte hinsichtlich der Penisaffektion nennenswerte Erfolge. Vereinzelt blieben die Berichte von VAN DER POEL über wesentliche Verkleinerung bei Milchdiät, von RELIQUET über völlige Heilung mit innerlicher Arsendarreichung und Arsenbädern, von FINGER nach Abschluß einer Karlsbader Kur, von POUSSON nach Zuckerdiät, Brom und Vichy von SÁINZ DE AJA nach oraler und intravenöser Darreichung von Natr. salicylicum; mit welcher Kritik derartige Heilerfolge zu betrachten sind (Spontanrückgang?), wurde bereits ausgeführt.

Sonstige ältere Heilversuche: Eine große Reihe von *örtlichen* Behandlungsmethoden ist je nach dem Erfahrungsbereich des Autors angewandt worden. Man versuchte die Indurationen zum Schwinden zu bringen: durch *Badeprozeduren* mit Schwefel-, Jod-, Arsen-, radioaktiven und Moorbädern oder Fangopackungen; durch *Massage* (über eingeführter Metallsonde, z. B. WOLLENBERG) oder Anwendung des *galvanischen* und *faradischen Stroms*; durch *Wärmeapplikation* in Form von Sitzbädern, feuchtwarmen Verbänden, Kataplasmen, Heißluft; endlich durch Anwendung *resorbierender Mittel*, wie Hydr.-Salbe, Hydr.-Pflaster, Jodvasogen, Jodjodkalisalbe, von Ichthyolpräparaten u. a. Kann auch nicht von einer *vollständigen* Wirkungslosigkeit aller dieser Mittel gesprochen werden, so haben sie doch angesichts der spärlichen Berichte über wirklich deutliche Besserung kaum praktische Bedeutung; meist sind sie unwirksam, ein Teil der Erfolge sind vorübergehende Scheinerfolge; als *Heilmittel* kommen sie nach zur Verth und Scheele überhaupt nicht in Betracht. Vereinzelt ist die Beobachtung von Neumann und Volk, die an drei Induratiokranken teilweisen Rückgang der knorpelharten Knoten durch Anwendung der *Iontophorese* erreichten, zugleich mit subjektiver und funktionelle Besserung. Devroye vermerkt einen befriedigenden Erfolg mit völliger Herstellung der Funktion und erheblicher Verkleinerung der Induration durch wiederholte Anwendung der „zirkulären Elektrolyse" bei einem 47 jährigen Kranken: Umwicklung mit durchfeuchteter Flanellbinde, die mit dem positiven Pole, und Einführung einer Béniquésonde, die mit dem negativen Pole einer galvanischen Stromquelle verbunden wurde; Dauer 5—10 Minuten bei etwa 5 Milliampère (nach Angaben von Courtade, le Far und Bazy). Delbanco ließ bei einem Kranken zwei *Diathermie*behandlungen von je eienr halben Stunde Dauer folgen, bewertet aber die vermeintliche Besserung sehr vorsichtig. Entschieden günstig lauten drei Heilberichte von Tobias, der bei täglicher Anwendung der Diathermie im Laufe von sechs Wochen die Rückbildung der Indurationen erreicht haben will; die aktive Elektrode war so geformt, daß sie den Penis nach Art einer Manschette umfaßte, während die inaktive Elektrodenplatte am Kreuzbein auflag. Genau nach den Angaben von Tobias behandelte neuerdings de Nicola einen 51 jährigen Induratiokranken: nach vier Wochen war erhebliche Verkleinerung und Besserung der Funktion, nach sechs Wochen fast völlige Rückbildung und Behebung der bogenförmigen Chorda erreicht; der Heilerfolg bestand noch bei einer nach zwei Monaten vorgenommenen Kontrolluntersuchung. Szabó kombinierte Diathermie und Röntgentherapie.

Fibrolytische Substanzen und Fermentgemische: Besondere Erwähnung verdienen die Heilversuche mit *Thiosinamin* (= Allylsulfocarbamid) und dessen Derivaten, mit denen bei den verschiedensten bindegewebigen Erkrankungen, z. B. Sklerodermie, Keloiden, Lupus, die Rückbildung von Narbengewebe wiederholt erreicht worden ist. Es lag nahe diese Stoffe auch bei Induratio penis plastica zu versuchen. Am wenigsten wirksam zeigten sich Thiosinaminpflaster (Sachs, Nobl, Callomon) und Thiosinamincampherlösung (Neumark). Auch Einspritzungen der 10%igen glycerinhaltigen wässerigen Thiosinaminlösung versagten in einem der Sachsschen Fälle (35 Injektionen). Hingegen vermerken folgende Autoren bei Anwendung von *Fibrolysin* deutliche Erfolge: Waelsch (vollkommene Heilung nach 50 Injektionen in acht Monaten; Rezidivfreiheit noch nach 1½ Jahren), Wollenberg (nach 30 Injektionen geringe Besserung), Hartmann („beste Erfolge"), Moberg (Besserung), Martenstein (Schmerzbehebung, doch keine Verkleinerung), Azua (guter Erfolg), Iconomu (Heilung nach 50 Thiosinamininjektionen zu 0,01 täglich; in einem zweiten Falle nur Besserung). Waelsch äußert sich gleichwohl im erwähnten günstigen Falle mit Vorsicht und keineswegs so bestimmt, als ob die Heilung allein dem Fibrolysin zuzuschreiben sei. Callomon sah bei einem 45 jährigen Kranken nach zwölf Injektionen (dreimal wöchentlich intramuskulär 2,0 Fibrolysin-Merck) keinen Erfolg trotz einmonatlicher Behandlung. In allen Fällen, die nach Fibrolysin Besserungen zeigten, war die angegebene Behandlungsdauer sehr ausgedehnt; um so mehr ist es bei der Spärlichkeit der gemeldeten Erfolge angezeigt, an die Möglichkeit spontaner Rückentwicklung zu denken. So ist auch eine zwar geringe, aber unverkennbare Erweichung und Verkleinerung als Scheinerfolg zu beurteilen, die ich selbst einmal nach *innerlicher* Darreichung von Thiosinaminäthyljodid („Tiodine"-Pillen à 0,05 von Cognet-Paris, 4—5 mal täglich, acht Tage lang) beobachtet habe, zumal der Kranke wirklich nach sieben Jahren völligen spontanen Rückgang aller Indurationen zeigte. Völlige Mißerfolge nach Fibrolysin melden Neumark, Dreyer, Marcus, Nobl, Martenstein, Ercoli, Lippmann, Takahashi, Sonntag; letzterer hatte in einem Falle sogar 100 Injektionen gegeben. Lippmann mußte einmal die Behandlung nach acht Fibrolysininjektionen wegen juckenden Erythems (Arzneiexanthems) abbrechen. Ebenso sprechen Garré-Borchard dem Fibrolysin keine Wirkung zu, während sich Tillmanns in der Diskussionsbemerkung zum Vortrag Sonntags günstiger äußert. Nach den vorliegenden Berichten sind bei Versuchen mit Fibrolysin zum mindesten sehr zahlreiche, über lange Zeit ausgedehnte Einspritzungen, am besten in Serien, geboten. In keinem Falle wird man an sie mit allzu großen Erwartungen herangehen; hat doch — wie Payr allgemein betont — das Fibrolysin überhaupt trotz nicht abzuleugnender Einzelerfolge die Wünsche der Chirurgen nicht erfüllt. Ähnlich äußert sich Delbanco allgemein absprechend über die Fibrolysinwirkung bei allen möglichen dermatologischen und venerologischen Erkrankungen. Für erfolgversprechender hält Payr das hyperämisierende *Cholin*, über dessen Anwendung bei plastischer Induration freilich bisher Mitteilungen nicht vorliegen, obschon z. B. auch Goldammer in einem Falle Delbancos seine Anwendung empfiehlt. Ganz besonders soll sich nach langen und gründlichen Versuchen bei allen zu Schwielen- und Narbenbildung führenden bindegewebigen Prozessen (Ankylosen, Keloiden, Strikturen, Verwachsungen) die *Pepsin-Pregl-Lösung* bewähren, die Payr deshalb bei Dupuytrenscher Contractur als Induratio penis plastica ebenfalls anrät. Die Payrsche Pepsin-Pregl-Lösung stellt die in der isotonischen Jodlösung Pregls vollzogene Auflösung eines Pepsinum purissimum dar, dessen gesteigerte verdauende Kraft sich im Index von 1:10000 gegenüber dem von 1:3000 bis 1:4000 der im Handel erhältlichen Pepsinsorten ausdrückt. Die fibrinlösende Kraft ist sehr bedeutend und addiert sich zu der — zugleich im Sinne der Reizkörpertherapie zu definierenden — Wirkung der antiseptischen und resorptionsbefördernden Preglschen Jodlösung; man kann Novocain-Adrenalin als schmerzherabsetzenden Zusatz beimengen. Die Anwendung muß nach Payrs Angaben in Form direkter Einspritzungen ins Indurationsgewebe erfolgen, vorsichtig mit dünner Nadel vordringend und kleine Depots schaffend, unter Vermeidung intra- oder subcutanen Einbringens. Neuerdings ist Payr auf Grund biologischer Versuche mit der Konzentration herabgegangen und verwendet nur ein Gemisch der 1%igen Pepsin-Pregl-Lösung (1—2 Teilstriche der Spritze) mit einer ½%igen Novocain-Adrenalinlösung (Restraum der Spritze). Auf diese Weise sind bei Dupuytren wiederholt gute Erfolge erreicht worden; die Angaben über Erfolge bei plastischer Induration sind noch sehr spärlich. Frank hat einem 39jährigen Kranken 2%ige Preglsche Pepsinlösung nach Payrs Angabe in die Induration injiziert: dreimal wurde dies gut vertragen; bei der vierten Spritze bekam der Kranke einen sehr schweren anaphylaktischen Zustand mit Quaddeln über den ganzen Körper, Atemstillstand, schwersten Kollaps, worauf die Behandlung abgebrochen wurde. Die Anregung Payrs verdient um so mehr Beachtung, als auch von anderer Seite vereinzelte günstige Berichte über äußerliche Pepsinanwendung vorliegen; so berichtet E. Levin bei der Vorstellung des Bruhnsschen Kranken in der Berliner dermatologischen Gesellschaft über einen zwei Jahre vergeblich behandelten Induratiokranken, der nach Applikation von Pepsin (10%ige Salbe und Pepsindunstumschläge) merkliche Rückbildung zeigte und den Coitus wieder normal ausführen konnte.

Aufgaben und Ziele der Therapie nach O. Sachs: Die praktische Erprobung von fibrinlösenden Stoffen und Fermentgemischen dürfte am ehesten der von

SACHS geforderten Einstellung der Therapie gerecht werden, die dieser Autor im Verfolg von früher wiedergegebenen Überlegungen für folgerichtig hält. Indem er experimentell zu beweisen sucht, daß im Organismus Substanzen zirkulieren können, die eine Affinität zu fibrösem Gewebe haben und dieses elektiv angreifen, hält SACHS es für Aufgabe der Therapie, Arzneikörper zu finden, welche die Bildung der „fibrolytischen" Stoffe anregen oder ersetzen. Zunächst empfiehlt er die Weiterführung seiner Versuche mit Extrakten von Verdauungsflüssigkeit (wässeriger Pankreatinlösung + Tunica albuginea), damit Klarheit darüber geschaffen wird, ob die Beimengung von durch Pankreatin verdauter Albugineasubstanz intensiver, also sensibilisierend, wirkt als die alleinige Injektion von Pankreatinlösung. Zu therapeutisch brauchbaren Ergebnissen haben die experimentell-biologischen Bemühungen von SACHS freilich bisher nicht geführt.

Reizkörpertherapie: Ebenso unsicher und kaum durch eine überzeugende Zahl nennenswerter Heilerfolge gestützt stehen die bisherigen Versuchsergebnisse mit der *Protein-* und *Reizkörpertherapie* da. Die Behandlung der Induratio penis plastica durch Einführung unspezifischer Stoffe ist besonders von KLINGMÜLLER angeraten worden, der sie wiederholt erfolgreich in Form der intramuskulären Injektionen von 10%iger Terpentinlösung durchgeführt hat; besonders bemerkenswert waren zwei Fälle, in denen nach wenigen Einspritzungen schon deutliche Wirkung und „nach jeder weiteren Einspritzung eine Rückbildung und Auflösung der Indurationen" feststellbar war. Die Einspritzungen müssen jeden dritten bis vierten Tag erfolgen, oder es werden an zwei aufeinanderfolgenden Tagen vier Injektionen gegeben; die wirksame Dosis ist von Fall zu Fall empirisch zu ermitteln. Neuerdings bevorzugt KLINGMÜLLER das „Olobintin", die 10%ige Lösung einer Mischung verschiedener, sorgfältig rektifizierter Terpentinöle in Ampullen zu 1,1 ccm (Firma J. D. Riedel, Berlin-Britz); er fand das Präparat — besonders bei kombinierter Anwendung der intracutanen, subcutanen und intravenösen Methode — auch bei plastischer Induration bewährt (bisweilen „geradezu überraschende" Erfolge). Noch dürften die vorliegenden Mitteilungen nicht ausreichen, um ein endgültiges Werturteil abzugeben. Jeder Praktiker aber, der die Unbeständigkeit und Unzulänglichkeit derartiger Injektionen bei anderen chronischen Erkrankungen kennt, wird sich auch bei Induratio penis plastica nicht darauf verlassen. Daß eine überlegene Beherrschung der Dosierung und Technik, wie sie KLINGMÜLLER zur Verfügung steht, die Zahl der Einzelerfolge zu erhöhen vermag, wird niemand bezweifeln. Kaum anders dürften sich die Erwartungen hinsichtlich der sonstigen zur „Protoplasmaaktivierung" empfohlenen Stoffe gestalten, wie Caseosan, Aolan, Yatren, Yatrencasein u. dgl. Verläßliche Angaben über ihre Wirkung bei plastischer Induration finden sich überaus spärlich; meist wird die Dosis und Anwendungsweise nicht genannt, sondern nur kurz von „erfolgloser Anwendung" gesprochen. LIPPMANN erwähnt in einer Diskussionsbemerkung, daß er den von BRUHNS vorgestellten Kranken auch mit zehn Terpichininjektionen nach KLINGMÜLLER behandelt habe, aber erfolglos.

Operative Behandlung. Strahlenbehandlung.

Allgemeines: Auf festerem Boden als die bisher angegebenen Verfahren stehen folgende, von den meisten Therapeuten heute bevorzugten Methoden:

1. die operative Behandlung,
2. die Röntgenbestrahlung,
3. die Radiumbestrahlung.

Freilich, auch keines dieser Heilverfahren vermag *alle* Fälle von plastischer Induration der Besserung zuzuführen. Es ergeben sich für die Operation wie die Strahlentherapie bestimmte Indikationen. Die Auswahl der erfolgversprechenden Fälle ist bei der Röntgen- und Radiumbehandlung größer als bei der chirurgischen; nach den neuesten Berichten scheint die Radiumanwendung sogar Aussicht zu bieten, mit dem weiteren Ausbau des Verfahrens eine nicht unbeträchtliche Zahl von Induratiofällen zum Rückgang zu bringen. Enger sind die Grenzen gezogen, in denen die chirurgische Exstirpation Heilung verspricht, und zwar eine Radikalheilung ohne lokales Rezidiv. Das Für und Wider in Hinblick auf die Operation wird noch heute diskutiert; besonders aussichtsvoll scheint sich die Kombination der operativen und Strahlenbehandlung zu gestalten (Excision mit postoperativer Bestrahlung). Auch Gegenanzeigen bestehen für jede der genannten Behandlungsarten, teils allgemeiner Art begründet in der sonstigen Gesundheit des Kranken, teils technisch-chirurgischer Art auf Grund von besonderen örtlichen Verhältnissen, teils auch mit Rücksicht auf den histologischen Aufbau der Indurationen. Immer wird eine nicht unerhebliche Anzahl von Fällen übrig bleiben, in denen die Behebung des Leidens unerreichbar ist.

Chirurgische Behandlung: Zweck und Ziel der Operation ist die völlige Entfernung der Indurationen unter gründlichster Ausrottung des krankhaft veränderten Gewebes. Sie verfolgt das gleiche Ziel wie die Aponeurektomie bei der DUPUYTRENschen Erkrankung, hat aber auch die gleichen Schwierigkeiten zu überwinden. Bei beiden Affektionen besteht die Gefahr des postoperativen Rezidivs, wofern nicht das kranke Gewebe restlos entfernt wird. Falls aber solches zurückbleibt, so kann nach Ansicht mancher Autoren (ROTSCHILD, KUMER) die Operation sogar als formativer Reiz auf das zur Wucherung neigende Gewebe wirken und die Bildung neuer Indurationen anregen, so daß die Erektion noch stärker beeinträchtigt und das Übel gesteigert wird. Solche Rückfälle sind recht häufig verzeichnet worden (SACHS, HECKER-STROMEYER, DELBANCO, RUBRITIUS und KUMER, HÖRNICKE); sie scheinen besonders durch Blutergüsse während oder nach der Operation (Fall SONNTAG) gefördert zu werden, weshalb bei der Ausführung des Eingriffs Wert auf exakteste Blutstillung zu legen ist. Die Gefahr des Rezidivs hängt auch von der Größe und Lagerung der Indurationen ab; sie droht besonders bei weitausgedehnten in die Tiefe reichenden Verhärtungen, deren radikale Entfernung nicht immer ohne Schwellkörperverletzung abgeht, daher Nachblutungen zur Folge haben kann und größere Wundhöhlen schafft. Bei manchen Autoren erwecken die postoperativen Narben grundsätzliche Bedenken gegen den Eingriff; ein Teil der Therapeuten schaltet die Operation deshalb ganz aus oder läßt sie nur in Ausnahmefällen gelten, besonders in solchen, bei denen alle anderen Bemühungen vergeblich waren (BARDELEBEN, BLASCHKO, DUPLOUY, ECHTERMEYER, ETIENNE, NEUMARK, RUBRITIUS und KUMER). Daß die radikale Entfernung mitunter trotz sorgsamster Technik und scheinbar günstiger Bedingungen nicht glückt, mag darin seinen Grund haben, daß noch „bildungszellenhaltiges" Gewebe (ROTHSCHILD) zurückgeblieben ist, vielleicht sogar in makroskopisch gar nicht als krank imponierendem Gewebe. Deshalb sind die Aussichten der Exstirpation in keinem Falle sicher berechenbar, ein Umstand, der manche Therapeuten veranlaßt, der Excision zur Sicherung des Erfolgs die postoperative Röntgen- oder Radiumbestrahlung folgen zu lassen. Trotzdem hatte z. B. HÖRNICKE einen Versager auch nach dreimaliger Röntgenbestrahlung im Anschluß an den Eingriff (1 H.E.D. unter 1 mm Kupfer- und 1 mm Aluminiumfilter), während ein zweiter operierter Kranker HÖRNICKES noch ein Jahr später beschwerde- und rezidivfrei war. Zweifellos gibt es eine gewisse Anzahl vollkommener Heilerfolge, ausreichend, um dem chirurgischen Vorgehen grundsätzliche Berechtigung zu verleihen. GALEWSKY und HÜBENER haben zuerst in Deutschland über einen mehrere Jahre kontrollierten Vollerfolg mit völlig hergestellter Funktion berichtet. Erfolgreich operierten ferner: TUFFIER und CLAUDE, WINIWARTER, FRANGENHEIM, LEXER, HUITFELDT, SMEND, ZUR VERTH und SCHEELE (BIER), GERSTER und MANDELBAUM, GIRGOLAFF, POSNER (WILMS), RIEDEL, CINQUEMANI u. a. SONNTAG errechnet — unter Erweiterung der von ZUR VERTH und SCHEELE gewonnenen Statistik — bei 22 operierten Fällen 13 Heilungen, 1 Besserung, 5 Rückfälle und 3 fragliche Resultate; seiner Schätzung nach ergibt die technisch einwandfrei ausgeführte Operation sogar etwa 75% Heilung, wobei er es offen läßt, ob nicht nachträglich manche der als geheilt gezählten Fälle Rezidive gezeitigt haben.

Indikationsstellung: Ist somit die Operation keineswegs als Methode der Wahl zu betrachten, so kann sie doch bei vorsichtiger Auswahl der Fälle mitunter recht Gutes leisten. Hierbei ergeben sich folgende *Indikationen und Kontraindikationen*: Angezeigt ist der Eingriff in denjenigen Fällen mit Funktionsstörung und Schmerzen, in denen kein anderes Heilverfahren zum Ziele geführt hat und die radikale Entfernung technisch möglich erscheint. Hierher gehören die Indurationen mit scharfer Abgrenzung, leichter Zugänglichkeit und nicht zu großer Ausdehnung, vor allem die Fälle mit deutlicher Knochen- und Knorpelbildung. Die meisten Chancen bieten die dorsalen, leicht von der Unterlage ablösbaren Strang- und Plattenbildungen, wofern sie nicht mit tiefer gelegenen, schwer erreichbaren Knoten vergesellschaftet sind. Gegenangezeigt ist der Eingriff dort, wo die völlige Ausrottung der Bindegweebswucherung unmöglich oder von vornherein fraglich ist, besonders wenn die Indurationen Fortsätze nach der Tiefe entsenden und so die Vorbedingung für Rezidive schaffen, ferner dort, wo überhaupt keine funktionellen Störungen oder Schmerzen bestehen. Endlich ergeben sich Gegenindikationen aus folgenden allgemeinen Zuständen: hohes Alter mit erloschener Libido und Potenz, vorgeschrittene Arteriosklerose, Diabetes und sonstige schwere Allgemeinerkrankungen oder Schwächezustände.

Technik der Operation: Die Schnittführung erfolgt in der Längsrichtung und muß das ganze Erkrankungsgebiet freilegen, so daß der Operationsschnitt sogar die Rückenlänge des Glieds bis zum Ansatz der Glans betreffen kann. Auch BIER (im Falle von ZUR VERTH und SCHEELE) und SONNTAG wählten den Längsschnitt. WITHACRE dagegen empfiehlt einen halbmondförmigen Schnitt durch die Haut des Mons pubis oberhalb der Radix, in welchen der Penis hineingezogen wird. Diese Schnittführung soll den Vorteil bieten, daß Haut- und Tiefennarbe später nicht aufeinander treffen, so daß Verlötungen mit den Corpora cavernosa und Deviationen bei der Erektion sicher vermieden werden; ein Nachteil ist die erschwerte Übersicht des Operationsfelds, so daß kranke Gewebsteile zurückbleiben und den Vollerfolg gefährden können. Bei der Ausrottung der Indurationen ist der dorsale Gefäßnervenstrang unbedingt zu schonen, nach Möglichkeit auch das Schwellkörperparenchym. Manchmal aber lassen sich die Verhärtungen vom Corpus cavernosum nicht stumpf abpräparieren, und es kommt bei ihrer scharfen Abtrennung zu Blutungen aus dem Maschengewebe. Solche Blutungen sind aufs peinlichste zu stillen, sei es durch tiefe Catgutnähte oder Umstechung; SONNTAG rät außerdem, während und am Schluß der Operation einen Versuch mit Koagulen KOCHER-FONIO zu machen, das er auch sonst bewährt fand. Um Rezidiven vorzubeugen, empfiehlt HUITFELDT auch die Tunica albuginea im ganzen Bereiche der Indurationen mit zu entfernen; ZUR VERTH und SCHEELE, die als Ausgangspunkt des Leidens den Rückenteil der Fascia penis ansehen, fordern, daß der dorsale Teil dieser Fascie jedesmal in ganzer Länge exstirpiert wird, auch dort, wo keine krankhafte Veränderung zu sehen ist. Bei der Ausführung des Eingriffs ist peinlichste Asepsis geboten, um prima intentio zu erreichen; daß aber sogar bei Heilung per secundam noch funktionell gute Resultate möglich sind, beweist ein Fall von Mc Clellan, bei dem es zur Verletzung des Corpus cavernosum gekommen war. Die Naht muß sehr sorgsam erfolgen; vor allem in der Gegend der Radix empfiehlt Sonntag außer der exaktesten Hautnaht noch die Subcutannaht. Ebenso verschließt Goldammer die „bis in Schwellkörpergewebe reichende" Operationswunde durch Etagennaht vor der Hautnaht. Nach der Operation ist ein leicht komprimierender Verband anzulegen, am besten ein leicht wirkender Streckverband, wie ihn Sonntag beschreibt: Heftpflasterschlinge am Penis mit Kreuz- und Spiraltouren, an der Glans mit Pflasterstreifen befestigt; der elastische Zug erfolgt durch einen Ring aus dünnem Gummischlauch mit Ein- und Aushängevorrichtung, wobei ein Gewicht von $^1/_4$ bis $^1/_2$ Pfund über Rollen geleitet wird. Sehr störend können auf den Wundverlauf die oft schmerzhaften Erektionen einwirken, so daß das funktionelle Resultat in Frage gestellt wird; denn infolge des Durchreißens von Suturen und von Nachblutungen ins Gewebe wird die prima intentio gefährdet. Man versucht, durch Darreichung von Bromkalium oder -natrium, Opiumzäpfchen, Monobromcampher u. dgl. allzu frühzeitigen Erektionen zu begegnen, Galewsky und Hübener sahen bei ihrem Kranken vier Tage nach dem Eingriff zum ersten Male wieder eine schmerzlose normale Erektion, die die Heilung nicht beeinträchtigte. — Zur Erreichung der Schmerzlosigkeit während der Operation ist die Allgemeinnarkose oder Lumbalanästhesie den örtlichen Betäubungsverfahren vorzuziehen, die Sonntag nur für Ausnahmefälle in Betracht zieht. Vor der Anlegung einer Blutleerbinde oder eines Schlauchs ist unbedingt zu warnen. Denn Galewesky und Hübener, sowie zur Verth und Scheele beobachteten an der Stelle des Schnürdrucks später kleine Verhärtungen, die allerdings allmählich zurückgingen. Während die beiden ersten Autoren diese Verhärtung mit einem Bluterguß ins Gewebe in Zusammenhang bringen, so halten sie zur Verth und Scheele für neugebildetes Indurationsgewebe, das aus zurückgelassenen Fascienteilen entstanden ist.

Röntgen- und Radiumtherapie: Ergibt sich nach alledem für die Operation ein nicht undankbares, aber umgrenztes, durch die Rezidivgefahr eingeengtes Indikationsgebiet, so ist das Anwendungsbereich der Röntgen- und Radiumbehandlung ein weit ausgedehnteres. Freilich kann auch die Strahlentherapie durchaus nicht alle Fälle von Induratio penis plastica erfassen; die Zahl dauernder Heilerfolge ist vorläufig noch begrenzt, und leider noch allzu viele Fälle zeigen sich refraktär. Aber bei völliger Beherrschung der Technik und Dosierung kommt die Gefahr in Fortfall, durch den Eingriff selbst Verschlimmerungen herbeizuführen, wie sie nach unvollkommener Exstirpation wiederholt beschrieben worden sind. Der Erfolg der Bestrahlungen hängt vor allem von der histologischen Eigenart des Schwielengewebes und der sich daraus ergebenden Radiosensibilität ab. Dort, wo es sich um in Bildung begriffenes, junges Gewebe handelt, kann der Einfluß der Strahlen voll zur Geltung kommen; man darf annehmen, daß gerade die um die kleinsten Gefäße herum angehäuften „Bildungszellen" ihrer Wirkung sehr zugänglich sind. Dagegen wird in Fällen mit Knorpel-, Knochen- und Kalkeinlagerungen niemals ein *voller* Erfolg zu erwarten sein; solche Gewebselemente sind durch die Bestrahlung schlechterdings unangreifbar. Daher hat man auch in Fällen mit gutem Heilergebnis nicht selten kleine restliche Verhärtungen zurückbehalten, die jeder Strahlung gegenüber refraktär blieben, wenn sie auch keine subjektiven oder funktionellen Beschwerden mehr bewirkten. Hieraus ergeben sich die Grundlagen für die speziellere Auswahl der zu bestrahlenden Fälle. Als ungeeignet für die Röntgen- und Radiumbehandlung und als Reservat für die Operation müssen alle Fälle mit erheblichen Kalk-, Knorpel- und Knocheneinlagerungen gelten, deren Vorhandensein am besten durch sie Röntgendiagnose sichergestellt wird.

Röntgentherapie: Die ersten Behandlungsversuche mit *Röntgenbestrahlungen* reichen weit zurück. Schon POSNER riet angesichts der Erfolglosigkeit aller Heilversuche bei einem Induratiokranken zu einem Versuche mit Röntgenbestrahlung. Seitdem haben erfahrene Röntgentherapeuten das Verfahren an vielen Kranken erprobt. Wie wenig aber noch in neuer Zeit die Zahl und Vollständigkeit der Erfolge befriedigt, veranschaulicht die Diskussionsbemerkung HOLZKNECHTS auf dem Wiener Urologenkongreß 1921, wo dieser erfahrene Spezialist zwar auch die Induratio penis plastica für geeignet zur Röntgenbehandlung erklärt, aber eine noch weit exaktere Dosierung und verfeinerte Indikationsstellung fordert. Verfolgen wir die bisher vorliegenden Ergebnisse chronologisch, so hat BERNASCONI im Jahre 1912 zwei Induratiokranke bestrahlt und bei dem einen nach 18 Sitzungen (!) völligen Rückgang erreicht. Ohne Erfolg bestrahlten dann ZUR VERTH und SCHEELE in drei Fällen, WOLLENBERG in zwei und WATTERS und COLSTON in drei Fällen; letztere Autoren geben ausdrücklich an sehr energisch behandelt zu haben (harte Röhre von 10—12 Bénoist, 46 Sitzungen mit Erythemdosen!). Besondere Hoffnungen mußten die Berichte von GALEWSKY und WEISER erwecken, die 1918 von 12 Induratiokranken nicht weniger als sechs heilen und vier bessern konnten, nur ein Kranker wurde nicht beeinflußt. Diese Kranken wurden sämtlich einer lang hingezogenen bis zu drei Monaten dauernden, in etwa zweiwöchigen Intervallen durchgeführten Behandlung unterworfen, mit mittelharter bis harter Lilienfeld-Röhre und Filterung durch 4 mm Aluminium, etwa 10 Minuten lang (bis zu 150 Fürstenaueinheiten); Ergebnis: schon nach wenigen Sitzungen Nachlassen, dann Schwinden der Schmerzen, später auch der Verbiegung des erigierten Glieds; der Erfolg trat rascher bei jüngeren als älteren Individuen ein. Naturgemäß mußten so günstige Heilberichte allgemein zur Anwendung der Röntgentherapie anregen; aber wir begegnen in der Literatur auffallend selten wieder so guten Ergebnissen. Mir selbst ist es nie gelungen, durch Röntgenbehandlung einen Vollerfolg zu erzielen, obschon ich diese seit Bekanntwerden der Publikation von GALEWSKY und WEISER, wo irgend möglich, versucht habe; 1920 konnte ich nur über geringfügige fast stets vorübergehende Besserungen in einigen Fällen berichten, in denen auch Nachlassen der Schmerzen angegeben wurde. Allerdings ging ich in der Gesamtdosis, Häufigkeit und Dauer der Bestrahlungen nicht so weit wie die genannten Autoren; ich mußte mich aus äußeren Gründen auf 2—3 im Intervall von 2—3 Wochen wiederholte Sitzungen beschränken (dreiviertel Erythemdosen, mittelharte Strahlung, Dermo-Röhre, 2 mm Aluminium).

GALEWSKY und WEISER legen auf eine länger ausgedehnte Behandlung besonderen Wert. Über eine durch Röntgenstrahlen erzielte Besserung hat MERIAN auf der Schweizer dermatologischen Gesellschaft berichtet. BRAENDLE stellte 1921 bei zwei geröntgten Induratiokranken fest, daß die Erkrankung trotz intensiver Röntgentiefen- und Mesothoriumbestrahlung schwer beeinflußbar blieb. FRITZ MEYER kann zwar allgemein von günstiger Wirkung gefilterter Röntgenstrahlen sprechen, fügt aber hinzu, daß er völlige Heilung bei plastischer Induration nicht erzielen konnte. STRANZ vermochte nach zwei Tiefenbestrahlungsserien (von vier Seiten ausgeführt) höchstens eine geringe Verkleinerung der Knoten festzustellen, wobei er betont, wie leicht man gerade bei der Beurteilung solcher Teilerfolge der Selbsttäuschung unterliege. HÖRNICKE verzeichnet einen Fehlerfolg nach postoperativen Bestrahlungen. Von guten Erfolgen hingegen sprechen GUARINI und RÁJKA. GUARINI bestrahlte bei einem 54 jährigen Kranken den Penis und die unterste Bauchgegend in fünf Sitzungen, gab jedesmal 5 H, zuerst durch 0,7 cm, dann durch 0,15 cm Aluminiumfilter und erzielte fast vollständigen Rückgang der ausgedehnten Indurationen bis auf einen linsengroßen Rest, sowie erhebliche funktionelle und subjektive Besserung. RÁJKA konnte bei seinem 19 jährigen Kranken nach vier Bestrahlungen wesentliche Rückbildung der strangartigen Verhärtungen beobachten. LIPPMANN wiederum berichtet über einen Mißerfolg, ebenso FRANK, beide ohne Angaben über Zahl und Dosis der Bestrahlungen. Überhaupt versäumen es manche Autoren in ihren Heilberichten, Angaben über Menge und Qualität der verwendeten Strahlung zu machen. Daß bei allen über viele Monate ausgedehnten

Behandlungen, besonders in Fällen von teilweiser Rückbildung, auch die Möglichkeit spontanen Rückgangs nie völlig zu vergessen ist, wurde schon früher erwähnt.

Radiumtherapie: Die Radiumbehandlung hat in den letzten Jahren gegenüber der Röntgenbehandlung an Bedeutung und Anhängern gewonnen, ja dieselbe in den Hintergrund gedrängt. Die Ergebnisse mit Radium bei Induratio penis plastica berechtigen zu dem Schluß, daß seine Anwendung heute als das relativ bestbewährte Heilverfahren gelten darf und offensichtliche Vorzüge vor der Röntgentherapie aufweist. Seine Befürworter rühmen die leichtere Anwendbarkeit auf kleinem umschriebenem Gebiet, die geringere Gefährlichkeit und bessere Wirkung, vorausgesetzt die allerdings unerläßliche Beherrschung der Technik, Dosierung und Indikationsstellung, sowie eine genügend lange durchgeführte Behandlung. Verfehlungen gegen die technischen Grundregeln können wie bei den Röntgenstrahlen schwere Gewebsschädigungen bewirken. GALEWSKY erwähnt hochgradige Radiumverbrennung bei einem Induratiokranken, sah aber aber auch nach Röntgenbehandlung lästige Schwellungen der Vorhaut und Harnröhrenschleimhaut, die zur Unterbrechung der Bestrahlungen zwangen.

In Deutschland hat als erster DREYER 1913 über völlige Heilung mit Radium bei einem vorher vergeblich mit Fibrolysin, Heißluftduschen, Sitzbädern und Umschlägen behandelten Kranken berichtet; er bediente sich eines 2 cm langen und $1^1/_2$ cm breiten WICKHAMschen Radiumfirnisapparats, der mit 3 cg Radium von 500000 Aktivitätseinheiten beschickt war, und den er zunächst durch 30 Stunden über $^1/_{10}$ bis 1 mm Bleifilter, später nochmals im ganzen 167 Stunden über 2 mm Bleifilter einwirken ließ; nach vorübergehenden Rötungen soll ein völlig normaler Zustand eingetreten sein.

Auch GALEWSKY konnte bald darauf über den guten Einfluß des Radiums berichten; er wandte es gemeinsam mit WEISER in fünf Fällen an, mußte es aber der Kriegsverhältnisse wegen dann durch Röntgenbestrahlungen ersetzen; auch neuerdings bevorzugt GALEWSKY wieder die Radiumtherapie, die er bis April 1925 14 mal in Anwendung brachte; sie scheint ihm die besten Resultate zu liefern. FABRY behandelte an seiner Klinik sieben, nach späteren Angaben BRÜCKMANNS sogar elf Fälle mit Radium: ohne ins einzelne gehende Mitteilung erfahren wir nur allgemein, daß die Erfolge nicht so günstig ausfielen als z. B. bei der DUPUYTRENschen Fingercontractur, da die Verhärtungen vielfach bis tief ins Schwellkörpergewebe hineinreichten. BRAENDLE erzielte 1921 einmal Rückbildung nach *Mesothorium*bestrahlung; dieser Autor bevorzugt grundsätzlich Mesothorium und Radium gegenüber dem Röntgenverfahren, vor allem wegen der leichteren Lokalisierbarkeit. Von einem vortrefflichen Radiumerfolg spricht NAHMACHER ohne weitere Angaben. FRÜHWALD vermerkt 1921 einen „schönen Enderfolg", während vier Induratiofälle MARTENSTEINS selbst durch intensive kombinierte Röntgentiefen- und Mesothoriumbestrahlung kaum zu beeinflussen waren. Hingegen empfiehlt KUMER die Radiumtherapie aufs angelegentlichste. Diesem Therapeuten verdanken wir auch die systematische Erprobung und technische Ausarbeitung des Behandlungsverfahrens, das er an dem reichen Material der Wiener Radiumstation der Klinik RIEHL prüfen konnte. Die dort gesammelten Erfahrungen hat KUMER in drei Veröffentlichungen niedergelegt, zuletzt 1924 mit RIEHL in dem Leitfaden „Radium- und Mesothoriumtherapie der Hautkrankheiten".

KUMER verwendet je nach Lage des Falls die direkte Kontaktbestrahlung mit vier- oder rechteckigen Plattenträgern, deren Unterseite durch eine 0,2 mm dünne Silberplatte abgedeckt ist; außerdem wird ein mindestens 1 mm starkes Messingfilter zwischen Haut und Träger geschaltet, da bei so tiefgelegenen Veränderungen wie die Induratio penis plastica nur harte Gammastrahlen verwertbar sind. Zwecks Ausschaltung der Sekundärstrahlung wird der Träger mit Zellstoff und doppelter Mullschicht umwickelt, die Befestigung am Gliede erfolgt mit Heftpflasterstreifen. Mit diesen Trägern läßt sich leicht die von WICKHAM und DEGRAIS geübte „Kreuzfeuermethode" anwenden, derart, daß z. B. bei tiefsitzender Induration je ein Träger auf das Dorsum und die linke Seite des Penis angelegt wird. Zur Verhütung einer die Haut gefährdenden Kumulationswirkung werden niemals gleichzeitig zwei gegenüberliegende Seiten, sondern zuerst — wie geschildert — Dorsum und die eine Seite, nachher Unterfläche und die andere Seite mit je einem Träger belegt; hierzu kann ein in die Harnröhre eingeführtes Dominici-Röhrchen treten und auf diese Weise als fünfter Ausgangspunkt für die Strahlung die Urethralschleimhaut gewählt werden. Das Dominici-Röhrchen wird mittels Katheter oder besser mit einem besonders konstruierten, über die

Glans zu stülpenden und fixierbaren sondenartigen Instrument eingeführt, das durch Verwendung auf -und abschraubbarer Ansatzszücke auf beliebige Sondenlänge gebracht werden kann (Hersteller: Firma „Odelga"-Wien); der Behälter für das Dominiciröhrchen mit seiner 2 mm starken Messingwand wirkt zugleich als Filter, während die Sekundärstrahlung leicht durch eine Gummikappe ausschaltbar ist. — KUMER dosierte nun so, daß in zweiwöchigem Intervall jedesmal bis dicht an die Reaktionsgrenze herangegangen wurde, nur ausnahmsweise bis zum Eintritt einer geringen Rötung mit oberflächlicher Schuppung, nie aber bis zur Blasenbildung mit Nässen. Nach RIEHL und KUMERs Leitfaden sollen überhaupt nur Gammastrahlen *unterhalb* der Erythemdosis zur Anwendung kommen. Die Penishaut erwies sich als besonders radiosensibel und viel empfindlicher als z. B. die Haut des Rückens; ohne wesentlichen Belang schien das Alter der Kranken zu sein. Auf diese Weise verabreichte KUMER pro Quadratzentimeter Haut höchstens 40—50 Milligrammelementstunden, während das intraurethral eingeführte Dominiciröhrchen mit 10—20 Milligrammelementstunden pro Sitzung einwirkte.

Der Vollerfolg der Radiumbehandlung pflegt nach RIEHL und KUMER erst nach langer Zeit in Erscheinung zu treten, im Durchschnitt nach 6—8—10 Sitzungen. Verhältnismäßig spät, frühestens nach zwei oder drei Sitzungen, läßt sich ein Weicherwerden der Indurationen feststellen; nach 8—12 maliger Bestrahlung sind sie meist nicht mehr zu tasten. Rascher als die Erweichung ist ein Nachlassen der Schmerzen zu bemerken. Auch nach Schwinden der Verhärtungen hinterbleiben bisweilen leichte Krümmungen des erigierten Penis, die auch weiteren Bestrahlungen nicht weichen. Wahrscheinlich — so vermutet KUMER — hinterbleibt am Orte der Indurationen eine mäßige Gewebsschrumpfung, die freilich kaum noch funktionell störend wirkt. Einen solchen praktisch als Heilung zu bewertenden Erfolg konnte KUMER 1922 bei sechs von neun durchbehandelten Fällen feststellen, während bei drei Kranken mit besonders harten strangförmigen Indurationen, obwohl röntgographisch Knorpel- und Knocheneinlagerungen nicht darstellbar waren, selbst nach 18 Bestrahlungen nur eine Besserung erzielbar war. Wie KUMER und RIEHL neuerdings betonen, hat es keinen Zweck, die Behandlung etwa forcieren zu wollen, d. h. mit größeren Dosen zu arbeiten und *noch* längere Zeit hindurch (20 Sitzungen!) zu bestrahlen; es könnte für den Kranken nur gefährlich werden! Bei den neun durchbestrahlten Fällen, die sich bis 1922 auf ein Gesamtmaterial von 19 Fällen verteilten, handelt es sich um 43- bis 70jährige Männer. Die auf Erfahrungen mit Röntgenbehandlung — bei 10 Patienten — gestützte Vermutung GALEWSKYs und WEISERs, daß das *Alter* mitbestimmend für den strahlentherapeutischen Erfolg sei, fand KUMER durch nichts bestätigt; denn auch bei hochbetagten Kranken konnte er völlige Heilung mit Radium erzielen. Seinen therapeutischen Standpunkt hat KUMER gemeinsam mit RUBRITIUS in der Wiener urologischen Gesellschaft Mai 1922 nochmals bekräftigt. Aus seiner dritten Publikation — dem RIEHL-KUMERschen Leitfaden — erfahren wir, daß die Gesamtzahl der an der Wiener Radiumstation behandelten Induratiokranken sich bis 1924 auf 41 Fälle erhöht hat; von diesen konnten zehn als geheilt, elf als gebessert gelten; 17 Patienten führten die Bestrahlungen nicht durch, entzogen sich der Beobachtung oder standen noch in Behandlung, während in 3 Fällen von einem Mißerfolg gesprochen werden mußte. Ein Rezidiv wurde nur einmal bei einem Kranken verzeichnet, der die Behandlung vorzeitig abgebrochen hatte; bei einem zweiten entstanden an *nicht* bestrahlten Stellen neue Indurationen, während die behandelten Bezirke geheilt blieben.

Für KUMER ist die Radiumbehandlung die *Therapie der Wahl.* Ihr gegenüber hält er die anderen Verfahren für äußerst wenig leistungsfähig; die Operation berge zudem die Gefahr der Verschlechterung in sich, während eine solche bei richtiger Technik für das Radium nicht in Betracht komme. Außerdem sei das Verfahren, richtig angewandt, fast völlig gefahrlos und ergebe in einem bisher unerreichten Prozentsatz der Fälle Heilung. Sein einziger Nachteil sei die lange Dauer bis zum Eintritt der Wirkung. Nur einen kleinen Prozentsatz will Kumer der Operation vorbehalten wissen: die mit Kalk-, Knorpel- und Knochenbildung einhergehenden Indurationen. Aber auch für diese empfehlen Riehl und Kumer zur Verhütung von Rezidiven *grundsätzlich die postoperative Radiumbestrahlung.*

Zweifellos müssen die Ergebnisse dieser Autoren die weiteste Aufmerksamkeit auf das Radium lenken. Vorläufig liegen ähnlich günstige Behandlungsergebnisse (fast 25% Heilungen, über 25% Besserungen) von anderen klinischen Instituten und Radiotherapeuten noch nicht vor. Freilich auch ein Autor von der Erfahrung Galewskys vertritt heute den Standpunkt, daß die Radiumbehandlung von allen Methoden die besten Ergebnisse liefert. Von neueren ausländicshen Autoren rühmt z. B. Legueu die Radiumbehandlung als das zur Zeit aussichtsreichste Verfahren. Aber genauen Angaben von der Präzision der Kumerschen begegnen wir in der Literatur bisher kaum wieder. O. Sachs hat gelegentlich der Diskussion zum Vortrage von Rubritius-Kumer auch angesichts der imponierenden Erfolge dieser Autoren noch auf die Möglichkeit spontaner Rückbildungsvorgänge bei allen durch sehr lange Zeiträume behandelten Fällen hingewiesen.

Zusammenfassung: Überblicken wir abschließend die bisher vorliegenden Ergebnisse der Strahlentherapie bei Induratio penis plastica, so erhalten wir folgendes Gesamtbild: Das Radium wird zur Zeit wegen der relativ geringen Gefährlichkeit und leichten Lokalisierbarkeit auf kleinem Gebiete sichtlich bevorzugt; die Zahl der Erfolge schwankt nach den Angaben der einzelnen Autoren. Oft fehlen genaue Mitteilungen über Dosis, Technik und Dauer der Behandlung. Vielversprechend lauten die von Kumer durch mehrere Jahre erzielten und nachbeobachteten Ergebnisse, sie fordern zu gewissenhafter Nachprüfung in allen geeigneten Fällen auf. Sowohl für den Röntgen- als Radiumerfolg sind lange Behandlungszeiträume Vorbedingung, ebenso wie exakte Beherrschung der Technik. Auch mit Röntgentherapie kann man in geeigneten Fällen günstige Erfolge erzielen, aber seltener als mit Radium und nur in einem sehr geringen Prozentsatz der bestrahlten Fälle; vielleicht bedarf die Dosierung noch besonderer Verfeinerung. Der Erfolg dürfte für beide Strahlengattungen an die Radiosensibilität des kranken Gewebes gebunden sein, an dessen Aufbau sich die anzuwendende Qualität und Quantität der Strahlung nach Möglichkeit anpassen muß. Fälle mit Kalk-, Knorpel- und Knocheneinlagerungen schalten für die Strahlentherapie aus; sie bleiben der Operation vorbehalten.

Strahlenbehandlung bei histologisch verwandten Bindegewebserkrankungen: Vergleichen wir die Wirkung der Strahlentherapie bei der plastischen Induration mit den Bestrahlungsergebnissen beim Keloid und der Dupuytrenschen Erkrankung, so scheint sich auch beim Keloid das krankhaft veränderte Gewebe dem Radium gegenüber zugänglicher zu erweisen als der Röntgenbestrahlung, wenigstens nach dem gegenwärtigen Stande unseres therapeutischen Könnens. Über die Strahlenbehandlung der Dupuytrenschen Krankheit liegen Berichte bisher nur äußerst spärlich vor; die Verwandtschaft mit der Peniserkrankung sollte die Chirurgen zu weitgehender Erprobung des Röntgen- und Radiumverfahrens anregen. Wir fanden bisher nur den Hinweis Fabrys auf seine besonders günstigen Erfolge mit Radium bei Dupuytrenscher Contractur.

Schlußbetrachtung: Während über die Ätiologie und Pathogenese der Induratio penis plastica auch heute noch Unklarheit herrscht, hat unsere klinische und pathologisch-anatomische Kenntnis einen gewissen Abschluß erreicht. Bei den vielfachen Analogien mit der Dupuytrenschen Erkrankung kann das immer wieder gemeldete Vorkommen kombinierter Fälle keineswegs mehr als reine Zufälligkeit erscheinen; eine innere Beziehung darf heute als sicher gelten.

Die vergleichende Beobachtung beider Affektionen muß fortgesetzt, vor allem noch mehr auf die Verlaufseigentümlichkeiten ausgedehnt werden (Vorkommen spontaner Rückbildung auch bei Dupuytren?).

Unsere Vorstellung vom *histologischen* Aufbau der plastischen Induration läßt sich nach den nunmehr vorliegenden Befunden in klare Form bringen. Die früher umstrittene Natur der Knochen- und Knorpeleinlagerungen im Knotengewebe („Penisknochenbildung") ist festgestellt, ihre Deutung als atavistisches Kennzeichen abzulehnen; diese Bildungen sind Endprodukte einer Gewebsmetaplasie. Besondere Bedeutung haben die schon von O. Sachs beschriebenen, von Rothschild u. a. bestätigten Zellanhäufungen in der Umgebung der kleinsten Gefäße gewonnen; sie stellen nach dem heutigen Stand der Meinungen den Ausgangspunkt der Bindegewebswucherung dar.

Die *ätiologische* Frage steht auch gegenwärtig im Vordergrunde des Interesses; ihrer Lösung näher zu kommen, gilt immer noch als wichtigste Aufgabe. Zu den älteren Theorien einer besonderen Disposition tritt die Frage kongenital („keimplasmatisch") bedingter Anlagen in Gestalt versprengter Keime embryonalen zur Wucherung neigenden Gewebes. Auf ein Vorkommen im Erbgang ist fortan zu achten. Der ursächliche Einfluß von Gicht, Diabetes u. a. hat heute kaum noch untergeordnete, keineswegs mehr grundsätzliche Bedeutung.

Die *Therapie* stößt nach wie vor auf große Schwierigkeiten; sehr viele Fälle sind und bleiben vorerst völlig unbeeinflußbar. An erster Stelle steht heute die Radiotherapie, die die besten Heilungsaussichten zu bieten scheint; dann folgt die Röntgenbehandlung und die Operation. Letztere wird von manchen Strahlentherapeuten wegen der Gefahr des Rezidivs und funktioneller Verschlimmerung grundsätzlich abgelehnt; doch ist an der Möglichkeit chirurgischer Dauerheilungen nicht zu zweifeln. Unbedingt vorbehalten dürften der Operation die Fälle mit erheblicheren Knochen-, Knorpel- und Kalkeinlagerungen, sowie die radium- bzw. röntgenrefraktären Fälle bleiben. Die Chancen des Eingriffs hängen von der Möglichkeit der radikalen Entfernung und der exaktesten Operationstechnik ab. Beachtenswert bleiben die Sachsschen Hinweise in der Richtung einer biologisch-experimentell zu ermittelnden Therapie.

Von den übrigen, besonders den älteren Heilfaktoren können höchstens das Fibrolysin oder fibrolytische Fermentgemische (Pepsin-Pregl-Lösung) in sonst unbeeinflußbaren Fällen Anspruch auf Beachtung machen. Ähnlich steht es mit der Proteinkörpertherapie, die in solchen Fällen vielleicht unterstützend zu versuchen wäre.

In allen durch sehr lange Zeit behandelten Fällen darf bei der Kritik des Heilerfolgs die Möglichkeit spontaner Rückbildungsvorgänge nicht außer acht gelassen werden. —

Nach Abschluß der Drucklegung dieser Abhandlung veröffentlichen Kretschmer und Fister im amerikanischen Journal of Urology eigene Beobachtungen an 16 Kranken mit plastischer Induration, deren wir wegen der kurzgefaßten übersichtlichen Darstellung und der kasuistischen Eigenart des Materials noch kurz Erwähnung tun. Der jüngste ihrer Kranken war 25, der älteste 68 Jahre alt; die Veränderungen waren 10 Tage bis 3 Jahre vorher zum erstenmal wahrgenommen worden. In 4 Fällen bestand infolge schwerer Deviationen bei der Erektion vollständige Impotentia coeundi. Daß die Differentialdiagnose gegenüber maligner Tumorentwicklung mitunter recht schwierig sein kann, veranschaulicht ihr Bericht über die Erkrankung eines 68jährigen Mannes, dessen Indurationen im Gebiet der Glans die Urethra knorpelhaft umlagerten: hier lag Urethralcarcinom vor, das infolge Metastasenbildung auch die Ursache des nicht viel später eingetretenen Todes wurde.

Während KRETSCHMER und FISTER für die *Therapie* grundsätzlich zunächst einen Versuch mit internen Mitteln (hohen Joddosen) oder Fibrolysin anraten, sich hinsichtlich der Strahlenbehandlung und Diathermie aber skeptisch äußern, empfehlen in neuester Zeit ungarische Autoren ganz besonders die Kombination der Röntgentherapie mit Diathermie (SZABÓ) oder mit Fibrolysin (SELLYCI). SZABÓ erzielte in 5 Fällen 2 Heilungen und eine wesentliche Besserung, SELLYCI nach 3 Bestrahlungen einmal erhebliche Besserung. SZABÓ rühmt insbesondere das Aufhören der Schmerzen und den Rückgang der Indurationen bis auf einen ganz geringen Rest, sowie die fast völlige Herstellung der Funktion, obschon vollkommen gerade Erektion nicht erreicht werden konnte. Der Annahme dieses Autors, daß völlige Heilung nur bei jüngeren Fällen denkbar sei, widerspricht die von uns angeführte Beobachtung von Spontanrückgang einer lange Zeit hindurch bestehenden Induration bei einem 53 jährigen Manne. Der Diathermiebehandlung für sich allein spricht BOROSS das Wort, der nach dreimonatlicher Anwendung der Thermopenetration funktionelle Besserung erzielte. Endlich sei noch der an der urologischen Universitätsklinik zu Budapest gesammelten Beobachtungen HERMANNS gedacht, der 15 Induratiokranke auf den Erfolg der Strahlenbehandlung untersuchte: einmal war subjektive, viermal objektive Besserung erreicht worden; in 3 Fällen schwanden die Indurationen ganz. Die Besserungen wurden nach 2—5, die Heilungen nach 1—13 Bestrahlungen erzielt. Zur Bestrahlung benutzte HERMANN zuerst 17 mg Mesothorium, das er durch 0,5 mm Silber, 2 mm Kupfer und 5 mm Paraffin filterte: später wandte er nur Röntgenstrahlen an und gab alle 4 Wochen $^2/_3$-Erythemdosen. HERMANN hält die Strahlenbehandlung für die wirksamste Therapie der Erkrankung. Gegen die Operation nimmt VON FELEKY scharf Stellung; auch er hält die Röntgentherapie für das souveräne Verfahren (7 deutliche Besserungen an 19 selbstbeobachteten Fällen). Endlich berichtet auf der südwestdeutschen Dermatologen-Tagung im November 1926 FÜRST über Besserung eines Kranken durch kombinierte Radium-Diathermiebehandlung.

Ein Überblick über diese Behandlungsergebnisse aus allerjüngster Zeit dürfte nur geeignet sein, das Gesamtbild der gegenwärtigen therapeutischen Möglichkeiten bestätigend abzurunden, wie wir es in unserer Schlußbetrachtung zu geben versuchten. Ergänzend mag hinzugefügt werden, daß auch das Diathermieverfahren neuerdings Fürsprecher findet, ohne bisher überzeugende Vollerfolge gezeitigt zu haben (vorwiegend nur „Besserungen“); seine Vorzüge mögen vorerst in günstiger Beeinflussung der subjektiven Beschwerden, nicht zuletzt vielleicht auch in Suggestivwirkungen zu suchen sein. Die in Kombination mit anderen Verfahren diathermiebehandelten Fälle können zu einem eindeutigen Werturteil nicht verhelfen.

Literatur.

AHERN-Quebec: Plastic induration of the corpora cavernosa penis. Americ. journ. of dermatol. a. gen.-urin. dis. Jan. 1899. Nr. 1. — ALLENBACH: Dtsch. Zeitschr. f. Chirurg. Bd. 138, zit. nach JOSEPH, im Aprilheft 1918 der Jahreskurse f. ärztl. Fortbild. S. 71. München: J. F. Lehmann 1918. — ARNDT, G.: Infiltrierendes Carcinom des Corpus cavernosum der Urethra. Berl. dermatol. Ges., Sitzung vom 20. 5. 1924; ref. Zentralbl. f. Haut- u. Geschlechtskrankh. Bd. 13, S. 128. — AUDRY, CH.: Crâne et tibias de PAGET, induration des corps caverneux, albuminurie etc., chez un syphilitique peut-être héréditaire. Bull. de la soc. franç. de dermatol. et de syphiligr. Ann. 32, Nr. 2, p. 95—96. 1925. — AZUA: Diskussionsbemerkung zu COVISA: Luetische Sklerose der Schwellkörper, s. unter COVISA. — BALBAN: Induratio penis plastica. Krankendemonstration. Wien. dermatol. Ges., Sitzung vom 4. 6. 1913. Ref. Arch. f. Dermatol. u. Syphilis. Bd. 117, S. 397. — BERNASCONI: Behandlung der plastischen Induration der Corpora cavernosa mit Radiotherapie. Rev. clin. d'urol. 1912. Ref. Dermatol. Wochenschr. 1912. — BLASCHKO: Diskussion zu POSNER, zit. bei SONNTAG. — BOYER, ALEXIS: Traité des maladies chirurgicales et des operations, bui leur conviennent. Übersetzt v. TEXTOR, Würzburg 1818; zit. bei NEUMARK. — BRAENDLE: Induratio penis plastica. Krankendemonstration. Schles. dermatol. Ges., Sitzung vom 8. 1. 1921. Ref. Arch. f. Dermatol. u. Syphilis. Bd. 137, S. 142. — BROHL: Eine Graviditas tubaria und ein Os penis im Röntgenbilde. Fortschr. a. d. Geb. d. Röntgenstrahlen. Bd. 7, S. 127; zit. bei O. SACHS. — BROMBERG, PERRY: Fibrous cavernositis-induration of the corpora cavernosa. Southern med. journ. Vol. 14, p. 480 ff. Ref. Zentralbl. f. Haut- u. Geschlechtskrankh. Bd. 2, S. 400. — BRÜCKMANN: Zur Technik der Anwendung von Radium und Mesothorium in der Dermatologie. Dermatol. Wochenschr. Bd. 66, S. 204. 1922. — BRUHNS, C.: Induratio penis plastica mit DUPUYTRENscher Contractur. Krankendemonstration. Berl. dermatol. Ges., Sitzung vom 8. 7. 1924. Ref. Zentralbl. f. Haut- u. Geschlechtskrankh. Bd. 14, S. 24. — BUREN und KEYES: Referat über chronisch umschriebene Entzündung des Corpus cavernosum penis. Ref. Arch. f. Dermatol. u. Syphilis. Bd. 6, S. 572. 1874. — BUSCHKE: Induratio penis plastica in Kombination mit DUPUYTRENscher Contractur. Berl. dermatol. Ges., Sitzung vom 25. 7. 1922. Zentralbl. f. Haut- u. Geschlechtskrankh. Bd. 6, S. 322. — CALLOMON, FRITZ: (a) Induratio penis plastica. Med. Klinik. Jg. 1910. Nr. 46. (b) Induratio penis plastica. Berl. klin. Wochenschr. Jg. 1920. Nr. 46. (c) Die nichtvenerischen Genitalerkrankungen. Ein Lehrbuch für Ärzte. S. 107 ff. Leipzig: Georg Thieme. 1924. — CASAL, GARCIA: Induratio penis plastica. Krankendemonstration. Soc. española de dermatol. y sifiliogr., Madrid, Sitzung vom 3. 6. 1921. Actas dermo-sifiliogr., Año 13, p. 74. (Spanisch.) — CHETWOOD: Ein Fall von Induration eines Corpus cavernosum. Journ. of cut. a. gen.-urin. dis. Vol. 1899. May. — CHRISTELLER: Verknöcherungen im menschlichen Penis. Ges. f. Chirurg., Berlin, Sitzg. v. 12. 5. 1924. Zentralbl. für Chirurg. Jg. 51, Nr. 29. S. 1575. — CINQUEMANI: Caso rarissimo di induratio penis plastica. Gazz. d'osp. e d. clin., Anno 1913. Ref. Zentralbl. f. d. ges. Chirurg. Bd. 3, S. 731. 1913. — COENEN: Die DUPUYTRENsche Fingercontractur. PAYR-KÜTTNERS Ergebn. d. Chirurg. u. Orthopäd. Bd. 10, S. 1187. 1918. — CORBINEAU: Induration plastique des corps caverneux. Tours méd. Ann. 1913. Ref. Zentralbl. f. d. ges. Chirurg. Bd. 3, S. 492. 1913. — COVISA: Luetische Sklerose der Schwellkörper. Actas dermo-sifiliogr. Año 13, p. 78. (Spanisch.) Ref. Zentralbl. f. Haut- u. Geschlechtskrankh. Bd. 3, S. 392. — CROCHANE-KNOXVILLE: Ein Fall von chronischer Entzündung und Induration der Corpora cavernosa. New York med. journ. a. med. record. 1899; zit. bei SONNTAG. — DELABORDE, CHARLES: De l'induration plastique des corps caverneux. Thèse de Paris, 1887, Decbr. 23. — DELBANCO, E.: (a) Fall von plastischer Induration der Corpora cavernosa penis. Ärztl. Verein Hamburg, Sitzung vom 27. 3. 1917; ref. Münch. med. Wochenschr. Jg. 1917, Nr. 15. (b) Zur Kasuistik der plastischen Induration des Penis. Dermatol. Wochenschr. Bd. 62, Nr. 25. 1918; sowie persönliche Mitteilung. (c) Zur Kasuistik der plastischen Induration des Penis. Demonstration in der bulgar.-deutsch-österr.-ungar. Ärztevereinigung zu Sofia am 14. 4. 1916; publ. Dermatol. Wochenschrift. Bd. 62, S. 580. 1916. (d) Operationsprotokoll mit histologischem Befundbericht über den in Sofia beobachteten Fall von plastischer Induration (unveröffentlichtes Manuskript DELBANCOS, mit gütiger Erlaubnis des Autors). — DELCROIX DE COSTER: Über einen Fall von plastischer Induration der Corpora cavernosa. Gaz. méd. de Paris. 1914. Ref. Arch. f. Dermatol. u. Syphilis. Bd. 117, S. 640. — DEMARQUAY: Traité des maladies chirurgicales du penis. Paris 1876. Publié par VOELKER et I. CYR. — DEVROYE, MAURICE: Un cas d'induration plastique des corps caverneux. Scalpel. Tome 74, p. 994. 1921. (Belgisch.) — DREYER: (a) Zur Therapie der Induratio penis plastica. Dtsch. med. Wochenschr. Jg. 1913, Nr. 39. (b) Zur Therapie der Induratio penis plastica. Verhandl. d. dtsch. dermatol. Ges., 11. Kongr., Wien 1913. Ref. Arch. f. Dermatol. u. Syphilis. Bd. 119, S. 427. — DE VREESE: Un cas d'ostéome du penis chez un homme adulte. Ref. Zentralbl. f. Chirurg. Jg. 1910, Nr. 5, S. 166. — DUBUC: Induration plastique des corps cav. Ann. des maladies des org. gen.-urin. Tome 1890, p. 181. — DUPLOUY: Commencement d'ossification de la cloison des corps caverneux. Ann. des maladies des org. gen.-urin. Tome 1885, p. 52. — DURAND: Note sur trois observations d'induration des corps caverneux. Ann. des maladies des org. gen.-urin. Tome 1896, p. 730. — ECHTERMAYER: Induration im Corpus cavernosum penis. Dermatol. Zeitschr. Bd. 6, S. 63. 1899. — ENGLISCH: Über die plastische Verhärtung der Schwellkörper des Glieds. Wien. med. Wochenschr. Jg. 1901, Nr. 23/24 u. 25. — ERCOLI, O.: Sulla etiologia della induratio penis plastica. Soc. ital. di dermatol. e sifilogr. Roma 1922; Giornal. ital. d. malatt. vener. e d. pelle. Vol. 64, p. 710. 1923. Ref. Zentralbl. f. Haut- u. Geschlechtskrankh. Bd. 10, S. 480. — ÉTIENNE: Observations d'induration des corps caverneux. Ann. de la policlinique de Toulouse. Avril 1892. — FABRY, JOHANN: Kurze Mitteilungen über neuere Erfahrungen mit Radiumbehandlung. Münch. med. Wochenschr. Jg. 1919, S. 128. — FINGER, ERNST: (a) Die Blennorrhöe der Sexualorgane S. 258. Wien: F. Deuticke 1896. (b) Demonstration eines Falles von plastischer Induration des Corpus cavernosum penis. Wien. dermatol. Ges., Sitzung vom 22. 5. 1901. Ref. Arch. f. Dermatol. u. Syphilis. Bd. 58, S. 274. — FISCHL: Induratio penis plastica. Krankendemonstration. Wien. dermatol. Ges., Sitzung vom 29. 1. 1920. Ref. Arch. f. Dermatol.

u. Syphilis. Bd. 137, S. 37. — FRANGENHEIM: Über Knochenveränderungen im menschlichen Penis. Dtsch. Zeitschr. f. Chirurg. Bd. 90, S. 480. 1907. — FRANK, ALFRED: Induratio penis plastica. Berl. Ges. f. Chirurg. Jg. 52, Nr. 3, S. 125. 1925. Ref. Zentralbl. f. Haut- u. Geschlechtskrankh. Bd. 16, S. 745. — FRÜHWALD, R.: Heilerfolge durch Radium und Röntgenstrahlen. 2. Tagung mitteldeutscher Dermatologen, Leipzig, 20. 3. 1921. Ref. Zentralbl. f. Haut- u. Geschlechtskrankh. Bd. 1, S. 329. — FÜRST: Induratio penis plastica (gebessert durch Radium und Diathermie). Demonstration auf der Versammlung südwestdtsch. Dermatologen, Frankfurt a. M., Sitzung v. 14. 11. 1926. Ref. Zentralbl. f. Haut- u. Geschlechtskrankh. Bd. 22, S. 31. — FURUTA, SH., Über den Fascienknochen der Tunica albuginea penis, das sog. Os penis. Virchows Arch. f. pathol. Anat. u. Physiol. Bd. 252, H. 2/3, S. 427 ff. 1924. — FUSCO, P.: Über einen Fall völliger Heilung von Sclerosis cavernosa oder Induratio penis plastica. Il Policlinico, sez. prat. 1913, Heft 47. Ref. Arch. f. Dermatol. u. Syphilis. Bd. 119, S. 427. — GALEWSKY: (a) Über die Heilung der plastischen Induration mit Radium. Dermatol. Wochenschr. Bd. 63, Nr. 27. 1916. (b) Persönliche Mitteilung 1924, sowie im Referat der Arbeit MONTPELLIER. — GALEWSKY und HÜBENER: (a) Zur Behandlung der sog. plastischen Induration der Corpora cavernosa penis. Münch. med. Wochenschr. Jg. 1902, Nr. 32. (b) Demonstration zweier Fälle von plastischer Induration. Verhandl. d. 79. Versamml. dtsch. Naturforscher u. Ärzte, Dresden 1907. Ref. Arch. f. Dermatol. u. Syphilis. Bd. 88, S. 338. — GALEWSKY und WEISER: (a) Über die Heilung der plastischen Induration des Penis mit Röntgenbestrahlung. Dermatol. Wochenschr. Bd. 64, S. 537. (b) Weitere Erfahrungen über die Heilung der plastischen Induration des Penis durch Röntgenbestrahlung. Dermatol. Wochenschr. Bd. 67, S. 577. 1918. — GARRÉ-BORCHARD: Lehrbuch der Chirurgie. S. 436 u. 508. Leipzig: F. C. W. Vogel 1922. — GARRÉ-KÜTTNER-LEXER: Handbuch der praktischen Chirurgie. 5. Aufl. Bd. 5, S. 531 (DUPUYTRENsche Fingercontractur). Stuttgart: Ferdinand Enke 1922. — VON GAZA (Göttingen): Hyperplasie mesenchymaler Gewebe als chirurgische Erkrankung. 30. Tagung nordwestdeutscher Chirurgen, Göttingen, Sitzung vom 3. u. 4. 7. 1925. Zentralbl. f. Chirurg. Jg. 52, Nr. 49, S. 2784—2788. 1925. — GERSTER and MANDELBAUM: On the formation of bone in the human penis. Ann. of surg.. Ann. 1913. Ref. Zentralbl. f. d. ges. Chirurg. Bd. 2, S. 753. 1913. — GIRGOLAFF: Das Os penis beim Menschen. Chirurg. Klinik von Prof. OPPEL in St. Petersburg, 1913. Ref. Zentralbl. f. d. ges. Chirurg. Bd. 2, S. 393. 1913. — GROSSMANN: Erfolgreiche Behandlung einer plastischen Verhärtung des Penis mit Fibrolysin. Journ. des maladies cutan. et syphiligr. 1909. Ref. Monatshefte f. prakt. Dermatol. Jg. 1910, S. 354. — GUARINI, CARLO: Sclerosi dei corpi cavernosi guarita con i raggi Roentgen. Clin. dermosifilog. univers. Napoli. Giorn. ital. d. malatt. vener. e d. pelle. Vol. 63, fasc. 3, p. 844. Ref. Zentralbl. f. Haut- u. Geschlechtskrankh. Bd. 9, S. 76. — GUERRIERI: Tito Nota clinico-radiologica sopra un caso di placca sclerotica del pene. Policlinico, sez. prat. Ann. 31, Fasc. 37, p. 1201; ref. Zentralbl. f. Haut- u. Geschlechtskr. Bd. 17. S. 605. — HAHN, GERHAD: Plastische Induration des Penis. Krankendemonstration. Breslauer dermatol. Vereinigung, Sitzung vom 21. 2. 1907. Ref. Arch. f. Dermatol. u. Syphilis. Bd. 86, S. 310. — HARTMANN: Thiosinamin bzw. Fibrolysin und ihre therapeutische Anwendung. Bonn 1908; zit. nach SONNTAG. — HEDGES, CHARLES EDWARD: The relation of gout and rheumatism to Dupuytrens contraction of palmar fascia. Saint Bartholomews hospital reports. Vol. 32, p. 119. London 1897. — HENZE, ALBERT: Über Induratio penis plastica. Diss. Leipzig 1922. — HEUCK: Plastische Induration. Demonstration eines Falles in der Berl. dermatol. Ges. 10. 1. 1905. — HÖRNICKE, C. B.: Die Induratio penis plastica (Chirurg. Univ.-Klinik Göttingen). Münch. med. Wochenschr. Jg. 1923, S. 13. — HOLZKNECHT: Röntgendiagnostik und Röntgentherapie in der Urologie. 5. Kongreß d. dtsch. Ges. f. Urolog., Wien, 29. 9. bis 1. 10. 1921. Ref. Zeitschr. f. urolog. Chirurg. Bd. 8, S. 316. 1921. — HOROVITZ, M.: Über Cavernitis und Lymphangitis penis. Wien. med. Presse. 1900. Nr. 10. — HUECK, W.: Anatomisches zur Frage nach Wesen und Ursache der Arteriosklerose. Münch. med. Wochenschrift 1920. S. 535. — HUITFELD: Induratio penis plastica. Ref. Zentralbl. f. Chirurg. Jg. 1910, Nr. 12, S. 452. — ICONOMU, SP.: Über Induratio penis plastica. Sitzungsber. d. med. Ges. zu Athen. 1925. S. 29. (Griechisch.) — IUNGANO, M.: La sclerosi dei corpi cavernosi (contributo anatomo-patologico e considerazioni etiologiche e terapeutiche). (Rep. genito-urin., osp. S. Maria Egiziaca, Napoli.) Rinascenza med. Ann. 2, Nr. 15, p. 353 bis 356. 1925. — JACOBY, MAX: Über das sog. Os penis. Zeitschr. f. urol. Chirurg. Bd. 16, S. 102 ff. Ref. Zentralbl. f. Haut- u. Geschlechtskrankh. Bd. 15, S. 142. — JADASSOHN, J.: Die Entzündungen der Corpora cavernosa. EBSTEIN u. SCHWALBE, Handb. d. prakt. Med. 1. Teil. Bd. 3, S. 834; sowie zit. bei SACHS. — JANSSEN, P.: Zur Lehre von der DUPUYTRENschen Fingercontractur mit besonderer Berücksichtigung der operativen Beseitigung und der pathologischen Anatomie des Leidens. Arch. f. klin. Chirurg. Bd. 67, S. 761. — JURQUET, M. E.: Note sur un cas d'induration plastique des corps caverneux. Ann. des maladies des org. gen.-urin. Tome 11, p. 831. 1893. — KIRBY: On an unusual affection of the penis. Dublin. med. press. Vol. 22, p. 210. 1849. Ref. Gaz. méd. de Paris. 1850. p. 676. — KLINGMÜLLER, V.: (a) Zur Behandlung der Haut- u. Geschlechtskrankheiten mit Einführung unspezifischer Stoffe. 12. Kongreß d. dtsch. dermatol. Ges., Hamburg 1921. Ref. Arch. f. Dermatol. u. Syphilis. Bd. 138, S. 169. (b) Weiterer Beitrag zur Terpentinbehandlung. Dtsch. med. Wochenschr. Jg. 49, Nr. 21, S. 669. 1923. — KRETSCHMER, HERMANN L. and GEORGE M. FISTER: Plastic induration of the penis (a report of sixteen cases). Journ. of Urol. Vol. 16, Nr. 6, p. 497. 1926. — KRIKORTZ: Induratio penis plastica. Verhandl. d. dermatol. Ges. Stockholm, Sitzung vom 13. 3. 1913. Ref. Arch. f. Dermatol. u. Syphilis. Bd. 117, S. 352. — KROGIUS, ALI: (a) Studien und Betrachtungen über die Pathogenese der DUPUYTRENschen Fingercontractur. (Chirurg. Univ.-Klinik, Helsingfors.) Acta chirurg. scandinav. Vol. 54, p. 33 ff. 1921. (b) Neue Gesichtspunkte zur Ätiologie der DUPUYTRENschen Fingercontractur. Zentralbl. f. d. ges. Chirurg. Jg. 47, Nr. 30, S. 914. 1920. — KUMER, LEO: Über die Radiumbehandlung der Induratio penis plastica. Dermatol. Wochenschr. Bd. 75, Nr. 27, S. 673. 1922. — KUMER, L. und RUBRITIUS: Induratio penis plastica. Urolog. Ges. Wien, Sitzung vom 24. 5. 1922. Ref. Zeitschr. f. urol. Chirurg. Bd. 11, S. 68 ff., H. 1 u. 2. 1922. — LANGHANS: Zit. bei JANSSEN. — LAVENANT et ZISLIN: L'induration plastique des corps caverneux. Ann. des maladies des org. genit.-urin. Ann. 1911. — LEGUEU: Les indurations des corps caverneux et leur traitement. (Hôp. Necker, Paris.) Journ. des praticiens. Ann. 36, Nr. 48, p. 790. 1922. Ref. Zentralbl. f. Haut- u. Geschlechtskrankh. Bd. 9, S. 76. — LENHOSSÉK, v.: Knorpelähnliche und wahre Knochenbildung im männlichen Glied eines Erwachsenen. Virchows Arch. f. pathol. Anat. u. Physiol. Bd. 60, S. 1. — LENZ: Induratio penis plastica. Krankendemonstration. Münch. dermatol. Ges., Sitzung vom 4. 3. 1921. Ref. Zentralbl. f. Haut- u. Geschlechtskrankh. Bd. 1, S. 462. — LEVIN, E.: Diskussion zu BRUHNS. — LIER: Induratio penis plastica. Krankendemonstration. Wien. dermatol. Ges., Sitzung vom 30. 10. 1912. Ref. Arch. f. Dermatol. u. Syphilis. Bd. 115, S. 394. — LILIENSTEIN: Induratio penis plastica. Dermatol. Ges. Hamburg-Altona, Sitzung vom 21. 5. 1922. Ref. Dermatol. Wochenschr. Bd. 76, Nr. 13, S. 286. — LIPPMANN: Diskussion zu BRUHNS. — MAC CLELLAN: Observation sur un ossification de la cloison des corps caverneux du penis. Journ. univ. des sciences méd. Tome 49, p. 340. 1828. — MARCUS: Diskussion zu KRIKORTZ. — MARSHALL, WILLIAM A.: Plastic induration of the penis and of the corpus cavernosum with a case report. Illinois med. journ. Vol. 48, Nr. 4, p. 311—313. 1925. — MARTENSTEIN, H.: (a) Induratio penis plastica und DUPUYTRENsche Contractur. Med. Klinik. Jg. 16, Nr. 8. 1920. (b) Induratio penis plastica und DUPUYTREN sche Contractur. Med. Klinik. Jg. 17, Nr. 2, S. 44. 1921. (c) Diskussion zu BRAENDLE. (d) Radium und Mesothorium in der dermatologischen Therapie. Klin. Wochenschr. Jg. 1, Nr. 26, S. 1312. 1922. — MAURIAC, CHARLES: Sclérose des corps caverneux. Gaz. hebdom. de méd. et de chirurg. 1886. Nr. 37, 38, 41. — MERIAN: Fall von Induratio penis plastica durch Röntgenstrahlen gebessert. Schweiz. dermatol. Ges., Zürich, Sitzung vom 10.—11. 7. 1920. Ref. Schweiz. med. Wochenschr. Jg. 51, Nr. 6, S. 138. — MERLE: Contribution à l'étude de l'induration des corps caverneux et des os du penis. Thèse. Ref. Ann. de dermatol. et de syphiligr. Tome 10, Nr. 11, p. 1016. 1899. — MEYER, FRITZ M.: Über den Einfluß der Röntgen- und Quarzlichtstrahlen auf einige Erkrankungen der Sexualorgane. Zeitschr. f. Urol. Bd. 15, H. 7, S. 269 ff. 1921. — MOBERG: Diskussion zu KRIKORTZ. — MOISESCU: Induratic plastica a corpilor cavernosi. Spitalul. Vol. 43, Nr. 12, p. 360. (Rumänisch.) — MOLLA, RAFAEL: Die fibröse Induration der Corpora cavernosa. Med. ibera. Vol. 19, Nr. 417, p. 401—403. 1925. (Spanisch.) — MONTESANO: Über die Behandlung der Sklerose der Corpora cavernosa penis. Giorn. ita. d. malatt. vener. e. d. pelle. 31. 5. 1914. Ref. Dermatol. Zentralbl. Jg. 1915, S. 75. — MONTPELLIER, J., A. LACROIX et P. BOUTIN: Un cas d'induration plastique des corps caverneux. Ann. des maladies vénér. Ann. 17, Nr. 7, p. 523. 1922. Ref. Zentralbl. f. Haut- u. Geschlechtskrankh. Bd. 6, S. 318. — MORITA, T.: (a) Ein Fall von Induratio penis plastica. Dermato-urologische Ges. Kanazawa, Sitzung vom 12. 11. 1913. Ref. Dermatol. Wochenschr. Bd. 80, Nr. 2, S. 71. 1925. (b) A case of induratio penis plastica. Japan. journ. of dermatol. a. urol. Vol. 24, Nr. 1. p. 4. — NAHMACHER: Die Tiefentherapie mit Radium- und Röntgenstrahlen. Münch. med. Wochenschr. Jg. 1922, S. 452. — NAPOLI, FERDINANDO DE -Bologna: (a) Sulla etiologia della sclerosi dei corpi cavernosi. Boll. d. scienze med., Bologna. Vol. 2, p. 402. 1924. Ref. Zentralbl. f. Haut- u. Geschlechtskrankh. Bd. 16, S. 143. (b) Sulla etiologia della sclerosi dei corpi cavernosi. Policlinico. Ann. 31, fasc. 31. 1924. — NAUMANN und GÖTHLIN: Zit. bei SONNTAG, S. 629. — NÉLATON: Traité de pathologie externe. Paris 1859. — NEUMANN, F. und R. VOLK: Therapeutische Mitteilungen. II. Über Iontophorese. Wien. med. Wochenschr. Jg. 1907, Nr. 30, S. 1475. — NEUMARK, H.: (a) Plastische Induration des Penis. Inaug.-Diss. Leipzig 1906 (mit ausführlichem Literaturverzeichnis). (b) Plastische Induration des Penis. Berl. klin. Wochenschr. Jg. 1906, Nr. 46, S. 1483. — DE NICOLA, A.: Un caso di induratio penis plastica, curato con la diatermia. Arch. ital. di dermatol., sifilogr. e venereol. Vol. 1, fasc. 2, p. 172—174. 1925. — NOBL, G.: (a) Plastische Induration der Schwellkörper. Krankendemonstration. Wien. dermatol. Ges., Sitzung vom 7. 2. 1906. (b) Induratio penis plastica. Krankendemonstration. Wien. dermatol. Ges., Sitzung vom

11. 11. 1908. — ORTALI, C.: Impotenza da „induratio penis". Gaz. d'osp. e d. clin. Jg. 18, Nr. 2, p. 28—33. 1927. — O'ZOUX: Deux cas des noeuds des corps caverneux. Ann. des maladies des org. gen.-urin. Ann. 1896, p. 38. — PAKOWSKI: Un cas d'induration plastique des corps caverneux. Journ. d'urol. 1914. Ref. Zentralbl. f. d. ges. Chirurg. Jg. 1914, Nr. 27, S. 1153. — PAYR, E.: (a) Praktische Erfolge mit der Pepsin-Pregl-Lösung zur Narbenerweichung. Arch. f. klin. Chirurg. Bd. 121. (b) Über eine keimfreie kolloidale Pepsinlösung zur Narbenerweichung usw. Zentralbl. f. d. ges. Chirurg. Bd. 49, Nr. 1. 1922. (c) Zur Biologie der Narbe und ihrer Schicksale. Vorstellung über die Wirkung der Pepsinbehandlung. Zentralbl. f. d. ges. Chirurg. Bd. 51, Nr. 21. 1924. — PERUTZ: Induratio penis plastica. Krankendemonstration. Wien. dermatol. Ges., Sitzung vom 20. 5. 1920. Ref. Arch. f. Dermatol. u. Syphilis. Bd. 137, S. 70. — PEYRONIE: François de la sur quelques obstacles qui s'opposent à l'éjaculation de la semence. Mém. de l'acad. de chirurg. Tome 1, p. 423. 1745 (zit. nach NEUMARK). — POEL, J. VAN DER: Two cases of fibrous plaque of the corpora cavernosa. New York sect. on gen.-urol. surg., Sitzung vom 19. 12. 1900. Ref. Zentralbl. f. d. Krankh. d. Harn- u. Sexualorgane. Jg. 1901, S. 695. — POKORNY: DUPUYTRENsche Contractur. Krankendemonstration. Dtsch. dermatol. Ges. in d. tschecho-slowak. Republik, Prag, Sitzung vom 2. 3. 1924. Ref. Zentralbl. f. Haut- u. Geschlechtskrankh. Bd. 12, S. 128. — POSNER, C.: (a) Ein Fall von Plaque indurée am Penis. Krankendemonstration. Berl. dermatol. Ges., Sitzung vom 10. 1. 1899. Ref. Arch. f. Dermatol. u. Syphilis. Bd. 48, S. 133. (b) Ein Fall von Plaque indurée am Penis. Berl. klin. Wochenschr. 1899. Nr. 24, S. 526. — POTRZOBOWSKI: Induratio penis in luetico. Warschauer dermatol. Ges., Sitzung vom 15. 2. 1923. Ref. Zentralbl. f. Haut- u. Geschlechtskrankh. Bd. 13, S. 242. — POUSSON, A.: Note sur une tumeur singulière du corps caverneux. Ann. de la policlin. de Bordeaux. Ann. 1899, Tome 1, p. 25. — PRANTER: Induratio penis plastica. Krankendemonstration. Wien. dermatol. Ges., Sitzung vom 22. 4. 1920. Ref. Arch. f. Dermatol. u. Syphilis. Bd. 137, S. 57. — PRIGL: Röntgendiagnostik urologischer Affektionen. Wien. urol. Ges., Sitzung vom 19. 1. 1921. Ref. Zeitschr. f. urol. Chirurg. Bd. 6, S. 410 ff. 1921. — PROKSCH: Plastische Indurationen. Geschichte der Geschlechtskrankheiten. Handbuch der Geschlechtskrankheiten (FINGER, JADASSOHN, EHRMANN, GROSS). Wien: A. Hölder 1911. — PULVERMACHER (a) Diskussion zu BRUHNS. (b) Persönliche Mitteilung. — RÁJKA, ÖDÖN: Über Induratio penis plastica. Börgyógyászati urol. es venerol. szemle. Jg. 2, Nr. 2. S. 37. 1924 (ungarisch). Ref. Zentralbl. f. Haut- u. Geschlechtskrankh. Bd. 13, S. 202. — RAPIN: Un cas d'induration des corps caverneux. Progr. méd. 1901. Nr. 38. Ref. Arch. f. Dermatol. u. Syphilis. Bd. 72, S. 287. — RELIQUET: Zit. bei ZUR VERTH und SCHEELE. — RICORD: Gaz. des hôp. civ. et milit. 1847. — RIEDINGER: Zit. bei ALI KROGIUS. — RIEHL, G. und L. KUMER: Radium und Mesothoriumtherapie der Hautkrankheiten. S. 62. Berlin: Julius Springer 1924. — RITTER (Düsseldorf): In der Diskussion zu VON GAZAS Vortrag. — ROBINEAU: Calcification des corps caverneux. Bull. de la soc. anat. de Paris. 1897. p. 186. — ROKITANSKY: Lehrbuch der pathologischen Anatomie. Bd. 3, S. 407 (zit. bei SCHEUER). — ROTSCHILD, R.: (a) Induratio penis plastica. Inaug.-Diss. (Chirurg. Univ.-Klinik) Frankfurt a. M. 1920. (b) Induratio penis plastica. Zeitschr. f. Urol. Bd. 16, H. 2, S. 490 ff. (Chirurg. Univ.-Klinik, Frankfurt a. M.). — RUBRITIUS und KUMER s. unter KUMER. — SACHS, O.: (a) Vier Fälle von sog. plastischer Induration der Corpora cavernosa penis nebst Berücksichtigung der übrigen im Corpus cavernosum vorkommenden Verhärtungen. Wien. klin. Wochenschr. 1901. Nr. 5. (b) Beiträge zur Pathologie der Induratio penis plastica. Arch. f. Dermatol. u. Syphilis. Bd. 85, S. 53. (c) Röntgenbefunde bei plastischer Induration der Corpora cavernosa penis. Demonstration am 3. Kongreß d. dtsch. Ges. f. Urol. Wien 1911. (d) Plastische Induration der Corpora cavernosa penis. Handbuch der Geschlechtskrankheiten, herausgegeben von FINGER, JADASSOHN, EHRMANN, GROSS. S. 576—612; mit Taf. XXI u. XXII und ausführlichem Literaturverzeichnis. Wien: Alfred Hölder 1911. (e) Plastische Induration des rechten Corpus cavernosum penis. Krankendemonstration. Wien. dermatol. Ges., Sitzung vom 18. 1. 1911. Ref. Wien. klin. Wochenschr. 1911. Nr. 12. (f) Cavernitis traumatica als Folgezustand einer Schußverletzung des Penis. 5. Kongreß d. dtsch. Ges. f. Urol., Sitzung vom 29. 9. bis 1. 10. Wien 1921. S. 163. Ref. Zentralbl. f. Haut- u. Geschlechtskrankh. Bd. 7, S. 443. 1922. (g) Beitrag zur Spontanheilung der plastischen Induration der Corpora cavernosa penis. 5. Kongr. d. dtsch. Ges. f. Urol., Sitzung vom 29. 9. bis 1. 10. 1921, Wien. Ref. Zeitschr. f. urol. Chirurg. Bd. 8, H. 1 u. 2, S. 164. (h) Beitrag zur Spontanheilung der plastischen Induration der Corpora cavernosa penis. Arch. f. Dermatol. u. Syphilis. Bd. 139, S. 121 ff. (i) DUPUYTRENsche Contractur beider Handteller. Krankendemonstration. Wien. dermatolog. Ges., Sitzung vom 22. 6. 1922. Ref. Zentralbl. f. Haut- u. Geschlechtskrankh. Bd. 6, S. 499. — SAIJO, Y.: A case of induratio penis plastica. Kanazava dermato-urol. soc., Sitzung vom 12. 6. 1922. Jap. journ. of dermatol. a. urol., Bd. 23, Nr. 1, S. 50 u. Bd. 39, Nr. 3, S. 91. (Japanisch.) — SÁINZ DE AJA, E. ALVAREZ: Das Natrium salicylicum in der Dermatologie. Actas dermo-sifiliogr. Año 16, Nr. 4, p. 139—142. 1924 (Spanisch); ref. Zentralbl. f. Haut- u. Geschlechtskr. Bd. 18, H. 11, S. 775. —

SATURSKI, ALBERT: Induratio penis plastica und ihre Beeinflussung durch Terpentininjektionen nach KLINGMÜLLER. Inaug.-Diss. Kiel 1923. — SCHAEFFER, J.: Diskussionsbemerkung zu HAHNS Krankendemonstration. Bresl. dermatol. Vereinig., Sitzung vom 21. 2. 1907. Ref. Arch. f. Dermatol. u. Syphilis. Bd. 86, S. 310. — SMEND: Knochenbildung im menschlichen Penis mit doppelseitiger DUPUYTRENscher Contractur. Inaug.-Diss. Leipzig 1911. — SONNTAG, E.: (a) Beitrag zur Induratio penis plastica. Freie Vereinig. d. Chirurg. d. Königr. Sachsen, Sitzung vom 4. 5. 1914. Ref. Zentralbl. f. Chirurg. 1914. Nr. 38, S. 1501. b) Über Induratio penis plastica nebst einem Beitrag zu ihrer operativen Behandlung. Arch. f. klin. Chirurg. Bd. 117, H. 4, S. 612. 1921. (Mit Literaturverzeichnis.) (c) Induratio penis plastica. Med. Ges. Leipzig, Sitzung vom 11. 7. 1922. Ref. Klin. Wochenschr. Jg. 1, Nr. 40, S. 2020. — SPROGIS, GEORG: Beitrag zur Lehre von der Vererbung der DUPUYTRENschen Fingercontractur. (Anat. Inst. Riga.) Dtsch. Zeitschr. f. Chirurg. Bd. 194, H. 3/4, S. 259. 1926. — STEIN, R. O.: Induratio penis plastica und DUPUYTRENsche Contractur. Wien. klin. Wochenschr. Jg. 1909, Nr. 52. — STOPCZANSKI, JOHANN: Über plastische Induration des Penis. Wien. klin. Wochenschr. Jg. 1908, Nr. 10. — STRANZ, HERBERT: Persönliche Mitteilung vom 14. 1. 1926, betrifft einen gemeinsam beobachteten Fall von Induratio penis plastica. — STROMEYER-HECKER: Zit. nach FRANGENHEIM und SONNTAG. — SWINBURNE: Fibrosclerotic plaque of the corpora cavernosa. New York sect. on gen.-urol. surg. 1901, Jan. Ref. Zentralbl. f. d. Krankh. d. Harn- u. Sexualorg. Jg. 1902, S. 495. — SSABÓ, INCE: (a) Meine Erfahrungen auf dem Gebiete der Therapie der Induratio penis plastica. Orvosi hetilap. Jg. 70, Nr. 36, S. 971—974. 1926. (Ungarisch.) (b) Erfahrungen bei der Behandlung der Induratio penis plastica. (Ungar. Ges. f. Urol., Budapest, Sitzung vom 22. 3. 1926.) Zeitschr. f. urol. Chirurg. Bd. 21, H. 1/2, S. 111, 112. 1926. — TAKAHASHI, K.: A case of induratio plastica penis. Japan. journ. of dermatol. a. urol. Bd. 25, Nr. 2, p. 9. 1925. — TARANTELLI, EUGENIO: Sull' etiologia della sclerosi dei corpi cavernosi del pene. (Clin. dermosifilopat., univ. Roma.) Gaz. d. osp. e d. clin. Jg. 47, Nr. 30, S. 701—707. 1926. Zentralbl. für Haut- und Geschlechtskrankh. Bd. 21, S. 658. 1926. — TAYLOR: Fibroide sclerose of corpora cavernosa. Journ. of cut. a. gen.-urin. dis. April 1897. — TOBIAS, E.: Über Diathermie und die Grenzen ihrer Wirksamkeit. Berl. klin. Wochenschr. 1918. Nr. 34. — TRILLAT: Les indurations et tumeurs fibreuses des corps caverneux de la verge. Gaz. des hôp. civ. et milit. 1902. — TUFFIER: Sur l'induration des corps caverneux. Ann. des maladies des org. gén.-urin. 1885. p. 401. — TUFFIER et CLAUDE: Chondrome des corps caverneux. Exstirpation. Ann. des maladies des org. gén.-urin. 1894. p. 898. — VERNEUIL: De l'induration des corps caverneux de la verge et de ses rapports avec glycosurie. Ref. VIRCHOW und HIRSCH: Jahresber. über d. Leistungen u. Fortschr. in d. ges. Med. Bd. 2, Jg. 1883, S. 246. — WAELSCH, L.: Über die Induratio penis plastica. Münch. med. Wochenschr. Jg. 1906, Nr. 41, S. 2007. — WATERS and COLSTON: A report of the cases of fibrosclerosis of the penis treated by roentgenisation without improvment. Surg., gynecol. a. obstetr. 1915. Ref. Zentralbl. f. Chirurg., Jg. 1915, Nr. 36, S. 664. — WEISER: Induratio penis plastica. Ges. f. Natur- u. Heilk., Dresden, Sitzung vom 17. 11. 1917. Ref. Münch. med. Wochenschr. Jg. 1918, Nr. 18, S. 492. — WERNER SIEMENS: (a) Zwei Fälle von Induratio penis plastica mit DUPUYTRENscher Contractur. Krankendemonstration. Münch. dermatol. Ges., Sitzung vom 28. 7. 1922. Ref. Zentralbl. f. Haut- u. Geschlechtskrankh., Bd. 6, S. 324. (b) Induratio penis plastica mit DUPUYTRENscher Contractur. Krankendemonstration. Münch. dermatol. Ges., Sitzung vom 19. 11. 1923. Ref. Zentralbl. f. Haut- u. Geschlechtskrankheiten. Bd. 11, S. 399. — WIEDHOPF, OSKAR: Zur Histologie der Induratio penis plastica. (Chirurg. Univ.-Klinik, Marburg.) Bruns Beitr. z. klin. Chirurg. Bd. 121, S. 712 ff. 1921. — WILDBOLZ, HANS: Lehrbuch der Urologie. Berlin: J. Springer 1924. — WILSON: Circumscribed fibrosis of the cavernous bodies of the penis. Buffalo med. journ. 1904, Oct. Ref. Zentralbl. f. d. Krankh. d. Harn- u. Sexualorg. Bd. 13, S. 52. — WITHACRE, H. J. (Cincinnati): Plastic induration of the corpus cavernosum. New York med. journ. a. med. record. 19. March 1910. Ref. Zeitschr. f. Urol. Bd. 4, H. 8, S. 604. 1910. — WOLLENBERG: Induratio penis plastica. Krankendemonstration. Ges. d. Charité-Ärzte, Sitzung vom 5. 3. 1914. Ref. Berl. klin. Wochenschr. Jg. 1914, Nr. 18, S. 852. — ZISLIN: Les indurations plastiques des corps caverneux. Thèse de Paris. 1911. Ann. des maladies des organ. gén.-urin. 1911. Ref. Dermatol. Wochenschr. Jg. 1911 u. Monatsh. f. prakt. Dermatol. Jg. 1912, S. 932. — ZULEGER: Induratio penis plastica. Verhandl. d. dtsch. dermatol. Ges. in d. tschechoslowakischen Republik, Sitzung vom 19. 6. 1925. Ref. Zentralbl. f. Haut- u. Geschlechtskrankh. Bd. 17, H. 5/6, S. 265. 1925. — ZUR VERTH, M. und K. SCHEELE: Induratio penis plastica. Dtsch. Zeitschr. f. Chirurg. Bd. 121, S. 298. 1913. (Mit ausführlichem Literaturverzeichnis.)

Anhang.

Sonstige Erkrankungen der Schwellkörper. Priapismus.

Von

FRITZ CALLOMON-Dessau i. A.

Mit 3 Abbildungen.

Vorbemerkung. Im folgenden wird beabsichtigt, das Gesamtgebiet der Schwellkörpererkrankungen mit Ausnahme der im vorangehenden Kapitel dargestellten Induratio penis plastica im *Übersichtsbild* zu schildern, ohne auf diejenigen Krankheitsbilder näher einzugehen, die schon in anderen Abschnitten des Handbuchs ausführlich abgehandelt sind. Auch alle dem venerologischen Wissensgebiet ferner liegenden Affektionen dieses Körperbezirks werden nur so weit berücksichtigt, als sie ins Forschungs- und Arbeitsbereich des Venerologen fallen. Es kann daher nicht darauf ankommen, an dieser Stelle eine erschöpfende Schilderung aller überhaupt beobachteten Fälle von Neoplasmen der Schwellkörper, ihrer pathologischen Anatomie und Histologie, ihrer Stellung im Gebiet der Geschwulstlehre und ihrer Behandlung zu bringen oder z. B. die Chirurgie der Schwellkörperverletzungen abzuhandeln. Unsere Übersicht bezweckt lediglich die Hervorhebung der zahlreichen Krankheitsvorgänge, die sich in dieser Gegend — vielfach unter klinisch gleichartigem Bilde — abspielen und das Interesse des Dermato-Venerologen erwecken können. Die Verschiedenartigkeit ihrer Genese tritt besonders bei jenem Krankheitsbild zutage, das unter der Bezeichnung „*Priapismus*" in der Literatur immer wieder geschildert wird — jenem Zustand exzessiver schmerzhafter Dauererektion, dessen vielgestaltige Entstehungsmöglichkeiten nicht sowohl ins Gebiet der Urologie und Venerologie, als vielmehr der inneren Medizin, Neurologie, Psychiatrie und der Chirurgie gehören. Sein klinisches Bild, seine Ätiologie und Pathogenese gewinnt auch im Rahmen unseres Sonderfachs diagnostische und praktische Bedeutung; seine Darstellung erfordert eine eingehende Würdigung aller ursächlichen Krankheitszustände.

Auf eine *Historiographie* dürfen wir an dieser Stelle um so eher verzichten, als im vorigen Kapitel auf die Geschichte der Schwellkörpererkrankungen bereits allgemein eingegangen worden ist.

Das *Literaturverzeichnis* berücksichtigt in erster Linie alle neueren Publikationen über den Priapismus; viele der sonst hierhergehörigen Arbeiten sind bereits im Literaturverzeichnis der Induratio penis plastica und bei den einschlägigen Kapiteln der Gonorrhöe und Syphilis aufgeführt.

Erkrankungen der Schwellkörper.

Cavernitis traumatica (Verletzungen und Verletzungsfolgen). Jede Verletzung des kavernösen Maschengewebes, sei es durch direkte oder indirekte Gewalt, jede Art der Kontinuitätstrennung — Schnitt, Biß, Schlag, Fußtritt, Quetschung,

Schußverwundung, sehr selten auch brüske Coitusverletzung — kann zur Entwicklung von Hämatomen mit konsekutiven Narbensträngen und Verhärtungen führen, die sowohl diagnostische Unklarheit schaffen als kaum lösbare therapeutische Aufgaben stellen. Bedingen doch derartige Bindegewebszüge, wie sie namentlich aus größeren Hämatomen im Schwellkörpergebiet hervorgehen, oft schwere funktionelle Störungen, Abweichungen bei der Erektion, Verbiegungen und Knickungen, deren Behebung auf operativem Wege meist kaum möglich ist. Zu welchen Irrtümern diese Folgeerscheinung verleitet, wurde bei der Diagnostik der plastischen Induration ausgeführt (S. 178 ff.); es sei nur an den Sachsschen Fall von Cavernitis traumatica nach Schußverwundung erinnert, bei dem eine an der Radix entstandene schwielige Narbenplatte das Bild der Induratio penis plastica vortäuschte und die wahre Genese erst histologisch sichergestellt werden konnte. Über die klinischen Erscheinungen der *frischen* Verletzung, soweit sie das venerologische Gebiet betreffen (Priapismus), berichtet das einschlägige Kapitel (s. S. 205 ff.). Besonderes Interesse beanspruchen jene seltenen Verletzungen der Corpora cavernosa, die durch subcutane Zerreißung infolge brüsker Knickung oder Drehung des erigierten Glieds hervorgerufen werden („Brechen" der Chorda venerea, „*Fractura penis*"). Der Einriß verläuft in der Regel mehr oder weniger quer und heilt nach Rückgang des Blutergusses mit einer verschieden tiefen festen Narbe, die an der Verletzungsstelle und im angrenzenden Maschengewebe zum Verlust des Erektionsvermögens führt. Fractura penis kommt auch als Coitusverletzung vor. Über metaplastische Knochenbildung aus alten Hämatomen siehe Seite 167. Malis gab 1924 eine Zusammenstellung aller bisher bekannten Mitteilungen von Penisfraktur. Er unterscheidet Fälle mit und ohne Verletzung der Urethra; letztere stellen etwa die Hälfte aller Fälle dar und sind prognostisch günstiger zu beurteilen. Der von ihm selbst beobachtete Fall eines 54 jährigen Mannes (Brechen der Chorda durch gewaltsamen Druck nach unten) führte zu dunkelviolettroter Schwellung des stark gekrümmten Penis mit scharfer Abgrenzung nach der Wurzel und kragenartiger Schwellung des Praeputiums. Hier erfolgte bei indifferenter Behandlung in 12 Wochen Restitutio ad integrum. Bei gleichzeitiger Zerreißung der Urethralwand besteht die Gefahr der Harnphlegmone und Fistelbildung, sowie schwerer funktioneller Dauerschädigung auch im Falle günstigen Allgemeinablaufs (Malis, Redi).

Akute und chronische Entzündungen. Entzündungsprozesse können teils aus benachbartem Gewebe in die Corpora cavernosa vordringen, teils primär im Maschennetz selbst entstehen. Hinzu kommen noch die sehr seltenen *metastatischen* Cavernitiden im Gefolge von Typhus, Pocken, Fleckfieber, allgemeiner Sepsis. Über die bei *Gichtkranken* durch Ausscheidung harnsaurer Salze ins Gewebe bewirkten entzündlichen, bzw. thrombophlebitischen Verhärtungen wurde bereits im vorigen Abschnitt (S. 179) berichtet.

Die *Erscheinungen* der Cavernitis nehmen gewöhnlich in den hinteren Schwellkörperbezirken ihren Anfang, woselbst sich — oft unter Fiebersymptomen — ein gut umgrenztes, zunächst derbes, infolge Übergangs in Eiterung meist rasch erweichendes schmerzhaftes Infiltrat vorwölbt (Abb. 1). Die Geschwulst kann sich allmählich über das ganze Schwellkörpergebiet verbreiten und zu weitgehender Abscedierung, ja zu Gangrän führen, in schwereren Fällen stets die Gefahr thrombophlebitischer Keimverschleppung und septischer Allgemeininfektion bietend, namentlich wenn sie nicht rechtzeitig zur Incision kommt. In milderen Fällen kann Spontanrückgang erfolgen; auch ein Wandern der entzündlichen Verhärtung ohne Abscedierung — Cavernitis migrans — kommt vor (Wildbolz). Als Folge hinterbleiben fibröse Narbenzüge oder knotige Indurationen, die die Erektion durch Verbiegung oder Knickung des

Penis störend beeinflussen. Nach alledem ist die *prognostische* Bedeutung einer Cavernitis unter Umständen durchaus ernst.

Die von der Nachbarschaft auf die Schwellkörper übergreifenden Entzündungen nehmen meist von der Urethra ihren Ausgang. Im Vordergrund steht die an anderer Stelle des Handbuchs ausführlich dargestellte *Cavernitis gonorrhoica,* auf die wir hier nicht einzugehen brauchen. Aber auch *nichtgonorrhoische* Entzündungsprozesse können vom benachbarten Penisgewebe oder der Urethra in die Schwellkörper vordringen. Meist sind es phlegmonöse Infiltrationen nach Verletzungen der Harnröhre, die das gesamte kavernöse Gewebe ergreifen, zu weitgehender Einschmelzung, ja bis zur Penisgangrän führen können — oft die verhängnisvollen Folgen unsachgemäßer Katheter- und Sondeneinführung bei alten Strikturen traumatischer wie gonorrhoischer Herkunft. Einen solchen Fall von periurethraler Phlegmone mit abscedierender Cavernitis und Übergang in Gangrän des Penis bei einem 57 jährigen Mann (Tod an Urosepsis) beschreiben CHRISTELLER und JACOBY; das von ihnen in natürlichen Farben konservierte Präparat zeigt im Querschnitt deutlich neben der 5 cm hinter dem Orificium externum gelegenen Striktur einen *Absceß im Corpus cavernosum urethrae* (Abb. 2). Auch in ätiologischer Hinsicht können solche nichtgonorrhoischen Cavernitiden Besonderheiten zeigen. FIŠER publiziert aus der Brünner Hautklinik die Beobachtung einer *colibacillären Cavernitis* bei einem 21 jährigen Kranken: ohne je an Gonorrhöe gelitten zu haben, bemerkte dieser etwa 9 Monate nach einer rasch abgeheilten Phimose Deviation des erigierten Glieds nach rechts, zugleich Miktionsschmerz und Verdünnung des Harnstrahls. Das mittlere Drittel des Penis wies ein mächtiges druckempfindliches Infiltrat auf, ohne Fluktuation. Zäher Eiter entleerte sich aus dem stark verengten Harnröhrenlumen; bakteriologisch wurde Bact. coli commune erwiesen. Eine aus Harnkulturen gewonnene Autovaccine führte unter stürmischer Fieberreaktion zur Erweichung und Perforation des rechten Corpus cavernosum penis; im Eiter der Absceßhöhle war ebenfalls Bact. coli feststellbar. Sehr langsame Heilung unter Bildung einer Harnröhrenfistel.

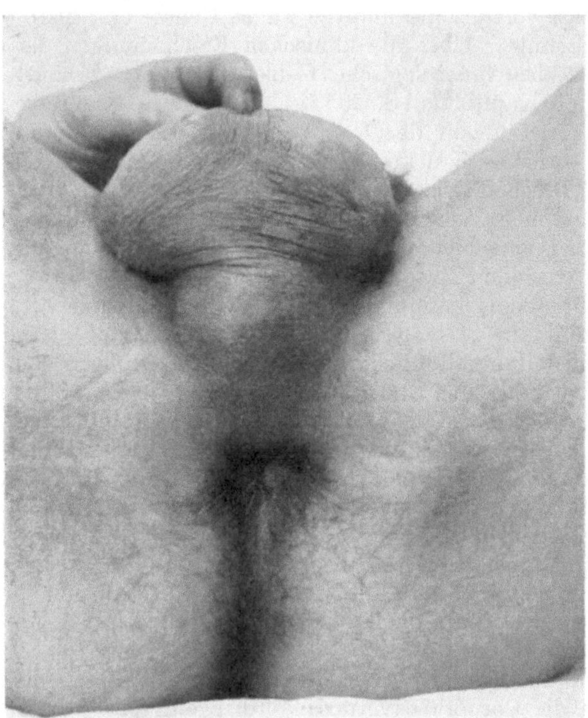

Abb. 1. Cavernitis mit Absceßbildung.
(Aus H. WILDBOLZ: Lehrbuch der Urologie. Berlin: Julius Springer 1924.)

Cavernitis tuberculosa. Die Tuberkulose der Schwellkörper ist sehr selten, kommt aber als Komplikation von Urethraltuberkulose vor. Durch Fortschreiten der tuberkulösen Periurethritis dehnt sich die Entzündung bis ins

Maschengewebe aus; durch kolliquative Umwandlung kann es zu Fluktuation der Geschwulst und Durchbruch nach außen kommen. Die Diagnose wird meist aus dem Gesamtbefund der Urogenitalerkrankung gefolgert. Tuberkulöse Cavernitis mit *Freibleiben* der Urethra hat Buzzi bei einem 36 jährigen Manne mit Nierentuberkulose beobachtet.

Das Leiden des Kranken begann 14 Jahre zuvor mit leicht schmerzhafter Anschwellung am Damm; bald darauf Nierenschmerzen und Urintrübung. Aus der Dammgeschwulst hatte sich schließlich ein eigroßer Tumor gebildet, vom Scrotalansatz nach rechts bis zum Sitzbeinhöcker reichend, harte und erweichte Bezirke aufweisend. Die Urethra zeigte keinerlei krankhafte Veränderung. Nach 3 Monaten kam es zur Fluktuation in der Tumormasse, die Punktion entleerte reichlichen Eiter mit zahlreichen Tuberkelbacillen. Die Nierentuberkulose ließ sich cystoskopisch bestätigen.

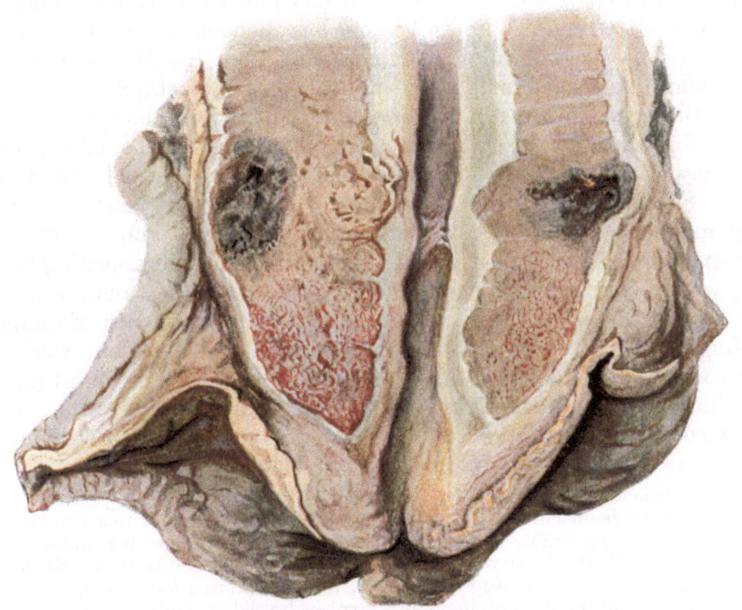

Abb. 2. Periurethrale Phlegmone, Glans, Praeputium, Corpus cavernosum (außerdem auch Scrotum, Prostata, Beckenbindegewebe und vordere Bauchwand ergreifend) nach Bougieverletzung bei narbiger Striktur der vorderen Harnröhre. Neben der Striktur Absceß im Corpus cavernosum urethrae. (Aus der Sammlung des Rudolf Virchowkrankenhauses Berlin [in natürlichen Farben konserviert].) (Aus A. Buschke und E. Langer, Lehrbuch der Gonorrhöe. Berlin: Julius Springer 1926.)

Cavernitis syphilitica. Auf die *syphilitischen* Entzündungen der Corpora cavernosa, die sich langsam und schmerzlos bald in umschrieben knotiger, bald in diffuser Form („zylindriform“ Fournier) entwickeln, wurde bereits bei der Differentialdiagnostik der Induratio penis plastica Bezug genommen (S. 178), ebenso auf ihre — den Beurteiler leicht irreführenden — fibrösen Narbenreste und die von ihnen ausgehenden Deviationen bei der Erektion. Ohne die an anderer Stelle des Handbuchs geschilderten tiefgreifenden Syphilome des Penisgewebes hier näher zu erörtern, erwähnen wir sie nur als den häufigsten Ausgangspunkt der Cavernitis syphilitica, die ja vorwiegend *sekundär* ihren Ausgang von gummösen Prozessen des Penisschafts, der Glans oder Kranzfurche nimmt. Das Vorkommen *primär* und isoliert im Corpus cavernosum erscheinender Gummen wird von manchen Autoren überhaupt angezweifelt, zum mindesten als nicht sicher erwiesen angesehen (Rubritius). Löhe freilich demonstrierte in der Berliner dermatologischen Gesellschaft als „primäre gummöse Cavernitis“ eine zur Perforation gelangte derbe Verhärtung des Penis bei einem

49jährigen Manne mit tertiärsyphilitischem Unterschenkelgeschwür und Glossitis interstitialis profunda, die sich von der Unterseite des Glieds bis zur Pars bulbosa verfolgen ließ (Wa.R.++); Rückgang unter Jodkali mit Hinterlassung von verhärteten Bezirken. Bemerkenswert ist, daß in diesem Falle sich *beide* Corpora cavernosa penis als ergriffen erwiesen, während nach J. Neumann meist nur *ein* Schwellkörper syphilitisch erkrankt; das Corpus cavernosum urethrae schien unbeteiligt zu sein. Die Erweichung und Perforation war im distalen Abschnitt nahe dem Frenulum erfolgt, die Eichel unversehrt.

Geschwülste. Nur kurz verweilen wir an dieser Stelle bei den *Neoplasmen* des Schwellkörpergebietes; sie interessieren vorwiegend als häufige Entstehungsursache von *Priapismus* und sollen im Sonderabschnitt über Priapismus entsprechend gewürdigt werden. Meist wird das kavernöse Gewebe erst *sekundär* zur Bildungsstätte von Tumoren, wenn aus benachbartem Gewebe Neubildungen sich den Weg durch die Tunica albuginea ins Maschennetz bahnen. Aber die Schwellkörper können auch zum Sitz von Metastasen werden, z. B. bei Rectum-, Blasen- und Prostatacarcinomen. Mitunter exulcerieren solche Geschwulstbildungen und machen im übrigen je nach Sitz und Ausdehnung verschiedene klinische Erscheinungen. Meist handelt es sich um Carcinome, selten um Sarkome. Für ihre Erkennung wichtig ist die histologische Untersuchung exzidierten Gewebes. Über die Abgrenzung von Syphilomen und von plastischer Induration ist in den einschlägigen Handbuchkapiteln nachzulesen; wie die Syphilome pflegen auch die Schwellkörpertumoren Deviationen bei der Erektion zu bewirken. Gegenüber der tuberkulösen Entzündung ist deren Neigung zur Erweichung, Abscedierung und Fistulation, sowie der gesamte Urogenitalbefund und sonstige Körperzustand von Bedeutung, während für die Tumorbildung die Neigung zum Wachstum, zur Ulceration, in anderen Fällen wieder die harte Konsistenz und der regionäre Drüsenbefund oder Metastasenentwicklung von diagnostischem Belange sind.

Einen bemerkenswerten Fall von exulceriertem *infiltrierendem Carcinom des Corpus cavernosum urethrae* beobachtete Arndt bei einem 60jährigen Mann mit Prostatacarcinom; es handelte sich um regionäre Metastasen, die hier — wie bereits bei anderen Fällen beschrieben — schon deutlich entwickelt waren, als die Erscheinungen der Krebsbildung in der Prostata sich noch so geringfügig darboten, daß sie klinisch kaum wahrnehmbar waren. Die subjektiven Symptome, bestehend in Harnbeschwerden, traten nicht sehr heftig auf. Erschwerend für die Diagnose war der Umstand, daß Patient zugleich sowohl an latenter Lues als Tuberkulose litt, so daß die Diagnose zuerst auf Tuberkulose oder gummöse Ulcerationen gerichtet war; die mikroskopische Gewebsuntersuchung klärte erst die Sachlage.

Primäre Geschwülste der Corpora cavernosa dürften zu den allergrößten Seltenheiten zählen. Ein Beispiel besonderer Eigenart ist der von Gobbi mitgeteilte Fall. Dieser Autor sah bei einem 10 Monate alten Knaben einen seit etwa 80 Tagen bemerkten sehr harten Penistumor, ausgehend von beiden Corpora cavernosa penis und *nur* diese befallend; die Geschwulst gab dem Penis des Kindes die Größe des Glieds eines Erwachsenen im erigierten Zustand. 90 Tage nach Beginn der Erkrankung trat der Tod ein. Im histologischen Bild fanden sich vielgestaltige Tumorzellen in manschettenförmiger Anordnung um die Gefäße bei normalem Gefäßendothel; zwischen den Geschwulstzellen ließen sich feine kollagene Fasern nachweisen. Diese radiäre Anordnung der Tumorzellen im Verhältnis zur Gefäßwand ist charakteristisch für das *Peritheliom*; die Blutgefäßwände sieht Gobbi auch für den Ausgangspunkt dieser Neubildung (Hämangioperitheliom) an und rechnet den Tumor zur großen Klasse der *Sarkome*.

Leukämische Cavernitis. Über die bei *Leukämie* vorkommenden, infolge der veränderten Blutzusammensetzung sich bildenden thrombotischen Veränderungen berichtet der folgende Abschnitt über Priapismus. Sie werden bei akuter, häufiger aber bei chronischer Leukämie beobachtet; in einem akuten Falle von STEVENS (zit. bei HIRSCHFELD) wurde ihr Vorhandensein auffallend frühzeitig durch die Erscheinung des Priapismus — als überhaupt erstes Krankheitssymptom — festgestellt.

Exotische Erkrankungen. Auf die bei gewissen Tropenkrankheiten entstehenden chronischen Veränderungen des Penisgewebes, in welche auch die Schwellkörper oft einbezogen werden, soll hier nur hinweisend eingegangen werden. In besonders schwerer Weise können die Corpora cavernosa bei der in den meisten tropischen Ländern weitverbreiteten *Bilharzia-Erkrankung* in Mitleidenschaft gezogen werden; eines der häufigsten Symptome derselben ist die Genitalveränderung, die durch Bildung von Granulationstumoren und Schwielen zu wulstig-hypertrophischer, auch framboesiformer Verdickung der Scrotoperinealgegend und des Penis führt. Infolge periurethraler Absceßbildung kann es zu weitgehender Schädigung auch der Corpora cavernosa kommen. Der Penis ist in solchen Fällen von tiefeingezogenen Narben durchfurcht und verunstaltet; urethrale Fistelbildungen sind häufig. Hier bewirken die bis in die feinsten Blutcapillaren vordringenden Erreger (Schistosomum, bzw. Bilharzia haematobium) und deren unzählige Eier die geschilderten Gewebsveränderungen, Peri- und Paraurethritiden, Cavernitiden, in ähnlicher Weise wie in anderen Gebieten der Haut und Schleimhäute, der Blase, im Dickdarm, der Leber u. a.

Priapismus.

Begriffsbestimmung. Als *Priapismus* (oder *Satyriasis*) bezeichnet man keinen ätiologisch einheitlichen Krankheitsbegriff, vielmehr das gemeinsame klinische Bild ganz verschiedener Krankheitsvorgänge. *Man versteht unter Priapismus eine übermäßig gesteigerte Erektion des Penis, die sich von der normalen durch das Fehlen jeden Wollustgefühls, starke Schmerzhaftigkeit und die Möglichkeit im Erektionszustand Harn zu entleeren unterscheidet, meist im Anfang anfallsweise, dann jedoch für die Dauer auftritt und Tage und Wochen anhalten kann.*

Kasuistik. Der Krankheitszustand ist seit langer Zeit bekannt. Wir verdanken seine genaue Kenntnis einer großen Reihe von Autoren, Internisten, Neurologen, Chirurgen, Venerologen. Wir nennen von älteren Autoren HIRD (1875), DEMARQUAY (1876), MATHIAS (1876), STIMSON (1885), VORSTER (1888), ADAM (1891), KAST (1895), TAYLOR (1899). Im Jahre 1904 gab v. BROICH im Archiv für Dermatologie eine sorgsame Schilderung des Krankheitsbilds und seines Zustandekommens; im gleichen Jahr erschien die wichtige Arbeit GOEBELS in den Grenzgebieten der Medizin und Chirurgie, 1911 die wegen ihres umfassenden Literaturverzeichnisses und der übersichtlichen Wiedergabe aller bis dahin bekannten Beobachtungen besonders zu würdigende Arbeit SCHEUERs im Archiv für Dermatologie. Die Veröffentlichungen aus neuerer Zeit sind zahlreich in der Weltliteratur verstreut; auf die wichtigsten wird in den folgenden Ausführungen Bezug genommen. SCHEUER erfaßt in seiner Zusammenstellung bereits über 130 Fälle, HIPMANN in einer amerikanischen Sammelarbeit sogar 170 Fälle. Diese Zahl hat sich bis heute erheblich erhöht und bedarf keiner statistischen Feststellung, da doch nur ein Teil der überhaupt vorkommenden Fälle zu Publikationen Anlaß gibt. Gleichwohl ist der Priapismus als ein sehr selten zur Beobachtung kommender Krankheitszustand zu bezeichnen.

Klinische Erscheinungen und Verlauf. Als *Prodromalerscheinung* können der priapistischen Erektion Anfälle von mehrstündigen Dauer bereits Wochen oder Monate vorher voraufgehen. Der Kranke v. BROICHs, der seit 20 Stunden an ununterbrochener Erektion litt, hatte schon 8 Tage zuvor „das zweifelhafte Vergnügen gehabt, 2—3 Stunden seinen Penis erigiert zu sehen"; der Zustand ging damals unter kalten Umschlägen völlig zurück, um nach genannter Zwischenzeit als Dauerzustand wiederzukehren. Vergeblich war der Versuch des Kranken, ihn durch Coitus zu beseitigen; er erreichte gar keine Samenentleerung. Auch wiederholt können sich prodromale gesteigerte Erektionen einstellen; in manchen Fällen aber setzt der Priapismus von vornherein als tage- oder wochenlang anhaltender Zustand ein. Viele Kranke geben an, plötzlich des Nachts oder nach dem Erwachen, nach dem Harnlassen oder im unmittelbaren Anschluß an eine Kohabitation, auch sogleich nach einer Verletzung (Hufschlag, Tritt) die Dauererektion bekommen zu haben, deren sie sich in keiner Weise hätten erwehren können, auch nicht durch protrahierten Coitus. Die priapistische Erektion gestaltet sich in mancher Hinsicht anders als die physiologische. Der exzessive Füllungszustand der Schwellkörper beschränkt sich in der Regel auf die Corpora cavernosa *penis*; das Corpus cavernosum *urethrae* ist fast stets unbeteiligt, ebenso das mit den Hautvenen des Penis anastomosierende kavernöse Gewebe der *Glans* (v. BROICH, SCHEUER). Deshalb sind diese Kranken auch imstande, trotz der Erektion zu urinieren, obwohl oft unter heftigsten Schmerzen. Überhaupt ist die Schmerzhaftigkeit des priapistischen Glieds erheblich, meist so qualvoll, daß auch Narkotica nur vorübergehend helfen; die Libido fehlt dabei vollkommen, und es kommt zu keiner Ejaculation. Ein Kranker EISENSTÄDTERs erkrankte plötzlich nachts an 9 Wochen anhaltendem Priapismus unter sofort einsetzenden heftigen Schmerzen, die vom Rectum gegen die Spitze des Penis ausstrahlten (zit. bei SCHEUER); dieser Patient hatte einen großen Milztumor und früher öfters Nasenbluten gehabt. Der Kranke v. BROICHs lag meist mit gespreizten Beinen im Bett; schon die Berührung der Bettdecke war ihm unerträglich. Der erigierte Penis reichte in starrer Stellung, steil und unverschieblich, wie „angegossen" bis zur Nabelhöhe, so daß eine Bewegung desselben nach oben oder ventralwärts ebenso wie seitwärts unmöglich war; der Winkel zwischen Penis und Bauchdecken betrug knapp 45^0. Bei der normalen Erektion bleibt stets eine gewisse Beweglichkeit des Gliedes erhalten. Demgemäß fühlten sich die Schwellkörper hart und stark gespannt an; Arterienpulsation war an verschiedenen Stellen zu fühlen. Dieser Kranke hatte früher Lues und vor $2^1/_2$ Monaten Gonorrhöe durchgemacht. Die *Dauer* des Erektionszustandes kann Tage, Wochen und Monate betragen; als Grenzen werden meist 2 Tage bis zu 2 Jahren angegeben. WILSON und MAUS beschreiben einen durch lumbale Meningomyelitis verursachten Priapismus von 45 tägiger Dauer, MATRONOLA einen über 49 Tage anhaltenden; ein Kranker KOCHERs mit komprimierendem Wirbelsäulensarkom zeigte den Erektionszustand durch 2 Monate, ebenso der schon erwähnte Kranke EISENSTÄDTERs. CATTANEO konnte bei einem jungverheirateten Manne von 36 Jahren einen 15 Tage nach der Hochzeit einsetzenden Priapismus von fünfmonatlichem Bestand beobachten.

Der *Rückgang* erfolgt je nach Art des ursächlichen Moments bald allmählich, bald rascher. In manchen Fällen tritt Restitutio ad integrum mit erhaltener Funktion ein. Die Schilderung der ätiologischen Verhältnisse wird es verständlich machen, daß in anderen Fällen teils Deviationen bei der Erektion, teils völlige Impotentia coeundi zurückbleiben. Auch eine aktiv eingreifende Therapie (Operation) kann auf den funktionellen Endausgang von Einfluß sein, unter Umständen üble Folgen ausschalten. Der Kranke v. BROICHs erlitt keine Schädigung der Funktion; 8 Tage nach Aufhören der Dauererektion erfolgte die erste Pollution. Bei dem Kranken EISENSTÄDTERs erlosch die Potenz, trotz Rückgangs des Priapismus unter Röntgenbestrahlung. Auch Rückfälle sind bei Fortbestand des Grundleidens nicht ausgeschlossen; so erfolgte bei einem Kranken FAVERAs mit Milztumor und Drüsenschwellungen auf mehrwöchigen Priapismus nach etwa zweimonatlichem Intervall ein

14 Tage dauernder Rückfall. Während aber beim ersten Anfall die Erektion exzessiv und äußerst schmerzhaft war (Penis holzhart, dunkel verfärbt; Miktion nur in Knieellenbogenlage möglich), so waren die Erscheinungen beim zweiten wesentlich milder; Arsen- und Röntgenbehandlung waren inzwischen vorausgegangen.

Ätiologie und Pathogenese. Fragen wir nun, durch welche Ursachen dieser Symptomenkomplex zustande kommt, so müssen wir uns vergegenwärtigen, daß die physiologische Erektion durch Vermehrung der arteriellen Blutzufuhr bei gleichzeitiger Abflußhemmung bewirkt wird. Die Blutfüllung der Schwellkörper erfolgt auf dem Wege über die Nervi erigentes, die gefäßerweiternd wirken, während die Anspannung der Musc. ischiocavernosi und transversus perinei die Behinderung des Blutabflusses herbeiführt; auch klappenartige Verdickungen in den Schwellkörperarterien wirken unterstützend. Die Ursachen des Priapismus werden daher entweder in Verhältnissen der Innervation zu suchen sein oder in örtlichen Einflüssen, die sich einmal in übermäßiger Steigerung des Zustroms, ein andermal in erhöhter Hemmung bzw. Absperrung des Abflusses geltend machen, wofern nicht gar beide Momente mitspielen. Zuflußsteigernd können demgemäß alle nervösen Reize organischer oder funktioneller Art — bei Krankheiten des zentralen wie peripheren Nervensystems — wirken, abflußhemmend alle zur Verstopfung des kavernösen Maschenlabyrinths oder der zuleitenden Gefäße führenden Prozesse, sei es entzündlicher, sei es zirkulatorischer Art; auch absperrende Neubildungen oder Blutgerinnsel kommen in Betracht. So erklärt sich das Auftreten von Priapismus bei Lendenmarkverletzungen (Kocher, 9 Fälle, zit. bei Scheuer), Meningomyelitis lumbalis (auch syphilogen, Smith und Kiely), Wirbelsäulen- und Hirntumoren, bei Encephalitis, Psychosen, beginnender Tabes und Epilepsie, nach sexuellen Erregungen, sowie Vergiftungen aller Art (Kanthariden, Yohimbin, Bleivergiftung), anderseits nach Thrombosen, traumatischen Hämatomen, Vereiterungen, gonorrhoischen Komplikationen, verstopfenden Tumoren, leukämischen Thromben. Endlich spielen auch akute Infektionskrankheiten eine ursächliche Rolle, z. B. Typhus, Lyssa, Tuberkulose, Gelenkrheumatismus, Septikämie, ebenso Stoffwechselerkrankungen wie Diabetes und Gicht — wobei sowohl an toxisch-nervöse Einflüsse zu denken ist als an örtliche Folgen metastatischer Keimverschleppung und thrombophlebitischer Vorgänge.

Überblicken wir diese Fülle von Möglichkeiten, so ergibt sich für die Ätiologie eine fast verwirrende Mannigfaltigkeit. Schon akut entzündliche *Reizzustände der Urethralschleimhaut* (Masturbation, Coitus interruptus), Gonorrhöe namentlich der hinteren Harnröhre, Periurethritis gonorrhoica, polypöse Wucherungen der Posterior und des Blasenhalses können zu einem „funktionellen" Priapismus führen, wie ihn Peyer und Raichline (zit. bei Scheuer) beschrieben haben. Meist handelt es sich um halb- oder mehrstündige Erektionen, die als überaus unangenehm empfunden werden und den Schlaf stören. Scheuer beobachtete selbst einen solchen Fall bei einem Offizier als Folge von Polypen der hinteren Harnröhre, nach deren Entfernung die Erscheinung sofort schwand. Die im klinischen Teil geschilderten Fälle von mehrwöchigem oder mehrmonatlichem Priapismus sind zum überwiegenden Teil Folgen von örtlichen *thrombosierenden Prozessen*: Blutergüssen nach Quetschung, Schußverletzung, subcutaner Schwellkörperzerreißung durch *Trauma* während der Erektion, Coitusverletzungen bei brüsker Kohabitation. Solche verstopfende Hämatome können das ganze schwammige Gewebe ausfüllen, auch zur Abscedierung kommen (Vorster, Goebel u. a.). So erklären sich auch die schmerzhaften Dauererektionen bei Cavernitis gonorrhoica, sowohl mit als ohne Absceßbildung. Im v. Broichschen Falle war mit Sicherheit *Gonorrhöe* als Grundlage feststellbar: Cavernitis gonorrhoica hatte zur Thrombose der Ven. prof. penis bei ihrem Durchtritt durch den Musc. transvers. perin. geführt, wodurch der venöse Blutabfluß gehemmt wurde; der prodromale Anfall 8 Tage zuvor ließ sich dadurch erklären, daß damals die Passage — wohl auf kollateralem Wege oder durch die Ven. dors. penis — nochmals gangbar wurde. Auch fortgeleitete phlebitische Prozesse können in seltenen Fällen Verstopfungen der die Corpora cavernosa versorgenden Gefäße herbeiführen. F. ROSENTHAL beschreibt einen bemerkenswerten Fall von *postappendicitischem Priapismus* infolge Thrombose der Ven. prof. penis. Ein ähnliches Vorkommnis beobachtete DRÈ KOLIAS; der noch während der Blinddarmoperation bestehende Priapismus hörte nach Beendigung derselben auf und blieb auch für die Folge fort. Mitteilungen über Priapismus infolge von *Tumorentwicklung* im Schwellkörpergebiet verdanken wir ALLENBACH (Urethralcarcinom mit Einbruch der starren periurethralen Geschwulstmassen ins Maschengewebe), NEUMANN (infiltrierendes Schwellkörpercarcinom als Metastase bei Carcinom der Blasenwand), SCHEUER (Sarkommetastasen) u. a. Bei letzterem Autor finden sich auch Literaturbelege für *diabetischen* (KLEHMET) und *gichtischen* (PAGET, CRAGO, WEBER u. a.) Priapismus. IMBERT hält einen von ihm operativ geheilten Fall von Priapismus bei einem sexuell sehr erregbaren Mann für die direkte Folge eines zugleich auftretenden arthritischen Rückfalls nach *Gelenkrheumatismus*. Ist doch, wie bei anderen Infektionskrankheiten auch bei Gelenkrheumatismus im akuten Stadium wie in der Rekonvalescenz Venenthrombose als Komplikation beschrieben worden, und als Sitz einer solchen haben wir die Schwellkörper wohl im IMBERTschen Falle anzusehen. DELBANCO demonstrierte das Präparat von Priapismus eines von NAUWERCK beobachteten Kranken, der an allgemeiner *Sepsis* eingegangen war. Die Photographie dieses seltenen Präparats ist uns durch die Liebenswürdigkeit des Herrn Prof. DELBANCO zur erstmaligen Reproduktion überlassen worden, ebenso das Kranken- und Sektionsprotokoll zur Publikation. Es handelte sich um einen 8 Tage ante exitum einsetzenden Priapismus bei Septikämie, der noch post mortem anhielt und pathologisch-anatomisch als Folge einer septisch infizierten Thrombose des Beckenplexus, übergreifend auf die Corpora cavernosa, klargestellt wurde. Das Anhalten des priapistischen Zustandes über den Tod hinaus ist in Fällen von Thrombosierung oder leukämischer Erkrankung der Schwellkörper bereits früher beschrieben worden, so von ROKITANSKY, dessen Kranker nach 40 Tage bestehendem Priapismus infolge Leukämie ad exitum gekommen war (Obduktionsbefund: Corpora cav. verdickt, flutkuierend, von Eiter strotzend, stellenweise matsch, zu blaßrötlicher Masse zerfallend; die fibröse Hülle vielfach durchbrochen). Ebenso überdauerte in einem von MÜLLER publizierten Fall der durch Urämie bedingte Priapismus den Tod. Aus der Krankengeschichte und dem Obduktionsbericht des in Chemnitz beobachteten NAUWERCKschen Falles geben wir gekürzt die wichtigsten Feststellungen:

Carl R., Tischler, 19 Jahre alt, im Stadtkrankenhaus eingeliefert am 13. 2. 1911, verspürte am 3. 2. Schmerzen in den Fuß- und Kniegelenken, alsbald allgemeine Gelenkschmerzen; er schwitzte schon in den vorangehenden Tagen viel, arbeitete aber trotz Unwohlseins bis zum Abend des 2. 2. Aufnahmebefund: Bronchitis beiderseits; Fuß-, Knie-, Schulter-, Ellenbogen-, Handgelenke und Lendenwirbelsäule bei aktiver und passiver Bewegung schmerzhaft. Am 17. 2. tritt schmerzhafter *Priapismus* ein, der ununterbrochen fortbesteht. Am 18. 2.: Systolisches Geräusch an der Mitralis. Remittierendes Fieber, bis 40,4°, Puls 120—130. Am 19. 2.: Puls 120—140. Am 19. 2.: Pneumonie rechts hinten unten deutlich, rostfarbenes Sputum. 22. 2.: Pneumonie ausgebreitet. 24. 2.: Allgemeinzustand sehr schlecht, Puls kleiner und schwach. Exitus letalis am 25. 2. vormittags.

Obduktionsbefund (27. 2.): Otitis media purulenta et Mastoiditis beiderseits. Endocarditis et Pericarditis fibrinosa. Pleuritis fibrinosa mit subpleuralen Blutungen; Pneumonia lobaris utr. lat. In der Pleurahöhle rechts 260 ccm, links 150 ccm hellgelbe, leicht getrübte Flüssigkeit mit Fibrinflocken; Abstrich: Pneumokokken, Staphylokokken. Im kleinen Becken 50 ccm hellgelbe seröse Flüssigkeit, leicht trüb mit Fibrinflocken, Peritoneum daselbst leicht gerötet, fibrinös belegt.

Genitalbefund: Penis in erigiertem Zustande gegen den Leib geklappt; am scrotalen Ansatz neben der Urethra sind die Schwellkörperenden als leichte Verdickung tastbar. Penis und Blase werden im Zusammenhang herausgenommen (vgl. Abb. 3). Blasenschleimhaut gerötet und geschwellt, am Blasenhals Schleimhautblutungen. Prostata, Hoden- und Nebenhoden ohne Besonderheiten, aus der Urethra kein Sekret ausdrückbar, Plexus prostaticus und Venennetz der Samenblasen frisch thrombosiert, besonders links, ebenso die mit den Corpora cavernosa in Verbindung stehenden Venen aus dem Bereich der Ven. pudend. inf. Die Corpora cavernosa mit frischroten Thromben erfüllt, straff, von harter

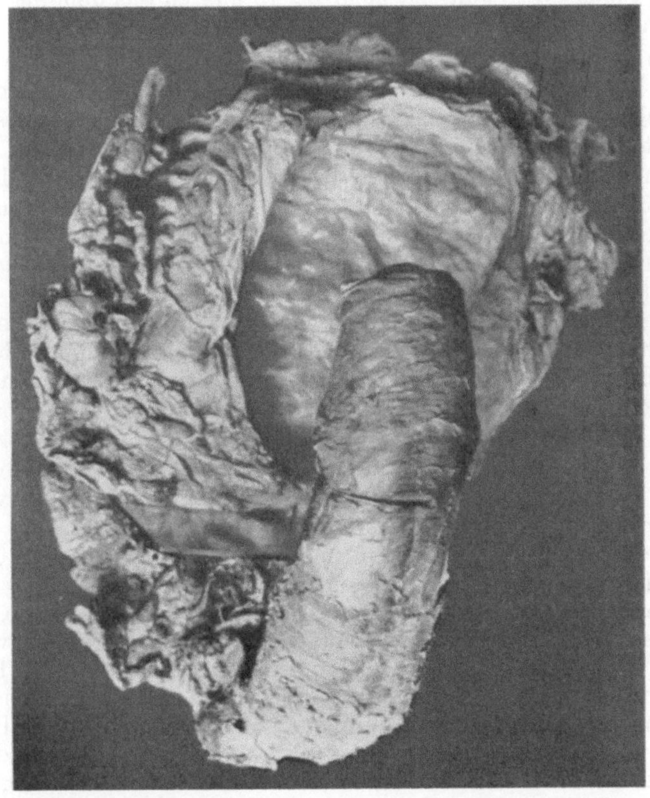

Abb. 3. Postmortal andauernder Priapismus bei einem an Septikämie verstorbenen 19 jährigen Kranken mit ausgedehnten Venenthrombosen im Beckenplexus, übergreifend auf die Schwellkörper. Penis und Blase im Zusammenhang herausgelöst.
Pathol.-anatom. Präparat (konserviert in dünner Formalinlösung), demonstriert von DELBANCO in der Nordwestd. Dermatol. Vereinigung und Dermatol. Gesellsch. Hamburg-Altona am 14. 12. 1924.

Konsistenz. In der Blase eiweißhaltiger Urin. — Vom Gewebssaft der thrombosierten Schwellkörper werden Kulturen (u. a. auf Hydrocelenagar) angelegt; es entwickelt sich Staphylococcus albus und aureus; keine Gonokokken, auch nicht vom Urethralabstrich. Blutkultur: Staphylococcus albus. —

Es ist hier nicht der Ort, die den Neurologen angehenden feineren Zusammenhänge zu entwickeln, die bei der Pathogenese des *zentral* bedingten Priapismus eine Rolle spielen. Zählten wir doch bereits die mannigfachen Erkrankungen des Zentralnervensystems auf, bei denen es zur Reizung und Unterbrechung der maßgebenden Zentren oder Leitungsbahnen kommen kann. Bald handelt es sich um Schädigungen gewisser Hirnbezirke (z. B. Pedunculi und Pons nach SCHEUERs durch die Literatur gestützten Angaben) oder der Großhirnrinde, von denen aus Reize über das medulläre Vasodilatatorenzentrum zum lumbalen Erektionszentrum gelangen können, bald um Läsionen des Rückenmarks. Außer der Querschnittsmyelitis kommt vor allem *Tabes* in Frage, bei der Priapismus als Frühsymptom auftreten kann, ausgelöst durch Reizungen oder durch Ausschaltung von Hemmungen im Bereich der Nervi erigentes. Auch der neurogen bedingte Priapismus kann sich über Tage und Wochen erstrecken. Berichtet doch TARNOWSKY über einen rückenmarkskranken Soldaten mit Reizung des spinalen Erektionszentrums, dessen Priapismus gegen 2 Jahre währte und den Kranken dienstunfähig machte. In einem Falle KRETSCHMERS soll der Priapismus sogar während mehr als 18 Jahren das dominierende Symptom einer multiplen Sklerose gewesen sein.

Daß auch rein psychogene Momente zu Dauererektionen führen können, wird immer wieder berichtet; dem sexuellen Exzeß oder besonders übermäßiger Erregbarkeit wird in einzelnen Fällen Bedeutung beigemessen. Aber derartige Mitteilungen müssen kritisch beurteilt werden. So ist LAEMMLES Deutung von Priapismus bei einem 19 jährigen Patienten nach dem ersten „sexuellen Erlebnis", das aber nicht „zum entspannenden Coitus" führte, kaum überzeugend; die anamnestische Angabe, daß dem Kranken „von einem älteren Mädchen die Genitalien malträtiert und durch manuelle Traktion der Penis in jene Erektion versetzt" worden sei, läßt jedenfalls die Frage offen, ob nicht auch hier ein traumatisches Moment mitgespielt hat, außer der „ungeheuren sexuellen Erregung, die nicht zum Orgasmus führte".

Die durch *Giftstoffe* bewirkten Formen von Priapismus kommen in der Regel durch direkte Einwirkung des Agens auf das lumbale Erektionszentrum oder elektive Reizung der sympathischen Fasern zustande. Der bekanntesten Vergiftungen dieser Art (Canthariden, Yohimbin, Blei) taten wir schon Erwähnung; auch interne Terpentingabe soll Dauerreaktionen hervorzurufen imstande sein (LEWIN). CONOS, ZACAR und MANOUÉLIAN sahen 45 tägigen Priapismus nebst Steigerung von Sehnen- und Hautreflexen (auch Cremasterreflex) bei einem 35 jährigen Manne nach 10 tägigem Einnehmen eines aus Zinc. phosphor. und Strychnin hergestellten Aphrodisiacums („Cervoen"); Rückgang erst nach Lumbalpunktion und intralumbaler Injektion von 4 ccm einer 1%igen Novocainlösung mit 10 Tropfen Adrenalinzusatz (1 : 1000; bald danach vorübergehender schwerer Kollaps). Hier hatte die toxische Reizung und Hyperämisierung des Lumbosakralmarks das Phänomen des Priapismus ausgelöst. Von gasförmigen Körpern ist die Kohlensäure als aphrodisierender Stoff bekannt. Nach MARTIN vermögen Kohlensäurebäder auf die Sexualsphäre anregend zu wirken, ja den schon erlöschenden Geschlechtstrieb wieder aufflackern zu machen (CO_2-Bäder von Nauheim und Franzensbad). MARTIN erwähnt eine Überlieferung aus dem Jahre 1747, wonach durch CO_2-Vergiftung beim Reinigen von Brunnen Priapismus ausgelöst wurde. Hierher gehören auch die beim Erstickungstod vorkommenden priapistischen Zustände infolge von Erregung des bulbären Vasodilatatorenzentrum (Kohlensäureanreicherung im Blut infolge Sauerstoffmangels; Erektionen bei frisch Erdrosselten und Erhängten). SCHEUER verweist auf das Tierexperiment (Priapismus beim Versuchstier nach Injektion von Muscarin und Erstickungsblut; LANDOIS, NIKOLSKY).

Noch aber haben wir eine der häufigsten und wichtigsten Ursachen zu erörtern, die zur Verstopfung des kavernösen Gewebes durch Blutgerinnung führen können: die krankhafte Beschaffenheit der Blutzusammensetzung. WRIGHT und KAPP haben Priapismus infolge veränderter Blutgerinnungsfähigkeit bei Typhus abdominalis beschrieben; ähnliche Beobachtungen hat man bei Hämophilen gemacht (GUTTMANN und VORSTER; in beiden Fällen zugleich Leukämie), am häufigsten aber bei Leukämie. Der *leukämische Priapismus* ist wohl die überhaupt häufigste Form (33% aller Fälle nach FERRIER, 40% nach CATTANEO); allein bei SCHEUER finden sich 36, bei FERRIER und DUJARIER 16 Fälle aus der Literatur gesammelt[1]). Sein Zustandekommen wird einmal durch die Stromverlangsamung im Maschengewebe infolge der leukämischen Blutveränderung erklärt, welche Verklebungen weißer Blutkörperchen mit der Gefäßwand und Anstauung im venösen Abflußgebiet, schließlich die Bildung der charakteristischen „weißen Thromben" zur Folge habe (ADAMS); hinzukommt aber nach SCHEUER noch eine Gefäßwandschädigung, wie sie sich ja auch in der Neigung der Leukämischen zu Epistaxis, Darm-, Nieren-, Hautblutungen kundgebe („hämorrhagische Diathese"). In der Tat muß für das Auftreten solcher Blutungen stets eine Capillarwandschädigung mit vorausgesetzt werden; außerdem pflegt nach NAEGELI die leukämische Infiltration die ganze Gefäßwand gleichsam aufzusplittern, so daß nackte Endothelröhren entstehen, die nun mit großer Leichtigkeit Einrisse bekommen. In ähnlicher Weise dürfen wir auch beim leukämischen Priapismus die Ursachen sowohl in der abnormen Blutzusammensetzung als in einer vasculären Komponente suchen. Der Erektionszustand tritt oft ganz unvermittelt ein, nachts, beim Erwachen, nach der Harnentleerung, post coitum; in anderen Fällen sind mitunter Wochen oder Monate vorher protrahierte Erektionen von stundenlangem Bestand vorausgegangen.

Bei Durchsicht der Gesamtliteratur begegnen wir immer noch Fällen, deren Genese ganz im Dunkeln zu liegen scheint; es unterliegt keinem Zweifel, daß auch ihre Deutung mit den Fortschritten der Diagnostik mehr und mehr möglich werden wird. Jedenfalls werden wir die als „essentieller" oder „idiopathischer" Priapismus bezeichnete Form lediglich als die Zusammenfassung der unerklärten Fälle gelten lassen dürfen.

Diagnose und Differentialdiagnose. Die Diagnose kann, da der Name Priapismus nur einen „Zustand" bezeichnet, bei der Unverkennbarkeit seines Symptomenbilds keine Schwierigkeit machen, um so mehr aber die Aufdeckung der Ätiologie, die ja Voraussetzung für Prognosenstellung und Behandlungsverfahren ist. Die Wegrichtung, in der hierbei nachzuforschen ist, ergibt sich aus den Ausführungen des letzten Abschnittes. Vor allem wird in Fällen, bei denen örtliche Schädigungen ausgeschlossen werden können und schwerere nervöse Erkrankungen nicht in Frage kommen, stets sorgsam das Blutbild zu untersuchen sein, da wir früher sahen, daß in einem Falle von STEVENS der Priapismus als überhaupt erstes Symptom akuter Leukämie festgestellt wurde (vgl. S. 205). Meist sind freilich die Erscheinungen der Milzanschwellung bzw. Drüsenvergrößerungen schon ausgeprägt.

Prognose. In den Fällen rein örtlichen Ursprungs muß die Prognose sich nach der Rückbildungsfähigkeit des Abflußhindernisses richten, wofern nicht maligne Tumorbildung, septische Komplikationen bei Vereiterungen oder eine vorgeschrittene Bluterkrankung die Allgemeinprognose infaust gestalten Ebenso ist die Art einer zugrunde liegenden nervösen Schädigung an sich maßgebend für die Prognose. Hinsichtlich der Wiederherstellung der Funktion ist die Prognose stets mit Vorsicht zu stellen, auch bei örtlichen entzündlichen Prozessen, insbesondere Traumen, deren Narbenreste starke Deviationen des erigierten Glieds zur Folge haben können.

Therapie. Auch eine ätiologisch eingestellte Therapie wird, zumal in Fällen neurogenen Ursprungs, kein dankbares Feld finden. Beim leukämischen Priapismus bietet die Röntgentherapie am ehesten Aussicht die leukämischen

[1]) HIPMAN freilich errechnet neuerdings unter 170 Fällen von Priapismus allein 35% mit nervöser Ätiologie; über Leukämie bringt er keine Angaben. Bei FERRIER stehen den 33% der Leukämischen nicht weniger als 40% unaufgeklärte Fälle gegenüber („essentieller Priapismus", s. o.), während der Rest nervösen, traumatischen oder infektiösen Ursprungs war.

Zellanhäufungen zum Schwinden zu bringen, ohne freilich spätere Rückfälle ausschalten zu können. Bei traumatischem Priapismus erfolgt vielfach die Heilung spontan nach Aufsaugung des Hämatoms, während z. B. bei Zugrundeliegen gonorrhoischer Cavernitis in allen zur Erweichung und Eiterung kommenden Fällen die Eröffnung geboten sein wird. Bei Dauererektionen als Folge urethraler Reiz- und Entzündungszustände ist sorgsamste Harnröhrenexploration Voraussetzung der Therapie; namentlich auf polypöse Wucherungen der Posteriogegend ist zu achten und solche zu entfernen. Liegt ein Einbruch von Tumormassen ins Maschenlabyrinth vor, so ist nach chirurgischen Grundsätzen — je nach Sitz und Entwicklung der Krebsgeschwulst — vorzugehen. Antisyphilitische Behandlung kann dort zur Beseitigung des priapistischen Zustands führen, wo z. B. die Ursache in einer syphilogenen Erkrankung des Zentralnervensystems liegt (so bei Smith und Kiely; Pachymeningitis spinalis, Rückgang des Priapismus nach Salvarsan-Jod-Behandlung). In vielen Fällen, in denen verstopfende Blutgerinnsel langdauernden Priapismus veranlaßten, sind Erfolge durch Incision und Ausräumung der thrombosierenden Massen erzielt worden (Goebel, Rose, Nigrisoli u. a.). Der priapistische Zustand kann auf diese Weise sofort beseitigt werden. Über die funktionellen Folgen bzw. Erfolge des Eingriffs liegen neben günstigen auch ungünstige Berichte vor. Imbert rät die Incision beiderseits in ganzer Länge der Corpora cavernosa penis auszuführen und spricht der Operation grundsätzlich das Wort in allen Fällen, die auf interne Medikation nicht innerhalb der ersten 3—5 Tage ansprechen. — Auf strengste Asepsis ist bei diesen Eingriffen besonders zu achten; die Schwellkörper wurden im Falle Imberts nach Entleerung der dicken dunklen Blutmassen nicht genäht, auch nicht drainiert, nur nach Einlegung eines subcutanen Tampons mit Hautnaht (Knopfnaht) verschlossen. Bei der Ausräumung besteht natürlich die Gefahr, auch noch brauchbares Schwellgewebe zu zerstören. — Die Darreichung innerer Mittel (Resorbentia, z. B. Jodpräparate) wird kaum je befriedigen; Narkotica und Sedativa freilich sind als symptomatische Mittel unentbehrlich (Morphinpräparate, Belladonnasuppositorien gegen die Schmerzen, Schlafmittel). Warme Umschläge und protrahierte warme Bäder werden als resorptionsfördernd empfohlen. Dem durch Erkrankungen des Nervensystems bedingten Priapismus steht die Therapie ziemlich machtlos gegenüber; die für besonders qualvolle Fälle vorgeschlagene Durchtrennung der zuführenden Nerven nach Freilegung des Bulbus vom Damme aus oder die Resektion der Nervi dorsales penis sind von problematischem Nutzen.

Literatur.

Über die Literatur bis 1911 gibt die Zusammenstellung Scheuers Aufschluß.

Adams, F.: Ein Fall von Leukämie mit Priapismus. Inaug.-Diss. Bonn, 1891. — Alessio: Über den essentiellen Priapismus. 1. Kongr. d. ital. urol. Ges. Florenz, Sitzung vom 24. 10. 1922. Zeitschr. f. urol. Chirurg. Bd. 11, H. 5/6, S. 225. — Arndt: Infiltrierendes Carcinom des Corpus cavernosum der Urethra. Berl. dermatol. Ges. Sitzung v. 20. 5. 1924. Ref. Zentralbl. f. Haut- u. Geschlechtskrankh. Bd. 13, S. 128. — Broich, J. v.: Über Priapismus. Arch. f. Dermatol. u. Syphilis. Bd. 70, S. 171. — Buschke, A. und E. Langer: Lehrbuch der Gonorrhöe. Berlin: Julius Springer 1926 (Christeller u. Jacoby). — Buzzi, Oscar: Tuberkulose der Corpora cavernosa. Rev. méd. de Sevilla. Jg. 43, Nr. 3, S. 31—34. (Spanisch.) Ref. Zentralbl. f. Haut- u. Geschlechtskrankh. Bd. 16, S. 629. — Callomon, F.: Die nichtvenerischen Genitalerkrankungen. Leipzig: G. Thieme 1924. — Cattaneo, L.: (a) Sul priapismo essenziale. Boll. d. clin. Jg. 39, Nr. 12, p. 353—362. Ref. Zentralbl. f. Haut- u. Geschlechtskrankh. Bd. 8, S. 89. (b) Sul priapismo essenziale. Giorn. ital. d. malatt. vener. e d. pelle. Vol. 63, p. 884. 1922. Ref. Zentralbl. f. Haut- u. Geschlechtskrankh. Bd. 7, S. 134. — Conos, Zacar et Manouélian (de Constantinople): Un cas de Priapisme. Rev. neurol. Jg. 34, Tom. 1, Nr. 3. 1927. — Dalla Favera, G. B.: Über einen Fall von Priapismus bei Leukämie. Monatsh. f. prakt. Dermatol. Bd. 47, Nr. 1. — Delbanco, E.: Priapismus. Dermatol. Ges. Hamburg-Altona u. Nordwestdeutsche dermatol. Vereinigung v. 14. 12. 1924. Ref. Zentralbl. f. Haut- u. Geschlechtskrankh. Bd. 19, S. 15. — DRÈ KOLIAS, G.: Deux appendicitis rares, ayant revêtu l'une le priapisme, et l'autre l'aérophagie orageuse. (Zwei seltene Appendicitisfälle, der eine durch Priapismus, der zweite durch stürmisches Aufstoßen charakterisiert.) Grèce méd. Jg. 26, Nr. 10/11, p. 88 bis 89. Ref. Zentralbl. f. Haut- u. Geschlechtskrankh. Bd. 16, S. 936. — EISENSTÄDTER, M.: Ein Fall von Priapismus bei lienaler Leukämie. Wien. med. Wochenschr. 1907, Nr. 15. — FERRIER und DUJARIER (zit. b. MATRONOLA). Rev. de chirurg. 1907. — FIŠER, L.: Ein seltener Fall von colibacillärer Cavernitis. Dermatol. Klinik Brünn. Dermatol. Wochenschr. Bd. 78, Nr. 26, S. 721—722. Ref. Zentralbl. f. Haut- u. Geschlechtskrankh. Bd. 14, S. 275. — GOBBI, L.: Contributo allo studio dei tumori endoteliali. Policlinico, sez. chirurg. Jg. 29, H. 1 p. 23—44. 1922. Ref. Zentralbl. f. Haut- u. Geschlechtskrankh. Bd. 5, S. 269. — GOEBEL: Über idiopathischen protrahierten Priapismus. Mitt. a. d. Grenzgeb. d. Med. u. Chirurg. Bd. 13. 1904. — HIPMAN (zit. bei WILSON und MAUS): Ann. of surg. 1914. p. 689. — IMBERT: Un nouveau cas de priapisme prolongé rebelle au traitement médical. Lyon méd. Tom. 138, Nr. 46, p. 535. 1926. — KRETSCHMER (zit. bei CONOS, ZACAR und MANOUÉLIAN). Rev. neurol. 1909. p. 1279. — LAEMMLE, K.: Ein Fall von protrahiertem Priapismus. Dtsch. med. Wochenschr. Jg. 51, Nr. 20, S. 827. 1925. — LÖHE: Primäre gummöse Cavernitis. Verh. d. Berl. Dermatol. Ges., Sitzung v. 10. 11. 1925. Ref. Zentralbl. f. Haut- u. Geschlechtskrankh. Bd. 18, S. 826. — MALIS, JULIUS: Zur Kasuistik der Fractura penis. Arch. f. klin. Chir. Bd. 129, H. 3, S. 651—653. Ref. Zentralbl. f. Haut- u. Geschlechtskrankh. Bd. 14, S. 127. — MARTIN, A: Priapismus, Wiedererwachen des Geschlechtstriebes nach CO_2-Einwirkung. Dtsch. Zeitschr. f. d. ges. gerichtl. Med. Bd. 2, H. 6, S. 692—693. Ref. Zentralbl. f. Haut- u. Geschlechtskrankh. Bd. 11, S. 184. — MATRONOLA, G.: Sul un caso di priapismo prolungato. Policlinico sec. chirurg. Jg. 32, H. 2, p. 53—65. 1925. Ref. Zentralbl. f. Haut- u. Geschlechtskrankh. Bd. 18, S. 925. — MOURE, P. et RAYMOND LEIBOVICI: Le priapisme leucémique. Journ. d'urol. Tom. 19, Nr. 2, p. 101—110. 1925. Ref. Zentralbl. f. Haut- u. Geschlechtskrankh. Bd. 17, S. 927. — MÜLLER, C.: Über Priapismus. (Allgemeines Krankenhaus Hamburg-Eppendorf.) Bruns Beitr. z. klin. Chirurg. Bd. 128, H. 3, S. 670—686. Ref. Zentralbl. f. Haut- u. Geschlechtskrankh. Bd. 9, S. 364. — NAEGELI, O.: Blutkrankheiten und Blutdiagnostik. Berlin: Julius Springer 1923. — NIGRISOLI, P.: Sopra un caso di priapismo idiopatico, guarito con trattamento chirurgico. (Über einen Fall von Priapismus idiopathicus.) (Clin. chir. gen. univ. Torino.) Arch. ital. di urol. Vol. 1, H. 2, p. 153—166. Ref. Zentralbl. f. Haut- u. Geschlechtskrankh. Bd. 16, S. 466. — PLAYER, LIONEL P. and ADOLPH A. KUTZMANN: Priapism. With report of one case. (Dep. of urol., univ. of California, med. school, San Francisco.) Urol. a. cut. review. Vol. 27, Nr. 12, p. 752—755. Ref. Zentralbl. f. Haut- u. Geschlechtskrankh. Bd. 12, S. 429. — PORTER, HERDMAN and R. H. JOCELYN SWAN: A case of persistent priapism. (Ein Fall von Dauerpriapismus.) Lancet. Vol. 206, Nr. 14, p. 702. Ref. Zentralbl. f. Haut- u. Geschlechtskrankh. Bd. 14, S. 128. — REDI, RODOLFO: Un cas de fracture, du penis. (Inst. de clin. chir. gén., univ. Sienne.) Journ. d'urol. Tom. 22, Nr. 1, p. 36—44. 1926; ref. Zentralbl. f. Haut- u. Geschlechtskrankh., Bd. 22, S. 453. 1927. — ROKITANSKY: Lehrbuch der pathologischen Anatomie. Bd. 3, S. 407 (zit. bei SCHEUER). — SCHEUER, O.: Über Priapismus. Arch. f. Dermatol. u. Syphilis. Bd. 109, S. 449. — SCHITTENHELM, A.: Handbuch der Krankheiten des Blutes und der blutbildenden Organe. Berlin: Julius Springer 1925. — SMITH, PARKE G. and CH. E. KIELY: Priasm from cord lesion presumably luetic. Americ. journ. of syphilis. Vol. 8, Nr. 4, p. 738—743. 1924. Ref. Zentralbl. f. Haut- u. Geschlechtskrankh. Bd. 16, S. 716. — STEVENS: Zit. bei NAEGELI (vgl. auch SCHITTENHELM). — SULLIVAN, JAMES C.: A case of idiopathic priapism. (Ein Fall von idiopathischem Priapismus.) Bull. of the Buffalo gen. hosp. Vol. 1, Nr. 2, p. 69—70. — TARNOWSKY: Zit. bei SCHEUER. — THEOBALD, G. W.: Priapism complicating myelogenous leukaemia and noted as the first symptom. Lancet. Vol. 203, Nr. 10, p. 505—508. — VALERIO, A.: Ein Fall von Luxation des Penis. (Clin. chir., univ., Rio de Janeiro.) Brazil-med. Vol. 2, Nr. 20, p. 283—285. (Portugiesisch.) Ref. Zentralbl. f. Haut- u. Geschlechtskrankh. Bd. 20, S. 116. — VORSTER: Zur operativen Behandlung des Priapismus. Dtsch. Zeitschr. f. Chirurg. 1888, S. 173. — WILLIAMS, PEARSE: Case of myelogenous leukaemia associated with priapism. Proc. of the roy. soc. of med. Vol. 17, Nr. 10, sect. f. the study of dis. in children, p. 55. — WILDBOLZ, HANS: Lehrbuch der Urologie. Berlin 1924. S. 526 ff. — WILSON, G. and J. P. MAUS: Priapismus. The report of a case of forty-five days' duration, due to a lesion of the conus. Med. journ. a. record. Vol. 122, Nr. 5, p. 251—252. 1925. Ref. Zentralbl. f. Haut- u. Geschlechtskrankh. Bd. 18, S. 925.

Phimose und Paraphimose.

Von

GUSTAV SCHERBER-Wien.

Mit 21 Abbildungen.

A. Phimose.

Der Zustand der Phimose (φιμωσις, die Verengerung) ist durch die Unmöglichkeit, die Vorhaut vollständig über die Eichel zurückziehen zu können, gegeben.

Kann die Vorhaut entweder gar nicht oder nur um ein geringes reponiert werden, so sprechen wir von einer *kompletten Phimose;* ist es möglich, die Vorhaut wenigstens über die vordere Hälfte der Glans zurückzustreifen, so sprechen wir von einer *inkompletten Phimose* oder *Semiphimose.*

Als *Hauptursachen der Phimose* kommen in Betracht 1. narbige Verwachsungen zwischen Glans und Vorhaut, 2. eine die Reposition verhindernde Verengerung der Vorhautsacköffnung, 3. eine ungewöhnliche Dickenzunahme oder Verhärtung der Vorhaut selbst, 4. eine abnormale Vergrößerung der Eichel und 5. die Einlagerung besonders großer Fremdkörper in den Präputialsack.

Die Phimose ist entweder eine angeborene oder eine erworbene.

Die angeborene Phimose.

Zur Erklärung der angeborenen Phimose sei die anatomische Entwicklung des Praeputiums kurz besprochen: Nachdem sich der Penis in der 5. Woche des embryonalen Lebens aus dem Genitalhöcker zu differenzieren begonnen hat, entwickelt sich nach SCHWEIGGER-SEYDEL, V. MIHALKOVICZ, ELISCHER und ENGLISCH im Laufe des 3. Monats das Praeputium in Form eines faltenähnlichen Wulstes, der hinter der Glansanlage entstanden und mit der Eichel stets innig epithelial verbunden, über dieselbe sich vorschiebt und schließlich im 5. Monat des fetalen Lebens die ganze Eichel bedeckt. Kommt es zur Entwicklung eines Defektes im Glansanteil der Urethra, zur Bildung einer Hypospadie, so fehlt an dieser Stelle auch das Praeputium. Die zwischen Vorhaut und Eichel bestehende physiologische, epitheliale Verbindung (BÓKAI) löst sich gewöhnlich im ersten Lebensjahre und ist die Trennung bei den meisten Menschen im dritten Jahre beendet (BÓKAI); manchmal besteht aber die epitheliale Verklebung noch länger, selbst bis zum 13. Lebensjahre, und kann durch stellenweise entzündliche Prozesse an Stelle der epithelialen eine bindegewebige, vascularisierte Verbindung treten, wodurch sich dann aus der sog. *Pseudophimose* eine *echte Phimose* entwickelt. Die Trennung erfolgt durch Degenerationsvorgänge in der verbindenden Epithelschichte, unter Bildung der sog. Epithelperlen (SCHWEIGGER-SEYDEL),

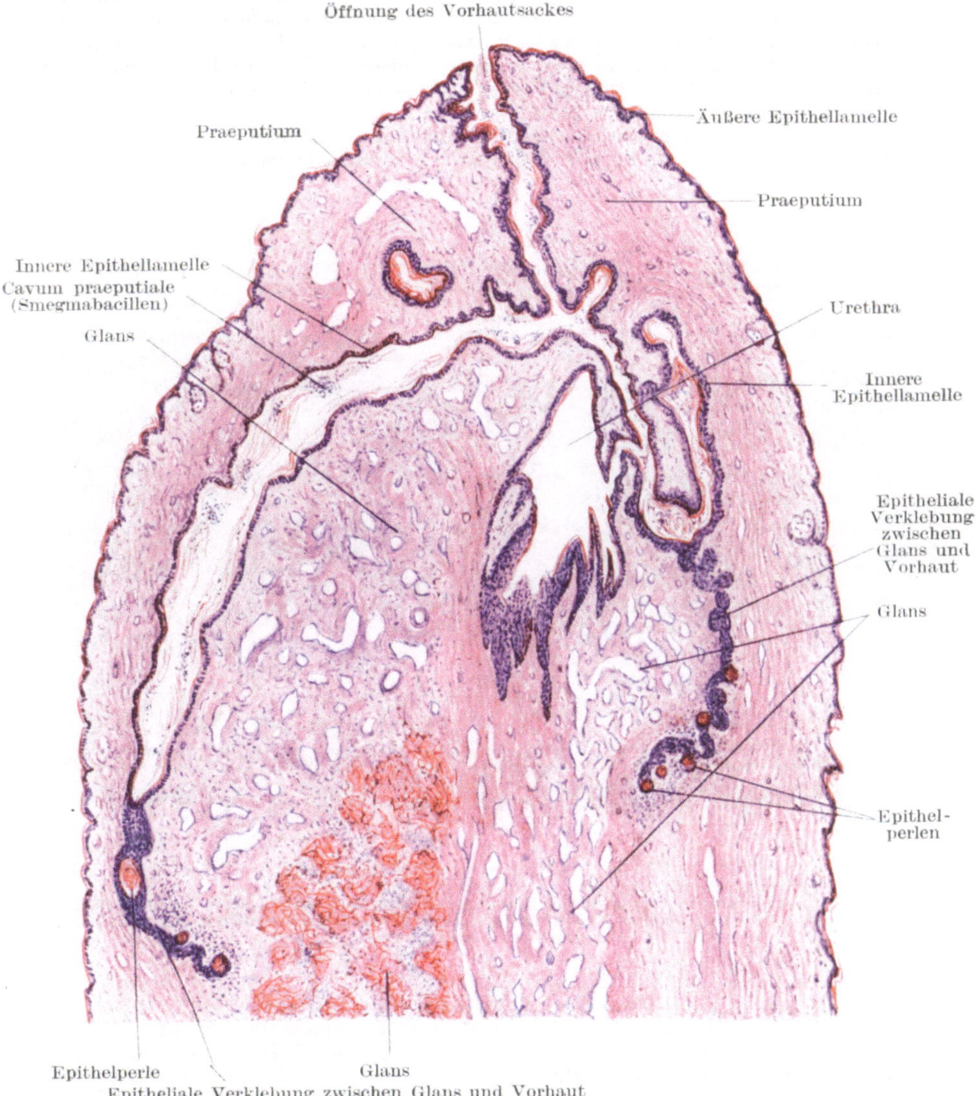

Abb. 1. Durchschnitt durch die pseudophimotische Vorhaut eines 6 Wochen alten Kindes.

zum Teil unter Verflüssigung der Epithelzellen, wodurch dann die Scheidung in Glansepithel und Epithel der inneren Lamelle gegeben ist. Die Trennung der Epithelverbindung zwischen Glans und Praeputium erfolgt von vorne nach rückwärts, doch kann es nach ENGLISCH auch vorkommen, daß die Lösung zuerst in der Kranzfurche erfolgt und auf diese Weise ein beiderseits neben dem Frenulum ausmündender Kanal entsteht. Am besten wird der Vorgang der Lösung der epithelialen Verklebungen zwischen Vorhaut und Eichel durch die beigegebene Abbildung von einem *Durchschnitt durch die pseudophimotische Vorhaut* eines 6 Wochen alten Kindes gegeben (Abb. 1).

Man sieht die in Falten gelegte und in verschiedenen Durchschnitten getroffene Vorhaut, die stellenweise brückenförmige epitheliale Verklebungen aufweist, den Vorhautsack selbst von dem jungen, einerseits die Glans, anderseits die innere Lamelle des Praeputiums überziehenden Plattenepithel ausgekleidet. Das Epithel der Glans geht am Orificium urethrae in das im allgemeinen in noch breiterer Schichte aufgebaute Plattenepithel der Fossa navicularis über. Das Epithel im Vorhautsack befindet sich in den obersten Schichten in einem der Verhornung ähnlichen Zustande und man sieht den Zwischenraum von noch geschichteten, lose zusammenhängenden, fast strukturlosen, lamellösen Epithelschichten ausgefüllt, zwischen denen ein auffallend dichtes Wachstum von ziemlich langen, dünnen,

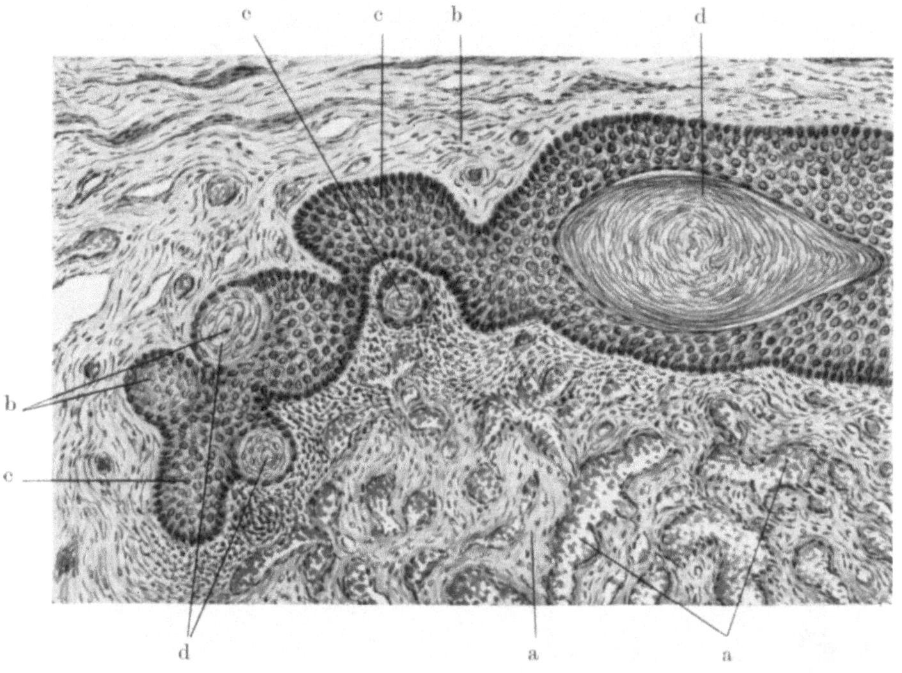

Abb. 2. Epitheliale Verbindung zwischen Glans und Praeputium bei stärkerer Vergrößerung. a Glans, b Praeputium, c epitheliale Verklebung zwischen Glans und Praeputium, d Epithelperlen, e abgeschnürte Epithelperle.

leicht unregelmäßig geformten Bacillen mit geraden oder leicht verjüngten Enden zu konstatieren ist, die nach Morphologie und Färbbarkeit als Smegmabacillen zu erkennen sind. Neben diesen Mikroorganismen finden sich noch Kokkenformen. Zwischen den rückwärtigen Partien von Glans und Vorhaut besteht aber noch eine *solide epitheliale Verklebung* durch ein in seiner Dicke verschieden mächtiges Epithel; beiderseits eine Reihe schön entwickelter zylindrischer Basalzellen (Palisadenzellen SCHWEIGGER-SEYDELS) und dazwischen dichtgefügte, in ihren Grenzen nicht ganz deutlich gesonderte Epithelzellen von rundlicher oder ovaler, teils von kubischer, teils von unregelmäßiger Form. Die Zellkerne sind namentlich in den rückwärtigen Partien wohlerhalten. Hier und da fallen aber schon in den rückwärtigen Teilen der epithelialen Verbindung innerhalb der Zellen Flüssigkeitsansammlungen wie Deformationen der Kerne auf, weiter nach vorne nimmt die *hydropische Quellung* der Zellen, ihre Kernlosigkeit, und die Verschmelzung der Zellgrenzen immer mehr zu und scheint dieser Zustand, der einer fortschreitenden Verflüssigung nahesteht, zum Teil mit zur Trennung der Epithelschichten beizutragen. Anderseits sieht man in den Zellen der zum Teil hydropischen Epithellagen Veränderungen auftreten, die in einer Art Verhornungsprozeß zu bestehen scheinen, in dem es zu Bildung jener als *Epithelperlen* bezeichneten Bildungen kommt, die wachsend, immer weitere Kreise der Zellen in sich einbeziehen und schließlich die Trennung der Epithellagen mitbedingen (Abb. 2). Die Reste dieser Verhornungsperlen liegen nach endgültiger Trennung beider Epithellagen im Vorhautsackraum und machen hier zum Teil die oben geschilderten, geschichteten, strukturlosen Lamellen aus.

Mangelhafte Lösung der Vorhaut von der Glans und Bestehenbleiben mehr oder weniger ausgebreiteter epithelialer Adhäsionen bedingen jenen Zustand, den wir als *Pseudophimose* bezeichnen (F. GLASS). Die mikroskopische Untersuchung zahlreicher, solchen Pseudophimosen entstammender Präparate, ergab, daß die nicht zur Teilung gekommenen weiterhin bestehend bleibenden soliden Epithelstränge auf die Umgebung wie ein Fremdkörper wirken, und eine mehr oder weniger intensive Entzündung des umgebenden Bindegewebes bedingen können.

Bei diesen Vorgängen wird stellenweise das Epithel zerstört und es kommt gelegentlich zu bindegewebiger narbiger Verwachsung zwischen Glans und Vorhaut und damit zum dauernden Zustand der echten Phimose.

Reicht die epitheliale Verklebung sehr weit nach vorne, so hat dies einen Einfluß auf die Bildung der Weite der Präputialöffnung, kommt nun noch eine geringe Entwicklung der inneren Epithelschichte und besonders eine mangelhafte Anlage der zwischen äußerem und innerem Epithel des Praeputiums gelegenen Bindegewebsschichte dazu, so resultiert daraus einerseits ein dünneres Praeputium, anderseits ein enger, dünner, kaum dehnungsfähiger Vorhautrand und damit ist die Grundlage für die *atrophische Phimose* VIDALs verschiedenen Grades gegeben. Ist anderseits die Bildung der epithelialen und bindegewebigen Anteile des Praeputiums eine ungewöhnlich intensive, so kommt es zu einer übermäßigen, manchmal rüsselförmigen Überbildung der Vorhaut; es entsteht dann die sog. *hypertrophische Form der kongenitalen Phimose* (VIDAL, J. NEUMANN), welcher vor allem eine ungewöhnliche Entwicklung des äußeren Blattes der Vorhaut zugrunde liegt. Anzuführen ist hier noch, daß durch eine angeborene zu kurze Anlage des Frenulums die wenn auch nicht direkte Unmöglichkeit, so doch eine gewisse Schwierigkeit der völligen Reposition der Vorhaut gegeben sein kann, welcher Zustand sich namentlich bei Erektionen schmerzhaft fühlbar macht.

Vor allem liegt in dieser eben geschilderten, anatomischen Anlage des Praeputiums der Grund für die Entwicklung der atrophischen und hypertrophischen Phimose. Aber während der Lösung der epithelialen Verklebung zwischen Glans und Praeputium kommt es infolge des Lösungsprozesses an und für sich und infolge der Vulnerabilität der eben freigelegten Gewebsflächen zu ganz eigentümlichen Reizzuständen, die sich klinisch in einer leichten Schwellung und Rötung der Vorhaut, besonders des Margo und einer geringen schleimig-eitrigen Sekretion aus dem Vorhautsack, in einer *sog. Balanitis kleiner Knaben* dokumentieren können. Daß bei dieser eigentümlichen Form der Balanitis neben diesen mechanisch-anatomischen Veränderungen auch der Einfluß gerade auf diesem Boden sich abnorm vermehrender Mikroorganismen eine Rolle spielt, ist ohne Frage. Bei längerer Dauer dieses entzündlichen Zustandes kann dadurch eine gewisse Rigidität und Herabsetzung der Dehnungsfähigkeit des Margo resultieren, ein Moment, das die Disposition zur Phimose zu erhöhen imstande ist. C. KAUFMANN, BÓKAI, EMMERT und DIEFFENBACH nehmen unter Anführung dieser Beobachtungen den angegebenen Kausalnexus an.

Die Anatomie der Vorhaut und der Eichel. Die Kenntnis der *anatomischen Verhältnisse der Vorhaut* ist für die Pathologie der Phimose und Paraphimose von Wichtigkeit, sie gibt vielfach Erklärungen für bestimmte klinische Verhältnisse und schafft zum Teil die Basis für die Indikationsstellung und Durchführung der blutigen und unblutigen therapeutischen Eingriffe.

Der Vergleich zahlreicher mikroskopischer Schnittpräparate der Vorhaut von Menschen zwischen dem 16. und 25. Jahre zeigte uns vor allem die deutliche Trennung der Vorhaut in ihre beiden Blätter, die nur durch ein lockeres, zum Teil weitmaschiges, zum Teil zerfasertes Bindegewebe streckenweise lose zusammengehalten werden, streckenweise durch mechanische Einflüsse völlig getrennt erscheinen. Bei dem *äußeren Blatt,* dem *Hautblatt,* das durch seine tiefe unregelmäßige Fältelung auffällt, während das Epithel des inneren Blattes einen mehr gestreckten Verlauf nimmt, folgt der verhornten Epithelschichte eine verschieden breite Körnerschichte, unter der sich ein im allgemeinen deutlich, an einzelnen Stellen und bei manchen Menschen besonders intensiv pigmentiertes Stratum Malpighii hinzieht. Weiters sind die Epithelzapfen beim äußeren Blatt unregelmäßiger gestaltet und gewöhnlich breiter und länger wie in der inneren Lamelle. Das im allgemeinen in schmaler Schichte angeordnete, subpapilläre Bindegewebe fällt durch seinen lockeren, zum Teil netzförmigen, zum Teil mehr streifenförmigen Bau auf und man sieht, daß letztere Faserzüge sich stellenweise aus der tieferen dichten Bindegewebslage loslösen und in die Papillen aufsteigen. Die nun folgende tiefere Bindegewebsschichte imponiert durch die dichte Fügung der im allgemeinen longitudinal verlaufenden, eng beisammen liegenden Faserbündel und darunter folgte eine ebenfalls breite Schichte, deren einzelnen Faserbündel, an und für sich dicht gefügt, bereits eine merkliche Tendenz zur Zerfaserung und Trennung zeigen.

Ein weiteres auffallendes Moment ist, daß in dieser Partie zwischen den Längsfaserzügen bei verschiedenen Menschen verschieden reichlich, quer getroffene, also *ringförmig um den Penis verlaufende Bindegewebsbündel* in verschiedener Mächtigkeit und Reichlichkeit anzutreffen sind. Dieser Schichte folgt nun die eigentümlich gebaute *Mittelschichte,* welche den Übergang zur Lamina interna bildet; diese Mittelschichte ist bei verschiedenen Menschen verschieden stark entwickelt und man kann gelegentlich beobachten, daß dieselbe nur andeutungsweise ausgebildet ist. Sie besteht zum Teil aus längs-, zum Teil aus querverlaufenden dichteren Faserzügen, also auch aus Ringfasern; diese dichteren Faserzüge werden durch ein auffallend lockeres, zerreißliches Netzwerk von zartem Bindegewebe zusammengehalten, in dem man schon auf geringen mechanischen Einfluß hin entstandene, verschieden große Lücken und Trennungen nachweisen kann. Was die *Gefäßverteilung* anbelangt, so findet sich an der unteren Grenze der subpapillären Schichte ein Gefäßnetz, dessen Röhren meist longitudinal verlaufen und aus denen die Papillargefäße aufsteigen. Zwischen den tieferen dichten Bindegewebslagen finden sich ziemlich zahlreiche, verschieden große Gefäße in verschiedenen Ebenen eingelagert. Auffallend sind die großen Gefäße und Nerven in der lockeren Zwischenschichte. Besonders bemerkenswert ist der ungemeine Reichtum der Hautschichte an *elastischem Gewebe,* von welchem man unmittelbar unter dem Epithel ein dichtes Netz antrifft, dem nach einer kurzen Strecke mäßiger Verringerung, in den tieferen Schichten des subpapillären Anteils und in den darunterliegenden dichten Bindegewebslagen ein enorm dichtes elastisches Fasernetz folgt. Was den *Zellreichtum* anbelangt, so ist er in der subpapillären Schichte ziemlich groß, und zwar finden sich neben Bindegewebskernen verschieden reichlich Rund-, Plasma- und Mastzellen. In den tieferen Bindegewebslagen überwiegen stark die länglichen Bindegewebskerne.

Die *innere Lamelle* zeigt ein im ganzen schmäleres Epithel, kleinere Zapfen, nach einer oberen, schmalen, lockeren Schichte ein auffallend dichtgefügtes, subpapilläres Bindegewebe, das in die Papillen aufsteigende Gefäßchen und hier in den Papillen wie in dem schmalen subepithelialen Bindegewebsstreifen auffallend *große und zahlreiche subepitheliale Saft- und Lymphspalten* aufweist. Darunter folgt eine breitere Schichte eines dichten, in breiten Lamellen angeordneten Bindegewebes, das weiter nach unten auch Tendenz zur Auffaserung zeigt und hier von verschieden reichlichen, quergetroffenen also *ringförmig verlaufenden Bindegewebsbündeln* durchsetzt ist. Die Anordnung und Reichlichkeit der *Gefäße* und der *Zellformen* ist ungefähr dieselbe wie im äußeren Blatt. Der *Gehalt an elastischen Fasern* ist im inneren Blatt in der subpapillären Schichte von rückwärts nach vorne an Reichlichkeit zunehmend, in den tieferen Lagen findet sich ein sehr reiches elastisches Fasernetz. Auffallend ist der *Reichtum beider Blätter an Nerven* im lockeren Zwischengewebe und in den tieferen Lagen des Bindegewebes, die bis zur Papillenspitze ihre Ausläufer senden. Im allgemeinen macht das innere Blatt nach seinem dichteren bindegewebigen Aufbau einen derberen Eindruck, der noch durch ein gewisses Zurücktreten der elastischen Elemente ergänzt wird. Am freien Präputialrand läuft jedes Blatt in einen sich vorwölbenden Vorsprung aus, dazwischen verläuft eine seichtere oder tiefere Einkerbung. Gegen den Randteil der Vorhaut ist vor allem in die hier auslaufende Mittelschichte wie in die tieferen longitudinalen Bindegewebslagen beider Präputialblätter, besonders aber des Hautblattes, dadurch im ganzen mehr dorsal situiert, ein bei verschiedenen Menschen verschieden intensiv ausgebildetes Ringfasersystem eingelagert, das die auffallend verstärkte Fortsetzung und den Abschluß des gesamten in die mittleren Gewebslagen eingelagerten bindegewebigen Ringfasersystems darstellt. Dieses sog. *dorsale Faserbündel* (S. EHRMANN) erscheint am deutlichsten auf Sagittalschnitten durch die dorsale Medianebene des Praeputiums als ein zumeist im Querschnitt getroffenes System verschieden zahlreicher und verschieden großer, mehr oder weniger dicht beisammenliegender Bindegewebsfaserbündel, die zentral an das allgemeine in den Mittelschichten des Praeputiums gelegene bindegewebige bedeutend schwächere Ringfasersystem Anschluß finden, im übrigen aber von den longitudinalen oder netzförmigen, mehr lockeren Bindegewebszügen beider Vorhautblätter umgrenzt sind (Abb. 3). Dieses dorsale Faserbündel löst sich dann nach beiden Seiten in ein System nach abwärts ziehender und dabei etwas divergierender Faserzüge auf, die klinisch besonders deutlich bei Entwicklung einer Paraphimosis externa in Form der den sog. Frenularwulst

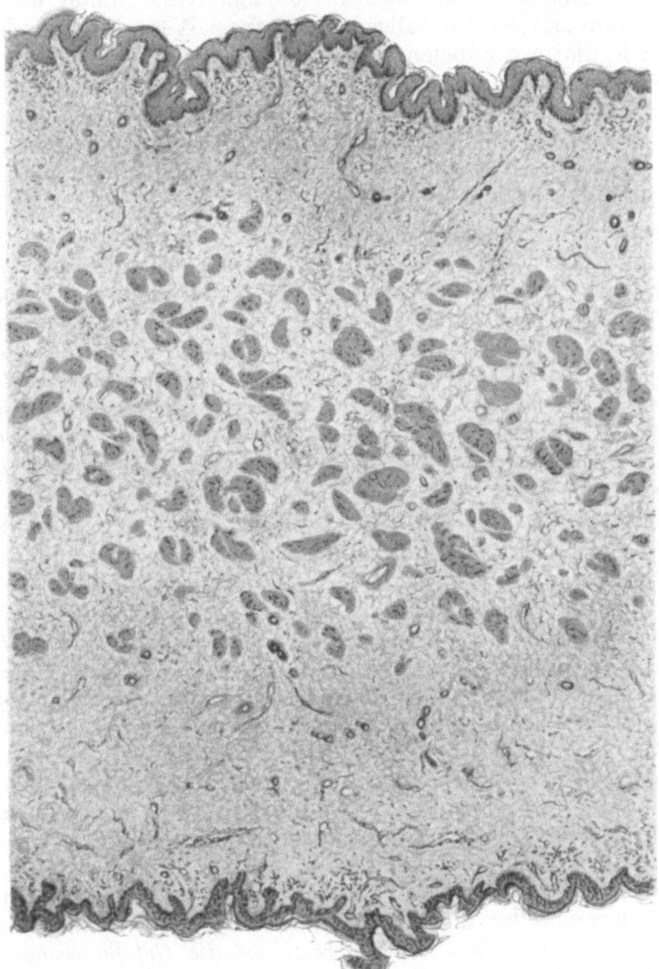

Abb. 3. Durchschnitt durch das besonders entwickelte dorsale Faserbündel (21 jähriger Mann).

einkerbenden Faserzüge sichtbar werden. Bei an und für sich enger Anlage des Margo praeputii kommt die einschnürende Wirkung dieses Faserbündels, gar bei evtl. besonders starker Entwicklung desselben, beim Zurückziehen der Vorhaut, namentlich bei pathologischen, das Normale stark übertreffenden, Dicken- resp. Größenverhältnissen von Praeputium und Glans, ganz besonders zur Geltung. Wir werden daher bei Besprechung der verschiedenen Paraphimosenformen auf dieses Faserbündel noch verschiedentlich zurückkommen.

Zu erwähnen ist noch das im äußeren Blatt des Praeputiums bei verschiedenen Menschen verschieden reichliche Vorhandensein von *Talg- und Schweißdrüsen.* Im inneren Blatt finden sich vor allem verschieden reichlich und verschieden große Epitheleinstülpungen, die zumeist Smegma enthalten. Von *echten Drüsen* finden sich gelegentlich vereinzelte Talgdrüsen; über ihr Vorhandensein, Zahl und Lokalisierung wird noch gesprochen werden. Schleimdrüsen finden sich aber weder auf der Glans noch im inneren Vorhautblatt und daher ist es *nicht angebracht*, das innere Blatt als ein Schleimhautblatt zu bezeichnen.

Die Untersuchung zahlreicher Präputien in den verschiedenen Lebensstadien ergab mit zunehmendem Alter eine zunehmende Fältelung der Haut und im allgemeinen eine gesteigerte Pigmentvermehrung. Bei jugendlichen Individuen ist ein größerer Reichtum an Zellen, besonders an Plasmazellen, im Bindegewebe festzustellen. Mit fortschreitendem Alter nimmt die Dicke der tieferen Bindegewebslagen im allgemeinen zu. Was die Zwischenschichte zwischen beiden Blättern anbelangt, so ist ihre Ausbildung bei verschiedenen Menschen verschieden und wo sie fast fehlt, ist die Verschieblichkeit der beiden Blätter gegeneinander sicher eine geringe. Das elastische Fasernetz, schon im ersten Lebensjahre sehr reichlich entwickelt, nimmt in den folgenden Jahren an Stärke der Fasern und Reichlichkeit der Ausbildung weiterhin zu und verhält sich bis ins höchste Lebensalter intakt.

Der anatomische Aufbau der Vorhaut ergibt zusammengefaßt: eine auffallende Dehnungsfähigkeit und Verziehbarkeit des äußeren Blattes, die dichtere und weniger elastische Struktur des inneren Blattes erklärt dessen größere Widerstandsfähigkeit gegen Dehnungen und leichtere Tendenz, bei abnormaler Lage einschnürend zu wirken; die auffallend reichliche Ausbildung des Lymphgefäßsystems knapp unter dem Epithel der inneren Lamelle macht die enorm leichte Schwellungsfähigkeit dieser obersten Schichte verständlich und das Mißverhältnis dieses letzteren Zustandes zur derben Beschaffenheit der darunterliegenden Bindegewebsschichte macht die rasche Entwicklungsfähigkeit einer Phimose, aber auch einer Paraphimosis externa begreiflich.

Die bei verschiedenen Menschen verschieden weite Anlage der Präputialöffnung, die verschiedene Größe des sog. Präputialringes kommt natürlich bei der Entwicklung einer Phimose und auch Paraphimose vor allem wesentlich in Betracht. Aber dazu kommt noch als ungemein wichtiges Moment die verschieden reichliche Ausbildung des geschilderten Ringfasersystems, das eigentlich das ganze Praeputium durchsetzt und das namentlich im Limbusanteil, im geschilderten dorsalen Faserbündel, das stets deutlich entwickelt, bei manchen Menschen eine besondere Ausbildung erreicht. Die verschieden mächtige Entwicklung dieses ganzen Ringfasersystems erklärt bei Eintritt pathologischer Verhältnisse das verschieden leichte und rasche Eintreten von umschnürenden Hemmungen, wie sie sich bei der Phimose, aber namentlich bei der Paraphimose, in verschiedenen Graden geltend machen. Die lockere, leicht zerreißliche Zwischenschichte erklärt die weite Verschieblichkeitsgrenze der beiden Blätter gegeneinander und die darauf basierte Möglichkeit verschiedener plastischer Operationen. Das mehrfache, in verschiedenen Schichten gelagerte und untereinander verbundene Gefäßnetz, wie die Ausbildung des Lymphgefäßsystems und nicht zuletzt der Reichtum an die Gefäße mitbeeinflussenden Nerven, macht zur Genüge die Möglichkeit der raschen Ödematisierung und entzündlichen Infiltrationen des Praeputiums verständlich.

Anschließend an die *Histologie der Vorhaut* sei gestattet, auch den *anatomischen Aufbau der Glans* zu besprechen und damit das gesamte mikroskopische Bild der den Vorhautsack bildenden Teile, das für das Verständnis der Klinik und Therapie des eben besprochenen Themas aber auch der Paraphimose wie der balanitischen Prozesse wesentlich ist, in zusammenfassender Weise darzustellen.

Auf einem Durchschnitt durch die Glans sieht man, worauf schon E. FINGER besonders hingewiesen, daß das *eigentliche Schwellgewebe*, das mit dem Corpus cavernosum urethrae zusammenhängt, von einer in ihrer Dicke bei verschiedenen Menschen wechselnden, $^1/_2$ *bis* $1^1/_2$ *mm breiten Bindegewebslage* eingescheidet ist, die nach außen von dem überkleidenden Plattenepithel bedeckt ist, das im allgemeinen einen hier breiteren Aufbau zeigt als das der

Lamina interna praeputii. In diese umkleidende Bindegewebsschichte gehen einerseits breite und dichtgefügte Bindegewebszüge von der Tunica albuginea der Corpora cavernosa penis, anderseits aus dem Schwellkörper der Eichel aufsteigende Bindegewebsbündel ein. In ihren tieferen Lagen dichtgefügt, dabei von wechselnder Breite, geht die genannte Bindegewebsschichte in ein im ganzen schmales, zartes feinfaseriges Stratum papillare über. In VAN GIESON-Präparaten erscheint das subepitheliale Bindegewebe in verschieden intensivem roten Farbenton, während die ungemein dichten tieferen, eine förmliche Faserhaut bildenden Schichten, wie teilweise Züge im Schwellgewebe, mehr oder weniger intensiv gelb gefärbt erscheinen. Der *Zellreichtum* der subepithelialen Bindegewebsschicht wie des Bindegewebes des Schwellkörpers der Glans ist im allgemeinen wechselnd, bei jüngeren Individuen gegenüber älteren ein auffallend gesteigerter; neben stellenweise vermehrten Bindegewebskernen finden sich verschieden reichlich Rundzellen und außer diesen in jedem Alter, besonders aber reichlich bei Kindern Plasmazellen mit der typischen Radspeichenform der Kerne. Ferner finden sich nach E. FINGER im subepithelialen Bindegewebe der Glans makroskopisch kaum stecknadelkopfgroße Gebilde, die sich, im Stratum papillare gelegen, als *Anhäufungen lymphatischen Gewebes* erweisen, das, dicht von Capillaren umschlossen und durchsetzt, zahlreiche von einfacher Epithellage ausgekleidete Lymphgefäße aufweist. Auf Grund mehrfacher Befunde kann die angeführte Beobachtung von uns bestätigt werden und fanden wir die geschilderten Bildungen bei manchen Menschen besonders reichlich in der Frenulargegend, um die großen TYSONIschen Krypten situiert.

GUMPERT hat diese Bildungen, durch ihre leicht gelbliche Farbe sich dem freien Auge bemerkbar machend und gelegentlich perlschnurartig angeordnet, namentlich bei Kindern beobachtet. Die ganze Bindegewebsschichte zwischen Schwellkörper und Epithel ist ziemlich reich an *Gefäßen* und besonders an *Nerven*. Im Stratum papillare finden sich auffallend viele und bei verschiedenen Menschen verschieden weite *Lymphräume*. Das *elastische Gewebe* ist in den tieferen Lagen des Bindegewebes auffallend reichlich vorhanden und dicht gefügt und mit dem des Schwellgewebes zusammenhängend, im Stratum papillare dagegen findet sich im allgemeinen nur ein zartes, wenig dichtes Netzwerk davon, obwohl wiederum bei einzelnen Menschen das enggefügte, auffallend reichliche elastische Netzwerk der tieferen Schichte sich gleichmäßig dicht bis unter das Epithel erstreckt und hier einen abschließenden, auffallenden intensiv dichten Faserzug bildet.

Das Epithel, im rückwärtigen Teil der Glans von größerer Breite, nimmt nach einer Verschmälerung im mittleren Abschnitt nach vorne wieder an Dicke zu und mit der Epithelbreite im allgemeinen wechselt die Zahl, Länge und Breite der Epithelzapfen. Dementsprechend sind die Papillen im allgemeinen an der Corona glandis höher und schmäler, nicht selten zottenförmig und, indem das Epithel jede einzelne Papille für sich überzieht, ohne daß die Zwischenräume von Retezellen ausgefüllt werden, noch mehr ausgeprägt. Die bei manchen Menschen besonders hohen kegelförmigen Papillen im Sulcus coronarius und auf der Corona glandis sind zum Teil anatomisch nicht nur durch die hier längeren und schmäleren Papillen an und für sich erklärt, sondern man sieht, eine Beobachtung, die auch DELBANCO macht und abbildet, gelegentlich die Papillen von einem Epithel bedeckt, das nach unten wenige kurze Zapfen zeigt und der Höhe der Papillen entsprechend, spitzkegelig aufgebaut ist. Das Epithel zeigt besonders an den oben erwähnten spitzkegeligen Bildungen über einzelnen Papillen größere Mächtigkeit und darüber liegt eine im allgemeinen mäßig dicke Hornschichte, welche nur an der Corona und in der Frenulargegend in beträchtlich dickerer Auflagerung und hier in besonders lebhafter Abschilferung erscheint. Im mittleren Teile der Glans sind die Papillen niedrig und von verschiedener Breite, um gegen die Spitze der Glans besonders an der unteren Fläche wieder länger und schmäler zu werden. Doch findet man in manchen Fällen Bilder, wo die Papillen auch an der Corona glandis völlig verstrichen erscheinen und von einem verschmälerten Epithel bedeckt sind.

Die mikroskopisch eben geschilderten, an den genannten Lokalisationen sich zuweilen besonders reichlich und wohlausgebildet findenden grauweißen bis graurötlichen Papillen sind nach BUSCHKE und GUMPERT in ungefähr 20% der darauf untersuchten Fälle in besonders auffallender Zahl und Größe feststellbar. Die Autoren fassen die geschilderten Gebilde als Faltungen des Bindegewebes mit normalem Epithel gedeckt auf und bezeichnen sie als eine Art Haftorgan, dazu bestimmt, den Reibungswiderstand zu erhöhen. Analoge Bildungen finden sich beim weiblichen Geschlecht an der Innenfläche der kleinen Labien, an der sog. HARTschen Leiste lokalisiert.

Bei verschiedenen Menschen in verschiedener Reichlichkeit, doch besonders an der Corona glandis, im Sulcus und an der Unterfläche der Glans zeigt das Epithel verschieden tiefe und verschieden breite Einstülpungen, die oft nur napfförmig, sehr oft aber drüsenförmig tief und weit ausgezogen erscheinen, manchmal von Epidermisschollen vollständig ausgefüllt, in ihrer Wand jedoch nur vom Epithel, keineswegs vom Drüsenparenchym gebildet werden. Diese Follikelbildungen werden als TYSON*ische Drüsen* bezeichnet; manche Autoren reservieren aber diesen Namen nur für die zwei großen Epithelkrypten, welche zuweilen in die neben dem Frenulum sitzenden Vertiefungen einmünden. Es bleibt nur nochmals, kurz zusammengefaßt, die Erörterung der Frage, ob sich im Vorhautsack echte Drüsen finden, welche Frage durch vielfache Untersuchungen im positiven Sinne gelöst wurde. SCHWEIGGER-SEIDEL, EBERTH-MÜLLER, DELBANCO, SAALFELD, TÉSTUT, KÖLLIKER, HEUSS, ROSSIÉRES, WALDEYER, STIEDA, KEITH und SHILITOE haben das Vorhandensein von Talgdrüsen im Vorhautsack mikroskopisch sichergestellt. EBERTH hebt auf Grund eingehender Untersuchungen MÜLLERs hervor, daß sich echte Talgdrüsen am Praeputium in geringer Zahl innerhalb einer schmalen, 1—2 mm breiten Zone am inneren Blatt, nahe der Übergangsstelle des inneren in das äußere Blatt finden.

TANDLER und DÖMENY haben sich mit dem Studium des Nachweises der Talgdrüsen im Vorderhautsack in eingehender Weise beschäftigt und sind nach Untersuchung von Schnittserien zu dem Schlusse gekommen, daß echte Talgdrüsen spärlich auf der Glans, reichlicher am Innenblatt des Praeputiums vorkommen, daß sie an Zahl und Größe außerordentlich variieren, morphologisch als *irreguläre Talgdrüsen* aufzufassen sind. PASCHKIS fand bei kleinen Kindern freie Talgdrüsen am inneren Blatt, und konnte feststellen, daß sich Talgdrüsen noch im späteren Alter, aber nur aus schon vorhandenen Anlagen entwickeln können.

Wir konnten bei der Durchsicht sehr vieler Schnitte des Vorhautsackes aus allen Lebensaltern, besonders im jüngeren Mannesalter, vereinzelte Talgdrüsen an verschiedenen Stellen der vorderen Hälfte des Praeputiums, besonders aber an der von MÜLLER-EBERTH angegebenen Lokalisation feststellen.

Die Anatomie der Glans lehrt vor allem, daß bei der geringen Ausbildung der Talgdrüsen das Smegma in der Hauptsache ein Bildungsprodukt des Epithels sein muß. Die Zahl, namentlich aber die Größe der Epithelkrypten ermöglichen manchen Mikroorganismen eine leichtere Haftung, Vermehrung und Eindringen in die Tiefe des Gewebes. Die derben Faserzüge des den Schwellkörper umkleidenden Bindegewebes vermögen manche Infektionen, so z. B. den DUCREY*schen Bacillus bei seinem Vordringen zu hemmen, können aber das aggressive Virus der Balanitis gangraenosa nicht aufhalten und eine Arrosion der Gefäße des Schwellkörpers und heftige Blutungen nicht verhindern. Der Zusammenhang der perikavernösen Bindegewebsschichte der Glans mit der Tunica albuginea der Corpora cavernosa penis erklärt die Möglichkeit des Eindringens des Virus der Balanitis gangraenosa in das Bindegewebe unter die Penishaut, und von hier eventuell in das Bindegewebe zwischen die Schwellkörper des Penis selbst und damit das Fortschreiten der Gangrän auf das Glied. Anderseits kann der foudroyante Prozeß einer Balanitis gangraenosa nach Zerstörung des vorderen oder unteren Teiles der Glans, besonders von der ventralen Seite her, verhältnismäßig leicht in das lockere, zwischen die vorderen Enden der drei Schwellkörper des Gliedes eingelagerten Bindegewebes gelangen und von hier aus zwischen den Schwellkörpern in der Tiefe auf das Glied weiterschreiten. Das Schwellgewebe der Eichel und der Reichtum dieses wie des umkleidenden Bindegewebes an elastischen Fasern macht die hohe Kompressibilität der Glans verständlich und ermöglicht diese Eigenschaft mit die Reduktion und Reposition einer Paraphimose.*

Die Klinik der angeborenen Phimose. Nach VIDAL und J. NEUMANN unterscheidet man eine *atrophische und eine hypertrophische Form der kongenitalen Phimose.* Bei der atrophischen Form ist die Vorhaut im ganzen verdünnt, entweder über der Glans frei verschieblich oder durch Adhäsionen mehr oder weniger fixiert. Der Randteil der Vorhaut ist besonders verdünnt und macht manchmal einen leicht narbig-atrophischen, ja zuweilen einen fast membranösen Eindruck. Die Größe der Öffnung der Vorhaut und die Elastizität des Randes bedingen den verschiedenen Grad der Zurückziehbarkeit, manchmal aber ist die Öffnung des Vorhautsackes so eng, daß kaum das Orificium urethrae sichtbar gemacht werden kann. In diesen Fällen staut sich der Urin gelegentlich im Vorhautsack, derselbe wird bis zur Größe eines Hühnereies gefüllt (C. KAUFMANN), der Urin tropft dann nachträglich langsam ab. Ein ähnlicher Zustand kann sich bei exzentrischer Lage des Orificium praeputii entwickeln. Von dieser durch die Verengerung des Orificium praeputii bedingten Aufblähungsfähigkeit der Vorhaut leitet E. ALBERT den Namen Phimosis, ab, da die Bezeichnung Phimosis in den Begriff der Verengerung die dadurch bedingte, dahinter gelegene Blähung einschließt. Die Stauung des Urins, die Zersetzung des schwer zu entfernenden Smegmas, eine durch mechanische Momente bedingte Setzung von Fissuren und sekundäre Infektion derselben, führt zu chronischer Infiltration und narbiger Schrumpfung des Praeputiums, ja manchmal zu sekundären narbigen Verwachsungen zwischen Eichel und Vorhaut und damit zu einer weiteren Steigerung des pathologischen Zustandes. Bei der hypertrophischen Form der kongenitalen Phimose bildet die überlange und abnorm dicke Vorhaut einen rüsselförmigen, geraden oder verschieden gebogenen Fortsatz, der einen verschieden langen Kanal umschließt, welcher in seinem distalen Teil von dem stärker hypertrophischen, äußeren Blatt der Vorhaut gebildet wird.

Die erworbene Phimose.

Die Entwicklung einer Phimose kann bei völlig normaler Anlage der Vorhaut durch folgende Umstände bedingt sein: 1. *Durch rein mechanische Momente, wie die Einlagerung von raumbehindernden Gebilden (Präputialsteinen) oder die Entwicklung von Papillomen und Carcinomen auf Glans oder Vorhaut.*

Bezüglich der *Präputialsteine* sei vor allem hier auf die älteren Beobachtungen von LEWIN, DEMARQUAY, SABATIER, VELPEAU, BINNEAU, COCKBURN, FOSTER, GÜNTHER, NITSCHE, SINGER, NEUHOLD und ZAHN verwiesen. Nach ZAHN entstehen die Präputialsteine 1. durch Kalkimprägnation des Vorhautsekrets vom stagnierenden Harn aus und 2. als wirkliche Harnsteine, aus dem im Vorhautsack stagnierenden Harn.

Die ersteren Formen bestehen aus Epithelien, Cholesterin und Kalk mit großen Mengen abgestorbener Bakterien. Die zweite Form besteht in der Hauptsache aus harnsauren Alkalien, phosphorsaurem Kalk und phosphorsaurer Ammoniak-Magnesia. Schließlich ist noch anzuführen, daß aus der Blase kommende Harnsteine in einem zufällig verengten Vorhautsack stecken bleiben und sich hier weiter vergrößern können. Aus der neueren Literatur sei die Beobachtung SCHÄFFERS angeführt. Dieser Autor beschreibt die Bildung von Präputialsteinen, zusammengesetzt aus eingedicktem, verhärtetem, mit Urinsalzen durchsetztem Smegma, im Gewicht von 11,1 g. Durch den Druck der Steine war es zur Konsumption des inneren Blattes, das nur mehr in narbigen Strängen erhalten war und zu Geschwürs- und Narbenbildung der Eichel gekommen. Die langsame Entwicklung des Zustandes, die ungewöhnliche Härte der Einlagerungen werden die Diagnose auch ohne Freilegung des Vorhautsackes ermöglichen. Natürlich sind derartige chronische Prozesse von balanitischen Erscheinungen, evtl. von Lymphangoitis penis und chronischen Drüsenschwellungen in den Leisten begleitet. *Spitze Kondylome* im Vorhautsack können durch ihre Größe wie durch den begleitenden balanitischen Prozeß eine Phimose bedingen. Übergroße spitze Kondylome vermögen an den Stellen des stärksten Drucks auf die Vorhaut diese zur Nekrose zu bringen und durch dieselbe nach außen zu wachsen, Fensterung; GAETHER, Fälle von SCHERBER, siehe Abb. 4. Die Diagnose ist bei spitzen Warzen fast stets dadurch möglich, daß auch bei geringer Dehnungsfähigkeit der Vorhaut kleine spitze Warzen am Rande oder in den vorderen Abschnitten des inneren Blattes sichtbar gemacht werden können. Das übelriechende, rahmige, gelbgraue Sekret enthält neben dem Virus des Smegmas nicht selten ungemein viele Spirochätenformen und dabei besonders die zarten Übergangsformen DREYERS. Die *Carcinome* entwickeln sich zumeist im Sulcus coronarius, an der Übergangsstelle von Glans und Praeputium, häufig auf

Basis luetisch-leukoplakischer Prozesse oder auf Grund chronischer Balanitiden (Diabetes), nicht selten gehen ihrer Bildung chronisch-phimotische Zustände voraus und sind sie diagnostisch durch die rasche Entwicklung einer Phimose oder die jähe Verschlechterung des schon bestandenen pathologischen Zustandes, durch den fühlbaren Sitz der Verhärtung in den proximalen Anteilen der Eichel und das Auftreten namentlich bei älteren Menschen gekennzeichnet. Im begleitenden balanitischen Sekret findet sich eine reiche Bakterienflora, darunter zumeist besonders reichlich verschiedene Spirochätenformen, bei bestehendem Diabetes evtl. auch verschiedene Faden- oder Hefepilze.

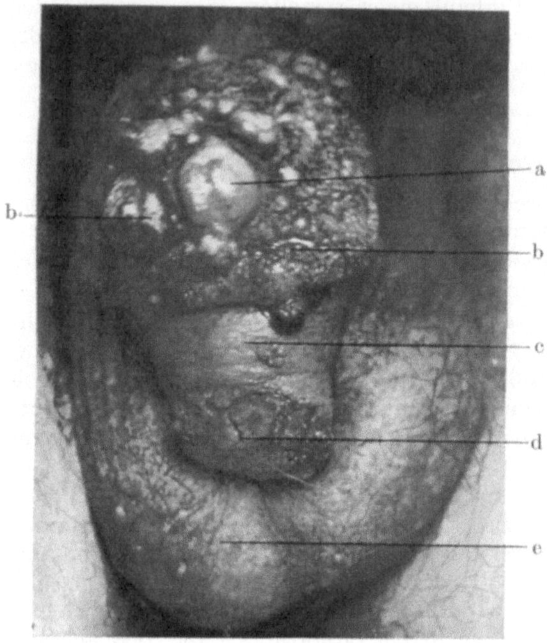

Abb. 4. Fensterung der Vorhaut und Durchbruch der Glans durch den rückwärtigen Teil des Praeputiums nach Zerstörung desselben durch eine durch Druck und Balanitis bedingte Nekrose des Präputialgewebes.
a Glans, in Massen spitzer Kondylome eingebettet, b mächtige Kondylommassen der Innenfläche des Praeputiums und dem Sulcus coronarius glandis aufsitzend, c erhaltener vorderer Teil der Vorhaut, d Orificium praeputii, von spitzen Kondylomen umwuchert, e Scrotum.

2. *Durch entzündliche Prozesse im Vorhautsack, die mit Ödem und Infiltration, Dickenzunahme und Elastizitätsverlust der Vorhaut einhergehen.* Die auf diese Weise zustande kommende Phimose kann in ihrem klinischen Bilde zweifach different sein: entweder es schwillt die ganze Vorhaut an und inneres und äußeres Blatt des Praeputiums werden in ziemlich gleich intensiver Weise vom entzündlichen Prozeß betroffen (Abb. 5) oder die Entzündung und ihre Folgen lokalisieren sich vornehmlich auf das innere Blatt, das, anschwellend, direkt nach außen prolabiert, während der Präputialrand vermöge seiner zirkulären und semizirkulären Bindegewebsbündel proximal von dem ödematösen prolabierten Blatt einen einschnürenden Ring bildet. ROSER nennt diese letztere Form *rein entzündliche Phimose*, LAGNEAU *indolente Phimose* (Abb. 6). Beide Formen der Phimose kommen vor allem durch balanitische Prozesse zur Entwicklung, während aber die diabetische Balanitis wie die erosiv-gangränösen Balanitiden fast stets zu einer Schwellung der ganzen Vorhaut führen, kann auch gelegentlich eine akute Gonorrhöe, wie im Vorhautsack lokalisierte Ulcera mollia oder intensive Herpesausbrüche durch ein akutes die ganze Vorhaut durchsetzendes Ödem und entzündliche Infiltrationen in jäher Entwicklung zu einer entzündlichen kompletten Phimose führen. Die zweite oben geschilderte Form der Phimose, die rein entzündliche oder indolente Phimose, kommt besonders bei entzündlichen Prozessen im Vorhautsack, die namentlich zur umschriebenen Schwellung des inneren Blattes der Vorhaut führen, zustande, so vor allem bei superfiziellen Balanitiden, bei Balanitis vulgaris, besonders häufig bei der akuten Gonorrhöe, sowie bei mechanischen oder chemischen Reizungen der inneren Lamelle der Vorhaut.

Die *gonorrhoische Phimose* wird durch Untersuchung des Sekretes und Feststellung des Gonokokkenbefundes, *die Phimose bei weichen Geschwüren* durch die Feststellung der auch bei Sitz des Muttergeschwüres im Inneren des Vorhautsackes, stets am Rande des Praeputiums vorhandenen, rhagadiformen Geschwürchen in ihrer Ätiologie geklärt werden können.

Die *erosiv-gangränösen Balanitiden* werden durch das charakteristische klinische Bild und den mikroskopischen Sekretbefund: vibrioförmige und fusiforme Bacillen mit Spirochäten und evtl. auch durch das Vorhandensein von filiformen Nekrosebacillen zu diagnostizieren sein.

Die *Phimose bei diabetischer Balanitis* ist durch die eigentümliche derbe Beschaffenheit und die wie mit den Fingern zusammengedrückte Form des Praeputiums, ferner durch die Pilzbefunde im Sekret und den Zuckernachweis im Urin als solche erkennbar.

Luetische Prozesse, im Vorhautsack lokalisiert, so besonders große oder reichliche Sklerosen, eine dichte Aussaat von Papeln, die so seltenen gummösen Prozesse, können zur Entwicklung einer Phimose führen, welcher Zustand dann namentlich durch Übergreifen des spezifischen Infiltrationsprozesses in ausgedehnter Weise auf die bindegewebige Schichte der Vorhaut sich entwickeln kann (induratives Ödem). Gerade die luetischen Prozesse bilden den Übergang zu jener Form der entzündlichen Phimose, die wir als *chronisch-entzündliche Phimose* bezeichnen.

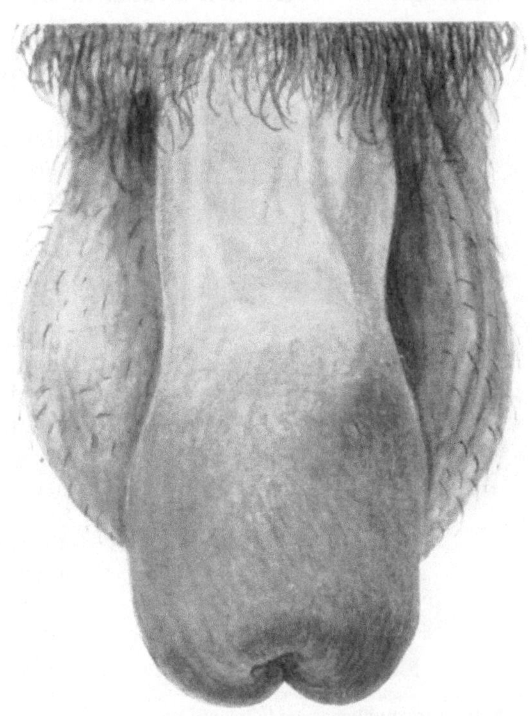

Abb. 5. Hochgradige entzündliche Phimose bei Balanitis gangraenosa. Beide Blätter befinden sich in einem hochgradigen Zustande von Ödem und entzündlicher Infiltration.

Die Diagnose der primären und der nur im Vorhautsack lokalisierten sekundären Syphilis bei dem gleichzeitigen Zustand einer kompletten Phimose unterliegt manchmal Schwierigkeiten, da der Nachweis der Spirochaeta pallida in dem, aus dem phimotischen Vorhautsack austretenden, serös-eitrigen Sekret nicht immer gleich gelingt.

Es ist nicht genug hervorzuheben, daß, obgleich die Blutuntersuchung die Diagnosenstellung vielleicht schon sichern kann, zur raschen Feststellung der Diagnose und Durchführung der dringend notwendigen Behandlung die umgehende Vornahme einer Punktion der inguinalen Lymphdrüsen den Nachweis der Spirochaeta pallida unschwer erbringen dürfte.

3. Können *Dermatitiden, Erysipele wie Ekzeme, durch Bildung von Ödem und Infiltration in der Vorhaut zu akuter und schließlich chronischer Phimose führen* (Rille).

4. *Phimosenbildung durch Dickenzunahme und Elastizitätsverlust der Vorhaut durch Einlagerung abnormer Stoffwechselprodukte in dieselbe, wie die dichte*

Einlagerung von Xanthomen in dem Falle G. Hoffmanns von allgemeiner *Xanthombildung bei diabetischer Lipämie.*

5. Von vornherein *chronisch sich entwickelnde Ödeme der Vorhaut und Penishaut* in verschiedener Ausdehnung, ohne jede entzündliche Erscheinung im Vorhautsack enstehend, vor allem *auf Lymphstauung durch chronisch entzündliche Veränderungen in den regionären Drüsen lokalisiert, beruhend,* können ebenfalls die Ursache einer Phimose bilden. Ätiologisch kommen vor allem syphilitische Entzündungen der regionären Drüsen in Betracht, welche Zustände zur Elephantiasis der Penishaut und damit zur Entwicklung verschiedener Grade der Phimose führen können.

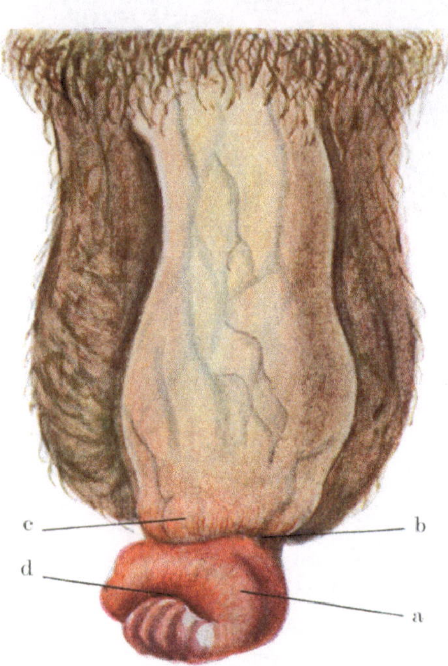

Abb. 6. Rein entzündliche oder indolente Phimose. a Nach außen prolabiertes, intensiv entzündlich geschwollenes inneres Präputialblatt. b Einschnürender Präputialrand. c Proximaler Teil des äußeren Präputialblattes. d Orificium praeputii.

6. Von *Allgemeinerkrankungen* bedingen namentlich *schwere Herzleiden oder Nierenentzündungen gelegentlich akute oder chronische Stauungszustände der Penishaut und damit verschiedene Grade der Phimose.* Bei diesen zuletzt angegebenen Formen der Phimose ist die Diagnose durch die lokale wie durch die allgemeine Untersuchung feststellbar.

7. Anschließend an die entzündlichen Formen der Phimose ist eine Form dieses Zustandes besonders zu nennen, deren Grundursache zum Teil ja auch auf entzündliche Vorgänge im Vorhautsack zurückzuführen ist, die aber hauptsächlich dadurch zustande kommt, daß einerseits im Alter durch eine senile Schrumpfung der Schwellkörper des Gliedes die Vorhaut zu lang wird, anderseits infolge chronischer Stauung und Gefäßveränderungen, die im Alter an und für sich ihren Grund haben, sich chronisch entzündliche, in Atrophie und Schrumpfung übergehende Veränderungen namentlich im Bindegewebe des Praeputiums entwickeln. Durch eben diese Veränderungen kann es gelegentlich zur Entwicklung einer sog. *Altersphimose* (Schweizer, Wake, Günther) kommen. Wie erwähnt, wird der senile Prozeß im Praeputium evtl. durch eine vulgäre oder erosive, auf mangelhafte Reinigung des Vorhautsackes zurückzuführende Balanitis noch gefördert.

8. Pitha und Bókai beobachteten schließlich Phimosenbildung nach Schrumpfung späterer Narben, so z. B. nach Verletzung des Praeputiums und auch nach unvollkommener ritueller Beschneidung und fassen diese Form als *narbige Phimose* zusammen.

Folgezustände der Phimose.

Beide Formen der angeborenen Phimose können durch abnorme Smegmaanhäufungen, intensives Wachstum und Virulenzsteigerung verschiedener Mikroorganismen und dadurch bedingte Zersetzung des Smegmas zu *wechselnd häufigen und verschieden intensiven Balanitiden* führen, die einerseits *lokale*

Beschwerden bedingen und den phimotischen Prozeß sekundär zu verschlimmern vermögen, anderseits den Patienten *psychisch ungünstig beeinflussen und allgemeine nervöse Reizzustände* oder wiederum weitgehende *depressive Erscheinungen des Gemütes* zur Folge haben können. Die Form der Balanitis kann die einer Balanitis vulgaris oder erosiva mit immer wiederkehrenden Rezidiven verschiedener Intensität sein. Spülungen des Vorhautsackes vermögen den Prozeß zur Abheilung zu bringen, der dann bei Gelegenheit rezidiviert und die gelegentliche bedeutende Intensität und die manchmal auffallende Häufigkeit der Rezidiven äußern sich in *chronisch-entzündlichen Veränderungen des Praeputiums, Verdickung* desselben und zunehmender *Rigidität.*

Der balanitische Prozeß als solcher, wie die sekundäre Infektion von Rhagaden vom Margo praeputii aus, führt zu *Lymphangoitis* und *regionärer Lymphadenitis* verschiedener Intensität und Häufigkeit. Die durch den chronisch-entzündlichen Prozeß rezidivierender Balanitiden bedingte Vulnerabilität des Praeputiums, die häufige Erosionen- und Rhagadenbildung kann natürlich auch der Syphilisinfektion leicht Eingang verschaffen. Die bei angeborener Phimose manchmal so häufig rezidivierenden, zumeist subakut oder chronisch verlaufenden vulgären und in verschiedener Intensität auftretenden rein erosiven Balanitiden werden, durch konservative Therapie beherrscht, sich vor allem in *chronisch-entzündlichen Veränderungen des Praeputiums* auswirken. Da aber das Virus der erosiv-gangränösen Balanitiden sich stets im Smegma findet, kann es gelegentlich zur enormen Virulenzsteigerung desselben kommen, und nun kann sich der *schwere Prozeß der gangränösen Balanitis,* durch vibrioförmige oder fusiforme Mikroorganismen und filiforme Nekrosebacillen im Verein mit Balanitisspirochäten hervorgerufen, in einer zur höchsten Foudroyance gesteigerten Weise jäh entwickeln. Letzterer Prozeß wird die Circumcision fast stets unbedingt notwendig machen.

Von *weiteren Folgen der Phimose* sei besonders darauf verwiesen, daß das mechanische Hindernis der Nichtzurückschiebbarkeit der phimotischen Vorhaut sich namentlich in *Störungen und Beschwerden bei Erektionen* und *beim Geschlechtsverkehr* physisch und psychisch höchst unangenehm bemerkbar macht. Recht schwere Erscheinungen vermögen aber jene hochgradigen Formen von angeborener atrophischer Phimose zu bedingen, bei denen das Orificium praeputii in einer manchmal nur sondenkopfgroßen Öffnung besteht. Die lokalen Folgen eines solchen Zustandes bestehen vor allem in einer *abnormen Erweiterung des ganzen Vorhautsackes* mit Harnträufeln, Fälle von CHOPART, A. BIDDER, SINGER usw., ferner Smegmazersetzung und Entwicklung verschieden heftiger Balanitiden. Durch die Notwendigkeit des aktiven Pressens bei der Urinentleerung kommt es zur *Blasenhypertrophie,* weiterhin zu *sekundärer Erschlaffung der Blase* (ENGLISCH, SCHUCHARD), *Harnstauung* in der Blase selbst, die sich fortschreitend auf die Ureteren und auf die Nierenbecken erstrecken kann. Dieser Zustand kann einerseits mechanisch zur *Hydronephrose,* durch sekundäre Infektionen zu *Cystitis* und *Pyelitis* führen. Hierher gehören die Fälle von ENGLISCH, VENTURA, HEINRICHSDORF und ferner die Krankenbeobachtungen von STEWART, DÉNUCÉ, PIQUÉ, L. RAPHAELSOHN, ROBERTS und TAYLOR. Daß das manchmal intensive Pressen beim Urinieren bei entsprechender anatomischer Grundlage auch zur *Entwicklung von Hernien* (SPITZY) führen kann, ist sicher. STICKLER führt verschiedene Statistiken diesbezüglich an: FRIEDBERGER beobachtete in 90 Fällen von Hernie bei Kindern 25 mal eine angeborene Phimose, KEMPE in über 50% von kongenitaler Phimose das Bestehen einer Hernie und SCHMID bei 74 Phimotischen 31 mal das Bestehen einer Hernie.

Hydrokele der Tunica vaginalis bei Phimose beobachtete KAREWSKI. Daß hochgradige Phimose einen *Rectalprolaps* hervorzurufen imstande ist, erwähnen

HENNING, WITZENHAUSEN u. a. Führt die chronische Phimose durch die begleitenden balanitischen Prozesse einerseits zu chronischer Entzündung und zur Verdickung und weiterhin zu *atrophischer und narbiger Veränderung des Praeputiums*, so zeigen sich anderseits an der Eichel durch den Druck lange bestehender Phimosen *atrophische Veränderungen*, ja es kann zu *Ulcerationen* und *Narbenbildungen* mit *sekundären Verwachsungen zwischen Eichel und Vorhaut* kommen. Aber besonders hervorhebenswert ist bei längerem Bestande einer akquirierten oder angeborenen Phimose die *Gefahr der evtl. Entwicklung eines Carcinoms*, das seltener am Innenblatt der Vorhaut, zumeist an der Corona oder im Sulcus der Glans zu entstehen pflegt, und das durch immer wieder rezidivierende Balanitiden vulgärer, erosiver oder diabetischer Natur ausgelöst, nicht selten durch eine kürzere oder längere Zeit gleichzeitig bestehende Syphilis, deren Restinfiltrate vom Bindegewebe aus reizend auf das Epithel wirken, gefördert wird (DEMARQUAY, SCHERBER).

Das histologische Bild verschiedener Phimosenformen und ihrer Folgezustände.

Es ist sicher von allgemeinem Interesse, die histologischen Veränderungen, wie sie sich bei länger bestehenden, angeborenen und erworbenen Phimosen im Gewebe der Vorhaut und Eichel finden, kennen zu lernen, besonders um einerseits aus diesen verschiedenen Bildern gewisse Schlüsse auf die eigentliche Ursache, namentlich erworbener phimotischer Zustände, zu ziehen, anderseits um gewisse Endzustände hypertrophischer, atrophischer, narbiger und auch degenerativer Art kennen zu lernen, die durch den lang andauernden äußeren, zumeist balanitischen und den gelegentlich gleichzeitig bestehenden, inneren, im Bindegewebe sich auswirkenden Entzündungsreiz (syphilitische Restinfiltrate) ausgelöst werden. Die wichtigste Endfolge dieser entzündlichen Zustände ist natürlich die Entwicklung bestimmter Epithelveränderungen, die den Anfang zu neoplastischen Vorgängen, vor allem zur Carcinomentwicklung darstellen. Es seien im folgenden die histologischen Veränderungen bei phimotischen Zuständen verschiedener Ätiologie und ihre Endausgänge geschildert.

1. Vor allem seien die anatomischen Verhältnisse, wie sie die kongenitale atrophische und die hypertrophische Phimose zeigen, besprochen. Die *atrophische Phimose* weist eine gegenüber der Norm auffallende Verschmälerung besonders des äußeren Blattes auf, die Zwischenschichte ist, wenn auch verdünnt, allenthalben erhalten, im inneren, auch etwas verschmälerten Blatt nehmen die tieferen, derben Bindegewebszüge auf Kosten der normal lockeren subpapillären Schichte einen breiteren Raum ein. Das Ringfasersystem ist im allgemeinen wie auch im dorsalen Faserbündel reduziert. Der Randteil des Praeputiums ist verschmälert, zeigt stellenweise eine größere Dichte und derbere Struktur der Bindegewebsfaserzüge, stellenweise erscheint hier das Gewebe direkt narbig verändert, was sich an der Kernarmut, der undeutlichen Zeichnung der stellenweise derben Faserzüge und dem Mangel an elastischem Gewebe zu erkennen gibt.

2. Seien die *histologischen Veränderungen* geschildert, die *bei kongenital-hypertrophischer Phimose* bei einem 18 jährigen Manne, namentlich durch rezidivierende vulgäre Balanitiden gefördert, festzustellen waren.

Die Übersicht über das abnorm verdickte Praeputium des 18 jährigen Mannes mit *kongenital-hypertrophischer Phimose* zeigt, daß die chronisch-entzündlichen Veränderungen die ganze Dicke der Vorhaut einnehmen, daß das äußere Blatt in seiner ganzen Anlage gegenüber normalen Befunden hypertrophisch erscheint, daß in diesem Falle hypertrophisch-kongenitaler Phimose wegen der häufigen Balanitisrezidiven auch im inneren Blatt hochgradige entzündliche Veränderungen chronischer Natur festzustellen sind.

Das äußere Blatt zeigt in der ganzen Ausdehnung eine, wenn auch nicht erhebliche Verdickung des Epithels, besonders an den Stellen lebhafterer Entzündung im Bindegewebe, Zeichen von Parakeratose und Hyperkeratose und eine durchwegs intensivere Pigmentierung der Basalschicht als normal. Hier im äußeren Blatt kommt die chronische Entzündung vor allem in einer Verdichtung des Bindegewebes, die das normale zarte Netzwerk des Stratum papillare in der größten Ausdehnung ersetzt, zum Ausdruck, dabei sind die Bindegewebsbündel stellenweise auffallend gequollen, die Faserzeichnung mehr oder weniger verwaschen, die Färbung ungleichmäßig intensiv. Während wir stellenweise namentlich um die erweiterten Gefäße dichtere Zellanhäufungen finden, die allenthalben im Bindegewebe,

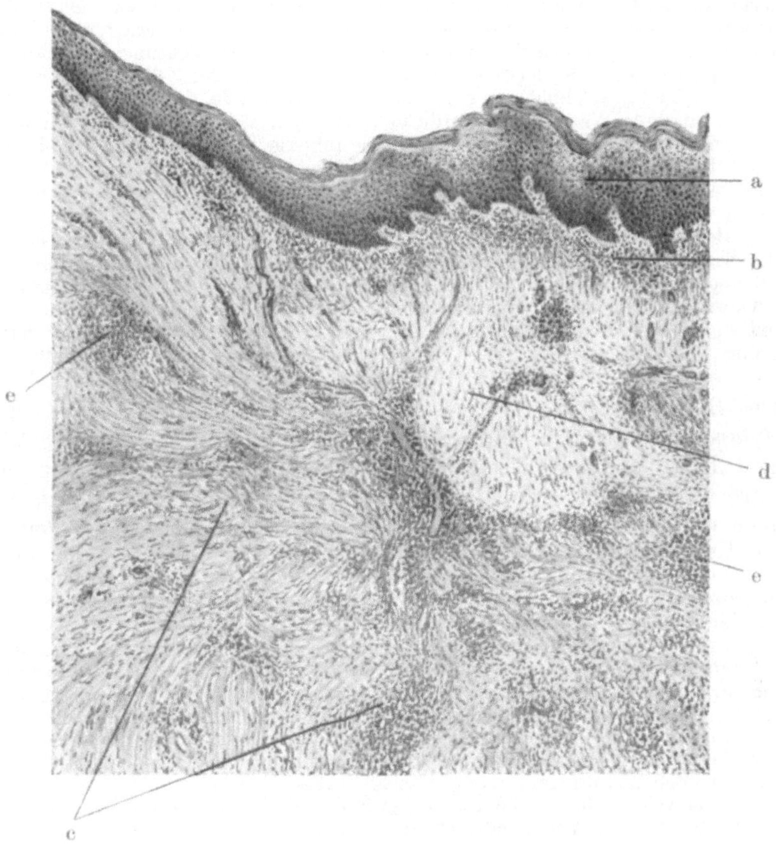

Abb. 7. Innere Lamelle des Praeputiums bei kongenitaler hypertrophischer Phimose. a Hyper- und parakeratotisches Epithel. b Schmaler, diffus unter dem Epithel sich hinziehender Infiltratstreifen. c Diffus entzündlich infiltriertes gewuchertes Bindegewebe. d Ungemein verdichtete, kernarme wie narbig erscheinende Bindegewebspartie. e Rundzellenherde als Zeichen frischer Entzündungsnachschübe.

besonders aber unter dem Epithel in verschieden großen und verschieden geformten Herden festzustellen sind, ist der Reichtum an Bindegewebskernen ein verschiedener und während in gewissen Gewebspartien das verdichtete Bindegewebe reichlich von Kernen durchsetzt ist, zeigen die wie gequollen aussehenden und in Degeneration befindlichen Partien, die in VAN GIERSON-Präparaten durch ihre opake Beschaffenheit und mehr hellgelbe Verfärbung auffallen, eine sichtliche Kernarmut. Die verschieden großen Zellanhäufungen bestehen in den frischen Herden vorwiegend aus Rundzellen, sonst aus Rund- und Plasmazellen, letztere zumeist in überwiegender Zahl.

Außerdem durchsetzen die Plasmazellen diffus in distinkter Zahl im ganzen das gesamte Bindegewebe. Die geschilderten entzündlichen Veränderungen sind am intensivsten in den vorderen Abschnitten des äußeren Blattes ausgeprägt. Die Zwischenschichte ist mit in den Bereich der Entzündung einbezogen, was vor allem in einer auffallenden Verdichtung der Bindegewebszüge, dabei Auftreten der geschilderten degenerativen Veränderungen, Gefäßverdickungen, stellenweise zellige Infiltratbildung zum Ausdruck kommt. Namentlich in den vorderen Partien des Praeputiums ist die Verdichtung des Bindegewebes eine derartige, daß die starken tieferen Bindegewebsbündel des äußeren wie des inneren Blattes unmittelbar zusammenhängen und die noch in den rückwärtigen Partien zu findenden, aus zartem, lockerem netzförmigen Bindegewebe der normalen Zwischenschichte bestehenden Teile hier vollkommen fehlen. In der breiten Zwischenschichte sieht man überall das Ringfasersystem deutlichst entwickelt und auf Sagittalschnitten durch die dorsale Medianebene den dorsalen Faserzug durch die große Zahl und Stärke der Faserbündel auffallend ausgeprägt.

Bemerkenswert ist die Verdichtung des Bindegewebes im inneren Blatt. Das Epithel ist dabei nur mäßig verbreitert, stellenweise über frischeren Entzündungsherden im Bindegewebe mehr oder weniger reichlich von Rundzellen durchsetzt. Die Verdichtung des Bindegewebes reicht vom Epithel bis in die tiefsten Schichten, dabei nimmt der Zellreichtum nach vorne um die hier zum Teil in reichlicherer Zahl neugebildeten Gefäße, die stellenweise auffallend erweitert und in ihrer Wand etwas verdickt erscheinen, sichtlich zu. Auch hier finden sich die Veränderungen des Bindegewebes wie im äußeren Blatt und auch das gleiche Verhalten der diffusen und circumscripten Zellanhäufungen von der gleichen Art der Zellen und Reichlichkeit derselben (Abb. 7). Interessant ist das Verhalten des elastischen Gewebes. Man findet ja stellenweise im inneren Blatt, wo das Bindegewebe dichtzellig infiltriert und höhergradig degeneriert ist, eine stellenweise Rarefizierung desselben. Dabei sind an anderen stellen die Elasticafasern wie im Zerfall, ungleichmäßig verdickt und zu dichteren Massen zusammengeschoben; aber sonst ist das elastische Gewebe im Gegensatz zu dem syphilitischen Gewebe in Form und Färbung allenthalben fast vollkommen erhalten. Gerade darin und in der bei dem langen Bestand diese Prozessess im allgemeinen geringeren Veränderung des Epithels liegt der Unterschied zwischen den beiden entzündlichen Prozessen.

3. Der *Durchschnitt durch eine komplett phimotische Vorhaut, deren pathologischer Zustand sich nach einer reichlichen Aussaat von Ulcera mollia im Vorhautsack* entwickelt hatte und welcher Zustand nach völliger Abheilung der weichen Geschwüre unverändert weiter bestehen blieb, so daß die Circumcision vorgenommen werden mußte, zeigt als Grundursache der Verdickung des Praeputiums ein Ödem, das namentlich in der inneren Lamelle und in der Zwischenschichte durch eine Erweiterung der Lymph- und Saftspalten im allgemeinen, durch eine leichte Quellung der Bindegewebsfibrillen, stellenweise durch eine mehr oder weniger weite Auseinanderdrängung der Bindegewebsbündel zum Ausdruck kommt und das namentlich an verschiedenen Stellen wechselnd reichlich, besonders aber in der an Lymphgefäßen so reichen subepithelialen Zone des Papillarkörpers der Lamina interna in Erscheinung tritt.

In diesem Gebiet finden sich auch teils mehr streifenförmige, teils mehr nach der Tiefe gehende, vorwiegend aus Rundzellen und daneben auch aus Plasmazellen bestehende zellige Infiltrate. In den tieferen Schichten des Praeputiums dagegen findet man gegenüber den vorher geschilderten chronisch-entzündlich phimotischen Prozessen keine wesentlichen circumscripten Zellanhäufungen, dagegen zeigt neben den ödematösen Veränderungen, besonders stellenweise sich ein allenthalben auffallender Kernreichtum des Bindegewebes, was auf eine Neubildung von Bindegewebe schließen läßt.

Und diese Veränderungen, Ödem und Hypertrophie des Bindegewebes stellen eigentlich die wesentliche Ursache der Volumzunahme des Praeputiums dar. Dabei ist hervorzuheben, daß das elastische Gewebe, abgesehen von gewissen Schädigungen in dem mehr zellreichen subepithelialen Gewebe in der inneren Lamelle, sonst im allgemeinen, was Reichlichkeit und Struktur anbelangt, intakt erscheint. Das Epithel zeigt im allgemeinen eine Verbreiterung, die aber namentlich über den Partien dichter zelliger Infiltrationen im Papillarkörper festzustellen ist und in einer Verbreiterung bis auf eine 12—16fache Epithelzellage zum Ausdruck kommt.

4. Die *Schnittpräparate bei chronisch-entzündlicher Phimose auf luetischer Basis* bei einem 22 jährigen Patienten als Folge multipler Sklerosen im Vorhautsack, nach Durchführung einer energischen Salvarsan-Wismutkur, bei bereits freiem klinischen und negativen Blutbefund zeigen folgendes:

Das Epithel sowohl der äußeren wie der inneren Lamelle erscheint allenthalben verdickt, zum Teil para- und hyperkeratotisch, die Epithelzapfen unregelmäßig gestaltet, verschieden lang und breit, stellenweise auffallend in die Tiefe gehend. Das Bindegewebe zeigt im ödematösen inneren wie im äußeren Stratum papillare eine fast geschlossen sich unter dem Epithel hinziehende, wechselnd dichte, zellige Infiltration, die meist auffallend breit, stellenweise mit verschieden gestalteten, tieferen Zellanhäufungen zusammenhängend, aus Rundzellen und verschieden großen, rundlichen, länglichen oder sternförmigen Plasmazellen aufgebaut ist. Im allgemeinen setzen diese beiden Zellarten, von länglichen vermehrten Bindegewebskernen durchsetzt, in ungefähr gleicher Zahl das entzündliche Infiltrat zusammen, dabei findet man aber allenthalben größere und kleinere, ziemlich scharf abgesetzte, ungemein dichte Zellanhäufungen, die vorwiegend aus Rundzellen bestehen. Die tieferen Bindegewebslagen beider Blätter weisen die bereits geschilderten Zellinfiltrate auf, dazwischen zieht sich ein auffallend dichtgefügtes, stellenweise sehr reichlich, stellen-

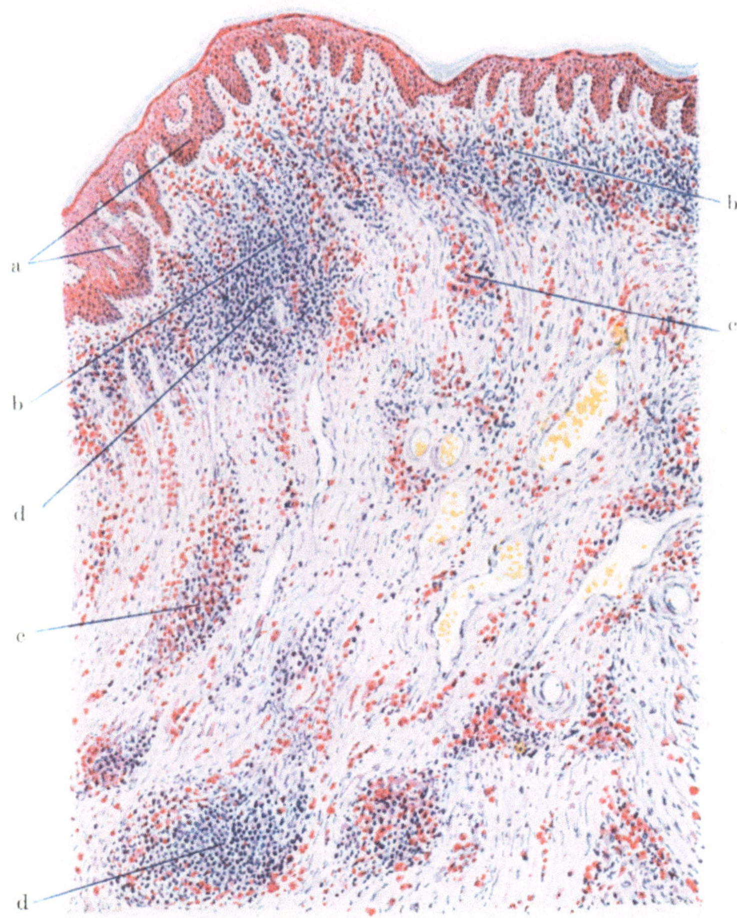

Abb. 8. Praeputium, inneres Blatt, mit chronisch-entzündlichen Veränderungen syphilitischer Natur. Nach intensiver Wismut-Neosalvarsanbehandlung weiter bestehende komplette Phimose. Histologisch: a Verdicktes Epithel. b Unter dem Epithel allenthalben sich hinziehender Streifen entzündlicher Infiltration. c Rund- und Plasmazellen. d Frischere Nachschübe, hier und in der Tiefe fast nur aus Rundzellen bestehend.

weise weniger oder sogar spärlich, fast ausschließlich von länglichen Bindegewebskernen durchsetztes Bindegewebe hin, das in van Gieson-Schnitten gegenüber dem rötlich gefärbten Bindegewebe der subpapillaren Schichte auffallend gelblich gefärbt erscheint (Abb. 8). Stellenweise macht dieses dichte Bindegewebe in seiner Kernarmut, Verschwommenheit und Ungleichmäßigkeit der Färbung und nach der Undeutlichkeit der Struktur seiner Faserzüge einen direkt narbigen Eindruck. Das elastische Gewebe ist im allgemeinen ungemein vermindert, in ziemlich großen Gebieten fast vollständig fehlend, so besonders in den einen narbigen Eindruck machenden Partien. Die Elastikafärbung zeigt auch deutlich eine durch entzündliche Wandveränderung stellenweise sehr weitgehende Verdickung und hier und da zu beobachtende Verengerung und Thrombosierung der

Gefäße bei gleichzeitiger Schädigung, Rarefizierung und teilweisem Zerfall der elastischen Elemente (Abb. 9).

Das histologische Bild zeigt also eine das Bindegewebe und die Gefäße stark in Mitleidenschaft ziehende chronische Entzündung, deren bedeutungsvoller Effekt an den sekundären Veränderungen des Epithels zum Ausdruck kommt und kann die Entzündung hier Veränderungen erzeugen, die schließlich zur Carcinomentwicklung zu führen imstande sind. Diese geschilderten, chronisch-

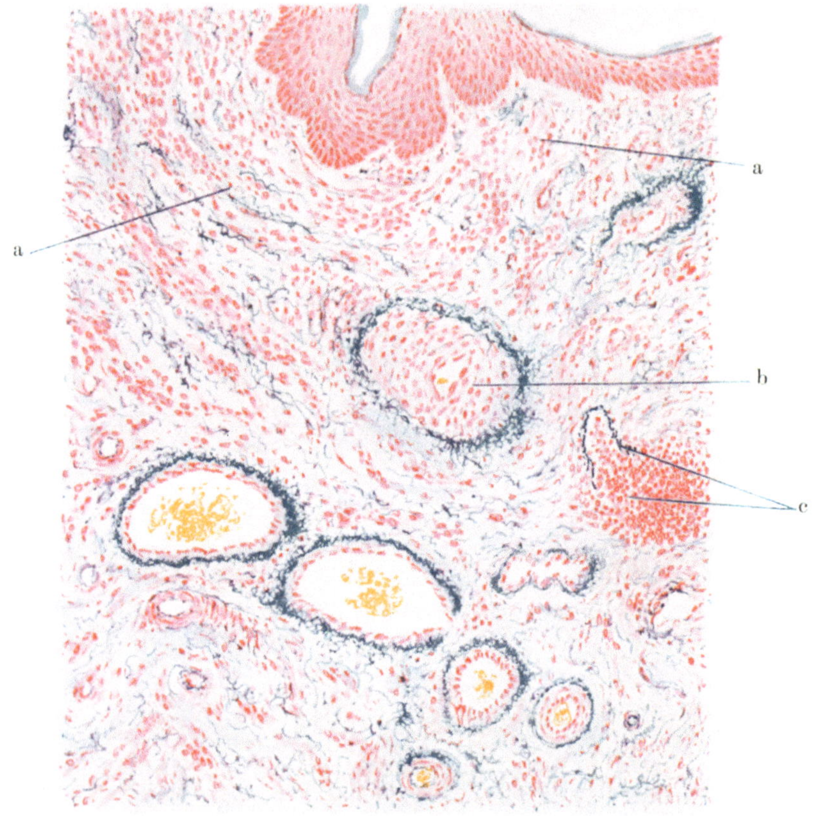

Abb. 9. Dieselbe Gewebspartie wie in Abb. 6 bei Elasticafärbung.
a Auffallende Rarefizierung des elastischen Gewebes gegenüber der Norm. b Endarteritische Gefäßveränderung. c Frisch entzündlicher Herd fast nur aus Rundzellen bestehend mit gleichzeitiger Schädigungen der Gefäßwand, stellenweise Zerstörung des Elasticaringes.

entzündlichen Veränderungen, wie sie der Syphilisprozeß gelegentlich zurückläßt, und die in weiterer Folge durch entsprechende Behandlung teilweise völlig zum Schwund gebracht werden können, teilweise aber dauernde Veränderungen, und zwar hypertrophischer und narbiger Struktur des Gewebes hinterlassen können, bedingen neben einer besonders stellenweisen Hyper- und Parakeratose des Epithels der Lamina interna, einer gewissen Dickenzunahme der Vorhaut, eine Verengerung des Margo praeputii und eine auffallende Verhärtung des Gewebes und damit einen mehr oder weniger ausgesprochenen Grad der Phimose, der schließlich nur operativ behoben werden kann.

Die Übersicht über alle diese durch entzündliche Prozesse im Vorhautsack im Gewebe des Praeputiums zur Entwicklung kommenden Veränderungen

verschiedenen Stellen eine einwandfrei festzustellende maligne Degeneration desselben, und zwar von den basalen Abschnitten der Epithelzapfen ausgehend, so im vorderen

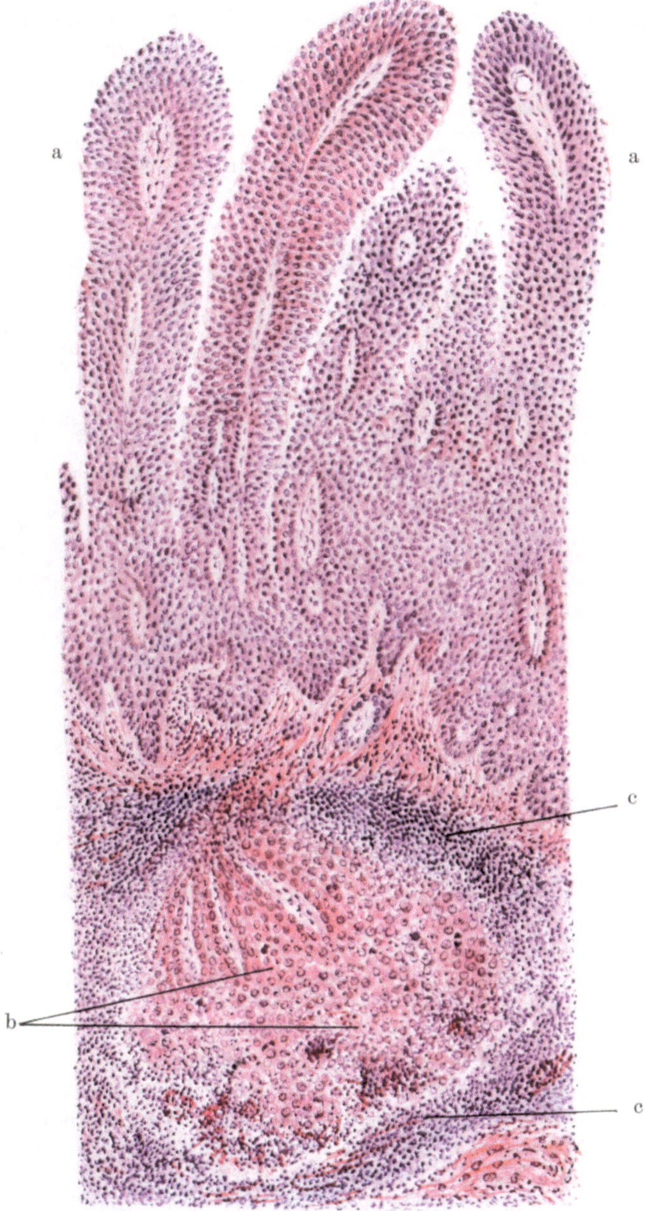

Abb. 11. Starke Vergrößerung einer Stelle von der ventralen Partie der Glans mit deutlicher Darstellung der zottenförmigen Papillen und der Carcinomentwicklung an der Basis der Zotten. a Zottenförmige flottierende Papillen. b Carcinomentwicklung. c Rundzelleninfiltration.

Abschnitt der dorsalen Partie der Glans, ferner im Fornixgebiet ventral, an der Übergangsstelle vom äußeren in das innere Blatt und besonders ausgebreitet findet sich die Carcinomentwicklung scheinbar selbständig entstanden, in den vorderen Abschnitten des Praeputiums, im inneren Blatt, dorsal und ventral, wobei die an und für sich im Bindegewebe vorhandenen entzündlichen Veränderungen noch durch den Reiz des in die Tiefe dringenden Carcinoms gesteigert erscheinen (Abb. 11).

Man hat bei der Durchsicht des ganzen Glans-Präputialdurchschnittes den Eindruck, daß der durch viele Jahre bestehende, von der Oberfläche auf das Epithel und Bindegewebe wirkende, durch die rezidivierenden Balanitiden bedingte Reiz, zur Hypertrophie des Epithels im gesamten, zu der so mächtigen Entwicklung der Epithelzapfen und Papillen, zur Lösung der gegenseitigen Verbände, zur zottenförmigen Wucherung und schließlich zu einer multilokulären Carcinomentwicklung geführt hat. Diese Balanitiden waren auch die Haupt-

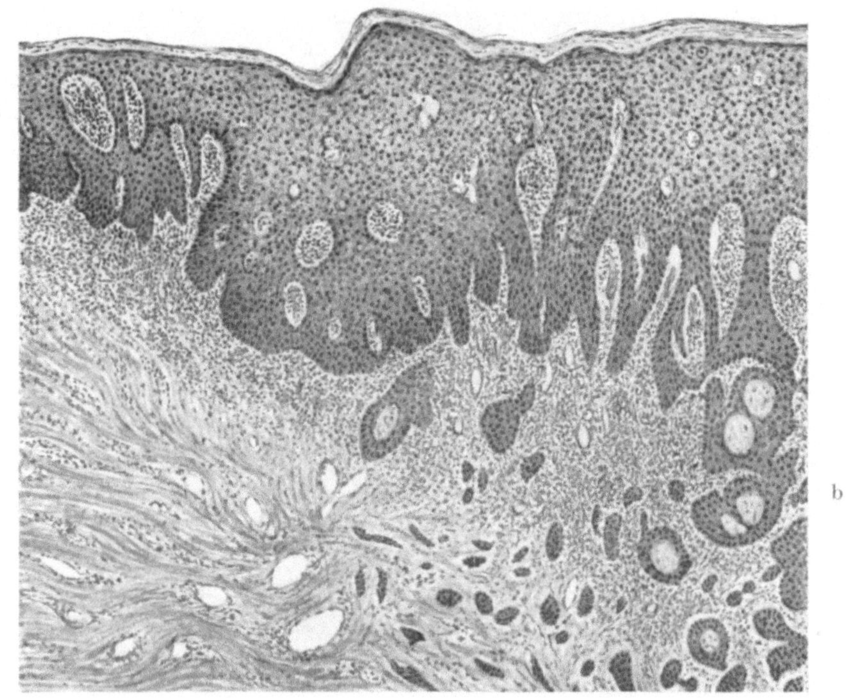

Abb. 12. Leukoplakie und Carcinom im histologischen Bild bei diabetischer Balanitis. (Gleichzeitig ältere Lues.)
a Verdicktes Epithel, der klinisch breiten leukoplakischen Partie entsprechend. b Carcinombildung mit Verhornungserscheinungen.

ursache für die entzündlichen Veränderungen im Bindegewebe, wozu natürlich auch das vordringende Carcinom einen weiteren Beitrag leistete. Herr Dozent PRIESEL, dem ich die photographische Darstellung des geschilderten Prozesses verdanke, gewann auch den Eindruck einer multilokulären Entwicklung des Carcinoms in diesem Falle.

Zur Ergänzung der histologischen Befunde bezüglich Carcinomentwicklung auf Basis balanitischer Prozesse sei noch 6. ein Präparat vor allem deshalb geschildert, weil es Epithelveränderungen zeigt, die im allgemeinen im Aufbau und der Zellbildung von dem vorher geschilderten differieren, die aber auch zur Carcinomentwicklung führten. Ob der Grund für die histologischen Differenzen im verschiedenen auslösenden Reiz oder in der Eigenart der Zelle gelegen ist, ist nicht sicher zu entscheiden, ich glaube, daß die Art der präcarcinomatösen Epithelveränderungen wie der Charakter des Carcinoms selbst, vorwiegend vom Individuum abhängt. *Das Präparat entstammt einem phimotischen Praeputium bei diabetischer Balanitis,* dessen *Träger gleichzeitig auch an Syphilis litt* (Beobachtung bereits in der Arbeit „Die Verhütung von Carcinom bestimmter Lokalisation“, Med. Klinik 1924, Nr. 49—50, mitgeteilt, Abb. 12).

Man sieht das Epithel der makroskopisch leukoplakischen Epithelpartie im Sulcus coronarius histologisch ungemein verdickt, hyper- und parakeratotisch und unterhalb ein dichtes Zellinfiltrat, aus Rund- und Plasmazellen bestehend, von stellenweise dichteren, fast ausschließlich aus Rundzellen bestehenden Anhäufungen durchsetzt. Der Übergang dieser Gewebspartie in die carcinomatöse Partie erfolgt in der Weise, daß in dem von einzelnen, schmalen, besonders tief in das dichte entzündliche Zellinfiltrat hinabreichenden Epithelzapfen das schrankenlose Einwuchern in die Tiefe des Gewebes erfolgt, wobei im carcinomatösen Gewebe stellenweise deutliche Verhornungserscheinungen auftreten. Die Ursache der Carcinomentwicklung waren in diesem Falle die rezidivierenden Balanitiden und die syphilitischen Restinfiltrate im subpapillären Bindegewebe.

Während im vorhergehenden Fall der chronische Prozeß einer vulgären Balanitis die ungemein intensive *papilläre Hypertrophie* des *Epithels* mit dem Endausgang der Entwicklung eines Basalzellencarcinoms bedingt hatte, liegen in dem zuletzt geschilderten Fall die Epithelverhältnisse anders, indem hier eine gleichmäßige, nicht allein an die papillären Partien gebundene, sondern sich allenthalben findende leukoplakische Hypertrophie des Epithels eintritt, das ungemein verdickt, hyper- und parakeratotisch, an Stellen, die scheinbar dem irritierenden Reiz am meisten ausgesetzt sind, an den besonders tiefgehenden Epithelzapfen die Entwicklung eines verhornenden Plattenepithelcarcinoms zeigt.

In der *Besprechung der allgemeinen klinischen Folgezustände der Phimose fortfahrend,* seien die, ein großes Interesse bietenden, sich gelegentlich an chronische, meistens kongenitale phimotische Zustände anschließenden, manchmal sehr schweren *allgemeinen nervösen Erscheinungen* besprochen. Auf die nervösen Reizzustände, vor allem auf die Gemütsdepression, welche phimotische Zustände durch die schmerzhaften Erektionen und die Behinderung beim geschlechtlichen Verkehr auslösen können, wurde schon hingewiesen.

Viel bedeutungsvoller aber sind folgende nervöse Störungen, die sich namentlich an die kongenitale Phimose anschließen; es sind das die Erscheinungen *ungewöhnlich häufiger Reizzustände* und die dadurch bedingte *Verleitung zur Masturbation* (Kirmisson), die Entwicklung einer *Enuresis diurna et nocturna* (König), allgemeine, *verschieden hochgradige Nervosität, Schlaflosigkeit, Aufschrecken im Schlafe, Krampf- und Lähmungszustände* sowie *epileptiforme Symptome.* So beobachteten Bradsley, Darcy, Martin, Hurd, Stewart, Stuhl und v. Winiwarter mehr oder weniger ausgebildete *Lähmungen der unteren Extremitäten, Krampfanfälle* und *Abnahme der geistigen Fähigkeiten.* In manchen Fällen gelang es durch Operation der Phimose diese Erscheinungen zu beseitigen. Ähnliche Symptome beobachtete Hunt bei einem 6 jährigen Knaben und wurden diese Erscheinungen wie in dem Falle von Ray, dessen 5 jähriger Patient auch *Sprachstörungen, Strabismus* und *temporäre Blindheit* zeigte, durch die Operation behoben. Wethwill fand bei 33 *Epileptikern* 12 mal eine *angeborene Phimose.* Nach Althaus wird bei Epileptikern dieser Art, nach Durchführung der Operation, die allgemeine Behandlung aussichtsreicher auf Erfolg.

Die geschilderten Folgen der angeborenen Phimose machen es notwendig, jeden Knaben nach der Geburt auf das Bestehen einer Pseudophimose, das ist das Bestehenbleiben der epithelialen Verklebung zwischen Vorhaut und Eichel, oder auf den Bestand einer echten Phimose zu untersuchen und die völlige Behebung dieser pathologischen Zustände, sobald als möglich vorzunehmen. K. Ochsenius empfiehlt bis gegen Ende des ersten Jahres mit dem Eingriff zu warten und schlägt bis Ende des zweiten Jahres ein unblutiges Verfahren anzuwenden vor, über diese Zeit hinaus komme dann therapeutisch nur eine schonende Circumcision in Betracht. Nach meinen Erfahrungen gelingt es nicht selten auch noch in späteren Jahren, die epitheliale Verklebung stumpf zu lösen. Sievers schlägt vor, die epitheliale Verklebung vor allem dann zu beheben, wenn durch dieselbe Sekretstauung und entzündliche Phimose entstanden sind. Bei Hämophilie warnt dieser Autor vor dem blutigen Eingriff.

Die erworbene entzündliche Phimose macht in akuten Fällen dieses Zustandes, namentlich bei schweren Balanitiden, wenn die konservative Therapie nicht ausreicht, einen operativen Eingriff notwendig. Chronische, erworbene Phimosen, wie wir sie namentlich bei Syphilis und Diabetes finden, bedingen einerseits wegen der mechanischen Behinderung und wegen der chronischen Balanitis, hauptsächlich aber wegen der Gefahr der Entwicklungsmöglichkeit eines Carcinoms die Dringlichkeit der Operation.

Der Diabetes bildet kein Hindernis; entsprechende diätetische Vorbereitung im Verein mit einer sachgemäßen Insulin- oder parenterale Proteinkörperbehandlung (G. Singer) gestatteten uns bereits in mehreren Fällen von selbst schwerem Diabetes, die Vornahme der Circumcision und kam es bis jetzt in allen Fällen zur Heilung ohne irgendwelche Komplikationen.

Therapie.

Während *bei den kongenitalen Formen der Phimose die operative Therapie im Vordergrunde* steht, wird man *bei der entzündlichen Phimose* namentlich bei den akuten aber auch bei den chronischen Formen vor allem durch eine *entsprechende lokale Behandlung*, die gegebenenfalls durch eine bestimmte Allgemeintherapie zu unterstützen ist, trachten, den pathologischen Zustand ohne operativen Eingriff zu beheben.

Während bei der *Phimose* im Verlauf einer *akuten Urethritis gonorrhoica* vor allem die Urethritis zu behandeln ist und dadurch wie durch Ruhigstellung, Dunstumschläge und Bromdarreichung das die Urethritis begleitende Ödem des Praeputiums zum Schwinden gebracht und die Phimose behoben werden wird, kommen bei allen *akut-entzündlichen Phimosen* im *Verlauf einer Balanitis vulgaris oder erosiva-gangraenosa* neben Ruhigstellung, Bromdarreichung zur Vermeidung der Erektionen, Dunstumschlägen und Sitzbädern vor allem Spülungen des Vorhautsackes besonders mit drei- bis vierfach mit warmem Wasser verdünntem dreigewichtsprozentigem Wasserstoffsuperoxyd in Betracht. Besteht eine *Phimose im Verlauf weicher Geschwüre* im Vorhautsack, so empfehlen sich täglich einmal durchgeführte Touchierungen der zugänglichen Geschwüre mit Acidum carbolicum liquefactum und mehrmals täglich wiederholte Spülungen des Vorhautsackes mit einer $^1/_2\%$ Cuprum sulfuricum-Lösung, wobei vorteilhafterweise an den Spritzenansatz ein weiches dünnes Drainrohr angesetzt werden soll. Mit dieser Therapie gelingt es fast stets, die Ulcera zu beeinflussen, die diffuse Entzündung zu beheben und die Phimose zur Rückbildung zu bringen. Bei frischen Ulcera mollia nach vorausgegangener Paquelinisierung (Salsotto), Verätzung mit gesättigter Chlorzinklösung (Cordier), oder nach Curettement der Ulcera und Verätzung mit 1% Sublimatlösung (W. Munn), die Circumcision vorzunehmen, ist wegen der nicht immer zu vermeidenden Infektion der Wundränder entschieden zu widerraten. Allerdings kommt es auch manchmal nach Abheilung der weichen Geschwüre infolge eines chronischen Ödems, Hypertrophie des Bindegewebes und nachträgliche Schrumpfung des überbildeten Gewebes zu einer Dauerphimose, welche die nachträgliche Circumcision notwendig macht. Auch *die Phimose im Gefolge einer diabetischen Balanitis* gelangt manchmal auf entsprechende allgemeine diätetische und Insulin- oder parenterale Proteinkörperbehandlung und lokale Therapie zur Rückbildung.

Bourgàde unterstützt das Verfahren durch vorsichtige mechanische Dehnungsversuche. Bringt die konservative Behandlung, Insulinbehandlung, Diät und Lokalbehandlung des entzündlichen Vorhautsackes zwar Besserung, aber nicht Behebung der Phimose, so ist bei Herabminderung des Zuckers auf das möglichste Minimum die Vornahme der Operation unter Einhaltung strengster Antisepsis und Asepsis mit Rücksicht auf die bei längerem Bestande auch solcher Phimosen drohende Carcinomentwicklung dringend anzuraten. Die manchmal bei Initialsklerosen sehr rasch sich entwickelnde, auf einem indurativem Ödem beruhende *syphilitische Phimose* bildet sich in der Mehrzahl der Fälle auf eine entsprechende allgemeine und lokale spezifische Therapie wieder zurück, gelegentlich aber kommt es durch Bestehenbleiben syphilitischer Restinfiltrate, durch Elastizitätsverlust und Schrumpfung des neugebildeten Bindegewebes zur Entwicklung einer dauernden Phimose und kommt bei diesem Zustand zur Verhütung späterer Carcinomentwicklung die Abtragung der Vorhaut ebenfalls als unbedingt notwendig in Betracht. Da bei primärer Syphilis die Excision der Sklerose sicher Vorteile bietet, stehen manche Autoren, so B. Rickett u. a., auf dem Standpunkt bei jeder primären, eine Phimose bedingenden Syphilis zu circumcidieren, eine Ansicht, die auch ich seinerzeit schon vertrat. (Kongreß der Dtsch. derm. Ges. Frankfurt 1908. Vortrag: Abortivbehandlung der Syphilis.)

Die operative Behandlung der Phimose.

Die unblutige Behandlung vor allem kongenitaler Formen der Phimose und der nach Ablauf entzündlicher Prozesse restierenden phimotischen Zustände, für die manche Autoren mit voller Überzeugung eintreten, wird durch Einführen von Preßschwamm (Gilette) oder Laminariastiften oder mit eigens dazu konstruierten Instrumenten ausgeführt. Ronninger berichtet mit der Laminariastiftbehandlung in 46 von 50 Fällen Erfolg gehabt zu haben, Braun empfiehlt nach Lösung etwaiger Verwachsungen mit der Knopfsonde, Ronningers Methode oder wie Dub die Anwendung des Matzenauerschen Instruments.

Wie Matzenauer nimmt auch de Saint Germain die Dehnung der Phimose instrumentell vor und bedient sich dabei des Dilatatoriums à deux branches von Trouseau. Den Dilatatorien liegt im allgemeinen das Prinzip zugrunde, daß die Branchen eines mehrteiligen Speculums in den Vorhautsack eingeführt und daß durch langsame, allmählich gesteigerte Öffnung derselben die Vorhaut bis zu einem entsprechenden Grade gedehnt wird. Trotz der mitgeteilten, allgemein guten Resultate der verschiedenen unblutigen Dehnungsmethoden, ist der Erfolg in der Mehrzahl der Fälle kein genügender oder es kommt bei schon erreichter wesentlicher Besserung wieder zu Rückfällen. Andererseits werden gelegentlich bei den Dehnungsversuchen Einrisse und Zerreißungen des Praeputiums gesetzt, welche Anlaß zu sekundären Infektionen geben. Wenn auch die unblutige Dehnung für eine Anzahl von Phimosen geringeren Grades und entsprechender Elastizität der Vorhaut ausreichen wird, so kommt doch *für die große Mehrzahl der Vorhautverengerungen der blutige Eingriff* zur Behebung aller Störungen vor allem in Betracht.

Vor Besprechung der blutigen Operation der entzündlichen und nicht entzündlichen echten Phimosenformen sei kurz das *operative Verfahren* bei der *sog. Pseudophimose* besprochen, das ist jenes Zustandes, bei dem die Nichtzurückziehbarkeit der Vorhaut nicht durch eine abnorme Beschaffenheit der Vorhaut oder Eichel an und für sich gegeben ist, sondern auf dem teilweisen Bestehenbleiben der die Eichel und Vorhaut ursprünglich vollkommen verbindenden epithelialen Verklebungen zurückzuführen ist. Das Verfahren besteht darin, daß man ohne Anästhesie oder mit Zuhilfenahme eines leichten

Ätherrausches die Verwachsungen durch das gewaltsame, möglichst vollkommene Zurückziehen des Praeputiums, wobei etwas derbere Verbindungen mit der Knopfsonde oder mit einem feinen Skalpell gelöst werden, trennt. Nach der Operation wird Eichel und inneres Vorhautblatt mit Borvaselin überstrichen und das Praeputium sorgfältig reponiert (STUHL, GLASS, SIEVERS). Statt des Borvaselins empfiehlt OCHSENIUS eine Mischung von Acid. carbolici liqu. 0,05 zu Ol. olivarum steril, 10,0. Die oben geschilderte, etwas gewaltsame Lösung der Pseudophimose, die F. HAMBURGER als Sprengung der klinischen Phimose bezeichnet, gelingt nach meinen Erfahrungen bei evtl. leichter instrumenteller Nachhilfe stets und macht dieser Eingriff ein eingreifenderes blutiges Verfahren überflüssig.

Die Art des blutigen Eingriffes bei der echten, angeborenen oder akquirierten Phimose hängt von den gegebenen Verhältnissen ab. Bei entzündlichen, eine Phimose bedingenden Prozessen, besonders bei den gangränösen Balanitiden und auch gelegentlich bei der Balanitis diabetica, ist zur Beherrschung der Vorhautsackentzündung die dauernde Freilegung von Glans und Innenfläche des Praeputiums nicht selten notwendig. Zu diesem Zwecke kommen zwei Formen des blutigen Eingriffes in Betracht: *Die Dorsalincision* und die *Circumcision.* Die Operation wird entweder im Ätherrausch oder in Chloräthylnarkose, sonst unter Lokalanästhesie ausgeführt. Im letzteren Falle kann die Unempfindlichkeit durch Infiltration des Gewebes mit SCHLEICHscher Lösung, andernfalls durch Injektionen einer 1—2$^0/_0$ igen Novocainlösung evtl. mit entsprechendem Adrenalinzusatz oder durch Anwendung der BRAUNschen Leitungsanästhesie erreicht werden. Die Methode von OBERST, bei welcher nach Abbindung des Gliedes eine Cocainlösung injiziert wird, ist, als veraltet, allgemein verlassen worden. Die BRAUN*sche lokale Leitungsanästhesie* wird für das Gebiet des Nervus dorsalis penis in folgender Weise ausgeführt: Einstich beiderseits neben der Peniswurzel und Injektion in die Umgebung der Corpora cavernosa ringsherum in die Tiefe, wo diese aus dem Symphysenwinkel heraustreten. Dieser Infiltration wird eine subcutane Umspritzung rings um die Wurzel des Penis hinzugefügt. Im ganzen werden bei Erwachsenen 40 ccm einer $^1/_2{}^0/_0$ igen Novocainlösung verbraucht, wodurch der Penis einschließlich der freien Teile der Urethra unempfindlich gemacht wird.

Es ist vielleicht von historischem Interesse, vor Besprechung der Dorsalincision, die heute mit Schere, Messer oder dem Paquelin ausgeführt wird, das Verfahren von HUE anzuführen, der die Durchtrennung der Vorhaut in der Weise vornahm, daß er dorsal in der Mittellinie durch einen mit armierter Nadel in den Vorhautsack eingeführten und durch das Praeputium durchgezogenen Kautschukfaden, dessen Enden über dem umgriffenen Stück der Vorhaut scharf angezogen und geknüpft wurden, die Vorhaut in ungefähr zehn Tagen langsam durchschneiden ließ.

Die *Durchführung der Dorsalincision* erfolgt in folgender Weise: Nach Ausspülung des Vorhautsackes mit verdünnter Wasserstoffsuperoxydlösung, Gliedbad und Bepinseln des äußeren Blattes und des Margo mit Jodbenzin, werden zuerst mit einem kurzen Scherenschlage dorsal in der Mittellinie beide Blätter auf der Hohlsonde durchtrennt, das äußere Blatt dabei nur so weit eingeschnitten, bis es leicht über die Eichel zurückgezogen werden kann und dann das den hauptsächlichen Widerstand leistende, derbere innere Blatt soweit als nötig gespalten. Nach Konstatierung der völlig freien Zurückziehbarkeit der Vorhaut werden äußeres und inneres Blatt jederseits durch einige Knopfnähte vereinigt. Wenn im oberen Wundwinkel die glatte Adaption der Wundränder nicht möglich ist, so kann man nach ROSER durch Verlängerung des medianen Schnittes durch einen kleinen Einschnitt nach links und rechts ein Läppchen bilden, das sich mit seiner Spitze leicht in den Wundwinkel einfügen läßt. Die beiden dadurch im inneren Vorhautblatt entstehenden stumpfen Ecken kann man etwas egalisieren und die beiden Blätter dann vernähen. Die Dorsalincision kann auch in der Weise ausgeführt werden, daß man direkt dorsal median ein keilförmiges oder ovales Stück der Vorhaut exzidiert. WENDEL beschreibt dieses Verfahren als die sog. WITZEL*sche Methode.*

Die einfache Dorsalincision ist eine Operation, die einerseits bei entzündlichen Phimosen zur Erreichung der oben angeführten therapeutischen Ziele, anderseits auch bei angeborener Phimose ausgeführt wird, wenn der Patient aus irgendeinem Grunde die Circumcision vermeiden will. Während wir die Spaltung des Praeputiums unter Leitung der Hohlsonde vornehmen, gibt zu diesem Zweck R. WITELSHÖFER ein Instrument an, das aus einer der Länge nach auseinanderzunehmenden Hohlsonde besteht, an der sich jederseits ein Stab in einem Scharnier derart bewegt, daß sich derselbe parallel anlegen und durch eine Schraube fixieren läßt. Die zusammengesetzte Hohlsonde wird bis zum Sulcus vorgeschoben, dann legt man die seitlichen Stäbe genau an und fixiert sie. Nach Durchtrennung der Vorhaut auf der Hohlsonde öffnet man die Schraube am Griff, die Hohlsonde zerfällt in ihre beiden Hälften, deren jede mit dem Stab das Blatt festhält und nun kann leicht jederseits die Naht durchgeführt werden, wonach Sondenblatt und Stab abgenommen werden. Diesem Verfahren WITELSHÖFERS ist eine instrumentelle Dorsalincisionsmethode SPITZYS ähnlich, nur daß dieser Autor statt der Sonde WITELSHÖFERS eine aus drei Teilen bestehende Zange benützt; das olivenförmige Mittelstück wird entsprechend weit in den Vorhautsack eingeführt und dann werden die beiden seitlichen Branchen geschlossen. Dadurch erfolgt eine Abklemmung eines beliebigen großen Stückes der Vorhaut, das mit dem Messer oder dem Paquelin abgetragen wird. Man läßt die Zange 3—5 Minuten liegen, ihr Druck verhindert eine Nachblutung. Die Wunde wird dann mit Jodtinktur überpinselt und mit sterilem Öl übergossen und verbunden. Die Operation wird entweder in Lokalanästhesie oder im Ätherrausch ausgeführt. Bei langem Praeputium und einer entsprechend langen Dorsalincision gibt dann die breite schürzenförmige Vorhaut keinen schönen kosmetischen Effekt und verursacht auch manchmal mechanische Störungen. Namentlich nach Dorsalincision einer entzündlichen Phimose, besonders wenn der subakute oder chronisch-entzündliche Zustand längere Zeit angedauert hat, verbleibt auch nach gelungener Operation das restierende, schürzenförmige Praeputium weiterhin in einem gewissen chronisch-ödematösen Zustand. DAMADIENE weist auf diese Erscheinung besonders hin. Ich habe dieses Symptom selbst oft beobachtet; es beruht auf einem, auf Veränderung der Lymph- und Blutgefäße zurückzuführenden chronischen Ödem und auf der Organisation eines überbildeten entzündlichen Gewebes. Dieser chronisch-entzündliche Zustand der Vorhaut kommt dann kosmetisch und mechanisch besonders störend zum Ausdruck. In solchen Fällen kann man nach DUCLAUX und ROUQUETTE die Ecken beiderseits durch bogenförmige Schnitte abtragen, ein Eingriff, der ein besseres kosmetisches und praktisches Resultat bedingt und den Übergang zur Circumcision bildet. SCHEPELMANN gibt zur Beseitigung des geschilderten schürzenförmigen Vorhautlappens nach Dorsalincision folgendes Verfahren an: Die Seitenflügel der Schürze werden durch Kugelzangen straff nach rechts und links gezogen, dann schneidet man die sich bildende große Hautfalte frontal ein, präpariert das äußere vom inneren Blatt ab, und vernäht dann zuerst die Schnittränder des inneren Blattes und dann die des äußeren Blattes median so weit, daß die Vorhaut in gewissem Sinne zum Teil wieder hergestellt wird. Diese durch die frontale Spaltung der Vorhaut gegebene Entspannung gestattet bis zu einem gewissen Grade die Wiedervereinigung der Präputialblätter, nur muß man bei diesem Verfahren achten, daß die Naht nur so weit erfolgt, daß das zum Teil wieder hergestellte Praeputium leicht über die Eichel zurückgestreift werden kann, ohne daß irgendwo störende Spannungen entstehen.

Besonders zu vermerken ist noch der operative Eingriff bei von Geburt aus zu kurzem Frenulum, die sog. *Frenulotomie.*

Die Operation wird unter Lokalanästhesie in der Weise ausgeführt, daß das Bändchen quer durchtrennt wird und die Incision so breit und tief vorgenommen wird, bis *jegliche Spannung* behoben ist. Die entstandene rhomboide Wundfläche wird nach exakter Blutstillung sagittal durch einige Knopfnähte geschlossen. Auf die Wunde kommt ein kleines steriles Gazestück und das Praeputium wird darüber sorgfältig reponiert. Es ist angezeigt, nach allen operativen Eingriffen am Glied durch einige Zeit Brom intern in höheren Dosen zu geben, um die eine glatte Wundheilung verhindernden Erektionen zu vermeiden.

Die *Circumcision* wird entweder nach Emmert und Kirmisson in der Form ausgeführt, daß man nach Durchführung der Dorsalincision vom oberen Wundwinkel aus die Vorhaut beiderseits in symmetrischer und einer der notwendigen Freilegung des Vorhautsackes und zur Erreichung genügender Zurückziehbarkeit in entsprechender Weise mit der krummen Schere abträgt, wobei unter Berücksichtigung des kosmetischen und praktischen Effektes das Frenulum in verschiedener Ausdehnung erhalten bleibt oder die Circumcision wird nach Dieffenbach so vorgenommen, daß das Praeputium möglichst gleichmäßig und entsprechend weit nach vorne gezogen, dann in dieser Lage mittels Kornzangen oder abklemmender Zangen (Ricord, Kocher, Le Fort, S. Deutsch) durch entsprechende Assistenz möglichst unbeweglich festgehalten wird und nun durch einen schrägen, von oben nach unten ungefähr parallel zur Corona glandis verlaufenden Schnitt mit dem Messer abgetragen wird. Nachdem man evtl. noch von beiden Blättern der gewünschten Weite des verkürzten Vorhautsackes und der besten Adaptionsmöglichkeit beider Blätter entsprechende Egalisierungen vorgenommen und die Blutstillung exakt vollzogen hat, wobei namentlich auf die dorsal und in der Frenulargegend verlaufenden Gefäße Rücksicht zu nehmen ist, werden die Wundränder durch Naht oder Klemmen möglichst genau vereinigt. Das Frenulum, wenn nicht besonders lang, bleibt entweder völlig erhalten oder wird dabei verschieden weit abgetragen, wobei natürlich strenge zu achten ist, daß nicht operativ ein zu kurzes Frenulum entsteht, das dann später eine verschiedentlich behindernde oder sogar incarcerierende Spannung zu erzeugen imstande ist.

Die Versorgung der Operationswunde bei Dorsalincision und Circumcision erfolgt bei Naht entweder durch Aufbinden eines kleinen Gazestreifens mit den langgelassenen Fäden der Naht oder Bedecken der Nahtlinie mit einem Borvaselinverband oder nach Föderl durch Bepinseln mit Anthrarobintinktur (Anthrarobini 3,0, Tinct. Benzoe 30,0). Bei Klammernaht erfolgt die Deckung durch entsprechende Befestigung eines in der Mitte zur Freilegung der Glansspitze gefensterten Gazestückes über den vorderen Anteil des Gliedes. Nicht zu vergessen ist Bromdarreichung durch einige Tage zur Vermeidung die Wundheilung störender Erektionen.

Es seien hier noch die Operationsmethoden von Porges und Ehrmann angeführt, welche eine Vereinigung der Incision- mit der Circumcisionsmethode darstellen.

Porges: Dorsalschnitt mit gerader Schere, möglichst kurz, das äußere Blatt zieht sich sofort zurück, dann wird das innere Blatt so weit inzidiert, daß die Glans freigelegt werden kann. Mit je einem Ovalärschnitt wird zuerst das innere Blatt und dann auch das äußere Blatt abgetragen, wobei die Abtragung der inneren Lamelle in etwas größerem Umfange erfolgt. Exakte Blutstillung, Naht mit Klammern. Die Methode, die im allgemeinen dem nach Emmert und KIRMISSON von uns zumeist geübten Verfahren vollkommen entspricht, hat folgende Vorteile 1. es wird nur mit der Schere gearbeitet, 2. der kosmetische Effekt ist ein sehr guter, da nur das Notwendigste abgetragen wird. 3. Die Methode wird weder durch die Derbheit des inneren Blattes, noch durch randständige Geschwüre unmöglich gemacht. 4. Das Frenulum bleibt erhalten und 5. die Heilungsdauer ist sehr kurz, nach 72 Stunden können Naht oder Klammern zumeist entfernt werden. EHRMANN empfiehlt bei narbiger Phimose oder Geschwürsbildung im vorderen Abschnitt der Vorhaut ein operatives Verfahren, das dem von IHLE seinerzeit angegebenen nahesteht. Man macht einen bloß die äußere Lamelle durchtrennenden Ovalärschnitt über den größten Umfang des Bulbus, spaltet dann den abgetrennten Limbus mitsamt der inneren Lamelle durch Medianschnitt soweit, bis beides bequem über die Glans zurückgeht, trägt dann mit einem zweiten Ovalärschnitt den Limbus ab und vereinigt die gesunden Wundränder durch Naht.

SIEVERS führt die Circumcision nur bei langem, hypertrophischem Praeputium, und zwar der Weise aus, daß das äußere Blatt ringförmig durchtrennt wird und nach sorgfältiger doppelter Ligatur der Gefäße das innere Blatt schrittweise gespalten und mit dem äußeren vernäht wird.

Bei schwer entzündlichen Prozessen im Vorhautsack, wie z. B. bei der Balanitis gangraenosa ist es, wenn die Freilegung durch die Dorsalincision nicht genügt, am besten, die unbedingt notwendige Circumcision an die Dorsalincision sofort anzuschließen. Die Abtragung des Praeputiums muß so weit erfolgen, daß die geschwürigen Teile in möglichst weitem Umfange entfernt werden oder zum mindesten so weit freigelegt werden, daß eine völlige Entspannung des Gewebes zustande kommt und die lokale Behandlung ohne Schwierigkeiten durchgeführt werden kann. Ist es bei der Balanitis gangraenosa noch möglich, im Gesunden zu operieren, so können ohne weiteres die Wundränder genäht werden. Liegt dagegen die Schnittlinie noch im infiltrierten, entzündlichen Gewebe, so führt man keine Naht aus und kommt es nach unseren Erfahrungen fast stets zu einem guten Verlauf der Wundheilung; nur in seltenen Fällen greift die Gangrän weiter in die Tiefe.

Bei der angeborenen hypertrophischen und atrophischen Phimose, wie bei phimotischen Zuständen auf Grund narbiger Veränderungen nach chronischen Balanitiden oder chronisch entzündlichen Infitrationen der Vorhaut (Syphilis), kann die Circumcision mit völliger oder teilweiser Erhaltung des Frenulums nach den oben angegebenen Methoden durchgeführt werden, oder es kommt eine den entsprechenden Verhältnissen angepaßte plastische Operation in Betracht.

Die plastischen Operationsmethoden.

Im folgenden sei eine gedrängte *Übersicht über die verschiedenen Methoden und Formen der plastischen Operationen der Phimose gegeben und dabei die gebräuchlichsten und verwendbarsten in etwas breiterer Form angeführt:*

Nach der übersichtlichen Darstellung STIEKLERs kann man *die plastischen Operationsmethoden der Phimose in drei Gruppen* einteilen: 1. *Incisionsmethoden*, 2. *Circumcisionsmethoden* und 3. *eine aus der Kombination beider Methoden resultierende dritte Gruppe.*

Die *Incisionsmethode* wenden an: TRNKA, v. MOSETIG, SCHLOFFER, GERSON, DAGETT, WOODYAT, TOBIASEK, LINHART, BÜDINGER und KAZDA; in letzter Zeit haben noch SCHÖNING, FEYGIN und FALB ihre Operationsverfahren publiziert.

Alle diese Autoren verbinden die Incision mit einem plastischen Verfahren und erzielen dadurch ein weites Praeputium ohne Substanzverlust. Bei sehr enger, narbiger oder sehr stark hypertrophischer Phimose ist das

Incisionsverfahren jedoch nicht geeignet, und kommen dann *die plastischen Circumcisionsmethoden* zur Anwendung. Sehr geeignete Verfahren dieser Art sind die Operationsmethoden von O. FÖDERL und E. HÖPFNER. An dritter Stelle seien *die plastischen Methoden* genannt, welche *die Incision mit der Circumcision* zur Durchführung verschiedener plastischer Operationsverfahren *verbinden.* Es sind das die Verfahren von NUSSBAUM, FATISCHI, HAGEDORN-HABS, PETRIVALSKI, DRÜNER, ALBRECHT, LOEWE, PAGENSTECHER, SCHLECHTENDAHL, LANGEMAK, SCHEELE, SCHUBERT, HUMMER und DIETEL.

Incisionsmethoden.

TRNKA nennt seine Methode: Plastische Operation mit doppelter radialer Lateralincision. Das Praeputium wird so weit als möglich nach rückwärts gezogen und nun wird die Vorhaut ventral von zwei Punkten des Margo aus, seitlich, auf ungefähr 1 cm Länge, durch beide Blätter mit der Schere eingeschnitten. Das so zweimal inzidierte Praeputium kann man dann leicht zurückziehen und nun läßt man die rhomboiden Substanzverluste bei durch 8 Tage festgehaltener Reposition der Vorhaut granulieren. v. MOSETIG führt auf Grund der Tatsache, daß die Phimose hauptsächlich durch ein zu enges inneres Vorhautblatt bedingt wird, die Operation in der Weise aus, daß das äußere Blatt so weit als möglich nach rückwärts gezogen und fixiert gehalten wird, dann wird das innere Blatt bis zur völligen Entspannung und Zurückziehbarkeit über die Eichel auf der Hohlsonde gespalten. v. MOSETIG läßt die Wundränder granulieren, wodurch aber durch Narbenretraktion gelegentlich Rezidiven entstehen. Diesem Übestand begegnet GERSON damit, daß er die quere Wunde sogleich durch Naht schließt.

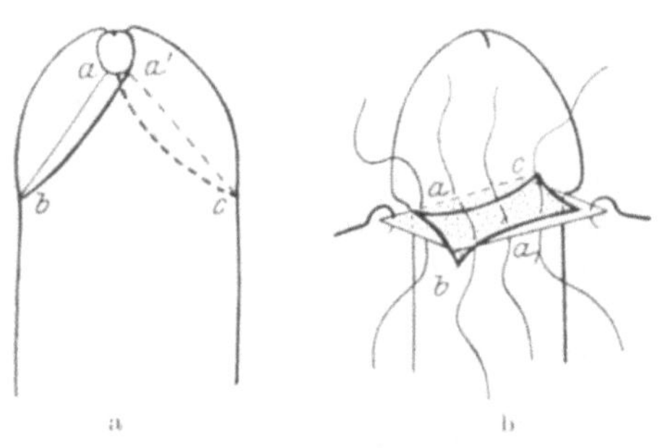

Abb. 13. Phimosenoperation nach SCHLOFFER. a—b Schnitt durch das äußere Blatt. a¹—c Schnitt durch das innere Blatt. a c b a_1 Rhombusartige quer zu vernähende Wundfläche.

Die gebräuchlichste Incisionsmethode ist die von SCHLOFFER; sie gibt unter bestimmten Bedingungen funktionell wie kosmetisch ein sehr gutes Resultat. Unter Anspannung der Vorhaut nach der Peniswurzel hin wird das äußere Blatt in schräger Richtung nach der einen (a—b), das innere nach der anderen Seite (a—c) gespalten, nachdem vorher der Vorhautring eingekerbt wurde. Beide Schnitte reichen ungefähr bis zum Sulcus coronarius. Nun kann man die Vorhaut zurückstreifen, wobei man spannende Gewebsteile durchtrennt und erhält in der Höhe des Sulcus eine rhombusartige Wundfläche (a, b, c, a′), deren Wundränder in querer Richtung vereinigt werden. SCHLOFFERs *Operation* kann jedoch nur bei entsprechender Verschieblichkeit beider Vorhautblätter gegeneinander und bei genügender Dehnbarkeit des äußeren Blattes ausgeführt werden (Abb. 13).

Die Incisionsmethode DAGGETs besteht darin, daß nach Vornahme einer entsprechenden Dorsalincision das Praeputium auch ventral durch eine longitudinale Incision gespalten wird und nun werden beide Sagittalwunden in transversaler Richtung genäht. WOODYATs Methode ist der vorgenannten ähnlich. TOBIASEK bildet sechs Lappen in Form gotischer Bogen, drei aus dem äußeren, die Spitzen am Margo praeputii, die Basis in der Höhe der Corona und drei aus dem inneren Blatt, wobei zu achten ist, daß die Gipfel dieser

Bogen in die Verlängerung der Mittellinien der äußeren Bogen fallen. Die Lappen liegen dann so, daß beim einfachen Umschlagen die Spitzen der drei äußeren Lappen zwischen die Schnittlinien der drei aus der inneren Lamelle gebildeten Schnitte fallen und umgekehrt. Vereinigung der Wundränder durch Führungsnähte und einige Knopfnähte. Um ein gutes Resultat zu erreichen erfordert diese schwierige Methode exakteste Durchführung. Das Verfahren von LINHART beruht darauf, daß von zwei Punkten des Margo praeputii je das äußere Blatt schräg, das innere sagittal eingeschnitten wird; durch Zurückziehen der Vorhaut werden die Blätter zum Klaffen gebracht und dann so vernäht, daß daraus eine Erweiterung des Orificium praeputii resultiert. Sehr gute Resultate gibt auch der Spiralschnitt BÜDINGERs, doch erfordert die Methode schon eine besondere Kunstfertigkeit des Operateurs. Das Praeputium wird beim Frenulum nach vorne gezogen, dann wird knapp neben dem Frenulum mit der Schere ein den Penis umkreisender spiralförmiger Schnitt gemacht, der das äußere und das innere Blatt durchtrennt. Der Schnitt muß so lange sein, daß das Praeputium leicht reponiert werden kann, wobei sich die Wundränder öffnen. Der beim Entfalten der Wunde sich bildende dreieckige Lappen deckt die Wunde zum Teil. Bei starrem Präputialring läßt sich der Lappen oft nicht zum Dreieck entwickeln, sondern hat die Gestalt eines M. In diesen Fällen wird der eine Zipfel abgestutzt und so die dreieckige Form hergestellt: Der Lappen wird so, wie er bequem auf den Wundrändern liegt, durch einige Nähte an den Wundrändern fixiert, der unbedeckte Teil der Wunde linear geschlossen.

Gelegentlich kann *die* SCHLOFFER*sche Operation* zu einer relativen Unbedecktheit der Glans auf der dorsalen Seite führen. Diesem Umstande sucht KAZDA durch eine Modifikation zu begegnen. Vor allem kommt jedoch nach der Angabe des Autors seine Modifikation bei der hypertrophischen Form der Phimose in Betracht und besonders dann, wenn die Phimose durch das Wachstum der Glans etwas ausgeglichen und namentlich distal vom Frenulum die Hypertrophie in Form eines sog. Bürzel dauernd erhalten geblieben ist. KAZDA verlegt daher den dorsalen V-förmigen Schnitt SCHLOFFERs auf die ventrale Seite und kombiniert ihn mit der Durchschneidung des Frenulums, welch letzteren Vorgang er als Vorteil bezeichnet, da das Frenulum bei seiner Kürze zu Einrissen mit den entsprechenden Folgen neigt, selbst wenn die Phimose operativ behoben ist. Die Operation wird in folgender Weise ausgeführt:

1. Eine Hohlsonde wird im Winkel von 45^0 zur Raphe unter den Bürzel auf einer Seite des Frenulums von der Mitte her in den Vorhautsack eingeschoben. Auf ihr wird das äußere Vorhautblatt bis etwas unter die Mitte der Höhe der Glans gespalten.

2. Der in 1. geführte Schnitt ermöglicht es bereits, die Vorhaut zurückzuziehen. Es wird nun das Frenulum gespalten. Blutstillung.

3. Die Vorhaut wird wieder vorgezogen, der kranialwärts gelegene Winkel der ersten Wunde quer über die Glans so weit nach der anderen Seite gezogen, daß die nun gegen diese andere Seite hin unter dem gleichen Winkel in den Vorhautsack eingeschobene Hohlsonde in der ersten Wunde vorgedrängt werden kann und ihre Spitze unter den vorgezogenen Winkel dieser ersten Wunde zu liegen kommt. Nun wird das innere Vorhautblatt so weit gespalten wie das äußere. Spaltet man bis gegen den Sulcus coronarius hin, also zu weit, so bleibt nach der Naht eine starke Spannung, da das innere Vorhautblatt an dieser Stelle wegen der ~-Form des Sulcus weniger rückverzogen werden kann.

4. Zurückziehen der Vorhaut, quere Vernähung der Frenulotomiewundränder. Quere Vernähung der Schnitte in den Vorhautblättern in der Art, daß unter Verziehen die beiden zentralen Wundwinkel übereinander zu liegen

kommen, wenn die dazu nötige Verziehung leicht möglich ist, sonst bei etwas größerer Verziehung, als sie durch das selbständige Vorbeiweichen der Wundränder aneinander gegeben ist.

5. Vorziehen der Vorhaut. Wenn es sich ergeben sollte, daß bei hautreichem Bürzel nun rechts und links eine unschöne Lefze sich zeigt, kann sie jederzeit mit einem Scherenschlag abgerundet werden. Die Vorteile der Methode sieht Kazda darin, daß bei Beseitigung der Phimose die Glans dorsal bedeckt bleibt und das Bürzel mit zur Plastik verwendet wird. Die Durchschneidung des Frenulums ist wegen seiner gefährlichen Kürze ebenfalls ein Vorteil.

Schöning empfiehlt seine Operationsmethode für Erwachsene und Kinder, namentlich wenn es darauf ankommt, ein die Glans bedeckendes Praeputium zu erhalten: Unter starker Anspannung der Präputialhaut wird an der Dorsalseite, etwas zentral von der Grenze zwischen äußerem und innerem Blatt, ein querer, fast die halbe Circumferenz der Präputialöffnung umgreifender Schnitt durch das äußere Blatt angelegt; an dem einen Ende wird dieser Schnitt durch einen senkrechten fast ebenso langen Schnitt erweitert, dann wird der rechtwinklige Lappen des äußeren Blattes vom inneren von diesen beiden Schnitten aus stumpf abgelöst; nun wird, nach genügend weiter Unterminierung des Lappens an seiner Basis, das innere Blatt am anderen Ende des queren Schnittes mit einem Scherenschlage, entsprechend der Länge des senkrechten Schnittes, durchtrennt. Fast automatisch legen sich die Schnittränder vom äußeren und inneren Blatt ineinander; Befestigung durch einige Nähte.

Aus der Tatsache, daß die normale Vorhaut eine zylindrische, die phimotische eine kegelförmige Gestalt hat, bestrebt sich das operative Verfahren Feygins, die pathologische Form der phimotischen Vorhaut in eine zylindrische zu überführen: Spaltung des äußeren Blattes mit einem Raquetteschnitt[1]) dicht am Annulus praeputii. Der Schnitt wird am Dorsum etwas gegen die Eichel verlängert. Das äußere Blatt wird vom inneren stumpf und scharf abpräpariert und auf das Corpus penis zurückgeschlagen. Nun wird durch einen zweiten Schnitt nach Raquette, der aber dorsal median bis zur Corona glandis verlängert wird, auch das innere Blatt gespalten und auch auf das Corpus penis zurückgeschlagen. Bei diesem Zurückschlagen kommt eine Verschiebung des äußeren Blattes dorsal, des inneren ventral zustande. Die korrespondierenden Punkte in der Medianebene werden beibehalten. Die Schnittlinien haben nun die Form einer Ellipse, die schräg an der zylindrischen Oberfläche des Gliedes von dorsal-distal nach ventralproximal verläuft. In dieser neuen Lage werden die Ränder der Wunde zusammengenäht und dadurch bekommt das neue Praeputium die zylindrische Form. Die Methode eignet sich auch sehr gut für die atrophische Form der Phimose, weil kein Teil der Vorhaut verloren geht. Aber auch bei allen anderen Formen der Phimose ist diese verhältnismäßig einfache Methode anwendbar, auch bei inkompletten Phimosen, wo aber nach Angabe des Autors die kreisförmigen Teile der Raquetteschnitte an der Übergangssstelle der Blätter ineinander geführt werden sollen; neu formierter Annulus praeputii.

Falbs operatives Verfahren ist folgendes: 1. Dorsale Trennung durch beide Vorhautblätter in der Medianlinie mittels eines wenige Millimeter langen Scherenschlages. 2. Fortführung dieses Längsschnittes im äußeren Vorhautblatt bis zum Sulcus; Auseinanderziehen der Schnittränder. 3. Spaltung des inneren Blattes durch zwei proximal gerichtete Schrägschnitte von der Mittellinie nach außen, die den Sulcus coronarius nicht erreichen. Durch dieses Verfahren wird ein medianer dreieckiger Lappen gebildet, der wie das Rosersche Läppchen in den Längsschnitt des äußeren Vorhautblattes eingenäht wird. Die beiden

[1]) Raquetteschnitt (Ledran, Larrey) distal bogenförmiger, proximal in mediane Dorsalincision übergehender Schnitt.

seitlichen Lappen des inneren Blattes werden in analoger Weise umgelegt und ihre Spitzen im Längsschnitt des äußeren Blattes, das ungefähr in der Mitte etwas eingekerbt wird, vereinigt. Anlegung entsprechender Zwischennähte.

Plastische Circumcisionsmethoden.

Von den den *plastischen Circumcisionsmethoden* stellt die von REBRYOUD ein eigenes Verfahren dar. Dieser Autor löst das äußere Blatt nach Zirkulärschnitt durch diesen vom inneren Blatt ab, exstirpiert das innere Blatt nahe dem Sulcus coronarius in der ganzen Circumferenz und vernäht das nach innen umgeschlagene äußere Blatt mit dem am Sulcus coronarius verlaufenden ringförmigen Rest des inneren Blattes. DRACHTER zieht den Präputialrand mittels Kornzange rechts und links nach vorne, durchtrennt dann mittels zirkulären Schnittes das äußere Blatt, das vom inneren vollkommen abgelöst wird; dann wird auch das innere Blatt, aber knapp vor der Glansspitze, zirkulär abgetragen und nun vernäht man das bedeutend länger gebliebene nach außen umgestülpte innere Blatt mit dem äußeren. Die plastischen Circumcisionsmethoden von FÖDERL und HÖPFNER verbürgen bei Erhaltung des Frenulums ein gutes Resultat. Die Operation nach FÖDERL wird in folgender Weise ausgeführt: Nach lokaler Anästhesierung wird die Haut über die Eichel durch Retraktion gespannt, der Präputialring wird ovalär umschnitten. Der Ovalärschnitt beginnt dorsal knapp an der Präputialöffnung und seine Ebene ist ventral in einem Winkel von 45° zur Achse des Penis geneigt. Dieser Schnitt durchtrennt nur das äußere Blatt. Der elliptisch begrenzte Teil des äußeren Blattes wird peripher abpräpariert, so daß hier das innere Blatt freiliegt. Dieses wird auch dorsal freigelegt, indem die Haut zentralwärts zurückgeschoben, resp. durch zarte Messerzüge abpräpariert wird. In entgegengesetzter Richtung exzidiert man einen oval umschnittenen Teil des inneren Blattes. Der Ovalärschnitt beginnt hier ventral am Präputialring und ist mit seiner Ebene dorsal in einem Winkel von etwa 45° zur Achse des Penis geneigt.

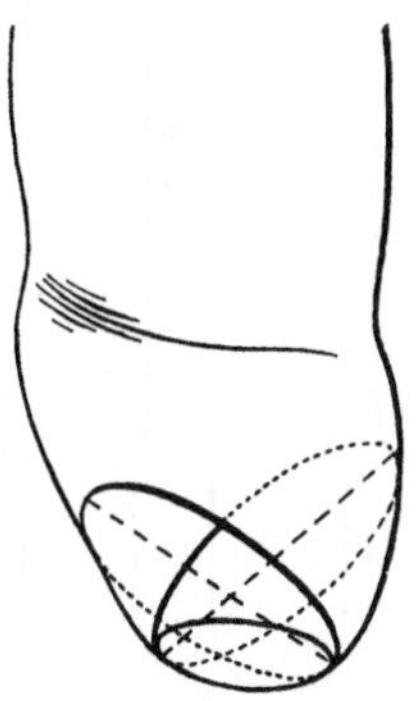

Abb. 14. Plastische Circumcision nach O. FÖDERL.

Wir haben also im äußeren und inneren Blatte ovalär begrenzte Schnitte, deren Ebenen je nach der Form und Größe der Phimose sich in einen größeren oder kleineren Winkel kreuzen.

Bei der Verschieblichkeit der Gewebsschichten lassen sich die gekreuzten Ebenen der beiden Wundränder leicht in die Horizontale bringen und miteinander durch die Naht vereinigen, die mit Catgut vorgenommen wird, um die spätere Entfernung der Nähte überflüssig zu machen. Durch den Ovalärschnitt wird die Circumferenz des sich später formierenden Präputialringes vergrößert. Wenn sich auch die Ebenen der beiden Ovalärschnitte bei der Verschieblichkeit von äußerem und innerem Blatt leicht vereinigen lassen, so liegt doch eigentlich eine Lappenplastik vor, indem der Defekt am inneren Blatt dorsal, durch Invertierung des äußeren und umgekehrt der Defekt am äußeren Blatt ventral durch Umkrempelung des inneren gedeckt wird. Gegenüber einer partiellen Circumcision hat das Verfahren den Vorteil, daß der Ansatz des Frenulums intakt bleibt, da ventral das innere Blatt ganz geschont wird, während dorsal das evtl. geschrumpfte innere Blatt durch das äußere dehnbare ersetzt wird (Abb. 14).

Bei der oben beschriebenen Operation läßt sich durch Variation des Ovalärschnittes dorsal das innere Blatt so weit exzidieren, als es die Verhältnisse erfordern, in extremen Fällen bis zur Corona glandis, so daß ein dreieckiges Ovalär resultiert, das den Wundrändern des äußeren zügigen Blattes adaptiert wird. Es empfiehlt sich im allgemeinen, die Circumferenz des Ovalärschnittes am inneren Blatt durch entsprechende Steilstellung seiner Ebene gegenüber dem der Haut größer zu gestalten, um einer Inkongruenz der Dehnbarkeit des äußeren und inneren Blattes, infolge einer evtl. durch Balanoposthitis bedingten Schrumpfung des letzteren, zu begegnen. Die beschriebene Operation ist für die hypertrophische und atrophische Phimose anwendbar.

Bei hypertrophischer Phimose kann mit sehr gutem Erfolg das Verfahren von HÖPFNER zur Anwendung kommen, das am instruktivsten durch die beigegebene Abbildung erklärt wird (Abb. 15).

Aus der *dritten Gruppe der plastischen Phimosenoperationen*, die aus der *Vereinigung der Incisions- mit der Circumcisionsmethode* besteht, seien die Operationsverfahren von PETRIVALSKI, SCHLECHTENDAHL, DRÜNER, LOEWE, PAGENSTECHER, HAGEDORN-HABS, ALBRECHT, SCHEELE und DIETL etwas ausführlicher geschildert.

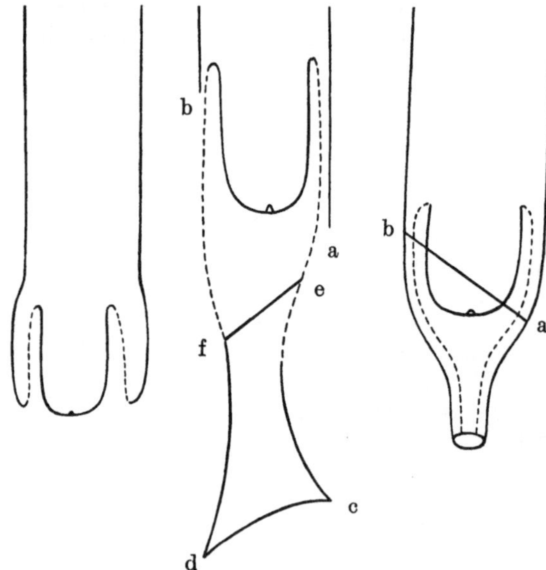

Abb. 15. Circumcisionsmethode nach E. HÖPFNER. a—b Schnitt durch das äußere Blatt. e—f Nach Ablösung des inneren vom äußeren Blatt entsprechend gestellte Abtragung des inneren mit dem abgetrennten Teil des äußeren Blattes. Naht der korrespondierenden Stellen.

PETRIVALSKI verbindet die proximalen Enden zweier seitlicher Einschnitte in das Praeputium durch einen zirkulären Schnitt und entfernt den durch diese Schnitte umgrenzten Teil des äußeren Blattes. Nun wird von den Enden dieser Wundfläche ein ungefähr 1 cm breiter dorsaler Lappen aus dem äußeren Blatt gebildet, abpräpariert und nach oben geschlagen. Das innere Blatt wird dann dorsal, median gespalten, der Lappen aus dem äußeren Blatt in den Schnittwinkel des inneren Blattes eingenäht und die etwas egalisierten Lappen des inneren Blattes eingefügt.

Das operative Verfahren SCHLECHTENDAHLs bringt das äußere Blatt dorsal nach je einem seitlichen bogenförmigen Einschnitt zur Ablösung, spaltet dann das innere Blatt median und vernäht die beiden Blätter. Bei langem Praeputium wird vorher der ganze überlange Teil des Praeputiums durch Zirkulärschnitt entfernt.

DRÜNER präpariert dorsal und ventral aus dem äußeren Blatt je ein quadratisches oder rechteckiges Hautstück vom inneren Blatt ab, reseziert diese und löst auch die dadurch entstandenen dreieckigen seitlichen Lappen des äußeren Blattes vom inneren ab, spaltet dann das innere Blatt beiderseits seitlich und vernäht die so gebildeten zwei Lappenspitzen in die Schnittenden des anderen Blattes. Beim Anspannen von je zwei benachbarten Führungsnähten legen sich die mit Knopfnähten zu vereinigenden Wundränder von selbst ineinander.

LOEWE führt einen unvollständigen Zirkulärschnitt durch das äußere Blatt in der Mitte der Höhe der Glans mit Aussparung eines dorsalen, medianen dreieckigen Lappens mit distal gerichteter Spitze. Durch Abpräparieren des äußeren vom inneren Blatt entsteht wie bei dem zeitlich später entstandenen Verfahren HÖPFNERs (siehe Abb. 15) ein langer Rüssel, von dem quer soviel abgetragen wird, als die erwünschte Verkürzung der Vorhaut erfordert. Der Rest des Rüssels wird dann dorsal bis zur Spitze des ausgesparten Lappens gespalten. Nun wird der überstehende Lappen umgeklappt und vernäht, wobei der dreieckige Lappen aus dem äußeren Blatt in den medianen Schnittwinkel des inneren Blattes eingefügt wird. Man erhält dadurch ein entsprechend verkürztes, aber auch entsprechend weites Praeputium, bei dem das innere Blatt zum Teil dann als äußeres erscheint. Anschließend an diese Operationsmethode LOEWEs seien die Verfahren von LANGEMAK, SCHUBERT und HUMMER erwähnt. Bei der Operation LANGEMAKs wird nach Circumcision des äußeren Blattes ein analoger Rüssel gebildet, der dorsal und evtl. auch ventral gespalten wird und die umgeschlagenen Lappen werden mit dem äußeren Blatt ver-

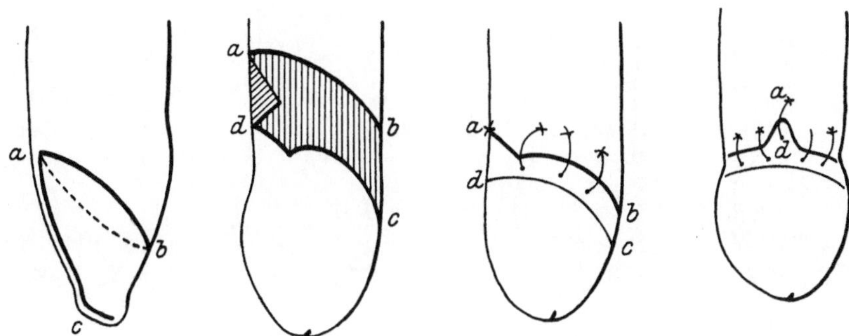

Abb. 16. Operation nach HAGEDORN-HABS.

näht. Die Methode SCHUBERTs beruht auf dem gleichen Prinzip wie das Verfahren LOEWEs und bei HUMMER differiert gegenüber dem Verfahren von LOEWE die Schnittführung nur insofern, als er nicht wie LOEWE mit dem Zirkulärschnitt durch das äußere Blatt beginnt, sondern zuerst vom Margo praeputii aus die Schnitte zur Bildung des dorsalen medianen Lappens führt, an deren proximalen Enden der zirkuläre Schnitt angeschlossen wird.

PAGENSTECHER reseziert aus dem inneren Blatt einen dreieckigen Lappen und klappt denselben in den Defekt eines U-förmigen Lappens des äußeren Blattes ein.

Ein gutes kosmetisches Resultat gibt auch die allerdings für den weniger Geübten etwas komplizierte Methode von HAGEDORN-HABS (Abb. 16). Zuerst wird ein Ovalärschnitt a b durch das äußere Blatt gelegt. Es folgt die dorsale Incision c a durch beide Blätter mit Bildung des ROSERschen Läppchens aus dem inneren Blatt bei d. Nach Zurückziehen der Vorhaut wird das innere Blatt entsprechend dem äußeren Ovalärschnitt von d nach c umschnitten und mit dem äußeren Blatt abgetrennt. Die folgende Naht vereinigt die Wundränder so, daß Punkt a mit d und c mit b zusammenliegt.

ALBRECHTs Operationsmethode will der Unzulänglichkeit mancher plastischer Operationsmethoden bei der *hypertrophischen Phimose* abhelfen und ist besonders für Phimosen mit langem. rüsselförmigen Fortsatz eingerichtet.

ALBRECHT führt die Operation stets unter Leitungsanästhesie nach BRAUN mit 0,5$^0/_0$ iger Novocain-Adrenalinlösung aus. Es wird an der Wurzel des

Penis im subkutanen Gewebe ein Infiltrationsring erzeugt, der 10—15 Minuten später die völlig schmerzlose Ausführung der Operation ermöglicht.

Die Operation setzt sich aus folgenden Akten zusammen:

1. Dorsale Spaltung des Rüssels und des eigentlichen Praeputiums bis in die Mitte der Eichel (a—b, Abb. 17). Sollte nach diesem Schnitte das innere Blatt der Vorhaut nicht leicht über den Sulcus coronarius nach rückwärts gezogen werden können, so muß der Schnitt noch etwas verlängert werden, jedoch nie so weit, daß der Sulcus nicht genügend vom Praeputium bedeckt bleibt.

2. Am Ende dieses dorsalen Schnittes wird senkrecht auf denselben ein Zirkelschnitt nur durch das äußere Blatt der Vorhaut geführt (Abb. 17, b—c).

3. 1—2 cm von diesem Zirkelschnitt nach vorne wird ein zweiter Zirkelschnitt parallel zu dem ersten, ebenfalls nur durch das äußere Blatt der Vorhaut geführt (Abb. 17, d—e).

4. Die durch diese beiden Zirkelschnitte gebildete Manschette des äußeren Vorhautblattes wird exstirpiert.

5. Nun werden an der volaren Seite des Penis, in der Raphe beginnend,

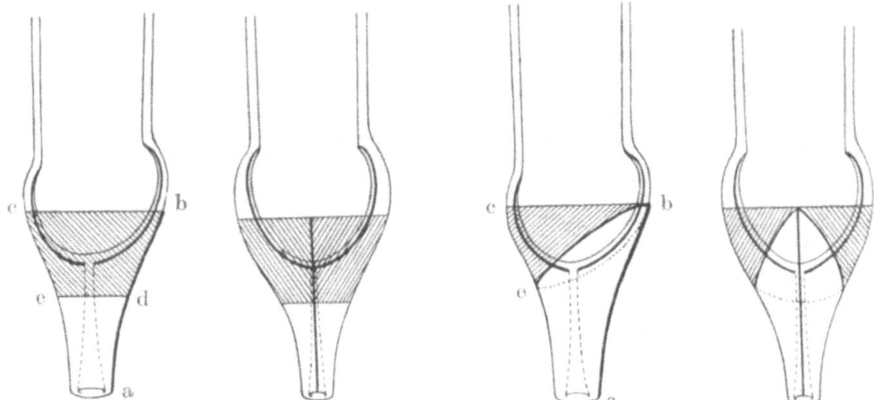

Abb. 17. Operation nach P. ALBRECHT.

Abb. 18. Operation nach P. ALBRECHT. Modifikation bei kurzem Rüssel.

die beiden zirkulären Wundränder miteinander durch feine Seidenknopfnähte vereinigt. Dadurch wird der durch den Dorsalschnitt gespaltene Rüssel gleichsam aufgerollt. Wenn die Breite der Manschette richtig gewählt wurde, so überragt nunmehr das Ende der Vorhaut volar gerade noch die Spitze der Glans. Die Wundränder des dorsalen Schnittes werden beiderseits miteinander vernäht. Sollte dabei auf der einen oder der anderen Seite an der Umbiegungsstelle des neugeformten Praeputiums sich ein den Effekt störendes Eck zeigen, so kann dies leicht durch einen Scherenschlag abgeschrägt werden. An der Stelle, wo der dorsale und der erste zirkuläre Schnitt zusammentreffen, macht bei der großen Dehnbarkeit und Verschieblichkeit der beiten Vorhautblätter die Vereinigung des inneren mit dem äußeren Blatt keinerlei Schwierigkeiten, besonders wenn man ein ROSERsches Läppchen geschnitten hat.

Ist der Rüssel nicht sehr lang, so genügt anstatt des zweiten Zirkelschnittes ein Ovalärschnitt, der, am Vereinigungspunkt des dorsalen und des ersten Zirkelschnittes bei b beginnend, mehr oder weniger schräg nach vorne durch das äußere Blatt des Praeputiums gelegt wird (Abb. 18). Es wird dann anstatt einer ganzen nur eine halbe Manschette aus dem äußeren Blatt exstirpiert. Der Wundrand (b—e) wird mit dem Wundrande des ersten Zirkelschnittes (b—c) vereinigt. Die Gefäße zwischen innerem und äußerem Blatt des Praeputiums werden bei der Exstirpation der Manschette natürlich geschont, so daß eine Ernährungsstörung im Bereiche des Rüsselendes nicht zu befürchten ist.

SCHEELE trennt das äußere vom inneren Blatt durch Abtragung der Vorhautspitze, Spaltung des äußeren Blattes dorsal in der Mittellinie durch Winckel-Schnitt, (Abb. 19) Bildung eines viereckigen dorsalen Lappens aus dem inneren Blatt, der in den Defekt des äußeren Blattes eingeschlagen wird. Vorteile: Die ganze Vorhaut wird zur Plastik benützt und die normale Form erhalten. Die Breite der Plastik verhindert Rezidive. Die Schnittführung schont die Gefäße und verhindert stärkere Nachblutung. Das kürzlich publizierte operative Verfahren DIETELs zieht, nach Durchführung ganz exakter Leitungsanästhesie mit $^1/_2$% iger Novocainlösung, den verengenden Schnürring möglichst weit nach vorne und durchtrennt dicht hinter dem Ring, bei Erhaltung des Frenulums, beide Vorhautblätter. Das äußere Blatt wird nun zurückgezogen, das engere innere, minder elastische, mit der Schere bis zum Sulcus bis zur völligen Entspannung gespalten; die Ecken des inneren Blattes werden dann abgerundet und die nach oben umgeschlagenen Lappen des inneren Blattes mit dem äußeren durch Naht vereinigt. Diese Methode ist dem bei langem Praeputium modifizierten Vorgehen SCHLECHTENDAHLs ähnlich.

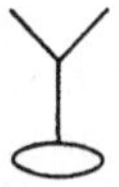

Abb. 19.

Zum Schluß sei noch das kürzlich publizierte Operationsverfahren SIEVERS mitgeteilt, welches von den bisher angeführten insoferne differiert, als der zur Erweiterung des Annulus praeputialis und des Cavum praeputialis gesetzte Defekt durch ein plastische Verfahren gedeckt wird, das als Ersatz die Penishaut selbst heranzieht. SIEVERS geht in folgender Weise vor:

Beide Blätter der Vorhaut werden, schräg nach links in einem Winkel von ungefähr 65° gegen den Penisschaft geneigt, bis fast zum Sulcus coronarius gespalten. Dann werden die rechtsseitigen Wundränder durch Catgutnähte vereinigt und nun wird ein Lappen aus der Haut des Penisschaftes gebildet, der am proximalen Ende der Nahtlinie beginnt, sich ebenso lang wie diese in der Längsrichtung auf den Penis fortsetzt und dann stumpfwinklig nach rechts umbiegt. Nach weitgehender Unterminierung wird dieser Lappen peripherwärts ausgerollt, so daß die Wundfläche dorsalwärts sieht, am linken Wundwinkel der Übergangsphase fixiert und durch Catgutnähte mit dem inneren Blatt exakt vereinigt. Der Defekt in der Penishaut läßt sich leicht und kosmetisch günstig schließen.

Die *Übersicht* über *sämtliche plastische Operationsmethoden* der nicht entzündlichen Phimose, ergibt, daß von den Incisionsmethoden vor allem die SCHLOFFER*sche Operation* in Betracht kommt; wie bei den Incisionsmethoden überhaupt ist aber auch für die Durchführungsmöglichkeit dieses Verfahrens die notwendige Bedingung: eine entsprechende Dehnbarkeit des äußeren Blattes sowie eine bestimmte Verschieblichkeit beider Blätter gegeneinander, keine Narbenbildung und anderseits keine besondere Hypertrophie des äußeren Blattes. Von den anderen Incisionsmethoden ist die Operation TOBIASEKs technisch sehr schwierig und kompliziert, das Verfahren BÜDINGERs erfordert exaktes chirurgisches Können. Gute Dienste kann auch die Methode SCHÖNINGs leisten und die Operation nach FEYGIN kommt evtl. bei atrophischer Phimose in Betracht.

Von den *Circumcisionsmethoden* erfordert die Operation nach FÖDERL besondere chirurgische Geschicklichkeit und architektonische Intuition. Einfacher und sehr gute Resultate gebend ist das Verfahren von HÖPFNER. Dieser Methode zeitlich vorausgehend und durch die Verbindung mit der Incision erleichtert, ist die Operationsmethode LOEWEs. Anschließend an dieses vorbildliche Verfahren sind noch die Plastiken von LANGEMAK, SCHUBERT und HUMMER zu erwähnen, die ebenfalls durch Verbindung mit der Incision ein erleichtertes und zweckentsprechendes Arbeiten gewährleisten.

Die sehr gute Resultate bietende Methode von HAGEDORN-HABS wurde bereits hervorgehoben. Die Lappenplastiken DRÜNERs, SCHEELEs, FALBs, SCHLECHTENDAHL-DIETELs können gelegentlich Verwendung finden.

Für besonders stark hypertrophierte Phimosen wird das operative Verfahren ALBRECHTs bei exakter Durchführung ein kosmetisches und funktionell ausgezeichnetes Resultat geben und bei übermäßiger Entwicklung eines Bürzels kommt evtl. die Plastik nach KAZDA in Betracht.

B. Paraphimose.

Der pathologische, nur künstlich wieder zu behebende Zustand, der durch das hinter der Corona glandis dauernd reponierte, einschnürende Praeputium gegeben ist, wird als *Paraphimose* bezeichnet. Um die Entstehung der Paraphimose zu erklären, sind folgende Umstände eingehend zu betrachten: Die in den tieferen Schichten beider Vorhautblätter und im intermediären Zwischengewebe zirkulär verlaufenden Bindegewebsbündel, namentlich aber der im Limbus praeputii verlaufende Bindegewebsfaserzug, *das sog. dorsale Faserbündel,* dessen Anteile rechts und links divergierend nach unten ziehen und zum Teil in die Basis frenuli, zum Teil in die longitudinalen Faserzüge übergehen (siehe Anatomie der Vorhaut, Kapitel Phimose dieses Handbuches), umschließen beim Zurückziehen der Vorhaut über die Glans, wobei die Grenze zwischen den beiden Präputialblättern ausgeglichen wird und dieselben ineinander übergehend erscheinen, im allgemeinen mehr oder weniger dicht den Penisschaft. Wie schon hervorgehoben, legt sich dabei das dorsale Faserbündel am innigsten an das Glied an.

Für die Neigung zur Entwicklung einer wirklichen Umschnürung und für die weitmögliche Intensität der Konstriktion ist daher einerseits die Mächtigkeit der Ausbildung des ganzen Ringfasersystems des Praeputiums und namentlich des dorsalen Faserbündels, anderseits aber auch die Größenanlage des Präputialringes, also vor allem seine Weite, dann aber auch seine Elastizität bzw. Rigidität maßgebend. Hierzu kommen noch besondere Umstände, wie eine durch Ödem und Infiltration bedingte Dickenzunahme und ein damit einhergehender, weiterer Elastizitätsverlust der Vorhaut und schließlich der Widerhalt, den die Corona der infolge Erschwerung des venösen Blutabflusses rasch anschwellenden Eichel bietet; alle diese Momente können es in ihrer Gesamtheit oder in teilweiser Steigerung mit sich bringen, daß das über die Corona glandis zurückgezogene Praeputium hinter derselben sich festklemmt und eine Reposition über die rasch anschwellende Glans unmöglich wird. Aus diesem Vorgang heraus kommt es zur Entwicklung der verschiedenen Formen der Paraphimose, für welche ALBERT den zusammenfassenden Namen einer *Incarceratio praeputii* gebraucht.

Die beiden hauptsächlichsten Formen der Paraphimose sind die *Paraphimosis interna* und die *Paraphimosis externa.*

Die *Paraphimosis interna,* die seltenere Form, kommt dadurch zustande, daß bei einer an und für sich etwas engen oder durch entzündliche Begleitumstände verengten Präputialöffnung, nach Zurückziehung der Vorhaut, der Limbus praeputii sich hinter der evtl. noch durch entzündliche Prozesse vergrößerten Glans, und zwar unmittelbar hinter der Corona infolge der umschnürenden Wirkung des Ringfasersystems, vor allem des dorsalen Faserbündels innig einschnürend festlegt, so daß die Vorhaut weder über die Corona nach vorne, noch über das innere Blatt des Praeputiums nach rückwärts gezogen werden kann (Abb. 20).

Das Haupthindernis für die Reduktion bietet bei dieser Form der Paraphimose die Corona der rasch ödematös werdenden und durch Blutstauung vergrößerten Glans. Bei diesem Zustand rollt sich die innere Lamelle hinter der Corona glandis ein, die äußere Lamelle, immer mehr ödematös werdend, stülpt sich in Form eines die Corona glandis überdeckenden Sackes allenthalben vor. Bei Zunahme des Ödems der äußeren Lamelle wird auch der Vorhautrand nach innen gerollt. Zumeist legt sich der umschnürende Limbus so um den Penisschaft, daß ein Teil des Frenulum noch vor den Schnürring zu liegen kommt, welcher Frenularteil dann auffallend anschwellend, sich in Form eines verschieden großen ödematösen Sackes vorwölbt. Der Präputialring mit seinem querverlaufenden Fasersystem umschnürt hier unmittelbar hinter der Corona glandis den Penisschaft in seiner ganzen Circumferenz und bedingt eine wirkliche Konstriktion. Die weiteren Folgen dieses Zustandes sind ein starkes Anschwellen der Glans, eine durch Zersetzung des im abgeschlossenen Vorhautsack befindlichen Smegmas entstehende oder gesteigerte Entzündung, wodurch der ganze Zustand nur noch verschlechtert wird, so daß es durch den anämisierenden Druck des Schnürringes nicht nur zur Nekrose des Limbus und eingerollten Präputialrandes, sondern auch des komprimierten inneren Vorhautblattes kommt, so daß gelegentlich die Tunica albuginea des Penis auf verschieden großen Flächen freigelegt wird.

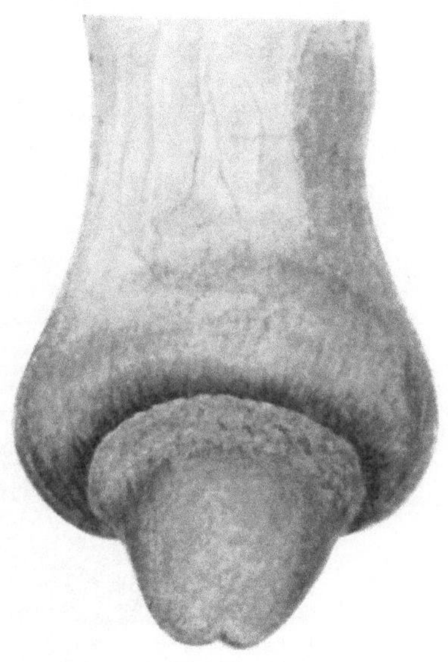

Abb. 20. Paraphimosis interna.

Ehrmann *hebt hervor*, daß *ein der Paraphimose interna ähnlicher Zustand auch durch ein zu kurzes Frenulum zustande kommen kann*, wenn ein sonst normaler Limbus abnorm lang hinter der Corona glandis reponiert gehalten wird.

Durch den Zug des kurzen, straff gespannten Frenulums kommt es zur Abflußbehinderung des Blutes aus dem durch den Zug an den Penisschaft angepreßten Praeputium, das sich entwickelnde Ödem sammelt sich vor allem in den unteren Partien des Praeputiums an, dabei prolabiert hier die innere Lamelle und durch das immer weiter wachsende Ödem wird das dorsale Faserbündel intensiv nach abwärts gezogen; dadurch wird nun der Limbus im dorsalen Anteil immer fester an die Tunica albuginea des Penis angepreßt und so kann es zur Nekrose dieses Abschnittes des Limbus kommen. Ehrmann bezeichnet den geschilderten Zustand als eine *Zwischenform zwischen Paraphimosis interna und externa.*

Die *Paraphimosis externa*, die häufigere Form, kommt dadurch zustande, daß der bis über die innere Lamelle des Praeputiums zurückgezogene Limbus durch die in irgendeiner Weise (Balanitis, mechanische oder chemische Reizung) hierzu disponierte, rasch ödematös werdende innere Lamelle an der Reposition gehindert wird und, sich immer mehr einschnürend, um den Penisschaft legt. Die konstringierenden Ringfasern des Limbus bedingen in dem abgeschnürten Präputialteil einerseits die Entstehung eines ödematösen ringförmigen Wulstes, der kragenförmig die Corona glandis umgibt *(spanischer Kragen)*, anderseits sammelt sich entsprechend der Lage der dorsalen einschnürenden Ringfasern im ventralen Abschnitt dieser nach unten divergierenden Fasern ein immer mehr zunehmendes Ödem an, das mit der Schwellung der inneren Lamelle im gesamten die Reposition des Praeputiums verhindert. Dieser ventral sich bildende *sog. kropfförmige Wulst* ist den einzelnen, hier bereits divergierenden, aber noch geschlossenen Faserzügen des dorsalen Faserbündels entsprechend, seicht gekerbt. Hinter dem einschnürenden dorsalen Faserbündel legt sich die beim Zurückziehen der Vorhaut zurückgeschobene Penishaut in mehrere ödematöse Falten. Das Ödem kann auch in diesem Abschnitt beträchtliche

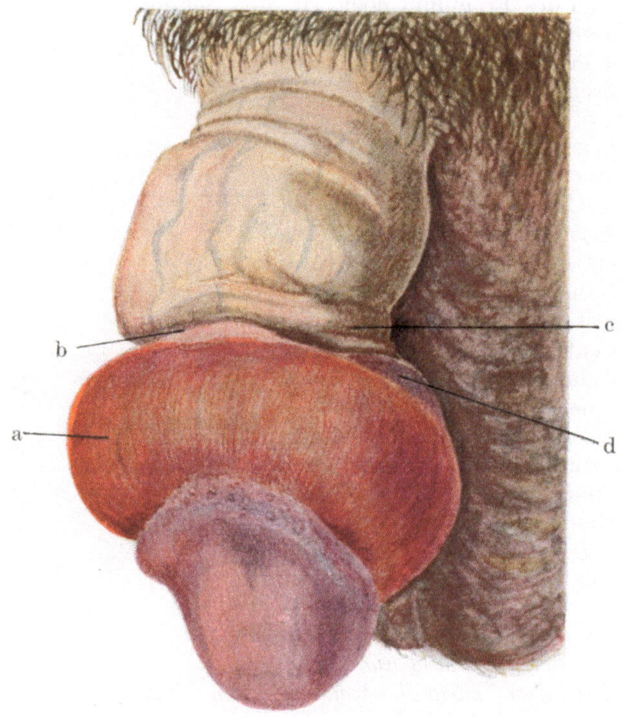

Abb. 21. Paraphimosis externa.
a Innere Lamelle des Praeputiums. b Schnürring, durch den Limbus praeputii bedingt (einschnürendes dorsales Faserbündel). c In Falten zusammengeschobene Penishaut. d Seitlich noch zum Teil sichtbar der ödematöse kropfförmige Frenularwulst.

Dimensionen annehmen, weil ja die abführende Vene durch den Schnürring mehr oder weniger stark komprimiert wird (Abb. 21). Wird die Paraphimose nicht reponiert, so kommt es nach zwei bis drei Tagen zuerst zu einer grauen Verfärbung der dorsalen eingeschnürten Partie, die dann nekrotisch zerfällt, so daß ein querverlaufender, fast rißförmiger sezernierender Substanzverlust entsteht. Seitlich nach unten wird die Nekrose immer oberflächlicher und erstreckt sich so weit nach abwärts als die einschnürenden Ringfasern hier noch durch ihren Druck das Gewebe schädigen.

Mit dem nekrotischen Zerfall der durch den enormen Druck so schwer geschädigten Gewebspartie tritt eine gewisse allgemeine Entspannung im Gewebe ein, doch sind zumeist Ödem und Infiltration schon so weit stabilisiert, evtl. sind auch schon Verwachsungen eingetreten, so daß die Paraphimose nicht ohne weiteres reponiert werden kann.

Ätiologie und Klinik der Paraphimose. Nach unseren Beobachtungen kommt als eine sehr häufige *Ursache* der Paraphimose die *Masturbation* in Betracht. Durch eine intensive Friktion schwellen Glans und Praeputium rasch und intensiv an, bei abnorm engem Limbus klemmt sich die geschwollene Vorhaut plötzlich unmittelbar hinter der Corona glandis ein, und damit besteht eine Paraphimosis interna, zumeist aber bildet namentlich das innere angeschwollene Blatt das Hindernis für die Reposition und damit ist der Zustand einer Paraphimosis externa gegeben. Schwere Paraphimosen entstehen, wenn auch selten, durch Überstreifen von Ringen über die Glans, auf welches Moment STEINMANN besonders aufmerksam macht. Dann kann im Verlaufe einer akuten *Urethritis gonorrhoica anterior* ein intensives Ödem der Vorhaut, ja der gesamten Penishaut zustande kommen. Es kann sich bei enger Präputialöffnung eine Paraphimosis interna, bei hauptsächlicher Schwellung des inneren Blattes der Vorhaut eine Paraphimosis externa entwickeln oder *es kommt zuerst durch ein hochgradiges Ödem bei auffallender Dickenzunahme des ganzen Praeputiums zu einer Abrundung des Vorhautrandes* (EHRMANN), womit aus physikalischen Gründen eine Verkürzung der Vorhaut eintritt. In diesem Stadium kann es schon bei leichtem Zurückstreifen des Praeputiums zu einer Incarceration und zur Entwicklung einer Paraphimosis externa kommen; bei weiterer Zunahme des Ödems zieht sich nach EHRMANN die intensiv geschwollene Vorhaut spontan von der Glans zurück und umgibt in Form eines kragenförmigen Ödemwulstes die Corona glandis, während in der Frenulargegend sich der bekannte kropfförmige Ödemwulst entwickelt. Es kommt bei dieser letzteren, eigentümlichen Form der Paraphimose am Dorsum zu einer mehr oder weniger tiefen Einschnürung, sehr selten aber zur Nekrose; diese Form der Paraphimose ist verhältnismäßig leicht zu reponieren, aber das abnorm verdickte und verkürzte Praeputium schlägt immer wieder nach rückwärts um und zieht sich spontan über die Corona glandis zurück. Man muß in diesen Fällen das reponierte Praeputium durch Ruhigstellung, Liegenbleiben des Patienten und leichten Verband reponiert zu erhalten trachten und das intensive Ödem durch entsprechende Antiphlogose (kalte Umschläge, Touchen, Sitzbäder) und Behandlung der Gonorrhöe zu vermindern suchen. Entzündliche Paraphimosen können ferner durch die verschiedenen Formen der *Balanitis* bedingt werden, und zwar handelt es sich da, je nachdem der Präputialring mehr oder weniger weit und verschieden konstringierend wirkt und das Ödem vor allem die innere Lamelle oder die ganze Dicke des Praeputiums betrifft, um eine Paraphimosis externa oder interna. Weiter können *alle entzündlichen oder nicht entzündlichen Prozesse, im Praeputium selbst lokalisiert, die* zu Ödem oder Infiltration der Vorhaut oder zu beiden führen und die, wie im vorigen Kapitel dargelegt, *eine Phimose bedingen können,* bei Retraktion der veränderten Haut über die Glans, durch Abflußbehinderung des Blutes, zu einer weiteren Steigerung des Ödems im Praeputium und weiter zu einer Schwellung der Glans führen und damit auch *eine Paraphimose* erzeugen.

So können *syphilitische Infiltrationen,* vor allem die derben, tief infiltrierenden Sklerosen, aber auch eine dichte Aussaat von Papeln an und für sich, namentlich wenn die distinkten Infiltrationen von einem diffusen indurativen Ödem der ganzen Vorhaut begleitet sind, infolge Dickenzunahme, Elastizitätsverlust des Praeputiums und Verengerung des Limbus beim Zurückstreifen der Vorhaut die einschnürende Wirkung des dorsalen Faserbündels wesentlich zur Geltung bringen. Das derbe, starr infiltrierte, am Rande durch Ödem und Infiltration etwas abgerundete Praeputium schlägt beim Zurückziehen nach oben um, die einschnürende Wirkung des Limbus praeputii, des dorsalen Faserbündels kommt zur Geltung und es entsteht so eine Paraphimosis externa. Eine reichliche *Aussaat von weichen Geschwüren* im Vorhautsack führt gelegentlich bei Sitz an der inneren

Lamelle und am Margo des Praeputiums zu einem akuten Ödem der inneren Lamelle, zur entzündlichen Infiltration des ganzen Margo, dadurch zur Verengung des Limbus und weiter zur Zunahme der Rigidität und damit gelegentlich aus einer inkompletten Phimose zur intensivsten Paraphimose, und zwar meist zur Paraphimosis externa. In gleicher Weise können *intensive Herpesausbrüche* wirken. Aber auch *diffuse Infiltrationen* anderer Art, Einlagerung xanthomatöser Infiltrate, ferner *intensives Ödem durch oberflächliche entzündliche Reize* der Penishaut und des Praeputiums, wie sie *Dermatitiden*, *Ekzeme* und *Erysipele* mit sich bringen, können wie zu Phimose, so auch zur Paraphimose führen. Daß Vergrößerungen der Glans an und für sich, namentlich durch Papillome oder Epitheliome bedingt, abgesehen von dem meist durch gleichzeitige begleitende balanitische Prozesse bedingten Ödem der Vorhaut, aus rein mechanischen Gründen der Reduktion der über die Corona glandis zurückgezogenen Vorhaut ein Hindernis entgegensetzen zu können, ist erklärlich.

Therapie der Paraphimose. Bei beiden Formen der Paraphimose kann vor dem operativen Eingriff eine antiphlogistische Behandlung, bestehend in Ruhigstellung, innerlicher Bromdarreichung und häufig gewechselten kalten Umschlägen mit verdünnter essigsaurer Tonerde, kombiniert mit kalten Duschen oder Sitzbädern zur Anwendung kommen, durch welche Maßnahmen es in einem Teil der Fälle gelingt, Ödem, Entzündung und Stauung so weit zu vermindern, daß die Reduktion oder Reposition leichter durchgeführt werden kann. Dieser Erfolg ist um so sicherer, je frühzeitiger die Antiphlogose nach dem Entstehen der Paraphimose zur Anwendung kommt und ferner ist die Kälteeinwirkung namentlich bei jugendlichen Individuen wegen der Elastizität der Gewebe wirksam. Anderseits ist es durch die angegebene Form der Behandlung allenfalls möglich, die drohende Nekrose des einschnürenden Ringes zu verhindern. Besteht eine Paraphimose aber bereits längere Zeit und ist es schon zur Stabilisierung des Ödems und zu stationärer Infiltration der vor und hinter dem Schnürring liegenden Wülste wie des kropfförmigen Wulstes gekommen, welche Bildungen dann alle ungewöhnlich derb und kaum zurückschiebbar erscheinen, oder besteht schon Nekrose des Schnürringes, ja sogar eine beginnende Phlegmone, dann ist lokal feuchte Wärme (warme Umschläge, warme Sitzbäder) zu applizieren, um das Gewebe wieder zu erweichen und das Praeputium so vorbereitet, unblutig oder blutig leichter reponieren zu können.

Therapie der Paraphimosis interna. Bei der Paraphimosis interna kann man vor dem operativen Eingriff die *Reduktion* der Vorhaut über die durch Blutstauung und Ödem vergrößerte Glans versuchen. Zu diesem Zwecke sind verschiedene Verfahren angegeben worden. Ehrmann führt in seiner Monographie die Methoden von Eddowes und Terésa an. Der erstere Autor umwickelt die zur Verhinderung des Abrutschens mit einem feuchten Gazestück bedeckte Glans mit einem elastischen Band, dessen eng aneinander gelegte Touren Blut und Ödem aus der Eichel nach rückwärts verdrängen. Auf einem unter die Vorhaut geschobenen kleinen Spatel erfolgt dann die Reduktion.

Terésa läßt eine schmale Binde vom Dorsum der Glans beiderseits nach unten legen, wo am Frenulum die beiden Teile gekreuzt werden; der Operateur wickelt die Enden der Binde um die kleinen Finger und während des möglichst gleichmäßigen und intensiven Anziehens des Bandes versuchen die anderen Finger durch Druck auf die Glans und Gegenzug am Praeputium die Vorhaut wieder in ihre alte Lage zu bringen. Lepine geht in der Weise vor, daß er die Glans fortlaufend mit einer 1 cm breiten, dünnen, elastischen Binde umwickelt und darüber in derselben Weise eine zweite intensiver angezogene gleiche Binde legt und mit diesem Verfahren rasche Kompression der Glans und eine leichtere

Reduktionsmöglichkeit der incarcerierten Vorhaut auf einem unter diese geschobenen Spatel erzielt.

Bestehen schon hochgradigere entzündliche Erscheinungen, wie eine *heftige Balanitis im eingerollten Vorhautsack,* deren Sekret unter dem einschnürenden Ring spontan oder auf Druck mehr oder weniger reichlich hervorquillt, oder hat sich sogar in der Penishaut und im Zwischengewebe ein Absceß entwickelt und ist es unter Fieber und hochgradiger Schmerzhaftigkeit zu einer Schwellung des ganzen Penis, lividroter Verfärbung der Penishaut gekommen und ist das Fortschreiten der Suppuration, wie die Entwicklung einer Gangrän, ja selbst der Eintritt einer Sepsis zu befürchten, so soll man mit lokaler Antiphlogose und Spülungen des Vorhautsackes keine Zeit verlieren, sondern möglichst bald die Spaltung des einschnürenden Ringes, das sog. *Débridement* vornehmen.

Die Operation wird in der Weise ausgeführt, daß man unter Leitung einer Hohlsonde ein Knopfmesser vorsichtig unter den einschnürenden Ring vorschiebt, dasselbe dann aufstellt und den Ring durchtrennt; anschließend spaltet man dann das innere Blatt soweit als nötig, womit der Reduktion der Vorhaut kein weiteres Hindernis im Wege steht. In Fällen längeren Bestandes einer Paraphimosis interna, wo der chronisch entzündliche Prozeß zur Bildung von Granulationsgewebe und evtl. zu Narbenbildung geführt hat, ist es nötig, auch das äußere Blatt zu spalten, also eine völlige Dorsalincision auszuführen. Der Präputialraum, der sich im Zustand mehr oder weniger heftiger Entzündung befindet und an den Stellen der Einschnürung also am Limbus und an der Druckstelle auf das innere Blatt zumeist nekrotische Veränderungen aufweist, die an letzterer Stelle bis auf die Tunica albuginea des Penis reichen können, wird mit regelmäßigen Spülungen, am besten mit verdünnter Wasserstoffsuperoxydlösung, wobei der Spritzenansatz vorteilhafterweise mit einem weichen Drainrohr armiert wird, lockerer Drainage, Umschlägen, Sitzbädern und innerlicher Bromdarreichung zu Vermeidung der Erektionen, bis zur völligen Ausheilung behandelt.

Therapie der Paraphimosis externa. Vor den blutigen Eingriffen kommt vor allem die *manuelle Reposition* des Praeputiums in Frage. Bei diesem Vorgang versucht man durch Anwendung einer verschieden starken Gewalt, den einschnürenden Ring über die ödematöse innere Lamelle und weiter über die Corona glandis vorzuschieben und das Praeputium wieder in seine normale Lage zu bringen. Es ist für die Durchführung der Reposition wie der Reduktion des Praeputiums von großem Vorteil, das Operationsfeld durch lokale Anästhesierung ($2^0/_0$ iges Novocain) oder Anwendung eines leichten Ätherrausches unempfindlich zu machen, ein Standpunkt, den auch TH. SACHS einnimmt. KÖNIG rät bei der Reposition beide Daumen an die Eichelspitze zu setzen, mit den übrigen Fingern den ödematösen dorsalen und ventralen Präputialwulst zu fassen, und einerseits auf diese drückend, anderseits die Eichel entgegenpressend, das Praeputium über die Glans zu reponieren. Eine andere Methode ist die von ALBERT, nach welcher man mit der einen Hand den Penis so umfaßt, daß Daumen und Zeigefinger knapp hinter dem ödematösen Wulst zu liegen kommen, während man mit den Fingern der anderen Hand die Eichel, möglichst gleichmäßig komprimierend, unter dem einschnürenden Ring durchzupressen versucht. Bei diesem ohne sonstige Vorbereitung versuchten, förmlich gewaltsamen Eingriff stellt sich nicht immer der Erfolg ein, sondern das Glied entschlüpft immer wieder und das schon in teilweiser Reposition befindliche Praeputium gleitet immer wieder über die Corona zurück, wobei es nicht selten zu Einrissen im Bereich des bereits nekrotisierenden Schnürringes, der inneren Vorhautlamelle und der ödematösen Frenulargegend kommt, so daß die hervorsickernde Lymphe und das heraustretende Blut, die Schlüpfrigkeit erhöhend, die Reposition nur noch weiterhin erschweren. Es ist daher ein Vorteil, das Operationsfeld in der Weise vorzubereiten, daß man *das behindernde Ödem durch Massage zu beseitigen* sucht und das geschieht am besten in der Weise, daß man zuerst das Ödem in der Frenulargegend in die Penishaut nach rückwärts verstreicht, dann das Ödem aus den Vorhautwülsten beiderseits heruntermassiert und aus dem nun wieder gefüllten Frenularwulst wieder nach rückwärts verschiebt.

Durch diese einigemal wiederholte Verfahren gelingt es, eine merkliche Verkleinerung des Ödems und damit eine Volumsverkleinerung und größere Weichheit der Vorhaut zu erzielen, so daß nun die Reposition über die komprimierte Glans leichter gelingt. STEIMANN zieht zur Reposition der Paraphimose die Eichel mit Daumen und Zeigefinger der linken Hand energisch in die Länge und massiert das Ödem mit der rechten Hand nach rückwärts. Nachdem das Ödem in der Hauptsache entfernt und die Corona glandis durch entsprechenden Zug wesentlich abgeflacht, faßt man den Penisschaft knapp hinter dem Schnürring und schiebt die Vorhaut mit kräftigem kurzen Ruck nach vorne. Bei sehr starkem Ödem evtl. vorher scarifizieren. Dieses Verfahren ermöglicht nach Angabe des Autors die Reposition stets leicht. Bei allen Repositionsversuchen arbeite ich mit sehr gut sitzenden, sterilen Zwirnhandschuhen, da hiermit das Abrutschen vom glatten Gewebe der Eichel und Vorhaut verhindert wird. Namentlich bei jener Form der Paraphimose, die nach ihrem klinischen Bild zwischen der Paraphimose interna und externa steht und die vor allem durch ein zu kurzes Frenulum bedingt wird, schafft die Entfernung des Ödems aus dem Frenularwulst durch entsprechende Massage zumeist rasche Entspannung und erleichtert wesentlich das Gelingen der Reduktion der Vorhaut. Während der eben geschilderte Vorgang den Zweck hat, das behindernde Ödem durch Massage in die Penishaut zu verdrängen, kann man auch die Schwellung von Vorhaut und Frenulargegend in der Weise beseitigen, daß man in das ödematöse Gewebe mit einem kleinen Skalpel mehrere $^1/_2$—1 cm lange *Scarificationen* setzt, welche, um die durchschnittenen Bindegewebsbündel zum Klaffen zu bringen, an den Präputialwülsten senkrecht zur Penisachse, am ödematösen Frenularwulst senkrecht auf die von oben nach unten ziehenden Faserbündel, also in der Richtung der Penisachse oder nur um ein geringes gegen diese geneigt, ausgeführt werden sollen. Den Abfluß des Ödems nach außen kann man durch leichten Druck unterstützen und wenn das ödematöse Gewebe kollabiert und schlaff geworden, wird die Reposition meist rasch gelingen. WITZENHAUSEN führt die Scarificationen mit einer sterilen Stecknadel durch Setzung zahlreicher Einstiche aus. In letzter Zeit treten PÁL und KIRCHHEIM besonders für die Scarificationen ein. Energisch, sicher und zumeist in kurzer Zeit wieder normale Verhältnisse herstellend, ist die operative Durchtrennung des einschnürenden dorsalen Faserbündels, *das Débridement*.

Es sei vor allem betont, daß man bei hochgradigen Ödemen, tief und weitgehender Einschnürung des Ringes, besonders wenn sich schon die ersten Anfänge einer Nekrose zeigen, nach meiner Ansicht den Patienten durch quälende Repositionsversuche oder Scarificationen und wieder Repositionsversuche nicht hinhalten soll, sondern am besten in Lokalanästhesie, Injektion von 1—2 ccm einer 2$^0/_0$ igen Novocainlösung in den dorsalen Anteil der komprimierten Präputialblätter das Débridement ausführt, indem man zuerst durch Anspannung der Haut des Penis nach oben den einschnürenden Ring entsprechend freilegt und nun mit einem kleinen Messer einen ungefähr 1—2 cm langen medianen Schnitt senkrecht von außen auf den Schnürring ausführt, die Incision weiter vorsichtig bis auf die Tunica albuginea vertieft, bis durch eine deutlich fühlbare, ja manchmal durch das plötzliche Nachgeben der stark gespannten Faserzüge des dorsalen Bündels sogar hörbare Entspannung des Gewebes eintritt.

Malgaigne führte das Débridement subcutan, also von innen, durch Vorschieben eines Knopfmessers unter den Ring und Aufstellen desselben aus, ein Verfahren, das sehr vorsichtig ausgeführt werden muß und besonderer Geschicklichkeit bedarf, um die Schwellkörper des Penis nicht zu verletzen. Die Reposition der Vorhaut kann nun fast stets ohne Schwierigkeit durchgeführt werden. Manchmal aber leistet doch das geschwollene innere Blatt auch nach Durchtrennung des Ringes noch Widerstand. Es ist dann nötig, den Schnitt in das innere Blatt hinein fortzusetzen, bis auch hier das Hindernis behoben ist. Im reponierten Praeputium erscheint die Wunde dann querverlaufend und kann dieselbe, wenn noch keine Nekrose besteht, ohne weiteres genäht werden. Andernfalls überläßt man die kleine, unter Ruhigstellung und Sitzbädern rasch sich reinigende Wunde der Heilung durch Granulation. Drüner empfiehlt bei frischer Paraphimose statt des Débridements zur Verhinderung von Rückfällen gleich das folgende von ihm geübte operative Verfahren: Bildung — mit der Einschnürung als Basis — oben und unten je eines drei- oder evtl. viereckigen Läppchens mit der Spitze nach dem Rumpf zu, die reseziert werden; das innere Blatt wird nun rechts und links tief bis zur Eichel gespalten. Wenn man nun oben und unten in der Verlängerung der Spitze der dreieckigen Lappen das äußere Blatt umschneidet, so entstehen die gleichen Lappenpaare, wie bei der Phimosenoperation dieses Autors (siehe Kapitel Phimose S. 248), deren Präparierung und Vereinigung sich von selbst versteht.

Es sei nochmals besonders hervorgehoben, daß, wenn die Reposition nicht gleich gelingt oder wegen der Schwere der Veränderungen ihre Durchführung nicht angezeigt erscheint, man sich nicht mit Ruhigstellung und Antiphlogose lange aufhalten, sondern gleich das Débridement ausführen soll, einerseits wegen der oben bereits angegebenen Vorteile, anderseits um das bei Zuwarten trotz Antiphlogose sich einstellende chronische Ödem zu verhindern. Wenn man nämlich das Débridement erst nach längerem Zuwarten ausführt, so besteht gelegentlich das Ödem trotz der Durchschneidung des dorsalen Faserbündels weiter und es entsteht infolge der mehr oder weniger intensiven Verdickung des Praeputiums ein kosmetisch unschöner Zustand, der auch ein gewisses mechanisches Hindernis bildet. Und wenn auch die Verdickung und der Elastizitätsverlust des Praeputiums nicht die Rezidive einer echten, incarcerierenden Paraphimose wieder bedingt, da die ausgiebige Durchtrennung des dorsalen Faserbündels dies verhindert, so bleibt in manchen Fällen das Praeputium mehr oder weniger verdickt und gelegentlich kann sich eine bleibende leichte elephantiastische Verdickung der Vorhaut entwickeln.

Die radikalste Methode der Behebung der Paraphimosis externa, die nach meiner Meinung namentlich dann zur Anwendung kommen soll, wenn bereits beginnende Verwachsungen mit der Tunica albuginea festzustellen sind, *ist die dorsale Excision der einschnürenden dorsalen Partie* durch einen entsprechend tiefgreifenden Ovalärschnitt und Naht.

Nach der unblutigen oder blutigen Behebung jeder Paraphimose ist eine sorgfältige Nachbehandlung notwendig, um einerseits die Abschwellung der Gewebe und die Aufsaugung der Restinfiltrate zu unterstützen und ein Rezidivieren des paraphimotischen Zustandes zu verhindern. Ruhigstellung des Gliedes, innerliche Bromdarreichung in höheren Dosen, feuchter Verband und häufige lauwarme Sitzbäder werden die Erreichung des gewünschten Zweckes wesentlich fördern. Das besonders bei Verletzungen in der Frenulargegend schmerzhafte Urinieren wird sehr erleichtert, wenn der Patient direkt ins warme Wasser uriniert, entweder im Sitzbad oder in ein mit warmem Wasser gefülltes Gefäß.

Die Folgezustände der verschiedenen Paraphimosen und ihre Behandlung. Bei längerem Bestande einer Paraphimosis externa und interna können sich vor allem akute Komplikationen entwickeln, sowohl Absceßbildungen, wie fortschreitende gangräneszierende Entzündungen des Unterhautzellgewebes des Penis, so bei der Paraphimosis externa hinter dem nekrotisierenden Schnürring im Bereich der ödematösen Falten der Penishaut sich entwickelnd und von hier weitergreifend, bei der Paraphimosis interna vom abgeschlossenen Vorhautsack oder von der Druckstelle des einschnürenden Ringes aus entstehend. Sobald bei Absceßbildung sich Fluktuation zeigt, ist der Absceß vom nekrotisierenden Schnürring aus mit einem Knopfmesser oder direkt von außen durch Incision zu öffnen und entsprechend zu behandeln.

Kommt es zur Entwicklung eines nekrotisierenden oder gar eines gangränösen Prozesses, so ist der ganze Herd durch entsprechend breite und tiefe Freilegung und mit sorgsamer lokaler Pflege, wie entsprechender Drainage, Wasserstoffsuperoxyd-Spülungen und mit den so vorzüglich wirkenden Dauerbädern zu behandeln.

Ein eigentümlicher Folgezustand der Paraphimosis externa entwickelt sich, wenn es zur Gangrän des einschnürenden Ringes kommt, keine Operation erfolgt, sondern der nach Abstoßung des nekrotischen Gewebes entstehende rißförmige Spalt ausgranuliert und eine mehr oder weniger große und tiefgehende, das Praeputium an die Tunica albuginea des Penis fixierende Narbe entsteht. Rechts und links von dieser finden sich dann die derb ödematösen Präputialwülste, in der Frenulargegend der etwas verkleinerte, derbe kropfförmige Wulst. In diesen Fällen ist man genötigt, die immer noch die Zirkulation behindernde und die Vorhaut fixierende narbige Partie zu entfernen. EHRMANN exzidiert, wenn das innere Blatt noch verschieblich ist, die narbige Partie in Form eines gleichschenkligen Dreiecks, dessen Basis parallel zur Corona glandis verläuft und vereinigt die Wundränder durch eine querverlaufende Naht. In einer Reihe von Fällen wandte ich dieses Verfahren von EHRMANN an, zumeist aber exzidierte ich die narbige Partie durch einen entsprechend langen und tiefen Ovalärschnitt. Besteht die Paraphimose schon längere Zeit, ist besonders das Gewebe der Präputialwülste sehr derb und rigid geworden, so bleibt nach Excision der Narbe nach einer der angegebenen Methoden das Praeputium in einem gewissen Grade immer noch ödematös, derb und wirkt kosmetisch und mechanisch störend. Es erscheint in diesen Fällen dann zweckdienlich, gleich die Circumcision des überschüssigen Teiles beider Vorhautblätter mit Inbegreifen eines vorhandenen Frenularwulstes auszuführen; dabei muß natürlich beachtet werden, daß an keiner Stelle durch übermäßige Wegnahme von Gewebe störende Spannungen entstehen. Auch M. ZEISSL schlägt unter solchen Verhältnissen die alsbaldige Durchführung der Circumcision vor. Ein plastisches Verfahren, das ich allerdings noch nicht Gelegenheit hatte, nachzuprüfen, schlägt CAMPANA vor; dieser Autor exzidiert die narbige Partie dorsal in Rhombusform und deckt den Defekt durch ein ungefähr gleich großes Gewebestück, das er an der unteren Seite exzidiert und über die Glans auf die dorsale Seite zur Deckung hinüberzieht, während unten der Substanzverlust einfach durch Naht geschlossen wird. Dabei ist zu beachten, daß die längere Diagonale des dorsal exzidierten Gewebsstückes in der Länge mehr als ein Drittel des Präputialringes betrage, während bei der Bildung des deckenden ventralen Rhombus die längere Diagonale ebenfalls entsprechend lang gewählt werden soll. Besteht ein störender, chronisch-ödematöser kropfförmiger Wulst in der Frenulargegend und führt man nicht die Circumcision aus, so ist man manchmal genötigt, denselben für sich zu exzidieren. EHRMANN macht dies durch eine keilförmige Excision, indem er am proximalen und distalen Ende des Wulstes je einen bogenförmigen Schnitt führt, die er durch zwei konvergierende Schnitte vereinigt. Quere, zur Corona parallele Naht. Wir entfernten in einigen Fällen den Ödemwulst durch einen mit der Längsachse der Corona glandis parallel verlaufenden Ovalärschnitt und vereinigte die Wundränder in einer dieser Achse entsprechenden Linie. Es ist dies ein Verfahren, das schon MAURIAC angegeben.

Weiters kann der akute Zustand einer kürzlich entstandenen Paraphimosis interna in ein chronisches Leiden übergehen, in dem es nach Gangrän des einschnürenden Ringes zur Narbenbildung kommt, welche das umgeschlagene Praeputium dauernd hinter der Glans festhält. Es entwickelt sich dann ein mehr oder weniger lebhafte Beschwerden verursachender Entzündungszustand im Präputialsack und wird der störende Zustand am besten durch eine entsprechende Dorsalincision zur Klarlegung der Verhältnisse und eine gleich angeschlossene Circumcision behoben.

Literatur.

ALBERT: Lehrbuch der Chirurgie. Bd. 4, S. 253. — ALBRECHT, P.: Operation der hypertrophischen Phimose. Wien. klin. Wochenschr. 1913. Nr. 23. — ALTHAUS: Cases of epilepsy with complication. Remarks upon treatment. Lancet 1867, Febr. 16. Vol. 3. — ALLIS: Ann. of surg. April 1907. — BÓKAI, J.: Die Krankheiten der Urogenitalorgane des kindlichen Alters. 4. Bd. von GERHARDTs Handbuch der Kinderkrankheiten. — BOAS: Behandlung der Phimose. Dermatol. Zeitschr. 1920. S. 43. — BOURGADE: Über Phimose infolge von Diabetes. Discussion du Assoc. franç. pour l'Avancement des Sc. Paris, 23. August 1876; siehe Prog. méd. Nr. 36. 1876; siehe Archiv f. Dermatol. u. Syphilis. Jg. 4, S. 392. 1877. — BRADSLEY: Phimose und Paraplegie. Med. and surg. report. Vol. 33, Nr. 8. 1875; siehe Arch. f. Dermatol. u. Syphilis. Jg. 3, S. 634. 1876. — BRAINE: Phimosis aigu de cause rare. Ann. de dermatol. et de syphiligr. Paris 1902. p. 529. — BRAUN: Die Lokalanästhesie von F. HÄRTEL. N. D. Ch. Bd. 21. — BRAUN, H.: Zur unblutigen Behandlung der Phimose. Melsunger med.-phys. Mitteilungen. H. 23, S. 272—73; Zentralbl. f. Haut- u. Geschlechtksrankh. Bd. 3, H. 8, S. 555. — BÜDINGER, K.: Phimosenoperation. Wien. klin. Wochenschr. 1912. Nr. 36. — BUSCHKE und GUMPERT: Die Papillen der Corona glandis in vergleichend-anatomischer und ethnographischer Beziehung. 88. Versamml. dtsch. Naturforsch. u. Ärzte. Innsbruck 1824. Sitzung vom 25. 9. 1924. Zentralbl. f. Haut- u. Geschlechtskrankh. Bd. 14, H. 7, S. 407. — CAMPANA: Una modifikazione all operatione della parafimosis inflamatoria. In Rif. med. 1882. p. 2. S. Arch. f. Dermatol. u. Syphilis. Vol. 15, Jg. 1888. p. 977. — DU CASTEL: Phimosis inflammatoir. Gaz. des hôp. civ. et milit. Archiv 91. Tom. 23, p. 298. Paris 1880. — CORDIER: (a) Traitement des Chancres sous phimosis. Société des sciences medicales de Lyon. Journ. des maladies cut. et syph. 1892. p. 344. Ref. Arch. f. Dermatol. u. Syphilis. 1894. Bd. 27, S. 140. (b) (A. H.) Phimosis; local ant remote results. Kansas M. J., Topeka 1891. p. 170—174. — DAMIDIENE, A.: De l'oedéme aprés l'operation du phimosis. Journ. de méd. de Bordeaux 1892. Nr. 34. Ref. Arch. f. Dermatol. u. Syphilis. Bd. 29, S. 470. 1894. — DAGGETT: Medical Record, N. J. 1898; zitiert bei HARTMANN und BEUTENMÜLLER, Chirurgie der Urogenitalorgane. 1907. — DARCY: Adherent prepuce as a cause of convulsions in children. Med. News. 1897. — DAVIS COLLAY: On circumcision. Gays hosp. reports. U. S. Vol. 24. 1893. — DELBANCO: Zur Anatomie des Praeputiums. Münch. med. Wochenschr. 1904. S. 1174. — DEMARQUAY: Maladies chirurgicales du Penis. Paris, Delahaye 1877; auch bei v. WINIWARTER-FRISCH-ZUCKERKANDL und in C. KAUFMANN: Abhandlung. Handbuch Bd. 3. — DENUCÉ: (a) Trois observations de troubles nerveux chez des enfants atteints de phimosis congénital, guéris par la circoncision. Ann. de la Policlin. de Bordeaux. 1891—1893. p. 137—142. (b) Des hernies et des hydrocéles consecutives au phimosis congenital. Journ. de méd. de Bordeaux. 1893. p. 457—473. (c) Des troubles de la marche occasionés par le phimosis. Mém. et bull. soc. de méd. et chirurg. de Bordeaux. 1894 u. 1895. p. 92—131. (d) Phimosis et hernies. Le Mercredi medical. 1895, 2. Janvier. Ref. Arch. f. Dermatol. u. Syphilis. Bd. 34, S. 471. 1896. — DEUTSCH, S.: Eine praktische Circumcisionsklemme. Münch. med. Wochenschr. 1914. S. 1454. — DIEFFENBACH: Die operative Chirurgie. Zitiert von BARTELS. 1887. — DIETEL, F.: Eine neue Methode der Phimosenoperation. Münch. med. Wochenschr. 1926. Nr. 6, S. 244. — DOITEAU: Un nouveau procédé opératoire pour la cure du phimosis. Journ. d'urol. Tom. 15, Nr. 5, p. 379—85. 1923. Ref. Zentralbl. f. Haut- u. Geschlechtskrankh. Bd. 10, H. 8, S. 481. — DRACHTER, R.: München, Universitätskinderklinik. Zit. nach STIEKLER.

— DREYER: Über Spirochätenbefunde im spitzen Kondylom. Dtsch. med. Wochenschr. 1907. Nr. 18. — DRÜNER: (a) Phimosenoperation. Münch. med. Wochenschr. 1910. S. 2478. (b) Bruns Beiträge zur klinischen Chirurgie. — DUB, L.: Zur unblutigen Behandlung der Phimose. Med. Klinik. Jg. 17, Nr. 5. — DUCLAUX: Med. prat. 1906. Nr. 3. — EBERTH: Die männlichen Geschlechtsorgane. Leipzig, Monographie 1904. — EBERTH und MÜLLER: Anatomisches und Ethnologisches über den männlichen Geschlechtsapparat. Münch. med. Wochenschr. 1901. S. 316. Sitzung, Dezember 1900. — EDDOWES: Zit. nach EHRMANN. — EHRMANN, S.: (a) Die Paraphimose und ihre Behandlung. Intern. klin. Rundschau. 1889. Nr. 24—28. (b) Phimose und Paraphimose im Handbuch der Geschlechtskrankheiten. Bd. 1. 1910. — ELISCHER: Zit. nach BÓKAI. — EMMERT: Lehrbuch der Chirurgie 1861 und Lehrbuch der speziellen Chirurgie. HOCHENEGG, Lehrbuch der Chirurgie. 1909. Teil I. — ENGLISCH: Phimose in Beziehung zu Hernien. Zentralbl. f. Chirurg. 1888. — FALB, W.: Eine praktische Modifikation der Phimosenoperation nach ROSER. Zentralbl. f. Chirurg. Jg. 51, Nr. 23. p. 1234, 1236. Ref. Zentralbl. f. Haut- u. Geschlechtskrankh. Bd. 14, H. 3/4, S. 276. 1924. — FATISCHI, G.: (a) Nuovo metodo di circoncisione. Sperimentale. Comunicaz. e riv. Firenze. 1893. p. 125—129. Ref. Jahrb. f. Kinderheilk. 1894. (b) Nuovo metodo di circumcisione. Lo Sperimentale. Vol. 47, Nr. 6. Arch. f. Dermatol. u. Syphilis. Bd. 29. 1894. — FEYGIN, N.: Eine neue Methode der Phimosenoperation. Zentralbl. f. Chirurg. Jg. 51, Nr. 35, S. 1902. 1924. Ref. Zentralbl. f. Haut- u. Geschlechtskrankh. Bd. 16, S. 630. 1924. — FINGER, E.: Beitrag zur Anatomie des männlichen Genitale. Sitzungsber. der kaiserl. Akademie der Wissenschaften. Bd. 3. 1897. — FÖDERL, O.: Phimosenoperation. Wien. klin. Wochenschr. 1908. Nr. 26. — LE FORT: Abhandlungen über chirurgische Krankheiten des Kindesalters kongenitalen Ursprungs. Kirmisson 1898. — FOSTER, O. H.: Congenital phimosis with preputial calculus. Lancet. London 1880. — FRIEDBERGER: Zit. nach STIEKLER. — GAITHER: Acquired Phimosis, due to unsuspected Veneral Warts, Simulating Gumma of the Penis. Med. News. 3. August 1895. Ref. Arch. f. Dermatol. u. Syphilis. Bd. 36, S. 263. 1896. — GALE: (H. A.) Reflexneurosis from phimosis. Phil. M. J. 1900. p. 930. — GERMA: Du Phimosis, ses conséquences, son traitement. Thèse de Paris. 1892. Ref. Arch. f. Dermatol. u. Syphilis. Bd. 26, S. 493. 1894. — GERSON: Zur Therapie der Phimose. (Berlin) Therapie der Gegenwart. 1917. September. S. 344. — GLASS, F.: Zur echten angeborenen Phimose und Pseudophimose im ersten Lebensjahre. Dtsch. med. Wochenschr. Jg. 50, Nr. 5, S. 146—147. 1924. — GÜNTHER: Harnbeschwerden alter Leute, Memorabilien. Heft 8, S. 33. Zit. bei KAUFMANN. — GUILLERY: Procédé de circoncision. Ann. des maladies d. org. gén.-urin. 1893. — HAGEDORN: Zitiert nach RUMPEL im Handbuch der Chirurgie von BIER, BRAUN und KÜMMEL. 1913. — HAGEDORN-HABS: Operation der Phimose nach HAGEDORN. Zentralbl. f. Chirurgie. 1898. Nr. 40. — HAMBURGER, FR.: Phimosenbehandlung im frühen Kindesalter. Münch. med. Wochenschr. 1910. Nr. 40. — HEINRICHSDORF, P.: Über die Beziehungen zwischen Phimose und Nierenerkrankungen. Grenzgebiete. Bd. 24, H. 3. — HENNING: Zit. nach STIEKLER. — HENLE: Handbuch der Anatomie. — HÖPFNER, E.: Schnittführung zur Erzielung eines idealen Erfolges bei Phimose. Münch. med. Wochenschr. 1919. Nr. 10, S. 274. — HOFFMANN, G.: Über weit verbreitete Hautxanthomatose bei hochgradigster diabetischer Lipämie. Dtsch. med. Wochenschr. 1918. Nr. 38. — HUE: Neues Verfahren bei der Operation der Phimosis. Bull. de la soc. de chirurg. de Paris. Tom. 4, Nr. 8. Zentralbl. f. Chirurg. Nr. 33. Juli 1879. Siehe Arch. f. Dermatol. u. Syphilis. Jg. 6, S. 636. 1879. — HUMMER, G.: Eine neue Methode zur Phimosenoperation mit plastischer Erweiterung des inneren Blattes des Praeputiums. Wien. klin. Wochenschr. Jg. 36, Nr. 24, S. 432. 1923. — HURD: Koordinationsstörung der Bewegungen und Verlust der Gleichgewichtsempfindung. Heilung durch Circumcision. Arch. f. Dermatol. u. Syphilis. Bd. 78, XII. S. 386. — IHLE, M.: Beitrag zur Phimosenoperation. Arch. 89, XXI. S. 406. — KAUFMANN, C.: Verletzungen und Krankheiten des Penis. Dtsch. Chirurgie. Stuttgart 1886. Lieferung 50 enthält die ganze Literatur bis zum Jahre 1886. — KAZDA, F.: Über eine Modifikation der SCHLOFFERschen Operationsmethode für eine häufige Form der Phimose. Wien. klin. Wochenschr. 1920. Nr. 30. — KEMPE: Zit. nach STIEKLER. — KIRCHHEIM, F.: Zur Behandlung der Paraphimose. Dermatol. Wochenschr. Bd. 81, S. 1009. Nr. 27. — KIRMISSON: (a) Le phimosis. Rev. gén. de clin. et de therap. Paris 1907. Tom. 21, p. 343. (b) Die chirurgischen Krankheiten angeborenen Ursprungs. 1899. — KÖNIG: Lehrb. der Chirurgie. — KOLLMANN: Lehrbuch der Entwicklungsgeschichte. Jena 1898. — LANGEMAK: Zur Operation der Phimose. Dtsch. med. Wochenschrift. 1917. S. 1268. — LANGSTEIN: Zit. nach STIEKLER. — LEPIN: Behandlung der Phimose mit elastischer Binde. Journ. de med. et de chir. prat. 1874. Nr. 11. S. Arch. f. Dermatol. u. Syphilis. Jg. 2, S. 360. 1875. — LEWIN, G.: Über Präputialsteine. Berlin. med. Wochenschr. 1879. Nr. 13. — LEWIS: Cure of bad paraphimosis by a simple method. Rewiew 1899. — LINHART: Einfache plastische Phimosenoperation. Prager med. Wochenschrift. 1910. Nr. 14. — LOEWE, O.: Zur Therapie der Phimose. Münch. med. Wochenschr. 1914. Nr. 20. — MALGAIGNE: (a) Nouv. proc. pour, la réduct. du paraphimosis. Cpt. rend. hebdom. des séances de l'acad. des sciences. 1856. (b) Sur un nouveau procédé opératoire, qui simplifie les cas graves de paraphimosis. Cpt. rend. hebdom. des séances de l'acad. des sciences. 1865. p. 744. — MARTIN: Phimosis in Children. Medical News. Dezember 1895. Ref. Arch. f. Dermatol. u. Syphilis. Bd. 36, S. 264. 1896. — MATZENAUER, R.: Phimosendilatator. Wien. klin. Wochenschr. 1903. S. 623. — MAURIAC: Mémoire sur la paraphimosis. Paris 1872. — MERCIER: Nouv. proc. pour la reduct. du paraphimosis. Journ. de med. et de chirurg. prat. 1849. — v. MIHALKOVICZ: Zit. nach BÓKAI. — v. MOSETTIG-MORRHOF: Fachbuch der chirurgischen Technik. 1899. — MUNN, W.: (a) The operative treatment of inflammatory Phimosis and the Uce of the Sharp Curet and Strong Bichlorid Solution for Chancroids. Med. News. 29. 12. 1894. Vol. 65, Nr. 26. Ref. Arch. f. Dermatol. u. Syphilis. Bd. 32, 1895. (b) Phimosis and the conditions that it complicates in the adult. Med. News. Phil. 1894. p. 322—324. — NUSSBAUM: 1856 zit. bei BARTHEL. These. München 1887. — OCHSENIUS, K.: Über Frühbehandlung der kindlichen Phimose. Med. Klinik. Jg. 20, Nr. 43. S. 1501. — PAGENSTECHER: Die Operation der Phimose. Zeitschr. f. ärztl. Fortbild. 1914. Nr. 3, S. 78. — PÁL, V.: Einfache Behandlung der Paraphimose (ungarisch). Ref. Zentralbl. f. Haut- u. Geschlechtskrankh. Bd. 20, H. 5/6, S. 377. — PASCHKIS: Zur Frage des Vorkommens der Talgdrüsen am inneren Blatt des Praeputiums. Monatsh. f. prakt. Dermatol. 1905. Bd. 151. — PETRIVALSKI: Zur Therapie der Phimose. Arch. f. klin. Chirurgie. 1908. — v. PITHA: Handbuch der Chirurgie v. PITHA und BILLROTH. — PIQUÉ: (a) Rapport sur un cas de phimosis chez l'adulte; pyélonephrite consécutive; mort; par M. le Dr. PAUZAT, Bull. et mém. de la soc. de chirurg. de Paris 1893. p. 157 bis 162. (b) Phimosis chez d'adulte et obsession. Progr. med. Paris 1907. Tom. 3. p. 258—260. — PODRASKI: Handbuch von v. PITHA und BILLROTH. — PORGES, A.: Die Phimosenoperation mit Klammernaht. Arch. f. Dermatol. u. Syphilis. Bd. 123, S. 758. Herausgegeben 1916. — PORTNER, E.: Erkrankungen des Penis. Med. Klinik. 1915. Nr. 809. — RAY: (a) Nervenaffektion bei angeborener Phimose. The med. Herald, Louisville. Vol. I, Nr. 11. 1880. Zentralbl. f. Chirurg. Nr. 27; siehe Arch. f. Dermatol. u. Syphilis. Bd. 7, Jg. 1880. (b) Über eine bisher nicht berücksichtigte Kontraindikation der Phimosenoperation, die Cystitis der ersten Lebensjahre. Verhandl. d. Versamml. d. Gesellsch. f. Kinderheilk. dtsch. Naturf. u. Ärzte. 1900. Wiesbaden 1901. S. 186—194. Verhandl. d. Ges. dtsch. Naturf. u. Ärzte. 1900. Bd. 72, 2, 2. Hälfte, S. 166. Leipzig 1901. — RAPHAELSON, L.: Zur Frage der Hydronephrose bei infantiler Phimose. Zeitschr. f. urol. Chir. Bd. 11, H. 3/4, S. 122—30. — REBREYOUD: Ann. mal. genito-urol. 1898. — RECLUS: Phimosis et circoncision. Rev. gén. de clin. et de thérap. Paris 1905. p. 257. — RICKETS, B.: 150 Circoncision. The Cinc. Lancet. Clinic. Tom. 28. Ref. Dtsch. Med.-Ztg. 1894. Nr. 9, S. 98. Ref. Arch. f. Dermatol. u. Syphilis. 31. L. S. 448. 1895. — RICORD: 1856 zit. nach STIEKLER. — RILLE: Über Phimosis acquisita. Dtsch. med. Wochenschr. Leipzig u. Berlin 1904. Nr. 48, S. 1767. — ROBERTS: A case of retention of urine due to phimosis leading to cystitis and pyelonephritis; necropsy. Lancet. 8. Dezember 1894. Ref. Arch. f. Dermatol. u. Syphilis. Bd. 34, S. 470. 1896. — RONNINGER, E.: Zur Behandlung der Phimose im Kindesalter. Münch. med. Wochenschr. 1914. Nr. 21. — ROSER: Illustrierte Medizinische Zeitschrift. 1875. — ROSSIÈRES: Zitiert nach TANDLER-DÖMENY. — ROUQUETTE: Arch. de méd. et de pharm. mil. Tom. 3. 1911. — SAALFELD, E.: Über die Tysonschen Drüsen. Arch. f. mikroskop. Anat. Bd. 52, H. 2. — SACHS, TH.: Therapeutische Mitteilungen. Berlin. klin. Wochenschr. 1917. Nr. 44. S. 1075. — DE SAINT GERMAIN: Behandlung der Phimose congenita durch Dilatation der Vorhaut. (Revue mensuelle des mal. de enfance. 1883. April. Fortschritte der Chirurgie. Bd. 29. 1883.) Siehe Arch. f. Dermatol. u. Syphilis. Jg. 10, S. 643. 1883. — SALSOTTO: Sulla oppertunila di operare i Fimosi che complica l'ulcera venerea. Il. Morgagni. Aprile 1892. S. Arch. f. Dermatol. u. Syphilis. Bd. 25, S. 704. 1893. — SAYRE, L. A.: (a) On the deleterious results of a narrow prepuce. Brit. med. journ. 1888. (b) Partial paralysis from reflex irritation caused by congenital phimosis and adherent prepuce. Journ. of the Americ. med. assoc. Philadelphia 1870. p. 205—211. — SCHÄFFER: Lithriasis praeputii. Berlin. med. Wochenschr. 1876. Ref. Arch. f. Dermatol. u. Syphilis. Jg. 12, S. 634. — SCHEELE, K.: Zur Operation der Phimose. (Halle.) Bruns Beitr. z. klin. Chirurgie. Bd. 115, S. 736. — SCHEPELMANN, E.: Über Operationen an der Vorhaut. Zeitschr. f. urol. Chirurg. Bd. 16, H. 3/4, S. 121. 1924. Ref. Zentralbl. f. Haut- u. Geschlechtskrankh. Bd. 15, H. 1/2, S. 143. — SCHERBER, G.: (a) Die Balanitis. Handbuch der Geschlechtskrankheiten. 1910. (b) Condyloma acuminatum. Handbuch der Geschlechtskrankheiten. 1910. (c) Die Verhütung von Carcinomen bestimmter Lokalisation. Med. Klinik. 1924. Nr. 49/50. — SCHLECHTENDAHL, E. (Barmen): Phimosenoperation. Therapie d. Gegenw. 1909. November, Nr. 23, S. 549. — SCHLOFFER, H.: Zur Technik der Phimosenoperation. Zentralbl. f. Chirurg. Leipzig 1901. S. 658—660. — SCHMID: Zit. nach STIEKLER. — SCHÖNING, E.: Zur Operation der Phimose. Münch. med. Wochenschr. Jg. 68, Nr. 25, S. 776. 1921. — SCHUBERT, E.: Zur Operation der Phimose. Dtsch. med. Wochenschr. 1918. Nr. 19. — SCHWEIGGER-SEYDEL: Arch. f. Pathol., Anat. u. Physiol. Bd. 37, Jg. 1866. — SCHWEIZER: Zit. nach KAUFMANN. — SIEVERS, R.: (a) Über die Behandlung der Phimose im Kindesalter. Münch. med. Wochenschr. Jg. 71, Nr. 6, S. 158—59. Ref. Zentralbl. f.

Haut- u. Geschlechtskrankh. Bd. 12, H. 7/8, S. 428. (b) Ein Vorschlag zur kosmetischen Verbesserung der Phimosenoperation. Zentralbl. f. Chirurg. Jg. 51, Nr. 14, S. 733—738. 1924. Ref. Zentralbl. f. Haut- u. Geschlechtskrankh. Bd. 17, H. 5/6, S. 359. — SINGER, H.: Harnsteine im Präputialsack. Wien. med. Presse. 1880. Nr. 34. — SPITZY, H.: Ein Instrument zur radikalen Phimosenoperation. Münch. med. Wochenschr. 1913. Nr. 18. — STEIMANN, W.: Die Reposition der Paraphimose. Münch. med. Wochenschr. 1926. Nr. 45, S. 1886. — STEWART, S.: Congenital. Phimose. Journ. of the Americ. med. assoc. Ref. Arch. f. Dermatol. u. Syphilis. Bd. 15, S. 291. Jg. 1888. — STIEKLER: El preputio, con espical referencia al fimosis. (Estudio historico, etnologico y quirurgico-pediatrico). Progr. de la clin. Bd. 26, Nr. 143, S. 577—626. 1923. — STILITOE: Zit. nach TANDLER und DÖMENY. — STUHL, K.: Stumpfe Behandlung der Phimose im Kindesalter. Dtsch. med. Wochenschr. Nr. 48, S. 2244. 1910. — TANDLER und DÖMENY: Zur Histologie des äußeren Genitale. Arch. f. mikroskop. Anat. Bd. 54. 1899. — TAYLOR: Case of congenita phimosis leading to death at the age of eighty three. Lancet. 9. 5. 1891. Ref. Arch. f. Dermatol. u. Syphilis. Jg. 24, S. 141. 1892. — TELIZET: De la circumcision. Paris 1891. — TERÉSA: Zit. nach EHRMAN. — TESTUT: Zit. nach EBERTH. — THOMPSON: On parafimosis. Brit. med. journ. 1864. — TOBIASEK, ST.: Über eine neue plastische Operation der Phimose. (Prag.) Arch. f. klin. Chirurg. Bd. 83, S. 302. 1907. — TRNKA: Über eine neue operative Behandlung der Phimose. Wien. med. Wochenschr. 1893. S. 2047. — VENTURA: Morgagni. 1908. Ref. Zentralbl. f. Chirurg. 1908. S. 1056. — VIDAL: Traité de Pathol. ext. Paris 1861. — WAKER: Zit. nach KAUFMANN. — WALDEYER: Das Becken. Bonn 1899. — WELANDER: Zit. nach KAUFMANN. — WETHWILL: Phimose and Circumcision. University medic. magazine, Philadelphia. 10. 1892. Ref. Dtsch. med. Zeitg. 1894. Nr. 9, S. 97. — WINIWARTER, A. v.: Erkrankungen des Penis. In FRISCH-ZUCKERKANDLS Handbuch der Urologie. — WITELSHÖFER, E.: Ein Instrument zur Operation der Phimose. Zentralbl. f. Chirurg. Bd. 51. 1881. Siehe Arch. f. Dermatol. u. Syphilis. Jg. 9, S. 154. 1882. — WITZENHAUSEN: (a) Die Phimose eine wichtige Ursache innerer Erkrankiung der Knaben. Münch. med. Wochenschr. 1907. S. 1082—1085. (b) Zur Behandlung der Paraphimose. Münch. med. Wochenschr. 1926. Nr. 14, S. 568. — WOODYAT, I.: Zit. be STIEKLER. — ZAHN: Zit. nach C. KAUFMANN. — ZEISSL, M. v.: (a) Lehrbuch der Syphilis. (b) Über die Behandlung der Paraphimose. Wien. med. Blätter. 1883. Nr. 28. Arch. f. Dermatol. u. Syphilis. Jg. 10. 1883. — ZUCKERKANDL, E.: Anatomie. Einleitung 1904. In FRISCH-ZUCKERKANDLS Handbuch der Urologie.

Balanitis.

Von

Gustav Scherber-Wien.

Mit 26 Abbildungen.

Synonyma. Balanitis, Eicheltripper, Eichelvorhautkatarrh, Balanoposthitis (von *βάλανος*, die Eichel und *ποςθή*, die Vorhaut). Blennorrhoea balani, Gonorrhoea spuria, Seborrhoe praeputii, Blenorrhagie de prépuce et du glande, blenorrhagie balano-préputiale, Gonorrhée bâtarde, gonorrhoeal balanitis).

Unter *Balanoposthitis*, *Eicheltripper* verstehen wir eine Entzündung oberflächlicher, sei es katarrhalischer, sei es nekrotisierender oder tiefgreifender ulceröser Natur, welche im Vorhautsack lokalisiert ist und als Hauptmerkmal eine diffuse Ausbreitung entweder über den ganzen Vorhautsack oder über einzelne Teile desselben aufweist. Es verbindet sich mit dem Begriffe Balanoposthitis stets die Vorstellung eines flächenhaft ausgebreiteten Entzündungsprozesses und wir sprechen nie von einer Balanoposthitis beim Auftreten einzelner luetischer oder venerischer Geschwüre im Vorhautsack, wenn sich nicht damit eine diffus ausgebreitete Entzündung des benachbarten Gewebes verbindet.

Geschichtliches. Oribasius beschrieb als erster Verwachsungen der Glans mit dem Praeputium als Folge von Entzündungen im Vorhautsack. Nach Sydenham und Vercelonus, welche in ihren Werken um die Mitte des 17. Jahrhunderts auch schon die Balanitis erwähnten, haben Astruc und Hunter diese Erkrankung zuerst klinisch genauer geschildert, und zwar machte Astruc schon die bedeutsame Beobachtung, daß sich den Balanitiden beim Manne klinisch ähnliche Prozesse beim Weibe, in der Vulva lokalisiert, finden, während Hunter bereits die Balanitis mit dem geschlechtlichen Verkehr in Zusammenhang brachte. Dennoch wurde bis zur Zeit Swediauers die Balanitis nur als eine Form der Gonorrhöe aufgefaßt und erst letzterer Autor machte eine Scheidung, indem er die Gonorrhöe der Urethra, als die echte, von der des Vorhautsackes, als der falschen, trennte. Die Identisten mit Musa Brasavola an der Spitze bezeichneten den Tripper, wie die Balanitis als Syphiliserscheinungen und obgleich Balfour im Jahre 1707 auf Grund der Arbeiten von Bell und Hernandez den Tripper von der Lues strenge getrennt hatte, sträubten sich dennoch Jourdan, Richard de Brun und Desriélles, welcher selbst zuerst die Bezeichnung Balanoposthitis eingeführt hatte, hartnäckig gegen die ätiologische Scheidung, vereinigten alles und differenzierten nur rein klinisch: Urethritis, Vaginitis, Balanitis. Von den deutschen Autoren erklärte Wendt auf Grund der bei beiden Affektionen vorkommenden Erosionen jede Balanitis für luetisch, Eisenmann hingegen bezeichnete keine Form der Balanitis als venerisch und kontagiös. Ricord (1831), welcher eine strenge Scheidung zwischen der nicht inokulablen Balanitis und den Schankergeschwüren machte, erklärte erstere für eine vollkommen unschuldige, nicht venerische Affektion; er tat dies auf Grund der Inokulationen, die er mit dem Eiter von Balanitiden bei Gonorrhöe und dem anderer teils erosiver, teils nichterosiver Balanitisformen ausgeführt hatte; sämtliche Impfungen, auf die Haut des Oberschenkels ausgeführt, verliefen negativ. Bassereau schilderte dann eingehend die klinischen Differenzen zwischen den gleichzeitig neben den harten und weichen Schankergeschwüren vorkommenden Balanitisformen und ebenso machte Hacker schon klinische Unterschiede, hielt aber nur die mit Schankergeschwüren synchron auftretenden Balanitisformen für venerische Affektionen; hingegen stellte dieser Autor in Abrede, je einen Eicheltripper als Folge des Beischlafes beobachtet zu haben und verneinte die Möglichkeit der

Haftung des Trippersekrets im Vorhautsack. Ebenso leugneten SIGMUND und TARNOVSKY den Zusammenhang zwischen Balanitis und Beischlaf, da nach der Statistik dieser Autoren die im Vergleich zum Tripper zu erwartende größere Häufigkeit der Balanitis nicht zu beobachten war. NYSTRÖM bezieht das Entstehen der Balanitis auf dyskrasische Zustände, welche die Ursache hyperämischer und hypersekretorischer Vorgänge im Präputialsack seien, glaubt, daß dieselben bei bestimmten Menschen im allgemeinen latent seien und durch geringfügige Veranlassung zu florider Entzündung angefacht werden.

Der weiteren Reihenfolge nach ist nun die *Balanitis diabetica* zu erwähnen, die im Jahre 1864 von FRIEDREICH klinisch und bakteriologisch vortrefflich geschildert, als eigene Balanitisform durch die ergänzenden Arbeiten von SIMON, ARNING, ENGLISCH und LEUCHERT sichergestellt wurde.

Schon im Jahre 1799 hat ROLLER Reizungen der Eichel bei Diabetes beobachtet, NEUMANN machte 1828 auf Efflorescenzen aufmerksam, die sich bei Diabetikern an der Vorhaut entwickeln und erwähnte gleichzeitig ausdrücklich die Phimosenbildung. Nach BRADSLEY führt BOUCHUT bei einem Diabetiker eine Phimosenoperation mit Heilung durch und ebenso veröffentlicht CLAIRK einen Fall von diabetischer Vorhautverengerung. GÜBLER schrieb 1864 einen Artikel über die diabetische Balanitis und konnte als erster feststellen, daß der in den Vorhautsack bei Diabetikern gelangende Urin hier eine essigsaure und milchsaure Gärung eingeht, die durch bestimmte Mikroorganismen bedingt wird. Nachdem schon 1860 FLEMMING über diesen Gegenstand gesprochen, erschien im Jahre 1864 die bakteriologische Arbeit FRIEDREICHs, welcher als erster die Ursache der Balanitis diabetica einwandfrei darlegte. FRIEDREICH wies nämlich darauf hin, daß die nach HANNOVER und HASSAL im gärenden zuckerhaltigen Urin sich findenden Pilze gewöhnlich bei Diabetikern an den Genitalien zu finden seien, und zwar immer an Stellen, an denen vermöge anatomischer Verhältnisse kleine Mengen zuckerhaltigen Urins stagnieren. Nachdem FRIEDREICH diese Pilze in 12 Fällen von Diabetes konstant gefunden, im Smegma Gesunder oder an anderen Affektionen Leidender dieselben aber nicht feststellen konnte, scheint seiner Ansicht nach das Vorkommen dieser Parasiten als ein konstantes Glied in der Symptomenreihe des Diabetes mellitus betrachtet werden zu müssen. Nach FRIEDREICHs Arbeit folgten die Publikationen von TILLAUX, DEMARQUAIS, RELLIQUET, DURUC und BEUVAIS; der letzte Autor gibt ein genaues Bild der diabetischen Balanitis, weist wie RELLIQUET und DURUC auf den Herpes praeputialis als den gelegentlichen Ausgangspunkt der Erkrankung hin und bemerkt, daß die Phimose bei Diabetes stets die Folge einer speziellen Balanoposthitis sei. BEAUVAIS führt auch an, daß die Balanitis manchmal klinisch das einzige Zeichen dieser schweren Erkrankung sein kann und daß sie, einmal eingeleitet, nach Aufhören des Diabetes noch weiter bestehen könne. Eine analoge Beobachtung machte KAPOSI. SIMON beschrieb auf dem Kongreß zu London 1881 eine entzündliche, nur bei Diabetikern zu findende Affektion im Vorhautsack, als deren Ursache er einen Pilz mit Mycelien und Sporen beschrieb; seine Schilderung deckt sich mit der FRIEDREICHs. ENGLISCH vervollständigte das klinische Bild der Balanitis diabetica, stellte Richtlinien für die Behandlung fest und ergänzte die bakteriologischen Sekretbefunde. SCHERBER wandte zur Unterstützung der lokalen Behandlung der diabetischen Balanitis als Allgemeintherapie Insulininjektionen und die parenterale Proteinkörpertherapie an und verwies auf die Gefahr der evtl. Carcinomentwicklung bei langem Bestehenbleiben dieser Entzündung. Auch MINKOWSKI berichtet über die erfolgreiche Wirkung der Insulinbehandlung bei Balanitis diabetica, wie M. STEINER über den guten Einfluß intravenöser Caseosaninjektionen auf diese Komplikationen des Diabetes hinwies.

In der weiteren Verfolgung der Literatur der Balanitis im allgemeinen kommen wir nun zu NEUMANN, der sich in der Balanitisfrage dem Standpunkte SIGMUNDs und TARNOVSKIs anschloß und das nicht so leichte Haften von Infektionen im Vorhautsack vor allem auf anatomische Verhältnisse, auf das dicke, feste Epithel und auf das flächenhaft ausgebreitete, plattenförmig zusammenhängende Smegma bezog. FOURNIER versuchte Ordnung in die Klinik der Balanitis zu bringen und fixierte im Jahre 1874 in einem Artikel im Dictionnaire de JACCOUD folgende Balanitisformen:

1. Entsteht die Balanitis bei normal bedeckter Glans oder bei Phimose in den verschiedensten Graden durch Beihilfe mannigfacher Ursachen, wie Unsauberkeit und lokale Reizungen.
2. Balanitiden im Gefolge von lokalen Läsionen, wie harter, weicher Schanker, Papeln.
3. Balanitiden durch anatomische Verhältnisse bedingt, als deren Grund eine venerische Ursache zu bezeichnen ist: Exzesse in coitu, Verkehr mit Frauen während der Menstruation, Verkehr mit Frauen, welche an weißem, nicht gonorrhoischem Fluß leiden, und
4. schließlich nannte FOURNIER noch die durch den gonorrhoischen Eiter hervorgerufene Balanitis als die seltenste Form.

Unter dem Einfluß der ätiologischen Forschung in der Medizin folgen nun Arbeiten, welche die Einteilung der Balanitisformen auf Grund des Studiums der Bakteriologie dieser Erkrankung treffen wollen. So machte SIMON bereits im Jahre 1881 auf dem Londoner

Kongreß im Anschluß an seine FRIEDREICHs Arbeiten bestätigenden bakteriologischen Befunde bei diabetischer Balanitis (s. o.), an deren Erhebung ARNING wesentlich mitbeteiligt war, als erster Mitteilung über andere Balanitisformen, bei welchen er sehr bewegliche Spirillen, ganz ähnlich denen bei Febris recurrens, fand.

KAUFMANN machte wieder eine Einteilung der Balanitis auf klinischer Basis und schloß sich im wesentlichen BÓKAI an, welcher eine katarrhalische, phlegmonöse, croupöse, diphtheritische, gangränöse und exanthematische Balanoposthitis unterschied. KAUFMANN fügte noch die diabetische Balanitis FRIEDREICHs bei und zitiert WELANDERs bakteriologische Befunde, welcher bei Balanitis kurze stäbchenförmige Mikroben beschrieb.

MANINO schließt mit seinen Arbeiten an SIMON an und bestrebte sich ebenfalls, die Bakteriologie der Balanitis zu klären, fand im Eiter bei Balanoposthitis bestimmte Bacillen und machte gerade bezüglich gewisser Balanitisformen auf die bis dahin noch von keinem Autor beschriebenen interessanten Komplikationen derselben aufmerksam. Er beschrieb nämlich bei einzelnen Balanitisformen eine harte, indolente, der syphilitischen vollständig ähnliche Drüsenschwellung und ferner Geschwüre, welche im Verlaufe der Balanoposthitis auftreten, die anfangs in ihrem Charakter einem Ulcus molle, im weiteren Verlauf einem syphilitischen Primäraffekt recht ähnlich werden können. DE LUCA bestritt MANINOs bakteriologische Befunde, hielt den von MANINO beschriebenen Bacillus als identisch mit dem Smegmabacillus und trennte die Balanitisformen in zwei Gruppen: in der einen konnte er im Sekret den Gonokokkus nachweisen, in der zweiten Gruppe faßte er alle anderen Formen zusammen, die er auf Einwirkung verschiedener reizender Momente zurückführte.

Es seien hier noch die Arbeiten von BEAUMÈs, welcher scharf die spezifische Balanitis von den leichten passageren Balanitiden, wie sie durch Unreinlichkeit und zersetztes Smegma usw. entstehen, trennt, und jene FALCONEs erwähnt, welcher zu dem Schlusse kommt, daß nicht jede Balanitis gonorrhoischen Ursprungs sein muß.

Einzuschalten ist hier die Beobachtung CORDIERs, der 1890 für eine bestimmte Form von Balanitis eine rein chemische Ursache feststellen konnte. Er sah nämlich, bei innerlicher Joddarreichung und lokaler Kalomelapplikation in den Vorhautsack, eine heftige Balanitis entstehen.

Die sog. *vulgäre Balanitis* wurde von BATAILLE und BERDAL als diffuse irritative Vorhautsackentzündung bezeichnet. Die Autoren subsumieren unter diesem Namen alle bei luetischen wie sonstigen venerischen Ulcerationen sich findenden diffusen entzündlichen Erscheinungen, die Balanitiden bei Gonorrhöe und spitzen Kondylomen und die bei Vernachlässigung der Reinigung des Vorhautsackes auftretenden Entzündungszustände. Die Autoren unterscheiden drei Grade in der Intensität des Prozesses: der mildeste Verlauf kennzeichnet sich in einfacher Rötung und in geringem Nässen, der mittlere Grad in Schwellung und Erosion der Papillen und heftigem Jucken, der höchste Grad geht mit starker Rötung, entzündlichem Ödem und evtl. Phimosenbildung einher und ist charakterisiert durch Excoriationen, die so veränderlich in Form, Farbe, Tiefe und Größe sind, daß man kaum zwei solcher Efflorescenzen findet, die sich völlig gleichen.

TOMMASOLI stellte eingehende bakteriologische Untersuchungen über die Flora des Präputialsackes an und fand bei an idiopathischer rezidivierender Balanoposthitis leidenden Individuen drei verschiedene Kokkenformen und fünf differente Bacillenarten, und zwar 1. einen langen, feinen, geraden Bacillus, 2. einen etwas dickeren Bacillus in Ketten, 3. einen kurzen Bacillus, 4. ein Stäbchen mit hellen Sporen und 5. einen sehr feinen, kurzen, kultivierbaren Bacillus. Die Reinkulturen wurden anaërob gewonnen, der Bacillus war 1 μ lang, gebogen oder gerade. Der Autor konnte sich aber durch eingehende Studien und Impfversuche nicht die Überzeugung verschaffen, daß in diesen Mikroorganismen die Ursache der Balanitis zu suchen sei, vielmehr erklärte er sich die Entstehung der Balanitis primär durch das bei einer ausgesprochenen Vulnerabilität mancher Menschen gegebene Zustandekommen einer Hyperämie, welcher eine reichliche Elimination von Epithelien folgt. In diesen Epithelien entwickeln sich chemische Zersetzungsvorgänge und auf Basis dieser finden dann bakterielle Prozesse ihre Entstehung.

Im Zuge weiterer Forschungen hoben BATAILLE und BERDAL auf Grund ihrer exakten klinischen Beobachtung aus der Gruppe der bis dahin nicht differenzierten Balanitiden in klinischer Schilderung das Krankheitsbild der *Balanitis erosiva circinata* heraus, zeichneten dasselbe im ganzen Umfange seiner Symptome und stellten die Infektiosität und experimentelle Übertragbarkeit der Affektion fest. In der bakteriologischen Forschung folgten sie dem von SIMON, TOMMASOLI und MANINO angebahnten Wege und stellten als Erreger der Balanitisform sehr bewegliche Spirillen fest, womit sie eigentlich die Befunde SIMONs bestätigten.

FINGER weist in seinem Lehrbuche der Blennorrhöe darauf hin, daß der Gonokokkus sich im Vorhautsack nicht festsetzt und daß Balanitiden, durch gonorrhoischen Eiter bedingt, nur unter besonderen anatomischen Verhältnissen (langes Praeputium) zu finden sind. FINGER machte darauf aufmerksam, daß sich das normale Smegma nicht zersetzt, daß es dagegen Menschen gibt, die von vornherein ein dünnflüssiges Smegma produzieren, welches an und für sich irritierend wirkt.

CASOLI trifft eine Scheidung der vulgären von den erosiven Formen; für die erstere nennt er als Ursache eine allgemeine Seborrhöe, bezeichnet daher die Balanitis, die durch die Bildung trockener, zu größeren Plaques konfluierender Schuppen charakterisiert sei und niemals zu Eiterbildung führe, als seborrhoische.

RIST erweiterte vor allem die bakteriologischen Befunde von BATAILLE und BERDAL bei der Balanitis erosiva circinata und wies bereits neben den feinen beweglichen Spirillen und neben verschiedenen Kokken, kürzere oder längere, gerade oder gebogene Bacillen, die ebenfalls meist sehr beweglich erschienen, nach. RIST ging aber bereits noch einen Schritt weiter, indem er auf Grund der im Vorhautsack bestehenden anaëroben Verhältnisse die im Deckglas beobachteten Mikroorganismen anaërob zu kultivieren versuchte und gelang ihm nach seinen Angaben die Kultur verschiedener bei verschiedenen Balanitisformen sich findenden Bacillen, deren Kulturen zum Teil den bereits von VEILLON und ZUBER wie von GUILLEMENT erhaltenen Kulturen von Bacillen entsprechen, wie sie sich bei anderen gangränösen Prozessen finden. Leider gibt der Autor keine Beschreibung dieser Kulturen.

VINCENT sucht wie MANINO, TOMMASOLI, BATAILLE und BERDAL und RIST eine Einteilung der gewöhnlichen Balanitisformen durch bakteriologische Studien zu gewinnen. In 25 von 31 untersuchten Fällen, in $84^0/_0$, fand er einen Bacillus, nahezu in Reinkultur vorhanden, gramnegativ, für Tiere pathogen, und diesen machte er für die Affektion verantwortlich. VINCENT beschreibt die Bacillen als 2—3 μ lang, sehr fein geformt, unbeweglich, an den Enden abgerundet, häufig finden sich Diplobacillenformen. Die Bacillen erinnern etwas an die Pseudodiphtherie. Die Kultivierung gelang nur anaërob; die Bouillonkulturen verbreiten einen fötiden Geruch. Auch VINCENT gibt leider keine Beschreibung der Kulturen. Die Kultur der Spirochäte gelang nicht. Neben diesen Bacillen fand er spärliche Spirochäten.

In einer zweiten Gruppe, die $4^0/_0$ ausmacht, fand sich dieser Bacillus mit Staphylokokken und Streptokokken, letztere in besonderer reichlicher Menge.

In einer dritten Gruppe ($6^0/_0$) fanden sich nur Eitererreger und endlich in einer vierten, die er als polymikrobielle bezeichnet, fanden sich die verschiedensten Bakterien in wechselnder Menge.

Über Fälle von echter Diphtherie im Vorhautsack berichten TROUSSEAU, HÉRARD, BÓKAI und TARNOVSKY.

Nachdem zuerst RICKET, dann DEMARQUAY und FOURNIER die *Ulcera gangraenosa* als eine eigene Erkrankung aufgefaßt hatten, fand DUCLEAUX 1884 einen Mikrokokkus, während EMERY und nach ihm VOLTURA und PELLIZZARI Streptokokken, FAUVRE und BARBEZAT 1896 ein kleines aërobes Stäbchen als ursächlichen Erreger betrachten. Da teilte MATZENAUER im Jahre 1901 seine hochinteressanten Befunde bei gewissen gangränösen Geschwürsformen am Genitale mit, die zum Teil auch im Vorhautsack lokalisiert waren, machte für dieselben einen grampositiven, fusiformen Bacillus, den schon VINCENT bei derAngina necrotica beschrieben, für die Affektion verantwortlich und faßte den Prozeß wie die Noma als identisch mit der Nosokomialgangrän der alten Kliniker auf. RÓNA prüfte MATZENAUERs Befunde nach, bezeichnete nach den Deckglaspräparaten die fusiformen Bacillen als gramnegativ und fand neben den Bacillen im Ulcus gangraenosum Spirochätenformen.

RÓNA konnte das Vorkommen von Spirillen auch im normalen Smegma, ferner bei der Balanitis simplex, bei der Balanitis erosiva circinata, hier mit einem kleinen, nicht säurefesten, gebogenen, gramnegativen Bacillus feststellen.

Im Jahre 1905 machten MÜLLER und SCHERBER unabhängig von RÓNA den auffälligen Befund, daß sich im Eiter der Balanitis erosiva circinata neben den Spirochätenformen konstant ein vibrioförmiger grampositiver Mikroorganismus finde, welcher morphologisch sich von den bei gangränös-ulcerösen Prozessen im Vorhautsack findenden, nicht trennen lasse. In einer zweiten Mitteilung erweiterten diese Autoren die klinischen Befunde verschiedener einander bakteriologisch nahestehender Balanitisformen und wiesen bei der Balanitis gangraenosa das Eindringen der Spirochäten neben den Vibrionen in die Tiefe des Gewebes nach.

SCHERBER gab dann auf dem Berner Kongreß (1906) eine umfassende Übersicht über die in ihrer Bakteriologie einander nahestehenden, klinisch dagegen oft differenten erosiven und ulcerösen Balanitisformen, erörterte Infektionsmodus, Klinik und Therapie, hob das zeitweise gehäufte Auftreten dieser Balanitisformen hervor und verwies auf den Nachweis des Eindringens von Spirochäten in die Blutbahn bei Balanitis gangraenosa.

B. C. CORBUS bestätigte in einer umfangreichen Arbeit letztere klinischen und bakteriologischen Ergebnisse. Nachdem SCHERBER 1918 die Reinkultur der vibrioförmigen Bacillen der Balanitis erosiva circinata in Stickstoffatmosphäre und aërob gelungen war, führte er in einer umfassenden Übersichtsarbeit 1923 eine Trennung der oberflächlichen erosiven, von den tiefgehenden gangränösen Balanitisformen durch, gab eine genaue Schilderung der Kulturen des vibrioförmigen Bacillus und ergänzte Klinik, Differentialdiagnose und

Ätiologie. J. B. GROSS und R. ZEVALKINK wie CH. W. JEFFERSOHN stimmen in ihrem Urteil mit CORBUS überein, und bezeichnen die Balanitis erosiva-gangraenosa als eine eigene Infektionskrankheit mit vorwiegend genitaler Lokalisation und geben ihr den Namen der 4. Geschlechtskrankheit. J. BRAMS und J. PILOT traten nach Feststellung des ständigen Vorkommens des für die Balanitis ursächlichen Virus im normalen Smegma, auch für die Möglichkeit des spontanen Entstehens einer Balanitis erosiva oder gangraenosa ohne infektiöses Moment von außen her ein, eine Auffassung, die schon SCHERBER festgelegt hatte. Außer den Arbeiten über balanitische Erscheinungen bei Gonorrhöe von PIKKARDI, HASLUND und SAJGRAJEW sei auf die mit der Balanitis pustulosa-ulcerosa von DU CASTEL sich beschäftigenden Arbeiten von PAUTRIER und RIETMANN wie von LEVY-BING und GERBY verwiesen und die Schilderungen der auf Basis chronisch-entzündlicher Zustände sich entwickelnden leukoplakischen Veränderungen in den Arbeiten von B. FUCHS, MAZZA, PIKKARDI und THIBIÈRGE angeführt. Außer einer Reihe von therapeutischen und kasuistischen Arbeiten von BUELER, BUSCHKE und LANGER, COUVY, FISCHL und KIRSCHNER, HASLUND, HEGEDÜS, LINSER, MILIAN und PERRIN, E. MEYER, RAVAUT, ROSENBERGER, SCHREUSS, SCHWERIN, G. SINGER, TIÈCHE u. a. bringt die Arbeit NANDER NILS eine neue bakteriologische Tatsache. Nach der Idee von RASCH käme der besondere für Tiere pathogene Nekrosebacillus BANGs, ein filiformer Bacillus als Erreger des Ulcus gangraenoseum mit in Betracht.

NANDER untersuchte 12 Fälle von Ulcus gangraenosum und fand an der Grenze von gesundem und krankem Gewebe in Schnitten mit Pyronin-Malachitgrün gefärbt, stets zahlreiche und dünne Filamente, unbeweglich, neben fusiformen Bacillen, Spirochäten und Kokken. Auch die Reinkultur gelang NANDER, Tierversuch und Reinokulationsversuche fielen aber negativ aus.

SCHERBER fand in Bestätigung der Befunde NANDERs im Sekret von Balanitis gangraenosa stets die filiformen Bacillen, deren Erkennung ihm namentlich durch ihre sie gegenüber den anderen Formen differenzierende Unbeweglichkeit gelang, konnte sie auch bei Balanitis erosiva, ferner im Smegma wie im Scheidensekret gelegentlich nachweisen und erhielt in der Mehrzahl der Fälle in Schnittpräparaten einen positiven Befund bezüglich des Vorhandenseins dieser Bacillenform im Gewebe neben Kokken, vibrioförmigen und fusiformen Bacillen und Spirochäten. Die ursprüngliche Levaditimethode gab dabei ebenso gute Resultate, wie die etwas schwierige und genaueste Differenzierung erfordernde Pyronin-Malachitgrünfärbung. SCHERBER stellte das Einwachsen der filiformen Nekrosebacillen in die Blutbahn fest.

Die Anatomie des Vorhautsackes. Als Vorhautsack bezeichnen wir den zwischen Eichel und Vorhaut gelegenen Zwischenraum, welcher dadurch zustande kommt, daß die weiche, sehr dehnbare Haut des Penis unmittelbar hinter der die Corona glandis bildenden Umschlagstelle des Corpus cavernosum urethrae frei wird, mehr oder weniger weit über die Glans herabläuft, sich dann nach innen umschlägt, nach oben geht und knapp neben ihrer Ablösungsstelle im oberen und seitlichen Umkreis ringförmig, an der unteren Fläche der Glans aber, längs der rinnenförmigen Vertiefung, dem Sulcus retroglandularis, sich inseriert und auf diese Weise das bandförmige, bis zum Orificium urethrae fortlaufende Frenulum oder Bändchen bildet.

Der ganze Vorhautsack ist von Plattenepithel überkleidet. Auf der Eichel selbst zeigt der Überzug besonders auf dem dorsalen mittleren Abschnitt eine feine Zeichnung in Form ziemlich großer, durch seichte Furchen getrennter polygonaler Felder. Auf der Corona glandis und im Sulcus coronarius sieht man bei manchen Menschen besonders zahlreiche, kugelige oder mehr schlanke kegelförmige Gebilde von ungefähr Hirsekorngröße und darüber und weißgelblicher oder weißrötlicher Farbe, die Papillen. Zu beiden Seiten des Frenulums findet man zuweilen zwei kleine blindsackähnliche Vertiefungen, in welche nicht selten flaschenförmige Epithelkrypten von oft ziemlicher Größe und Länge einmünden (TYSONsche Drüsen). Das innere Blatt der Vorhaut erscheint auffällig glatt, zart und glänzend, ähnelt in diesen Eigenschaften einer Schleimhaut, ist jedoch von Plattenepithel überkleidet und weist keine Schleimdrüsen auf. Spannt man das Praeputium an, so treten namentlich in der unteren Partie gegen das Frenulum, bei verschiedenen Menschen verschieden reichlich kleinste weißlichgrau-gelbliche Körnchen zutage, welche, subepithelial gelegen, sich histologisch zum geringsten Teile als Talgdrüsen, zum Teil als die von FINGER beschriebenen Anhäufungen lymphatischen Gewebes, zum Teil als mit Epithelschollen und Smegmaanhäufungen gefüllte, verschieden große, sich manchmal vorwölbende Epithelkrypten erkennen lassen. Wird der Vorhautsack einige Tage nicht gründlich gereinigt, so sammelt sich bei verschiedenen Menschen in wechselnder Menge eine weißgelbliche, käsigweiche oder mehr lockere, krümelige Masse von widerlich scharfem Geruch, der Vorhautschmer, das Smegma, an. Die chemische Reaktion dieser Masse, die NEUMANN als alkalisch bezeichnet, fand ich in zahlreichen diesbezüglich untersuchten Fällen in der größeren Zahl amphoter, in der geringeren Menge der Fälle alkalisch reagierend. Das Smegma ist ein Produkt der Epitheldesquamation, die besonders an den Stellen reicherer Gefäßversorgung des Gewebes und damit in Verbindung stehender lebhafter Epithelbildung, sowie an den Stellen der Krypten infolge der Oberflächenvergrößerung am intensivsten vor sich geht. Der Fettgehalt des Smegmas stammt zum geringeren Teil von den im Cavum praeputiale befindlichen Talgdrüsen, zum größeren Teil von einer fettigen Degeneration der Epithelelemente, die zur Abstoßung gelangen, bevor eine vollkommene Verhornung eingetreten ist (AGALA). Im Smegma findet man neben amorphen strukturlosen Massen, zerfallende Epithelzellen, gelegentlich auch Leukocytenreste und manchmal vereinzelte Cholesterinkrystalle.

Nachdem die normalen mikroskopischen Verhältnisse der Vorhaut und Eichel in dem Kapitel „Phimose" bereits ausführlich geschildert wurden, sei es gestattet, hier nur zusammenfassend die wichtigsten anatomischen Befunde von Praeputium und Glans mitzuteilen, resp. auf die aus den anatomischen Verhältnissen sich ergebenden Schlußfolgerungen, die für das Verstehen der Pathologie der balanitischen Prozesse von Wichtigkeit sind, einzugehen.

Der anatomische Aufbau der Vorhaut ergibt zusammenfassend: eine auffallende Dehnungsfähigkeit und Verziehbarkeit des äußeren Blattes, eine dichtere und weniger elastische Struktur des inneren Blattes, woraus sich dessen größere Widerstandsfähigkeit gegen Dehnungen und die leichtere Tendenz bei abnormaler Lage einschnürend zu wirken, erklärt; die auffallend reichliche Ausbildung des Lymphgefäßsystems, namentlich unter dem Epithel der inneren Lamelle, macht die enorm leichte Schwellungsfähigkeit dieser obersten Schichte verständlich und das Mißverhältnis dieses letzteren Zustandes zur derben Beschaffenheit der darunter liegenden dichteren Bindegewebsschichte macht die rasche Entwicklungsmöglichkeit einer Phimose, aber auch einer Paraphimose begreiflich.

Es geht aus diesen anatomischen Verhältnissen hervor, daß selbst oberflächliche balanitische Prozesse ein jähes Ödem der inneren Lamelle des Praeputiums bedingen können; durch dieses Ödem kommt eine bedeutende Raumverengerung im Cavum praeputiale zustande und da es infolge der Straffheit und Spannung der tieferen, dichten Bindegewebslagen keine wesentliche Dehnungsfähigkeit gibt, wird der Druck auf die Glans rasch und intensiv gesteigert, der Luftabschluß ein immer exakterer und damit werden die Lebensbedingungen für das obligat oder fakultativ anaërobe Virus, das bei den meisten balanitischen Prozessen in Betracht kommt, wesentlich gefördert. Anderseits begünstigt die Ischämie des inneren Blattes die durch die Oberflächenentzündung des Gewebes angebahnte Gewebsschädigung und alle diese Momente tragen dazu bei, daß es dem unter den genannten Bedingungen in seiner Virulenz gesteigerten Mikroorganismen um so leichter gelingt, in die Tiefe des Gewebes vorzudringen und dasselbe zum Zerfall zu bringen.

Das mehrfache, in verschiedenen Schichten gelagerte und untereinander verbundene Gefäßnetz wie die Ausbildung des Lymphgefäßsystems und nicht zuletzt der Reichtum an die Gefäße mitbeeinflussenden Nerven macht zur Genüge die Möglichkeit der raschen Ödematisierung und entzündlichen Infiltrationen des ganzen Praeputiums verständlich.

Je enger die Präputialöffnung, je stärker die Entwicklung des gesamten in allen Schichten des Praeputiums verlaufenden bindegewebigen Ringfasersystems mit Einschluß des im Limbus praeputii verlaufenden dorsalen Faserbündels, desto enger die Phimose im gesamten, desto geringer die bei Eintritt eines entzündlichen Ödems verbleibende Präputialöffnung. Durch alle diese Momente werden Druck und Luftabschluß gesteigert und damit die weitere Entwicklung des balanitischen Prozesses begünstigt. Der aus diesen Verhältnissen sich entwickelnde Circulus vitiosus bedingt mit die Foudroyance der balanitisch-gangränösen Prozesse.

Die Anatomie der Glans lehrt, daß das ziemlich dicke Epithel, welches das des Praeputiums an Schichtenzahl übertrifft, gegen das Eindringen von Infektionen einen gewissen Widerstand leistet, eine weitere Barriere bildet gegen das Vordringen gewisser Virusformen das derbe, den Schwellkörper der Glans umkleidende Bindegewebe; so ist dasselbe imstande, den DUCREYschen Bacillus aufzuhalten, aber das Virus der gangränösen Balanitis vermag es doch nicht in seinem Vordringen zu hemmen und damit eine Arrosion der Gefäße des Schwellkörpers und anschließend eine heftige Blutung zu verhindern. Der Zusammenhang der pericavernösen Bindegewebsschichte der Glans mit der Tunica albuginea der Corpora cavernosa penis erklärt die Möglichkeit des Eindringens des Virus der Balanitis gangraenosa in das Bindegewebe unter die Penishaut und von hier evtl. in das Bindegewebe zwischen die Schwellkörper des Penis selbst und damit das Fortschreiten der Gangrän auf das Glied. Ein Eindringen des Balanitisvirus namentlich von unten her, von der bindegewebigen Raphe aus in das Bindegewebe, das zwischen die vorderen Enden der Corpora cavernosa penis eingelagert ist, erklärt die Möglichkeit des Fortschreitens des gangränösen Prozesses zwischen die Schwellkörper des Gliedes selbst von dieser Stelle aus und die Entwicklung des Krankheitsbildes einer *Pericavernitis gangraenosa dissecans*. Die Zahl, namentlich aber die auffallende Größe mancher Epithelkrypten ermöglichen manchen Mikroorganismen eine leichtere Haftung, Vermehrung und Eindringen in die Tiefe des Gewebes. Anderseits weist die geringe Ausbildung von Talgdrüsen darauf hin, daß das Smegma in der Hauptsache ein Bildungsprodukt des Epithels sein muß.

Die Bakteriologie des normalen Vorhautsackes. Untersucht man Ausstrichpräparate vom Smegma nach der Methode von GRAM gefärbt, so findet man außer strukturlosen Massen, welche sich rötlich-violett färben und von scholligem Aussehen, stellenweise nach ihrer Form und nach den in den regelmäßiger geformten Elementen sich findenden Zellkernen ihre Abstammung vom Epithel sicher erschließen lassen, neben Leukocytenresten und gelegentlich sich findenden Cholestearinkrystallen eine manchmal enorme Menge von Bakterien. Da in den letzten Jahren einzelne Balanitisformen in ihrer Bakteriologie eingehender gewürdigt wurden, ist es von Interesse, die bakteriologischen Verhältnisse des normalen Vorhautsackes zu studieren, die mehr oder weniger konstant vorkommenden Mikroorganismen kennen zu lernen und das Überwiegen bestimmter Formen bei den Veränderungen, die das Smegma schon unter normalen Verhältnissen zeigt, indem es einmal mehr trocken, das andere Mal mehr dünnflüssig erscheint, näher zu bestimmen.

Die Angaben in der Literatur über die Bakterienflora des normalen Vorhautsackes im allgemeinen sind verhältnismäßig spärlich. Alle diesbezüglichen Arbeiten beschäftigen sich in der Hauptsache mit dem Smegmabacillus und gehen nur nebenbei auf die anderen, im Smegma sich findenden Mikroorganismen ein.

Die von ALVAREZ und TAVEL sowie von MATTERSTOCK beschriebenen Smegmabacillen, die nach den Untersuchungen von COWIE und NEUFELD sich auch bei Tieren finden, sind schlanke, ziemlich lange, scharf gezeichnete häufig leicht unregelmäßig gekrümmte, seltener gerade Bacillen. Über Kulturversuche berichten DOUTRELEPONT, LASER, CZAPLEWSKI, NEUFELD, FRÄNKEL, MOELLER und WEBER.

Während FRÄNKEL nach seinen Kulturversuchen zu dem Schlusse kommt, daß der Smegmabacillus überhaupt noch nicht gezüchtet worden sei, und daß alle als Smegmabacillenkulturen ausgegebenen Kulturen, solche von Pseudodiphtheriebacillen seien, beschreibt dagegen MOELLER auf Glycerinagar erhaltene glanzlose, trockene, grauweiße Kulturen säurefester Bacillen als Kulturen des Smegmabacillus und WEBER betont, daß es ihm gelungen sei, neben Pseudodiphtheriebacillen blattartige Kolonien eines Stäbchens von wechselnder Form erhalten zu haben, das beim Fortpflanzen auf fetthaltigen Nährböden eine ausgesprochene Säurefestigkeit annahm. Nach dieser Beobachtung und aus dem Umstande, daß wenigstens ein Teil der kultivierten Formen die Gestalt des Smegmabacillus zeigte, schließt der Autor, daß es ihm gelungen sei, den Smegmabacillus zu kultivieren.

Von anderen bakteriologischen Befunden ist noch der formveränderliche Bacillus involutus von WAELSCH zu erwähnen, sowie der Nachweis von Colibacillen im Vorhautsack durch MELCHIOR, CAO und VINCENT; ferner fand LEGRAIN neben dem Smegmabacillus die gewöhnlichen Eiterkokken, Pseudodiphtherieformen, Colibacillen sowie einen Bacillus fluorescenz und Proteus vulgaris. Die ungemein zahlreichen Smegmauntersuchungen, die ich, seit ich mich mit dem Studium der Balanitis beschäftige, vornahm, ließen mich die im folgenden angegebenen Mikroorganismen finden, wobei hervorzuheben ist, daß bestimmte Bakterien stets vorkommen, andere wieder hier und da zu fehlen scheinen oder zumindest in so geringer Zahl auftreten, daß ihr vereinzeltes Vorkommen leicht übersehen werden kann. Die Bakterienmenge und die Art der Mikroorganismen wechselt auch mit der Beschaffenheit des Smegmas. Im allgemeinen kann man sagen, daß im trockenen, krümeligen, sich zumeist spärlich findenden Smegma die Mikroorganismen zumeist spärlicher und nur in bestimmten Formen überwiegend zu finden sind, während im reichlichen, stark durchfeuchteten, mehr dünnflüssigen Smegma das Bakteriengemenge stets ein sehr reichliches, manchmal ein so enormes ist, daß die Mikroorganismen die Hauptmasse des Smegmas darstellen.

Was die im Smegma sich findenden Mikroorganismen anbelangt, so finden sich in jedem Fall 1. *grampositive Kokken* in wechselnder Zahl, zumeist von rundlicher Form, einzeln oder zu zweit, in kurzen Ketten oder in kleinen Häufchen, erstere kleiner, letztere größer in der Form, schon morphologisch als *Streptokokken* und *Staphylokokken* zu erkennen.

2. In wechselnder Zahl *ganz kurze, oft oval-kokkenförmig erscheinende Bacillen, gramnegativ.* Diese Formen finden sich vorwiegend im stark durchfeuchteten, dünnflüssigen Smegma.

3. Dünne, ziemlich lange Bacillen, selten gerade, zumeist ganz leicht unregelmäßig gekrümmt, schwachviolett und häufig segmentiert gefärbt, mit etwas verschmälerten Enden, einzeln, häufig in Nestern und Büscheln: *Smegmabacillen.*

4. Vibrioförmige, scharfgezeichnete Bacillen von $1^1/_2$—$2^1/_2$ μ Länge, zum Teil deutlich grampositiv, andere Exemplare erscheinen rotviolett gefärbt oder gramnegativ, die längeren Formen zumeist deutlich vibrioförmig gekrümmt, während bei den kürzeren Formen die Krümmung nur angedeutet ist. Die verjüngten Enden entfärben sich gerne, hier und da trifft man ganz kurze, kaum 1 μ lange Formen, die nach dem Vergleich mit den Kulturen als Wuchsformen dieser Bacillen aufzufassen sind und neben all diesen Formen

5. in manchem Smegma mehr oder weniger reichlich $2^1/_2$—4 μ lange, zumeist grampositive Bacillen mit verjüngten Enden aus der Gruppe der fusiformen Bacillen. Einzelne Exemplare der eben geschilderten vibrioförmigen und fusiformen Bacillenformen zeigen deutlich einen körnig segmentierten Zelleib und man hat den Eindruck, daß, wie in der Kultur so auch im Smegma, die Bacillen körnig zerfallen und daß die kokkenförmigen Granula, teils grampositiv, teils gramnegativ im Smegma verbleibend, vielleicht Dauerformen dieser Bacillen darstellen.

6. In der Reichlichkeit verschieden, gramnegative Spirochätenformen, die sich mit den gewöhnlichen Anilinfarben schon in der Kälte färben, und zwar die 9—12 μ langen, feineren Formen der *Spirochaete balanitidis* mit ihren im allgemeinen regelmäßigen, gleichtiefen Windungen, ferner die *Spirochaete refringens,* zumeist längere Formen wie die erste Art, aber deutlich dicker und mit flachen, häufig etwas unregelmäßigen Windungen oder zum Teil gestrecktem Zelleib, gelegentlich sehr feine Formen, meist kürzer wie die Spirochaeta balanitidis, in der Feinheit des Körpers und der Enge und Steilheit der Windungen der Spirochaeta pallida ähnelnd, höchstwahrscheinlich mit der Spirochaete pseudopallida MULZERS wie dem von E. HOFFMANN, LOEWENTHAL, SCHMORL, KIOLOMENOGLOU, NOGUCHI und H. FREUND beschriebenen *Treponema minutum* identisch, Formen, die ich gelegentlich im Scheiden-, besonders aber im Cervixsekret (siehe Abb. 24) nachweisen konnte und endlich hier und da vereinzelte kurze, etwas dickere Spirochätenformen, in 3—4 flache Windungen gelegt, die der von KRANTZ beschriebenen *Spirochaete celerrima* zu entsprechen scheinen.

7. Grampositive, meist kurze *Bacillen* von ungleicher Dicke, gerade oder leicht gebogen, mit manchmal verjüngten Enden, manchmal an den Enden keulenförmig verdickt, manchmal leicht spindelig in der Mitte aufgetrieben: *Bacillen aus der Pseudodiphtheriegruppe.*

8. *Gramnegative Bacillen* in wechselnder Menge, gerade mit abgerundeten Enden, von der Größe der *Bacillen aus der Typhuscoligruppe.*

9. Im Smegma beider Geschlechter größere und kleinere *grampositive Hefeformen.*

10. In einzelnen Fällen auffallend lange, dünne, ein wenig unregelmäßig gekrümmte, fadenförmige Bacillen mit verjüngten Enden, in der Pathologie

der Tiere die *Nekrosebacillen* BANGs, die beim Menschen PERTHES zuerst bei der Noma, NANDER bei der Balanitis gangraenosa nachwies. NANDER bezeichnet diese Bacillen als filiforme Bacillen.

Da nach meinen Beobachtungen diese Bacillen, wie alle anderen in der Tiefe des Gewebes bei gewissen gangränösen Prozessen sich findenden Mikroorganismen, Nekrose zu erzeugen imstande sind und diese filiformen Bacillen diese Eigenschaft bei den Prozessen beim Menschen, wie nach BANG auch beim Tiere entwickeln, könnte man sie, um Form und Wirkung zugleich auszudrücken, als *filiforme Nekrosebacillen* bezeichnen.

11. In einzelnen Fällen spärlich, auffallend große, grampositive, keulenförmige Bacillen oder längere, peitschenartig gewundene fädige Gebilde, den Wuchsformen des *Bacillus involutus* von WAELSCH ähnlich.

12. Gelegentlich *kleine runde gramnegative Kokken* einzeln und zu zweit.

13. Einzeln und zu zweit, grampositive Kokken vom Typus der *Pneumokokken*, nur in einzelnen Fällen.

14. In manchen Fällen wechselnd reichlich, namentlich im trockenen reichlichen Smegma gelegentlich in sehr reichlicher Menge, zum Teil grampositive, zum Teil gramnegative Bacillen, von mittlerer Dicke, von der Länge des Colibacillus, aber auch 2—3 mal so lang, mit abgerundeten Enden, die in manchen Stadien im Bacillenleib gramnegativ gefärbt erscheinen, während im Leib selbst befindliche, runde kokkenförmige Granula deutlichst grampositiv gefärbt erscheinen; in manchen Exemplaren sieht man nur endständige solche zwei Granula, manchmal ist auch noch ein drittes in der Mitte zu sehen, bei einzelnen Bacillen ist der ganze Zelleib segmentiert und von solchen Granulis erfüllt. Hier und da hat man den Eindruck, daß der Zelleib sich auflöst und nun die Granula selbst mehr oder weniger beisammenliegend in Erscheinung treten und es ist nicht unmöglich, daß die kleinsten kokkenförmigen, grampositiven Gebilde im Smegma zum Teil auch aus diesen Granulis hervorgehen. Diese Mikroorganismen gehören allem Anschein nach in die *Mesentericusgruppe*.

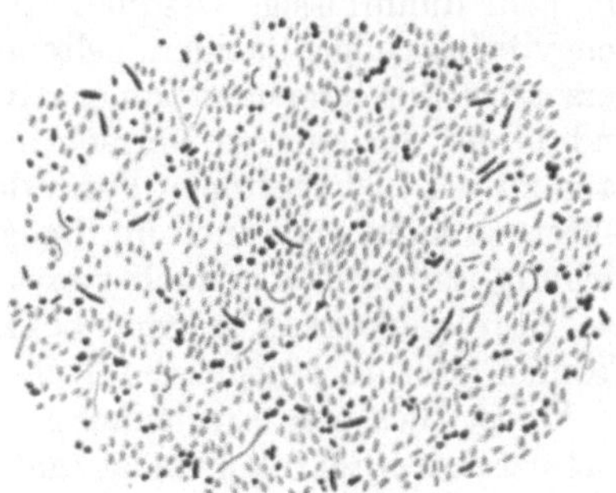

Abb. 1. Smegmaausstrich. Grampositive Kokken, gramnegative (entfärbte) Kokken und kurze gramnegative Bacillen, kurze vibrioförmige Bacillen, Smegmabacillen, Pseudodiphtherieformen und einzelne filiforme Nekrosebacillen.

Alle diese geschilderten Formen finden sich im Smegma beider Geschlechter, wobei die Abnahme des Smegmas zur Untersuchung bei der Frau in den interlabialen Furchen zwischen großen und kleinen Labien oder in der Klitorisgegend erfolgte. Das Vulvasekret selbst wird in seiner Flora mit von der Scheide aus beeinflußt und wird darüber selbständig im folgenden berichtet werden. Es ist zu den Smegmabefunden hier nachzutragen, daß sich

15. im Smegma der Frau zumeist, lange grampositive Bacillen mit geraden Enden finden, die, häufig zu verschieden langen Fäden auswachsend, in ihrer Dicke etwas differieren können und zur Gruppe der *Scheidenbacillen* DÖDERLEINs gehören (Abb. 1).

Alle diese hier angeführten Formen sind sehr selten gleichzeitig in einem Smegma nachweisbar. Während der Befund von grampositiven Kokkenformen, von Smegmabacillen und von den kleinen gramnegativen Bacillen ein zumeist konstanter ist, ist das Vorhandensein der anderen Mikroorganismen ein in weiten Grenzen wechselndes. Wie schon erwähnt, ist in weichem, stark durchfeuchtetem

Smegma der Bakteriengehalt zumeist ein sehr großer und finden sich gelegentlich alle diese geschilderten Formen gleichzeitig, zumeist aber ist neben den fast stets konstanten Formen, im dünnflüssigen Smegma der Befund der kleinen gramnegativen Bacillen, der Pseudodiphtherieformen, der vibrioförmigen und fusiformen Mikroorganismen, der Smegmabacillen, aber auch verschiedener Spirochätenformen, wie hier und da der langen filiformen Nekrosebacillen festzustellen. Zumeist finden sich auch Bacillen aus der Coli- und der Mesentericusgruppe, wie Hefeformen. Wie schon erwähnt, läßt die segmentierte Färbung des Zelleibes der vibrioförmigen, wie der fusiformen Bacillen, wie der Bacillen der Mesentericusgruppe auf einen Zerfall dieser Mikroorganismen, auf eine Auflösung in die sporenähnlichen Granula schließen und wenn man ein solches Smegma, das die genannten Formen enthält, genau untersucht, so findet man oft mehr oder weniger zahlreich recht kleine, grampositiv oder gramnegativ gefärbte Gebilde von rundlicher, ganz leicht unregelmäßiger Form und es ist nicht ausgeschlossen, daß es sich da nicht um Kokkenformen sui generis, sondern um Wuchsformen evtl. Sporen oder Ruheformen der genannten Mikroorganismen handelt. An der Zersetzung des Smegmas, der Umwandlung in die käsig-weiche, oft mehr dünnflüssige Desquamativmasse sind Spirochätenformen wie gelegentlich vibrioförmige Bacillen, seltener Pseudodiphtherie- und Colibacillen, besonders aber die kurzen gramnegativen Bacillen scheinbar ausnehmend beteiligt und bildet die enorme Vermehrung dieser Mikroorganismen schon den Übergang zu der nicht seltenen Form der Balanitis vulgaris. Wie im Vulva-Vaginalsekret, so kann man auch im Smegma die Beobachtung machen, daß die Gramfärbung nur zu häufig auch von sonst effektiv grampositiven Mikroorganismen, wie Staphylokokken, Streptokokken nicht gehalten wird, sondern daß diese Formen zum überwiegenden Teile rotviolett oder direkt rot gefärbt erscheinen.

Es ist dies eine Erscheinung, die man, wie in alten Kulturen, so auch in stagnierenden Sekreten findet und beruht diese Degenerationserscheinung einerseits auf der Wirkung der von den Bakterien selbst gebildeten Toxine, anderseits wird sie von manchen Autoren auf den namentlich in der Scheide wirksamen, durch den Schleim bedingten Verdauungsprozeß bezogen. Es ist daher bei den Untersuchungen des Smegmas gelegentlich schwer zu entscheiden, ob es sich um wirklich gramnegative oder nur um entfärbte grampositive Mikroorganismen handelt. Doch glaube ich nach den so ungemein zahlreichen Smegmauntersuchungen sagen zu können, daß das fallweise Vorhandensein von kleinen gramnegativen Kokken, einzeln und zu zweit, zu bestehen scheint und daß die kürzeren gramnegativen, oft oval-kokkenförmigen Bacillen zum Teil eine eigene Gattung eines anaëroben Mikroorganismus darstellen.

Es ist hier noch eine Bemerkung zur Färbung der Smegmabacillen eingeschaltet, die sub. 3 genau beschrieben wurden und die sich im Smegma fast stets, aber in wechselnder Reichlichkeit nachweisen lassen. Diese langen, dünnen, scharfgezeichneten Mikroorganismen färben sich grampositiv. Ein eigenes Verhalten zeigen sie jedoch bezüglich der Säure- bzw. Alkoholfestigkeit. Nach zahlreichen Versuchen konnte ich bei der Färbung nach der Methode von Ziehl-Nielsen sowie nach Weichselbaum niemals rotgefärbte Smegmabacillen im Präparat darstellen. A. Weber hatte dieselbe Beobachtung gemacht und festgestellt, daß diese Mikroorganismen nur eine relative Säurefestigkeit aufweisen und bei Differenzierung mit nur 6%iger Schwefelsäure die rote Färbung mit Carbolfuchsin beibehalten. Weber hebt ferner noch hervor, daß sie schon durch 3%igen Salzsäure-Alkohol entfärbt werden und empfiehlt zur Differenzierung von Tuberkelbacillen die Honsel*sche Färbung*, bei welcher nach Färbung mit zum Kochen erhitztem Carbolfuchsin bei Einlegen für 10 Minuten in 3%igen Salzsäure-Alkohol, Abspülen und Nachspülen mit halbverdünntem alkoholischen

Methylenblau nur die Tuberkelbacillen rotgefärbt bleiben. Bei der Überprüfung des WEBERschen Verfahrens fand ich, daß man auch bei seiner Methode nur sehr kurz entfärben darf, besser noch die Schwefelsäure auf drei Prozent verdünnt, um Smegmabacillen rotgefärbt im Präparat zu erhalten.

Ein Teil der Bacillen erscheint dann deutlich scharlachrot gefärbt; die Bacillen sind zum Teile von mittlerer Länge, zum Teile bedeutend länger, fein, scharf gezeichnet, meist gekrümmt, seltener gerade, mit geraden oder leicht verjüngten Enden. Besonders die Formen mittlerer Länge erscheinen an den Enden etwas abgeschwächt. Diese Bacillen liegen selten einzeln, meist in Büscheln und in förmlichen Zügen angeordnet. Einzelne Individuen zeigen eine segmentierte Färbung (Abb. 2).

Ein Vergleich solcher Präparate mit den nach der Methode von GRAM gefärbten ergibt, daß diese rotgefärbten Bacillen den früher sub 3 beschriebenen vollkommen entsprechen und bei einiger Übung genügt ein Grampräparat vollkommen, die hier äußerst zart gefärbten Bacillen stets zu finden und als Smegmabacillen zu diagnostizieren.

Kulturversuche mit normalem Smegma. Kulturversuche mit normalem Smegma wurden in zahlreichen Fällen angestellt. Die Kulturen wurden auf Agar, Zuckeragar, Serum-Zucker-Agar, Glycerinagar, wie auch auf fetthaltigen (Lanolin) Nährböden wie auf den DORSET-SORGOschen Eiernährböden, wie Milchagarplatten aërob angelegt, gleichzeitig wurden anaërobe Kulturversuche in Zuckeragar, Serum-Zucker-Agar und reinem Serum unternommen. Es ist anzuraten, daß man Kulturversuche zur Erhaltung von Kulturen bestimmter Mikroorganismen aus dem Smegma nur dann anstellen soll, wenn das betreffende Virus in entsprechend reichlicher Menge vorhanden ist, weil namentlich bei bestimmten Formen und besonders bei anaëroben Kulturversuchen die Gefahr besteht, daß die sich stets findenden, zum Teil selbst nur anaërob wachsenden Kokken überwuchern. Bei den aëroben Kulturversuchen wuchsen vor allem in jedem Falle Kolonien des Staphylococcus pyogenes albus, die sich stets als nicht tierpathogen erwiesen. In einzelnen Fällen gingen auch Kolonien des Staphylococcus aureus an, die, Mäusen intraperitoneal einverleibt, den Tod der Versuchstiere herbeiführten. In einzelnen Fällen gingen neben den Staphylokokken auch Streptokokken an, die sich in Bouillonkulturen zum größeren Teil als aus kurzen Ketten, zum geringeren Teil aus langen Ketten aufgebaut, erwiesen und alle, besonders die langkettigen Formen, für Mäuse hoch virulent waren. Es sei hier gleich hervorgehoben, daß es mir in einzelnen Fällen gelang, in anaëroben Serum-Zucker-Agarkulturen das Wachstum von Streptokokken zu erhalten, die sich bei Übertragungsversuchen auf Platten als streng anaërob erwiesen. Und gerade diese Formen erschweren vor allem die Erhaltung von Reinkulturen anderer Mikroorganismen bei anaëroben Stich- oder Schüttelkulturen. Von weiteren Mikroorganismen sei auf das gelegentliche Wachtum von Kulturen von Sarcine lutea hingewiesen, die in Bouillon einen körnigen Bodensatz, bei gleichzeitig schöner Tetradenentwicklung bildeten. Ferner gingen hier und da Kolonien von Pseudodiphtheriebacillen an und ebenso gelegentlich, namentlich bei reichlicherem Vorhandensein dieser Formen im Smegma, Colibacillen.

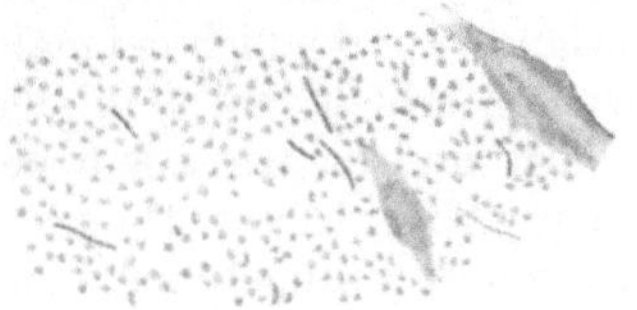

Abb. 2. Smegmabacillen.

Nicht unerwähnt soll bleiben, daß bei Kulturversuchen mit stark durchfeuchtetem, in dünnflüssiger Konsistenz befindlichem Smegma Kolonien jener Bacillen angingen, die sich bei der Balanitis erosiva circinata in so ungemein reichlicher Menge finden, die, nach ihrer Form und Beweglichkeit im nativen

Präparat, den Eindruck von Vibrionen machen. Diese Mikroorganismen wuchsen nur auf serumhaltigen Nährböden in vereinzelten Kolonien und waren durch die feingranulierte Zeichnung, im durchfallenden Lichte bei starker Vergrößerung deutlich einen bacillären Aufbau zeigend, wie durch die Bildung zentraler bröckeliger Auflagerungen charakterisiert. Diese Mikroorganismen werden später noch genauer beschrieben werden.

Hervorzuheben ist das Wachstum von Kolonien von Bacillen der Mesentericusgruppe, deren Kultur namentlich dann gelang, wenn diese Bacillen, die wie gewöhnlich sich im trockenen, bröckeligen Smegma fanden, in überwiegender Menge, die anderen Mikroorganismen verdrängend, vorhanden waren.

Was die Kultivierung des Smegmabacillus betrifft, so gibt MOELLER an, auf Glycerinagar trockene, grauweiße Kolonien säurefester Bacillen, die er als Smegmabacillen anspricht, erhalten zu haben. A. WEBER berichtete, daß er beim Aufstreichen von frischem Smegma auf fett- oder lanolinhaltige Nährböden, trockene, blattartig wachsende Kolonien erhielt, die zum Teil säurefest waren und die nur angingen, wenn tatsächlich Smegmabacillen vorhanden waren und die um so reichlicher wuchsen, je mehr Smegmabacillen vorhanden waren. So gelang WEBER die Kultur in 16 von 18 Fällen. Die Kolonien erwiesen sich bei Verimpfung großer Mengen in die Bauchhöhle von Meerschweinchen als nicht pathogen.

Bei meinen eigenen Kulturversuchen zeigte sich für die Erzielung des Wachstums des Smegmabacillus scheinbar der DORSET-SORGOsche Eiernährboden als geeignet, auf dem ich bei mäßigem Vorhandensein eine Anreicherung der Smegmabacillen erhielt, bei dem gelegentlichen überwiegenden Vorhandensein wie man es hier und da vor allem bei Kindern beim Zustand der Pseudophimose findet (siehe Abb. 1 der Pseudophimose im Kapitel „Phimose“), das Wachstum trockener, graugelblich-weißer Kolonien erhielt, die nach Morphologie und Färbbarkeit der Bacillen als solche von Smegmabacillen anzusprechen waren. Bei den anaëroben Kulturversuchen gelang in Serum-Zucker-Agar-Stich- und -Schüttelkulturen das Wachstum jener kurzen gramnegativen, oft kokkenförmigen Bacillen, die den Nährboden stark trüben und etwas verflüssigen und unter einer, wenn auch nicht intensiven Gasentwicklung, einen unangenehmen Geruch verbreiten. Das stets reichliche Mitwachsen von grampositiven Kokken verhinderte das Gelingen der Reinkultur. Weder bei der Übertragung aus den Schüttelkulturen auf Serum-Zucker-Agarplatten noch bei Kulturversuchen direkt aus dem Smegma gingen diese Bacillen jemals an, so daß hier ein nur anaërob wachsendes Virus vorzuliegen scheint.

Einteilung. Nach der Klinik und Bakteriologie lassen sich folgende Gruppen der Vorhautsackentzündung unterscheiden:

1. Balanitis erosiva circinata.
2. Balanitis gangraenosa.
3. Ulcus gangraenosum sive phagedaenicum.

Als Anhang zu diesen Kapiteln: Gangränöse Geschwüre mit der Balanitis gangraenosa gleicher Ätiologie der äußeren Haut und gangränöse Ulcerationen anderer Ätiologie im Vorhautsack und auf der Haut der Genitalregion lokalisiert.

4. Diathetische Balanitiden.
5. Balanitiden im Gefolge exanthematischer Allgemeinerscheinungen des Organismus.
6. Balanitis bei Gonorrhoe.
7. Vulgäre Balanitis.
8. Balanitische Erscheinungen infolge Lokalisation der echten Diphtherie im Vorhautsack.

9. Balanitis pustulo-ulcerosa von DU CASTEL.

10. Balanitisformen als Folge der verschiedenen Formen der Pseudophimose wie der kongenitalen und akquirierten Phimose.

Anhang: Leukoplakie, Erythroplasie, Kraurosis und Sklerodermie des Vorhautsackes.

Klinik.

1. Die Balanitis erosiva circinata.

Im Jahre 1889 haben BATAILLE und BERDAL eine eigene, klinisch und bakteriologisch scharf gekennzeichnete Balanitisform beschrieben. Klinisch läßt sich das Krankheitsbild dieser Affektion nach BATAILLE und BERDAL wie *unseren Beobachtungen* in folgendem zusammenfassen: Die Balanitis erosiva

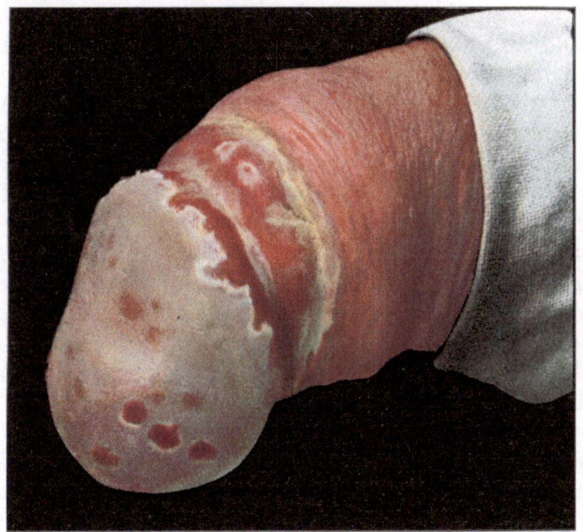

Abb. 3. Balanitis erosiva circinata.

circinata beginnt mit dem Auftreten eines oder mehrerer kleiner, runder, grauweißer nekrotischer Partien im Vorhautsack. Mikroskopisch erweisen sich diese Fleckchen als abgestorbene Epithelien; nach deren Abstoßung kommen runde, frischrote Erosionen zum Vorschein, die sich polyzyklisch vergrößern und am Rande von einer schmalen weißen, etwas erhabenen Zone, dem Reste des nekrotischen Epithels, begrenzt sind. Die Erosionen konfluieren dann zum Teile und bilden deutlich polyzyklisch begrenzte Flächen; zu gleicher Zeit beginnt die Bildung eines übelriechenden Eiters, der sich besonders im Sulcus coronarius in reichlicher Menge ansammelt; hier zeigen auch die durch Konfluenz entstandenen erodierten Flächen die größte Ausdehnung und bilden zuweilen einen den Sulcus coronarius einnehmenden und auf Glans und Praeputium fortschreitenden, ringförmigen, mit Eiter belegten Streifen[1]) (Abb. 3). Wie BATAILLE und BERDAL schon in ihrer ersten Mitteilung betont haben, ist der Eiter dieser Balanitisformen in Serien von Individuum zu Individuum überimpfbar und diese Eigenschaft veranlaßte die Autoren, die Affektion unter die

[1]) Die hier beigegebene Abbildung wurde dankenswerterweise von Herrn Prof. JADASSOHN überlassen, alle anderen Abbildungen stammen von Fällen eigener Beobachtung.

venerischen einzureihen. Wir konnten diese Tatsache durch eigene Versuche bestätigen. Berdal und Bataille haben auch die verschiedensten Impfversuche mit dem Eiter der Balanitis angestellt und haben durch Einbringung des Virus in Form eines Stiches, durch einfachen Kontakt, ferner nach vorheriger Schädigung des Epithels durch Abschabung mit einem Skalpell oder Leinwand in weiterer Entwicklung stets dasselbe klinische Bild erzeugen können. Am langsamsten geht der Prozeß in seiner Entwicklung vorwärts, wenn das Impfmaterial in Form eines Stiches in den Vorhautsack eingebracht wird, am raschesten, wenn der Eiter auf in größerer Ausdehnung geschädigte Flächen aufgetragen wird. Berdal und Bataille konnten feststellen, daß es nie zur Entwicklung einer Pustel komme, sondern daß stets *die einfache Epithelnekrose den Beginn der Affektion* darstellt und daß im weiteren Verlaufe die Erosionen immer in polyzyklischer Kontur vorwärtsschreiten. Von der ersten Erosion aus kann man beim Träger durch Inokulation immer neue Erosionen erzeugen, die Affektion ist also autoinokulabel. Im Verein mit Müller konnte ich die von Bataille und Berdal angegebenen Eigenschaften der Balanitis erosiva bestätigen. Wir konnten ebenfalls nachweisen, daß die Infektion am raschesten nach Einbringung des Eiters auf größere geschädigte Flächen fortschreitet, was mit dem natürlichen Infektionsmodus am meisten übereinstimmt. Wir fanden ferner, daß der Prozeß als solcher am besten im Sulcus coronarius, weniger gut am inneren Vorhautblatt, am geringsten auf der Glans haftet; doch will ich gleich einschalten, daß nach der klinischen Beobachtung diesbezüglich auch Abweichungen vorkommen. Eine unerläßliche Notwendigkeit für die Haftung ist der mehr oder weniger feste Abschluß des Vorhautsackes; bei Paraphimose oder reponiert gehaltenem Praeputium fällt jede Inokulation negativ aus. Bei Bestehen des Prozesses übt das Offenhalten des Präputialsackes einen nicht zu leugnenden heilenden Einfluß aus. Diese Tatsache erklärt sich dadurch, daß bei der Oberflächlichkeit des Prozesses der Sauerstoff der atmosphärischen Luft hemmend auf die Entwicklung des nach unseren Untersuchungen fakultativ anaëroben Virus einwirkt. Daß der Prozeß sich in der großen Mehrzahl der Fälle im Sulcus coronarius am lebhaftesten entwickelt, hat darin seinen Grund, daß hier im Sulcus der eingebrachte Krankheitsstoff leicht haften bleibt, das Epithel durch das mehr oder weniger feuchte Smegma aufgelockert und für das Eindringen des Virus empfänglicher ist und weil hier der für die Haftung unbedingt nötige Luftabschluß am ehesten gesichert ist. Bei hochgradiger Ausdehnung des Prozesses ist aber der ganze bedeckte Präputialsack erodiert und nur die nicht bedeckte Spitze der Glans vom Prozesse frei. Besteht jedoch eine kongenitale oder durch Ödem bedingte Phimose, so geht der Prozeß auch bis zum Orificium externum, erstreckt sich auch in die Fossa navicularis ein Stück weit hinein, ohne jedoch auf die Urethra selbst überzugehen.

Die schon in den ersten Anfängen des Prozesses bestehende Eiterentwicklung nimmt bei größerer Ausdehnung des Prozesses derart zu, daß der dünnflüssige, graugelbe, fade-übelriechende Eiter aus dem Vorhautsack in größeren Mengen abtropft. Reponiert man das Praeputium, so ist dann der ganze Vorhautsack von einer dünnen Schichte Eiter bedeckt; wischt man den Eiter ab, so sieht man in geringgradigen Fällen die mehr oder weniger ausgebreiteten Erosionen innerhalb des erhaltenen Epithels; in hochgradigen Fällen ist der ganze Vorhautsack erodiert und nur der Limbus des Praeputiums stellenweise vom erhaltenen Epithel bedeckt, das aber durch zahlreiche seichte Fissuren geteilt erscheint; in der Kranzfurche treten die Papillen deutlich hervor, bei stärkerem Abwischen bluten sie, gegen die unbedeckte Spitze der Glans bildet das erhaltene Epithel mit nekrotischem Saum in feinen Bogenlinien die Grenze.

Komplikationen. Während in den einfacheren Fällen der Erkrankung das Praeputium nur mäßig anschwillt und leicht retrahierbar bleibt, kann sich bei Zunahme des Prozesses unter gleichzeitiger Steigerung der eitrigen Sekretion ein immer mehr zunehmendes Ödem des Praeputiums und damit eine manchmal hochgradige Phimose entwickeln. In diesem Stadium kommt es dann in der großen Mehrzahl der Fälle zu der schon von MANINO sowie von BERDAL und BATAILLE beobachteten *Leistendrüsenschwellung*. Dieselbe ist biinguinal, gleichmäßig oder auf einer Seite etwas mehr ausgeprägt; dabei sind die Drüsen derb, gar nicht oder auf Druck nur wenig schmerzhaft, beweglich und rollen unter dem Finger. Niemals beobachteten wir bei dieser Form Entzündung der Haut über den Drüsen oder eitrigen Zerfall der Drüsen selbst. In einzelnen Fällen — es ist dies auch ein der Lues analoges Verhalten — ist eine derbe indolente Anschwellung des dorsalen Lymphgefäßes des Penis, also eine verschieden intensive Lymphangitis, zu beobachten, die gelegentlich durch ein Ödem der Penishaut etwas verschleiert sein kann. In einzelnen Fällen sind auch die seitlichen, sich zum dorsalen vereinigenden Lymphgefäße geschwollen. Wie wir bei der Balanitis erosiva circinata niemals eine Vereiterung oder einen geschwürigen Zerfall der regionären Drüsen beobachteten, so sahen wir auch bis jetzt noch nie eine Vereiterung oder einen ulcerösen Zerfall eines entzündeten Lymphgefäßes oder eines sich zufällig entwickelnden Bubonulus. Kommt es zur Vereiterung oder geschwürigen Zerfall eines Bubonulus oder einer Lymphdrüse, so erfolgt dies nicht durch das ursächliche Virus der Balanitis erosiva circinata, sondern durch eine begleitende Mischinfektion, so im Falle von ČUČELOV durch Streptokokken. Die Balanitis erosiva circinata stellt sich nach der gegebenen Schilderung als eine klinisch scharf gekennzeichnete Krankheitsform dar. In der großen Mehrzahl der Fälle bleibt der Prozeß rein erosiv, der Zerfall betrifft nur das Epithel und nirgends greift der Prozeß in die tieferen Schichten des Gewebes. In einem kleinen Teile der Fälle jedoch geht der Prozeß bei völliger Wahrung des klassischen Charakters der Balanitis erosiva circinata in die Tiefe und es kommt stellenweise zur Entwicklung tieferer Substanzverluste, zur Bildung von Geschwüren. Es ist wichtig zu betonen, daß schon BATAILLE und BERDAL diese Geschwürsbildung ausdrücklich hervorheben. Die Autoren beschrieben neben den typischen Erosionen auftretend Geschwüre, die ihren Sitz vornehmlich in der Gegend des Frenulum haben. Diese Ulcera werden schon von BERDAL als ziemlich groß, besonders im transversalen Durchmesser, und entsprechend tief geschildert, mit unregelmäßigen Rändern und weißgelb bis dunkelgelb belegtem Grunde; bei Vorhandensein dieser Ulcera bestand stets komplette Phimose. Diese Geschwürsbildung ist uns genau bekannt und wir beobachteten Ulcerationen neben typischen balanitischen Erosionen, seltener in der Gegend des Frenulum als besonders im Sulcus coronarius, auf der inneren Fläche des Präputialrandes, wo die Ulcera auf Basis der schon früher erwähnten Fissuren entstehen. Die Geschwüre im Sulcus oder diesem benachbart auf der Innenfläche des Praeputiums sind stecknadelkopf- bis linsengroß, von ovaler oder rundlicher Form, erscheinen von mäßiger Tiefe, im ganzen flach und weisen einen entzündlich roten, leicht unregelmäßig gezogenen, etwas elevierten Saum auf. Der Grund ist mit einem gelbweißen bis graugelben diphtheritischen, festhaftenden Belage bedeckt. In einzelnen der Fälle kommt es zur größeren Ausdehnung der Geschwüre, der Zerfall ist ein tieferer, und es entstehen dann besonders im Sulcus und im angrenzenden Teile des Praeputiums bis über linsengroße Substanzverluste. Seltener sitzen die Ulcera in den mittleren Partien der Glans, meist im Sulcus und sind hier von den typischen Erosionen umgeben. Die Geschwüre an der Innenfläche des freien Präputialrandes sind stecknadelkopf- bis hanfkorngroß, von länglichovaler Form und zeigen einen schmalen, entzündlich roten Saum. Dieselben sind weichen Geschwüren recht ähnlich; sie unterscheiden sich aber von diesen dadurch, daß ihr Grund bei mäßiger Tiefe trichterförmig ist, daß sie einen derberen, diphtheritischen, gelbweißen Belag aufweisen und daß ihr Rand gegenüber dem feingezackten der Ulcera mollia glatt erscheint. Während der Grund der Ulcera mollia von mehr weißer Farbe, fein chagriniert oder gestichelt erscheint, zeigen die kleinen seichten Ulcera bei Balanitis erosiva circinata einen leicht gelblichweiß, gelblichgrau gefärbten, glatten oder leicht unebenen Grund.

Diese Ulcera fielen mir auf und das negative Inokulationsergebnis, das Fehlen des DUCREYschen Bacillus und das Vorhandensein des balanitischen Virus in den Geschwüren neben den gleichzeitig bestehenden typischen Erosionen im Vorhautsack ließen die Ulcera als balanitische diagnostizieren.

Die Balanitis erosiva circinata kann also durch Geschwürsbildung kompliziert sein. Die Charakteristica des erosiven Prozesses sind aber gleichzeitig so ausgeprägt, daß man sagen kann, der Prozeß hat als erosiver begonnen, sich an einzelnen Stellen lokalisiert und hier nicht nur entzündliche Infiltration und Nekrose des Epithels, sondern einen tiefergehenden Zerfall des Gewebes, also Ulceration herbeigeführt. Was BATAILLE und BERDAL bereits beschrieben, aber als traumatisch gedeutet, haben wir ebenfalls beobachtet und sind imstande, nach Klinik wie Bakteriologie diese Ulceration mit dem Prozesse der Balanitis erosiva in Zusammenhang zu bringen.

Wie schon BATAILLE und BERDAL hervorheben, besteht in allen Fällen von erosiver Balanitis, in denen es zur Geschwürsbildung kommt, eine mehr oder weniger ausgesprochene Phimose; diese bedingt einen festen Luftabschluß des Vorhautsackes, wodurch wieder günstige Bedingungen für die Entwicklung des Virus und anderseits eben dadurch eine Steigerung des entzündlichen Prozesses wiederum bedingt ist. Neben dem festen Luftabschluß begünstigen auch die abnormen Druck- und Stauungsverhältnisse die Entwicklung des Virus und damit außerordentlich das Fortschreiten des entzündlichen Prozesses. In der großen Mehrzahl der Fälle von Balanitis erosiva circinata bleibt der rein erosive Charakter der Affektion gewahrt; nur in einzelnen Fällen kommt es zur Entwicklung der geschilderten Geschwürchen; die Entwicklung etwas größerer, dabei tiefergreifender, muldenförmiger Geschwüre ist stets eine sehr große Seltenheit.

Inkubation, Entwicklung, Abheilung und Rezidive. Die Inkubation, die bei der Entwicklung des Prozesses nach einem Coitus am ehesten festzustellen ist, beträgt 36—48 Stunden. Künstliche Übertragung, von uns durchgeführt, bestätigte diese Zeit. Der erosiv-circinäre Prozeß kann sich nach meinen einwandfreien Feststellungen auch völlig spontan, aus den, wenn auch nur spärlich im Smegma sich findenden Bacillenformen und Spirochäten entwickeln; vielleicht spielen dabei jene kleinen, bereits geschilderten Granula, die Keimformen zu entsprechen scheinen, eine Rolle.

Die subjektiven Beschwerden bestehen im Anfange in leichtem Kitzeln und Brennen, das sich mit der Zunahme des Prozesses in erheblicher Weise steigern kann, Belästigung durch Beschmutzen mit dem reichlich gebildeten übelriechenden Eiter und Fieberbewegung bis über 38° C. Die Abheilung beginnt an den zuerst vom Prozesse ergriffenen Stellen durch Abnahme der Entzündung, Schwinden der Röte und Versiegen der Sekretion und eine oft auffällig rasche Epithelisierung von den Rändern der Erosion her; gleichzeitig wird das Ödem im Praeputium resorbiert. BERDAL berechnet die Spontanheilung auf 4—5 Tage; wir sahen spontan oder unter einfachen Waschungen selbst ausgebreitete Erosionen innerhalb 48 Stunden fast völlig epithelisieren.

Für nicht behandelte Fälle rechnet Berdal eine Dauer von 12—15 Tagen auf die Entwicklung, 6—8 Tage auf das Bestehen, 4—5 Tage für die Rückbildung des Prozesses; das wären in toto 22—28 Tage. Nach meiner Meinung ist das recht ungleichmäßig; wir können im allgemeinen sagen, daß in der großen Mehrzahl der Fälle die Patienten am 4.—8. Tage nach dem Beginn des Prozesses in die Ambulanz mit den schon höchstgradigen Erscheinungen der erosiven Balanitis kommen. Seltener beobachtete ich die Fälle, wo der erste Beginn längere Zeit, bis zu mehreren Wochen, zurücklag, wo die Affektion 2—3 Tage nach dem Verkehr begann und sich durch 3—4 Wochen unter Zu- und Abnahme in subakuter Form hinzog. Die große Mehrzahl unserer Patienten stellte sich als zum ersten Male mit der Krankheit behaftet vor, doch beobachteten wir Fälle, wo es zu häufigen Rezidiven kam. Ein Teil dieser bekam die Rezidive nach kurzem Intervalle, so daß man an ein bloßes Wiederaufflackern des Prozesses denken kann; bei anderen Fällen traten die Rezidiven in größeren zeitlichen Zwischenräumen auf, so daß für diese Fälle mit Bataille und Berdal eine besondere Disposition für den Prozeß angenommen werden muß. Nach meiner Meinung sind diese häufigen Rezidivfälle so zu erklären, daß gerade bei diesen Patienten sich das ursächliche Virus in keimfähigem Zustand stets im normalen Smegma findet und durch gelegentliche Virulenzsteigerung kommt es nun zur jähen Entwicklung des Prozesses. Patienten mit oft rezidivierenden, erosiv-circinären intensiven Balanitiden zeigten gelegentlich eine chronisch-ödematös, leicht infiltrativ veränderte Vorhaut und dadurch einen gewissen Grad von Phimose. Umgekehrt sind Menschen mit angeborener Phimose häufig zu rezidivierender Balanitis erosiva disponiert und fördert dieser Prozeß wieder die Phimose, letztere das Wiederkommen der Balanitis, so daß sich ein Circulus vitiosus entwickelt.

Differentialdiagnose der Balanitis erosiva circinata. Differentialdiagnostisch bietet gegenüber der erosiven Balanitis evtl. das Auftreten von multiplen, ganz jungen Scleroses erosae im Vorhautsack Schwierigkeit; die helle entzündliche Röte der balanitischen Erosionen gegenüber der dunklen, schinkenbraunen Röte bei Lues, die Weichheit der balanitischen Efflorescenzen gegenüber der, schon dem Auge sich aufdrängenden Induration bei Sklerosen, der etwas heller rote, schmale, abgeschrägte, stärker lackartig glänzende Rand der Sklerosen gegenüber dem buchtigen, zarten im Niveau liegenden, von weißlichem, nekrotischen Epithel umsäumten Erosionen der Balanitis, die bei diesem Stadium der Syphilis meist schon bestehende charakteristische Leistendrüsenschwellung, welche bei der erosiven Balanitis doch nur in Fällen intensiverer entzündlicher Erscheinungen vorhanden ist, das mehr seröse Sekret bei Lues, das mehr eitrige bei Balanitis, lassen klinisch noch am ehesten die Entscheidung fällen.

Ein ähnliches Bild wie Sklerosen kann eine Aussaat von erosiven Papeln im Vorhautsack und ebenso ein reichliches im Vorhautsack lokalisiertes, rein makulöses Exanthem hervorrufen. Bei Maceration des Epithels über den spezifischen Efflorescenzen, gleichzeitigem Bestehen eines diffusen Reizzustandes der zwischen den spezifischen Efflorescenzen gelegenen, sonst intakten Gewebspartien, Ansammlung eines diffus ausgebreiteten, graugelblichen Sekretes, entstehen einander ähnliche, nur durch die stärkere oder schwächere Infiltration der Efflorescenzen differierende klinische Bilder der oberflächlichen Lokalisation der Syphilis, die man als *Balanitis luetica* bezeichnet. Doch wird man stets schon klinisch die Differenzierung gegenüber einer Balanitis erosiva circinata vornehmen können, da in allen diesen Fällen eine gewisse tiefergehende Infiltration und eine schon sichtbare Derbheit der Efflorescenzen, die braunrote, oft lackartig glänzende Farbe der Infiltrate, die abgeschrägte scharfgezogene

Randpartie, die vom nekrotischen buchtigen Epithelsaum der Balanitis erosiva circinata-Efflorescenzen differiert, die Unterscheidung ermöglichen wird.

Bei Balanitis mit Phimose und starker Leistendrüsenschwellung kann eine gleichzeitig vorhandene Lues klinisch vollkommen verdeckt, entweder durch die Blutuntersuchung, wobei im primären Stadium die MEINICKE-Reaktion der WASSERMANNschen Reaktion im positiven Ausfall zumeist vorausgeht oder vor allem durch die bakteriologische Untersuchung diagnostiziert werden. *Unerläßlich ist in solchen Fällen die Untersuchung des Punktats der regionären Lymphdrüsen im Dunkelfeld.*

Daß gummöse Infiltrationen der Glans mit oberflächlichen, balanitischen Erosionen ähnlichen Veränderungen gelegentlich einhergehen, ist möglich, doch bestehen in einem solchen Falle, abgesehen, daß die erosiven Prozesse sich immer auf dem Boden eines tiefergehenden, an den exulcerierten, vom Belag freien Stellen, braunroten Infiltrats abspielen, entweder typische gummöse Ulcerationen oder der gummöse Prozeß ähnelt in seinem klinischen Bilde mehr dem Aussehen von Tubercula cutanea und es finden sich neben papelartigen Efflorescenzen, wie im Falle DELBANCOs auffallend flache Ulcerationen. Dabei besteht die Tendenz zur zentralen Vernarbung und zum peripheren Fortschreiten. Vor allem wird die Chronizität des Verlaufes, ferner der tiefgehende, stellenweise exulcerierende Infiltrationsprozeß, die Form der Geschwüre schon klinisch die Unterscheidung treffen lassen. Bakteriologische Sekretuntersuchung, Prüfung des Blutes evtl. histologische Untersuchung werden das klinische Urteil ergänzen. Daß solche gummöse Prozesse spontan Rückbildungen erfahren können, ist für dieselben charakteristisch.

Jene Balanitiden, die wir unter der Bezeichnung *vulgäre Balanitis* zusammenfassen, sind vor allem klinisch durch geringe Entzündungserscheinungen und mäßige subjektive Beschwerden charakterisiert. Es handelt sich da klinisch um eine mehr oder weniger ausgebreitete diffuse Rötung des Vorhautsackes, innerhalb der geröteten Partie ist das Epithel gelockert, stellenweise durchfeuchtet, hier und da kommt es zur Bildung kleiner, unregelmäßiger Erosionen und zur Bildung eines gelblich-weißen, dünnflüssigen Sekretes. Mäßiges Ödem des Praeputiums, in seltenen Fällen namentlich bei längerem Bestand, geringgradige Leistendrüsenschwellung vervollständigen das Bild. Als Ursache für diese Balanitisformen kommt in erster Linie nicht genügende Reinigung, dadurch Anhäufung und Zersetzung des reichlichen Smegmas infolge Wucherung bestimmter Bakterienarten in Betracht, wenn nicht dieser Affektion doch eine Diabetes zugrunde liegt und es sich um eine Balanitis diabetica mildester Form handelt.

Auf den *Unterschied zwischen den seichten Ulcerationen bei Balanitis erosiva circinata und weichen Geschwüren* wurde schon hingewiesen; die Unterscheidung ist durch den mehr diphtheritischen derberen, leicht unebenen gelbweißen bis weißgrauen Belag der balanitischen gegenüber dem mehr weißen, fein chagrinierten, gestichelten Grund der Ulcera mollia, wie durch den Rand, der bei der ersten Ulceration glatt oder leicht buchtig, bei der letzteren feingezackt erscheint, gegeben. *Herpesausbrüche*, auf das Cavum praeputiale lokalisiert, können namentlich bei Kombination mit diffusen Reizerscheinungen des Gewebes differentialdiagnostisch in Frage kommen. Gegenüber den geschilderten seichten Ulcerationen der Balanitis erosiva, findet man bei Herpesausbrüchen zumeist noch Bläschen oder durch sekundäre Leukocyteneinwanderung kleine Pusteln, ferner Erosionen mit mehr oder weniger noch erhaltenen Blasensäumen von rundlicher, ovaler oder deutlich polyzyklischer Form. Gelegentlich finden sich aber besonders bei recht intensiv verlaufenden Fällen keine Bläschen mehr, sondern nur runde oder ovale oder polyzyklisch begrenzte, durch Konfluenz entstandene

Substanzverluste, die, flach oder nur mäßig gedellt, einen fein gezogenen Rand aufweisen, während die Ulcerationsfläche von einem weißgelben bis graugelblichen, diphtheritischen, manchmal stärker durchfeuchteten und dann wie aufgegossenen Belag bedeckt ist. Die Unterscheidung ist durch das Fehlen der typischen, von nekrotischem Epithelsaum umrandeten Erosionen ohne weiteres gegeben, denn wenn sich auch Reizerscheinungen nebenbei finden, so ähneln diese mehr den Symptomen einer Balanitis vulgaris. Natürlich kann Ulcus molle wie Herpes genitalis mit typischer Balanitis erosiva circinata kombiniert sein. Die Ulcerationen behalten dabei ihren Charakter und die Erosionen sind bei letzterer Affektion so typisch, daß das Kombinationsbild schon klinisch geklärt werden kann.

Während Fremdkörper im Vorhautsack, so auch Präputialsteine, gewöhnlich das Bild der vulgären Balanitis erzeugen, findet man bei spitzen Kondylomen und bei Carcinomen Reizzustände, die manchmal den Charakter einer vulgären Balanitis, häufiger aber, besonders bei spitzen Kondylomen, den einer Balanitis erosiva circinata haben. Obwohl den spitzen Warzen ein eigenes Virus zukommt, das mit dem der Verrucae vulgares identisch zu sein scheint, nachdem ich bei Virgines in zwei Fällen zuerst Warzen an den Händen und dann Condylomata acuminata an der Vulva auftreten sah, so siedeln sich in spitzen Warzen selbst, namentlich im geschlossenen Vorhautsack sehr häufig Spirochäten an, darunter besonders die lange, feingeformte Übergangsspirochäte Dreyers und beruht vielleicht darauf die Erscheinung, daß spitze Warzen im Vorhautsack sehr häufig mit Balanitis erosiva circinata kombiniert sind. Umgekehrt scheinen Balanitiden den Boden für die Ansiedlung des Virus der spitzen Warzen vorzubereiten, resp. günstiger zu gestalten, da auch die Möglichkeit vorliegt, daß sich dieses Virus gelegentlich saprophytisch im Smegma beider Geschlechter findet.

2. Die Balanitis gangraenosa.

Diesen geschilderten, rein erosiven und erosiv-oberflächlich-ulcerösen Formen von Balanitis sei eine andere Gruppe von Balanitiden gegenübergestellt, die klinisch streng charakterisiert ist und sich auf den ersten Blick von den erosiven Formen unterscheidet. Bei diesen Formen fehlen die erosiven Erscheinungen fast völlig oder treten im allgemeinen gegenüber den ulcerösen weit in den Hintergrund; nur in einzelnen Fällen kommt es zur Entwicklung ausgebreiteter Erosionen. Diese Balanitiden werden hier angeschlossen, da gewiß eine Verwandtschaft zwischen den bei diesen Prozessen auftretenden Bacillenformen und nahe Beziehungen zwischen den dabei sich findenden Spirochätenstämmen zu bestehen scheinen. Dabei sind die sich entwickelnden Geschwüre doch von einem ganz anderen Charakter, von einer von den oberflächlichen Geschwürchen der Balanitis erosiva differierenden Intensität des Verlaufes und einem zum Wesen des Prozesses gehörenden, gleichzeitig multiplen Auftreten, daß die Scheidung von den rein erosiven oder vorwiegend erosiven Formen unerläßlich erscheint.

Die Lokalisation des Prozesses ist wie bei den erosiven Formen vor allem der Sulcus coronarius, dann besonders das Innenblatt des Praeputiums, in letzter Linie die vorderen Anteile der Glans.

Der Prozeß beginnt auf der Innenfläche der Vorhaut entweder mit der Bildung durch Epithelnekrose entstehender kleiner Erosionen, die sich rasch mit einem flachen, diphtheritischen weißgelben bis grauweißen Belag bedecken oder mit der Bildung zahlreicher kleinstecknadelkopfgroßer, graugelblich gefärbter Knötchen, die zum Teil noch im Niveau des Epithels liegen und durch dieses durchscheinen, teils als kleine Erhabenheiten nebeneinander liegend, der Oberfläche des

Vorhautsackes an dieser Stelle ein granuliertes Aussehen geben. In anderen Fällen wieder ist das primäre diphtheritische Infiltrat völlig im Niveau der Umgebung gelegen und es entsteht bei seinem Zerfall ein kleines trichterförmiges oder napfförmiges Geschwürchen. Die Knötchen und flachen Infiltrate beginnen der Reihe nach ungemein rasch zu zerfallen und es entstehen kleine, schnell konfluierende, verschieden tiefe, häufig kleintrichter- oder napfförmige, graugelb diphtheritisch belegte Ulcera von rundlicher Form mit scharfem Rande. Im weiteren Fortschreiten des Prozesses breitet sich der Substanzverlust nach der Fläche und Tiefe aus und es entstehen große, recht tiefgehende Geschwüre mit bröcklig-schmierigem, stellenweise graubraun, braungrünlich bis schwärzlich gefärbtem nekrotisch-gangränösem Belag; hier und da ist der Belag blutig suffundiert. Der Rand der Geschwüre ist steil oder abgeschrägt, scharf gezogen oder stellenweise leicht eleviert und entzündlich-rot gefärbt, das ganze Ulcus mit mehr flachem unebenem oder höckerigem und ungleichmäßig tief sich einsenkendem Grund, innerhalb einer der Größe und Intensität des geschwürigen Prozesses entsprechenden verschieden intensiven, verschieden breiten und dunklen Entzündungsröte gelegen. Manchmal sieht man in der Umgebung solcher Geschwüre Knötchen, Erosionen und flache diphtheritische, kleine Infiltrate, wie beginnende Ulcera, manchmal erscheint die Randzone in mäßiger Breite in einen weißgelben, wie gelatinös erscheinenden diphtheritischen Belag umgewandelt. Außerhalb dieses Belages zeigt sich eine schmale erodierte Partie, in der zahlreiche kleinste Blutpunkte deutlich hervortreten.

Auf der Glans beobachtet man, daß der Prozeß sich auf der Basis scharf umschriebener kreisrunder, hanfkorngroßer Erosionen entwickelt; dieselben decken sich in kürzester Zeit mit einem diphtheritischen Belag, exulcerieren und zeigen, sich peripher vergrößernd, einen immer mehr fortschreitenden Zerfall.

Der beschriebene ulceröse Prozeß ist von vornherein gegenüber der erosiven Balanitis durch eine auffallende Intensität charakterisiert; die Entzündungserscheinungen sind sehr lebhafte, die diphtheritischen Infiltrate zerfallen sehr rasch und es entstehen steilrandige oder am Rande abgeschrägte, sofort diphtheritisch-gangränös belegte Substanzverluste, die dann stellenweise sich einsenken und Mulden- wie auch Trichterform annehmen. Wenn der Prozeß auf der Innenfläche des Praeputiums lokalisiert ist, kann er schließlich zur Perforation führen. Man sieht dann die korrespondierende Stelle an der äußeren Haut innerhalb einer diffusen helleren Entzündungsröte düsterrot gefärbt; weiterhin kommt es zur dunkelbraunen bis schwärzlichen Verfärbung, zur Nekrose, schließlich zum Durchbruch und damit zur Fensterung der Vorhaut. Sitzt der ulceröse Prozeß auf der Glans, so kann in kurzer Zeit eine totale Zerstörung derselben herbeigeführt werden. Es kann zu starken Blutungen aus dem Geschwürsgrunde in diesem Stadium kommen. Der Ausfluß ist bei stärkerer Geschwürsbildung graugelb, graubraun, zuweilen hämorrhagisch, ziemlich dünnflüssig-serös und zeigt dabei stets einen penetranten widerlichen Geruch. Bei allen diesen von vornherein ulcerös auftretenden Balanitiden ist die Schmerzhaftigkeit intensiver, die Lymphangitis dorsalis häufiger, die multiple derbe Leistendrüsenschwellung mehr ausgesprochen und der luetischen oft zum Verwechseln ähnlich; fast stets besteht eine komplette Phimose. Die phimotische Vorhaut ist verschieden weit über ihre proximale Grenze entzündlich düsterrot gefärbt, mehr oder weniger intensiv infiltriert. Bei Ausdehnung der Entzündung auf die Penishaut nimmt der Penis Glockenschwengelform an. Die Temperatur erreicht bis über 40° C, dazu kommen Kopfschmerz, Brechreiz und allgemeine Abgeschlagenheit. Nicht immer ist der Verlauf des Prozesses ein so intensiver. Es kommen, wenn auch nur selten, bei der Balanitis gangraenosa von vornherein subakut verlaufende Fälle vor, wo die Intensität der Infektion eine geminderte, die Zahl der Geschwüre eine geringere ist, die begleitenden entzündlichen Symptome mäßiger sind, so daß in einzelnen Fällen das Ödem der Vorhaut nicht zur Entwicklung einer Phimose führt. Während die Genese der Geschwüre dieselbe ist wie bei den akutest verlaufenden Formen, erreicht der Prozeß nur eine mäßige Höhe der Intensität. Die Ulcera sind mäßig tief, mit steilem Rand, flachem, leicht unebenem Grund, oder der Rand ist abgeschrägt, die Ulcera selbst mehr muldenförmig gestaltet. Der Rand ist scharf und feingezogen, leicht gezackt, der Belag weißgelb bis weißgrau diphtheritisch, mehr durchfeuchtet. Diese Ulcera werden manchmal mit Ulcera mollia verwechselt, sind aber klinisch strenge verschieden und haben den eigenen bakteriologischen Befund.

Es sei eine Anzahl solcher gangränöser Balanitiden im folgenden geschildert, um auf diese Weise in dem allgemeinen Bild dieser Erkrankung alle Stadien

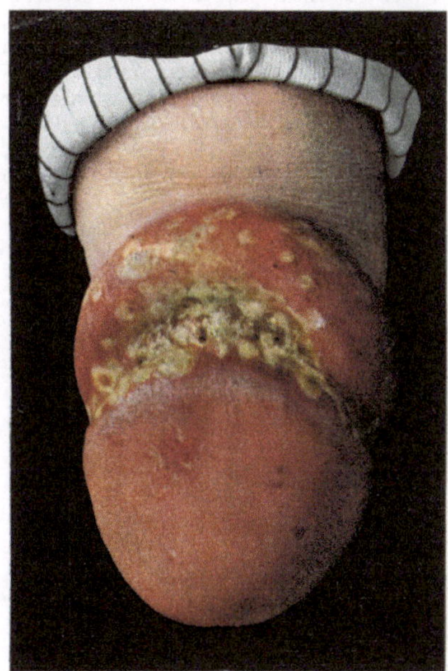

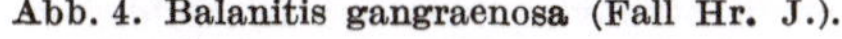

Abb. 4. Balanitis gangraenosa (Fall Hr. J.).

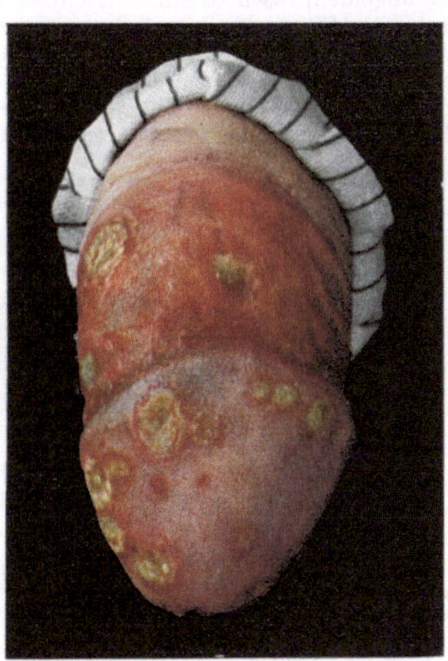

Abb. 5. Balanitis gangraenosa (Fall H. A.).

der Entwicklung durch möglichst genaue Schilderung, mit instruktiven Abbildungen belegt, zu kennzeichnen.

So zeigte der Fall 1 (Hr. J.) die Lokalisation des Prozesses vor allem im Sulcus coronarius und an der Innenfläche des Praeputiums, während auf der Glans nur die allerersten Anfänge in Form kleiner und kleinster frischroter, rundlicher, zum Teil von einem feinen nekrotischen Epithelsaum umgrenzter Erosionen sichtbar waren. Der deutlich entwickelte Geschwürsprozeß im Sulcus und am Innenblatt des stark ödematösen, aber noch zurückziehbaren Praeputiums besteht aus einer reichlichen, zum großen Teil distinkten Aussaat stecknadelkopf- bis fast linsengroßer, zum Teil konfluierender Geschwüre, die im ganzen flach, muldenförmig erscheinen, mit leicht eleviertem, entzündlich-rotem Rand mit grauweißem-graugelblichem diphtheritisch-nekrotischem Belag, die besonders in der Mitte des Sulcus coronarius zu einem unregelmäßig begrenzten größeren Geschwür konfluiert sind (Abb. 4). Hier senkt sich der Substanzverlust bereits tiefer ein, der Belag ist ein grauweißer bis graubräunlicher und wenn jetzt nicht eine entsprechende Therapie energisch eingesetzt hätte, würde dieser Prozeß in rascher Steigerung aller Erscheinungen bald zu einer kompletten Phimose, dadurch gefördert, zu weiterem Tiefergreifen in das Gewebe der Glans und damit zu schweren Zerstörungen des Gewebes derselben geführt haben.

Ein 2. Fall ist der Patient H. A.: Bei diesem ist der Prozeß, der sich gleichzeitig auf der Eichel und dem Innenblatt der Vorhaut zu entwickeln begann, an beiden Orten ziemlich gleich weit fortgeschritten. An der Eichel sieht man alle Stadien der Entwicklung, von der zartesten, aus einer Epithelnekrose hervorgehenden stecknadelkopf- bis hanfkorngroßen Erosion, die in weiterem Verlauf sich diphtheritisch-nekrotisch belegend und zerfallend, bis zum schon vollentwickelten gangränösen Geschwür von Linsengröße mit scharfgezogenem, schmalem erodierten Rand und graugelb gangränös belegtem muldenförmigen Grund. Am Innenblatt der Vorhaut sieht man als Vorstadium der Ulcera rundliche oder verschieden geformte, zum Teil konfluierende Erosionen, von einem weißlich gefärbten, in nekrotischem Zerfall befindlichen Epithel begrenzt und den ulcerösen Gewebszerfall in Form eines einfach diphtheritischen Belags bis zum bereits vollentwickelten progredienten nekrotisch-gangränösen Geschwür (Abb. 5, nach Moulage).

Ein Stadium weiteren Fortschrittes zeigt der 3. Fall Pr. R., wo der Prozeß ausschließlich am Innenblatt des Praeputiums lokalisiert war. Es bestand schon eine komplette Phimose, reichlich serös-blutiger Ausfluß aus dem Vorhautsack, eine intensive Schwellung der ganzen Penishaut, multiple, wenn auch mäßige Schwellung der beiderseitigen Leistendrüsen und Temperatursteigerungen bis 39,8° C. Die Innenfläche der in Narkose abgetragenen Vorhaut zeigte eine reichliche Aussaat von Geschwüren, die aus kleinsten, diphtheritischen graugelblichen, flachen oder leicht elevierten Belägen in der Weise entstanden, daß es ungemein rasch zu einem trichter- oder napfförmigen Zerfall kam und im weiteren Fortschreiten führte der Prozeß bereits zu ziemlich tiefen, von leicht eleviertem, entzündlichrotem Rand umsäumten, zumeist mehr flachen, seltener höckerig unregelmäßig sich tiefer einsenkenden Geschwüren, deren Grund graugelblich bis bräunlichgrau diphtheritischgangränös belegt erschien. Die Geschwüre senkten sich mit steiler oder schräger Wand ein, der Rand war entweder scharfgezogen, stellenweise eleviert, leicht gewulstet und dort, wo

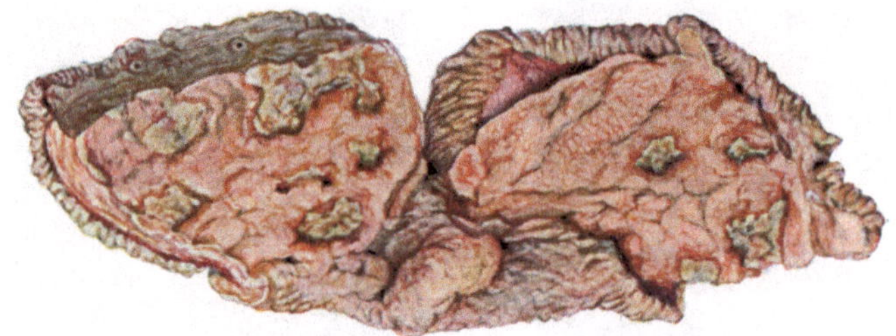

Abb. 6. Balanitis gangraenosa (Fall Pr. R.).

das diphtheritische Infiltrat besonders aufgelockert war, erschien der Rand gewulstet, etwas den Grund überlagernd. Der Belag festhaftend, zum Teil schmierig, zum Teil hämorrhagisch suffundiert (Abb. 6).

Auf der Glans jederseits ein analoges Abklatschgeschwür. Es sei hier der bakteriologischen Besprechung vorweggenommen, daß sich im abtropfenden graubräunlichen, serös-eitrigen, leicht hämorrhagisch gefärbten Sekret neben Staphylokokken etwas reichlicher Streptokokken in kurzen Ketten fanden, ferner $2^1/_2$—$3^1/_2$ μ lange, vibrioförmige Bacillen, einzelne Fusiforme und Spirochäten vom Typus der Balanitisspirochäte und besonders reichlich 8—12 μ und darüber lange, dünne, gerade oder leicht unregelmäßig gekrümmte Bacillen; einzelne besonders lange Fäden bis über 20 μ Länge aufweisend, letztere oft winkelig geknickt. Die Bacillen sind gramnegativ, im Dunkelfeld unbeweglich und mit jenen Formen identisch, die BANG und JENSEN, PERTHES und NANDER geschildert haben und die wir als *filiforme Nekrosebacillen* bezeichnen wollen, um damit, die Bezeichnungen der Autoren vereinend, Morphologie und Wirkung dieser Mikroorganismen am besten zu kennzeichnen.

Während die bisher geschilderten Fälle in ihrem Verlauf zwar vollkommen typisch, aber nicht die höchste Intensität der Infektion darstellen, ist der folgende Fall durch eine besondere Aggresivität des Verlaufes gekennzeichnet und es kam zur Entwicklung eines Prozesses, der in der Klinik und Heftigkeit des Verlaufes schon dem Ulcus gangraenosum nahesteht, nur daß der Prozeß nicht an einer Stelle lokalisiert war, sondern an zahlreichen Stellen der Glans und des Praeputiums gleichzeitig angreifend, innerhalb zwei Tagen zum ulcerösen Zerfall der rechten Hälfte der Glans, wo der Prozeß zuerst begonnen hatte und zu tiefgreifenden Geschwürsprozessen der Vorhaut geführt hatte; dieser Fall differiert von den früher geschilderten vor allem durch die Foudroyance des Verlaufes, indem man bei demselben nur ein kurzes diphtheritisches Vorstadium beobachten konnte und es ungemein rasch zum gangränös-phagedänischen Zerfall kam. Der Unterschied gegenüber den früheren Fällen ist darin gegeben, daß die initialen diphtheritischen Beläge und kleinen Knötchen von vornherein durch eine bräunlich-graue Verfärbung des Infiltrats, also durch deutliche Nekrose schon klinisch gekennzeichnet waren, daß die Infiltrationen ungemein rasch zerfielen und die entstehenden Geschwüre schon im ersten Beginn durch graubraune- bis braunschwärzliche Verfärbung des Belags gekennzeichnet waren (Abb. 7). Die Geschwüre zeigten eine auffallende Tendenz zum Zerfall und hätten bestimmt, wenn nicht die Circumcision

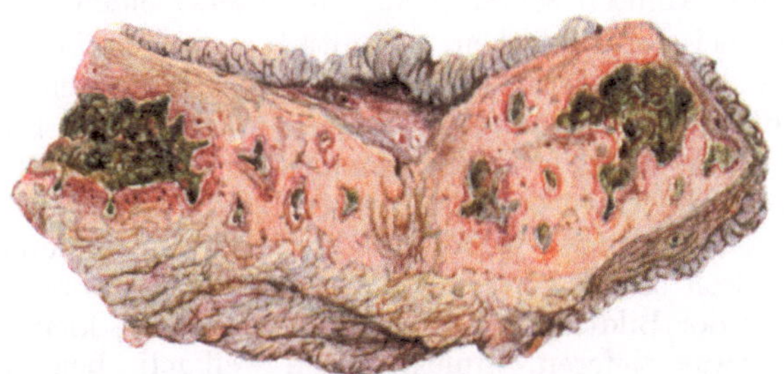

Abb. 7. Balanitis gangraenosa akutester Entwicklung.

erfolgt wäre, zum Durchbruch durch die hochgradig ödematösen, an den, den Lokalisationsstellen an der inneren Lamelle entsprechenden Partien des äußeren Blattes düsterrot entzündlich gefärbten Partien, geführt. Es sei hier vorweggenommen, daß sich im Sekret dieser Balanitis gangraenosa, wie ebenfalls in den Schnittpräparaten nach Levaditi imprägniert, neben Kokkenformen wie vibrioförmigen und fusiformen Bacillen und Spirochäten stellenweise ungemein reichlich fadenförmige Mikroorganismen vom Typus der filiformen Nekrosebacillen fanden.

Diese vorwiegend und geradezu ulcerös auftretenden Balanitiden zeigen, wie geschildert, gar keine erosiven Erscheinungen oder, wenn welche auftreten, sind sie gewöhnlich von geringer Ausdehnung, zum Teil auf Maceration zu beziehen; *der Prozeß erhält durch die Ulcerationen sein Gepräge.*

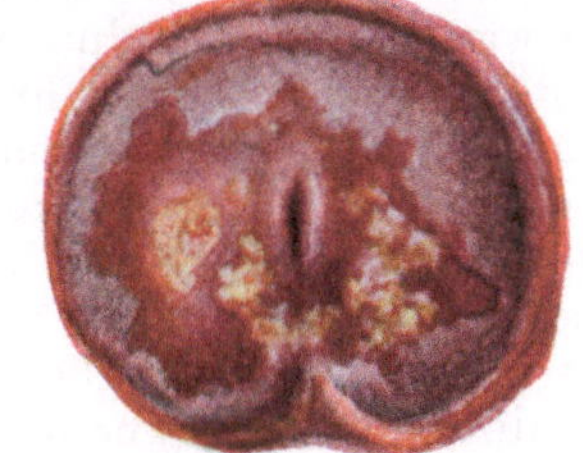

Abb. 8.
Balanitis erosiva gangraenosa.

Und nun gibt es noch Fälle, wo erosive Erscheinungen, wie sie den bei der Balanitis erosiva Bataille s und Berdal s sich findenden ähnlich, neben einem Geschwürsprozeß auftreten, welcher dem eben geschilderten ganz analog ist. Diese Form der Balanitis ist aber noch dadurch charakterisiert, daß der Prozeß dabei eben die ausgesprochene Tendenz hat, stellenweise in die Tiefe zu gehen. So sah ich in einem Falle die Glans von zahlreichen teils isolierten, linsengroßen, teils weit größeren, konfluierenden Erosionen eingenommen, die ganz flach, stellenweise von einem Saume weißlichen nekrotischen Epithels eingefaßt waren; diese Erosionen erstreckten sich landkartenförmig um die ganze Circumferenz der Eichel bis in den Sulcus coronarius hinauf; innerhalb der Erosionen traten stecknadelkopf- bis kleinlinsengroße, graugelb diphtheritisch belegte, scharfbegrenzte Ulcerationen auf, die besonders nach oben von einem elevierten hellroten Entzündungssaume eingefaßt waren (Abb. 8).

Am Innenblatte des Praeputiums sah man Geschwüre, die linsen- bis fast hellergroß, leicht unregelmäßig aber scharf begrenzt, steile Ränder und einen bröckelig-schmierigen, diphtheritisch-gangränösen, graugelb bis braunschwärzlich belegten Grund aufwiesen. In der Umgebung dieser großen Geschwüre zahlreiche kleinere mit einem grau- bis braungelblichen, diphtheritischen Belag bedeckte Ulcera: der Grund stellenweise blutig suffundiert. Der Belag dieser Geschwüre war stärker serös durchfeuchtet und hatte ein gelatinöses Aussehen. Auch diese Ulcerationen lagen zum Teil inmitten schmaler scharfbegrenzter Erosionen. Auch Tièche beschreibt einen Fall von Balanitis erosiva circinata durch Geschwürsbildung kompliziert und hebt in seinem Falle das Luesähnliche der Affektion hervor. Die Wa.R. war aber konstant negativ. Unsere Fälle waren von Syphilis klinisch schon sicher zu unterscheiden.

Während wir bei der typischen Balanitis erosiva circinata, wie eingangs erwähnt, einzelne diphtheritische Geschwürchen auftreten sehen, die im ganzen flach, weißgelb-diphtheritisch belegt erscheinen und meist im Sulcus coronarius lokalisiert sind, traten hier Ulcera am Innenblatte des Praeputiums auf, die in ihrem Charakter den Geschwüren der ulcerösen Balanitisform völlig entsprachen. Der klinische Gesamteindruck wird aber dadurch ein ganz anderer und sie unterscheiden sich klinisch sofort von den typischen erosiven Balanitiden, die nur äußerst selten mit der Bildung von gewöhnlich einzelnen, kleinen, flachen, nur ganz vereinzelt etwas tieferen, diphtheritisch weißgelb belegten Geschwüren einhergehen, durch die auffallende Intensität des entzündlichen tiefgehenden diphtheritisch-gangränösen Prozesses.

Die geschilderten gangränösen, stellenweise in die Tiefe, dabei aber auch flächenhaft sich ausbreitenden Balanitiden zeigen im allgemeinen eine verschiedene Intensität des Fortschreitens, die ja zum Teil durch die Beschaffenheit, durch den Zustand des befallenen Gewebes, aber hauptsächlich durch die Art und Virulenz der Erreger bestimmt zu sein scheint. An den Stellen des tiefsten Eindringens ins Gewebe, namentlich auf der Glans, sieht man dann Ulcerationen, die von einem graubraunen, braunschwärzlichen, bis grünschwärzlichen, bald mehr trockenen zunderartigen, bald mehr durchfeuchteten, schwammartigen, pulpösen festhaftenden dicken Belag bedeckt sind, anderseits ist der Prozeß mehr durch eine flächenhafte Progredienz gekennzeichnet und die ausgedehnten und in die Tiefe eindringenden und zerstörenden Ulcerationen sind von einem gangränösen, aber stärker durchfeuchteten, schmierigen, sich ablösenden Belage bedeckt; diese Geschwürsform hat dann durch ihren gangränösen Charakter in Verbindung mit intensiver Progredienz den Typus der phagedänischen Ulceration. Diesen beiden einander in Form und Progredienz des Geschwürsprozesses nahestehenden ulcerös-gangränösen und erosiv-ulcerös-gangränösen Balanitisformen, die durch die rasche, gleichzeitige Entwicklung des Geschwürsprozesses an verschiedenen Stellen des Vorhautsackes, durch das schnelle flächenhafte Ausbreiten und dabei ungleichmäßige intensive Vordringen in die Tiefe den Eindruck eines diffus-balanitischen Prozesses machen, steht eine weitere morphologisch und bakteriologisch nahe verwandte Gruppe gegenüber, wo es durch Entwicklung des gangränösen Prozesses an einer bestimmten Stelle zur Entwicklung eines umschriebenen Geschwürs kommt, das zumeist solitär, wegen seiner Beschaffenheit als Ulcus gangraenosum sive phagedaenicum bezeichnet wird.

3. Das Ulcus gangraenosum sive phagedaenicum.

Diese Geschwürsform wurde zuerst von Matzenauer in der Publikation „Zur Kenntnis und Ätiologie des Hospitalbrandes“, 1901 erschienen, klinisch und bakteriologisch geschildert und seine Beobachtungen und Befunde von Róna, sowie Müller und Scherber bestätigt bzw. ergänzt. Matzenauer schilderte auf Basis einer größeren Anzahl bei beiden Geschlechtern beobachteter Fälle die Entwicklung und den Verlauf dieses Geschwürsprozesses, die Bildung der diphtheritischen Geschwüre und der pulpösen Beläge, wie die Ulcera phagedänischen Charakters, hebt das Ausbleiben der Lymphangitis und der regionären Lymphadenitis hervor und identifizierte diesen Prozeß des sog. *Ulcus gangraenosum mit Recht mit der Nosokomialgangrän*. Und wenn man die klinischen Schilderungen dieses schweren Prozesses nach den Darlegungen von auf diesem Gebiete so erfahrenen Fachmännen wie HEINE und DELPÈCHE zum Vergleich heranzieht, so drängt sich die Identität der Prozesse unwillkürlich und unwiderleglich auf. HEINE hält die diphtheritische Infarcierung des Gewebes, eine fortschreitende Fibrinausscheidung für das erste Stadium der Erkrankung. Ist die Fibrinbildung eine sehr intensive, so ist der Belag trocken, ist mehr Serum beigemengt, so hat der Belag einen mehr gelatinösen Charakter. Mit der Bildung des fibrinös-serösen Exsudats geht gleichzeitig eine Nekrotisierung des Gewebes einher und der gequollene graue bis braunschwarze, bald mehr fleischige, bald mehr schwammige Belag, infiltriert von Jauche, zuweilen auch von Gasbläschen durchsetzt, bildet die *Pulpa* der Autoren.

Die Beimischung von Blut und Exsudat ist nach HEINE ein sehr häufiges und charakteristisches Vorkommen. HEINE unterscheidet danach: 1. die *diphtheritische Infarsion und Nekrose* der Wundoberfläche, 2. *die diphtheritisch-pulpöse Form*, oder der Prozeß führt mehr zu rasch fortschreitendem Gewebszerfall und da entsteht 3. der *diphtheritisch-ulceröse Wundzerfall*. Pulpöse und ulceröse Form können kombiniert sein. DELPÈCHE unterscheidet die Wund- oder Granulationsdiphtheritis (leichteste Fälle), die *ulceröse* Form und die *pulpöse* Form, wobei der Belag den Eindruck eines dicken Eiters macht, der aber nicht abwischbar ist, sondern auf der Unterlage nur etwas verschoben werden kann. Schließlich kennt DELPÈCHE 4. noch eine *hämorrhagische Form*. Die Nosokomialgangrän unterscheidet sich nach MATZENAUER von allen anderen Gangränformen; sie ist von der Gangrän bei Thrombose, Diabetes, Leukämie, bei Phlegmone und Erysipel wie von der Gangrän bei Urinfiltrationen zu trennen. Auch die Gasphlegmonen haben einen anderen Charakter und die sog. symmetrische Gangrän bietet ein von ihr ganz verschiedenes Bild. Nach MATZENAUER kommen hospitalbrandige Geschwüre an verschiedenen Körperstellen vor, aber doch zumeist in der Genital- und Analregion zur Beobachtung. Die Geschwüre sind durch Auflagerung eines verschieden dicken, manchmal mehrere Zentimeter tief reichenden, schmutziggrauen, graugrünlichen bis schwärzlichen Belages von pastöser, gelatinöser, pulpöser, schwammartiger oder zunderartiger Beschaffenheit, mit schmalem Entzündungshof, einen fauligen Geruch verbreitend, charakterisiert. Es handelt sich noch um die Frage, ob man Gangrän von Phagedän absondern soll oder ob dies einheitliche Begriffe für verschiedene Formen desselben Prozesses sind. J. NEUMANN trennt noch streng das gangränöse vom phagedänischen Geschwür.

NEUMANN sagt: „Dem gangränösen reiht sich das bereits von den Autoren des Altertums beobachtete phagedänische Geschwür an; auch hier handelt es sich um einen Gangränprozeß, aber im Gegensatz zu dem jähen Verlauf mit rapider Mortifikation umfänglicher Gewebsmassen bei dem gangränösen, um eine stoßweise oder schleichende, oft unter unscheinbaren Entzündungserscheinungen verlaufende molekulare Gangrän."

MATZENAUER nimmt einen anderen Standpunkt an und schließt sich der Ansicht späterer Autoren an, die dahin geht, mit dem Ausdruck *„Phagedän"* einen rapid nach der Fläche sich ausbreitenden, gangränösen Geschwürsprozeß zu bezeichnen und unter *„Gangrän"* einen tiefgreifenden Destruktionsprozeß diphtheritischer Geschwüre zu subsumieren, mit der Bildung bräunlichschwarzer, zunderförmiger oder schlammartiger, pulpöser Beläge. Ob die Gangrän in der pulpösen oder ulcerös-phagedänischen Form auftritt, hängt nach MATZENAUER hauptsächlich von der Lokalisation ab und beruht auf den anatomischen Verhältnissen des betroffenen Gewebes. Sitzen die Geschwüre an der Glans penis, an den großen

Labien, ad nates, am Perineum, also an gefäß- und fascienreicher Haut, so erscheinen sie vorwiegend in der pulpösen Form, zumal die widerstandskräftigeren Fascien und elastischen Fasern der fauligen Auflösung längere Zeit Widerstand leisten und als nekrotische Fetzen das Geschwür überladen. Sitzen sie dagegen am inneren Präputialblatt oder an den kleinen Labien, so kann es zur Auflagerung eines so dichten, pulpösen Belags mangels resistenterer Gebilde gar nicht kommen, die Geschwüre erreichen hier dagegen rasch eine bedeutende Flächenausdehnung und sondern unaufhörlich große Mengen jauchigen, fötid riechenden Sekrets ab. Bruhns bezeichnet ebenfalls die der Fläche nach sich ausbreitenden gangränösen Geschwüre als phagedänische.

Nach meiner Meinung sind *Gangrän und Phagedän klinisch und histologisch identisch und stellen nur verschiedene Formen des wesensgleichen Prozesses dar.* Es handelt sich, und das ist das Charakteristische, um einen mit Koagulationsnekrose, Fibrinbildung und einfach entzündlich-nekrotischem Gewebszerfall einhergehenden Prozeß, der nach der Intensität und Virulenz der Infektion, der lokalen Widerstandsfähigkeit des Gewebes, nach dem Einfluß des Allgemeinzustandes des Patienten und noch anderer fördernder oder retardierender, zufälliger lokaler Momente, wie abnormer Druckverhältnisse an der Infektionsstelle, mehr oder weniger exaktem Luftabschluß insoferne etwas different verläuft, als das eine Mal der Prozeß allgemein als Gangrän bezeichnet, nach Tiefe und Fläche etwas langsamer fortschreitend, zur Bildung mehr trockener zunderartiger oder mehr durchfeuchteter, schlammartiger pulpöser dicker Beläge führt oder der Prozeß schreitet auffallend rasch nach Fläche und Tiefe fort, wobei das zerfallende Gewebe sich infolge gleichzeitig stärkerer seröser Transsudation ablöst, wodurch größere freiliegende Geschwürsflächen entstehen, dann sprechen wir von phagedänischer Ulceration. Die Phagedän bezeichnet im allgemeinen einen höheren Intensitätsgrad der Gangrän im klinischen Sinne. Wir werden sehen, daß diese eben für die Nosokomialgangrän geltenden Beobachtungen klinischer Natur sich auch beim sog. Ulcus gangraenosum finden und daß die Prozesse als identische aufzufassen sind.

Unter *Ulcus gangraenosum sive phagedaenicum* im Vorhautsack versteht man rundliche oder ovale, meist leicht unregelmäßig begrenzte, meist recht tiefgehende, scharfbegrenzte, sehr schmerzhafte Geschwüre, die in toto von einem graugelben bis graubraunen, an Stellen höchstgradiger Entzündung graugrünlich bis schwärzlich verfärbten, diphtheritischen, nekrotischgangränösen Belag bedeckt sind. Der Grund der Geschwüre ist uneben, grobhöckerig, manchmal verschieden tief sich einsenkend. Ristić beobachtete bezüglich der Konfiguration der Geschwüre eine elliptische Form. Manchmal ist der Grund hämorrhagisch suffundiert, manchmal kommt es zu stärkeren Blutungen aus demselben. Der Rand fällt steil oder etwas schräg zum Geschwürsgrunde ab, ist zumeist scharf gezogen oder zeigt stellenweise einen leicht elevierten, hellroten Entzündungssaum; die ganze Umgebung des Ulcus ist düsterrot gefärbt, häufig von Hämorrhagien durchsetzt. Das vom Ulcus stammende Sekret ist manchmal recht reichlich, von widerlichem Geruche, braungelb serös, oft hämorrhagisch. Fast in allen Fällen besteht eine hochgradige Phimose. Gleich Róna konnten wir meist eine multiple derbe Leistendrüsenschwellung konstatieren, das Ödem und die Entzündungsröte der Penishaut reichen in exzessiven Fällen bis zur Peniswurzel. Der Allgemeinzustand ist schwer beeinflußt, es besteht Fieber bis über 40° C. Diese Ulcera können zur Perforation des Vorhautsackes einerseits, anderseits zu ausgedehnten Zerstörungen der Glans führen. Bei dieser, klinisch durch besondere Intensität ihres Verlaufes charakterisierten Geschwürsform sieht man selten den ersten Beginn, sondern die Patienten kommen bei der innerhalb weniger Tage, ja Stunden sich höchst akut entwickelnden Erkrankung gewöhnlich schon mit sehr hochgradigen Entzündungserscheinungen in die Beobachtung. Meist besteht schon ein mächtiges Ödem des Praeputiums und der ganzen Penishaut, eine diffuse entzündliche Röte derselben, die am äußeren Blatt des Praeputiums einen düsterrot lividen Charakter annimmt. Nicht selten findet sich hier schon eine intensivst düsterrot gefärbte, in Erweichung begriffene Stelle, in einzelnen Fällen hat sich an einer Stelle die Entzündung des inneren Vorhautblattes bis zur höchsten Entwicklung gesteigert und man findet eine umschriebene Partie bräunlich, ja bräunlich-schwärzlich gefärbt, in nekrotisch-gangränösem Zerfall. Der ganze Penis ist so geschwollen, daß er Glockenschwengelform aufweist. Aus dem Vorhautsacke tropft ein graubraunes, dünnflüssiges, übelriechendes seröses Sekret, das sehr oft hämorrhagisch gefärbt erscheint. Es kann vorkommen, daß der stellenweisen Lösung einer gangränösen Partie eine intensive arterielle Blutung folgt, die ein sofortiges Eingreifen notwendig macht. In einem Teil der Fälle findet man eine Schwellung des dorsalen Lymphstranges und, wie erwähnt, eine multiple derbe Leistendrüsenschwellung; hohes Fieber, heftige Kopfschmerzen, allgemeine Prostration vervollständigen das klinische Bild des schweren toxisch-septischen Prozesses. In diesen Fällen ist ein sofortiges chirurgisches Eingreifen nötig. Entspannung des Gewebes durch Dorsalincision, evtl. Circumcision, Öffnung tiefergreifender Taschen, wie entsprechende Desinfektion, besonders mit Wasserstoffsuperoxyd und Drainage. Man sieht dabei, daß es sich hier um einen schweren, destruktiven Prozeß handelt, der gewöhnlich, und das ist charakteristisch für diese Form der Entzündung, zumeist nur an einer umschriebenen Stelle angreift und hier mit einer unglaublichen Intensität in die Tiefe vorwärts dringt. Man findet auf der Glans, meist im Sulcus coronarius beginnend, ein tiefes breites, scharf umschriebenes, mit steilem oder etwas abgeschrägten Rändern sich einsenkendes Geschwür, das innerhalb einer düsteren Entzündungsröte situiert, einen entzündlich roten, stellenweise leicht elevierten Rand aufweist, indessen der tief sich einsenkende, unebene oder höckerige Grund von einem graubraunen bis braungrün schwärzlichen übelriechenden gangränösen, bald etwas mehr trockenen zunderähnlichen, bald stärker serös durchfeuchteten, schmierigen, sog. pulpösen Belag gedeckt ist. In manchen Fällen entsteht der Geschwürsprozeß auf der Lamina interna praeputii, dann ergreift er nicht so leicht die Eichel, dagegen entwickelt sich nicht selten bei primärem Sitz des Ulcus gangraenosum auf der Glans, gegenüber am Innenblatt des Praeputiums, durch Einimpfung, ein analoges Geschwür auf der Innenfläche des Praeputiums, welch letzterer Prozeß zu Gangrän beider Präputialblätter und damit zur Fensterung des Praeputiums führen kann (Abb. 9).

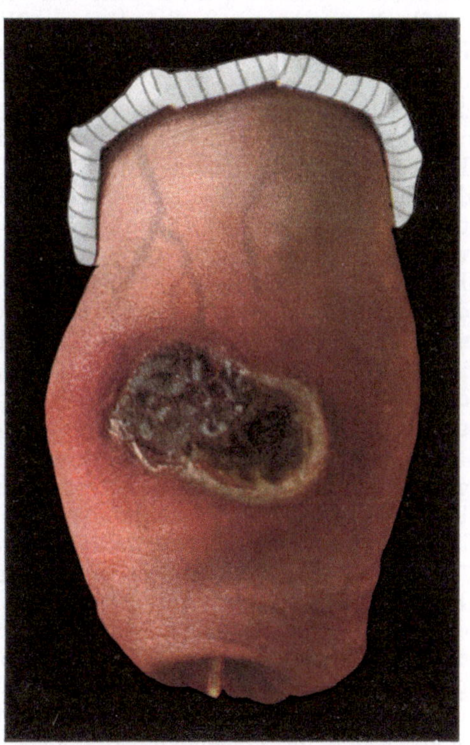

Abb. 9. Ulcus gangraenosum phagedaenicum.

Die geschilderten Geschwüre entstehen häufig auf der Basis von Verletzungen, besonders nach einem traumatischen Einriß; es entwickelt sich dann von vornherein ein diphtheritisch-gangränöser, immer mehr in die Tiefe greifender Prozeß. Die meisten Ulcera gangraenosa sind aber dem im vorhergehenden Kapitel geschilderten Typus von Balanitis gangraenosa zuzuzählen, indem der Prozeß, anfänglich mehr eine diffuse Ausbreitung aufweisend, plötzlich in der Expansion der Fläche nach stillesteht und mit um so größerer Aggressivität an umschriebener Stelle in die Tiefe dringt.

Analoge gangränöse, durch einen analogen bakteriologischen Befund gekennzeichnete Prozesse können sich auf dem Boden anderer Geschwürsformen, so allerdings sehr selten, auf dem von Ulcera mollia, häufiger auf syphilitischen Initialsklerosen entwickeln. Es kommt dann im letzteren Falle zur Entwicklung gangränöser Sklerosen bestimmter Prägung; durch die exzessive Schmerzhaftigkeit, durch das Vorwiegen mehr akut entzündlicher Erscheinungen unterscheidet sich klinisch die balanitische Phimose von der luetischen. Gehen beide Prozesse aber nebeneinander, so ist die Differentialdiagnose oft recht schwierig, da die Drüsenanschwellung in beiden Fällen völlig gleich sein kann. Der balanitische Prozeß kann sofort durch den Nachweis des spezifischen Virus erbracht werden. Eine gleichzeitig vorhandene Lues kann mit Sicherheit nur durch den Befund der Spirochaete pallida erschlossen werden. Durch die Untersuchung des Vorhautsacksekretes wird dieser Nachweis manchmal schwer zu erbringen sein; leichter ist die Diagnose durch Punktion der inguinalen Drüsen festzustellen, in deren Punktionssaft im Dunkelfeld man die typischen Spirochaetae pallidae durch ihre Form und Bewegungsart untrüglich von den ganz anders geformten und sich bewegenden Balanitisspirochäten zu unterscheiden vermag.

Während das eben geschilderte Bild des Ulcus gangraenosum der übergroßen Mehrzahl der Fälle entspricht und durch den bestimmten bakteriologischen Befund wie das entsprechende histologische Bild gekennzeichnet ist, kommt es gelegentlich vor, daß der gangränöse Prozeß nur an einer Stelle lokalisiert, also als umschriebenes Ulcus auftritt und dabei doch nicht die Foudroyance des Verlaufes der Mehrzahl dieser Fälle zeigt, sondern klinisch durch einen mehr subakuten Verlauf gekennzeichnet, durch Entwicklung eines vor allem diphtheritisch-nekrotischen Geschwürs, das aber durch den gleichen bakteriologischen Befund wie die intensivst verlaufenden Ulcera gangraenosa charakterisiert ist, auffällig ist. Zwei dieser Fälle, die nicht häufig sind, sollen im Folgenden geschildert werden, zumal gerade der erste Fall noch durch eine ganz eigentümliche Komplikation interessant war.

Bei dem 42jährigen Landmann L. K. war 2 Tage nach einem außerehelichen geschlechtlichen Verkehr eine kleine Ulceration aufgetreten, die am 5. Tage folgenden Befund mit folgenden Komplikationen darbot: im Sulcus coronarius rechts, sich zum Teil auf die Glans und zum Teil auf das Innenblatt des Praeputiums erstreckend, ein über bohnengroßes, scharf umrandetes, weißgelbliches diphtheritisch-nekrotisch belegtes Geschwür. Der Rand leicht eleviert, in schmalem Umkreis intensiv entzündlichrot gefärbt. Im Geschwürbelag neben Kokken, Staphylokokken und Streptokokken, ziemlich reichlich mittellange und längere vibrioförmige und lange gestreckte fusiforme Bacillen, spärliche Spirochätenformen, und zwar von Typus der Spirochaete balanitidis und der ungemein rasch sich bewegenden Spirochaete celerrima; Bacillen und Spirochäten im Dunkelfeld ungemein beweglich und daneben im Deckglas mäßig reichlich lange, gramnegative fadenförmige unbewegliche Bacillen vom Typus der filiformen Nekrosebacillen. Daß bei dem Patienten, der an zeitweiligem Schüttelfrost und abendlicher Temperatursteigerung litt, sich gleichzeitig eine intensive dorsale Lymphangitis fand, wäre nichts so Auffallendes gewesen. Interessant und von mir bis jetzt bei keinem Falle beobachtet, war, daß die dorsale Lymphangitis deutlichst bis zur Peniswurzel und von hier einerseits bis zu den mäßig geschwollenen Lymphdrüsen zu verfolgen war, anderseits sich aber in Form eines dicken schmerzhaften Wulstes gegen die bindegewebigen Hüllen des rechten Hodens hinzog, die im oberen Anteil auffallend intensiv, auf Druck sehr schmerzhaft, geschwollen waren. Hoden und Nebenhoden selbst frei. Auf lokale Behandlung des Geschwürs mit Wasserstoffsuperoxyd und

Jodoform löste sich der diphtheritische Belag ab, das Geschwür reinigte sich völlig und verheilte und gleichzeitig bildete sich die Lymphangitis und die Infiltration der Tunica testis, durch heiße Sitzbäder und Dunstumschläge unterstützt, innerhalb 10 Tagen zurück. Die Blutuntersuchung fiel zur Zeit des Ulcus und später wiederholt negativ aus. Es ist in diesem Falle nicht zu sagen, welche Art des Virus die geschilderte Komplikation hervorgerufen. Ob die nach unseren Beobachtungen in den regionären Drüsen solcher gangränöser Prozesse der Genital- und Mundregion gelegentlich nachweisbaren, so beweglichen Spirochäten und Bacillenformen oder ob die anaëroben oder aëroben grampositiven Kokken die Schuld an dieser Komplikation waren, war nicht festzustellen, weil eine Punktion der Drüsen aus äußeren Gründen nicht durchführbar war.

Der zweite Fall betraf einen 38 jährigen Mann, bei dem einige Tage nach einem außerehelichen Verkehr sich auf der Glans und an der Innenfläche des Praeputiums, an nicht korrespondierenden Stellen, je ein Geschwür entwickelt hatte, das auf der Vorhaut hanfkorngroß, napfförmig, auf der Eichel über linsengroß, flach gestaltet erschien, beide Ulcera graugelb diphtheritisch belegt, beide mit auffallend fein gezogenem, etwas eleviertem, fein unregelmäßig gezacktem Rand, der dem eines Ulcus molle nicht unähnlich war. Der Grund der Geschwüre aber war im Gegensatz zum Ulcus molle nicht gestichelt, sondern mit glattem, dabei leicht unebenem, übelriechendem diphtheritisch-nekrotischem Belage gedeckt. Wa.R. und M.R. negativ, zweimalige Inokulation auf die äußere Haut negativ. Im Geschwürssekret: spärlich grampositive Kokken, mäßig reichlich vibrioförmig gekrümmte, im Dunkelfeld beobachtet, deutlich bewegliche Bacillen und sehr reichlich filiforme Nekrosebacillen. Wir haben diesen Fall einerseits wegen seines subakuten Verlaufes, anderseits wegen der Ähnlichkeit des Ulcusrandes mit dem bei Ulcus molle geschildert, und wird sicherlich das Aussehen dieser Geschwürsform, die nach Klinik, Charakter des Geschwürsgrundes, der Art des Belages, der fehlenden Inokulabilität und dem bakteriologischen Befund dem Ulcus gangraenosum zugehört, manchen Beobachter veranlassen, das Ulcus gangraenosum auf dem Boden eines Ulcus molle entstehen zu lassen. Ätiologisch kommen bei dieser Form des Ulcus gangraenosum die filiformen Nekrosebacillen vor allem in Betracht. Rasche Heilung auf H_2O_2 und Xeroformbehandlung.

Die *Abheilung aller mit der Bildung diphtheritischer und gangränöser Ulcera einhergehenden Balanitiden* erfolgt in der Weise, daß vorhandene Erosionen außerordentlich rasch epithelisiert werden, im Bereich der Ulcera kommt der Prozeß zum Stillstand, die Sekretion versiegt, der Belag verdünnt sich und stößt sich ab und sofort werden die frischroten, leicht blutenden Granulationen sichtbar. Bei gleichzeitiger luetischer Infektion liegt dann nach der Reinigung das rotbraune syphilitische Infiltrat dem Ulcus zugrunde. Nach Reposition der Phimose sieht man die schon gereinigten Ulcera, die durch ihre rotbraune Farbe sofort den Verdacht auf Lues aufkommen lassen, welche Vermutung durch den Nachweis der Spirochaeta pallida im Ulcus- oder Drüsensekret oder durch den bereits positiven Ausfall der Meinicke-, ja evtl. sogar der Wa.-R. bestätigt wird. Es sei nochmals hervorgehoben, daß nach der Behandlung des gangränösen Prozesses mit Wasserstoffsuperoxyd und anderen Antisepticis, wie Jodoform, Xeroform, Dermatol usw. die Untersuchung des gereinigten luetischen Infiltrats auf Spirochäten im Dunkelfeld negativ ausfallen kann, eine Beobachtung, die wir bei der diesbezüglichen Untersuchung von syphilitischen Produkten recht oft machen, wenn dieselben mit stärkeren Antiseptizis vorbehandelt worden sind. Leichter ist die Diagnose durch Drüsenpunktion möglich.

Bei fast allen gangränösen Balanitiden trägt die operative Entspannung des Gewebes, der Lufteintritt und die dadurch gegebene Behebung der anaëroben Verhältnisse sehr viel zum Stillstande und zur Abheilung des Prozesses bei. Nur in einzelnen Fällen geht der Prozeß trotz entspannender Operation unaufhörlich weiter und setzt neuerlich ausgedehnte Zerstörungen des Gewebes. Und zwar kann der destruktive Prozeß der Balanitis gangraenosa wie des Ulcus gangraenosum nach mehr oder weniger fortgeschrittener Zerstörung der den Vorhautsack bildenden Gewebspartien in zweierlei Weise auf das Glied fortschreiten: entweder dringt der ulceröse Prozeß vom Sulcus coronarius aus längs der Bindegewebsbündel, die von der Tunica albuginea der Corpora cavernosa penis in das pericavernöse Bindegewebe der Glans einstrahlen, in das Gebiet des Penis vor und kann es auf diese Weise zu einer mehr oder weniger ausgedehnten Zerstörung des subcutanen und pericavernösen Bindegewebes des Penis und damit zum nekrotischen Zerfall der Penishaut kommen, welche Zerstörungen nach unseren Beobachtungen selbst bis zur Peniswurzel und darüber hinausreichen können und nun dringt der gangränöse Prozeß von den die Corpora cavernosa penis umscheidenden Bindegewebsschichten in die bindegewebige Zwischenschichte zwischen die Corpora cavernosa selbst ein, ja es kann der gangränöse Prozeß auch die Tunica albuginaea der Corpora cavernosa penis selbst zum Zerfall bringen und ausgedehnte Zerstörungen in ihnen bedingen *(Cavernitis gangraenosa)*. Die letztere Form der Progredienz des Prozesses führt zu heftigen Blutungen aus den Schwellkörpern, welche ein sofortiges chirurgisches Eingreifen notwendig machen; oder der gangränöse Prozeß führt zu tiefgreifender Zerstörung der Glans und dabei dringt der Prozeß von unten, von der bindegewebigen Raphe des Corpus cavernosum urethrae aus in jene tiefe Bindegewebspartie ein, welche zwischen die vorderen Enden der Corpora cavernosa penis und des Corpus cavernosum urethrae eingelagert ist und nun schreitet der Prozeß von hier aus auf den Penis weiter, zerstört vor allem das intercavernöse Bindegewebe zwischen den drei Schwellkörpern des Penis, wobei die Tunica albuginea derselben manchmal einen erheblichen Widerstand leistet, so daß die Gangrän weiterhin von der Zwischenschichte aufsteigend, in die oberflächliche, beide Schwellkörper des Penis umscheidende Bindegewebsschichte gelangt und diese wie die äußere Haut des Penis in mehr oder weniger weitem Umfange zerstört. Ein Eindringen des gangränösen Prozesses in die tiefen Gewebe der Eichel mit teilweiser, ja selbst gänzlicher Zerstörung dieses Organs kommt gelegentlich vor, so daß also eine Cavernitis gangraenosa des vordersten Abschnittes des Corpus cavernosum urethrae vorliegt; gangränöse Cavernitiden des Corpora cavernosa penis sind noch zumeist in den vordersten Abschnitten dieser Organe zu beobachten, gehören aber doch zu den großen Seltenheiten, weil der foudroyante Prozeß doch zumeist durch die entsprechende Therapie zum Stillstand gebracht wird. Bei beiden Arten des Fortschreitens des gangränös destruktiven Prozesses auf den Penis kommt es zu verschiedenen weit ausgedehnten Zerstörungen des inter- und pericavernösen Bindegewebes der drei Schwellkörper, sowie der äußeren Haut des Penis und es resultieren dann klinische Bilder mit mehr oder weniger ausgebreiteten Zerstörungen des Praeputiums, der Glans und der Penishaut, wodurch die drei Schwellkörper selbst in verschiedenem Grade durch den gangränösen Prozeß geschädigt, direkt voneinander getrennt und zum Klaffen gebracht werden. MATLACHOWSKI hat einen ähnlichen ätiologisch nicht geklärten Prozeß als Cavernitis dissecans bezeichnet; ich habe mir schon seinerzeit, weil sich dieser Prozeß ja vornehmlich im Bindegewebe zwischen den Schwellkörpern abspielt, erlaubt, denselben als *Pericavernitis dissecans* zu bezeichnen. Wir haben bis jetzt schon eine ganze Reihe von solch schweren Zerstörungen des Penis, auf die eine oder andere eben geschilderte Weise entstanden, beobachtet; ein solcher Fall wurde in der Wiener Gesellschaft der Ärzte (1917) demonstriert. Unter den 123 Fällen von Balanitis gangraenosa verschiedener Form, die ich in den letzten 20 Jahren zu beobachten Gelegenheit hatte, entsprach der Prozeß in 27 Fällen dem, was man als *Ulcus gangraenosum* bezeichnet, d. h. der Prozeß war auf eine Stelle lokalisiert und drang von hier zerstörend in die Tiefe. Interessant ist, daß in der einen Reihe der Fälle der Prozeß nur auf die Vorhaut lokalisiert ist und die Eichel völlig frei bleibt, in einer anderen kleineren Gruppe dagegen ist der Prozeß auf die Eichel beschränkt und erzeugt hier rasch tiefgehende Zerstörungen, während die Vorhaut intakt bleibt. Gelegentlich entsteht der Prozeß gleichzeitig auf Eichel und Vorhaut, zumeist dann, wenn er an der Umschlagstelle des Praeputiums im Sulcus seinen Ausgang nimmt oder der Prozeß greift vom Ort des primären Beginns durch Abklatsch auf das gegenüberliegende Organ über. Und da ist, wie bereits hervorgehoben, häufiger zu beobachten, daß der Prozeß von der Glans auf die Vorhaut als umgekehrt übergeht.

Was das *Alter der Patienten*, die an erosiv-gangränöser oder rein gangränöser Balanitis wie an Ulcus gangraenosum erkrankt waren, anbelangt, so war der jüngste Patient 16, der älteste 72 Jahre alt. Die große Mehrzahl der Erkrankungen liegt zwischen 20 und 25 Jahren.

Komplikationen. Fast alle Fälle mit Geschwürsbildung zeigten komplette Phimose. Drüsenschwellung in inguine war in ungefähr 70%, ein geschwollener dorsaler Lymphstrang in ungefähr 7% der Fälle zu konstatieren; in der großen Mehrzahl der Fälle war ein operativer Eingriff, Dorsalincicion oder Circumcision unbedingt notwendig. Komplikationen in entfernteren Gewebsgebieten wie metastatische Affektionen in inneren Organen, wie ich dieselbe z. B. bei der Noma in zwei Fällen und in einem Falle von Vulvitis gangraenosa bei einem kleinen Mädchen in dem Auftreten von pneumonischen, durch dasselbe Virus — lange leicht vibrioförmig gebogene Bacillen und Spirochäten — hervorgerufenen Herden in der Lunge beobachten konnte, war bis jetzt in den vielen und manchmal exorbitant schweren Fällen von Balanitis gangraenosa nicht zu beobachten. Schwere toxische Allgemeinerscheinungen, hohes Fieber, heftigste Kopfschmerzen, Appetitlosigkeit, Brechreiz und manchmal allgemeine Hinfälligkeit kamen zur Beobachtung und beruhen einerseits auf der Resorption giftiger Substanzen vom primären Krankheitsherd aus, anderseits auf dem Zerfall mehr oder weniger zahlreicher in die Blutbahn eingedrungener ursächlicher Erreger, nach den von mir zuerst gemachten Beobachtungen namentlich auf der Invasion vibrioförmiger und fusiformer Bacillen wie besonders Balanitisspirochäten und nicht selten filiformer Nekrosebacillen in die Gefäße.

Inkubation. Die größere Zahl der Patienten gibt als ursächliches Moment der Erkrankung einen *geschlechtlichen Verkehr* an. Die Erscheinungen traten gewöhnlich 2—14 Tage nach einem Coitus auf; in den Fällen mit längerer Inkubation gibt jedoch die Mehrzahl der Patienten an, daß geringfügige Erscheinungen sich bald nach dem Coitus gezeigt hätten, daß aber später erst stärkere Schmerzen und Schwellung der Vorhaut sie auf den Prozeß besonders hingelenkt hätten. Je jäher und foudroyanter sich ein Prozeß entwickelt, desto kürzer ist die Inkubation. So entstehen schwere gangränöse Balanitiden und Ulcera gangraenosa, letztere namentlich auf dem Boden kleiner traumatischer Verletzungen innerhalb der ersten 36—48 Stunden.

Infektionsmodus. Was den *Infektionsmodus der Balanitis* anlangt, so ergab, wie erwähnt, die Anamnese der überwiegenden Mehrzahl der Fälle, daß die Affektion kurze Zeit, 2—4 Tage, post coitum aufgetreten sei. Diese Angabe wurde von der großen Mehrzahl der an Balanitis erkrankten Männer mit aller Bestimmtheit gemacht.

Daß diese Angabe auf Richtigkeit beruht und eine reelle Grundlage besitzt, geht einerseits aus dem Resultat unserer Vulva- und Vaginalsekretuntersuchungen hervor, auf die erst im Kapitel, das die der Balanitis analogen Erkrankungen der Vulva und Vagina der Frauen behandelt, näher eingegangen werden wird, von welcher Mitteilung nur hier vorweggenommen werden soll, daß es tatsächlich in einer Reihe von Fällen gelingt, im Vulva- und Vaginalsekret, ohne daß wesentliche klinische Veränderungen bestehen, das für die verschiedenen Balanitisformen ursächliche Virus nachzuweisen. Anderseits finden sich bei den Frauen den erosiven und erosiv-gangränösen Balanitiden des Mannes klinisch analoge Prozesse, so daß an der Übertragungsmöglichkeit nicht zu zweifeln ist. Instruktiv in diesem Sinne ist auch die Beobachtung von zwei

Männern, beide mit Balanitis erosiva durch komplette Phimose kompliziert, im Sekret beider Fälle wurde der annähernd gleiche bakteriologische Befund erhoben: sehr zahlreiche kürzere vibrioförmige Bacillen, weniger zahlreiche Spirochäten und sehr zahlreich filiforme Nekrosebacillen. Beide Männer hatten 4 Tage vor Auftreten der Balanitis mit derselben Frau geschlechtlich verkehrt, in deren Scheidensekret bei gleichzeitig geringfügigen klinischen Erscheinungen sich dasselbe Virus in gleicher Form vorfand. Und wenn auch die durch vibrioförmige und fusiforme Bacillen, Spirochäten und filiforme Nekrosebacillen hervorgerufene Vulvitis und Vaginitis gegenüber den bakteriologisch analogen balanitischen Prozessen im allgemeinen weit seltener zu beobachten ist, so ist doch die Zahl von Frauen, in deren Scheidensekret bei klinisch fehlenden oder zwar bestehenden, aber leichten katarrhalischen Erscheinungen sich das Virus der Balanitis, wenn auch in nicht vorherrschender Zahl findet, keine so geringe und die Richtigkeit der bestimmten Angabe der Männer, die Affektion im Anschluß an den Coitus bekommen zu haben, erfährt durch unsere Untersuchungsresultate, namentlich bei der Berücksichtigung der Tatsache, daß, wie bei allen venerischen Prozessen, auch bei der Balanitis eine Frau häufig mehrere Männer infiziert, eine wesentliche Stütze. Ein, wenn auch kleiner Teil der Patienten führt ausdrücklich als Ursache der Affektion einen Coitus per os an. Da nach den Untersuchungen von RÓNA, sowie nach den von mir durchgeführten Untersuchungen sich auch in anscheinend normalen Mundhöhlen, besonders bei dem Vorhandensein cariöser Zähne oder nach dem Aussetzen der Mundpflege besonders im Zahnsteinansatz wie in den Pfröpfen in den Krypten der Tonsillen, dem Virus der Balanitis ähnliche Mikrorganismen sich manchmal in recht reichlicher Menge finden, erscheint unter besonderen Bedingungen die Übertragung derselben und hiermit die Erzeugung eines nekrotisierenden Prozesses im Vorhautsack ganz gut möglich. Es spricht für diesen Übergangsmodus auch ein Experiment QUEYRATS, der bei einem Manne mit Stomatitis ulcerosa durch Inokulation eine diffuse nekrotisierende Balanitis zu erzeugen imstande war.

CORBUS und nach ihm JEFFERSOHN schlossen sich auf Grund ihrer vielfachen Beobachtungen unserer Meinung an, daß nämlich die Übertragung durch den Speichel vom Mund direkt aus erfolgen könne. JEFFERSOHN weist auch auf das gleichzeitige epidemische Auftreten gangränöser Balanitis und PLAUT-VINCENTscher Angina hin. Hierher gehört auch der, den ätiologischen Zusammenhang beider Erkrankungen beweisende Fall MC CORMACS. Der Autor berichtet über eine Vulvitis gangraenosa mit typischem bakteriologischen Befund, die nach geschlechtlichem Verkehr mit einem Manne entstand, der eben an einer schweren Angina Vincentii litt und der seinen Speichel beim Verkehr als Gleitmittel benützte.

Es ist gar kein Zweifel, daß vor allem die Mundhöhle, namentlich bei Vorhandensein cariöser Zähne und reichlichem Zahnsteinansatz, wie mangelhafter Mundpflege, die Hauptbrutstätte für vibrioförmige und fusiforme Bacillen sowie verschiedene Spirochätenformen und auch für Nekrosebacillen darstellt. Besonders hervorzuheben ist, daß wie im faulenden Zahnsteinansatz, so auch in den, in den Krypten der Tonsillen nicht selten vorhandenen Pfröpfen fusiforme Bacillen des spindelförmigen Typus wie verschiedene andere Varietäten dieses Mikroorganismus auftreten, wie sie von GOHN-MUCHA, GOHN-ROMAN, MARESCH, CORONINI und PRIESEL und HOROWITZ beschrieben wurden; diese Formen finden sich auch im Darmtrakt, in Hohlorganen, die mit dem Darmrohr in offener Verbindung stehen, bei gewissen Prozessen im Mittelohr und in bronchiektatischen Cavernen und im Eiter schwerer Appendicitiden. Es ist nicht unmöglich, daß die primäre Zeugungsstätte aller dieser Mikroorganismen die Mundhöhle ist, daß diese Bakterien durch Verschlucken in den Darmtrakt, durch Aspiration in die Paukenhöhle und in die Luftröhre gelangen und, sich hier festsetzend, gangränöse Prozesse erzeugen. Und schon vor langem haben erfahrene Zahnärzte, ich nenne nur A. Müller (Wien) auf den Zusammenhang zwischen schlecht gepflegten cariösen Zahnen und Appendicitis hingewiesen. Auf Grund dieser Beobachtungen erfährt die Annahme, daß die Mundhöhle nicht selten der Ausgangspunkt der Infektionen an gangränöser Balanitis und Ulcus gangraenosum-phagedaenicum ist, eine wesentliche Stütze und da gerade Menschen jener Klasse, die die Reinlichkeit im allgemeinen besonders vernachlässigen, auch in der Pflege der Zähne und des Mundes oft recht rückständig sind, den Hauptprozentsatz der Erkrankungen an Balanitis gangraenosa stellen, so wird diese Tatsache vielleicht dadurch erklärlich, daß bei diesen Menschen die Möglichkeit der Übertragung des ursächlichen Virus in den Vorhautsack, aber auch zu anderen Stellen der äußeren Haut, an welchen dann eine Haftung erfolgt, wenn sie durch allgemeine und lokale besondere Umstände hierzu disponiert sind, verständlich. Schließlich kommt als Bildungsstätte verschiedener Varietäten fusiformer Bacillen (Priesel), wie verschiedener Spirochätenformen der Darm selbst in Betracht und können von ihm aus Infektionen anderer Organe erfolgen. Das ursächliche Virus bildet sich dabei primär im Darm oder gelangt dorthin von der Mundhöhle aus, vermehrt sich weiter und gelangt vom Darm erst an andere Lokalisationsstellen.

Anderseits kann die Übertragung, wie sichere Beobachtungen unsererseits zeigen, auch durch Kontaktinfektion (Verbandwechsel) erfolgen.

Daß eine Infektion von außen stattfinden kann, daß besonders die anaëroben fusiformen Bacillen sich in der Natur analog anderen anaëroben Mikroorganismen finden und Infektionen erzeugen können, dafür haben wir noch keinen Beweis. Sicher ist nur die Erkrankung von in Ställen schlafenden Menschen, speziell an den schwersten Formen der Gangrän. Auffallend ist sicherlich, daß die Balanitis gangraenosa vor allem bei Menschen der niederen Klassen, die in schlecht gelüfteten, ungenügend gereinigten Räumen wohnen und welche die Gebote der körperlichen Reinigung nur zu oft vernachlässigen, auftreten. Meist sind es Kutscher, Erdarbeiter usw. Nur sehr selten kommt ein besser situierter Arbeiter, mit dieser Krankheit behaftet, zur Beobachtung. Jedenfalls habe ich bis jetzt noch nie eine Balanitis gangraenosa bei einem Menschen gesehen, der die entsprechende Reinlichkeit beobachtete. Weiters möchte ich hier nochmals auf die Infektion von Decubitusgeschwüren bei Patienten, die außerhalb des Spitales in schmutzigen Räumen verpflegt wurden, durch Spirochäten und vibrioförmige und lange fusiforme Bacillen nach eigener Beobachtung aufmerksam machen, wo sich brandige schwere Prozesse, im klinischen, bakteriologischen und histologischen Befund der Balanitis gangraenosa und der Noma analog, in der Trochanter- oder Kreuzbeingegend entwickelten, die den Exitus beschleunigten, ohne daß die Provenienz des Virus festzustellen gewesen wäre. Sicher sind als etwaige Infektionsquellen hier die Mundhöhle und der Darm heranzuziehen, wo sich den pathogenen Keimen ähnliche Formen finden, die besonders bei Vernachlässigung der Mundpflege in cariösen Zähnen, in den Krypten der Tonsillen nachgewiesen werden können.

Es muß aber anderseits entschieden festgestellt werden, daß für alle Formen der geschilderten Balanitiden und genannten Ulcerationen in einer nicht geringen Anzahl von Fällen der geschlechtliche Verkehr ausdrücklichst negiert wurde, daß der Prozeß manchmal nach schleichendem Anfang, zumeist in ungemein jäher Entwicklung *völlig spontan* begann.

Nach *meinen sicheren Beobachtungen*, nach der Feststellung der Entwicklung erosiver und gangränöser Balanitiden bei ständig kontrollierten, isolierten

Patienten ist die spontane Entstehungsmöglichkeit dieser Prozesse unwiderleglich feststehend und es unterliegt, da sich das ursächliche Virus der in Frage stehenden Prozesse im Smegma bei verschiedenen Menschen verschieden reichlich findet, gar keinem Zweifel, daß dasselbe eine spontane Vermehrung und Virulenzsteigerung aufweisen kann und damit das selbständige Entstehen dieser Prozesse gegeben ist. BRAMS und PILOT legen nach ihren Smegmabefunden, nach denen sie in 51% der untersuchten Fälle im Smegma fusiforme Bacillen und Spirochäten fanden, daneben in 90% den Staphylococcus aureus, in 17% Streptokokken, in 50% Pseudodiphtheriebacillen und in 3% den Colibacillus, Befunde, die unsere schon im Jahre 1909 mitgeteilten Smegmabefunde im allgemeinen bestätigen, das Hauptgewicht auf das spontane Entstehen der Balanitis gangraenosa aus dem Smegma, wobei Anhäufung und Zersetzung des Smegmas durch phimotische Zustände begünstigt werden und Unterernährung und Alkohol unterstützend wirken.

Noch einer Beobachtung will ich hier Raum geben: wir sahen einzelne Fälle von Phimose, durch Sklerose bedingt, die gleichzeitig das Virus der Balanitis im Vorhautsack beherbergten. Trotz Ausspülungen entwickelte sich bei diesen Patienten im Verlauf der Hg-Behandlung eine schwere ulceröse Balanitis, die die Circumcision nötig machte. Diese Fälle lassen den Verdacht aufkommen, daß hier das Quecksilber denselben Einfluß auf die Gewebe des Vorhautsackes wie bei Stomatitis mercurialis auf die der Mundhöhle ausübte und daß erst auf dem veränderten Boden das Virus an Virulenz gewann. Auch bei der Wismutbehandlung, welches Metall auf das Gewebe biologisch ähnlich wirkt wie das Hg, konnten wir analoge Beobachtungen machen. Und zwar kommt es im Verlaufe der Hg- oder Bi-Behandlung nur dann zur Entstehung einer Balanitis, wenn einerseits eine gleichzeitige, die Entwicklung des Virus fördernde Phimose besteht und wenn zugleich kein Salvarsan gegeben wird. Wie noch später erwähnt werden wird, wirkt das Salvarsan entschieden gegen diese Art von gangränösen Prozessen, es wird ja auch als Heilmittel angewendet und scheint auch eine prohibitive Wirkung zu entfalten. Wir sind also nach unseren Untersuchungen des Smegmas und nach unseren sicheren klinischen Beobachtungen zu der Annahme berechtigt, daß einzelne saprophytisch im Smegma lebende Keime, Spirochäten und Bacillen gelegentlich aus noch unbekannten Ursachen eine ungewöhnliche Virulenzsteigerung erfahren und dann den pathologischen Prozeß klinisch so verschiedenen Charakters zu erzeugen imstande sind.

Eine Eigentümlichkeit will ich hier noch besonders hervorheben, weil sie geeignet ist, die spezifische Balanitis gewissen anderen infektiösen Prozessen an die Seite zu stellen. *Es ist dies die Tatsache, daß zeitweise eine größere Reihe der verschiedenen Formen spezifischer Balanitis, welche, wenn sie auch klinische Differenzen bieten, durch den bakteriologischen Befund in eine gewisse Beziehung gebracht werden können, zur Beobachtung gelangt, während zu anderen Zeiten Fälle völlig fehlen oder nur vereinzelt auftreten.* So konnte im Jahre 1904 eine große Anzahl spezifischer erosiver und erosiv-gangränöser Balanitisformen, wie isolierter Ulcera gangraenosa im September, im Jahre 1905 im November-Dezember 16 Fälle gangränöser Balanitis, im Jahre 1906 in den Monaten Januar-Februar 9 Fälle beobachtet werden. 1916, 1917, 1922 September und 1925 waren solche Endemien verschiedener Balanitisformen festzustellen. Während des Krieges und in der ersten Nachkriegszeit war zweifelsohne im allgemeinen, aber besonders aus der Zunahme der Endemien in der Zahl und Schwere der Fälle, ein deutliches Anschwellen der gangränös-phagedänischen Prozesse zu beobachten, was auch FINGER wie ich, ferner BLASCHKO und BUSCHKE hervorgehoben haben. *Diese Tatsachen des so auffällig gehäuften Auftretens der ver-*

schiedenen, durch den bakteriologischen Befund und die Klinik in einem gewissen verwandtschaftlichen Verhältnis stehenden erosiv-gangränösen Balanitiden zu bestimmten Zeitperioden, schlingt um alle die mehr oder weniger differenten Formen ein weiteres gemeinschaftliches Band der Zusammengehörigkeit.

Die Differentialdiagnose der Balanitis gangraenosa.

Von nekrotisierenden und gangränösen Geschwürsprozessen anderer Ätiologie können vor allem folgende Formen in differentialdiagnostische Erwägung kommen. Bei der *Syphilis* sind es besonders einzelne Formen diphtheritisch-nekrotischer Sklerosen, die einen tieferen nekrotischen Gewebszerfall aufweisen. Einen Prozeß aber, der, was Gewebszerstörung anbelangt, den gangränösen Balanitisformen nahekommt, finden wir nur als Beginn bei der typischen *Lues maligna praecox*. Kürzlich konnte ich wieder einen solchen Fall auf meiner Abteilung beobachten, wo es durch die syphilitische Erkrankung als solche, also durch die Spirochaeta pallida allein, auf Grund bestimmter individueller Verhältnisse bei anfänglicher Phimose und weiterhin selbst gesetzter Paraphimose, zur Entwicklung eines tiefen, die halbe Glans zerstörenden Geschwürs kam, das von braunroter Farbe, stellenweise erosiv stark nässend, stellenweise mit diphtheritisch-nekrotischem gelbbraunen Belag bedeckt war und dessen etwas hellerer, entzündlichroter, abgeschrägter Rand sich steil in die Tiefe senkte. Im Dunkelfeld fanden sich nur *Spirochaetae pallidae*. Analog diesem Primäraffekt war es zur Entwicklung eines Exanthems papulo-pustulösen Charakters, dessen Einzelefflorescenzen rasch in tief und breit zerfallende Rupiageschwüre übergingen, gekommen.

Besteht bei Lues eine Phimose und durch große Zahl und Konfluenz der luetischen Efflorescenzen im Vorhautsack ein diffuser luetischer Infiltrationsprozeß, *Balanitis luetica*, so ist die Schwellung und Infiltration des Praeputiums von vornherein von chronischem Charakter, derb, das sichtbare Infiltrat weniger entzündlich, mehr braunrot gefärbt. Gelegentlich sind Lues und nekrotisierende gangränöse Balanitis vergesellschaftet; dann überwiegen anfangs die akut entzündlichen Erscheinungen. Wird mit der entsprechenden Therapie vorgegangen, so geht der akut entzündliche Prozeß zurück, aber die Geschwüre zeigen keine besondere Tendenz zur Heilung, bleiben bestehen, sind durch ihre rotbraune Infiltration der vom Belag freien Partien, die seröse Durchtränkung und Indolenz auffällig und wecken den Verdacht auf eine neben der abgelaufenen akuten Infektion weiterbestehende syphilitische. Dieser Verdacht wird klinisch durch die hartnäckige, ja noch zunehmende Leistendrüsenschwellung verstärkt, evtl. gelingt noch der Nachweis der Spirochaeta pallida im Geschwürssekret, wenn nicht, so ist unverzüglich das durch Punktion gewonnene Lymphdrüsensekret im Dunkelfeld zu prüfen, evtl. wird auch die Diagnose bereits durch einen positiven Ausfall der Meinicke-, evtl. sogar schon der Wa.R. im Blute gesichert.

Obwohl bei der Balanitis gangraenosa und dem Ulcus gangraenosum phagedaenicum nach meinen überzeugenden Präparaten (siehe Abb. 19 im bakteriologischen Teil dieser Abhandlung) die in der Tiefe des Gewebes sich findenden Mikroorganismen, alle Bacillenformen, wie auch die Spirochäten gelegentlich in sehr reichlicher Menge in die Blutbahn eindringen, ist im allgemeinen die Blutuntersuchung bezüglich Wa.R. und M.R. negativ. Bis jetzt fanden wir nur in zwei sehr intensiv verlaufenden Fällen von Balanitis gangraenosa, wo sicher keine Lues bestand, die so empfindliche M.R. vorübergehend positiv, während die Wa.R. negativ war. Auch Tièche sah die Wa.R. niemals positiv. Dagegen fand Stümpke in einem Falle eine durch 19 Tage allerdings inkomplette Wa.R.

und Vollmer erhielt bei der Blutuntersuchung von 24 Fällen von Ulcus gangraenosum in 5 Fällen eine schwache, in einem Falle eine deutliche Wa.R., doch dauerten alle diese Reaktionen nur 5 Tage an und dann war das Blut wieder völlig negativ. Diese vorübergehenden positiven Blutreaktionen bei diesen gangränösen Prozessen sind wahrscheinlich auf den gelegentlich ungemein reichlichen Zerfall des in das Blut eingedrungenen Virus, vor allem scheinbar der Spirochäten zu beziehen. Mit dem Abklingen des gangränösen Prozesses verschwinden diese Zerfallsprodukte und das Blut reagiert wieder negativ. Diese positiven Reaktionen bei Ulcus gangraenosum treten sehr bald auf und verschwinden rasch. Eine gleichzeitig übertragene Lues findet ihren Ausdruck allenfalls im andauernd positiven Resultat der Blutuntersuchung. Darin liegt auch in der Blutuntersuchung die Differenzierungsmöglichkeit beider Prozesse. Es wird also auch bei der Balanitis gangraenosa eine mehrmals wiederholte Blutuntersuchung notwendig sein, um folgenschwere Irrtümer zu vermeiden und um andererseits eine gleichzeitig mitübertragene Lues nicht zu übersehen.

Am raschesten und sichersten wird in diesen eben geschilderten Fällen die Diagnose durch die Punktion der Leistendrüsen und den Nachweis der Spirochaeta pallida im Punktionssaft im Dunkelfeld gesichert.

An dieser Stelle ist auch aus der Literatur die Beobachtung von Nicolas und Locossayne anzuführen, die beobachteten, daß es auf Basis eines auf der Glans und Innenblatt des Praeputiums lokalisierten *Gummas* zur Entwicklung eines gangränösen, destruierenden, unter hohem Fieber verlaufenden schweren Prozesses kam, durch *sekundäre Infektion mit fusiformen Bacillen* und *gramnegativen Spirochäten* bedingt.

Die Differentialdiagnose zwischen weichen Geschwüren und den seltenen oberflächlichen Ulcerationen bei Balanitis erosiva circinata haben wir schon besprochen. Eine noch so reichliche Aussaat von *weichen Geschwüren* im Vorhautsack kann zwar zur kompletten Phimose, großer Schmerzhaftigkeit und reichlicher Sekretbildung führen, aber niemals zu den heftigen inflammatorischen Zuständen einer Balanitis gangraenosa. Differentialdiagnostisch kommen hier vor allem die stets am Margo praeputii sitzenden, rhagadiformen weißgelb eitrig belegten Geschwürchen in Betracht, die, zum Auseinanderklaffen gebracht, sich als mäßig tief erweisen, einen ebenen wurmstichigen Grund und einen etwas unterminierten, entzündlichrot gefärbten Rand aufweisen. Sicher können weiche Geschwüre und Balanitis erosiva circinata kombiniert auftreten. Neben den Ulcera mollia findet man dann die typischen Erosionen, im Sekret neben vibrioförmigen und filiformen Nekrosebacillen und Spirochäten auch die gramnegativen Ducreyschen Bacillen. Es ist kein Zweifel, daß in vereinzelten Fällen in einer Aussaat weicher Geschwüre am Genitale das eine oder andere Ulcus den Eindruck eines intensiveren Verlaufes macht insoferne, als der Zerfall ein auffallend rasch fortschreitender, der Rand deutlicher unregelmäßig gezogen, tiefer gezackt und tiefer unterminiert erscheint und der Belag von mehr diphtheritischer Beschaffenheit und von graugelblicher bis fast dunkelgrauer Verfärbung erscheint. Und doch kommt als Erreger nur der Ducreysche Bacillus in Betracht. Ich bezeichnete diese intensiver verlaufenden, auf hochvirulente Ducreysche Bacillen zu beziehende Ulcerationen immer als *Ulcera mollia nekrotica.* Sie sitzen zumeist in den Nischen und Winkeln des Gewebes, so im Sulcus coronarius, bei den Frauen in den Nischen zwischen Praeputium clitoritis und den Labien. Nun werden in der Literatur Fälle von Ulcera mollia vom Charakter der Ulcera gangraenosa phagedaenica sui generis geschildert. Trotz der im Laufe von über 20 Jahren fortgesetzten Beobachtung der gangränösen Ulcera am Genitale habe ich bis jetzt selbst noch nie eine Mischinfektion von Ducreyschen Bacillen mit dem Virus der Balanitis resp. Vulvitis gangraenosa (vibrioförmige, fusiforme und filiforme Nekrosebacillen wie Spirochäten) beobachtet. In der Literatur liegen aber doch einzelne Beobachtungen vor, so von SERRA wie von BALZER und POISOT, ferner von FABRY (persönliche Mitteilung), wo es am Boden eines Ulcus molle zur sekundären Infektion mit dem Virus des Ulcus phagedaenicum kam. FOURNIER, LALLEMENT, BONNIÈRE DE LA LUZELLERIE und PETIT behaupten, daß in diesen Fällen von Mischinfektion das Ulcus molle seine Inokulabilität verliere. Diese Fälle sind, wie erwähnt, als ungemein selten zu betrachten, während mit der Lues Mischinfektionen mit dem Virus der Balanitis gangraenosa häufiger zu beobachten sind. Die Lues überdauert den gangränösen Prozeß, anderseits aber sah ich noch nie nach Abheilung der Balanitis- oder Vulvitis gangraenosa einen Prozeß weiter bestehen, der als Ulcus molle anzusehen gewesen wäre, was zutreffen müßte, wenn diese Mischinfektionen häufiger wären und nebeneinander bestehen könnten. Während Ulcus molle und gleichzeitige Balanitis erosiva circinata nicht selten sind, daraus aber nach meinen Beobachtungen nie ein Ulcus gangraenosum entsteht, so geht daraus hervor, daß die Balanitis erosiva circinata hierin ihren eigenen Charakter dokumentiert und anderseits ist aus der ungemeinen Seltenheit der Mischinfektion von Ulcus molle mit Ulcus gangraenosum sui generis und dem angenommenen Erlöschen der Inokulabilität der ersteren zu schließen, daß diese beiden Prozesse keineswegs zur Symbiose neigen, ja sich förmlich gegenseitig auszuschließen scheinen. Es erübrigt nur noch zu sagen, daß sicherlich in einem Teile der Fälle, wo angeblich ein Ulcus molle in ein Ulcus phagedaenicum sui generis überging, höchstwahrscheinlich gar kein Ulcus molle vorlag, sondern der Anfangsprozeß eines Ulcus gangraenosum von der oben geschilderten Form für ein Ulcus molle gehalten wurde.

Die Differentialdiagnose zwischen der Balanitis gangraenosa und den verschiedenen Formen des Carcinoms der Eichel und Vorhaut ist wohl vor allem durch die akute Entwicklung des gangränösen, die chronische des carcinomatösen Prozesses gegeben. Zumeist entsteht das Carcinom bei bestehender chronischer Phimose, doch gelegentlich auch bei noch zurückziehbarer Vorhaut. Es sei daher die *Klinik des Carcinoms im Vorhautsack* besprochen.

Das *Carcinom der Glans* und *des Innenblattes des Praeputiums* kann in seinem klinischen Bilde verschieden sein. Zumeist entsteht das Carcinom, wie schon im Kapitel „Phimose“ ausgeführt, auf dem Boden lang bestehender, das Epithel reizender Prozesse, so bedingt durch immer wieder rezidivierende Balanitiden oder auf der Basis eines durch subepitheliale syphilitische Restinfiltrate chronisch irritierten Epithels. (Siehe Kapitel Phimose, Abb. 12.) Das präcanceröse Stadium ist meist durch das weißlichgrau verfärbte, verdickte, einem flachen Bindegewebsinfiltrat aufsitzende Epithel, mit rissiger oder macerierter Oberfläche, der sog. „*suspekten Leukoplakie*“ gegeben. Beim Übergang ins Carcinom wächst die Epithelverdickung, es bildet sich ein flach-kuppenförmiger Knoten, der, zerfallend, in ein oberflächliches leicht unebenes stellenweise nässendes (LÖWENFELD) oder verkrustetes (KLARE), oder ein tieferes Ulcus übergeht, dessen derber, manchmal knötchenförmig gestalteter Rand, eleviert, mit der umgebenden flachen Leukoplakie in Verbindung steht. Der Grund ist teils mißfarbig belegt, mehr oder weniger sezernierend, an den vom Belag freien Stellen tritt ein rosenrotes Infiltrat zutage. In manchen Fällen entwickelt sich rasch ein tiefer ulceröser Zerfall, es entstehen stark jauchig sezernierende, mißfarbig belegte Geschwüre, in der Tiefe von derbem carcinomatösen Infiltrat, oberflächlich von flachem oder knötchenförmig verdicktem Epithel umschlossen. Zumeist geht dem Carcinom eine chronisch entzündliche Phimose, den ursächlichen Prozeß fördernd, voraus, oder das Carcinom entsteht bei zurückziehbarem

Praeputium, und bedingt erst durch die toxische Wirkung seiner Zerfallsprodukte oder durch Metastasierung ins Lymphsystem entweder ein rasch sich entwickelndes, entzündliches oder ein infiltratives Ödem des Praeputiums und damit eine Phimose.

Wie im Kapitel „Phimose" klinisch und im Bilde (Abb. 10 und 11) geschildert, kann das Carcinom im Vorhautsack auch auf der Basis einer vorausgehenden *papillären Hypertrophie* des Epithels sich entwickeln, um, wie in dem angezogenen Falle, durch den chronischen Reiz ausgelöst, als Basalzellencarcinom mit multilokulärer Lokalisation zur Entwicklung zu kommen.

Weiters kann die sog. *Erythroplasie glandis* in ein Carcinom übergehen. Diese Erythroplasia ist eine ganz eigentümliche Bildung, die, nach dem Bericht der Autoren langsam wachsend, jahrelang bestehen kann, um schließlich in eine bösartige Neubildung überzugehen.

Die Erythroplasia glandis, über die zuerst QUEYRAT berichtet hat, schildern PEYRI und ROFFO als eine Affektion, die auf der Glans in Form linsengroßer, mäßig erhabener, glänzender, intensiv roter Efflorescenzen mit unebener samtartiger Oberfläche beginnt, anfangs wenig Sekret absondert, bei weiterer Ausbreitung, wobei die Veränderung den ganzen Vorhautsack einnehmen kann, stärker sezerniert. Während PEYRI den Rand scharf gezogen, allmählich sich abflachend schildert, bezeichnet ROFFO in einem Falle den Rand ausdrücklich als etwas gewulstet. Die Affektion ist von elastischer Härte, auf Druck kaum empfindlich. Auch ein von BERNUCCI geschilderter Fall scheint nach seinem klinischen Bilde der Erythroplasie der Eichel zuzugehören. Histologisch handelt es sich um eine auffallende Hyperplasie des Stratum Malpighii, das im weiteren Fortschreiten in Form bandförmiger, verzweigter Fortsätze in die Tiefe geht. Die Epithelwucherung ist von einem aus Lymphocyten und Plasmazellen bestehenden Infiltrat umschlossen, und kann ziemlich unvermittelt in ein Carcinom übergehen, welche Veränderung PEYRI in drei von sieben Fällen beobachtete. PEYRI und ROFFO bezeichnen die Erythroplasie als eine Präcancerose unbekannter Ursache, die frühzeitig entweder chirurgisch oder mit Radiumbestrahlung zu behandeln ist, um die maligne Entartung zu vermeiden. Wenn im Vorhautsack bei noch zurückziehbarem Praeputium sich ein Carcinom entwickelt, so wird schon der chronische Verlauf, bei tieferem ulcerösem Zerfall die weniger entzündliche Form des Geschwürs, die derbe tiefgehende epitheliale Infiltration der Ränder, die vorwiegend gewulstet, aus gewuchertem Epithel aufgebaut, wie die stellenweise zutage tretende rosenrote Neubildung den Unterschied gegenüber dem jähen, tiefgreifenden nekrotischen Zerfall einer Balanitis gangraenosa ohne weiteres ergeben. Entwickelt sich das Carcinom bei angeborener oder erworbener, narbiger oder chronisch entzündlicher Phimose, so wird der geringere Grad der begleitenden entzündlichen Erscheinungen, die geringere, allerdings oft serös blutige Sekretion aus dem Vorhautsack, wie der harte, durch die Vorhaut fühlbare, meist im Sulcus coronarius lokalisierte Tumor die Unterscheidung ermöglichen. Das gewöhnlich höhere Alter des Patienten, eine evtl. schon vorhandene derbe Schwellung der Lymphgefäße oder sogar eine Infiltration der Leistendrüsen wird die Diagnose stützen.

Daß auf dem Boden eines Carcinoms besonders bei kompletter Phimose sich sekundär der akute Prozeß einer Balanitis gangraenosa entwickelt, wird gelegentlich beobachtet. Es ist daher unbedingte Pflicht, jede länger dauernde Phimose, ob sie nun durch chronische balanitische Prozesse verschiedener Natur, durch atrophisch-narbige Veränderungen nach Syphilis, Ulcus molle usw. bedingt ist oder als Folge chronisch ödematöser oder infiltrativer Prozesse, wie einer Elephantiasis oder einer Sklerodermie besteht, zu beheben, um der Entwicklung eines Carcinoms vorzubeugen. Nach Entfernung der Vorhaut auf der Glans sich findende, präcanceröse Veränderungen werden wohl am besten der Radiumbestrahlung unterzogen. Hat das Carcinom auch die Glans ergriffen, so kommt nur eine Amputatio penis mit eventueller Ausräumung der inguinalen Drüsen in Betracht.

Anhang.

Gangränöse Geschwüre mit der Balanitis gangraenosa gleicher Ätiologie der äußeren Haut und gangränöse Geschwürsprozesse anderer Ätiologie im Vorhautsack und auf der Haut der Genitalregion lokalisiert.

Daß das Virus der gangränösen Balanitis unter Umständen auch auf der äußeren Haut haftet, steht fest. MATZENAUER, RÓNA, MÜLLER und SCHERBER haben eine Reihe derartiger gangränöser Geschwürsprozesse der äußeren Haut beschrieben. Wir konnten in einer Anzahl von Fällen solcher Geschwüre, die meist bei Frauen auftraten und besonders um das äußere Genitale lokalisiert waren, beobachten, daß zwischen dem ursächlichen Virus dieser eine völlige Übereinstimmung mit dem der gleichzeitig bestehenden erosiv-gangränösen Vulvitis bestand. Einen analogen Fall beobachteten wir auch bei einem Manne, bei dem gleichzeitig mit einer gangränösen Balanitis mit typischem Deckglasbefund an der Unterfläche des Praeputiums gangränöse Geschwüre auftraten, die anamnestisch später als die Balanitis in der Weise entstanden, daß das reichlich abfließende balanitische Sekret an der unteren Fläche des Praeputiums das Epithel macerierte, so daß nun von diesen Erosionen aus das spezifische Virus rasch in die Tiefe des ödematösen Praeputiums eindringen konnte. Eine verhältnismäßig häufige Lokalisation von in Klinik und Bakteriologie analogen gangränös-phagedänisch ulcerösen Veränderungen sind jene Geschwürsprozesse, die sich auf Basis der sog. Decubitusgeschwüre, vor allem in der Kreuzbeingegend und bei langdauernder Seitenlage gelegentlich auch in der Trochantergegend situiert, als Infektionen sui generis entwickeln und in oft rapidem Verlauf unter schweren Allgemeinerscheinungen weite Hautflächen einnehmen können.

Diese oft weit ausgedehnten, mit hohem Fieber und schweren Allgemeinerscheinungen einhergehenden gangränösen Prozesse zeigen klinisch den Charakter eines pulpösen oder phagedänischen Gewebszerfalls. Es handelt sich bei den gangränösen Geschwüren letzterer Lokalisation um einen infektiösen Prozeß, aber die Vorbedingung für die Haftung bilden entschieden weitgehende Ernährungsstörungen des durch Druck geschädigten Gewebes, wozu nicht selten als fördernder Faktor eine allgemeine Anämie, Unterernährung und Hinfälligkeit solcher Patienten tritt.

Es steht also fest, daß die Erreger der gangränösen Balanitis unter gewissen Umständen auf der äußeren Haut Geschwüre zu erzeugen imstande sind, welche vielleicht nicht immer in unmittelbarer Nähe des primären Herdes gelegen sein müssen. Unsere Inokulationsversuche mit den Erregern der gangränösen Balanitis auf normaler Haut waren aber negativ und andere Autoren hatten bei ihren mit den Erregern verwandter Prozesse angestellten Impfversuchen ebenfalls ein negatives Resultat, wenn nicht zuvor das Gewebe durch Quetschung beträchtlich geschädigt worden war. Wie eingangs erwähnt, sehen wir bei Frauen gangränöse Geschwüre der äußeren Haut gleichzeitig mit gangränöser Vulvitis ungleich häufiger wie solche bei Männern bei gleichzeitig bestehender Balanitis gangraenosa. Die zartere Haut der Frau, welche leichter maceriert wird, scheint für die Aufnahme des Virus empfänglicher zu sein. Es muß aber betont werden, daß in den von uns beobachteten Fällen diese Geschwüre bei Frauen immer an Stellen saßen, wo ein gewisser Luftabschluß verbürgt war. Möglicherweise war in dem von uns beobachteten Falle von gangränösem Geschwür der äußeren Haut beim Manne das Ödem des Praeputiums begünstigend für die Entwicklung des Prozesses.

Das klinische Bild eines Ulcus gangraenosum sive phagedaenicum der äußeren Haut erhellt wohl am besten aus der Schilderung eines foudroyant verlaufenden Geschwürsprozesses, der sich bei einem 60jährigen Mann, der an einem Vitium cordis darniederlag, innerhalb einiger Tage aus einem geringfügigen Decubitus in Form einer akutest verlaufenden Infektion in einer Ausdehnung entwickelt hatte, daß die ganze untere Rückenpartie bis hinab in die Mitte der Nates von einem schwer destruierenden Geschwürsprozeß eingenommen war, der ganz die Charaktere des Ulcus gangraenosum-phagedaenicum darbot. Das ganze Geschwür war von einer fast zwei Finger breiten düsteren, stellenweise von spärlichen, stellenweise von reichlichen cutanen punktförmigen bis fast linsengroßen Blutungen durchsetzten Entzündungsröte umrandet. Die scharfgezogene Randlinie des Ulcus zeigte eine schmale Unterminierung des Epithels. Der Rand selbst senkte sich steil oder schräg zur Tiefe des Geschwürsgrundes, der im allgemeinen 1—2 cm unter der Hautoberfläche lag, hinab. Der ausgedehnte Geschwürsgrund selbst war an einzelnen Stellen der Randpartie von einem verschieden großen und verschieden dicken, grauschwärzlich bis grünschwärzlich verfärbten, mehr oder weniger stark durchfeuchteten, an der Unterlage festhaftenden, schwammigen pulpösen Belage bedeckt. Stellenweise war derselbe in fortschreitender Erweichung und Auflösung begriffen, in den zentralen Partien des mächtigen Ulcus fehlte der schwärzliche nekrotische Belag vollständig und hier lag der zum Teil unebene, zum Teil höckerig verschieden tief sich einsenkende, bräunlichgelb bis dunkelbraungrau diphtheritisch-gangränös belegte Geschwürsgrund zutage. Wie stellenweise die in ihrer ganzen Dicke mortifizierten schwarzgefärbten Hautreste, so war auch der restierende gangränöse Belag von seröser Transsudation durchfeuchtet und von schmieriger Beschaffenheit. Das seröse, graugelbe, stellenweise blutig tingierte Sekret sammelte sich am Geschwürsrand unter den nekrotischen Belägen und in den Vertiefungen des Grundes in verschieden reichlicher Menge an. Der ganze Prozeß verbreitete einen intensiven widerlichen Geruch und führte trotz lokaler desinfizierender H_2O_2-Pinselungen (Jodoform- und Tierkohlebehandlung, Einbringen des Patienten ins Wasserbett), unter hochgradigen Fiebererscheinungen und allgemeiner Prostration den Tod des in seiner Herzkraft ohnehin geschwächten Patienten herbei.

Außer den im Vorhautsack und auf der äußeren Haut lokalisierten, eben ausführlich klinisch und bakteriologisch geschilderten Gangränformen eigener Natur, die in ihrem Wesen mit der Noma verwandt, bei Erwachsenen nach einem geschlechtlichen Verkehr oder völlig spontan durch das Virus, das sich bereits an Ort und Stelle am Genitale befand, oder aus der Mund- und Rachenhöhle oder vom Darm aus dorthin übertragen wurde oder durch den Speichel von einer bestehenden Angina necrotica Plaut-Vincent oder einer Stomatitis ulceromembranacea aus sich entwickeln, bei Kindern gelegentlich, wenn auch selten, analog den nomatösen Prozessen in der Mundregion, primär am Genitale nach schweren fieberhaften, entkräftenden Erkrankungen entstehen können, gibt es in der Genitalregion noch eine Reihe von in ihrem Wesen und Ätiologie differenten Gangränformen, die hier besonders aus differentialdiagnostischen Gründen möglichst kurz, aber dabei erschöpfend, besprochen werden sollen.

Nach den im allgemeinen seltenen, meist durch unglückliche Zufälle bedingten *Gangränen traumatischer, thermischer und chemischer Natur,* welch letztere entweder durch zufälliges Einwirken chemischer Agenzien, zumeist aber durch zu gehäufte oder zu intensive lokale Anwendung von Chemikalien, namentlich aus Gründen der Desinfektion oder der Behandlung, zustande kommen, wie in einem Falle von Hollander, wo durch wiederholte Ätzung einer an sich unschuldigen Folliculitis mit verschiedenen Ätzmitteln ein tiefes und ziemlich großes Ulcus entstand, sind hier vor allem die gangränösen Prozesse zu erwähnen, die durch *Urininfiltration entstehen,* wie ferner die gangränösen Veränderungen in der äußeren Genitalregion anzuführen, die *durch sekundäres Aufsteigen aus der Tiefe des Gewebes* oder durch Übergreifen aus der Nachbarschaft, so besonders von periproktitischen Abscessen oder Pseudoabscessen der Littreschen oder

der COWPERschen Drüsen aus sich entwickelnd, auf die Haut des Scrotums oder Penis übergreifen. Schließlich können *Phlegmonen*, primär in der Genitalregion entstehend, oder namentlich vom Mons veneris ausgehend, in der Tiefe fortschreitend, das Gewebe von Penis und Scrotum ergreifen und hier mehr oder weniger ausgebreitete nekrotische Zerstörungen setzen.

Wichtig aber ist hier die Erörterung der *sog. Spontangangrän des äußeren Genitales*, die zuerst von FOURNIER (1883), beschrieben, von seinem Schüler LALLEMAND als *Gangrène foudroyante spontanée des organes génitaux externes de l'homme* bezeichnet wurde. Diese Gangränform ist charakterisiert durch die jähe Entwicklung aus vollster Gesundheit heraus und in den verschiedensten Lebensaltern der Erwachsenen auftretend, bedingt dieser unheimliche Prozeß, foudroyant verlaufend, schwere Zerstörungen des äußeren Genitales und führt nicht selten durch rasche Entwicklung einer Sepsis zum Tode. COENEN und PRZEDBORSKY haben im Jahre 1911 aus der Summe der bis dahin veröffentlichten Gangränformen am Genitale 145 Fälle *sog. infektiöser Gangrän*, welche Bezeichnung auch KÜTTNER anwendet, zusammengestellt. RANDALL hat das Krankheitsbild in folgenden prägnanten Symptomen zusammengefaßt, die TELTSCHER in präziser Weise möglichst vollkommen ergänzt hat: 1. Plötzliches Auftreten, vor allem bei jugendlichen Menschen, bei vollster Gesundheit, unter hohem Fieber, Schüttelfrost, Erbrechen, Trübung des Sensoriums, evtl. sogar Delirien. Lokal tritt zuerst eine Rötung der Haut mit Ödem verbunden auf. 2. Die Erkrankung entwickelt sich rapid und führt direkt zur Gangrän. Unter Zunahme der Rötung und Schwellung, wodurch das äußere Genitale bis auf das Vierfache vergrößert werden kann, treten unter Blasenbildung Herde feuchter Gangrän auf der Haut des Penis und des Scrotums auf, wobei der Prozeß entweder auf die Haut beschränkt bleibt oder, in die Tiefe greifend, zu partieller oder totaler Zerstörung des Penis wie eines oder beider Hoden führen kann. Der gangränöse Herd ist graugrün verfärbt, die Ränder stark gerötet und infiltriert, häufig schließt sich eine erysipelatöse Rötung der umgebenden Hautpartien an, während die eigentliche Gangrän nur selten auf den Unterbauch und die Oberschenkel, fast nie auf das Perineum übergreift. RANDALL führt als 3. Moment dieser Erkrankung das vollkommene Fehlen der gewöhnlichen Ursache einer Gangrän an und TELTSCHER fügt bei, daß man nur von einer echten Spontangangrän sprechen kann, wenn die übrigen Ursachen der Gangrän auszuschließen sind. Bei der echten Spontangangrän handelt es sich stets um eine Infektion und ist die ganze Summe der Erkrankungen in zwei große Gruppen zu teilen: 1. in eine, bei welcher *gasbildende Mikroorganismen die Ursache sind*, hierher gehören die Fälle von COENEN und PRZEDBORSKY, LEGROS, LECENNE, RANDALL und SCHÖNBAUER, welch letzterer in exakter Untersuchung einen grampositiven Bacillus aus der Gruppe der Ödembacillen als Erreger feststellte und 2. in jene größere Gruppe, wo sich *andere Mikroorganismen als Ursache* finden lassen. So entstehen gangränöse Prozesse auf der Basis eines sog. Erysipèle broncée als Vorstadium. Hierher gehören die Fälle von FOURNIER, DUCLEAUX, LELOIR und BALZER und BONNIÈRE DE LA LUZELLERIE. In einer Reihe von Fällen dieser Art wurde die Klinik noch durch den Nachweis von Streptokokken gestützt, so in den Fällen von FOURNIER, KOCHER, KAUFMANN, KORTE, KÜTTNER, BISSET, WENDEL und in den Fällen von CAMPBELL und HORKINS, in welch letzteren *ein* Streptococcus haemolyticus die Ursache war. BITSCHAI fand in einem foudroyant, innerhalb 48 Stunden zum Tode führenden Falle, bei einem 58 jährigen Mann, in den gangränösen Herden Streptokokken und Diplokokken. Andere Autoren wie DIEULAFOY nehmen das Zusammenwirken eines aeroben Bacillus mit einem anaeroben Diplokokkus an. Den letzten klinisch und bakteriologisch genau studierten Fall veröffentlichte

TELTSCHER, dessen 60 jähriger Patient nach 30 Stunden Erkrankungsdauer die volle Höhe des Prozesses zeigte, der in weiteren 18 Stunden tödlich verlief. Im Gewebe wurde ein Streptokokkus in Reinkultur gefunden. Wichtig ist die weitere Feststellung TELTSCHERs, daß in der nächsten Umgebung der Gangrän die Venen thrombosiert sind und aus diesem Zustande heraus ist die Möglichkeit des Entstehens von Metastasen und weiterhin einer Sepsis auf embolischem Wege zu erklären, wie anderseits TELTSCHER annimmt, daß die Thrombosierung eines Gefäßgebietes in der Genitalregion, die auf eine okkulte Infektion von irgendeiner Stelle des äußeren Genitales zu beziehen ist, die evtl. wie in den Fällen von GUYON und ALBARAN, COENEN und PRZEDBORSKY wie BITSCHAI auch von der Harnröhre aus erfolgen kann, daß also diese Thrombosierung die Vorstufe und eigentliche Ursache der Gangrän ist, die, sich latent entwickelnd, plötzlich in Erscheinung tritt, womit das jähe Entstehen dieser Prozesse erklärt wird. Der Prozeß führt in 20—23% der Fälle zum Tode und kann evtl. durch ausgiebige Incisionen und entsprechende Drainage beherrscht werden. Im Kriege war eine auffallende Zunahme dieser Spontangangrän zu konstatieren und wurden von DUBS, FINGER, KYRLE, THIERRY, SALINGER, STUTZIN und v. LICHTENBERG hierhergehörige Fälle mitgeteilt.

Ein Fall eigener Beobachtung kam uns kürzlichst zu. Es handelte sich um einen 38 jährigen verheirateten Mann, bei dem sich im Anschluß an eine kleine Abschürfung der Haut an der linken Gliedseite eine unbedeutende oberflächliche Entzündung und im Anschluß daran binnen 48 Stunden eine schwere, rasch fortschreitende Gangrän entwickelt hatte, die am dritten Tage nach Beginn der Affektion, in Form eines nekrotischen, scharf umschriebenen, schwärzlich-schiefergrauen, trockenen Herdes, die ganze linke Seite des Gliedes einnahm. Die nekrotische Partie ist von einer ungefähr fingerbreiten, nach außen recht scharf abgesetzten, deutlichst hämorrhagisch suffundierten Entzündungsröte umgeben, die von der oberen Umrandung in Form einer intensiven erysipelatösen Entzündung sich über den Mons veneris und über die ganze untere Bauchhälfte erstreckt. Die letztere oberflächliche Hautentzündung unterscheidet sich von einem typischen Erysipel durch den etwas undeutlich gezogenen Rand, das Fehlen der ödematösen Schwellung dieses, und auch die Farbe ist mehr eine entzündlich-ziegelrote, gegenüber der bräunlich, leicht-violettroten des Erysipels. Als Ursache kamen in diesem Falle Streptokokken in Betracht und ist der Fall der durch diese Erreger bedingten Form der *Spontangangrän des äußeren Genitales* zuzuzählen. Heilung durch Operation (Prof. DENK).

Außer den bis jetzt geschilderten Gangränformen finden sich in der Literatur noch einzelne interessante Fälle eigener Art, die hier auch mitgeteilt werden sollen: So der von der Eichel und Vorhaut ausgehende und sich weiter ausbreitende destruktive gangränöse Prozeß, über den MILIAN und PERRIN berichten, wo aus dem Ulcussekret wie aus dem Blut während des Fieberanstieges ein morphologisch dem DUCREYschen Bacillus ähnlicher, aber in der Kultur differenter Bacillus gezüchtet wurde, der bei Versuchstieren unter Gangränerscheinungen den Tod herbeiführte. Zur Vervollständigung der verschiedenen Prozesse sei noch die Beobachtung H. HOFFMANNs angeführt, der bei einem sekundären Luetiker aus kleinen eitrigen Geschwüren im Vorhautsack auf Glans und Praeputium einen destruierenden gangränös subakut verlaufenden Prozeß entstehen sah, der nach Durchbruch des Praeputiums sich schließlich in Form eines stellenweise 4 cm breiten, von zackigen, unterminierten Rändern begrenzten Geschwürs bis zur Peniswurzel erstreckte. Die bakteriologische und Blutuntersuchung fielen negativ aus; histologisch handelte es sich um eine tuberkuloide Struktur des Gewebes mit der Bildung zahlreicher LANGERHANSscher Riesenzellen. Spezifische Therapie brachte Besserung. Es scheint sich in diesem Falle von Gangrän, den JADASSOHN auf Grund einer eigenen Beobachtung als serpiginösen Schanker ansprach, ätiologisch vielleicht doch um eine ulceröse Lues gehandelt zu haben.

Während bei den geschilderten Gangränformen, mit Ausnahme der mit traumatischer, thermischer oder chemischer Ätiologie, es sich stets um Infektionen durch bestimmte Mikroorganismen gehandelt hat, kann natürlich eine Gangrän des äußeren Genitales auch durch primäre Gefäßveränderungen zustande kommen. Daß sich sekundär in solchen nekrotischen Herden Mikroorganismen ansiedeln und eine fortschreitende Gangrän bedingen können, ist möglich. So ist hier die interessante Mitteilung von LEGUEU und CHARRIER anzuführen, nach welcher es auf Grund einer fortgeschrittenen Atheromatose der Arteria dorsalis penis bei einem 52 jährigen Mann zur sekundären Infektion mit anaeroben, grampositiven Staphylokokken und einem grampositiven Kokkobacillus kam, woraus sich eine ausgebreitete Gangrän des Gliedes mit tödlicher Sepsis entwickelte. Daß evtl. auch in den Gefäßen des Penis sich Gefäßwandveränderungen ausgesprochen luetischer Natur, wie Mesarteritis mit Endothelveränderungen im Sinne einer Endarteritis obliterans (WINIWARTER), wie solche an den Extremitäten KAZDA beschrieben, sich entwickeln können, ist allenfalls anzunehmen.

Es sei hier nur noch kurz einer ganz eigentümlichen Erkrankung Erwähnung getan, die, erst vor mehreren Jahren SCHULTZ zum ersten Male beschrieben, während BALTZER, die bis jetzt beobachteten Fälle unter Beigabe eigener sehr interessanter und instruktiver Beobachtungen zusammenfassend, dargelegt hat, nämlich der sog. *Agranulocytose.* Das Kardinalsymptom dieser Erkrankung besteht in dem Mangel, ja fast völligem Schwund der weißen Blutelemente. Der Verlauf der Erkrankung ist der, daß bei akutem oder zuerst schleichendem und dann plötzlich sich verschärfendem Beginn, unter hohem Fieber, sich ein schwerer Allgemeinzustand entwickelt, wobei Abnahme der granulierten Leukocyten bis zu fast völligem Schwund, bei sonst normalem Blutstatus bis auf Vermehrung der Lymphocyten, nekrotisierende Prozesse im Rachen, besonders an den Tonsillen, im Magendarmkanal, vor allem aber an den äußeren Körperöffnungen und auf der Haut auftreten. Bei den meisten Fällen kommt es unter ikterischen Symptomen in wenigen Tagen zum Tode, bis auf zwei geheilte Fälle (LAUTER und EHRMANN-PREUSS). Auf der äußeren Haut wurden bis jetzt Nekrosen an den Mammae und am äußeren weiblichen Genitale beobachtet. Da aber evtl. solche nekrotische Herde gelegentlich auch am männlichen Genitale, evtl. im Vorhautsack lokalisiert, auftreten können, wurde die Erkrankung zur Ergänzung der Symptomenbilder der Genitalgangränen hier noch angeführt. Die Nekrosen der äußeren Haut und der Schleimhäute sind histologisch scharf begrenzt, in den oberflächlichen Partien von Bakterienhaufen durchsetzt; keinerlei leukocytäre, dafür aber allenfalls plasmacelluläre und lymphocytäre Reaktion in der Umgebung, Bildung hyaliner und fibrinhaltiger Thromben und reichlich Plasmazellen in den Lymphdrüsen.

Gegebenenfalls kann, wie an anderen Stellen der Körperoberfläche und an der Schleimhaut, auch am männlichen Genitale die *akute lymphatische Leukämie* Nekrosen der Haut und auch des tieferen Gewebes mit rapidem, unaufhaltsamem Zerfall bedingen.

4. Die Gruppe der diathetischen Balanitiden.

Wir verstehen darunter Balanitiden, die als Folge der direkten Reizung durch den Urin zustande kommen, durch Substanzen, die im Urin enthalten, diesem nicht durch Absorption von Medikamenten einverleibt wurden, sondern deren Auftreten ausschließlich in einer Ernährungsstörung, in einer primären

Autointoxikation des Organismus seinen eigentlichen Grund hat. Körper, die zum Teil als Medikamente, zum Teil in anderer Form dem Organismus zugeführt, durch den Harn ausgeschieden, unter bestimmten Verhältnissen in den Vorhautsack mit diesem gelangen und dort Reizzustände hervorrufen, sind z. B. die Canthariden (TARDIEU-GUYON), das Natriumnitrat (LALLEMAND), das Jodnatrium (MERCIER) und die Thapsia (BOUDRE). SCHREUS und weiters BUELER berichten bei intramuskulärer Wismutbehandlung über ein der Balanitis erosiva ähnliches Krankheitsbild; die dunkle Verfärbung des Smegmas beruht auf dem ausgeschiedenen Wismut. Als Ursache der Verfärbung nimmt SCHREUS die Bildung von Schwefelwismut an. Es ist nicht unmöglich, daß, wie Quecksilber und Wismut die Stomatitis mercurialis resp. bismutica durch Schaffung günstiger Entwicklungsbedingungen für das in der Mund- und Rachenhöhle sich findende ursächliche Virus (vibrioförmige, fusiforme und Nekrose-Bacillen und Spirochäten) erzeugen, daß wie das Quecksilber, wie bereits erwähnt, bei luetischer Phimose angewandt, das Wachstum des Virus der gangränösen Balanitis fördert, so auch das Wismut für die im Smegma sich findenden ursächlichen Mikroorganismen günstigere Lebensverhältnisse bedingt und dadurch Anstoß zum Entstehen einer Balanitis erosiva gibt. Um solche Substanzen handelt es sich bei den diathetischen Balanitiden nicht, sondern, wie schon erörtert, um Stoffe, die, durch eine Störung des Stoffwechsels in ungewöhnlicher Menge mit dem Harn ausgeschieden, unter Umständen in den Vorhautsack gelangen und hier als solche oder durch sekundäre Zersetzungsvorgänge, die rein chemischer oder bakteritischer Natur sein können, Reizzustände hervorrufen. Diese Stoffe sind besonders *harnsaure Salze*, *oxalsaure Salze*, *Phosphate* und der *Zucker*. Unter normalen Verhältnissen werden die erstgenannten Substanzen wohl niemals in einer solchen Menge in den Vorhautsack gelangen können, daß sie dort Reizzustände hervorrufen können. Besteht jedoch eine kongenitale Phimose oder ist es bei alten Leuten zur Entwicklung einer sog. Altersphimose (ENGLISCH) gekommen (s. Kap. „Phimose"), so ist es ganz gut verständlich, daß der im Vorhautsack sich häufig ansammelnde und dort stagnierende Harn als solcher und namentlich bei Zersetzung direkt eine Balanitis zu erzeugen imstande ist. Unter Umständen setzen sich die im Urin enthaltenen Salze dann im Vorhautsack ab und man beobachtet dort, ohne daß das betreffende Individuum über besondere Reizzustände klagt, Ansammlungen von harnsauren und phosphorsauren Salzen in einer Menge, daß es geradezu zu einer Steinbildung kommen kann. Die Ursache der Entwicklung von Präputiualsteinen, deren Zusammensetzung und die durch sie bedingten entzündlichen Veränderungen wurden schon im Kapitel „Phimose" ausführlich geschildert. Unter anderen Umständen, besonders wenn es sich um mit *Harnsäure* überladenen Harn handelt, wo gleichzeitig stets andere Fleischsäuren und besonders auch Kreatinine ausgeschieden wurden, neigt der Harn stark zu ammoniakalischer Gärung. Die Folge wird die Entwicklung einer Balanitis mit mehr oder weniger lebhaften subjektiven Beschwerden sein.

Von den diathetischen Balanitiden ist die am besten charakterisierte und dabei relativ häufigste die *Balanitis diabetica*. Lassen wir zuerst einen auf dem Gebiete dieser Balanitisform so erfahrenen Kliniker wie ENGLISCH sprechen, der das Krankheitsbild in folgender Weise zusammenfassend schildert: Der Beginn der Balanitis diabetica ist dadurch gekennzeichnet, daß es zuerst zu einer vermehrten Absonderung aus dem Vorhautsack kommt, diese ist sehr reichlich, übelriechend und kann selbst durch die größte Reinlichkeit nicht völlig bekämpft werden. Die äußere Harnröhrenöffnung ist gerötet, die Ränder sind gewulstet, der Schleimhautüberzug der Eichel anfangs noch lichtrot, schlüpfrig, gegen

Berührung empfindlich, nimmt im weiteren Verlauf eine dunklere Färbung an, verliert das glatte Aussehen, wird samtartig, mit schmierigem, zersetztem Smegma bedeckt, welches manchmal so fest haftet, daß die Vorhaut wie mit einem croupösen Belag bedeckt erscheint. Bei längerem Bestande der Balanitis kommt es zur Wucherung der Papillen der Glans. Die entstehenden Vegetationen sind nach Reliquet, Dalton, Teschenmacher immer rot, sehr gefäßreich, bei der leisesten Berührung blutend, einzeln oder in Gruppen stehend. Tuffier und wir sahen aus solchen Papillomen sich Carcinome entwickeln. Nach Englisch gehen die bei Diabetes im Vorhautsack sich entwickelnden Geschwüre aus Bläschen hervor, deren Dauer sehr kurz ist, so daß ihr Bestehen von manchen Autoren (Grübler) geleugnet wird. Diese Ulcera haben anfangs eine rundliche oder elliptische Gestalt, keine unterminierten Ränder, sondern fallen terrassenförmig gegen den Grund ab. Dieser ist flach, meist weißlich belegt. Im sauer reagierenden Sekret fand Englisch Pilzelemente, die Friedreich zum Aspergillus, Beauvais zum Oidium rechnet. Nach Grübler kommt es durch die Wirkung der Mikroorganismen auf den im Vorhautsack stagnierenden zuckerhaltigen Harn zu einer essigsauren und milchsauren Gärung und die dabei entstehenden chemisch reizenden Produkte verursachen die Balanoposthitis. Die aus den Geschwüren hervorgehenden Narben zeigen eine große Retraktilität, so daß es zur Schrumpfung und zur raschen Entwicklung der Phimose kommt. Besonders frühzeitig treten diese Ulcecra an der Mündung der Vorhaut auf, bilden hier zahlreiche Fissuren und es kommt daher frühzeitig zur Entwicklung eines narbigen Saumes; derselbe hat eine weißlichrosa Verfärbung und erscheint bei Anspannung glänzend. Anfangs besteht nur ein leichtes Ödem der Vorhaut, allmählich aber nimmt dasselbe zu und es tritt später auch eine Schwellung der Glans dazu. Die Vorhaut wird starr, dick, unbeweglich (prépuce de carton de Fournier), das äußere Blatt rötet sich immer mehr und mehr, die Gefäße treten stark hervor und schließlich kann sich allenfalls sogar an einer Stelle ein gangränöser Zerfall entwickeln. Vaquez sah einen solchen aus einer linearen Erosion der Glans entstehen und fast zur völligen Zerstörung derselben führen. Dieser Ausgang ist jedoch der seltenere. Die Entwicklung geht zumeist in der Weise vor sich, daß die Vorhaut, wenn die Geschwüre am Rande und an der Innenfläche zur Vernarbung kommen, ihre Infiltration verliert, derb, wenig nachgiebig erscheint, die äußere Mündung ist dann manchmal weiter wie normal, aber völlig undehnbar; selten erscheinen die Narben größer und bilden Sklerome. Der Verlauf der ganzen Erkrankung ist im allgemeinen ein chronischer, in 5—7 Monaten bilden sich schließlich die hochgradigsten Veränderungen aus. Dieulafois, Reclus und Kirmisson sowie Sayre heben besonders hervor, daß die diabetische Balanitis in ihrer Hartnäckigkeit, mit ihren fortwährenden Herpesausbrüchen, der Geschwürsbildung und der Entwicklung der Phimose die Ursache schwerer neurasthenischer Beschwerden und hysteriformer Hypochondrien werden könne.

Meine eigenen Erfahrungen über die Klinik der Balanitis diabetica stützen sich auf die Beobachtung von 17 Fällen, die alle Entwicklungsstadien und Folgezustände dieses eigentümlichen Prozesses umfassen. Unter mehr oder weniger lebhaftem Jucken kommt es zumeist zu einer reichlichen Bildung eines dünnflüssigen, graugelblichen Smegmas, das beim Zurückstreifen des am Rande leicht geröteten Praeputiums in zarter Schicht den ganzen Vorhautsack überzieht und nach dessen Abwischen die Oberfläche von Eichel und Vorhaut stellenweise in verschiedener Ausdehnung gerötet erscheint, wobei an diesen geröteten Partien hier und da zarte Erosionen des Epithels festzustellen sind, während das Epithel im übrigen matt gefärbt und leicht maceriert erscheint. Im weiteren Fortschreiten wird das Sekret immer reichlicher, von serös-eitriger Beschaffenheit, graugelb gefärbt und von eigentümlichem Geruch, dabei festere, weißliche bis graugelbe, flockige Massen suspendiert enthaltend. Die Bildung von Erosionen auf der Oberfläche von Glans und Praeputium wird immer deutlicher und ausgedehnter, in den erodierten, geröteten Stellen, namentlich an der Unterfläche der Glans wie an der Corona und im Sulcus glandis treten die Papillen deutlich hervor, dabei nimmt die Rötung und Infiltration des Margo praeputii immer mehr zu, es kommt nicht selten zur Bildung reichlicher, zumeist ganz seichter fissurärer Einrisse und gelegentlich entwickelt sich auf dem äußeren Blatt der Vorhaut und in der Nachbarschaft das Bild zerstreuter juckender, geröteter schuppender Herde, die den Eindruck eines mykotischen Ekzems machen. Im weiteren Fortschreiten des Prozesses nimmt vor allem die Infiltration und damit die Rigidität des Margo praeputii zu, die Folge davon ist zuerst eine inkomplette Phimose, denn obwohl schon jetzt die ganze Vorhaut durch Ödem und Infiltration, wenn auch mäßig verdickt erscheint, so verhindert neben dieser Veränderung vor allem die Starrheit und Enge des Margo praeputii das völlige Zurückziehen der Vorhaut. Die Fissurenbildung am Margo nimmt weiter an Reichlichkeit und Tiefe zu, das erhaltene Epithel erscheint verdickt, maceriert und weißlich verfärbt. Schiebt man die Vorhaut bis fast zur Grenze der vorderen Hälfte der Glans zurück, so erscheint das Orificium urethrae, dessen Lippen auffallend gerötet, geschwollen und stark durchfeuchtet erscheinen. Die Glans selbst zeigt stellenweise unregelmäßig erodierte Partien, daneben ist der Epithelüberzug verdickt, samtartig aufgelockert, grauweiß verfärbt und von einem schmierigen Sekret überdeckt. Auf streichenden Druck auf den Vorhautsack entleert sich ein graugelbes Sekret, das dichtere grauweiße, graugelbliche Flocken suspendiert enthält. Setzt keine Therapie ein, so verschlimmert sich der Prozeß weiter insoferne, als bei gleichzeitig stellenweise zunehmender Infiltration des Praeputiums Schrumpfungsvorgänge einsetzen, welche das von ENGLISCH geschilderte Bild des derben, unregelmäßig gefalteten, wie mit den Fingern zusammengedrückten Praeputiums bedingen, für welchen Zustand FOURNIER den Ausdruck *prépuce de carton* geprägt hat. Zu den erosiven und hypertrophischen Erscheinungen an der inneren Auskleidung des Präputialsackes kommt es, namentlich auf Basis von Erosionen sich entwickelnd, zur Bildung verschieden ausgedehnter ulceröser Prozesse, die Geschwüre meist flach, mit unebenem Grund, abgeschrägtem Rand, stellenweise weißgelb, stellenweise graugelb fibrinös belegt. In einzelnen Fällen sah ich die jähe Entwicklung einer gangränösen Balanitis; in allen diesen Fällen, in denen bis auf einen das symbiotische Virus der gangränösen Balanitis, Spirochäten mit vibrioförmigen und fusiformen Bacillen wie filiformen Nekrosebacillen die Ursache der Nekrose war, während in dem vereinzelten Ausnahmefalle, der die Komplikation mit einem Erysipel in der Genitalgegend darbot, der Streptokokkus der ursächliche Erreger des nekrotischen Zerfalls war, war sofortiges chirurgisches Eingreifen nötig. Subjektiv wird der Prozeß durch die Empfindungen des Juckens und Kitzelns eingeleitet, welche Beschwerden bei Steigerung des Prozesses in ein verschieden intensives Brennen und auch in lebhafte Schmerzen übergehen können. Nicht selten entwickelt sich in diesem Stadium der Geschwürsbildung eine dorsale Lymphangitis, und inguinale Adenitis, und hier bei der diabetischen Balanitis kommt es auch auf dem für die Entwicklung der Eitererreger so günstigen Boden gelegentlich zum eitrigen Zerfall und zur Exulceration der Lymphdrüsen oder eines zufällig entstandenen Bubonulus. Die Ursache dieser Komplikationen sind meistens Streptokokken und daher entwickelt sich auf dem Boden der Entzündung des Lymphapparates gelegentlich eine ätiologisch gleiche Erkrankung der Haut der Umgebung, ein Erysipel. Neben den eben geschilderten Symptomen ist das vorherrschende Zeichen der Balanitis eine ungewöhnliche Hartnäckigkeit, die trotz spontaner Schwankungen in der Intensität des Symptomenkomplexes weitgehende Rückgänge, gefolgt von jähen Verschlimmerungen, als das auffallendste Merkmal aufweist und die wie eine Furunculose oder ein hartnäckiges mykotisches Ekzem zur Diagnose Diabetes führen muß. Nun sei gerade hier darauf verwiesen, daß der Prozeß bei aller Hartnäckigkeit und Chronizität in manchen Fällen auf einem gewissen Intensitätsstadium stehen bleibt, über eine gewisse mäßige Höhe der Erscheinungen nicht hinausgeht, aber eben durch seine Hartnäckigkeit, durch das Schwanken in der Intensität des Krankheitsbildes, spontane Rückbildung fast bis zur Norm und unregelmäßiges Aufflackern der Entzündung, ein derart eigentümliches Bild ergibt, daß man durch die Summe der klinischen Erscheinungen zur Untersuchung des Urins gedrängt wird und damit fast stets die Diagnose „Diabetes“ gegeben ist, die dann noch durch die mikroskopische Sekretuntersuchung der Balanitis und den Nachweis von Pilzen ergänzt wird. Ich hebe ausdrücklich hervor, daß die Diagnose nicht immer durch die erste Urinuntersuchung gesichert wird, manchmal sind fortlaufende Urinuntersuchungen nötig, um die Überzeugung von dem Bestehen eines Diabetes, bei dem andere klinische Symptome ganz fehlen können, zu verschaffen. Und auf diese Fälle sei hier ganz besonders verwiesen, denn sie sind ja die wichtigsten, die objektiven und subjektiven Symptome im Vorhautsack werden als die Erscheinungen einer Balanitis vulgaris aufgefaßt und diese Diagnose, da lokale Behandlung oft weitgehende und eine Zeitlang andauernde Remission schafft, durch lange Zeit festgehalten. Nur wiederholte Untersuchungen des Urins auf Zucker wie Feststellungen des Blutzuckergehaltes bringen da endlich Klarheit und der Prozeß wird erst endgültig behoben, wenn durch eine entsprechende Diät, evtl. Insulinbehandlung oder parenterale Eiweißkörpertherapie (Caseosan, G. Singer) das Grundleiden entsprechend beeinflußt wird. Unter meinen Beobachtungen befinden sich da Fälle, wo eine solche als Balanitis vulgaris aufgefaßte Balanitis diabetica ungewöhnlich lange bestand, d. h. durch lange Zeit immer wieder rezidivierte und der Zuckernachweis nur zu Zeiten heftigerer Gemütserregung oder schwerer körperlicher oder geistiger Anstrengungen gelang. Dazu kommt, und dies sei der eigentlichen bakteriologischen Erörterung vorweggenommen, daß im Balanitissekret, in den nur zeitweise Zucker durch den Urin ausscheidenden Fällen, nicht immer Pilzelemente gefunden werden, sondern daß nur die Bakterienflora des Smegmas im allgemeinen oder in einzelnen Formen sich besonders vermehrt zeigt.

Wie schon erwähnt, ist die Häufigkeit der diathetischen Balanitiden eine sehr geringe und selbst die relativ häufigste Form, die Balanitis diabetica ist eine seltene Erscheinung, besonders wenn man die jäh sich bis zu einem hohen Grade der Veränderungen entwickelnden Formen in Betracht zieht. Im allgemeinen leiden ungefähr 7% der Diabetiker an balanitischen Veränderungen im Vorhautsack und dabei sind alle Grade der Entzündung, auch die klinisch scheinbar so leichten, zumeist als Balanitis vulgaris geltenden, nur durch ihr hartnäckiges Rezidivieren auffallenden Formen, mitgezählt[1]). Durand-Fardel meint sicherlich die klinisch schweren Formen, wenn er sagt, daß er unter 344 Fällen von Diabetes keinen einzigen Fall von Balanitis fand. Wenn man aber die Diabetiker genau inquiriert und untersucht, so findet man, daß die balanitischen Symptome bei den Diabetikern doch etwas häufiger sind und daß die Summe aller Formen, von der leichtesten Erscheinung, ob durch Pilze oder Vermehrung der normalen Flora im gesamten oder in einzelnen Arten bedingt, bis zu den schwersten Erscheinungen, ungefähr die angegebene Prozentzahl ausmachen dürfte. Es ist hier nur noch hervorzuheben, daß in der großen Mehrzahl der Fälle im normalen

[1]) Eine Statistik über das Diabetikermaterial Hofrat Prof. Singers ergibt ungefähr dasselbe Verhältnis.

Vorhautsekret Pilzformen nachweisbar sind und daß einerseits das Eindringen des zuckerhaltigen Urins in den Vorhautsack, anderseits der vermehrte Zuckergehalt des Blutes und der Gewebe, die direkte Ursache des Wachstums dieser Mikroorganismen darstellen. Aber in jenen Fällen, wo nur die normale Bakterienflora in allen ihren Arten oder in einzelnen Formen wesentlich überwiegend vermehrt ist, kommt als ursächliches Moment vor allem die Veränderung des eigentlichen Nährbodens, des Vorhautsackgewebes, also eine Veränderung des Organismus selbst, die natürlich im vermehrten Zuckergehalt des Gewebes und des Blutes ihren Grund haben dürfte, in Betracht. Nicht zu vergessen ist auch hier, wie dies schon im Kapitel „Phimose" ausführlich geschah, nochmals auf die Gefahr hinzuweisen, die wie alle chronischen, lange bestehenden Balanitiden, so auch die Balanitis diabetica für die drohende Entwicklung eines Carcinoms darstellt. Bei einzelnen Fällen kam noch fördernd eine Lues hinzu, die, wie schon im Kapitel „Phimose" besonders hervorgehoben wurde, durch das Weiterbestehen latenter subepithelialer Entzündungsherde im Bindegewebe, den chronischen Reiz auf das Epithel erhöht und die Carcinomentwicklung zu beschleunigen imstande ist. Da die Carcinomentwicklung zumeist in Fällen länger bestehender Phimose zustande kommt, kann man die ersten Anfänge klinisch kaum beobachten, sondern der im Vorhautsack, meist in der Gegend der Kranzfurche sich entwickelnde derbe, zumeist schon exulcerierte Tumor, die Verschlimmerung des Gesamtzustandes der Balanitis, nicht selten eine auffallende Blutung aus dem Vorhautsack oder gar erst eine durch Metastasen bedingte Schwellung der Leistendrüsen führen diese Patienten zum Arzt. Das Vorstadium zur Carcinomentwicklung ist nach meinen Beobachtungen teils durch eine leukoplakische Veränderung, teils durch eine manchmal enorme papilläre Hypertrophie des Epithels gegeben.

5. Entzündungen des Vorhautsackes als Teilerscheinungen von exanthematischen Allgemeinerkrankungen des Organismus.

In diesem Kapitel sollen jene Entzündungen des Vorhautsackes besprochen werden, welche als Teilerscheinungen exanthemischer Krankheiten auftreten. Die häufigste und wichtigste derselben ist *die Lues*, deren Krankheitsprodukte oft unter dem Bilde ausgebreiteter Infiltration in Verbindung mit diffusen Entzündungserscheinungen auftreten. Es ist da vor allem der *Chancre combustiforme* zu nennen, der unter der Erscheinung einer manchmal die ganze Oberfläche einnehmenden Erosion auftritt, die mäßig infiltriert, von rotbrauner lackartig glänzender Farbe, scharf buchtig begrenzt erscheint. Differentialdiagnostisch kommt vor allem eine ausgebreitete erosive Balanitis in Betracht, von der sich aber der erwähnte Primäraffekt durch die dunkelrotbraune Farbe, das Fehlen der polyzyklischen, von nekrotischem Epithelsaum eingefaßten Ränder unterscheidet. Einer Balanitis erosiva recht ähnlich und mit diffusen Entzündungserscheinungen gepaart sind *junge, multipel im Vorhautsack auftretende Sklerosen.* Durch Konfluenz derselben entstehen größere polyzyklisch begrenzte Erosionen, die sich von denen bei Balanitis nur durch den etwas dunkleren Farbenton und das Fehlen der für Balanitis erosiva typischen nekrotischen Epithelsäume unterscheiden. Da sich aber oft gleichzeitig in der Umgebung solcher junger Sklerosen Entzündungserscheinungen mehr diffuser Natur, die in Lockerung und Rötung des Gewebes bestehen, finden, ist auf den ersten Blick die Unterscheidung manchmal eine recht schwierige. Bei genauem Zusehen werden jedoch die bereits bei der Besprechung der Differentialdiagnose der Balanitis erosiva angeführten Unterscheidungsmerkmale im Vereine mit der derben multiplen Leistendrüsenschwellung, welche in Fällen einfacher erosiver Balanitis doch nur seltener ausgesprochen ist, schon klinisch die

Entscheidung bringen. Ein jungen Sklerosen ähnliches Bild kann eine Aussaat eben sich entwickelnder, auf den Vorhautsack lokalisierter Papeln bilden. Dem eben geschilderten Bilde diffuser Entzündung neben jungen Primäraffekten im Vorhautsack recht ähnlich ist die von FINGER beschriebene *Balanitis syphilitica*, als welche dieser Autor einen der Angina specifica analogen Prozeß während der Eruptionsperiode auftretend, bezeichnet. Es entsteht diese Balanitis aus einem makulösen Exanthem des Vorhautsackes, in Form scharf umschriebener, fleckiger Rötungen; diese konfluieren und es entsteht ein mit Erosionsbildung, Nässen und vermehrter Smegmabildung gepaartes Erythem, das sich, über Glans und Innenblatt des Praeputiums ausbreitend, zu einem einer Balanitis erosiva recht ähnlichen Bilde entwickelt (eigene Beobachtungen, ein Fall von KREIBICH). Die dunkle Röte, das Entstehen aus einem erythematösen Fleck, während bei der Balanitis erosiva die Epithelnekrose das Primäre ist, geben den Unterschied; wir beobachteten auch unter einem ganz ähnlichen Bilde verlaufende *luetische Vaginitiden.* Die Efflorescenzen der oben geschilderten Balanitis syphilitica können sich zum Teil spontan zurückbilden, zum Teil in weiterer Entwicklung in diphtheritische Papeln übergehen.

In manchen Fällen ist der syphilitische Primäraffekt vollständig typisch entwickelt, in seiner Umgebung finden sich aber Entzündungserscheinungen, die ganz oberflächlicher Natur sind und in Rötung, Lockerung des Epithels mit stärkerer Durchfeuchtung desselben, sowie Bildung von stecknadelkopf- bis kleinlinsengroßen, rundlichen, unregelmäßig begrenzten Erosionen bestehen. In manchen Fällen spielen sich diese entzündlichen, oberflächlichen Erscheinungen auf Basis einer im Gewebe liegenden luetischen Infiltration ab, die von der Sklerose auf dem Lymphwege aus sich entwickelt hat. Man sieht dann im weiteren Verlaufe wie sich auf Basis solcher diffus infiltrierter, stellenweise erodierter Partien fibrinöse Beläge bilden, die, festhaftend, durch seröse Durchtränkung gelockert erscheinen; es entwickeln sich dann auch auf *der Basis solcher syphilitischer Balanitiden, Papeln.* Kommt es bei Lokalisierung einer Sklerose am Innenblatt oder Margo des Praeputiums oder bei diffuser luetischer Infiltration des Praeputiums zur Entwicklung einer Phimose, so besteht stets ein mehr oder weniger ausgesprochener diffuser Reizzustand im Vorhautsack. Schon dem klinischen Befunde nach kann man bei solchen Phimosen zwei Formen von Balanitis unterscheiden: die eine Form, bei der nur geringe entzündliche Erscheinungen bestehen, wo bei Druck auf das Praeputium dasselbe gar nicht oder nur gering schmerzhaft ist, der Ausfluß in spärlicher oder reichlicher Menge von graugelber Farbe vorhanden ist und die zweite Form, bei der sich gleichzeitig höhergradige entzündliche Erscheinungen finden, bestehend in stärkerer, manchmal etwas schmerzhafter Schwellung der phimotischen Vorhaut und reichlichem Ausfluß, in welchem sich mikroskopisch neben Spirochaetae pallidae das Virus der Balanitis erosiva, vibrioförmige wie fusiforme Bacillen, filiforme Nekrobacillen und Balanitisspirochäten in überwiegender Menge findet. Es bestehen dann beide Prozesse Lues und Balanitis nebeneinander.

Beim *Pemphigus vulgaris* kann man gelegentlich eine Lokalisation im Vorhautsack beobachten und kann sich durch die häufig rezidivierenden Blasenausbrüche ein lebhafter Entzündungszustand, eine mit reichlicherer Sekretion einhergehende Balanitis entwickeln. Ein die Blasenausbrüche begleitendes Ödem kann eine mehr oder weniger deutliche Phimose bedingen. Ein jüngst beobachteter Fall zeigte deutlich das geschilderte Bild. Auch der *Pemphigus vegetans* kann sich im Vorhautsack lokalisieren und hier eine Balanitis und Phimose hervorrufen.

Eine weitere exanthematische Allgemeinerkrankung, deren Efflorescenzen, wenn auch selten, im Vorhautsack zu finden sind, ist das *multiforme Erythem.*

In zwei Fällen unserer Beobachtung traten blaurot verfärbte, mit buchtigen Konturen begrenzte Flecke auf, innerhalb deren es besonders am Innenblatte des Praeputiums zu starker seröser Durchtränkung und schiefergrauer Verfärbung des Epithels kam, das an einzelnen Stellen durch eine geringe Menge Transsudat abgehoben erschien. Dieser Zustand bestand aber nur kurze Zeit; durch mechanische Insulte löste sich das Epithel alsbald völlig ab und es entstanden große, blaurot verfärbte nässende Erosionen. Ungleich häufiger ist die *Psoriasis vulgaris* neben gleichzeitig bestehenden Erscheinungen auf der äußeren Haut, aber auch ohne diese, ganz für sich allein, im Vorhautsack lokalisiert. Es entstehen braunrote trockene, scharf begrenzte, wie gefirnißt aussehende Flecke, die den ganzen Vorhautsack einnehmen können. Finden sich Schuppenauflagerungen, so beobachtet man dieselben besonders an den Randpartien in Form kleiner, weißlicher, derber Blättchen. Auch NIELSEN und NEUMANN haben solche Fälle mitgeteilt. Zur Vervollständigung sei nur noch der *Lichen ruber planus* erwähnt, der in Form typischer Knötchen oder manchmal recht großer, meist ovaler blauroter Plaques auftritt, die eine chagrinierte Oberfläche und vielfach gebrochene Begrenzungslinien aufweisen. Bei Rückbildung entwickelt sich im Zentrum eine dunklere, schiefergraue Pigmentation, während am Rand ein kontinuierlicher oder unterbrochener Kranz plateauartiger Lichenknötchen erhalten ist.

Was die *akuten Exantheme* anbelangt, so sah ich in einer Reihe diesbezüglich untersuchter Fälle von Masern die Haut des Genitale oft dicht von Efflorescenzen bedeckt, doch sah ich niemals solche im Vorhautsack selbst lokalisiert, noch konnte ich bei den untersuchten Kindern irgendwelche balanitische Erscheinungen konstatieren.

Auch JÜRGENSEN macht diesbezüglich keine Angabe. Analog verhalten sich die *Rubeolen.* Das *Scharlacherythem* tritt bekanntlich in großer Reichlichkeit am Genitale auf, doch fand ich in einer großen Anzahl untersuchter Fälle den Vorhautsack völlig frei. *Varicellen* werden an der Schleimhaut der Vulva verhältnismäßig häufig, selten im Präputialsacke lokalisiert beobachtet, und will ich nur diese Tatsache feststellen, obwohl man bei dem Auftreten einzelner Efflorescenzen nicht von einer Balanitis sprechen kann.

Variolaefflorescenzen kommen an der Urethralmündung beider Geschlechter vor (IMMERMANN). Nach den bei den Blatternepidemien 1907 und 1915 beobachteten Fällen war aber gerade das Genitale, das sog. Schenkeldreieck, meist frei; ich sah bei den beobachteten Fällen keine Efflorescenzen im Cavum praeputiale. SIMON (Hamburg) stimmt in seinen Beobachtungen überein. Daß bei Kindern, die infolge der genannten akuten Infektionskrankheiten sehr herabgekommen sind, gangränöse Prozesse am Genitale auftreten, die evtl. im Vorhautsack lokalisiert sein können, ist eine bekannte Erfahrung und wurde schon erwähnt. HENOCH schildert eine ganze Reihe solcher Fälle. Ich selbst beobachtete eine Vulvitis gangraenosa bei einem achtjährigen Mädchen, die, hauptsächlich durch lange vibrioförmige und Spirochäten hervorgerufen, nach einem erschöpfenden Scharlach zur Entwicklung kam und durch Setzung metastatischer pneumonischer Herde in der Lunge, durch dasselbe Virus bedingt, den Tod des Kindes herbeiführte.

Von den Epizoen des Menschen setzt sich die *Scabiesmilbe* mit Vorliebe im Vorhautsack fest und wir beobachten besonders an der Glans durch sie hervorgerufene entzündliche Erscheinungen. Abgesehen von kleinen entzündlichen roten Knötchen und den mehr oder weniger infiltrierten Milbengängen sahen wir manchmal diffus ausgebreitete Entzündungserscheinungen; es treten teils einzeln stehende, teils konfluierende bis hanfkorngroße, mit gelblichem Serum gefüllte Bläschen auf, die dann platzen und zum Entstehen von unregelmäßig begrenzten nässenden Erosionen Veranlassung geben. Diese Erosionen bedecken sich dann mit gelblichen Krusten, während in der Umgebung das Epithel leichte Abschilferungen zeigt. Gelegentlich kann durch den Reiz der Scabiesinfektion an sich, besonders aber durch das Kratzen ausgelöst, sich ein Ödem des Praeputiums und ein verschieden intensiver Grad einer Phimose entwickeln.

Von den *Arzneiexanthemen* sind vor allem die durch *Antipyrin* hervorgerufenen zu erwähnen, die, wenn auch sehr selten, im Vorhautsack lokalisiert, beobachtet wurden. Die proteusartigen, einmal mehr erythematösen, dann wieder bullösen, pemphigoiden Antipyrinexantheme sind nicht so selten auf Scrotum und Penis lokalisiert. In einem Falle unserer Beobachtung griffen die blauroten Flecken auch auf das Innenblatt des ödematösen Praeputiums über und breiteten sich über einen Teil des Vorhautsackes aus. Es ist ja bekannt, daß die Antipyrinexantheme am Genitale nach ihrem Ablauf Pigmentationen zurücklassen, „verge noire".

Das *Arsen* erzeugt manchmal bei längerem Gebrauch Erytheme an den Hand- und Fußsohlen und auch am Genitale. Wie diese Erytheme überhaupt selten zu beobachten sind, so ist besonders die letztere Lokalisation nur ausnahmsweise zu sehen. Ein Kollega bekam auf der Höhe einer Arsenkur ein solches Erythem am Genitale, das an der Haut des Penis, an der Vorhaut, auch an deren innerem Blatt in Form von zum Teile konfluierenden roten, leicht ödematösen Flecken auftrat. Daß evtl. bei internem Gebrauch von *Chinin*, *Balsamicis* und *Jod* ausgebreitete *Erytheme am Genitale* auftreten können, die auch den Vorhautsack einnehmen können, ist eine, wenn auch selten beobachtete Tatsache, die der Vollständigkeit halber erwähnt wird.

6. Balanitis bei Gonorrhöe.

In einzelnen Fällen kommt es bei akuten gonorrhoischen Urethritiden, besonders bei längerem Praeputium, bei reichlicher Ansammlung des Trippereiters im Vorhautsack zur Entwicklung von Reizzuständen auf Eichel und Vorhaut. Der Eiter ergießt sich über die ganze Glans und sammelt sich besonders im Sulcus coronarius an; das Zurückschieben der Vorhaut ist in allen diesen Fällen meist ein verhältnismäßig leichtes, da starkes Ödem selten vorhanden, die Oberfläche aber durch die, wenn auch nur dünne Eiterschichte schlüpfrig erhalten ist. Man sieht nach Abwischen des weißgelben, dünnflüssigen Eiters den Überzug der Glans und der inneren Lamelle des Praeputiums diffus gerötet, das Epithel stark durchfeuchtet und aufgelockert. Die Papillen an der Corona glandis sind gerötet, zum Teil erodiert und treten deutlich hervor. Das aufgelockerte Epithel ist stellenweise erhalten, stellenweise dagegen bestehen kleine oft nur punktförmige, in Gruppen beisammenstehende nässende Erosionen, die meist rundlich und leicht unregelmäßig begrenzt sind. Häufiger wie diesen diffusen über die Glans und den Vorhautsack ausgebreiteten Prozeß bei gonorrhoischer Urethritis sieht man Entzündungserscheinungen an der unteren Fläche der Glans und des Praeputiums, da hier mehr Gelegenheit zur Ansammlung des reizend wirkenden abtropfenden gonorrhoischen Eiters besteht. Subjektiv verursacht der Prozeß Jucken und mehr oder weniger lebhaftes Brennen.

Wie längere Zeit auf die äußere Haut einwirkende Eiterungen an und für sich, ohne daß das Virus dieser einen spezifischen Prozeß erzeugt, an Ort und Stelle reizend wirken und eine ekzemähnliche Dermatitis erzeugen, so wirkt auch der Trippereiter an und für sich als reizendes Agens auf den mit Plattenepithel überkleideten Vorhautsack. Die klinische Beobachtung wie die Impfversuche Batailles und Berdals sprechen dafür, daß der Gonokokkus im Vorhautsack nicht haftet und hier keine spezifische Veränderung erzeugt, aber die rein chemische Reizung durch den Eiter ist gelegentlich eine so intensive, daß es in manchen Fällen nicht nur zu den eben geschilderten oberflächlichen Veränderungen kommt, sondern daß auch das subepitheliale, lymphgefäßreiche Bindegewebe der inneren Lamelle der Vorhaut jäh anschwillt und sich eine Phimose mit Prolabierung des inneren ödematösen Blattes der Vorhaut, eine sog. Phimosis indolens, entwickelt.

Außer den eben geschilderten balanitischen Erscheinungen bei Gonorrhöe finden sich in der Literatur Mitteilungen von Krankenbeobachtungen, bei welchen Erscheinungen auftraten, die zum Teil auf eine direkte Ansiedlung von Gonokokken in den Gebilden des Vorhautsackes, wie Krypten, Tagdrüsen und paraurethralen Gängen zustande kamen, zum Teil durch Wirkung der durch die Blutbahn ins subepitheliale Bindegewebe von Eichel und Vorhaut gelangten Gonokokken, vorzüglich auf das Epithel, sich entwickelten. Diese letztere Form der Erscheinungen ist die häufigere und tritt dieselbe vor allem unter den Symptomen der sogenannten *Balanitis circinata* auf. Diese zuerst von BAERMANN und JADASSOHN klinisch geschilderte *Balanitis circinata gonorrhoica* wurde von ARNING und MEYER-DELIUS in 14 Fällen gonorrhoischer Allgemeininfektion neben anderen Erscheinungen hyperkeratotischer Natur beobachtet und schildern die Autoren die Affektion in der Bildung mehr oder minder zahlreicher, auf der Eichel und dem Innenblatt der Vorhaut lokalisierter, evtl. konfluierender runder, roter, manchmal feuchtglänzender, aber nicht sezernierender Flecke, von einem schmalen Kranz zarter, weißlicher Epidermisschuppen umrahmt; manche Efflorescenzen sind völlig von einem trockenen, krümeligen, graugelben Belag (JADASSOHN) oder einem Hornschild (ARNING) gedeckt. Die Efflorescenzen können auch zu girlandenförmigen Figuren zusammenfließen; Gonokokken konnten weder im Belag, noch im Gewebe der Flecken nachgewiesen werden. Histologisch handelt es sich um eine akute Entzündung, die hauptsächlich die Reteschichten betrifft (LEWANDOWSKY) und auf ein vorübergehendes Blasenstadium folgt bei deutlicher Parakeratose, Krusten- und Schuppenbildung. Weiters beschreibt HASLUND in einem Falle schwerer gonorrhoischer Allgemeininfektion neben einer Arthritis, Conjunctivitis metastatica und neben Hyperkeratosen auf der Planta gonorrhoischer Natur, auch die Entwicklung einer Balanitis circinata hyperkeratotica durch Gonokokken bedingt. PICCARDI hat in zwei Fällen schwerer blennorhoischer Infektion eine Balanitis folgenden Charakters beobachtet: die Läsionen im Vorhautsack bestanden aus kleinen Papeln und trocknen, polyzyklisch begrenzten Plaques, die von einer erhabenen hyperkeratotisch-krustösen Randzone von gelblicher Farbe umgeben waren. Die Erscheinungen waren vorwiegend an der Glans, besonders im Sulcus coronarius, aber auch an der Innenfläche des Praeputiums lokalisiert. Die Symptome schwanden mit der Abheilung der Gonorrhöe spontan. Weder an der Oberfläche noch in den krustösen Auflagerungen der Efflorescenzen konnten jedoch Gonokokken nachgewiesen werden. SAJGRAJEW beobachtete bei einem Manne bei einer intensiven gonorrhoischen Entzündung der LITTRÉschen Drüse auf der rechten Hälfte der Glans, die Entstehung roter Flecke, aus denen sich mit Borken bedeckte Scheiben entwickelten, deren jede einen zentralen flachen, blauroten und einen peripheren entzündeten gewulsteten Anteil aufwies. Der Autor glaubt, daß die eigentümlichen Herde auf aus der Tiefe aufsteigende Veränderungen auf dem Wege durch die Lymphbahnen zustande gekommen sein dürften, da sie nach Eröffnung und Entleerung des Drüsenabscesses sofort zurückgingen und verschwanden. Daß tatsächlich der Gonokokkus namentlich von der Frenulargegend aus in das Lymphgefäßsystem der Vorhaut eindringen und sich hier festsetzen kann und neben diffuser Entzündung und Schwellung, wie Infiltrationen, in den Lymphräumen selbst dissoziierte Absceßchen zu erzeugen imstande ist, zeigte mir ein im Jahre 1916 beobachteter Fall einer schweren Urethritis gonorrhoica mit ungemein reichlichem eitrig-blutigem Ausfluß, wo es zu einer von der Frenulargegend ausgehenden Entzündung des Praeputiums mit mächtigem Ödem, Infiltration und Entwicklung einer kompletten Phimose und zur Bildung zahlreicher, am Innen- und Außenblatt des Praeputiums lokalisierter, stecknadelkopf- bis hanfkorngroßer Absceßchen kam, die massenhaft Gonokokken enthielten. In diesem Falle meiner Beobachtung war sicherlich der in der Harnröhre lokalisierte schwere gonorrhoische Prozeß auf dem Wege über ganz vorne gelegene Schleimhautdrüsen, nach Entwicklung von Pseudoabscessen, in das Bindegewebe der Frenulargegend und von hier in das Lymphgefäßsystem des Praeputiums gelangt. Zu der selteneren Gruppe der Bildung gonorrhoischer Entzündung in den Anhangsgebilden des Vorhautsackes gehören noch folgende Fälle: HALLOPEAU schildert unter Betonung, daß der Vorhautsack sonst keinen günstigen Boden für den gonorrhoischen Prozeß im allgemeinen abgebe, die Bildung kleiner follikulärer Abscesse auf dem Innenblatt des Praeputiums, als deren Erreger die bakteriologische Untersuchung Gonokokken ergab. Eine analoge Beobachtung machte C. MILLS. Eigentümlich aber ist der kürzlich von A. WERNER publizierte Fall, wo bei völlig freier Urethra sich eine Balanoposthitis entwickelt hatte, in deren Sekret sich gramnegative Kokken fanden, die der Autor als Gonokokken anspricht. Es bestand eine komplette Phimose, die zum Zweck der lokalen Behandlung der Balanitis die Phimotomie nötig machte. Im Anschluß an beiderseitige Leistendrüsenschwellung entwickelte sich ein Absceß oberhalb der Symphyse, dessen Punktat intra- und extracelluläre gramnegative Diplokokken enthielt. Nach 14 tägigen Bestehen der Erkrankung entstanden Tendovaginitiden an den Extensoren beider Unterarme, die auf Arthigon und Vaccigon günstig reagierten, es entwickelte sich weiters im unteren Drittel der Streckseite des Unterarms eine kinderfaustgroße, fluktuierende Geschwulst, welche punktiert wurde und wie der Absceß am Mons veneris mit $2^0/_0$igen Rivanolspülungen behandelt wurde. Auch im Eiter dieser Geschwulst fanden sich gramnegative Diplokokken. Jetzt erst wich das bis dahin bestandene Fieber, die Phimotomie verheilte und die Abscesse vernarbten. WERNER nimmt an, daß es sich um eine isolierte gonorrhoische Infektion des Vorhautsackes gehandelt habe, daß der Prozeß von paraurethralen Gängen aus in die Tiefe des Gewebes und von hier in die Blutbahn selbst eingedrungen sei. Dieser eigentümliche Fall einer isolierten gonorrhoischen Infektion vom Vorhautsack aus, ist so auffällig, daß er hier festgehalten sei. Da der Fall in seiner gesamten Klinik exzeptionell, wäre eine Verifizierung der gramnegativen Kokken als Gonokokken durch die Kultur eine sichere Beglaubigung dieser so auffälligen isolierten Infektion gewesen.

7. Die vulgäre Balanitis.

Neben der großen Gruppe der erosiv-ulcerösen Balanitiden, die nach Klinik und Bakteriologie als verwandt angesehen werden müssen, neben den im Gefolge von Gonorrhöe zuweilen auftretenden Reizzuständen diffuser und umschriebener Form im Vorhautsack, wie ferner neben den im Verlauf von Stoffwechselerkrankungen besonders bei Diabetes und ferner bei exanthematischen Erkrankungen sich findenden Balanitiden, gibt es noch eine große Reihe von klinisch mehr oder weniger deutlich charakterisierten, in ihrer Bakteriologie noch nicht völlig sichergestellten Vorhautsackentzündungen, die ihr Entstehen traumatischen, chemischen oder bakteriellen Reizursachen versanken. Diese Balanitiden werden gewöhnlich unter dem Namen der *vulgären Balanitiden* oder als *diffuse, irritative Vorhautsackentzündungen* bezeichnet. Es muß genügen, die wesentlichen klinischen Charaktere der vulgären Balanitisformen zu schildern, wichtige differentialdiagnostische Punkte gegenüber den anderen nach allen Richtungen scharf charakterisierten Balanitiden hervorzuheben und unter Heranziehung besonders des ätiologischen Moments die verschiedenen Krankheitsbilder klinisch und bakteriologisch insoweit festzustellen, daß doch eine gewisse übersichtliche Gruppierung ermöglicht wird und grobe diagnostische Irrtümer vermieden werden können.

Als erste Gruppe sind *die traumatischen Balanitiden* zu erwähnen. Durch rein mechanische Irritationen oder durch längeres Verweilen von Fremdkörpern im Vorhautsack entstehen mehr oder weniger ausgebreitete Entzündungsherde, die durch Rötung, Nässen und Bildung unregelmäßiger Erosionen charakterisiert sind. Als Ursache dieser Entzündungen ist das Trauma allein zu bezeichnen, da der bakteriologische Befund keineswegs von dem des normalen Vorhautsackes wesentlich differiert. Recht häufig sind die nach *Einwirkung gewisser chemischer Substanzen auftretenden Entzündungen im Vorhautsack.* Hier ist es vor allem das *Sublimat*, welches in stärkerer Konzentration zu Waschungen verwendet, lebhaft reizend auf den Vorhautsack wirkt. Es entstehen entweder nur einfache erythematöse Entzündungen, die mit lebhafter Rötung, stärkerem Nässen und heftigem Jucken einhergehen, oder aber es kommt bei intensiver Verätzung zur Bildung kleiner, mit Serum oder mit Eiter gefüllter Bläschen, die durch geringe mechanische Insulte platzen und zur Bildung größerer und kleinerer Erosionen Veranlassung geben. Bei längerer Einwirkung besonders konzentrierter Sublimatlösung können sich durch umschriebene Verätzungen seichte diphtheritisch belegte Ulcerationen bilden. Die Affektion verursacht stets heftiges Brennen und geht manchmal mit starkem Ödem und auch Phimosenbildung einher. Ähnlich wirkt die *Carbolsäure* und das *Lysol* in stärkeren Konzentrationen angewendet. Das *Jodoform* erzeugt bei Idiosynkrasie gegen dasselbe wie an anderen Orten so auch im Vorhautsack unter Umständen recht heftige erythematöse und ekzemähnliche, oft mit starkem Ödem des Praeputiums einhergehende Entzündungserscheinungen.

CORDIER sah bei mehreren Individuen, welche innerlich Jodpräparate genommen, bei gleichzeitiger Applikation von Kalomel in den Vorhautsack, sehr schmerzhafte, diffus entzündliche Balanitiden entstehen. Der Autor führt diese Reizung auf das durch Verbindung von Quecksilber mit Jod entstehende *Protojodür* zurück. Es muß aber hervorgehoben werden, daß bei manchen Menschen das Quecksilber an und für sich, in Form von Salben oder Pflastern in den Vorhautsack gebracht, heftig reizend wirkt. Bezüglich anderer Substanzen, die eine chemische Reizwirkung auf den Vorhautsack entfalten, sei die Beobachtung von DUCAS erwähnt, der bei Knaben, die sich den Saft gewisser *Euphorbiaceen* auf das Genitale rieben, heftige Balanitiden entstehen sah. Eine interessante Beobachtung machte BRAINE, der bei einem Manne, der sich im Seebad über einen mit *Actinien* besetzten Felsen emporgezogen hatte und dabei sein Genitale mit diesen Pflanzen in Berührung brachte, einen unter lebhafter Bläschenbildung im Vorhautsack und Ödem des Praeputiums verlaufende Balanitis entstehen sah. Auch das in scherzhaft böswilligerweise in die Kleider gebrachte *Juckpulver* (die Hülsenhaare einer westindischen Mucunaart) kann beim Eindringen in den Vorhautsack äußerst heftige, mit intensivem Jucken einhergehende Reizzustände erzeugen. In die Gruppe der durch äußerliche reizende Substanzen hervorgerufenen Reizzustände im Vorhautsack scheint auch die von PEYRI beschriebene *fissuräre Balanitis* zu gehören. Nach der Schilderung zweier von diesem Autor beobachteter Fälle kommt es am freien Präputialrand, in der Frenulargegend und auf der Glans zur Bildung lineärer Erosionen. Die Prozesse wurden jedesmal nach einem Coitus beobachtet, Zucker war sicher auszuschließen. Der völlig negative bakteriologische Befund und die Klinik der Fälle scheinen für einen, durch eine bestimmte, vielleicht chemische Schädigung gesetzten Reizzustand zu sprechen.

Eine Balanitisform, allerdings ulceröser Natur, ist auch an dieser Stelle abzuhandeln, weil dieselbe, höchstwahrscheinlich chemischen Ursprungs, bei besonders hierzu disponierten Individuen, meist Kindern, unter bestimmten Verhältnissen auftritt. Diese ulceröse Balanitis verdient Interesse. Es handelt sich um das sog. *Ulcus orificii externii urethrae,* das von Bókai sen. und jun. beschrieben, das bei Knaben vom ersten bis zum 13. Lebensjahre beobachtet wurde. Dieses Ulcus ist rings um die Mündung der Harnröhre lokalisiert, ungefähr linsengroß, mit speckiger Oberfläche und etwas infiltrierter Basis. Das Orificium ist durch Borken verklebt, der Harn selbst völlig klar. Keine Leistendrüsenschwellung. Zahvosky und Brennermann, wie Bókai führen diese Ulcera auf den chemischen Reiz, den der bei der Gärung des Urins freiwerdende Ammoniak auf das Gewebe ausübt, da die Affektion bei kleinen Kindern, die lange in nassen Windeln liegen, gefunden wird, bei älteren Knaben namentlich bei Bettnässern.

Von besonderer Wichtigkeit ist die Erörterung jener Balanitisformen, die scheinbar ohne äußere Ursache bei manchen Individuen durch längere oder kürzere Dauer häufig rezidivierend auftritt. Es handelt sich bei dieser Balanitisform um einen Reizzustand im Vorhautsack, der auf der vermehrten Absonderung eines veränderten Smegmas beruht und von manchen Autoren mit seborrhoischen Zuständen anderer Lokalisationen in Analogie gesetzt wird. Tommasoli, Neumann und Casoli bezeichneten diese Entzündung direkt als *seborrhoische* und Nyström führt als Grundursache dieses scheinbar seborrhoischen Zustandes *anämische und dyskrasische Zustände des Organismus* an. Finger betont, daß es Menschen gibt, die von vornherein ein dünnflüssiges Smegma produzieren, das an und für sich reizend wirkt. Anderseits *ergibt die später zu erörternde bakteriologische Untersuchung das Vorhandensein bestimmter Bakterien, deren reizender und Smegma zersetzender Einfluß nicht von der Hand zu weisen ist.* Einen ähnlichen Zustand beobachten wir beim Weibe, bei dem Vulvitiden und Vaginitiden oft von sehr zäher Hartnäckigkeit auf ähnliche Ursachen zu beziehen sind.

Es handelt sich bei dieser *sog. seborrhoischen oder vulgären Balanitis* um die Produktion eines dünnflüssigen Smegmas bei gleichzeitiger Entzündung des Gewebes, welche sich in Rötung, in Quellung und Lockerung des Epithels zu erkennen gibt, das stellenweise maceriert und abgestoßen wird, so daß es zur Bildung unregelmäßiger Erosionen kommt; der Prozeß verursacht stärkeres oder geringeres Jucken. Diese Form pflegt sich bei gewissen Menschen von Zeit zu Zeit zu wiederholen, auf Behandlung kommt der Prozeß zur völligen Rückbildung, um, aus zum Teil noch ungeklärten Gründen, gelegentlich zu rezidivieren. Die bakteriologische Untersuchung ergibt die Vermehrung des Smegmavirus im allgemeinen oder bestimmter Formen, so namentlich der kurzen gramnegativen Bacillen oder der Pseudodiphtherieformen. Hier ist aber besonders auf das bei der Besprechung der diabetischen Balanitis Gesagte hinzuweisen, nämlich, daß solche scheinbar vulgäre Balanitiden zum Teil letzten Endes auf einen, wenn auch nur sehr geringen und in seinen Manifestationen schwankenden, gelegentlich auch auf eine Zeit völlig verschwinden, jedoch sicher bestehenden Diabetes zu beziehen sind und daß es sich bei der Zersetzung des Smegmas und Bildung der Reizprodukte im Vorhautsack nicht immer um das ursächliche Vorhandensein von Pilzelementen handeln muß, sondern daß auch andere Mikroorganismen das ursächliche sekundäre Moment darstellen können. Diese unter dem Bilde einer rezidivierenden, vulgären Balanitis auftretenden Balanitiden heilen erst auf eine entsprechende Behandlung des auch im Urinbefund und in anderen Symptomen oft nur zeitweise und kaum merklich sich andeutenden Diabetes.

Einzuschalten wäre hier noch die in mehreren Fällen gemachte Beobachtung einer *diffusen katarrhalischen Balanitis*, die als klinische Symptome einen Reizzustand des ganzen Vorhautsackes mit Schwellung der Papillen, stellenweiser Erosionsbildung und Entwicklung eines dünnflüssigen graugelblichen Eiters aufweist. Wie später noch genauer zu erörtern ist, ergibt die Untersuchung des Sekretes in manchen Fällen einen Pseudodiphtheriebacillus in enormer Reichlichkeit Anschließend an diese *Pseudodiphtheriebacillenbalanitis* sei noch eine seltene Form der Balanitis erwähnt, die durch den *Soorpilz* hervorgerufen werden kann und die eine ganz eigene Stellung einnimmt. Benedek schildert einen solchen Fall als *Balanoposthitis oidiomycotica* in Form grauweißer, auf mattrotem Grund aufsitzender Membranen; ergriffen war die Glans, vor allem aber das innere Präputialblatt. Pilzbefund und Kultur für Soor charakteristisch. Heilung auf $2^0/_0$ige Resorcinsalbe. Der Mann hatte sich direkt von seiner Ehefrau, die an *Vulvavaginalsoor* litt, infiziert.

Daß sich in der Umgebung von *Ulcera mollia, durch den Reiz des Sekretes dieser Geschwürsformen* hervorgerufen, besonders gern diffuse, entzündliche Erscheinungen zu entwickeln pflegen, ist bekannt. Auf Basis der bei diesen Balanitiden sich findenden Erosionen entwickeln sich häufig Tochtergeschwüre. Es muß jedoch vermerkt werden, daß die vulgäre Balanitis, wie auch die circinär-erosive Balanitis mit dem typischen Deckglasbefund gleichzeitig mit einer Aussaat von Ulcera mollia zu beobachten ist.

Eine Form von Balanitis, die mit unter die vulgären zu zählen ist, möchte ich hier noch erwähnen. Es handelt sich um eine *Vorhautsackentzündung, die in einzelnen Fällen nach dem Verkehr mit menstruierenden Frauen* auftritt. Die beobachteten vier Personen waren verheiratet und kamen in die Ambulanz mit der Klage, die Affektion schon des öfteren, und zwar stets nach dem Verkehr mit der menstruierenden Frau bekommen zu haben. Es zeigte sich eine diffuse, entzündliche Rötung des Vorhautsackes, bei gleichzeitiger Bildung zahlreicher hirsekorn- und etwas darüber großer Pusteln. Es handelt sich dabei um Reizungen durch das postmenstruelle Sekret, die pustulöse Affektion war sekundär.

8. Balanitische Erscheinungen infolge Lokalisation der echten Diphtherie im Vorhautsack.

Daß die echte Rachendiphtherie auf den Vorhautsack übertragen werden oder primär und allein hier lokalisiert entstehen kann, ist nach den Angaben in der Literatur als sicher anzunehmen; allerdings sind die Fälle recht selten, zumindestens viel seltener wie die auf diese Weise zustande kommenden analogen Prozesse beim weiblichen Genitale. Es handelt sich dabei um die Bildung ausgedehnter, graugelber, diphtheritischer Infiltrate, die sich mit Krusten und gelben Borken bedecken, oft tief ins Gewebe reichen und namentlich im Praeputium harte Indurationen erzeugen; nach Ablösen der Krusten unter Bädern, Umschlägen, Salbenverbänden zeigen sich unregelmäßige, rot umränderte, verschieden tiefe, diphtheritisch-eitrig, weißgelblich bis graugelblich belegte Geschwüre. Die Kultur auf Löfflerserum läßt ohne Schwierigkeiten echte Diphtheriebacillen nachweisen. Während in der Mundhöhle die Kongruenz von fusiformen und Diphtheriebacillen keine so seltene ist, habe ich am Genitale bei Balanitis gangraenosa noch nie Diphtheriebacillen nachweisen können; letztere finden sich am Genitale stets allein, erzeugen hier auch klinisch nur das charakteristische Bild der Diphtherie.

9. Die pustulo-ulceröse Balanitis DU CASTELS.

Die von DU CASTEL beschriebene *Balanite pustulo-ulcereuse*, die im Anschluß an den Geschlechtsverkehr auftreten soll, beginnt meistens im Sulcus coronarius in Form hirsekorngroßer, dunkelgelber Pusteln, aus welchen polyzyklisch begrenzte, diphtheritisch belegte Ulcerationen entstehen. In der Literatur liegen über diese Geschwürsformen nur wenige bestätigende Beobachtungen vor. So berichten PAUTRIER und RIETMANN über eine Beobachtung dieses Geschwürsprozesses bei einem 23jährigen Mann und bringen folgende klinische und bakteriologische Schilderung bei: „Einige Tage nach einem suspekten Verkehr entwickelten sich am inneren Blatt der Vorhaut und der Eichel dunkelgraue Ulcerationen mit einem diphtheritischen Belag und einer ausgesprochenen Entzündungsröte; der Rand polyzyklisch oder leicht unregelmäßig, der diphtheritische Belag uneben, die Geschwüre selbst beim Berühren schmerzhaft. Die Geschwüre traten in der Mehrzahl auf, nahmen beträchtliche Größe und unregelmäßige Formen an.“ Die ursprüngliche Entwicklung dieser Geschwüre soll nach DU CASTEL mit der Bildung spitzer hirsekorngroßer, rasch vereiternder Knötchen beginnen, so daß Pusteln entstehen mit dunkelgelbem Inhalt, nach deren Platzen eine ziemlich tiefgehende granulierte, diphtheritisch belegte Ulceration erscheint. Die isolierten Pusteln verheilen in ein paar Tagen, die Geschwüre brauchen zur Vernarbung etwas länger. Die Eiterbildung, die den ganzen Prozeß begleitet, ist eine mäßige.

Diese von DU CASTEL gegebene Schilderung wird zwar von BERDAL, BROCQ und DARIER mitgeteilt, ohne daß diese Autoren die Erkrankung durch eigene Beobachtung bestätigen können.

PAUTRIER und RIETMANN fanden im Sekret der Pusteln und im diphtheritischen Belag der Geschwüre kleine, sehr feine gramnegative Kokkobacillen, die auf Blutserum in kleinen Kolonien angingen. Wie die Inokulation mit dem Geschwürssekret auf die äußere Haut negativ ausfiel, so haftete die Impfung mit dem Kulturmaterial an der Cornea und am Penis, nach Scarification beim Hasen ausgeführt, ebenfalls nicht.

Die Autoren trennen die Affektion strenge vom Herpes und vom weichen Geschwür, nehmen die geschilderten Bacillen als ursächliche Erreger an und wollen mit der gegebenen Schilderung die Beobachtung DU CASTELS der Vergessenheit entreißen. Im Anschluß an die eben gegebenen Mitteilungen berichteten LÉVY-BING und GERBY über zwei ähnliche Fälle: Es handelt sich in beiden Fällen um das Auftreten von Geschwüren auf Eichel und innerem Vorhautblatt, die von Stecknadelkopf- bis über Linsengröße bis zur Größe über 1 cm sich entwickelten, mit unregelmäßigen Rändern, die gerötet, scharf gezogen sind, während der Grund zum größten Teil mit einer grauweißen bis dunkelgrauen ziemlich dicken, festhaftenden Schichte bedeckt ist; wo der Belag fehlt, tritt der granulierte dunkelrote Grund zutage. Die Geschwüre eitern nicht, es kommt nur zum Austritt eines spärlichen trüben Serums. Die Leistendrüsen sind einzeln oder multipel mäßig geschwollen. Es fanden sich im Sekret weder Syphilisspirochäten noch DUCREYsche Bacillen. Obwohl die Autoren nicht beobachten konnten, daß die Affektion mit der Bildung von Pusteln beginne, reihen sie die Affektion nach dem klinischen Gesamtbild in die DU CASTEL*sche Balanitis pustulo-ulcerosa* ein. Auf desinfizierende Therapie Abheilung in ungefähr einer Woche. Ein klinisches Bild wie das besonders instruktiv von PAUTRIER und RIETMANN geschilderte, mit dem angegebenen bakteriologischen Befund habe ich selbst noch nie beobachtet. Es ist gar keine Frage, daß der Prozeß einerseits an manche subakut verlaufende gangränöse Balanitiden erinnert, anderseits Ähnlichkeit mit auf das Cavum praeputiale beschränkten Herpesausbrüchen hat, bei welchen gelegentlich länger bestehende Bläschen pustulieren können und weiterhin auch Ulcera entstehen, die nach der angeführten ausführlichen Schilderung namentlich bei Konfluenz ähnliche Bilder geben können. Klinisch beobachtete ich einen solchen Fall, bei dem neben Bläschen, Pusteln und oberflächlichen herpetischen Geschwürchen, ein diffuser Reizzustand im Vorhautsack bestand und das dabei gebildete Sekret enthielt neben grampositiven Kokken ungemein viele kurze vibrioförmige, zum Teil grampositive, zum Teil gramnegativ gefärbte Bacillen, die sich im Dunkelfeld als sehr beweglich erwiesen. Es handelte sich zwar da um einen Herpes genitalis, streng auf das Cavum praeputiale lokalisiert, doch hat die Schilderung der Balanite pustulo-ulcereuse entschieden große Ähnlichkeit mit diesem klinischen Zustand. Die in diesem Falle sich im Sekret findenden beweglichen vibrioförmigen Bacillen schienen namentlich für den diffusen, balanitischen Reizzustand ursächlich zu sein.

Zur Klärung des von du Castel geschilderten Krankheitsbildes sind also noch weitere Beobachtungen notwendig, um die Affektion klinisch genauer zu umfassen, vor allem aber bakteriologisch sicherstellen zu können. Es ist in allen Fällen, die klinisch dem von Du Castel geschilderten Krankheitsbilde nahestehen, auch auf das Vorkommen der feinen, von Pautrier und Rietmann beobachteten gramnegativen Kokkobacillen zu achten und festzustellen, ob diese nicht mit den gramnegativen, bei der Balanitis vulgaris sich gelegentlich so zahlreich findenden, kurzen Bacillen identisch sind.

10. Die Balanitiden als Komplikationen bei verschiedenen Formen der kongenitalen und akquirierten Phimose.

Bei der Besprechung dieses Kapitels ist es nötig, von den Entzündungen des Vorhautsackes im frühesten Alter auszugehen, von jenen Reizzuständen im Cavum praeputiale, wie sie sich zur Zeit der spontanen Lösung der Pseudophimose finden und die auch unter der Bezeichnung der „*Balanitis kleiner Knaben*, veröffentlicht werden. Bei der Lösung der Pseudophimose kommt es zu einer geringen Sekretion, die ihren Grund zum Teil in der Verflüssigung der verbindenden Zellschichte, anderseits in gewissen Reizzuständen hat, die teils durch mechanische Irritation stellenweise bestehenbleibender brückenförmiger Verbindungen zwischen beiden Blättern zustande kommen, wobei ferner noch die Fremdkörperwirkung von an der Übergangsstelle von Vorhaut auf Eichel im Gewebe verbleibender, nicht zur Lösung gekommener solider Epithelstränge mitwirkt. Der ständige Reiz der Sekretion auf den Margo praeputii führt im Verein mit mechanischen Momenten zur chronischen Entzündung des Margo und damit zur Vorbereitung eines echten phimotischen Zustandes. Unter der Bezeichnung „Balanitis kleiner Knaben“ sind aber auch die echten balanitischen Zustände zu verstehen, wie sie sich gelegentlich nach völliger Lösung der Pseudophimose entwickeln können und die nach meinen Untersuchungen entweder den Charakter der Balanitis vulgaris, bedingt durch eine gleichmäßige oder eine einzelne Mikroorganismenarten bevorzugende Vermehrung der Smegmaflora, an sich tragen oder das unverkennbare Bild der Balanitis erosiva circinata mit dem bekannten ursächlichen Virus dieser Vorhautsackentzündung aufweisen.

Bei der *kongenitalen Phimose der Erwachsenen*, sowohl bei der von Vidal beschriebenen atrophischen Form, als auch bei der sog. hypertrophischen Form (Neumann) findet man natürlich alle jene Entzündungen, wie sie schon unter normalen Verhältnissen im Vorhautsack auftreten können.

Die *kongenitale Phimose* schafft für die Anhäufung des Smegmas und damit für die Ansiedlung und Weiterentwicklung des Virus, für die Ansammlung chemischer reizender Substanzen die besten Bedingungen und die diabetische Balanitis wie auch die erosiv-ulcerösen Balanitisformen werden durch das Bestehen einer kongenitalen Phimose in ihrer Entwicklung eminent begünstigt. Die Beziehungen dieser Vorhautsackentzündungen zur Phimose wurde in den diesbezüglichen Kapiteln erörtert.

Hier handelt es sich um jene Entzündungszustände, die ihren Grund in der kongenitalen Phimose an und für sich haben. Es gibt eine ganze Reihe von Menschen mit einer kongenitalen Phimose, die dieselbe tragen, ohne dabei wesentliche Beschwerden zu empfinden. Besonders ist es jene atrophische Form, bei welcher die Urethramündung der Öffnung des Praeputiums gegenüberliegt, so daß es nicht zur Urinstauung im Vorhautsack kommt, welche fast gar keine Beschwerden macht. Erst die Ausführung des Geschlechtsverkehrs, der meist zu Einrissen am Margo führt und mit Schmerzen verbunden ist, wie die leichte Infektionsmöglichkeit auf Basis dieser Verletzungen führen solche Menschen zum Arzte. Die hypertrophische Form macht schon Beschwerden durch die bei ihr leichter mögliche Urinretention und der bei dieser Form, wenn auch nur in geringer Menge, aber fast konstant im Vorhautsack zurückbleibende Harn kann dort Entzündungszustände auslösen. Die Folge des chronischen Reizes ist eine Verdickung des Epithels, welches manchmal direkt leukoplakisch wird. Durch den Zustand der Phimose werden alle Formen von Balanitis begünstigt und die Art der sich entwickelnden Vorhautsackentzündung hängt nur von dem ursächlichen Virus ab, das. sich abnorm vermehrend und an besonderer Virulenz gewinnend, alle anderen Mikroorganismen überwuchert und dann den entsprechenden klinischen Prozeß erzeugt; in dem einen Falle sind dies Spirochäten mit vibrioförmigen oder fusiformen Bacillen, evtl. auch filiformen Nekrosebacillen, im anderen bei zuckerhaltigem Harn Hefeformen oder Fadenpilze und bei der vulgären Balanitis entweder Kokken, die kurzen, gramnegativen Bacillen oder Pseudodiphtherieformen. Das Smegma häuft sich bei Bestehen einer kongenitalen Phimose in größerer Menge an, die Bakterienflora findet günstige Bedingungen für ihre Entwicklung und die Zersetzung schreitet rascher fort. Bei längerem Bestand der verschiedenen Balanitiden kann es zur Entwicklung von Erosionen und Ulcerationen kommen, die bei korrespondierendem Sitz an Eichel und Innenfläche des Praeputiums mit Verwachsungen in größerer und geringerer Ausdehnung ausheilen können. Führt man in einen solchen Vorhautsack eine Sonde ein, so stößt man überall auf die insel- und brückenförmigen Hindernisse. Der geschilderte Zustand kommt alsdann nicht nur durch teilweises Bestehenbleiben der epithelialen Verklebungen der Glans mit dem Innenblatte des Praeputiums, sondern auch auf Basis im völlig normalen Vorhautsack später entstandener balanitischer Prozesse und ihrer Folgen und durch dieses Moment selbst bedingte entzündliche Prozesse zustande. Die ganze Vorhaut wird bei längerem Bestande einer kongenitalen Phimose derb, ja manchmal auffällig induriert, welcher Zustand einerseits auf den Reiz der vom Vorhautsack aus wirkenden chronischen Entzündungen zu setzen ist, anderseits auf einer chronischen Infiltration des Gewebes beruht, die durch fortwährende Infektion der Einrisse, in dem mit der Zeit völlig narbig gewordenen Margo praeputii unterhalten wird. Es kommt dann auch zur Entwicklung von chronischer Lymphangitis und man fühlt nicht nur die beiden seitlichen Lymphgefäße der Penishaut, sondern auch den dorsalen Lymphstrang in größerer oder geringerer Ausdehnung verdickt, auf Druck empfindlich, manchmal die Haut an einzelnen Stellen darüber entzündlich gerötet. Besonders bei Erektionen steigert sich spontan die Schmerzhaftigkeit; die Leistendrüsen sind vergrößert und induriert. Der chronisch balanitische Entzündungszustand führt weiters zur Entwicklung ausgebreiteter Leukoplakien und auf Basis dieser evtl. zur Bildung eines Carcinoms. Eine gleichzeitig bestehende Lues unterstützt, wie bereits mehrmals ausgeführt, die Carcinomentwicklung. Vulgäre, rezidivierende erosive und diabetische Balanitiden, alle diese Formen können denselben Endausgang nehmen.

Während in der großen Mehrzahl der Fälle beim Bestehen einer akquirierten Phimose ein Reiz- oder Entzündungszustand im Vorhautsack das Primäre und die Phimose das Sekundäre ist, gibt es doch, wenn auch verhältnismäßig selten, Zustände, die primär eine Phimose bedingen und als deren Folge sich eine Balanitis auf Grund von Smegmaanhäufung und Smegmazersetzung entwickelt. Solche primär akquirierte Phimosen entstehen 1. durch *ödematöse* Schwellung der Vorhaut, durch äußere *chemische Agenzien,* von welchen namentlich Quecksilberpräparate und das Jodoform in Betracht kommen, bedingt, 2. durch Reizzustände der ganzen Penishaut, durch *Ungeziefer* hervorgerufen; so gibt es Menschen, die auf Wanzen- und Läusebisse mit intensiver Schwellung der Penishaut reagieren, wobei die Entwicklung des Ödems noch durch das intensive Kratzen gefördert wird. In seltenen Fällen kann auch eine *Scabies* bei besonders reichlicher Aussaat auf der Penishaut ein stärkeres Ödem und dadurch eine Phimose bedingen. 3. Können sich *im Gefolge toxischer Erytheme inneren Ursprungs,* besonders aber bei Urticaria, mehr oder weniger intensive Schwellungen der Penishaut entwickeln, die wie ein QUINCKEsches Ödem längere Zeit persistieren und eine Phimose bedingen. Alle auf diese Weise entstehenden Phimosen sind akuten oder subakuten Charakters, meist von kurzem Bestand und nur selten mit auffallenden Reizzuständen im Vorhautsack verbunden. Anders ist es manchmal bei akuten Ödemen der Penishaut, die 4. durch ein *Erysipel* entstehen, weil der Prozeß an und für sich auf das innere Blatt übergreifend, hier einen Entzündungszustand und verstärkte Absonderung eines infolge seröser Transsudation stark durchfeuchteten Smegmas bedingen kann. Wichtig aber ist, daß solche Erysipele einerseits häufig rezidivieren, anderseits in einen chronischen, andauernden Zustand latenter Entzündung der Penishaut übergehen können, wodurch es infolge bleibender entzündlicher Schädigung des Gewebes zu einer chronischen Schwellung und Induration der Vorhaut und zu einer Phimose mit evtl. balanitischen Folgeerscheinungen kommt. Diese Form des Erysipels kann direkt zu einer Elephantiasis der Penishaut führen, wie einen solchen Fall KALL beschrieben hat. Damit sei zugleich die 5. Ursache primärer Phimosen besprochen, das ist die *Elephantiasis der äußeren männlichen Geschlechtsteile,* die zu einem mehr oder weniger intensiven Ödem der ganzen Penishaut, evtl. mit der Bildung tiefsitzender Granulome (GOHRBANDT), führen kann. Wie ausgeführt, kann ein rezidivierendes oder chronisches Erysipel die Ursache einer Elephantiasis sein, anderseits kommen als eigentliche Hauptursache hierfür chronisch-entzündliche Veränderungen in den inguinalen Lymphdrüsen vor allem in Betracht. Natürlich können denselben Effekt auch narbige Veränderungen nach Vereiterungen der Drüsen oder Exstirpationen derselben zur Folge haben (Fall von LIP, Wien. dermatol. Ges. 1926). 6. Können Phimosen von längerer Dauer mit konsekutiver Balanitis durch *Ödeme* bedingt werden, wie sie gelegentlich im Verlaufe einer *Nephritis* oder eines *Vitium cordis* in der Genitalregion entstehen. Ferner kann 7. eine *Kraurosis* der Penishaut oder die Schrumpfung der Vorhaut, wie sie das Alter an sich bedingt, die sog. *Altersphimose,* zur Ursache einer konsekutiven Balanitis werden und schließlich ist hier die sehr seltene von uns gemachte Beobachtung einer isolierten *Sklerodermie* der Vorhaut anzuführen, die eine Phimose mit nachfolgender Balanitis nach sich ziehen könnte. Endlich ist hier der Fall von G. HOFFMANN von einer *Xantho-*

matose der Vorhaut beizubringen, wo die Einlagerung von Xanthombildungen in das Praeputium eine Phimose bedingte.

In diesen hier angeführten Fällen ist die Phimose das Primäre, die Balanitis das sekundäre Moment, sonst pflegt die Balanitis oder ein den Vorhautsack reizender Zustand (Tumorbildung) vorauszugehen und von der Phimose gefolgt zu sein.

Wie schon erwähnt, sind die in den ersten Gruppen auftretenden balanitischen Erscheinungen meist leichter Natur und durch lokale Therapie zu beherrschen, bei einer Elephantiasis, Kraurosis, Sklerodermie usw. aber können sich Reizzustände entwickeln, die ein chirurgisches Eingreifen, die Durchführung der Circumcision unbedingt notwendig machen.

Anhang.

Leukoplakie, Erythroplasie, Kraurosis und Sklerodermie im Vorhautsack.

Im Anschluß an die verschiedenen Reizzustände im Vorhautsack kommt es gelegentlich zur Entwicklung kleinere oder größere Flächen des Cavum praeputiale einnehmender Veränderungen, die einerseits in einer abnormen Verdickung des Epithels bestehen, welches bläulichweiß, stellenweise rein weiß bis grauweiß verfärbt, zum Teil seine normale Felderung verlierend, als glatte, glänzende, hier und da leicht erodierte Fläche den Vorhautsack überzieht, anderseits durch Wucherungen der Papillen eine aufgerauhte, zum Teil mit sichtbaren, papillären Excrescenzen besetzte Oberfläche aufweist. Bei längerem Bestande des oberflächlichen Reizzustandes oder bei primärer Lokalisation chronischer Entzündungen im Bindegewebe der Vorhautblätter (syphilitische Restinfiltrate) erfährt dasselbe zuerst im inneren, dann aber auch im äußeren Blatt eine abnorme Verdichtung und Verdickung, welche Einflüsse in einer manchmal auffallenden Volumszunahme, in einer mehr oder weniger ausgesprochenen Starrheit und in einem verschieden intensiven Elastizitätsverlust des Praeputiums zur Geltung kommen. Wir haben eine ganze Reihe vulgärer, öfter rezidivierender Balanitiden, sowie besonders bei manchen, hierzu disponierten Menschen, rezidivierender erosiver Balanitiden beobachtet, die zu leukoplakischen Veränderungen des Epithels führten, namentlich ist die diabetische Balanitis häufig Ursache solcher Leukoplakien und bindegewebiger Veränderungen. Hauptsächlich liegt jedoch der Grund für die leukoplakischen und Bindegewebsveränderungen in dem, trotz wiederholter Behandlungen, festzustellenden Bestehenbleiben syphilitischer Restinfiltrate im zwischen innerem und äußerem Epithel der Vorhaut liegenden Bindegewebe, wodurch die Entwicklung von Semiphimosen und selbst kompletten Phimosen begünstigt, chronisehe Balanitiden gefördert und anfänglich gutartige, späterhin maligne Epithelveränderungen bedingt werden. Aus dem kasuistischen Material der Literatur seien die bezüglichen Fälle angeführt: So schildert Perrin einen Fall bei einem 49 jährigen Kaufmann, wo sich auf der Innenfläche des Praeputiums eine Veränderung fand, die in einer Breite von fast 2 cm das ganze Innenblatt ringförmig einnahm. Es stellte sich diese Veränderung als ein weißer, glänzender, plattenförmiger derber Überzug dar, der im allgemeinen das Aussehen einer Leukoplakie darbot. Bei näherem Zusehen sah man die Veränderung von zahlreichen longitudinalen Falten durchzogen; in den oberen Partien war die Oberfläche rauh, in den unteren völlig glatt; die Sensibilität war erhalten. Perrin faßte die Erscheinung als einfache Leukoplakie unbekannter Ursache auf.

B. FUCHS hebt die teils glatte, teils warzige Oberfläche mattweißer, nur am Praeputium lokalisierter Epithelveränderungen hervor, bei denen histologisch, im papillären und subpapillären Bindegewebe gelegene, scharf abgesetzte entzündliche Infiltrate neben entzündlichem Ödem festgestellt werden konnten. Im Epithel entsprechen diesen Veränderungen des Bindegewebes Bilder von Parakeratose, Akanthose und Hyperkeratose, stellenweise aber wieder eine hochgradige Atrophie der Oberhaut. Die Atrophie fand sich namentlich am Margo praeputii und macht diese Veränderung wie der hier deutliche Schwund des elastischen Gewebes zur Genüge die Verengerung des Orificium praeputii erklärlich. MAZZA fand ähnliche Veränderungen im Bindegewebe und Epithel und bezeichnet die Affektion, die FUCHS *Leukoplakia penis* nennt, als *Leukokeratosis balano-praeputialis idiopathica.* Die Ursache im Falle MAZZAS war eine rezidivierende erosive Balanitis. PICCARDI fand die gleichen Veränderungen bei einem Manne, der Lues überstanden, und bezieht die Erscheinungen in seinem Falle auf die Lues. Das Plasmazelleninfiltrat im Corium, herdweise um die peri- und endarteriitischen, zum Teil obliterierten Gefäße auftretende Riesenzellen, lassen an der luetischen Natur keinen Zweifel. Der Fall von KRAUS zeigte keinen Zusammenhang mit Lues. KRAUS fand einen chronisch-entzündlichen Prozeß im subepithelialen Gewebe, das Infiltrat nur aus Rundzellen und vermehrten Bindegewebszellen bestehend, im Epithel eine auffällige Acanthose und hochgradige reine Hyperkeratose. Der Prozeß, durch Jucken und heftigen Pruritus eingeleitet, wurde von FRANQUÉ mit der *Kraurosis vulvae* identifiziert.

THIBIÉRGE demonstrierte einen, in der Klinik dem geschilderten ähnlichen Fall und bezeichnet ihn als *Epithelioma planum glandis* (DARIER). MILIAN brachte die Erscheinung in Parallele mit der Leukoplakie luetica, wie sie sich auch an der Zunge findet und bezeichnet die Lues als Grundleiden, das sekundär auch zur malignen Entartung führen kann. QUEYRAT ist derselben Meinung und weist in vorgeschrittenen Fällen auf die Erfolglosigkeit der spezifischen Therapie hin.

Es ist nach meiner Ansicht gar keine Frage, daß es sich bei den oben geschilderten Veränderungen der *Leukoplakia glandis et praeputii* vor allem um Veränderungen entzündlicher Natur im Bindegewebe und im Epithel handelt, die zum Teil durch von außen auf das Gewebe einwirkende Reize, also vor allem durch die verschiedenen balanitischen Prozesse hervorgerufen werden können und die in ihrer Entwicklung wesentlich unterstützt, ja in einzelnen Fällen in der Hauptsache durch eine im Bindegewebe von Glans und Praeputium lokalisierte Entzündung hervorgerufen werden, das ist in erster Linie die chronisch luetische Infiltration. Der Prozeß ist mit den leukoplakischen Veränderungen an der Zunge — hier durch Rauchen und Lues hervorgerufen — klinisch und histologisch identisch. Über diese an Zunge und Mundschleimhaut, wie Glans und Praeputium sich findenden, in Entstehung, klinischem und histologischem Befund so vielfache Analogien bietenden leukoplakischen Veränderungen habe ich in einer ausführlichen, eine fast 20 jährige Erfahrung auf diesem Gebiete umfassenden Arbeit Mitteilung gemacht; es wurden in dieser Darlegung die ersten Anfänge von Entzündung und Epithelveränderung bis zum vollentwickelten Carcinom möglichst eingehend gezeichnet und die Verhinderung des Entstehens des Carcinoms durch rechtzeitige Maßnahmen, die einerseits in energischer, entsprechend rechtzeitiger Behandlung der Lues mit Salvarsan — denn Quecksilber und Bismut wirken da nicht so günstig — und anderseits in Vermeidung der äußeren Reize zu bestehen haben, also für die Mundhöhle: völliges Aussetzen des Rauchens und entsprechende Zahnpflege, für die Genitalregion Behebung des äußeren balanitischen Reizes, durch lokale und allgemeine

Behandlung (bei Diabetes, Diät und Insulin- und parenterale Proteinkörperinjektionen), evtl. schließlich durch die radikalste Beseitigung des Reizmoments, durch die Circumcision.

Schon heute macht sich die Wirkung der eben angeführten Maßnahmen in einem auffälligen Rückgang der Carcinomentwicklung in der Mundhöhle und am Genitale geltend und es steht zu erwarten, daß mit den weiteren Fortschritten der Luesbekämpfung und der hygienischen Körperpflege die Carcinomentwicklung an den besprochenen Lokalisationen, Mund- und Genitalregion, aber auch im allgemeinen eine weitere Einschränkung erfährt (siehe SCHERBER: Med. Klinik 1924. Nr. 49/50).

Die luetische Entzündung kann gelegentlich durch einen lange bestehenden Lichen ruber planus in der reizenden Wirkung ersetzt sein, wie dies ein Fall meiner Beobachtung zeigte; das durch den Juckreiz ausgelöste Kratzen ersetzte den äußeren Reiz des balanitischen Prozesses und der Endausgang war auch die Entwicklung eines Carcinoms.

Daß es Epithelveränderungen analog der Kraurosis vulvae auch an der Glans gibt, ist sicher. So beobachteten analog der *Kraurosis vulvae* THIBIERGE, BROCQ, KRAUS, PEYRI und ROFFO eine *analoge Veränderung an Eichel und Vorhaut,* deren erstes Symptom in einer gewissen Schrumpfung dieser Organe in einem immer mehr zunehmenden Elastizitätsverlust besteht, wobei gleichzeitig sich eine eigentümliche Blässe der Oberfläche von Glans und Vorhaut, weiterhin eine weißlichgraue bis bläulichgraue Verfärbung des Epithels, entwickelt. Durch unregelmäßige Reaktionen entstehen verschieden tiefe Furchen in der Oberfläche der Glans und der Vorhaut und bei weiterem Fortschreiten der Schrumpfung und der Verhärtung des Gewebes entwickeln sich namentlich aus mechanischen Gründen am Margo praeputii verschiedenliche Einrisse und Excoriationen. Histologisch fand sich, wie schon erwähnt, in dem von FRANQUÉ klinisch bestätigten Fall von Genitalkraurose von KRAUS eine auffallende Acanthose und Hyperkeratose bei gleichzeitig entzündlichen Erscheinungen im Bindegewebe. Nach dem Bericht anderer Autoren gehen diese anfänglich entzündlichen und hyperplastischen Erscheinungen in Atrophie des Epithels, Schrumpfung und Vernarbung des Bindegewebes bei gleichzeitig fortschreitender Atheromatose der Gefäße über, wodurch klinisch der Eindruck der Verkleinerung des ganzen Organs, die Verhärtung und der Elastizitätsverlust der Gewebe und die Entwicklung der durch mechanische Einflüsse geförderten Einrisse und Excorationen bedingt wird. Gelegentlich kommt es bei diesem Prozeß auch zur Entwicklung von Epitheliomen, zumeist im Eichelvorhautfalz, und zwar von den Resten der hier ausmündenden TYSONschen Krypten ausgehend. BROCQ bezieht den Vorgang der Kraurosis glandis auf besondere Involutionen der Genitalorgane beim Manne, besonders nach Erlöschen der Sexualität sich entwickelnd. Die Erkrankung beginnt daher gewöhnlich erst nach dem 50. Lebensjahre.

Die *Erythroplasie,* die QUEYRAT zuerst geschildert und über die PEYRI und ROFFO berichtet haben, die in der Bildung linsengroßer, mäßig erhabener, glänzender, intensiv roter, von Epithel gedeckter Plaques, mit unebener samtartiger Oberfläche besteht, und die den ganzen Vorhautsack einnehmen kann, wurde in der Differentialdiagnose der Balanitis bereits geschildert und sei als präcanceröse Bildung anzusprechende Affektion nur hier nochmals erwähnt.

Wie schon hervorgehoben, können auf Basis der *Leukoplakie,* der *Erythroplasie glandis* und der *Kraurosis* sich *Epitheliome* entwickeln. Während bei der Kraurosis glandis dieselben nach dem Bericht der Autoren nur selten sich entwickeln und da im Eichelvorhautfalz zu entstehen pflegen, während bei der Erythroplasie der Übergang ins Carcinom klinisch kaum merkbar ist, indem das ohnehin schon tief gewucherte und verzweigte Epithel nun plötzlich malignen Charakter annimmt, so daß im klinischen Bild sich die bösartige Degeneration vor allem in einer auffallenden Tiefeninfiltration und evt. in einem ulcerösen Zerfall kenntlich machen wird, kann man bei der Leukoplakie, wie schon geschildert, solange die Vorhaut reponierbar, die Entwicklung des Carcinoms insofern beobachten, als es zuerst durch auffallende Verdickung evtl. Epithelzerfall zur Bildung der sog. „*suspekten Leukoplakie*" kommt, von welcher aber bis zur Entwicklung des wirklichen Carcinoms nur mehr ein Schritt ist.

Die *Carcinomentwicklung im Vorhautsack* durch oberflächliche Reize, balanitische Prozesse, oder durch im Bindegewebe sich abspielende Veränderungen, von denen vor allem das Epithel beeinflussende syphilitische Restinfiltrat, Entzündungen unbekannter Natur oder eigentümliche Schrumpfungsprozesse des Bindegewebes in Betracht kommen, ausgelöst, entsteht, zusammenfassend nochmals wiederholt, nach unseren Beobachtungen zumeist auf dem Boden der *Leukoplakie.* In zweiter Linie in Verbindung mit *papillärer Hypertrophie des Vorhautsackepithels,* wie ein solcher Fall klinisch und im Bilde im Kapitel „Phimose" geschildert wurde, weiterhin kann die *Erythroplasie* QUEYRATS, die an und für sich schon als präcanceröse Bildung zu betrachten ist, in ein Carcinom übergehen und schließlich ist es gelegentlich möglich, daß auf dem Boden einer *Genitalkraurose* nach dem Bericht der Autoren zumeist von den TYSONschen Krypten aus, sich ein maligner, epithelialer Tumor entwickelt.

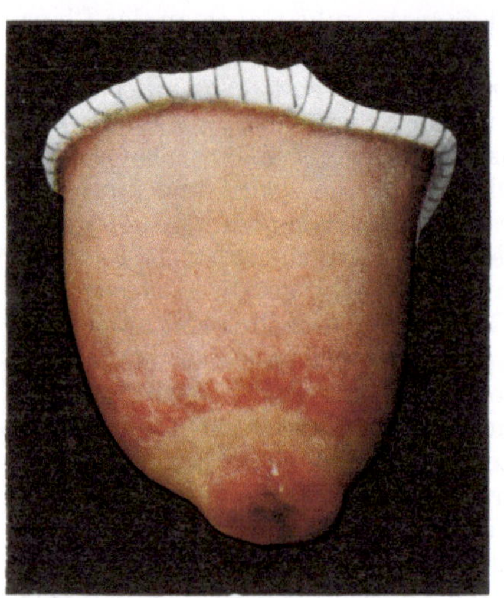

Abb. 10. Isolierter Sklerodermieherd auf der Vorhaut lokalisiert.

Nach der Schilderung der Leukoplakie, der Erythroplasie und der Kraurosis im Vorhautsack sei noch das *isolierte Auftreten einer Sklerodermie am Penis* geschildert und ein Fall angeführt, wo eine *Sklerodermie, im Randabschnitt der Vorhaut* lokalisiert, ein ganz eigentümliches klinisches und typisches histologisches Bild bedingte: Bei dem 52jährigen Mann, stets gesund, machte sich seit einem halben Jahr eine Hemmung beim Zurückziehen der Vorhaut bemerkbar. Der vorderste Abschnitt der Vorhaut ist im äußeren Blatt von einer leicht weißgelblichen glänzenden, eine sichtliche Verdickung des Margo bedingenden Verhärtung eingenommen, die, ungefähr 1 cm breit, am proximalen Rande scharf abgesetzt, hier von einer nach oben ziemlich deutlich abgegrenzten, entzündlichen Rötung umrahmt ist, die bei normaler Lage der Vorhaut einen gleichmäßigen entzündlich roten Farbenton, mit leicht bräunlichem Beiklang aufweist, und beim Anspannen des Praeputiums sich in einzelne kleine, ziemlich scharf begrenzte fleckförmige Rötungen auflöst (siehe Abb. 10). Die klinisch völlig einen sklerodermieartigen Eindruck machende Infiltration erstreckt sich auch ungefähr 1 cm weit auf das innere Blatt. Die übrige Penishaut völlig normal, im Vorhautsack etwas Smegmaanhäufung ohne Zeichen von Entzündung, keine regionäre Drüsenschwellung, Harnbefund normal, Blutzuckerbestimmung ergibt vollständig normale Werte. Wa.R. und M.R. im Blute negativ. Histologisch zeigt die klinisch sklerodermatische Partie ein etwas verschmälertes, pigmentloses, auf große Strecken an der unteren Grenze geradlinig verlaufendes

Epithel, das nur in kurzen Strecken, und hier nur andeutungsweise, Epithelzapfen aufweist. Das darunterliegende Bindegewebe ist in der ganzen Breite des Papillarkörpers und auch, allerdings etwas in der Ausdehnung wechselnd, in den oberen Schichten des Stratum reticulare ausgesprochen sklerodermatisch verändert, indem die ganze Gewebspartie einen auffallenden Zellmangel aufweist, im ganzen nur vereinzelte Rundzellen, Bindegewebskerne, hier und da größere runde histiogene Elemente jüngerer Bildung mit ziemlich großem, dunklen Kern erkennen läßt. Das Bindegewebe selbst macht einen gequollenen Eindruck und sind die etwas verdickten Bindegewebsfasern deutlich sichtbar und durch ihre ausgesprochene Wellung auffallend. Im inneren Blatt treten verschieden große subepitheliale Hohlräume auf, daneben sieht man auch stellenweise spalt-

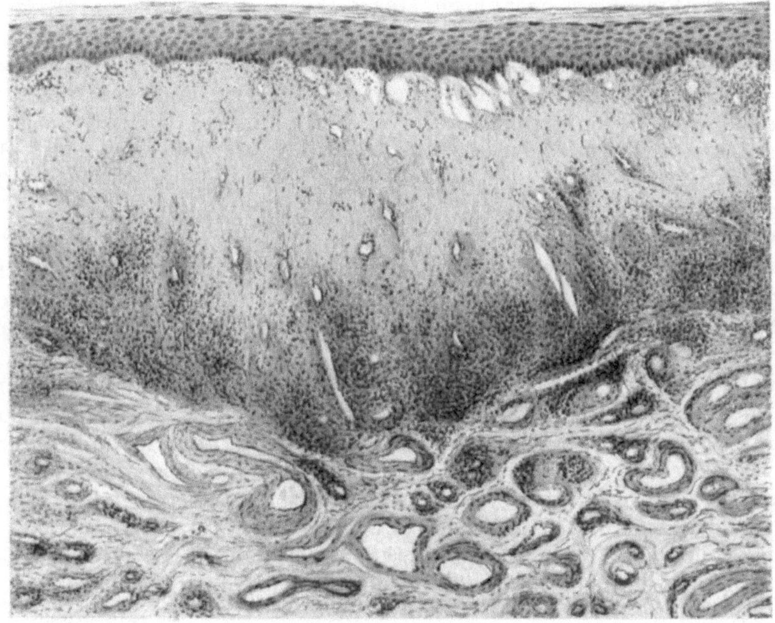

Abb. 11. Isolierter Herd von Sklerodermie am Margo praeputii (histologisches Bild). Partie vom inneren Präputialblatt.
a Fast gestreckt verlaufendes Epithel, darunter stellenweise Ablösungen des Bindegewebes vom Epithel. b Sklerodermatische Bindegewebspartie im Stratum papillare und reticulare lokalisiert. c Basale entzündliche Zone. d Tiefere Anteile des Stratum reticulare.

förmige schmälere oder breitere Hohlräume, zwischen welchen entsprechend breite, brückenförmige Verbindungen zwischen kompakter Bindegewebsmasse und Epithel bestehen. Man hat den entschiedenen Eindruck, daß diese Dehiscenzen des Bindegewebes traumatischer Natur sind, und durch die Repositionsversuche vor allem gefördert wurden. In den subepithelialen Hohlräumen sieht man stellenweise Zellanhäufungen aus Rundzellen, histiogenen Elementen, die zum Teil Hämosiderinpigment enthalten, sowie freie rote Blutkörperchen auftreten. Hier und da sieht man kleine Blutungsherde um die durch den Druck des Gewebes verlagerten Gefäße. Die ganze sklerodermatische Partie ist an ihren Begrenzungsstellen wie basal, von einem dichten Zellinfiltrat umgeben, das aus Rundzellen, Plasmazellen, die stellenweise dicht, sich abplattend, gelagert sind, einzelnen Mastzellen und eosinophilen Zellen besteht. Das elastische Gewebe ist innerhalb dieser entzündlichen Veränderungen auffallend geschädigt, innerhalb der sklerodermatischen Partie ist es besonders stellenweise, namentlich im Papillarkörper sichtlich vermindert, im Stratum reticulare ziemlich unverändert erhalten. Wie die Klinik sprechen auch die histologischen Veränderungen für eine streng auf das Praeputium lokalisierte Sklerodermie, die hier das eigentümliche Krankheitsbild und die Semiphimose bedingte (Abb. 11).

Bakteriologie.

1. Balanitis erosiva circinata.

Was die Bakteriologie der Fälle von *Balanitis erosiva circinata* anlangt, so ergibt die Deckglasuntersuchung nach der Färbung mit den gewöhnlichen Methoden, Methylenblau oder nach Gram, hier bei vorsichtigem Entfärben, stets das Vorhandensein von grampositiven vibrioförmigen Mikroorganismen, die durchschnittlich eine Länge von 2 bis über $2^1/_2\,\mu$ aufweisen; dieselben zeigen immer verjüngte, häufig zugespitzte Enden und sind vor allem durch eine deutliche Krümmung des Zelleibes auffallend charakterisiert. Die Mikroorganismen liegen allein oder zu zweit hintereinander mit meist gleichseitigem, manchmal auch entgegengesetztem Krümmungsradius, so daß die bei der Gattung Vibrio bekannte Schlangenwindung resultiert; nur in vereinzelten Fällen sieht man 4—6 Formen guirlandenartig aneinander gelagert. Sehr häufig liegen Glieder von je halber Länge hintereinander; das Verbindungsstück erscheint ungefärbt, dabei zeigen dieselben immer gleichseitigen Krümmungsradius und rufen den Eindruck von in Teilung begriffenen Individuen hervor. Die Einzelexemplare und Paare liegen entweder unregelmäßig zerstreut im Präparat oder aber sie bilden Anhäufungen, die oft so dicht sind, daß man nur mit Mühe die einzelnen Formen erkennt. Bei den lockeren Häufchen sahen wir diese Bakterien oft radiär zum Zentrum gestellt. Die vibrioförmigen Bacillen sind nach Gram färbbar, allerdings muß man äußerst vorsichtig entfärben, da der Farbstoff verhältnismäßig leicht abgegeben wird, besonders die Spitzen der Mikroorganismen entfärben sich gern; so kommt es, daß das Verbindungsstück der in Teilung begriffenen Individuen meist ungefärbt ist. Aus der Labilität der Gramfärbung resultiert auch die Auffassung der anderen Untersucher, die die Bacillen als gramnegativ bezeichnen. So nennt sie Róna ausdrücklich gramnegativ und auch Vincent, Rist und Tommasoli, die diese Bakterien scheinbar schon gesehen haben, bezeichnen sie als gramnegativ. Macht man aber die Gramfärbung exakt nach der Vorschrift und entfärbt nicht allzu intensiv mit Alkohol, so erscheinen die Bacillen in der überwiegenden Menge grampositiv gefärbt. Auch in den Kulturen und in Schnittpräparaten erscheinen sie nach Gram gefärbt und wie die Färbung nach Gram besonders bei fakultativ und unbedingt anaëroben Mikroorganismen etwas Relatives ist, von verschiedenen biologischen Umständen abhängt, so auch bei dem in Rede stehenden Virus. Ich habe bei meinen zahlreichen Sekretuntersuchungen, in der Färbung der an der Grenze von grampositiv und gramnegativ stehenden Mikroorganismen den Eindruck gewonnen, daß, je schwerer und intensiver der entzündliche Prozeß, je virulenter das Virus, desto mehr neigt es zum grampositiven Verhalten. Auch in den Schnittpräparaten färben sich die bei der Balanitis erosiva-gangraenosa findenden vibrioförmigen und fusiformen Bacillen in der Tiefe des Gewebes, im Bezirk des aggressiven, fortschreitenden Prozesses, wo dem dort liegenden Virus doch eine bedeutende Virulenz zukommt, ausgesprochen grampositiv, während in den mehr oberflächlichen, gangränösen Zonen diese Bacillen, hier liegend, zum Teil der völligen Auflösung verfallen, zum Teil eine auffallende Neigung zur körnigen

Färbung des Zelleibes aufweisen und zum Teil mehr ein gramnegatives Färbeverhalten zeigen. Die vibrioförmigen Bacillen erweisen sich bei der Färbung nach der Methode von ZIEHL-NIELSEN oder WEICHELBAUM nicht als säurefest, ja schon bei der Differenzierung des Präparates mit $6^0/_0$ iger Schwefelsäure (WEBER) geben sie die rote Farbe ab. Im lebenden Zustande (Dunkelfeldbeleuchtung) beobachtet, sieht man die vibrioförmigen Bacillen sich mit einer außerordentlichen Raschheit bewegen. Sie rotieren dabei um eine Längsachse und auch um eine Querachse, überschlagen sich und bewegen sich zumeist in lebhafter wirbelnder Bewegung; manchmal bewegen sie sich bogenförmig, sprungweise vorwärts, manchmal in gerader Linie in wackelnden Bewegungen äußerst schnell durch das Gesichtsfeld. An den längeren Exemplaren sieht man, wenn sie sich langsamer bewegen, daß sie ihren Zelleib schlängelnd vorwärtsschieben, was bei etwas lebhafterer Bewegung den wackelnden Eindruck der Bewegung hervorruft. Die schlängelnde Bewegung der Bacillen ist oft so stark, daß man deutlich eine zuckende Bewegung des einen Körperendes sieht, welche den Zelleib stoßartig vorwärts treibt. Sehr häufig beobachtet man die Mikroorganismen in lebhafter Rotation um eine Querachse. Man hat schon bei Beobachtung im nativen Präparat den Eindruck, daß Geißeln mit im Spiele sind. Abkühlung setzt die Bewegung herab und führt Stillstand derselben herbei; vorsichtiges Erwärmen des gut verschlossenen Präparates bringt wieder Leben in dasselbe. Die Anzahl dieser Mikroorganismen ist bei der erosiven Balanitis oft eine enorme, ihr Vorkommen ist ein so konstantes, daß man aus diesem allein sofort auf eine Balanitis erosiva circinata im Vorhautsack schließen kann (Abb. 12).

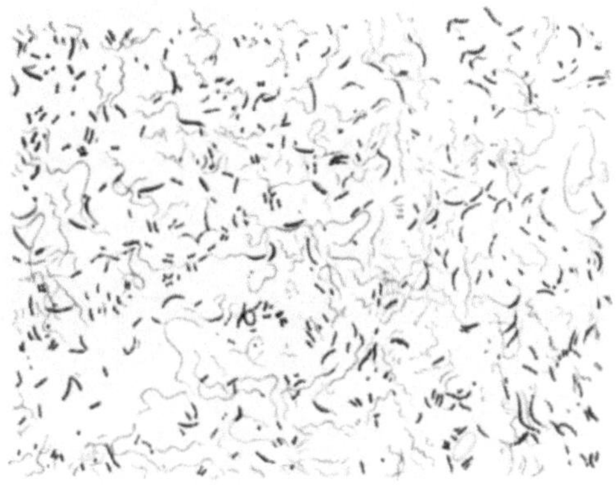

Abb. 12. Sekretausstrich von Balanitis erosiva circinata nach der Methode von GRAM gefärbt. Kokken, kürzere und längere vibrioförmige Bacillen, sehr reichlich Spirochätenformen, einzelne filiforme Nekrosebacillen.

Die Kultur dieser vibrioförmigen Bacillen habe ich zuerst mit R. MÜLLER in gemeinschaftlicher Arbeit versucht. Die damals erzielte Kultur im erstarrten Serum zeigte wolkige Kolonien, deren weitere Überimpfung uns gelang, während die Tierversuche (subcutane Impfung von Kaninchen und Mäusen) keine pathogene Wirkung dokumentierten. In den letzten Jahren habe ich die Kulturversuche der bei der Balanitis erosiva circinata sich findenden Mikroorganismen wieder aufgenommen; die Reinkultur gelang zuerst in Stickstoffatmosphäre und weiters aërob auf serumhaltigem Nährboden.

Vier Tage alte Kultur in Stickstoffatmosphäre auf Serum-Zucker-Agar: Auf allen Platten reichliches, ausschließliches Wachstum der spezifischen Kolonien.

Makroskopisch: Dichte Aussaat distinkter Kolonien, die stellenweise in äußerst dichtem Wachstum zu einem zarten Rasen zusammenfließen. Die einzelnen Kolonien sind nadelstich- und etwas darüber groß, bei seitlicher Beleuchtung zart grau erscheinend, durch ihren matten Glanz sich deutlich von dem heller glänzenden Nährboden abhebend. Im durchfallenden Licht sind die Kolonien zart, tautropfenähnlich. Bei Betrachtung im durchfallenden Licht mit der Lupe erkennt man an der rundlichen graugelben Kolonie ein dichteres Zentrum und eine ganz schmale lichtere Randpartie. Bei schwacher

Vergrößerung im Mikroskop betrachtet, erscheinen die rundlichen Kolonien leicht unregelmäßig begrenzt und gegen die Mitte an Dichte zunehmend, geht der hellere Randsaum in eine allmählich immer dunkler graugelb werdende zentrale Partie über. Die Kolonien erscheinen dabei deutlich gewölbt und die große Mehrzahl zeigt im Zentrum auf der Höhe der Wölbung eine mehr oder weniger scharf abgesetzte, runde, leicht unregelmäßig begrenzte, dunklere Auflagerung. Bei einzelnen zarten, nicht so dichten Kolonien fehlt diese zentrale Auflagerung oder ist nur angedeutet, dagegen nehmen bei den größten Kolonien die Auflagerungen ungefähr ein Drittel der Größe des Radius der Kolonie ein. Bei längerem Wachstum und Versetzen des Nährbodens mit reichlicher Menge von eiweißreichem Serum konnte ich eine Zunahme der Größe der zentralen Auflagerungen konstatieren. Die Oberfläche der Kolonie erscheint fein granuliert, weist zarte Unebenheiten auf, der Rand ganz leicht unregelmäßig gezackt und

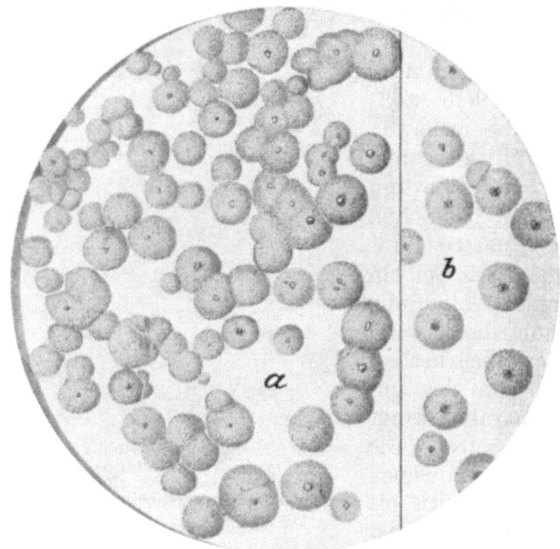

Abb. 13. Kultur der vibrioförmigen Bacillen bei Balanitis erosiva circinata in Stickstoffatmosphäre auf Serumzuckeragar, a nach 4 tägigem, b nach 6 tägigem Wachstum.

man gewinnt schon bei schwacher Vergrößerung den Eindruck des bacillären Aufbaus der Kolonie (Abb. 13).

Ein *Abklatschpräparat*, nach GRAM gefärbt und vorsichtig entfärbt, zeigt die Kolonie der weitaus größeren Menge nach aus grampositiven Bacillen aufgebaut. Bei stärkerer Vergrößerung erscheint die kontinuierlich lichte, schmale Randzone in ein feines Netzwerk von Bacillen aufgelöst. Bei Betrachtungen mit Immersion zeigt sich in den ersten Generationen einer nicht zu alten Kolonie (3—4 Tage alt) der größere Teil der Bacillen in Größe, Form und Krümmung den Individuen des Nativpräparates vom Sekret entsprechend ausgeprägt. Daneben findet man zahlreiche Exemplare, die einzeln liegen oder mit den Enden noch miteinander zusammenhängend, meist in V-Stellung, wenig gekrümmt, manchmal ganz gerade gestreckt, dabei von normaler oder übernormaler Länge, anderseits viel kürzere Exemplare, kaum halb so lang wie das normale Individuum. Stellenweise sieht man den Zelleib einzelner Bacillen segmentiert und ist der Zelleib deutlich von distinkten rundlichen Granulis erfüllt.

Auf Serumagar in Stickstoffatmosphäre: Nach fünf Tagen dichtes Wachstum von zum Teil konfluierenden Kolonien, die Einzelkolonien zart grau, mit einem Stich ins Gelbliche, rund, auffallend scharf begrenzt, einzelne Kolonien etwas größer, bei seitlicher Beleuchtung glänzend, sich aber dabei vom Nährboden abhebend. Mikroskopisch sind die Kolonien rundlich, lichtgrau, gegen das Zentrum zu gewölbt; bei einzelnen der größten Kolonien sieht man, daß das Zentrum leicht muldenförmig eingesunken ist. Im Zentrum eines Teiles der Kolonien einzelne oder mehrere bröckelige Auflagerungen, die aber nicht so regelmäßig vorhanden und nicht so gleichmäßig lokalisiert sind, wie bei den auf Serum-Zucker-Agar gewachsenen. Die Randpartie zeigt sich etwas tiefer gezackt. Mit Immersion betrachtet, sind die Bacillen zum großen Teil gerade geformt, sehr zahlreich finden sich kurze, kokkenförmige Stäbchen. Läßt man die Kulturen bis 14 Tage im Brutschrank, so nimmt die Zahl der kurzen Degenerationsformen und der Zerfall in Granula innerhalb des Zelleibes ungemein zu.

Bei Aussaat des Kulturmaterials von Serum-Zucker-Agarplatten auf Platten von reinem Zuckeragar zeigt sich in N-Atmosphäre nach 5 Tagen ein mäßig reichliches Wachstum von Kolonien, die auffallend dicht, graugelb gefärbt erscheinen, zum Teil größer sind wie die Kolonien auf Serum-Zucker-Agar, rundlich, scharf, aber leicht unregelmäßig begrenzt. Bei seitlicher Beleuchtung heben sie sich auffallend vom Nährboden ab. Mikroskopisch sind die Kolonien kuppenförmig gewölbt, intensiver dunkelgrau-gelblich gefärbt und zeigen eine schmale Randzone. Dabei zeigen diese Kolonien nicht nur im Zentrum, sondern auch in allen Randpartien dunklere unregelmäßige Auflagerungen, die gegen das Zentrum hin zunehmen und stellenweise konfluieren. Mit Immersion betrachtet, zeigen sich die Bacillen in Form, Größe und Färbung besser erhalten und entsprechen den größten Exemplaren im Nativpräparat. Diese Formen sind deutlich vibrioförmig gebogen und man findet wenig kürzere, kokkenförmige Wuchsformen.

Bei Übertragung auf Agarplatten in N-Atmosphäre zeigen sich nach 5 Tagen spärliche, kleinste, zarte Kolonien, die durchsichtig grau erscheinen. Mikroskopisch sind diese Kolonien deutlich kuppenförmig gewölbt, mit auffallend breiter, lichter Randzone. Im Zentrum einzelner Kolonien bröckelige Auflagerungen.

Kultiviert man direkt aërob, so ist es nach meinen bisherigen Versuchen unbedingt notwendig, den Nährboden mit Serum zu versetzen.

Nach 3—4 Tagen zeigte sich auf Serum-Zucker-Agarplatten ein Wachstum kleinster, zarter Kolonien, die im Aussehen den auf Serum-Zucker-Agarplatten in N-Atmosphäre gewachsenen entsprechen, nur daß die Zahl der Kolonien geringer ist, die Kolonien zarter und durchsichtiger erscheinen und daß man nur bei einer geringen Anzahl der Kolonien die zentralen Auflagerungen antrifft. In N-Atmosphäre ist das Wachstum ein sichereres, die Kolonien sind zahlreicher und größer; bei aërober Züchtung gehen die Kulturen nicht immer an.

Im Serum-Zucker-Agarstich zeigt sich nach 5—6 Tagen ziemlich dichtes Wachstum längs des Impfstiches, in Serum-Agar ebenfalls in dieser Zeit ein dem Impfstich entsprechender, durch Wachstum der Mikroorganismen bedingter, grauer, wolkiger Streifen. In reiner Gelatine war kein Wachstum zu konstatieren.

In Serum-Bouillon und Serum-Zucker-Bouillon nach 4 Tagen, bei reichlicher Aussaat von Kulturmaterial von Serum-Zucker-Agarplatten zeigt sich ein grauweißlicher Bodensatz, der sich bei Betrachtung mit der Lupe an den Rändern in Einzelkolonien auflöst, bei leichter diffuser Trübung des Nährbodens. Nach 8 Tagen zeigt sich die Bouillon geklärt. Der Bodensatz ist reichlicher geworden, erscheint beim Aufrühren leicht flockig und während sich im Deckglaspräparat von Serum-Bouillon die vibrioförmigen Bacillen meist deutlich erhalten zeigen, ist im Deckglaspräparat von Serum-Zucker-Bouillon die Anzahl der kurzen Formen und der Zerfall der Einzelindividuen in die den Zelleib zumeist erfüllenden Granula auffallend.

Ich gewann den Eindruck, daß bei Zerfall des Bacillenleibes diese grampositiv oder auch gramnegativ gefärbten rundlichen, leicht unregelmäßig konturierten Körnchen weiterbestehen, daß auch im Balanitissekret, ja selbst im normalen Smegma ein Teil der geschilderten kokkenförmigen Gebilde möglicherweise diesen Granulis, aus vibrioförmigen Bacillen hervorgegangen, entspricht und daß diese Gebilde vielleicht Dauerformen dieser Mikroorganismen darstellen.

Wir haben also ein Virus vor uns, das in Stickstoffatmosphäre und aërob auf serumhaltigen Nährböden kultivierbar ist, das in Stickstoffatmosphäre ein besseres Wachstum zeigt als wie bei Zutritt von Sauerstoff, so daß in N-Atmosphäre ein Weiterkultivieren auf reinem Zucker-Agar und Agar-Nährboden möglich ist. Wir gewannen den Eindruck, daß, während ein entsprechender Serumzusatz im allgemeinen das Wachstum fördert, reichlicherer Serumzusatz für die Weiterentwicklung des Virus jedoch nicht zuträglich ist und dem Auftreten von Degenerationsformen, evtl. Ruheformen Vorschub leistet.

Es sei hier nochmals aufmerksam gemacht, daß bei der Durchsicht der Ausstriche vom Balanitissekret neben den wohl ausgeprägten Bacillenformen sich viele kürzere Mikroorganismen finden, die dann, wie erwähnt, weniger gebogen und oft kokkenförmig erscheinen und in diesem Stadium besonders leicht den violetten Farbstoff abgeben und gramnegativ erscheinen. Es handelt sich da bestimmt um Wuchsformen und ihre Deutung wird am ehesten durch den Vergleich mit Kulturpräparaten ermöglicht, wo sich analoge Wuchsformen stets in großer Menge finden.

Weiters finden sich im Sekret bei Balanitis erosiva circinata gramnegative Spirochäten verschiedener Länge von 4—16 μ. Untersucht man Ausstriche mit den gewöhnlichen Anilinfarben in der Kälte tingiert, oder nach der Methode von FONTANA versilbert, so findet man vor allem Formen, die durch eine durchschnittliche Länge von 9—12 μ, eine auffallende Regelmäßigkeit und eine gleichmäßige Tiefe der 6—10 Windungen und durch einen gleichmäßig feinen Zelleib, der aber den der Spirochaete pallida im allgemeinen an Dicke übertrifft, charakterisiert sind. Genaueste Untersuchungen ließen v. PROWAZEK und E. HOFFMANN bei dieser Spirochäte eine deutliche Bandform und zumeist zwei, seltener einen gewellten Periplastfortsatz feststellen. Diese Spirochäte ist als *Balanitisspirochäte* vor allem zu bezeichnen, sie überwiegt an Zahl alle anderen Spirochätenformen und entspricht dem von NOGUCHI beschriebenen *Treponema calligyrum*. Im nativen Präparat (Dunkelfeld) zeigt die Spirochaete balanitidis vor allem wellenförmige Bewegungen ihres Leibes, rotiert um eine Längsachse und bewegt sich dabei durch das Gesichtsfeld. Manchmal kann man beobachten, daß die einzelnen Windungen sich gegeneinander verschieben wie die Glieder einer halbstarren Kette, manchmal sieht man deutliche stoßweise Vorwärtsbewegungen, scheinbar durch die Periplastfortsätze hervorgerufen. Bleibt die Spirochäte mit einem Ende an einem Gewebspartikel hängen, so gerät der ganze Leib manchmal in intensivste, streckende, zuckende und peitschende Bewegungen. Die zweite Spirochätenform, die sich im Balanitissekret manchmal in spärlicher, manchmal in reichlicher Menge finden kann, ist die *Spirochaete refringens* (SCHAUDINN-HOFFMANN). H. FREUND konnte in 20 diesbezüglich untersuchten Fällen von Balanitis erosiva circinata ihre Anwesenheit in 15 Fällen sicher feststellen. Die Spirochaete refringens übertrifft in der Länge im allgemeinen die Spirochaete balanitidis, ihr Zelleib ist entschieden dicker und in flachere, oft etwas unregelmäßige Windungen gelegt. Bei dieser Form beobachtet man nicht selten, daß, während ein Teil des Leibes wellige Zeichnung bewahrt, der Rest gestreckt oder verschiedentlich gebogen erscheint. Im Dunkelfeld führt diese Spirochäte lebhafte schlängelnde und rotierende, aber auch stoßende Bewegungen, letztere durch die Wirkung der Periplastfortsätze bedingt, aus. Ferner konnte ich im Balanitissekret gelegentlich Spirochätenformen verschiedener Länge, zumeist etwas kürzerer Form als die Spirochaete balanitidis nachweisen, die mir durch die Feinheit des Körpers, durch die Enge und Regelmäßigkeit der Windungen auffielen, die namentlich bei der gleichzeitigen Anwesenheit von spitzen Kondylomen im Vorhautsack vorhanden waren, zu welcher Gruppe ich auch die sog. *Übergangsformen* DREYERS rechnen möchte und welche geschilderten Formen H. FREUND in die Gruppe des von E. HOFFMANN, LÖWENTHAL, SCHMORL und NOGUCHI beschriebenen *Treponema minutum* einrechnet. Spirochätenformen, die dem Treponema minutum zuzuzählen sein dürften, konnte ich bei Frauen im Scheiden-, besonders aber im Cervixsekret (siehe Abb. 24), hier völlig allein nachweisen. PLAUT beschreibt ähnliche Formen neben der Spirochaete refringens bei der Noma. Und schließlich fand ich bei der Balanitis erosiva circinata die von KRANTZ beschriebene *Sprochaete celerima.* Im gefärbten Ausstrich erscheint dieser Mikroorganismus als eine in 3—4 fache Windungen gelegte Spirochäte, von etwas größerer Dicke; im Dunkelfeld sind diese Formen durch ihre unglaubliche Schnelligkeit auffallend. Sie bewegen sich ungemein rasch, pfeilschnell durch das Gesichtsfeld und man glaubt zuerst, daß es sich um längere Bacillen handelt. Stößt diese Spirochaete celerima aber auf ein Hindernis, so kann man deutlich für einen Moment die flachwellige Kontur erkennen. Im nächsten Augenblick aber schießt das Gebilde schon wieder in eine andere Richtung. Alle diese eben geschilderten Spirochätenformen färben sich mit den gewöhnlichen Anilinfarben in der Kälte, bei Giemsafärbung sind sie durch den rotvioletten Farbenton von der sich rosenrot färbenden Spirochaete pallida deutlichst zu unterscheiden. Ebenso sind sie durch die Art ihrer Bewegung im Nativpräparat von dem mehr starren, rotierenden und beugenden Körper der Spirochaete pallida zu differenzieren. H. FREUND konnte die Spirochaete celerima in ungefähr der Hälfte der diesbezüglich untersuchten Fälle von Balanitis erosiva circinata nachweisen. Es sei nur noch hervorgehoben, daß NOGUCHI besonders darauf hinweist, daß zwischen Spirochaete balanitidis und refringens eine Annäherung stattfinden kann, indem man Fälle findet, wo die Exemplare letzterer Art durch die größere Zartheit des Zellleibes und die Regelmäßigkeit der Windungen auffallend sind.

Die Kultivierung der Balanitisspirochäte gelang uns ebenfalls und war diese von MÜLLER und mir erhaltene Kultur die erste gelungene Spirochätenkultur überhaupt. Anfangs erhielten wir keine Reinkultur, sondern die im reinen, erstarrten Serum und Serum-Zuckeragar gewachsenen, wolkigen Kolonien enthielten neben Spirochäten auch grampositive Kokken. MÜHLENS ist dann später die Reinkultur gelungen. MÜHLENS gibt über seine Kulturen folgendes an: Streng anaërobes Wachstum, nur auf serumhaltigen Nährböden, am 6. bis 8. Tage nach der Impfung beginnend, in Form wolkiger Kolonien, die einen üblen Geruch zeigen. Die einzelne Kolonie erscheint als äußerst feine, gleichmäßige, hauchartige, weißliche Trübung des gelblichen, durchsichtigen Serumagars; werden die Kolonien größer, so zeigen sie ein dichteres, gelbliches Zentrum. NOGUCHI gelang ebenfalls die Reinkultur der Spirochaete balanitidis im Serumagar, besonders gut bei Gewebszusatz. Der Autor schildert die sich nach 3- bis 4 tägiger Aussaat entwickelnden Kolonien als deutlich opalescierend. In den Kulturen fand NOGUCHI sehr schön entwickelte Exemplare der Spirochaete balanitidis, mit regelmäßigen Windungen, deutlicher Bandform, mit undulierender Membran und Periblastfortsätzen. Weitere Kulturversuche ließen auch mir die Reinkultur der Balanitisspirochäte in Schüttelkulturen und Stichkulturen in serumhaltigen Nährböden resp. in erstarrtem Pferde- und Kaninchenserum gelingen. Die Kolonien erschienen als ganz zarte, wolkige Trübungen, die bei längerem Wachstum ein etwas dichteres graugelbliches Zentrum zeigten. Damit angestellte Tierversuche fielen negativ aus. Die Spirochätenkulturen zeigen keine Gasbildung, sie verflüssigen den Nährboden nicht. Bei meinen letzten Züchtungsversuchen auf serumhaltigen Platten in Stickstoffatmosphäre zeigte sich zwar keine Kolonienbildung, doch war mir die diffuse, ungemein reichliche Vermehrung der Spirochäten auf der Oberfläche der Platte, in Abklatschpräparaten zur Darstellung gebracht, auffallend. Neben diesen im Sekret der Balanitis erosiva vorhandenen Formen von Mikroorganismen, die sich in überwiegender Menge, manchmal im Deckglas scheinbar in völliger Reinkultur finden, sieht man ferner fast stets die gleich näher noch zu besprechenden *filiformen Nekrosebacillen,* ferner besonders im abtropfenden Eiter, noch andere Mikroorganismen.

Vor allem sind es grampositive, runde Kokken, einzeln, zu zweit, in Ketten und Haufen, die sich kulturell als der Staphylococcus albus und aureus, sowie als Streptokokkenformen erweisen; zum Teil sind die Streptokokken anaërob. In einzelnen Fällen sieht man verschieden reichlich an Zahl gramnegative Bacillen, die im allgemeinen sehr kurz, ja oft kokkenförmig erscheinen. Es scheint sich bei diesem Bacillus um jenen Mikroorganismus zu handeln, den VINCENT für die Balanitis erosiva verantwortlich machte. Nach meinen Untersuchungen wächst dieser Bacillus, der sich auch im normalen, dünnflüssigen Smegma findet, nur anaërob in serumhaltigen Nährböden unter Gasbildung und Entwicklung eines intensiven widerlichen Geruches.

Das Mengenverhältnis der vibrioförmigen Bacillen zu den Spirochätenformen ist ein wechselndes. Fast stets sind die beiden Formen vorhanden und wenn an manchen Stellen des Präparates vorwiegend Spirochätenformen liegen, so findet man an anderen Stellen wieder die vibrioförmigen Bacillen gehäuft. Es ist aber sicher, daß in manchen Fällen die Bacillen besonders stellenweise reichlicher vorhanden sind, in anderen Fällen wieder gewinnt man den entschiedenen Eindruck, daß die Spirochätenformen weitaus überwiegen. Es sei hier noch hervorgehoben, daß ich bei der Durchsicht ungemein vieler Fälle von Balanitis erosiva, im Deckglaspräparat auch bei diesen rein erosiven Formen neben den geschilderten vibrioförmigen Bacillen *das Auftreten von längeren, grampositiven Formen* konstatieren konnte, die zum größeren Teil alle leicht gebogen, einzelne aber gerade gestreckt erscheinen und dann mit ihren verjüngten Enden den *fusiformen Bacillen* gleichen. Es ist von Interesse, daß trotz der scheinbar strengen Symbiose von vibrioförmigen und fusiformen Bacillen — letztere bei der Balanitis erosiva circinata weit in der Minderzahl — mit Spirochäten, doch Fälle von Balanitis erosiva zur Beobachtung kommen, die klinisch der typischen Balanitis erosiva sehr ähnlich sind, wo aber die Spirochäten völlig fehlen oder in einer verschwindenden Minderzahl auftreten und die geschilderten Bacillen das Gesichtsfeld beherrschen. Noch einer bakteriologisch seltenen Erscheinung möchte ich Erwähnung tun, das ist das gleichzeitige Auftreten von im Dunkelfeld äußerst beweglichen vibrioförmigen Bacillen mit längeren, zum Auswachsen zu bizarren Wuchsformen neigenden Bacillen, die nach ihrer Morphologie, Unbeweglichkeit und dem Kulturergebnis zu den Pseudodiphtheriebacillen zu rechnen waren.

Während die vibrioförmigen Bacillen in der Hauptmasse in der typischen Form — hier und da finden sich auch einzelne, längere grampositive, völlig gestreckte, den fusiformen Bacillen ähnliche Formen — im Verein mit den geschilderten Spirochätenformen, von denen wieder die weit überwiegende

Zahl die Spirochaete balanitidis darstellt, mit vereinzelten Ausnahmen, wo, wie erwähnt, die Spirochäten fehlen, den steten Befund der im Balanitissekret sich findenden Mikroorganismen darstellen, findet sich noch eine Bacillenform, die *sog. filiformen Nekrosebacillen,* die vor allem in den intensiver verlaufenden Fällen von Balanitis erosiva circinata, besonders aber bei der Balanitis gangraenosa zumeist einen wesentlichen Bestandteil des Sekrets bilden. Diese filiformen Nekrosebacillen sind also auch im Sekret der Balanitis erosiva circinata vorhanden, meist gegenüber den anderen Bacillen und Spirochäten an Zahl zurücktretend, in manchen Fällen aber, namentlich, wie schon erwähnt, in den Fällen mit intensiverem Verlauf, die dann auch durch eine komplette Phimose kompliziert sind, in reichlicher Menge zu finden. Die filiformen Nekrosebacillen sind unbeweglich, gramnegativ, 8—20 μ lang, im allgemeinen von der Dicke der Spirochaete balanitidis, doch trifft man auch feinere, gelegentlich auch etwas dickere Formen, die aber 0,5 μ nicht überschreiten. Selten gerade, weist der fadenförmige Körper eine leichte unregelmäßige, charakteristische Krümmung des Leibes an einer Stelle auf.

2. Balanitis gangraenosa und Ulcus gangraenosum phagedaenicum.

Die Untersuchung des graugelben serös-eitrigen, nicht selten hämorrhagischen, fötiden Sekrets bei Balanitis gangraenosa ergibt neben mehr oder weniger reichlichen, deutlich grampositiven Kokken, das Vorhandensein von, bei vorsichtigem Entfärben in der weit überwiegenden Zahl grampositiven Bacillen, die in ihrer Länge wechselnd, im allgemeinen bei dieser Balanitisform eine größere Länge des Zelleibes wie bei der Balanitis erosiva aufweisen, und zwar $2^1/_2$—$3^1/_2 \mu$, ja selbst 4 μ lang sind und dabei durch eine mehr oder weniger ausgesprochene vibrioförmige Krümmung des Zelleibes charakterisiert sind. Nicht selten beobachtet man Teilungsformen, die weniger gekrümmt erscheinen, ja deren Glieder eine völlig gestreckte Form zeigen. Neben den gekrümmten Bacillen findet man stets fast grade, $2^1/_2$ bis über 4 μ lange, sog. fusiforme Bacillen (Matzenauer), manchmal nur vereinzelt, manchmal in reichlicher, an die Zahl der vibrioförmigen Bacillen heranreichenden Menge, in einzelnen Fällen in überwiegender, ja fast ausschließlicher Menge. Beide Formen erweisen sich im Dunkelfeld betrachtet als ungemein beweglich; die vibrioförmigen Bacillen bewegen sich in drehenden wirbelnden, die fusiformen Bacillen bei schneller Beweglichkeit geradlinig, bei langsamerer Bewegung in mehr wackelnder Art durch das Gesichtsfeld. Neben diesen geschilderten Bacillen finden sich stets gramnegative Spirochäten von durchschnittlich 8—16 μ Länge, die im allgemeinen jene Formen zeigen, wie wir sie bei den im Sekret der Balanitis erosiva circinata sich findenden Spirochäten feststellen konnten. Doch habe ich den Eindruck, daß bei den gangränösen Formen der Balanitis die Spirochaete balanitidis an Zahl im Vordergrund steht. Daneben finden sich die Spirochaete refringens, die Spirochaete celerrima und das Treponema minutum.

Nun findet sich nach meinen bisherigen Untersuchungen bei der Balanitis gangraenosa noch ein weiterer Mikroorganismus, das ist der von Nander mit dem Nekrosebacillus Bangs identifizierte, von ihm selbst als *filiformer Bacillus* benannte, gleichmäßig dünne, 8—20 μ und gelegentlich weit darüber lange, gramnegative, bis höchstens 0,5 μ dicke Mikroorganismus, den ich so wie Nander im Smegma und vereinzelt oder in mäßiger Menge schon im Sekret der Balanitis vulgaris, bei Balanitis diabetica und verschieden reichlich, auch bei der Balanitis erosiva circinata beobachten konnte. *Ich möchte diesen Mikroorganismus, um Morphologie und Wirkung zusammenfassend zu charakterisieren, als filiformen Nekrosebacillus bezeichnen.* Bang, auf den sich Nander bei der Schilderung dieses Mikroorganismus beruft, bezeichnet den Nekrosebacillus als einen filiformen Mikroorganismus, der häufig die Ursache der Nekrose bei den Tieren ist, anaërob wächst und dessen Kulturen beim Versuchstier tödliche Nekrose erzeugen. In der Tierpathologie beobachtete Schmorl Stallinfektionen bei Kaninchen, als deren Erreger er einen ähnlichen Mikroorganismus als Leptothrix cuniculi beschrieb und Bang wie Jensen bezeichnen die Nekrosebacillen als Ursache der Kälberdiphtherie. In der menschlichen Pathologie hat zuerst Perthes Bacillen bei der Noma beschrieben, die diesem Nekrosebacillus Bangs ähnlich sind. Perthes fand in zwei Fällen von Noma im nekrotischen Gewebe, namentlich an der Grenze gegen das Gesunde zu, fädige Bildungen von großer Mannigfaltigkeit: „Das Kaliber der Fäden wechselt, die Fäden sind dabei von verschiedener Länge und weisen in ihrem Verlauf durch Schlingenbildung entstehende Knoten auf. Neben diesen Fäden finden sich Stäbchen verschiedener Länge und spindelförmige Elemente.“ Perthes unterscheidet an der Grenze des nekrotischen Gewebes, neben diesen sehr feinen Fäden, Bacillen und gewellte Fäden, die oft deutlich Spirillenform aufweisen und beobachtet bei letzteren die größte Eindringungsfähigkeit ins Gewebe. Perthes gelang die Kultur dieser fadenförmigen Elemente unter streng anaëroben Bedingungen; der Autor glaubt in Schnittpräparaten der Kulturen feinere und stärkere Fäden, Fragmentation der letzteren in Bacillen, ferner kolbig-spindelige Anschwellungen im Verlauf der feineren Fäden und schließlich Formen, die völlig Spirillen gleichen, beobachtet zu haben. Auch Mc Donnagh nimmt die Möglichkeit der Entwicklung der Spirochäten aus den fusiformen Bacillen an, und zwar um so reichlicher, je mehr letztere zum gramnegativen Verhalten neigen. Letztere Beobachtungen und Annahmen sind sehr interessant und haben sicherlich viel für sich. In dieser noch eines eingehenden Studiums bedürfenden Frage werden vor allem Beobachtungen von Reinkulturen der betreffenden Mikroorganismen Aufklärung bringen können. Dem filiformen Nekrosebacillus ähnliche Formen habe ich gelegentlich bei nekrotischen Prozessen der Mundhöhle gefunden und auch im Gewebe nachgewiesen und ihn auch bei der Balanitis gangraenosa seinerzeit schon beobachtet, denselben aber immer in artverwandte Beziehung zur Balanitisspirochäte gebracht. Nun haben Nanders Angaben, anderseits besonders meine eigenen Beobachtungen im Dunkelfeld, mir die sichere Überzeugung verschafft, daß wir es hier mit einem ganz eigenen Virus zu tun haben, das nach meinen bisherigen Untersuchungen sich fast bei allen intensiver verlaufenden Balanitiden findet, und zwar stets neben den vibrioförmigen und fusiformen Bacillen und Spirochätenformen vorhanden, in wechselnder Reichlichkeit auftritt und im Oberflächensekret mancher gangränöser Balanitiden, in einer namentlich die Spirochäten weit übertreffenden, ja gelegentlich letzteres Virus geradezu verdrängenden Menge vorhanden ist (Abb. 14). Die filiformen Bacillen erweisen sich, im lebenden Zustand betrachtet, als unbeweglich. Hier und da auftretende, ganz langsame, beugende und drehende und damit verbundene Vorwärtsbewegungen sind als Molekularbewegungen aufzufassen. Bei der manchmal stundenlangen Kontrolle von Balanitissekretpräparaten im Dunkelfeld konnte ich auch noch die Beobachtung des Ablaufes der Querteilung bei besonders langen Individuen dieser filiformen Nekrosebacillen machen. Man sieht zuerst eine Knickung des langen Fadens, die weiter zunimmt und die schließlich mit der Teilung des Bacillenleibes an dieser Stelle endigt.

Die filiformen Nekrosebacillen sind gramnegativ, manchmal nehmen einzelne Exemplare einen mehr rotvioletten Farbenton an. Die Dicke variiert leicht, bleibt aber immer unter $^1/_2$ μ. Manchmal findet man auffallend zarte, feine Formen. Die Länge schwankt zwischen 8 und 20 μ, doch findet man gelegentlich ein Auswachsen zu längeren Fäden und Nander gibt an, solche bis zu einer

Länge von 40 μ beobachtet zu haben. Ich beobachtete solche lange Formen namentlich im Scheidensekret. Nach meinen bisherigen Beobachtungen wurde mir klar, daß dieses zuletzt geschilderte Virus bei den nekrotisierenden balanitischen Prozessen gelegentlich eine bestimmte Rolle zu spielen scheint, bezeichnend dafür ist das reichliche Vorhandensein in allen ulcerösen Fällen und ich gewann den Eindruck, daß auch diese Formen mit den Veränderungen der entzündlichen und Koagulationsnekrose im Gewebe in Zusammenhang stehen. Aber nicht nur im Sekret der Balanitis gangraenosa, wo ich diese Bacillen in den bis jetzt untersuchten Fällen, wenn auch in wechselnder Zahl stets nachweisen konnte, finden sich diese Mikroorganismen, sondern sie sind auch bei der Balanitis erosiva circinata, wenn auch in einer gegenüber den anderen Virusformen dieser Balanitis zumeist zurücktretenden Zahl, ferner sind sie bei Balanitiden bei kongenitaler Phimose gelegentlich in recht zahlreicher Menge nachzuweisen und schließlich ist ihr Vorhandensein im normalen Smegma, namentlich wenn dasselbe in sehr reichlicher Menge und von weicher Konsistenz, sowie in einzelnen Fällen im Scheidensekret bei Scheidenkatarrhen festzustellen. Das eventuelle Vorkommen im normalen Smegma und gelegentlich im Scheidensekret weist darauf hin, daß so wie bei den vibrioförmigen und fusiformen Bacillen, wie den verschiedenen Spirochätenformen, die sich ja auch saprophytisch in den genannten Genitalsekreten finden, hiermit fallweise auch bei dieser Virusform die spontane intensive Entwicklungsfähigkeit und der Übergang in den parasitischen Zustand gegeben ist. Das Mengenverhältnis der eben geschilderten, im Sekret der Balanitis gangraenosa und des Ulcus gangraenosum sich findenden Mikroorganismen ist ein wechselndes. Während die vibrioförmigen oder die fusiformen Bacillen oder beide Varietäten stets zu finden sind, sind die Spirochätenformen nach unseren Untersuchungen fast nie zu vermissen, nur in vereinzelten Fällen fehlten dieselben im Oberflächensekret. Die filiformen Nekrosebacillen sind ebenfalls in der übergroßen Mehrzahl der Fälle vorhanden, manchmal sehr reichlich, in einem Teil der Fälle an Zahl zurücktretend, waren sie in manchen Fällen nicht nachweisbar. Aerobe und anaerobe Kokken sind fast in jedem Falle zu finden. Im Sekret der in den Tropen beobachteten, ebenfalls durch die fusospirilläre Symbiose hervorgerufenen Ulcera phagedaenica, sind nicht immer die verschiedenen Virusformen gleichzeitig nachweisbar. Während Tournier in 32 diesbezüglich untersuchten Fällen 22 mal Bacillen wie Spirochäten nachweisen konnte, fehlten in 10 Fällen die Spirochäten im Oberflächensekret völlig und waren nur fusiforme Bacillen einer besonders zarten, vielgestaltigen Art nachweisbar.

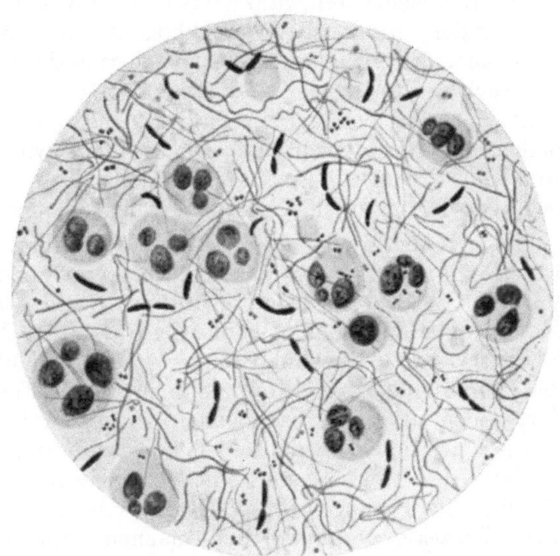

Abb. 14. Ausstrich vom Sekret bei Balanitis gangraenosa nach der Methode von Gram gefärbt. Grampositiv tingierte vibrioförmige längere Formen, einzelne fusiforme Bacillen, gramnegative Spirochäten und filiforme Nekrosebacillen, daneben Kokkenformen.

Was die *Kultivierung der im Sekret und im Gewebe bei Balanitis gangraenosa resp. Ulcus gangraenosum phagedaenicum sich findenden Mikroorganismen* betrifft, so sei hervorgehoben, daß die hierbei sich findenden Bacillen, sowohl die längeren vibrioförmigen Mikroorganismen, wie die fusiformen Bacillen nach unseren Versuchen nur anaërob wachsen. Die Schwierigkeit der Reinkultivierung ist eine sehr große und liegt darin, daß es in Stich- und Schüttelkulturen in reinem erstarrtem Serum und Serum-Zuckeragar uns nicht gelang, diese Bacillenformen von den stets mitwachsenden aëroben, besonders aber von den anaëroben Kokken zu trennen. Das Wachstum war in den Tiefenkulturen bei beiden Formen manchmal ein recht reichliches. Der Nährboden wurde dabei diffus getrübt, es zeigte sich aber keine Verflüssigung und keine Gasbildung. Aber gerade die rasch zunehmende Trübung des Nährbodens verhinderte die Trennung der anfangs sichtbaren, ganz zartwolkigen Kolonien der Bacillen von den stets mitwachsenden, grampositiven Kokken. Auf Serum-Zucker-Agarplatten in Wasserstoffatmosphäre gelang uns das Wachstum der längeren vibrioförmigen Bacillen, wie auch der fusiformen Mikroorganismen namentlich dann, wenn die mit dem Kulturmaterial beschickten Platten noch mit einer dünnen Schichte des Nährbodens überdeckt wurden. Die Bacillen wuchsen in zarten, grauweißlichen wolkigen Kolonien. Die mit diesen Kolonien angestellten Tierversuche waren negativ. Die Spirochätenformen wuchsen nur anaërob in Mischkulturen.

Es sei hervorgehoben, daß anderen Autoren, wie Veillon und Zuber, Lewkowicz, Ellermann, Weaver Tunnicliff, sowie Mühlens und Hartmann die Kultur der sog. fusiformen Bacillen aus gangränösen Prozessen der Mund- und Rachenhöhle ebenfalls geglückt ist. Es ist hier besonders eine Arbeit Ellermanns zu erwähnen, dem es gelang, Kulturen von fusiformen Bacillen der Mundhöhle zu erhalten, und zwar von Formen, die sowohl saprophytisch dort leben als auch pathogenen Prozessen entstammten, ohne einen merklichen Unterschied in denselben konstatieren zu können. Nach dem negativen Ausfalle des Tierversuches mit den Kulturen will der Autor den fusiformen Bacillen die Pathogenität überhaupt absprechen und nur die Spirochäten für diese Prozesse verantwortlich machen. Andere Autoren leugnen überhaupt die pathogene Wirkung von Bacillen und Spirochäten und machen die anaëroben Kokken für die pathologischen Gewebsveränderungen verantwortlich. Was die filiformen Nekrosebacillen, auf deren Vorhandensein vor allem Nander hingewiesen und die ich selbst, wie erwähnt, vor allem im Sekret der Balanitis gangraenosa, aber auch in Fällen von Balanitis erosiva und auch gelegentlich im Smegma wie im Vaginalsekret in vereinzelten Fällen nachweisen konnte, anbelangt, so scheint es bezüglich der Kultivierung sich ebenfalls um ein anaërobes Virus zu handeln. Eigene Kulturversuche im erstarrten Serum und im Serum-Zucker-Agar mit hoher Überschichtung ergaben das Wachstum dieser Bacillenformen neben reichlich grampositiven Kokken. Die Isolierung war mir bis jetzt nicht möglich. Nander kultivierte die filiformen Bacillen ebenfalls in den tieferen Schichten von Serum-Agar, konnte sie aber ebenfalls von den Kokken nicht trennen. Dagegen gelang es Nander, die Kultur der filiformen Bacillen in vereinzelten isolierten Kolonien auf anaëroben Platten zu erhalten. Er beschreibt die Kolonien, die am 3.—4. Tag nach der Aussaat sichtbar werden, aus feinen, langen und dünnen Filamenten, die zum Teil Verzweigungen zeigen und dabei büschelförmig wachsen, aufgebaut, von milchweißer Farbe, an den Rändern aufgefasert. Nander gelang die Weiterkultivierung nicht, der mit dem Kulturmaterial ausgeführte Tierversuch fiel negativ aus.

Histologische Befunde.

1. Balanitis erosiva circinata.

Die typische Balanitis erosiva circinata zeigt im histologischen Bilde folgenden Befund: Eine kleine, im Durchschnitt getroffene Erosion an der inneren Lamelle der Vorhaut erscheint als eine muldenförmige Vertiefung, innerhalb welcher die oberflächlichen Schichten des Epithels völlig zerstört sind; an deren Stelle ist eine feinfaserige, feinkörnige Masse getreten, die zum Teil völlig strukturlos erscheint, zum Teil reichlich von mono- und vorwiegend polynucleären Leukocyten und Kernresten durchsetzt ist. Unterhalb dieser Schichte sieht man die Epithelzapfen völlig erhalten, über den Papillen findet sich nur eine einfache Lage nicht geschädigter Epithelzellen. Das noch erhaltene Epithel ist dabei noch in der Weise verändert, daß die Zellen durch zahlreiche kleinere und

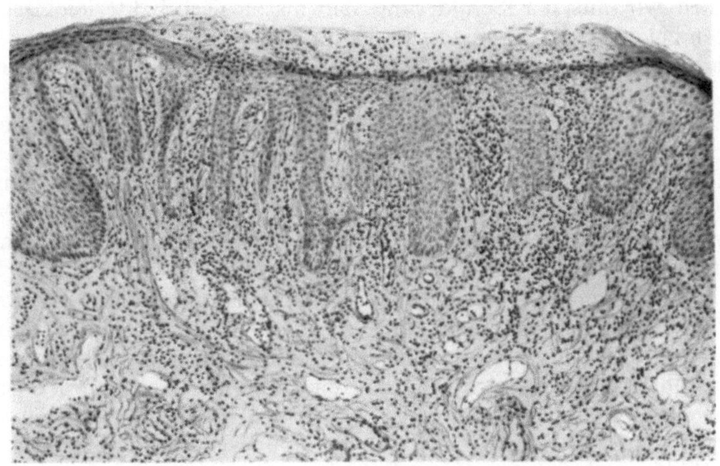

Abb. 15. Histologisches Bild der Balanitis erosiva circinata.

größere Flüssigkeitsansammlungen auseinandergedrängt sind, daß die Kerne zum Teil fehlen, zum Teil durch intracelluläre Flüssigkeitsansammlung abgeplattet oder stechapfelförmig gestaltet erscheinen, dabei finden sich besonders in den Epithelzapfen zahlreiche mono- und besonders polynucleäre Rundzellen zwischen den Epithelien. An den Randpartien der Erosion ist das Epithel in allen Lagen aufgefasert, die oberflächlichen Zellagen nekrotisch verändert und über die Erosionen ein wenig vorragend, was im klinischen Bilde dem feinen, weißen, nekrotischen Epithelsaume entspricht. Das unter dem Epithel liegende Bindegewebe ist bis in die tiefsten Schichten entzündlich verändert. Die Bindegewebsbündel sind gelockert, durch Flüssigkeitsansammlung stark auseinandergedrängt und dabei dicht von mono- und polynucleären Rundzellen durchsetzt. Die zellige Infiltration nimmt nach der Tiefe allmählich ab, es finden sich aber auch noch in den tieferen Schichten um die stark erweiterten, gut gefüllten Blutgefäße dichtere Zellanhäufungen (siehe Abb. 15).

Lagerung der Mikroorganismen im Gewebe bei Balanitis erosiva circinata.

In den nach Gram-Weigert gefärbten Präparaten sieht man auf der Oberfläche der Erosion zahlreiche grampositive vibrioförmige, seltener gerade Bacillen neben spärlichen runden, grampositiven Kokken. Man sieht diese Bakterien im nekrotischen Gewebe in dichter Menge liegen und kann einzelne Exemplare bis in die tiefsten Schichten der Epithelzapfen verfolgen; ins Bindegewebe selbst dringen die Bacillen nicht ein. Im Schnittpräparat erscheinen die Bakterien 2—3 μ lang und zeigen alle eine körnige Färbung des Zelleibes. In den nach Levaditi imprägnierten Präparaten sieht man besonders an den Randpartien teils fadenförmige Gebilde, filiforme Nekrosebacillen, teils schön gewellte Spirochäten, die in dichten Zügen bis in die tiefsten Epithelschichten vordringen, deren Grenze jedoch selbst nicht überschreiten.

2. Balanitis gangraenosa und Ulcus gangraenosum phagedaenicum.

Wie bei der Balanitis erosiva, so standen mir auch von den ulcerös-gangränösen Balanitiden als Material zur histologischen Untersuchung nur die abgetragenen Präputien zur Verfügung.

Beginnen wir mit der Schilderung der histologisch-bakteriologischen Veränderungen bei einem ganz jungen, an der Innenfläche des Praeputiums trichterförmig sich einsenkenden Ulcus, so zeigt dasselbe im Durchschnitt folgenden Befund:

Das Ulcus ist auf der einen Seite vom Epithel begrenzt, das aus der Ebene plötzlich nach unten umbiegt und man gewinnt den Eindruck, daß dieses absteigende Epithel, dessen Reste noch in der Tiefe zu sehen sind, den Wandteil einer Epitheleinsenkung, vielleicht einer Epithelkrypte gebildet hat, daß also in einer solchen präformierten Einstülpung sich der Prozeß entwickelt hat. Auf der anderen Seite erstreckt sich der den Geschwürsgrund bildende nekrotische, dicht von Zellen und Zellresten durchsetzte Belag in dicker Schichte über das in seinen Zapfen noch völlig erhaltene Epithel; es entspricht dieses histologische Bild dem früher klinisch geschilderten diphtheritischen Belag, der, unmittelbar an das Geschwür angrenzend, über das Epithel wie ausgegossen erscheint. Im weiteren Abstande ist das Epithel wieder in seinen obersten Schichten erodiert, im nekrotischen Zerfall, von Rundzellen durchsetzt, ähnlich dem Bilde wie bei der erosiven Balanitis.

Histologisch handelt es sich bei diesen Balanitiden ulcerös-gangränös-phagedänischer Natur um einen entzündlichen, mit einfach entzündlicher und Koagulationsnekrose einhergehenden Prozeß. Der Grund dieses kleinen follikulären Geschwürs wird wie der dem Epithel aufliegende Belag zum Teil von einer strukturlosen nekrotischen Masse, zum Teil von zerfallenen kernlosen Rundzellen gebildet; dieser nekrotischen Masse sind teils auf-, teils eingelagert, schon in Hämalaun-Eosin gefärbten Schnitten sichtbare Ansammlungen blaugefärbter Bakterien, die teils zu lockeren Streifen, teils zu mehr klumpigen Bildungen angehäuft sind. An diese fast rein entzündlich-nekrotische Schichte schließt sich eine Partie an, in der das Gewebe zum Teil einfach nekrotisch, strukturlos, von zerfallenen oder noch erhaltenen Rundzellen durchsetzt ist, daneben treten schollige und balkige, eosinrot gefärbte Massen auf und fast allenthalben findet man violettrot gefärbte, streifige oder netzförmige Fibrinbildungen. Die Gefäße stark erweitert, strotzend gefüllt, stellenweise thrombosiert, einzelne arrodiert und daraus resultieren die kleineren und größeren Blutungsherde im Gewebe. Tiefer nach abwärts tritt die Nekrose zurück, es überwiegt die aus Rundzellen bestehende Infiltration und diese ist gegen das noch tieferliegende ödematöse Gewebe ziemlich scharf abgesetzt (siehe Abb. 16).

Es sei weiters ein über hellergroßes, diphtheritisch-gangränöses Ulcus, das steilrandig, einen im ganzen flachen, hier und da sich tiefer einsenkenden Grund

und an den Rändern stellenweise schmale Erosionen zeigte, im histologischen Bilde geschildert: im Bereiche des Geschwürsgrundes sieht man die oberflächlichen Schichten der Geschwürsfläche aus eosinroten, scholligen und grobbalkigen Massen bestehend, die an verschiedenen Stellen verschieden dick erscheinen und zum Teile völlig kernlos sind oder nur von wenigen Rundzellen und roten Blutkörperchen durchsetzt erscheinen. Zwischen den scholligen und grobbalkigen Massen und unter ihnen findet sich ein Infiltrat, das aus vorwiegend polynucleären Leukocyten und weniger zahlreichen roten Blutkörperchen besteht. Bis in die tiefsten Schichten des Infiltrats findet man ein hell-eosinrotes, homogen glänzendes, verschieden breites Balkenwerk, in dessen Maschen die Zellen des Infiltrats liegen. Diese Veränderungen reichen tief ins Gewebe und man sieht noch in den tieferen Schichten um die Gefäße, größere

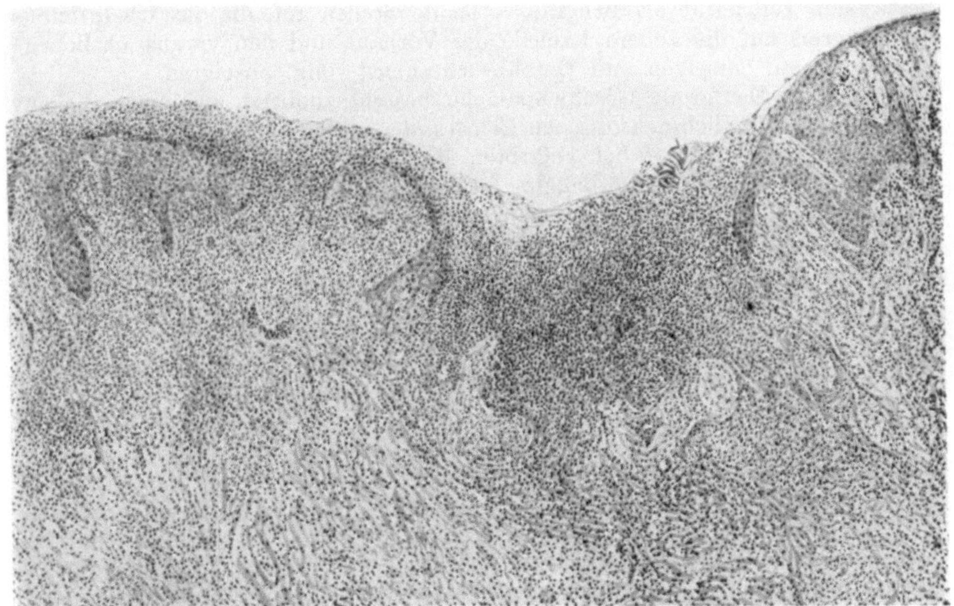

Abb. 16. Histologisches Bild der Balanitis gangraenosa. Follikuläres Ulcus.

und kleinere entzündliche Infiltrate. Bei Färbung der Schnitte nach Gram-Weigert kann man zwischen den Zellen des entzündlichen Infiltrats ein deutliches, verschieden dickes Fibrinnetz nachweisen. Sowohl in den oberflächlichen, besonders aber in den tieferen Schichten sieht man kleinere oder größere Blutungsherde. Noch an den Grenzen des Infiltrats ist das Bindegewebe der Umgebung durch Ödemflüssigkeit stark gelockert, die Bindegewebsfasern durch Flüssigkeitsansammlungen auseinandergedrängt. An den Randpartien des Ulcus sieht man Veränderungen des Epithels, die den geschilderten bei erosiver Balanitis im histologischen Bilde recht ähnlich erscheinen, indem die oberflächlichen Schichten des Epithels zugrunde gegangen, in eine strukturlose, von zahlreichen Kernen und Kernresten durchsetzte Masse umgewandelt erscheinen, während die Epithelzapfen zellig infiltriert, völlig erhalten sind. Man sieht dann wie an solchen erosiven Partien sich ein tieferer Zerfall in der Form vorbereitet, daß der nekrotisierende Prozeß das Epithel an einer Stelle trichterförmig zerstört und ein besonders dichtes Rundzelleninfiltrat in den vom Epithel gebildeten Randpartien als auch im Bindegewebe sich findet. Während die eben gegebenen

Schilderungen Bilder von Einzeleffloreszenzen der Balanitis gangraenosa, teils im ersten Beginn, teils in weiterer Fortentwicklung beibringen, soll die folgende Darstellung die Veränderungen zeigen, wie sie sich bei den hochgradigsten Vorgängen dieser Erkrankung im Gewebe finden, wo durch ein ungemein rasches Weiter- und Tiefergreifen der Einzelherde wie durch Konfluenz derselben, sich am Innenblatt des Praeputiums ein großer und tiefgreifender, braungelb- bis schwarzgrünlich verfärbter pulpös-gangränös-phagedänischer Herd entwickelt hat. Der Prozeß nahm fast die ganze Innenfläche der Vorhaut ein und durchsetzte dieselbe in zwei Dritteln ihrer Dicke mit höchstgradig entzündlichen Veränderungen und auch in der äußersten Lamelle zeigten sich klinisch und histologisch schon recht deutlich entzündliche Vorgänge. Schon klinisch traten in dem intensiv ödematösen Praeputium an der Außenfläche, innerhalb der diffusen intensiv roten Entzündungsfarbe, stärker erweichte, zum Teil blutig suffundierte, zum Teil leicht bläulichgrau verfärbte Stellen auf, die das Übergreifen der Gangrän auf die äußere Lamelle der Vorhaut und den voraussichtlichen völligen Zerfall derselben und Durchbruch (Fensterung) anzeigten.

Histologie: Die große Geschwürsfläche besteht zuoberst aus einer dicken Lage eines entzündlich nekrotischen Belages, der in den äußeren Schichten zum Teil aus strukturlosen, rötlich gefärbten Massen, zum Teil aus einem Gewebe aufgebaut ist, das diffus rötlichblau gefärbt, bei starker Vergrößerung noch seinen zelligen Aufbau zum Teil erkennen läßt, indem innerhalb der amorphen Massen zellähnliche, aber kernlose Gebilde zu konstatieren sind. Allenthalben kommt es auch schon hier stellenweise zur Bildung eines hellrot gefärbten, zum Teil homogenen, zum Teil die zellige Struktur noch erkennen lassenden Balkenwerks und gleichzeitig ist in Präparaten, nach GRAM-WEIGERT tingiert, das Vorhandensein violett gefärbter, zarterer und breiterer, streifenförmiger oder netzförmiger Faserzüge zu konstatieren, so daß man sagen kann, daß in der zuoberst liegenden, dabei ziemlich tiefgehenden Zone die Erscheinungen der einfach entzündlichen, verschieden weit fortgeschrittenen Nekrose neben Gerinnungserscheinungen und ausgesprochener Fibrinbildung, also auch die Merkmale der Koagulationsnekrose zu konstatieren sind. Nicht zu vergessen ist die auch in Hämalaun-Eosinpräparaten feststellbare Anwesenheit von Bakterienmassen, die teils diffus, teils zu kleineren und größeren Klumpen geballt, an der Oberfläche und zwischen den oberflächlichen Schichten, die zum Teil aufgelockert und zerrissen erscheinen, als deutlich blaugefärbte Bildungen zu konstatieren sind. Diese blaugefärbten Massen sind schon in diesem Präparate als Bakterienkonglomerate zu erkennen. Sie ziehen sich stellenweise, namentlich an Orten, wo scheinbar kleine traumatische Einrisse das Vordringen erleichtern, in die Tiefe, sind weiters in verschieden dichten und verschieden breiten Streifen an der unteren Grenze der obersten nekrotischen Schichte zu verfolgen und gehen von hier aus stellenweise noch tiefer, um, soweit einfach entzündliche Nekrose und Koagulationsnekrose reichen, bis an die unterste Grenze dieser Veränderungen, wo dann entzündliche Zellinfiltrate überwiegen, in verschieden dichten, meist streifenförmigen Ansammlungen sichtbar zu sein. Die histologische Beschreibung fortsetzend, folgt unter der so hochgradig nekrotischen Schichte eine ziemlich breite Zone, wo zellige Infiltrationen mit entzündlicher Nekrose und Koagulationsnekrose innig verbunden sind. Man sieht strukturlose nekrotische Massen, durchzogen von fast strukturlosen, hellrot oder violettrot gefärbten Balkenzügen, die den hochgradig veränderten dichteren Bindegewebsbündeln zu entsprechen scheinen, dazwischen Streifen oder ein Netzwerk zarterer und dickerer Fibrinmassen und das Ganze durchsetzt von lockerer und dichter gefügten Zellanhäufungen, die zum größeren Teil als homogen kernlose, in der Form mehr oder weniger erhaltene, rötlich oder rötlichviolett gefärbte Gebilde erscheinen, während weiter nach unten immer reichlicher besser erhaltene Zellen aufzutreten beginnen, die, wenn die Kerne noch erhalten, als vorwiegend polynucleäre Leukocyten zu erkennen sind. Auch in den mit Methylgrün-Pyronin gefärbten Präparaten sind diese Zellen in der großen Hauptmasse als polynucleäre Leukocyten zu erkennen. Doch treten in den Randpartien des Geschwürsprozesses und weiter nach abwärts, wo die Nekrose und Koagulationsnekrose abnimmt und ein aus vorwiegend gut erhaltenen Zellen bestehendes Infiltrat überwiegt, Zellen auf, die an Größe die polynucleären Leukocyten mehr oder weniger weit übertreffend, einen deutlich rotgefärbten Protoplasmaleib erkennen lassen (Plasmazellen). Diese Zellen sind auch in den Giemsapräparaten als homogen blaßrosa gefärbte Zellen nachweisbar. Wie schon erwähnt, ist die rein nekrotische Partie ziemlich scharf von der tieferen Schichte abgesetzt, in welcher Nekrose mit zelligen Infiltrationen nebeneinander zu beobachten sind und in welcher im allgemeinen, je tiefer nach unten, um so mehr die Infiltration überwiegt. Man kann aber auch beobachten, daß an der untersten und den seitlichen Grenzen des ganzen, so tiefreichenden gangränösen Herdes noch verschieden große und verschieden intensiv ausgeprägte Herde von entzündlicher und von Koagulationsnekrose zu finden sind. Weiter ins Gewebe folgen wieder, durch eine auffallende Grenze geschieden, Veränderungen, die bis unter das äußere Epithel des Praeputiums reichen und die vor allem durch ein diffuses intensives Ödem, auffallende Erweiterung der Lymphspalten, starke Erweiterung und Füllung der Blutgefäße, Vermehrung des diffusen Zellreichtums, besonders aber durch Zellenansammlung um die Gefäße gekennzeichnet sind.

Es ist nicht zu vergessen, daß diese Zellinfiltrate in der Nähe des eigentlichen Gangränherdes größer und dichter gefügt sind und daß hier noch immer Ansätze von entzündlicher und Koagulationsnekrose, wenn auch geringen Umfanges, zu finden sind. Das elastische Gewebe ist innerhalb der rein nekrotisch-gangränösen Partie merkwürdigerweise, wenn auch sehr vermindert, doch noch in diffusen zarten Resten und in mehr oder weniger erhaltenen Gefäßringen vorhanden. Weitgehend geschädigt ist es in der entzündlich-nekrotisch veränderten tieferen Partie und ist erst in der vorwiegend ödematösen, an die Gangrän anschließenden Zone größtenteils erhalten (Abb. 17).

Einer eigenen Besprechung bedürfen die Gefäße. Während in den rein nekrotischen Partien die Gefäße vollständig zerstört und zum Teil nur an den mehr oder weniger erhaltenen Elasticaringen ihr früheres Vorhandensein erkenntlich, zum Teil durch das Vorhandensein sich hier und da findender verschieden großer und verschieden geformter, gelegentlich selbst nekrotischer Blutkoagula in ihrer ehemaligen Anlage festzustellen sind, so treten in den tieferen Schichten die auffallend erweiterten, strotzend gefüllten, in ihrer Wand mehr oder weniger hochgradig entzündlich veränderten Gefäße deutlich hervor. Man kann dann beobachten, daß bei dem einen Gefäß die stark ödematöse, entzündlich-nekrotisch veränderte Wand noch erhalten, bei anderen sieht man aber eine mehr oder weniger ausgedehnte völlige Zerstörung der Gefäßwand und es kommt infolgedessen zur Entwicklung verschieden großer Blutungsherde, die sich von dem lädierten Gefäß aus verschieden weit in das entzündlich-nekrotisch veränderte Gewebe hineinerstrecken. Diese Gefäßveränderungen findet man auch in den tieferen Partien des entzündlichen Gewebes, sie sind stellenweise besonders deutlich an der unteren und seitlichen Grenze des gangränösen Herdes gegen das Gesunde zu, sehr schön zu beobachten. Diese Erscheinung der hochgradigen Gefäßveränderungen erklärt auch das Auftreten von Blutungen, einerseits während des Höchststandes des Prozesses aus der Oberfläche des Geschwürs heraus, indem ein nicht zu tiefliegendes größeres Gefäß arrodiert wird und das

Blut die oberflächlichen nekrotischen Massen durchbricht oder es kommt beim Stillstand des Prozesses und bei beginnender Demarkation zur ziemlich raschen Lösung des nekrotischen Gewebes vom Gesunden und damit zur plötzlichen

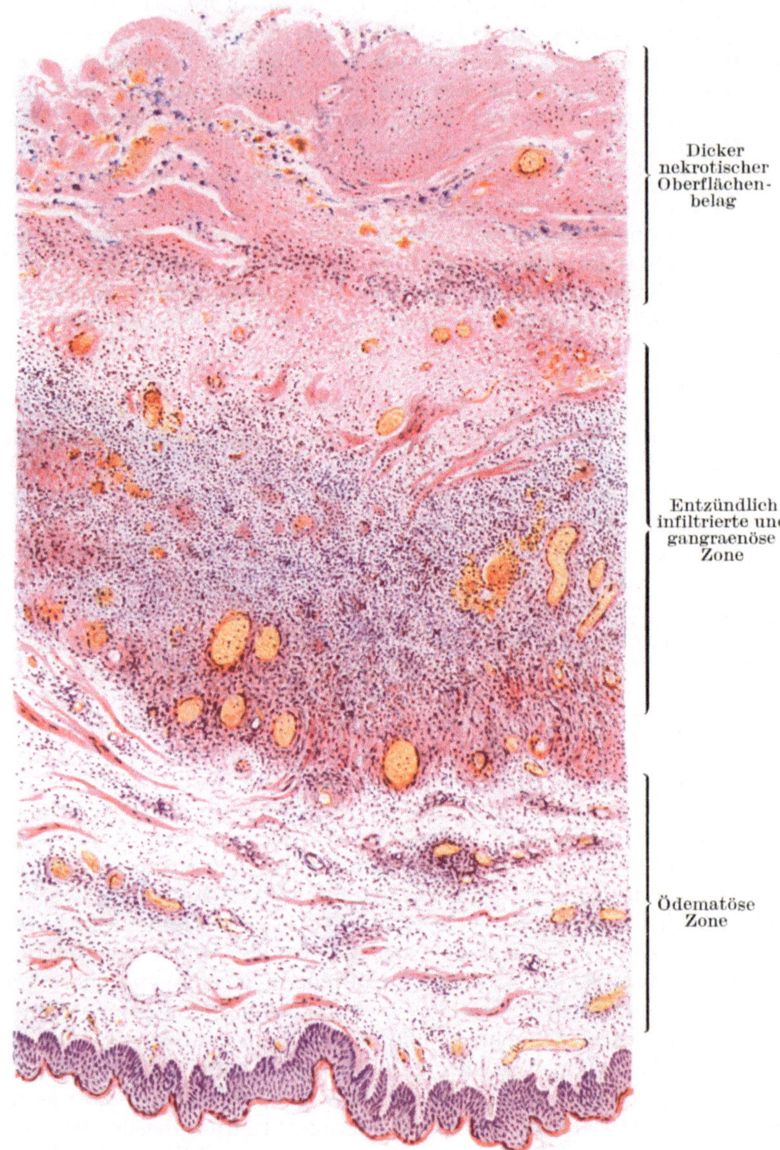

Abb. 17. Balanitis gangraenosa phagedaenica. Schnitt durch das abgetragene Praeputium.

Freilegung eines schwer geschädigten tieferen Gefäßes, dessen veränderte Wand dem Blutdruck nicht mehr standzuhalten vermag.

Das histologische Bild des von MATZENAUER beschriebenen Ulcus gangraenosum sive phagedaenicum stimmt mit der zuletzt geschilderten im allgemeinen überein. Der Unterschied ist vor allem ein klinischer, indem, wie bereits erwähnt, bei der Balanitis gangraenosa der an zahlreichen Stellen zugleich oder rasch nacheinander entstehende Prozeß einen flächenhaften Charakter hat, aber stellenweise besonders tiefgreifend, zu ausgedehnten Zerstörungen des Praeputiums und Fensterung desselben wie auch zu ausgedehnter Zerstörung der Glans führen kann, wie allenfalls in das Bindegewebe zwischen die Schwellkörper eindringend, das schwere Zerstörungsbild der Pericavernitis dissecans zu erzeugen vermag. Bei Ulcus gangraenosum phagedaenicum ist der Prozeß zumeist nur an einer Stelle lokalisiert und durch die ungemeine Intensität des Verlaufes, die dadurch bedingte tiefgehende jähe Gewebszerstörung und die Schwere der lokalen Begleiterscheinungen wie der Allgemeinsymptome gekennzeichnet.

Die Veränderungen im Gewebe bei den gangränös-phagedänischen Prozessen der äußeren Haut werden wohl am besten durch Schilderung der Schnitte jenes bereits klinisch beschriebenen mächtigen Geschwürs, in den unteren Rückenpartie eines Mannes lokalisiert, erkenntlich gemacht werden. Histologisch zeigt sich in den Randpartien, im Bindegewebe bis weit unter das gesunde Epithel sich erstreckend, eine pathologische Veränderung, die vor allem in einer auffallenden Erweiterung und strotzenden Füllung der Blutgefäße zum Ausdruck kommt. Dabei ist das Gewebe deutlich ödematös, man sieht schon allenthalben, und zwar um so deutlicher, je näher man dem eigentlichen Geschwür kommt, eine durch unverkennbare seröse Transsudation erfolgende stellenweise verschieden intensive Abhebung des Epithels, das selbst auch ödematös erscheint. Je näher dem Geschwürsgrund, desto mehr nimmt die anfänglich nur um die Gefäße beschränkte, aus mononucleären und weit vorwiegend aus polynucleären Leukocyten bestehende, immer mehr diffus werdende Zellinfiltration zu und am Geschwürsrand selbst finden wir das Bindegewebe in seiner Struktur nur mehr stellenweise erhalten, zum größten Teil in Zerfall, als eine ungleichmäßig gefärbte, verschieden dichte, zumeist strukturlose Masse erscheinend, dabei stellenweise wieder mehr oder weniger dicht vom entzündlichen Zellinfiltrat durchsetzt, die Gefäße ungemein stark erweitert, strotzend gefüllt, wobei namentlich der Inhalt der großen Venen deutlich thrombosiert erscheint. Dabei tritt schon überall Fibrinbildung auf. Weiter zentral geht die Struktur des Gewebes völlig verloren und ist das den eigentlichen Geschwürsgrund bildende Gewebe eine strukturlose, verschieden intensiv bläulichrot gefärbte, eine verschieden reichliche Fibrinbildung aufweisende nekrotische Masse, innerhalb der sich nach teilweiser oder völliger Zerstörung der Wandschichten verschiedener kleinerer und größerer Gefäße, verschieden große Blutkoagula nachweisen lassen. Weiter in die Tiefe sehen wir um das noch immer stellenweise verschieden intensiv durch einfach entzündliche und Koagulationsnekrose veränderte Gewebe, einen verschieden breiten und dichten Infiltratwall, bestehend aus vorwiegend polynucleären Leukocyten, sowie stellenweise sehr reichlichen roten Blutkörperchen. Weiter in die Tiefe, sowohl seitlich als nach unten, ziehen sich streifenförmig in das entzündlich infiltrierte Gewebe Züge, durch einfach entzündliche Nekrose wie Koagulationsnekrose verändert. Dabei bestehen allenthalben größere und kleinere Blutungsherde, deren Entwicklung man deutlich verfolgen kann. Man sieht nämlich, wie der äußerst intensiv verlaufende nekrotische Prozeß, die Gefäßwand in verschieden großer Ausdehnung jäh ergreifend, zum Zerfall bringt, wobei es zum Teil zu Blutungen ins Gewebe kommt, zum Teil ist schon früher eine Thrombosierung des Gefäßes erfolgt und nun liegt das restierende Blutkoagulum mitten im nekrotischen Gewebe. Die entzündlich-nekrotischen Veränderungen erstrecken sich am Geschwürsgrund tief ins Subcutan- und Fettgewebe hinein und die letzten Ausläufer erscheinen in derselben Form, wie sie eingangs in den noch unter vollständig intaktem Epithel liegenden Randteilen des Prozesses geschildert wurden.

Lagerung und Verteilung der Mikroorganismen im Gewebe bei Balanitis gangraenosa und Ulcus gangraenosum phagedaenicum.

Die Lagerung der bei den genannten gangränösen Prozessen sich findenden Mikroorganismen, das gegenseitige Verhältnis derselben und die Beziehungen zu den Gewebsveränderungen sei zuerst durch die kurze Wiedergabe der bakteriologischen Übersichtsbilder von Schnitten einer Anzahl von in der Form und Intensität des Verlaufes klinisch differenter, im Wesen gleicher Erkrankungen dargelegt.

Ehe auf die Schilderung der einzelnen Fälle eingegangen wird, sei eine Bemerkung über die Darstellung der Mikroorganismen im Gewebe eingeschaltet. Die beste Übersicht über das Vorhandensein der verschiedenen Mikroorganismen im Gewebe bei Balanitis gangraenosa und Ulcus gangraenosum phagedaenicum geben nach meiner Erfahrung sehr dünne Schnitte, die von Gewebsstücken angefertigt werden, die nach der ursprünglichen Methode von LEVADITI imprägniert wurden. Die Methode sei, da man sie vielfach durch andere Methoden zu ersetzen versuchte, hier kurz angeführt: Nach Härtung der Gewebsstücke in 95% Alkohol mit 10% Formalinzusatz — nach meiner persönlichen Erfahrung geben mit MÜLLER-Formol gehärtete Gewebsstücke noch bessere Resultate — werden dieselben nach gründlichem Auswässern in Aqua destillata für dreimal 24 Stunden, in eine 1,5%ige Argentum nitricum-Lösung bei Bruttemperatur und Lichtabschluß eingebracht. Das so behandelte Gewebe wird hierauf direkt in eine 2% Lösung von Pyrogallussäure mit 5% Formalinzusatz für 24 Stunden bei Zimmertemperatur im Dunkeln eingelegt. Hierauf Nachhärten mit Alkohol, Xylol, Paraffineinbettung. Ich führe nochmals ausdrücklich diese Methode an, weil ich sie vielfach erprobt und mit allen neueren derartigen Methoden verglichen habe und sie sich mir als das verläßlichste Verfahren erwiesen hat, welches die deutlichsten Bilder der Lagerung der Mikroorganismen im Gewebe gibt. NANDER verwendet zur Darstellung speziell der filiformen Nekrosebacillen die Methode von V. JENSEN, indem er die Schnitte mit einer Lösung von Pyronin-Malachitgrün 2—5 Minuten färbt und mit 99%igem Alkohol differenziert. Die Methode muß, um klare Bilder zu erhalten, sehr exakt durchgeführt werden, vorsichtigste Differenzierung nötig. Die Bacillen erscheinen sehr zart rot gefärbt auf bläulich-grünem Grunde. Die angeführte Levaditimethode gab mir jedoch verläßlichere Resultate.

Im folgenden seien also eine Anzahl von Fällen von Balanitis gangraenosa, im Vorhautsack lokalisiert, wie ein Fall von einem Ulcus gangraenosum phagedaenicum der äußeren Haut in ihrem Befund bezüglich des Vorhandenseins der Mikroorganismen im Gewebe an der Hand von sorgfältigst hergestellten Levaditipräparaten geschildert.

Dabei kam in einzelnen Fällen auch die Färbung nach JENSEN-NANDER zur Anwendung.

Fall 1. Hellergroßes, diphtheritisch-gangränöses, mäßiges tiefes Ulcus am inneren Vorhautblatt bei Balanitis gangraenosa. Man sieht neben oberflächlichen Kokken im Bereich des klinisch erosiv veränderten, zerfallenden Epithels und auch dort, wo es in allen seinen Schichten aufgelockert und von einem dünnen diphtheritischen Belage bedeckt ist, eine ungemein zahlreiche Menge von kürzeren vibrioförmig gekrümmten und langen, fusiformen Bacillen. Letztere in ungeheuer reicher Zahl, darunter viele auffallend lange Exemplare und hier und da in der Dicke den Bacillen entsprechend, aber drei- bis vierfach längere Fäden, die als Wuchsformen dieser Bacillen zu erkennen sind. Ziemlich reichlich dünne, teils fast gerade, größtenteils meist leicht unregelmäßig gekrümmte filiforme Nekrosebacillen, einzelne zu langen Fäden ausgewachsen. Mäßig zahlreich Spirochätenformen. Man sieht, wie alle diese Formen sich zwischen die Epithelien einschieben, ja förmlich zwischen dieselben hineinwachsen. Während die Kokken zurückbleiben, durchsetzen alle übrigen Formen in ziemlicher gleicher Zahl die obere Hälfte der diphtheritisch-gangränösen

Schichte. Tiefer nach abwärts nehmen die filiformen Nekrosebacillen an Zahl ab, werden immer spärlicher, so daß die dichte Mikroorganismenansammlung an der unteren Grenze der Gangrän von vibrioförmigen, besonders aber von fusiformen Bacillen und Spirochäten gebildet wird, die hier nach abwärts, zum Teil diffus, zum Teil streifenförmig und stellenweise gehäuft, das mehr entzündlich infiltrierte Gewebe der tieferen Schichte durchsetzen, wobei die Spirochäten am tiefsten ins Gewebe eindringen.

Fall 2. Mächtiges, die ganze Innenfläche der Vorhaut einnehmendes Ulcus aus der Konfluenz mehrerer Ulcera in ungemein rascher phagedänischer Entwicklung entstanden,

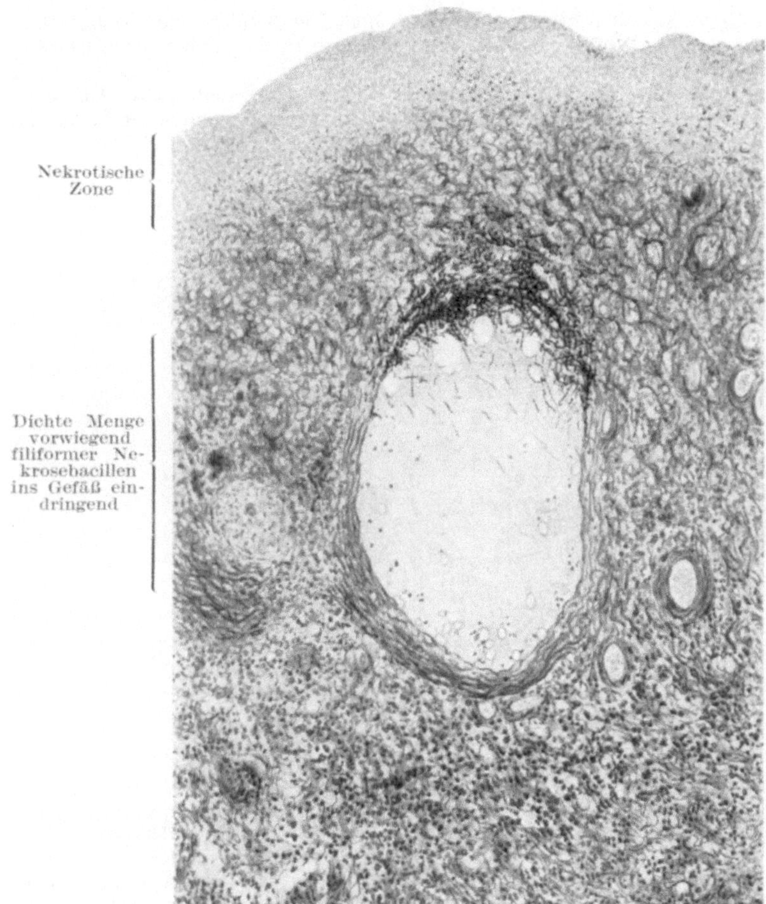

Abb. 18. Einbruch der ursächlichen Mikroorganismen in ein Gefäß bei Ulcus gangraenosum phagedaenicum.

das bis in die mittleren Schichten der Vorhaut reicht. In den obersten Schichten des gangränösen Belags finden sich zerstreut mäßig reichlich Kokken, wie vibrioförmige und fusiforme Bacillen. Etwas tiefer in der gangränösen Schichte treten in immer mehr zunehmender Menge vor allem die filiformen Nekrosebacillen und weniger reichlich Spirochäten auf. Ein bei schwacher Vergrößerung gegen die untere Grenze der reinen Gangrän sich hinziehender dunkler Streifen, besteht fast nur aus filiformen Nekrosebacillen und Spirochäten, die an verschiedenen Stellen an der Zahl etwas wechselnd das Feld beherrschen. Im allgemeinen sind die filiformen Nekrosebacillen weit überwiegend und finden sich stellenweise in enormer Menge (Abb. 18). Die Trennung der beiden Formen voneinander ist manchmal recht schwierig, da beide Formen hier in der Tiefe des Gewebes sehr zart erscheinen, die Spirochäten vielfach in Zerfall befindlich, wie abgebrochen oder zerschnitten aussehen, so daß man Mühe hat, an den noch feststellbaren Windungen des restlichen

Zelleibes die Spirochäte zu diagnostizieren. Tiefer nach abwärts, in das mehr entzündlich-infiltrierte-nekrotische Gebiet werden die Züge der Mikroorganismen lockerer und nun ist die Trennung beider Formen leichter möglich. Je tiefer ins Gewebe, desto mehr überwiegen die Spirochäten, die schließlich in den tiefsten Schichten des entzündlich infiltrierten Gewebes sich stellenweise noch gehäuft, ja selbst in der ödematösen Randzone noch vereinzelt vorfinden. In den seitlichen Randzonen der Gangrän, wo die Gefäße auffallend gefüllt und in ihrer Wand entzündlich verändert, noch erhalten sind, sieht man die vibrioförmigen und fusiformen Bacillen wie die filiformen Nekrosebacillen und Spirochäten in den Schnitten dieses Falles, die Wandschichten der Gefäße durchsetzen und im Innern derselben selbst liegen, also in die Blutbahn eindringen. Man kann dann an einzelnen Stellen, wo die filiformen Nekrosebacillen allein in enormer Menge vorhanden sind, beobachten, daß dieselben die Gefäßwand direkt durchwachsen und sich in die geronnene Blutmasse förmlich einschieben (Abb. 19).

Fall 3. Mäßig großes und mäßig tiefes Geschwür bei Balanitis gangraenosa. Im oberflächlichen Belag spärlich Kokken, ziemlich reichlich vibrioförmige, zahlreicher fusiforme

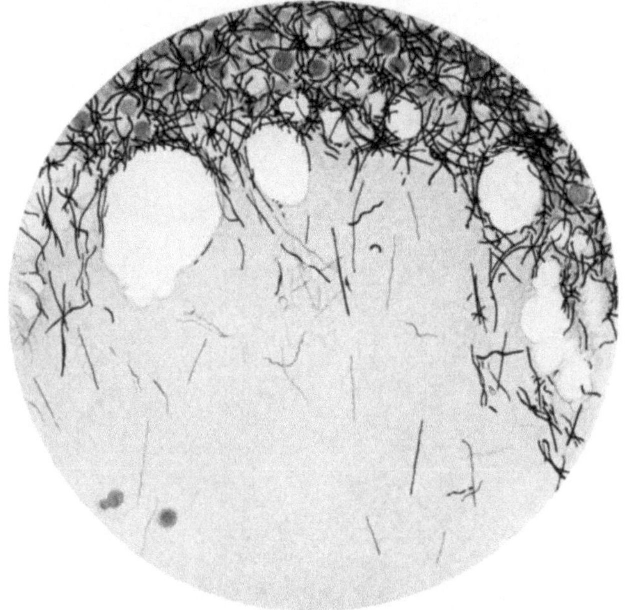

Abb. 19. Starke Vergrößerung des Gefäßes von Abb. 18. Einzelne vibrioförmige Bacillen und Spirochätenformen und ungemein reichlich filiforme Nekrosebacillen im Gefäßlumen.

Bacillen, hie und da zu kurzen Fäden auswachsend. Im Detritus der Oberfläche zahlreiche Spirochätenformen, die meist unregelmäßig gewunden, doch deutlich als Spirochäten erkennbar, durch ihre Länge und Dicke auffallend. Durch die hier mäßig breite gangränöse Oberflächenschichte und in gleicher Weise auch durch die darunterliegende, mehr entzündlich infiltrierte Zone wandern, zumeist streifenförmig, kürzere vibrioförmige, besonders reichlich aber fusiforme Bacillen und ungemein zahlreiche Spirochäten ein, von welchen die letztgenannten wieder am tiefsten eindringen, die auch hier durch die Zartheit ihres Zelleibes und den häufig zu beobachtenden Zerfall auffallend sind. Filiforme Nekrosebacillen sind in diesen Schnitten nicht mit Sicherheit nachweisbar.

Fall 4. Der Querschnitt durch das große, fast die ganze Innenfläche des Praeputiums einnehmende Ulcus bei Balanitis gangraenosa zeigt im oberflächlichen Zelldetritus sehr zahlreiche Kokken neben spärlichen vibrioförmigen und fusiformen Bacillen und Spirochäten. In dem dicken, gangränösen Belag finden sich erst in der untersten Schichte Mikroorganismen. In den Präparaten dieses Falles kann man, worauf schon wiederholt hingewiesen wurde, sehr deutlich das stellenweise voneinander getrennte Einwandern der verschiedenen Mikroorganismen in die Tiefe des Gewebes nachweisen. So findet man in bestimmten Gewebspartien an der Grenze gegen die vorwiegend entzündlich-infiltrierte Zone und von hier noch weiter ins Gewebe, stellenweise, aber nicht sehr reichlich, vibrioförmige Bacillen; anderseits stellenweise ungemein reichlich, lange fusiforme Bacillen, an anderen Stellen wieder überwiegen neben diesen wieder die Spirochätenformen, die an anderen Stellen ganz allein in enormer Menge zu finden sind. An der unteren Grenze der rein gangränösen Schichte sieht man auch einzeln oder gehäuft, stellenweise isoliert, stellenweise mit Spirochäten gemischt, 8—12 μ lange, fadenförmige Gebilde, die nur als filiforme Nekrosebacillen anzusprechen sind. Doch dringen auch hier die Spirochäten am tiefsten ins Gewebe ein.

Fall 5. Großes Ulcus bei gangränöser Balanitis, in dessen gangränösem Belag sich stellenweise vibrioförmige und fusiforme Bacillen finden, die an der unteren Grenze der reinen Gangrän einen queren dichten Streifen bilden, von dem aus diese Formen das mehr entzündlich infiltrierte Gewebe in lockerer, diffuser Aussaat durchsetzen. An der unteren Grenze der Gangrän trifft man auch stellenweise Spirochätenformen und anderseits filiforme Nekrosebacillen. Man gewinnt den Eindruck, daß im allgemeinen die fusiformen Bacillen vorherrschend sind.

Fall 6. Im Durchschnitt eines kleinen napfförmigen Geschwürs bei Balanitis gangraenosa finden sich nur Kokken, vereinzelte Spirochäten und enorm reichlich die kurzen vibrioförmigen Bacillen.

Fall 7. In diesem Falle mit einer reichlichen Aussaat von Geschwüren in den allerersten Anfängen bis zu Ulcerationen von typischer Prägung bis über Linsengröße, aber mäßig tief, wo im Oberflächensekret Kokken, vibrioförmige und fusiforme Bacillen und Spirochäten in reichlicher Menge, aber überwiegend über diese, filiforme Nekrosebacillen zu finden waren, fanden sich in den Schnitten Kokken, vibrioförmige und fusiforme Bacillen, Spirochäten und filiforme Nekrosebacillen, jede Form nicht zu reichlich.

In diesem Fall wies ich die filiformen Bacillen, zartrot gefärbt, auch nach der Methode von NANDER-JENSEN nach.

Fall 8 betrifft die Bakteriologie eines mächtigen, tiefen Ulcus gangraenosum-phagedaenicum der äußeren Haut in der Kreuzbeingegend und den unteren Rückenpartien eines 60jährigen Mannes lokalisiert, wo der schwere destruierende Prozeß durch mäßig zahlreiche kürzere, vibrioförmige und durch ungemein reichliche fusiforme Bacillen und enorm reichlich Spirochäten bedingt war, die bei diesem Fall, trotz dichter Lagerung, meist sehr gut erhalten, bis in die tiefsten Schichten des Gewebes, bis selbst ins Fettgewebe vordrangen. Trotz genauer Durchsicht einer größeren Auswahl von Schnitten waren in diesen keine filiformen Nekrosebacillen nachweisbar.

Herrn Prof. MARESCH danke ich für die Begutachtung der Präparate ganz besonders.

Zusammenfassend läßt sich also sagen, daß wir in Schnittpräparaten bei Balanitis gangraenosa, sowie bei Ulcus gangraenosum phagedaenicum im Vorhautsack, sowie auf der äußeren Haut verschiedene Formen von Mikroorganismen nachweisen können. 1. Aërobe und nach den Kulturversuchen anaërobe grampositive Kokken, von denen sich die letzteren als Streptokokken erwiesen. Beide Formen finden sich an der Oberfläche gelegentlich in ungeheurer Menge, dringen in die Tiefe des Gewebes ein, wobei besonders die anaëroben Kokken bis in das infiltrierte, unterhalb der gangränösen Zone gelegene Gewebe vordringen können. Die Kokken liegen stellenweise allein, stellenweise findet man sie nur neben vibrioförmigen und fusiformen Bacillen und scheint hier gelegentlich ein streng symbiotisches Verhältnis zu bestehen, das auch bei den Kulturversuchen zum Ausdruck kommt. Die gleiche Beobachtung wurde von den Autoren bei gangränösen Prozessen der Mundhöhle und bei Lungengangrän gemacht. Es ist gar kein Zweifel, daß die Kokken, namentlich die tief ins Gewebe eindringenden, bei besonderer reichlicher Entwicklung an und für sich das Gewebe bis zur Nekrose schädigen können. Ein ausgesprochen pathogener Charakter kommt nach meiner Meinung auch den vibrioförmigen und fusiformen Bacillen zu, die nicht selten in einer die anderen Mikroorganismen weit überwiegenden Menge vorhanden sind, in ansehnlichen Gewebsabschnitten, wo entzündliche Infiltration und höchstgradige Gangrän bestehen, vollständig allein liegen, so daß man nur sie als die Ursache der schweren Veränderungen bezeichnen kann. Was vor allem die vibrioförmigen Bacillen anbelangt, so findet man kürzere, 2—3 μ lange Exemplare, in anderen Fällen überwiegen die längeren Formen, 3—4 μ lange Bacillen. Während die längeren Formen deutlich gekrümmt erscheinen, ist bei den ganz kurzen Formen (Teilungsstadien) die Krümmung oft nur angedeutet, manchmal machen die Teilungsformen auch einen gestreckten Eindruck.

Im allgemeinen findet man bei schwer gangränösen Prozessen am Genitale wie in der Mundregion, wie ich das in einem Falle von Noma feststellen konnte, von den gekrümmten Bacillen die längeren Formen. Man kann aber nicht sagen, daß die kürzeren Formen nicht ebenso schwere gangränöse Veränderungen zu erzeugen imstande wären, denn man findet sie an Stellen schwerster Gangrän oft in sehr reichlicher Menge ganz allein liegen.

Was ihre Lagerung anbelangt, so wurde schon erwähnt, daß sie an der Oberfläche und in der rein nekrotisch-gangränösen Zone vorhanden, an den Randpartien oder von Einrissen aus streifenförmig in die Tiefe wandern, an der unteren Grenze der Hauptgangrän gelegentlich einen dichten Streifen bilden, aber auch in dem mehr entzündlich infiltrierten Gewebe, namentlich dort, wo Nekrose und Gangrän zu finden sind, stellenweise mehr zerstreut, an den Stellen intensiverer Veränderungen direkt gehäuft liegen; von hier dringen sie gelegentlich auch noch tiefer ins Gewebe ein und sind manchmal vereinzelt bis in die ödematöse Mantelzone zu verfolgen. Nach der nicht selten völlig isolierten Lagerung sind sie für die schweren Gewebsveränderungen: Infiltration, entzündliche Nekrose und Gangrän mitverantwortlich zu machen. Während man diese Bacillen in manchen Fällen im Gewebe völlig allein trifft, sind sie stellenweise fast unzertrennlich mit Kokken verbunden, hier und da sind sie mit Spirochäten gemischt und in einzelnen Fällen sah ich sie auch hie und da neben den in die Tiefe einwachsenden filiformen Nekrosebacillen. Sie finden sich nicht selten um die Gefäße gelagert, durchsetzen zerstörend deren Wand und finden sich auch im Lumen der Gefäße selbst. Das gleiche wie für die vibrioförmigen Bacillen kürzerer und längerer Art Gesagte, gilt auch für die gestreckten Formen, die sog. fusiformen Bacillen. Nur kann ich nach meinen zahlreichen Gewebsuntersuchungen ausdrücklich hervorheben, daß die vibrioförmigen Bacillen bei allen Formen des nekrotisch-gangränösen Prozesses den fusiformen gegenüber überwiegen, daß es aber Fälle gibt, wo die gestreckten, bei Silberimprägnation dicker und weniger spitz wie im Grampräparat erscheinenden fusiformen Bacillen in einer die vibrioförmigen weit überwiegenden, ja fast ausschließlichen, dabei oft enormen Menge vorhanden sind. So fand ich bei Fällen schwerer diffuser Balanitis und in einer Anzahl von Fällen von sog. Ulcus gangraenosum des Genitale vorwiegend und fast ausschließlich fusiforme Bacillen. Dieselben scheinen im allgemeinen auf das Gewebe deletär zu wirken; aber anderseits fand ich wieder bei schwerster Gangrän am Genitale nur kürzere oder längere vibrioförmige Bacillen und ebenso fanden sich in einem Falle tödlich verlaufender Noma nur längere, ausgesprochen vibrioförmig gebogene Bacillen. Bezüglich Lagerung, Zahl und Wirkung auf das Gewebe gilt für die fusiformen Bacillen das gleiche wie für die vibrioförmigen Bacillen. Eine Tatsache, die mir beim Durchsehen von Präparaten, in welchen die fusiformen Bacillen überwiegen und in sehr reichlicher Menge vorhanden waren, auffiel, ist die, daß dort, wo diese Bacillen dichtgedrängt liegen, man fadenförmige Gebilde nachweisen kann von der Dicke der fusiformen Bacillen oder mehrfacher Länge derselben, die in Grampräparaten grampositiv gefärbt erscheinen und bei denen es sich um Wuchsformen dieser Bacillenart zu handeln scheint. Auf diese Erscheinung weisen auch andere Autoren bei der Schilderung fusiformer Bacillen im Gewebe und in deren Kulturen hin.

Was den Nachweis der filiformen Nekrosebacillen im Gewebe bei gangränöser Balanitis anbelangt, so ergab die Überprüfung der Präparate von sieben derartigen Fällen, daß im Oberflächensekret in jedem Falle fadenförmige Gebilde nachgewiesen werden konnten, die als die filiformen Nekrosebacillen anzusprechen waren. Nur ist ausdrücklich hervorzuheben, daß das Mengenverhältnis ein ungemein wechselndes war. Während in manchen Fällen diese Bacillenform ungemein reichlich auftrat und in diesen Fällen nach meinen Beobachtungen vor allem auf die Spirochätenformen einen verdrängenden Einfluß ausübte, war in anderen Fällen ihre Menge der den einzelnen anderen Arten an Mikroorganismen des Sekrets proportional, in manchen Fällen kommen sie jedoch nur in einer weit zurücktretenden Menge vor, ja hier und da kann man sie nur vereinzelt beobachten. Wie schon erwähnt, ist in jenen Fällen, wo diese filiformen Nekrosebacillen nur vereinzelt auftreten, ihre Untersuchung von mehr gestreckten Spirochätenformen recht schwierig und gelingt noch die Differenzierung am ehesten im Dunkelfeld durch den Beweglichkeitsmangel der filiformen Nekrosebacillen. Es sei hervorgehoben, daß in einzelnen Fällen diese filiformen Bacillen nach ihrer stellenweise ungeheuren Menge den Hauptanteil an den gangränösen Veränderungen hatten und wenn sie stellenweise spärlicher lagen, oder hier und da völlig fehlten, während sie sich bei demselben Fall im Oberflächensekret reichlich fanden, so ist das Fehlen im Gewebe, wenn auch in mehreren Schnitten, nicht beweisend, da auch in diesen Fällen an anderen Punkten des Gewebes vorwiegend, ja vielleicht ausschließlich filiforme Nekrosebacillen eingedrungen sein können. Denn es wurde bereits ausführlich dargelegt, daß das Einwandern der für die Gangrän ursächlichen Mikroorganismen manchmal völlig getrennt erfolgt. Es muß aber hervorgehoben werden, daß die filiformen Nekrosebacillen scheinbar schon eine oberflächliche schädigende Wirkung entfalten können und wenn ich dieselben im Gewebe nachweisen konnte, lag stets eine schwere Gangrän vor und dort, wo diese Bacillen sehr dicht lagen, fanden sich hochgradige pathologische Veränderungen.

Einen Befund, der aber ohne Einschränkung die Überzeugung gestattet, daß auch diese Mikroorganismen einen wesentlichen Anteil an den pathologischen Veränderungen im Gewebe nehmen, konnte in ungefähr zwei Drittel der Fälle erbracht werden, da es hier gelang, diese langen gramnegativen Bacillen an verschiedenen Stellen mehr oder weniger reichlich, an einzelnen Punkten in alleiniger, enormer Menge zu finden, so daß die in diesen Gewebsabschnitten vorliegenden, bis zur Gangrän gediehenen Veränderungen nur auf die Wirkung dieser Mikroorganismen bezogen werden konnten. In einem Teil der Fälle fanden sie sich neben den anderen Mikroorganismen, stellenweise auf großen Strecken aber ganz allein und in solch großer Menge, daß es auffällig war, so daß die gesetzten schweren Veränderungen ohne weiteres auf ihre Wirkung zu beziehen waren. Sie durchwuchern, wie bereits erwähnt, bei dieser Gelegenheit die Gefäßwände und waren in der Blutbahn selbst nachweisbar. Allerdings fand ich in allen diesen Fällen an anderen Stellen wieder überwiegend Spirochäten und war in den Präparaten festzustellen, daß die Spirochäten am tiefsten ins Gewebe eindringen, eine Beobachtung, die auch PERTHES feststellt.

Es muß aber hervorgehoben werden, daß, während wir in allen Fällen von derartigen gangränösen Prozessen Kokken, vibrioförmige und fusiforme Bacillen, sowie Spirochäten nachweisen konnten, die filiformen Nekrosebacillen in einem Teil der Fälle vollkommen fehlten, in einem anderen an der Oberfläche reichlicher, im Gewebe spärlicher, hier zumindestens nur in einer gegenüber den anderen Mikroorganismen weit zurücktretenden Menge festgestellt werden konnten. In dem Falle z. B. des mächtigen Ulcus phagedaenicum der Haut der unteren Rückenpartie fehlten sie im Gewebe, in einer großen Anzahl von Schnitten bestimmt, hier waren lange vibrioförmige, wie sehr reichlich typische fusiforme Bacillen, wie besonders Spirochäten die Ursache des schwer destruktiven Prozesses. Allerdings muß wieder hervorgehoben werden, daß in anderen Fällen die filiformen Nekrosebacillen, in enormer Menge vorhanden, das Bild beherrschen, aber bis jetzt habe ich sie noch nicht als die alleinigen Urheber solcher Gangränen feststellen können.

Bezüglich der Spirochäten sei gesagt, daß sie ständig anwesend, zumeist in enormer Zahl, zumindestens sehr reichlich, nur ganz vereinzelt in geringer Menge, einwandfrei mit einem Teil der pathologischen Veränderungen in Zusammenhang zu bringen sind, am tiefsten ins Gewebe eindringen und bei ihrem Vorwärtswandern den Boden förmlich für die anderen Mikroorganismen vorbereiten. Und wenn die Spirochäten im Geschwürssekret bei einzelnen Fällen gegenüber den anderen Mikroorganismen an Zahl weit zurücktreten, so finden sie sich doch stets im Gewebe und man ist überrascht, in welcher Reichlichkeit sie gerade dann oft in der Tiefe der gangränösen Prozesse auftreten. An der Oberfläche findet man sie zum Teil in sehr gut erhaltenen, zum Teil in mehr gestreckten oder in flache unregelmäßige Windungen gelegte Formen und während man sie in dem zentralen Anteil hochgradig gangränöser Ulcerationen, inmitten des nekrotisch-gangränösen Belages nicht oder nur spärlich antrifft, ziehen sie oft an der seitlichen Grenze der Ulcerationen in dichten Streifen in die Tiefe und finden sich namentlich an der unteren Grenze der nekrotisch-gangränösen Gewebszone, wo sie am oberen Rand des mehr infiltrativ-entzündlich veränderten Gewebes geradezu einen dichten Streifen bilden, von dem aus sie diffus oder in stellenweisen mehr oder weniger dichten Zügen die tieferen Gewebsschichten durchsetzen. Man findet sie hier gelegentlich mit vibrioförmigen und auch fusiformen Bacillen, auch hier und da mit filiformen Nekrosebacillen, hauptsächlich aber überwiegend allein und sind sie nach meiner Meinung jene Mikroorganismen, die am tiefsten ins Gewebe vordringen und an der äußersten Grenze der noch zellig infiltrierten und nekrotisch geschädigten Gewebszone zu finden sind. Ja selbst im äußersten, vorwiegend ödematösen Bezirk kann man gelegentlich noch wechselnd reichlich Exemplare nachweisen. Die Form der Spirochäten ist zum Teil gut gewahrt, man sieht lange, wechselnd dicke und in regelmäßige Windungen gelegte Exemplare und es besteht nicht selten eine auffallende Differenz bei den Individuen desselben Falles in der Enge und Steilheit der Windungen. Daneben findet man Formen mit deutlicher Aufbiegung der Enden, hier und da deutliche Knopfbildung am Ende des Spirochätenleibes, bei manchen Spirochäten ist nur der eine Teil des Leibes gewellt, der andere mehr flach gestreckt. In manchen Fällen ist die Zartheit der Spirochäten auffallend. Besonders dort, wo sie sehr dicht liegen, sieht man nur wenig gut erhaltene Formen, die meisten sehen wie zerbrochen, abgeschnitten oder in Zerfall begriffen aus. An solchen Stellen ist die Trennung von gleichzeitig vorhandenen filiformen Nekrosebacillen recht schwierig. Es ist festzustellen, daß die Spirochäten die Gefäßwand durchdringen und gelegentlich im Innern des Gefäßes nachweisbar sind. Solch instruktive Bilder zeigende Präparate wurden schon im Jahre 1906 von mir am Berner Kongreß demonstriert. Die Setzung der höchstgradig nekrotisch-gangränösen Veränderungen, die den Geschwürsgrund bilden, ist auf die Wirkung der geschilderten Mikroorganismen zu beziehen und zwar kommen hier alle Kokken, alle Bacillenformen und Spirochäten in Betracht, von denen wir uns vorstellen müssen, daß die beweglichen Formen das ganze Gebiet durchwandern, die unbeweglichen dasselbe in kontinuierlichem Wachstum durchsetzen und so die hochgradige Gangrän erzeugt haben. Es gehen bei diesem Vorgange die durchwandernden Mikroorganismen zum Teil zugrunde, hier und da bleiben Reste von ihnen liegen, während an den Grenzen der gangränösen Veränderungen der Prozeß zum Teil durch Weiterwachsen und -wandern in die Tiefe des Gewebes vorgeschoben wird. Bei dem innigen Zusammenwirken der geschilderten Mikroorganismen überwiegt einmal die eine, einmal die andere Form und kommt jeder Art pathologische Wirkung zu. Wenn auch die Tierversuche und die analogen Erkrankungen beim Tier vor allem für die Pathogenität der Kokken und der filiformen Nekrosebacillen sprechen, so können die vorliegenden schweren Gewebsveränderungen nach der Zahl und Lagerung der im Gewebe vorhandenen Mikroorganismen nur durch eine bestimmte pathogene Fähigkeit jeder dieser Formen erklärt werden. Und wenn z. B. Dick und andere Autoren die Pathogenität der verschiedenen Varietäten des Bacillus fusiformis in Zweifel ziehen, andere Autoren die Hauptrolle bei diesen gangränösen Prozessen den Kokken zuschreiben und die fusiformen Bacillen und die Spirochäten nur als Begleitsaprophyten bezeichnen, so können wir auf Grund unserer Beobachtungen nur wiederum den Standpunkt betonen, daß allen in die Tiefe des Gewebes eindringenden Mikroorganismen pathogene Wirkung zukommen muß. Was die Pathogenität dieser verschiedenen Mikroorganismen anlangt, so sei bezüglich der filiformen Nekrosebacillen an die diesen Bacillen nahestehenden Formen bei gangräneszierenden Entzündungen der Tiere erinnert, das Auftreten dieser Nekrosebacillen in enormer Menge und die durch sie gesetzten Gewebsveränderungen bei der Noma (Perthes) hervorgehoben, es sei betont, daß wenn diese Bacillen in bestimmten Gewebsschnitten bei Balanitis gangraenosa des Menschen in reichlicher Zahl im Gewebe vorhanden sind, es sich immer um schwere Schädigungen handelt. Das alleinige Auftreten der typischen spindelförmigen fusiformen Bacillen und verwandter Varietäten bei nekrotisierenden Stomatitisformen, bei Gangrän des Wurmfortsatzes, in Abscessen des Gehirns usw. lassen nach Ghon-Mucha, Maresch, Coronini und Priesel keinen Zweifel an der pathogenen Wirkung dieser Mikroorganismen und wenn ihnen Horowitz für manche Fälle eine Mitbeteiligung an der pyämischen Infektion zuweist, so ist sicher, daß sie, in vereinzelten Fällen ganz allein auftretend, pathogene Wirkungen entfalten können, in der großen Mehrzahl der Fälle allerdings ein ausgesprochen symbiotisches Virus darstellen, das seltener im Verein mit Kokken, zumeist im Verein mit Spirochäten seine nekrotisierende Wirkung entfaltet. Und wenn bei den Spirochäten, die fast stets in Symbiose mit vibrioförmigen und fusiformen Bacillen auftreten, in diesen Fällen die pathogene Wirkung nur an jenen Stellen des Gewebes einwandfrei veranschaulicht wird, wo die Spirochäten allein vorhanden und wo mit ihrer wachsenden Zahl die Intensität der Veränderungen zunimmt, so findet man aber doch vereinzelte Fälle, wo Spirochäten verschiedener Art ganz allein als Krankheitserreger auftreten. So konnte ich über eine hartnäckige luesähnliche Angina berichten, deren alleinige Ursache eine Spirochaete dentium war und Miller beschrieb Zahnabscesse nur durch Spirochäten hervorgerufen. Interessant ist, daß alle die im Gewebe bei Balanitis gangraenosa nachgewiesenen Mikroorganismen in gleicher Weise auf das Gewebe, nämlich nach Entwicklung eines kurzen entzündlichen Vorstadiums direkt gangräneszierend wirken, welche Wirkung zum Teil einerseits auf der diesbezüglichen Fähigkeit jedes dieser Mikroorganismen beruht, anderseits aber gerade durch ihr Zusammenwirken zustande zu kommen scheint. Einfacher wären diese Tatsachen zu erklären, wenn man, wie Perthes, auf Grund von Kulturuntersuchungen die bei diesen gangränösen Prozessen sich findenden Mikroorganismen, die verschiedenen Bacillenformen und Spirochäten als Wuchsformen ein und desselben Virus auffaßt, eine Behauptung, die ja auch von anderer Seite aufgestellt wurde, so von Mc Donnagh. Die Beobachtungen von Perthes bedürfen zu ihrer Klärung noch weiterer Untersuchungen.

Obwohl wir bis jetzt bei der Balanitis gangraenosa und den analogen Prozessen der äußeren Haut Einwanderung der Kokken, der vibrioförmigen und fusiformen Bacillen wie der Spirochäten in die regionären Lymphdrüsen nachweisen konnten — auch bei der Noma gelang uns dieser Beweis —, obwohl wir bei den schwersten Formen dieser Prozesse alle die genannten Mikroorganismen und auch die filiformen Nekrosebacillen innerhalb der Blutbahn auffinden konnten, haben wir bis jetzt noch keine echte Metastasierung in ein inneres Organ, wie SCHMORL eine solche bei der Noma sah und ich ebenfalls diese Feststellung in einem Falle von Vulvitis gangraenosa bei einem kleinen Mädchen machen konnte, bei dem sich dieser Prozeß im Anschluß an eine erschöpfende Infektionskrankheit entwickelt hatte, bei Balanitis gangraenosa beobachten können. Es kommt augenscheinlich zum Zerfall der manchmal sicherlich reichlich in die Blutbahn eingedrungenen Mikroorganismen und die dabei freiwerdenden Endotoxine im Verein mit den aus dem eigentlichen Krankheitsherd resorbierten Giften bedingen die schweren Allgemeinerscheinungen, das hohe Fieber, den intensiven Kopfschmerz, die allgemeine Abgeschlagenheit, die sich selbst bis zur Benommenheit steigern kann.

Es wurde wiederholt die Frage aufgeworfen, wie es zu erklären sei, daß die bei den geschilderten gangränösen Prozessen vorkommenden Mikroorganismen in so reichlicher Menge in bestimmten Organen vorkommen und lange Zeit ein saprophytisches Dasein führen, um dann plötzlich in den parasitischen Zustand überzugehen. Diese Frage kann sicher nicht von einem Standpunkte aus beantwortet werden. Es ist eine feststehende Tatsache, daß rein lokale Ereignisse an den Orten, wo das für Gangrän ursächliche Virus saprophytisch vorkommt, so vor allem in der Mundregion und am Genitale, so Stauungen, Schädigungen des Gewebes traumatischer, vor allem aber chemischer Art (Quecksilber, nach meinen Beobachtungen auch Wismut und Ammoniak) das Gewebe so verändern können, daß plötzlich eine enorme Virulenz des früher saprophytischen Virus einsetzt. Es muß aber noch ein anderes Moment vorliegen, welches vielleicht außerhalb des menschlichen Organismus liegt und das imstande ist, gleichzeitig an verschiedenen Orten die Entwicklung ätiologisch verwandter, klinisch zum Teil differierender Erkrankungen bei einer größeren Anzahl von Individuen unabhängig voneinander mitzubedingen. Es sei hier nochmals auf die von mir gemachten Beobachtungen hingewiesen, daß längere Zeit keine nekrotisierende Balanitisform zu beobachten ist und daß plötzlich reichlich und von allen Seiten kommend, das Auftreten dieser Balanitisformen zu konstatieren ist, so daß innerhalb weniger Wochen eine große Zahl nekrotisierender Balanitisformen, von der einfachen Balanitis erosiva circinata bis zur schwersten Balanitis gangraenosa zur Beobachtung kommt. Wie hervorgehoben, schlingt diese Tatsache um alle diese klinisch und auch bakteriologisch etwas differierenden Formen ein verwandtschaftliches gemeinsames Band der Zusammengehörigkeit. Anderseits weist aber diese Tatsache nachdrücklichst darauf hin, daß ein bestimmtes Moment, das uns noch unbekannt ist, das aber allgemeiner Natur zu sein scheint, vorliegen muß, welches den Übergang des sonst saprophytischen Virus in ein höchst aggressives parasitisches fördert. Es ist das jenes uns noch unbekannte Moment, welches das gelegentliche endemische Auftreten verschiedener Infektionskrankheiten mitbedingt und das vielleicht in bestimmten meteorologischen Verhältnissen seinen Grund hat.

3. Die diathetischen Balanitiden.

Von diesen Balanitisformen gibt nur die Balanitis diabetica in bestimmten Fällen einen charakteristischen Befund, bei den anderen Formen vermehrt sich die eine oder andere Art oder gleichzeitig verschiedene Stämme der im Smegma sich findenden Mikroorganismen und erzeugen zumeist das Bild einer vulgären Balanitis, das, um gewisse bestimmte Züge zu erhalten, noch der Sammlung weiterer, der im allgemeinen ja recht spärlichen diesbezüglicher Fälle bedarf. Vor Besprechung unserer bakteriologischen Befunde bei der Balanitis diabetica seien kurz die Feststellungen jener Autoren angeführt, die sich mit der mikroskopischen Untersuchung dieser Balanitisform beschäftigt haben.

Friedreich beschrieb als erster in einem Teile der Fälle lediglich Sporenbildungen in Form runder oder ovaler, nicht selten einen punktförmigen Kern zeigender und häufig größere oder kleinere Vakuolen einschließender Zellen, deren Größenverhältnisse mannigfaltige Verschiedenheiten darbieten. Der Durchmesser der runden Sporen schwankt von 1—2 μ, während die meisten der ovalen Formen durchschnittlich im kürzeren Durchmesser 2 μ, im längeren 2—5 μ betragen. Nicht selten sah Friedreich eine größere Zahl runder Sporenzellen, 20 und mehr, in kreisrunde, kapselartige Sporangien von braungelber Farbe eingeschlossen. Oftmals zeigen sich die Sporen zu zweit aneinanderhängend oder auch zu mehreren, zu paternosterförmigen Fäden aneinandergereiht, an denen dann seitlich in Form knospenartiger Auswüchse wiederum einzelne Zellen oder Zellreihen aufsitzen. In anderen Fällen finden sich Sporen, die teilweise zu mannigfach verästeten, ein verfilztes Mycelium darstellenden Fäden von variabler Dicke von 1—4 μ auswachsen, welche nicht selten an Stelle der Gliederung knopfförmige Anschwellungen zeigen und in ihrem Aussehen sehr an den Aspergilluspilz erinnern. Nachdem Friedreich diese Pilze in 12 Fällen von Diabetes konstant gefunden, im Smegma Gesunder oder an anderen Affektionen Leidender, dieselben aber niemals feststellen konnte, schien seiner Ansicht nach das Vorkommen dieser Parasiten als ein konstantes Glied in der Symptomenreihe des Diabetes mellitus betrachtet werden zu dürfen und er wies schon darauf hin, daß hierin evtl. eine mikroskopische Diagnose der Krankheit gegeben sein könne. Anderseits schienen ihm die Pilze an den Reizungszuständen im Vorhautsack Anteil zu nehmen. Simon bestätigte Friedreichs Befunde und beschrieb als Ursache der diabetischen Balanitis einen Pilz mit Mycelien und Sporen. Englisch konstatierte ebenfalls die Anwesenheit von Pilzelementen bei diabetischer Balanitis, die Friedreich zum Aspergillus, Beauvais zum Oidium rechnet. Diese in der Literatur vorliegenden Pilzbefunde bei dieser an und für sich nicht häufigen Form der Vorhautsackentzündung finden sich zumeist bei den vollentwickelnden Formen der Balanitis diabetica, während nach meinen zahlreichen Untersuchungen Zuckerkranker in dieser Richtung die Klinik nicht selten bei dem Bestehen geringgradiger, subjektiver Reizerscheinungen den Bestand eines Krankheitsbildes ergibt, wie es der Balanitis vulgaris entspricht: Vermehrung der Sekretion, stärkere Durchfeuchtung und Lockerung des Epithels und stellenweise Bildung kleiner unregelmäßiger Erosionen. Der mikroskopische Befund ergibt in diesen Fällen stets eine reiche Bakterienflora, in welcher grampositive und entfärbte, gramnegative Kokkenformen, die kurzen gramnegativen Bacillen, Spirochätenformen neben spärlicheren vibrioförmigen Bacillen, wie evtl. Formen aus der Coli- und Mesentericusgruppe vorherrschen. Im weiteren Verlauf treten bei diesen Fällen fädige Pilzformen und auch Sproßpilzformen auf, welche auffallenderweise bei weiterer reichlicher Zunahme die anderen Mikroorganismen verdrängen und schließlich das Gesichtsfeld mehr oder weniger vollkommen beherrschen.

Es sei mir gestattet, die Untersuchungsresultate der nicht so häufigen Fälle mit ausgeprägtem Pilzbefund eigener Beobachtung etwas genauer anzuführen: im ersten Falle fanden sich in den aus dem Präputialeiter angelegten und nach der Methode von Gram gefärbten Deckglaspräparaten neben grampositiven Kokken an manchen Stellen sehr zahlreiche, dicke und meist sehr lange, gleichmäßig gegliederte, gestreckte oder leicht wellig gebogene grampositive Fäden, die zu einem lockeren Filzwerk vereinigt erschienen. Die freien Enden dieser Fäden zeigten sich häufig etwas dicker und dabei spitz auslaufend (olivenartig). Hier und da sah man senkrecht von einem Faden abzweigend, nur an einem kurzem Stiele hängend, ein meist ovoides, seltener rundes Gebilde von sporenähnlichem Charakter. Solche Gebilde fanden sich auch isoliert in mäßiger Menge und trugen dann an einem Pol einen kurzen, knopfförmigen Ansatz; manchmal waren zwei solche Gebilde untereinander durch einen kurzen Stiel vereinigt. Die Kultivierung dieses Pilzes gelang nicht. In einem zweiten Falle mit den typischen klinischen Symptomen der Balanitis diabetica fanden sich in dem dünnflüssigen, zahlreiche weißliche festere Flocken suspendiert enthaltenden Sekret in großer Menge grampositive Kokken, ferner sehr reichliche Bacillen vom Typus der Pseudodiphtherie und weniger reichlich die kleinen grampositiven vibrioförmigen Bakterien des normalen Smegmas, daneben Pilzelemente, die namentlich in den festeren weißlichen, mikroskopisch aus zusammengebackenen Plattenepithelien bestehenden Flocken in äußerst reichlicher Menge auftraten und ein förmliches Filzwerk bildeten. Der Pilz bestand aus gegliederten Hyphen und neben diesen sah man ovale oder rundliche, große Gebilde, isoliert oder mit den Hyphen in Verbindung stehend. Die hier sich findenden Pilze sind der Oidiumart zuzurechnen. Doch sah ich auch Fälle mit Pilzformen im Sekret, der Gruppe des Aspergillus zugehörig.

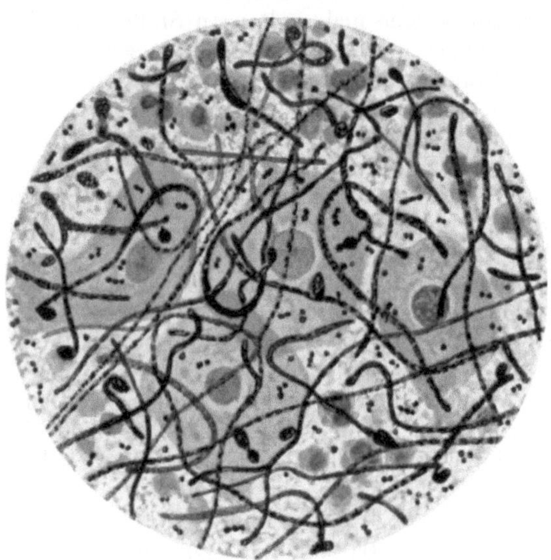

Abb. 20. Pilzformen im Sekret bei Balanitis diabetica.

In einem dritten Fall, der kürzlich beobachtet wurde und bei dem sich auf der Basis einer lange bestehenden Balanitis diabetica ein Carcinom entwickelt hatte, dessen Sekretbefund vor der Insulinbehandlung aufgenommen, eben jetzt geschildert werden soll — der Fall wurde später nach durchgeführter Insulinbehandlung und lokaler Behandlung der Balanitis, bei negativem Zuckerbefund und wesentlich gebessertem Vorhautsackbefund, einer Amputatio penis mit sehr gutem Endresultat unterzogen — bei diesem Fall war folgender Deckglasbefund zu erheben: In dem, aus zum Teil erhaltenen, zum Teil zerfallenden, zu Klumpen verbackenen Epithelien, Eiterkörperchen, roten Blutkörperchen und amorphen Massen bestehenden Sekret finden sich stellenweise zahlreiche geschlungene, hier und da verzweigte lange grampositive Fäden von 2—4 μ Dicke, die nur stellenweise eine geschlossene Färbung aufweisen, im übrigen segmentiert gefärbt erscheinen, so daß die einzelnen Fäden aus enger oder weiter auseinander liegenden, rundlichen, gewöhnlich $^1/_2$ bis über 1 μ großen, grampositiven Gebilden zusammengesetzt erscheinen. Diese Gebilde liegen auch massenhaft einzeln im Präparat, nachdem sich scheinbar die im fadenförmigen Verband gegebene Verbindung gelöst hat. Daneben finden sich große ovoide Körper, die entweder den Enden der Fäden aufsitzen oder isoliert im Gewebe liegen. Diese letzteren Gebilde erscheinen zum größeren Teil homogen dunkelviolett gefärbt, zum Teil sind sie von distinkten verschieden großen kugelförmigen Gebilden erfüllt. Es scheint sich in diesem Falle ebenfalls um Pilzformen der Gattung Oidium angehörig zu handeln (s. Abb. 20). In einem weiteren Falle von Balanitis diabetica fanden sich grampositive rundlich-ovale Sproßpilzformen in enormer Menge, in der Kultur auf Maltoseagar einen dichten Rasen bildend.

Histologisch zeigt das *Prepuce de carton* eine Verdickung des inneren Epithels, entzündliche Infiltration, Wucherung neben oft weitgehender narbiger Atrophie des Bindegewebes und auffallende entzündliche Veränderungen der Gefäße.

4. Entzündungen des Vorhautsackes als Teilerscheinung von exanthematischen Allgemeinerkrankungen des Organismus.

Im Sekret aller Formen syphilitischer Balanitis fand sich stets die Spirochaeta pallida in mehr oder weniger reichlicher Menge, daneben in wechselnder Zahl Spirochäten der sich im Smegma findenden Formen, die besonders in manchen Fällen von stark aufgelockerten und stärker nässenden, teils erosiven, teils diphtherischen luetischen Balanitiden sehr reichlich vorhanden waren. In anderen solchen Fällen fand ich von Spirochätenformen aber nur die Spirochaeta pallida, so daß angenommen werden kann, daß das Syphilisvirus allein die geschilderten entzündlichen Veränderungen zu erzeugen vermag. Neben den Spirochätenformen findet man in Deckglaspräparaten die Bakterienformen des normalen Smegmas in wechselnder Menge. Kommt es zur Entwicklung einer luetischen Phimose, so besteht ein mehr oder weniger ausgesprochener diffuser Reizzustand im Vorhautsack. Klinisch wie bakteriologisch kann man im allgemeinen zwei Formen unterscheiden: die eine Form, bei der nur geringe entzündliche Erscheinungen bestehen, bei der nur eine geringe Druckschmerzhaftigkeit des Praeputiums zu finden ist und sich ein Ausfluß von graugelber Farbe in verschiedener Reichlichkeit zeigt; bei dieser Form findet man mikroskopisch mehr oder weniger reichlich die Spirochaeta pallida und daneben die Bakterienformen des normalen Vorhautsackes, zumeist grobwellige Spirochätenformen, häufig auch grampositive und gramnegative Kokken, filiforme Nekrosebacillen und die kurzen gramnegativen Bacillen; das reichliche Wachstum aller dieser Mikroorganismen kann an der Entwicklung des Reizzustandes neben der Wirkung der Spirochaeta pallida mitbeteiligt sein. Bei der anderen Form bestehen höhergradige entzündliche Erscheinungen der luetischen Phimose, der Ausfluß ist reichlicher und die mikroskopische Untersuchung ergibt dann neben der Pallida das reichliche Vorhandensein des Balanitisvirus; vibrioförmige und fusiforme Bacillen, reichlich filiforme Nekrosebacillen und gramnegative Spirochäten, es bestehen dann beide Prozesse, Lues und Balanitis, nebeneinander.

In allen übrigen Fällen exanthematischer Balanitis sind wohl die normalen bakteriologischen Verhältnisse des Smegmas zu finden. In einem Falle von multiformem Erythem fanden sich überwiegend Staphylokokken.

5. Balanitis bei Gonorrhöe.

Bei dem durch den Trippereiter im Vorhautsack hervorgerufenen Reizzustande finden sich im Sekret gramnegative Kokken vom Typus der Gonokokken und daneben die Bakterien des Smegmas in wechselnder Menge.

Auf Serumagarplattenkulturen gingen neben Gonokokkenkolonien Kolonien von Staphylokokken, gelegentlich auch Kolonien der vibrioförmigen Bacillen an. Ebenso lassen sich in den an einzelnen Stellen des Vorhautsackes lokalisierten gonorrhoischen Erkrankungen, die als kleine Abscesse oder Entzündungen der Krypten, der Tysonschen Drüsen und der paraurethralen Gänge in Erscheinung treten und die mit diffusen Entzündungserscheinungen der Umgebung ohne besonderen Charakter oder unter dem Bilde der Balanitis circinata vergesellschaftet sein können, im eitrigen Sekret dieser Affektionen zumeist Gonokokken nachweisen. In den Efflorescenzen der Balanitis circinata, auch der hyperkeratotischen Form, konnten Gonokokken bis jetzt nicht nachgewiesen werden (LEWANDOWSKY). Da diese Balanitis circinata stets mit Arthritis und Conjunctivitis gonorrhoica verbunden auftritt, ist die Affektion sicher auf ein Eindringen der Gonokokken in das Oberflächengewebe der Glans zurückzuführen und ist es möglich, daß die Gonokokken, rasch zerfallend, durch ihre Toxinwirkung die Affektion auslösen.

6. Die vulgäre Balanitis.

Soweit die bakteriologischen Verhältnisse der unter diesem Sammelnamen vereinigten Reizzustände im Vorhautsack studiert sind, sollen sie hier wieder gegeben werden. Bei den traumatischen und chemischen Formen sind wohl keine auffälligen bakteriologischen Befunde zu erwarten. Bei den Vorhautsackentzündungen, die in einzelnen Fällen nach dem Verkehr mit menstruierenden Frauen auftraten, fand sich im Inhalt der kleinen Bläschen der Staphylococcus albus; die Erkrankung ist ja in ihrem Wesen eine bakterielle, doch ist es naheliegend anzunehmen, daß die Grundursache in dem abnormen Reiz gelegen ist, den das Genitalsekret postmenstrueller Frauen zuweilen auszuüben imstande ist. Auf dem vorbereiteten Boden setzen sich die Staphylokokken fest und erregen die kleinpustulöse Balanitis.

In mehreren Fällen rezidivierender vulgärer Balanitis, die ich zu untersuchen Gelegenheit hatte, welche Fälle sich durch die Produktion eines reichlichen dünnflüssigen, übelriechenden Sekretes unter Bildung von kleinen, unregelmäßig begrenzten, stellenweise konfluierenden Erosionen klinisch kennzeichneten, fanden sich grampositive Kokken vom Typus der Staphylokokken, die sich kulturell zum größeren Teile dem albus, zum geringeren Teil dem Staphylococcus aureus zugehörig erwiesen, in verschieden reichlicher Menge, daneben fanden sich auch gramnegative Kokken, in Form und Größe den grampositiven Kokken gleichend, sicherlich entfärbte grampositive Formen, wie kleine runde, gramnegative Kokken eigener Art; neben diesen Kokkenformen kurze, gramnegative Bacillen in wechselnder Reichlichkeit. In einer anderen Gruppe von Fällen fand sich das Virus des Smegmas, so verschiedene Kokkenformen, kurze gramnegative Bacillen evtl. auch Pseudodiphtherieformen neben in gewissem Sinne gegenüber dem normalen Smegmabefund vermehrten vibrioförmigen und evtl. auch fusiformen Bacillen, Spirochätenformen und filiformen Nekrosebacillen. Diese letzteren für die Balanitis erosiva circinata charakteristischen Formen waren aber da nie überwiegend oder das Bild beherrschend, doch können wir annehmen, daß alle diese Mikroorganismen an dem bestehenden Reizzustand im Vorhautsack beteiligt waren. Ferner war in einer Anzahl der vulgären Balanitiden, bei welchen man bakteriologisch auch eine Vermehrung der anderen Formen konstatieren konnte, vor allem die kurzen gramnegativen Bacillen wesentlich vermehrt und man gewinnt den Eindruck, daß gerade diese Mikroorganismen bei der Verflüssigung des Smegmas und der Erzeugung der diffusen Reizzustände eine Rolle zu spielen scheinen. In vereinzelten Fällen vulgärer Balanitis ließen das Deckglas wie die Kultur ein entschiedenes Überwiegen von Bakterien aus der Pseudodiphtheriegruppe konstatieren. In einem Falle einer vulgären Balanitis, die, wie im klinischen Teile der Abhandlung ausgeführt, neben der Bildung eines dünnflüssigen Smegmas zahlreiche unregelmäßige Erosionen neben diffuser Rötung und Entzündung des Vorhautsackes aufwies, zeigte das Deckglas neben einzelnen grampositiven Kokken in außerordentlich reicher Zahl grampositive mittellange dicke Bacillen, die, gerade oder leicht gebogen, zum Teil abgerundete, zum Teil kolbig verdickte, zum Teil leicht verjüngte Enden aufwiesen (siehe Abb. 21).

Die Kultur, auf Serumagar angelegt, ergab einzelne Kolonien vom Staphylococcus aureus und neben diesen in sehr reichlicher Zahl rundliche, zarte Kolonien, die mikroskopisch graugelb, mit glattem, leicht unregelmäßigem Rande eine reichliche Bröckelbildung in den zentralen Teilen aufwiesen. Das Deckglas von der Kultur zeigte grampositive Bacillen der Diphtherie-Pseudodiphtheriegruppe von langer Form mit echten Verzweigungen, zum Teil mit keulenförmiger Anschwellung der Enden; Bouillon völlig klar, mit spärlichem, aber dichtem Bodensatz. Zuckeragarstich, reichliches Wachstum längs des Impfstiches, keine Gasbildung. Im Gelatine deutliches Wachstum längs des Impfstiches ohne Verflüssigung. Der Bacillus zeigte keine Tierpathogenität. Die Injektion von 2 ccm sehr dichter Bouillonaufschwemmung einer 24 stündigen Löfflerserumkultur subcutan bei einem Meerschweinchen verlief resultatlos.

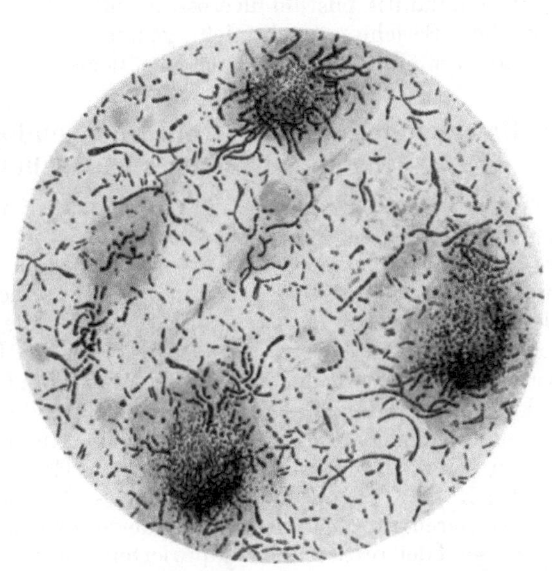

Abb. 21.
Grampositive Bacillen aus der Pseudodiphtheriegruppe.

Obwohl diese Pseudodiphtheriebacillen keine Tierpathogenität aufweisen, scheinen sie doch nach der überreichen Zahl mit dem entzündlichen Prozesse im Vorhautsack in Verbindung zu stehen.

In dem eitrigen Sekret der geschilderten Reizzustände bei Ulcus molle im Vorhautsack fanden sich neben grampositiven Kokken die längeren gramnegativen Ducreyschen Bacillen und meist reichlich die gramnegativen kurzen Bacillen neben Spirochätenformen in wechselnder Reichlichkeit. In einzelnen Fällen bestand eine Mischinfektion von Ulcus molle und Balanitis erosiva und dann traten neben den erwähnten Mikroorganismen reichlichst vibrioförmige Bakterien, gramnegative Spirochäten und filiforme Nekrosebacillen auf.

Im allgemeinen kann man sagen, daß die rezidivierenden oder in ihrem Bestande hartnäckigen Balanitiden der klinisch geschilderten vulgären Natur in der Vermehrung mehrerer oder einzelner Formen der Mikroorganismen des Smegmas ihren Grund haben. In manchen dieser an sich seltenen Fälle kennen wir die Grundursache dieser Erscheinung nicht, diese balanitischen Prozesse sind aber durch lokale Therapie doch zu beherrschen. Nur bei einer Form reicht die lokale Therapie nicht aus, diese Balanitiden rezidivieren immer wieder und dieser Form liegt fast stets ein Diabetes zugrunde.

An dieser Stelle muß daher ausdrücklichst nochmals darauf hingewiesen werden, daß man in jedem Falle von oft rezidivierender oder konstant gegen normale Therapie hartnäckig bestehender Balanitis an Diabetes denken muß. Systematische Untersuchungen von Urin und Blut werden in diesen Fällen Klarheit bringen. Der bakteriologische Befund ist in diesen Fällen nicht selten der einer Balanitis vulgaris, erst bei längerem Bestande beginnen Pilzformen aufzutreten. Die lokale Therapie muß in solchen Fällen durch die Allgemeintherapie unterstützt werden, da erstere allein angewandt, sich häufig als nutzlos erweist.

7. Echte Diphtherie im Vorhautsack.

Bei der Lokalisation der echten Diphtherie muß das klinische Bild und das Auftreten von auf Diphtherie verdächtigen Formen im Balanitissekret die Kultivierung auf Löfflerserum veranlassen und werden die Kulturen und von diesen erhaltene gefärbte Ausstriche die Diagnose bereits sehr frühzeitig stellen lassen und die Einleitung der spezifischen Therapie (Diphtherieserum) veranlassen.

8. Balanitis pustulo-ulcerosa von du Castel.

Die Balanitis pustulo-ulcerosa ist nach den bis jetzt vorliegenden bakteriologischen Berichten noch nicht genau charakterisiert; hier ist vor allem klinische Sammlung und Beobachtung noch dringend nötig.

9. Bakteriologie des Sekrets bei Pseudophimose und angeborener akquirierter chronischer Phimose.

Was den bakteriologischen Befund bei Pseudophimose wie bei den kongenitalen wie nach teilweisem Ablauf akut entzündlicher Phimosen restierenden, verschieden ausgeprägten chronischen phimotischen Zuständen anbelangt, so ergab die Untersuchung des Sekrets bei Pseudophimosen kleiner Knaben ein schleimiges epitheliales, zumeist wenig eitriges Sekret, das seine Ursache vor allem in mechanischen Momenten hatte. Der bakteriologische Befund war zumeist ein nicht wesentlich hervorstechender; das eine Mal fanden sich nur spärlich Staphylokokken, das andere Mal Sarcineformen, in anderen Fällen, worauf schon hingewiesen, ungemein reichlich Smegmabacillen im Verein mit Kokken, in einzelnen Fällen schon die Flora wie im Smegma Erwachsener. Bei größeren Knaben fand ich bei typischer Ausprägung der klinischen Symptome der Balanitis erosiva circinata auch das geschilderte ursächliche Virus. Bei kongenitalen Phimosen oder restierenden akquirierten, chronisch-entzündlichen Zuständen bei Erwachsenen fanden sich gelegentlich Reizzustände mit dem Virus der Balanitis vulgaris, in manchen Fällen fand sich das Virus der Balanitis erosiva circinata und nicht selten fanden sich bei chronischen Balanitiden weit weniger vibrioförmige Bacillen und Spirochäten, als vielmehr grampositive oder entfärbte runde Kokken im Verein mit manchmal besonders reichlichen filiformen Nekrosebacillen. Da dabei nur oberflächliche entzündliche Erscheinungen mit wechselnder, im ganzen geringer Intensität bestanden, erwiesen sich die filiformen Bacillen hier hauptsächlich saprophytisch.

Therapie.

1. Balanitis erosiva circinata.

In den einfachsten Fällen dieser Balanitis, wo das Praeputium anstandslos völlig reponiert werden kann, besteht die Therapie in täglich 2—3 mal vorzunehmender Waschung mit 3—4fach verdünnter Hydrog. hyperoxyd.-Lösung (3-gewichtsprozentig), Bestauben mit Dermatolpulver und Dermatolgazedrainage des Vorhautsackes. Das Jodoform, das sicherlich intensiver desinfizierend wirkt, vermeide ich, weil es gelegentlich nicht vertragen wird und eine Jodoformdermatitis mit oft verschiedentlich intensivem, oft sehr hochgradigem Ödem des Praeputiums einhergeht, wodurch der vielleicht nur angedeutete phimotische Zustand ein vollkommener wird und auf diese Weise eine Verschlimmerung des Prozesses durch einen festeren Luftabschluß zwischen Glans und Vorhaut und eine weiterhin unvollkommene Behandlungsmöglichkeit gegeben ist. Auf die angegebene Therapie kommt es bei der Balanitis erosiva circinata in sehr kurzer Zeit zum Versiegen der Sekretion und in 4—5 Tagen ist der Vorhautsack völlig epithelisiert. Ist die Phimose hochgradig und kann die Vorhaut nicht über die Glans gezogen werden, so empfiehlt es sich, den Vorhautsack mit warmem mit Wasser verdünntem Hydrog. hyperoxyd. täglich gründlich, 4—5mal mit einer Ballonspritze auszuspülen, wobei der Spitzenansatz vorteilhaft mit einem weichen Gummirohr armiert wird, und durch vorsichtige Tamponade mit Dermatolgaze trocken zu legen.

2. Balanitis gangraenosa.

Es gibt Fälle von Balanitis erosiva-gangraenosa und gangraenosa, wo noch keine Phimose besteht und das Praeputium so weit ohne Befürchtung des Entstehens einer Paraphimose zurückgezogen werden kann, daß der Vorhautsack direkt der Behandlung zugängig wird; in diesen Fällen sind häufige Spülungen mit verdünntem H_2O_2, Touchierung der Ulcera mit konzentrierterer H_2O_2-Lösung, damit durch das lebhafte Schäumen der nekrotische Belag abgelöst und der freiwerdende Sauerstoff, ins Gewebe eindringend, das Wachstum des ursächlichen, anaëroben Virus hemmen kann; weiter wird Trockenlegung des Vorhautsackes durch Xeroform- oder Dermatolgazebehandlung, Ruhigstellung, Hochlagerung des Gliedes, häufige protrahierte warme Sitzbäder, den Stillstand und die Abheilung des Prozesses herbeiführen. Bestehen aber schon hochgradige Entzündungserscheinungen, vollkommene Phimose, starkes Ödem der Penishaut, hohes Fieber und verweigert der Patient entschieden die operative Eröffnung des Vorhautsackes, so kann man immer noch versuchen, durch stündlich wiederholte, ausgiebige Ausspülungen des Vorhautsackes mit verdünnter H_2O_2-Lösung und dazwischen gegebene warme protrahierte Sitzbäder des Prozesses Herr zu werden, gelingt es dann, die Vorhaut etwas zurückzuschieben, so darf man die Touchierung der Ulcera mit konzentriertem Wasserstoffsuperoxyd nicht versäumen. Dasselbe löst bei seiner schäumenden Wirkung den gangränösen Belag los und der freiwerdende Sauerstoff wirkt hemmend auf die Entwicklung des anaëroben Virus. Es ist mir in auch hochgradigen Fällen in dieser Weise gelungen, den Prozeß zum Stillstand und zur völligen Ausheilung zu bringen. *Nicht zu versäumen ist, im Falle der Operationsverweigerung, den Patienten auf die drohende, weitgehende Zerstörung des Penisgewebes durch den Prozeß aufmerksam zu machen.* Am sichersten und vor weiteren schweren funktionellen und entstellenden Zerstörungen bewahrend, ist jedoch in diesen bedrohlichen, foudroyanten Fällen von gangränöser Balanitis der operative Eingriff, mit dem man bei dem oben geschilderten klinischen Befund absolut nicht zögern soll. Schon die einfache *Dorsalincision* bringt durch die Entspannung des Gewebes, den Lufteintritt und die Freilegung der entzündeten Partie zur ausgiebigen antiseptischen Behandlung, den Prozeß nicht selten in kurzer Zeit zum Stillstand und zur Heilung. Ist aber das Praeputium, besonders in den hinteren Abschnitten, tief exulceriert und dem Durchbruch nahe oder kommt man mit der einfachen Dorsalincision nicht aus, so ist im Anschluß an diese dann die *Circumcision* zu empfehlen, welche ich übrigens in allen operierten Fällen fast durchwegs sofort gemacht habe. Die Operation kann, bei beginnender Erkrankung, noch mit Lokalanästhesie ausgeführt werden, zumeist kommt ein Ätherrausch zur Anwendung. Die Circumcision wird in einfacher Weise in der Form ausgeführt, daß vom oberen Wundwinkel der zuerst gemachten Dorsalincision das Praeputium mit einigen Scherenschlägen rasch abgetragen wird. Das Frenulum wird mit dem Thermokauter durchtrennt oder mit der Schere, doch muß man, um Nachblutungen zu vermeiden, die hier verlaufenden Gefäße stets gut unterbinden. Die Wundränder kann man, wenn die Schnittlinie nicht im gangränösen Gewebe verläuft, zum besseren *kosmetischen Effekt durch einige Nähte vereinigen.* Auch RILLE macht auf die Zulässigkeit der Naht in solchen Fällen aufmerksam. Ist der gangränöse Prozeß, nach teilweiser oder völliger Zerstörung der Glans in das peri- oder intercavernöse Bindegewebe der Schwellkörper eingedrungen, so zeigen gangränöse Taschen und eine auffallende Schwellung des Gliedes, ein weitgehendes Ödem und die entzündlich-rotbläuliche Verfärbung der Penishaut das tiefe Vordringen des Prozesses an. In diesen Fällen genügt die Circumcision natürlich nicht, sondern man muß auch die Taschen eröffnen, durch entsprechende Incisionen in den bindegewebigen Anteil des Penis den gangränösen Herd bis in seine letzten Ausläufer freilegen und dann die ganze ausgedehnte Geschwürsfläche, solange die Anästhesie noch wirkt, mit konzentrierterer Wasserstoffsuperoxydlösung bepinseln — denn ohne Anästhesie ist diese Behandlung zu schmerzhaft — und dann mit häufigen Spülungen mit verdünnter Wasserstoffsuperoxydlösung, entsprechender Drainage, feuchtem Verband evtl. protrahierten warmen Bädern und Hochlagerung des Gliedes weiterbehandeln. Daß das Neosalvarsan, intravenös angewandt, in einer Reihe von Fällen diesen gangränösen Prozeß neben der lokalen Therapie günstig zu beeinflussen vermag, ist nach unseren wiederholten Erfahrungen sicherstehend und haben auch THIEME, SPILLMANN, RAVAUT, SCHELENZ, STÜMPKE, GENNER und O. JERSILD diesbezüglich die gleichen Beobachtungen gemacht.

Die Wirkung der Neosalvarsaninjektionen kann nach Angabe mancher Autoren durch einen *vorausgehenden Aderlaß* unterstützt werden. Andere Kliniker bringen ohne Aderlaß oder diesem folgend nicht Salvarsan, sondern *Eigenseruminjektionen* zur Anwendung. So berichten LINSER, TREUPEL, SPIETHOF, SPILLMANN und WIESENACK mit intravenösen Eigenseruminjektionen, 10—40 ccm pro dosi, sehr gute Erfolge erreicht zu haben.

Anschließend an die intravenösen Eigenseruminjektionen sei die parenterale Proteinkörpertherapie, die G. SINGER mit gutem Erfolg beim Diabetes mellitus und seinen Komplikationen anwandte, hervorgehoben und bemerkt, daß ich in zwei Fällen von Balanitis gangraenosa mit kompletter Phimose intramuskuläre Caseosaninjektionen, jeden 2. Tag 1 ccm intramuskulär gegeben, neben lokaler Behandlung mit sehr gutem Erfolg anwandte. BOAS und SCILIA erzielten sehr gute Erfolge mit intramuskulären Milchinjektionen.

In einigen Fällen wandten wir statt des Neosalvarsans, intravenös, das *Tripaflavin*, in derselben Weise appliziert, an und gewannen den Eindruck, daß auch dieses Präparat derartige Prozesse günstig zu beeinflussen vermag, welche Beobachtung sich mit der E. MEYERs bezüglich der günstigen Wirkung des Tripaflavins bei *Angina Plaut-Vincent* deckt. BUSCHKE und LANGER empfehlen bei Ulcera phagedaenica eine kombinierte, intravenöse und intramuskuläre Injektionsbehandlung mit *Chinin-Urethan* (Chinini mur. 2,5, Urethani 1,5, Aquae dest. ad 25,0), steril, und zwar täglich abwechselnd einmal intravenös von 0,5—2,0 ccm dieser Lösung allmählich steigend, einmal in die Nates, 0,5 bis 3,0 ccm. Diese Therapie wird bis zur Entfieberung fortgesetzt und brachte auch in den den schwersten Fällen Erfolg.

SPREMOLLA hatte in einem Falle von Ulcus gangraenosum bei Versagen jeder anderen Therapie Erfolg mit intravenösen Injektionen von Tartarus stibiatus. Von anderer Seite wurden bei phagedänischen Prozessen andere

Therapeutica empfohlen; so wandten mit angeblich günstigem Erfolg MEURISSE, E. MEYER und CARLE Jodnatrium intern an. PFANNENSTIL gibt ebenfalls Jodnatrium intern, pinselt aber die Ulcera gleichzeitig mit einer mit einer $^1/_4$—$^1/_2$%igen Essigsäure versetzten Wasserstoffsuperoxydlösung, da dann das desinfizierende Jod in saurer Lösung rascher und reichlicher frei wird.

Was die lokale Behandlung betrifft, so wenden wir vor allem das Xeroform und das Dermatol (Bismutum subgallicum) als Bestäubungsmittel an; das Jodoform, das sicherlich intensiver wirkt (GENNER), vermeiden wir, um der Gefahr des evtl. Auftretens eines Jodoformerythems zu entgehen, welches mit seinem begleitenden Ödem und seiner Hyperämie die schon bestehende pathologische Schwellung der Penishaut ungemein steigern und damit trotz der desinfizierenden Wirkung, anderseits eine Verschlimmerung des Prozesses im allgemeinen bedingen kann. Zu empfehlen ist, lokal, statt des Xeroforms, nach COUVY die der Entwicklungsreihe des Salvarsans entstammenden Präparate Spirocid oder Stovarsol in Pulverform als Bestreuungsmittel anzuwenden und ließ ich durch 5 Tage täglich die zum Bestreuen der Geschwürsfläche nötigen, zu Pulver verriebenen Spirocidtabletten auf die gangränöse Fläche aufstreuen; es machte den Eindruck, daß diese Therapie bei diesen gangränösen Genitalprozessen ebenso wie bei ätiologisch verwandten Prozessen in der Kreuzbeingegend und an den Unterschenkeln die Reinigung der Ulcerationen und die Granulationsbildung fördert. Sehr wirksam erwies sich uns diese lokale Spirocidbehandlung besonders bei gleichzeitiger intravenöser Neosalvarsantherapie. Von lokalen Behandlungsformen bei Balanitis gangraenosa sind noch verschiedene andere empfohlen worden: so empfiehlt SCHMIDT Bepinseln der gangränösen Geschwürsfläche mit einer Weinsteinglycerinaufschwemmung, MANGATEIRA-ALBENAZ das Aufstreuen von Natrium-Kaliumwismuttartrat, BUSCHKE und LANGER machen Spülungen mit Campherwein, JAMES bevorzugt 25%ige Magnesiumsulfatlösung, BUZOINU verwendete mit Erfolg das von BARTHE DE SANDFORT bei Brandwunden empfohlene Ambrina, BRILL und STENZING geben der 1%igen wässerigen Pikrinsäure den Vorzug, während ANDE die günstige Wirkung eines 5—20%igen Thionolcalciums in Streupulverform und WEBER die Applikation einer 10%igen Salicylsäurelösung hervorheben. HEGEDÜS empfiehlt bei erosiver und gangränöser Balanitis das Vioform. Es sei hier noch eingeschaltet, daß BUSCHKE und LEISSNER wie SCHWERIN bei phagedänischem, jeder Behandlung trotzendem weichem Schanker Pyrogallussäure in allmählich steigernder Konzentration (2—60% in Salbenform) mit zwar langsamem, aber angeblich sicherem Erfolg zur Anwendung brachten. RESTOUX empfiehlt bei mehr einen chronischen Verlauf annehmenden gangränös-phagedänischen Geschwüren die Applikation der Nitiumsalbe, die Radiumbromür und andere α-Strahlen aussendende Körper enthält und LE FOUR wendet bei letzterer Geschwürsform mit Erfolg die Diathermiebehandlung an. CHARTRES und LANZI empfehlen freigelegte Ulcera phagedaenica mit der Höhensonne zu bestrahlen.

In einzelnen Fällen unserer Beobachtung ging aber die Phagedän, trotz Circumcision und Eröffnung aller Taschen, sowie sachgemäßester Lokalbehandlung und entsprechender Allgemeinbehandlung (intensive Salvarsan- oder Tripaflavinlösung-Injektionsbehandlung, Aderlaß und Eigenblutbehandlung) weiter. So war bei einem Patienten trotz Circumcision und nachfolgender tiefer Incision des Gewebes hinter dem Sulcus coronarius der Prozeß in Taschenform in das intercavernöse Bindegewebe zwischen die Corpora cavernosa penis weiter vorgedrungen. Nach gründlicher Eröffnung aller tiefen Infiltrationen bis ausgiebig ins Gesunde und Bepinselung mit H_2O_2-Lösung bei gleichzeitiger intravenöser Neosalvarsanbehandlung wurde Patient in Wasserbett gebracht und drei Tage in diesem belassen. Dieses Dauerbad brachte vor allem die ständig hohe Temperatur zum Sinken, gleichzeitig ging die lokale Schwellung zurück und das gangränöse Gewebe begann sich zu erweichen und abzulösen. *Die Anwendung des Dauerbades in Form des Wasserbettes ist daher in allen auf gründlich chirurgische Eingriffe refraktären Fällen dringend zu empfehlen.* Unbedingt notwendig aber ist, solche Patienten *im Wasserbett ständig zu kontrollieren,* erstens wegen der stetigen *Gefahr einer Blutung* und dann wegen des Fortschreitens des Prozesses. Kommt es trotz des Dauerbades zum Weitergreifen der gangränösen Infektion an der einen oder anderen Stelle, so darf man nie zögern, dieselben durch Incision freizulegen. Nur auf diese Weise ist es möglich, diesen foudroyanten, in ihrer Zerstörung manchmal so unheimlichen Prozessen Einhalt zu gebieten und dem Patienten das Glied zu erhalten. Die Operierten bekommen stets größere Dosen Brom, um die Wundheilung störende Erektionen zu vermeiden.

In der übergroßen Mehrzahl kam es bei den so reichlich im Laufe der Jahrzehnte von mir operierten Fälle von Balanitis gangraenosa wie Ulcera gangraenosa phagedaenica solitaria nach gründlicher Freilegung der gangränösen Herde zu einer an den operativen Eingriff sich sogleich anschließenden Besserung und fortschreitenden Heilung, indem die gangränösen Massen sich ablösten, die diphtheritischen Beläge sich verdünnten und allmählich verschwanden und rein granulierende, oft weit ausgedehnte Wundflächen erschienen. Schon auf der Höhe der so destruktiven Prozesse, aber auch im Stadium des Rückgangs und der sichtlichen Heilung kann es zu mehr oder weniger schweren Blutungen kommen, indem die jäh fortschreitende Gangrän ein Gefäß arrodiert oder indem ein durch den nekrotischen Belag verlegtes arrodiertes Gefäß bei dem raschen Ablösen der nekrotischen Gewebspartie, ziemlich unvermittelt, im benachbarten nur wenig geschädigten Gewebe frei gelegt wird und nun eine intensive Blutung erfolgt. Alle Fälle von gangränöser Balanitis müssen auch noch nach der Operation und im Zustand der Rekonvaleszenz ständig wegen der Gefahr einer Blutung kontrolliert werden und soll alles zur Blutstillung Nötige vorbereitet sein (Gummidrain zum vorübergehenden Abklemmen des Gliedes, Unterbindungsinstrumente und Striphongaze). Eventuell kommt nach Ausheilung der Gangrän die Anwendung einer plastischen Operation zur Deckung von Defekten oder zur Wiederherstellung einer besseren Gebrauchsfähigkeit des Gliedes in Betracht, für deren Durchführung keine festen Regeln aufgestellt werden können, da das Verfahren der jeweiligen Sachlage angepaßt werden muß.

3. Die diathetischen Balanitiden.

In allen Fällen von Retention oder Zersetzung von Urin im Vorhautsack werden mehrmals täglich durchgeführte Gliedbäder mit Ausspülungen des Vorhautsackes eine genügende Wirkung entfalten, um die Entstehung von Reizzuständen zu verhindern. Bestehen schon entzündliche Veränderungen, so werden sich dieselben bei Beobachtung peinlicher Reinlichkeit unter Dermatolbehandlung oder Bepinselung mit Resorcinglycerin (2,5:25) rasch zurückbilden. In den Fällen von Diabetes empfiehlt es sich von vornherein, dem Vorhautsack besondere Aufmerksamkeit zuzuwenden und durch Gliedbäder und Spülungen mit verdünntem Kalium hypermanganicum oder Wasserstoffsuperoxydlösungen der Stagnierung des Harnes und damit der Entwicklung von Pilzen vorzubeugen. Besteht bereits die spezifische, durch Pilze hervorgerufene Erkrankung, so wird vor allem eine entsprechende Allgemeintherapie in Anwendung kommen müssen: Diät, Karlsbader Kur und Insulinbehandlung oder eine parenterale Proteinkörpertherapie.

Letztere Therapie, von G. SINGER statt der Einverleibung des Insulins zur Behandlung des Diabetes mellitus und seiner Komplikationen empfohlen, brachte mir wie bei Balanitis gangraenosa so auch in einem Falle von Balanitis diabetica einen sehr guten Erfolg. Durch 6 intramuskuläre Caseosaninjektionen zu je 1 ccm, jeden 3. Tag gegeben, ging der subakute, vierzehn Tage bestehende, mit Ödem des Praeputiums einhergehende Prozeß einer Balanitis diabetica bei gleichzeitiger Lokalbehandlung zur Norm zurück, der Zuckergehalt des Urins wurde bis auf Spuren beseitigt. Den gleichen Erfolg hatte M. STEINER bei dieser Erkrankung, mit Balanitis kombiniert, durch intravenöse Injektionen von Caseosan in der Dosis von 0,2 auf 1 ccm allmählich ansteigend.

Warme Gliedbäder, häufige Spülungen mit verdünnten Lösungen von Kalium hypermanganicum oder Wasserstoffsuperoxyd werden, gleichzeitig angewandt, den Prozeß sicher günstig mitbeeinflussen. PITOIS empfiehlt als ein ausgezeichnetes, von ihm oftmals erprobtes, nie reizendes Mittel ein Streupulver, bestehend aus: gleichen Teilen Borsäure und Bismutum subnitricum. Selbst in hochgradigen Fällen soll immer erst die konservative lokale Behandlung gleichzeitig mit der angegebenen Allgemeintherapie versucht werden. Es entspricht der Erfahrung alter Autoren wie BOURGADE und ENGLISCH, sowie auch den Ansichten der Internisten, daß selbst hochgradige Fälle von diabetischer Balanitis zurückgehen können und selbst eine komplette Phimose nicht zu langen Bestandes durch Wiederherstellung der Elastizität der Gewebe wieder behoben werden kann. Wenn die Allgemeintherapie jedoch nicht den gewünschten Erfolg bringt, die Phimose weiter besteht und neben ihren lokalen, hartnäckigen Beschwerden zur Ursache einer fortwährenden Beunruhigung des Patienten wird, die sich zu schweren neurasthenischen und hypochondrischen Erscheinungen steigern kann, so ist die Operation indiziert. Obwohl ENGLSICH und DELTHIL nur für die mechanische Erweiterung des Vorhautsackes mittels Laminariastiften und Preßschwamm eintreten, indem diese Autoren auf die schlechten operativen Resultate von PALLEN, DEMARQUAIS, BOURGADE, DUBUC und NELATON hinweisen, so tritt KAUFMANN mit Recht gegen den Vorschlag der mechanischen Dehnung auf und erklärt, daß gerade bei dieser am leichtesten Einrisse am Margo praeputii mit nachfolgender Infektion zustande kommen.

Ebenso wie KAUFMANN tritt LEUCHERT im Gegensatze zu VERNEUIL und DEMARQUAIS für die Operationen ein und auch SONNENBURG berichtet über günstige Resultate. Ebenso befürworten MARIE und LEGANDRE den blutigen Eingriff und letzterer Kliniker veröffentlicht eine Statistik von LAISNEY, welcher Autor über 79 erfolgreiche Resultate unter 102 Operationen bei Diabetes berichtet. DREYFUS-BRUSAC, PITOIS und RILLE sprechen sich nach ihren Erfahrungen ebenfalls für die Operation aus.

Wir haben seit Einführung der Insulintherapie 3 Fälle von hochgradiger diabetischer Balanitis, alle 3 mit der typischen kompletten Phimose — in zwei Fällen war schon der Bestand eines Carcinoms der Glans festgestellt — mit sehr gutem Erfolg operiert. Die Patienten wurden neben einer sofort eingeleiteten Diätkur einer energischen Insulinbehandlung unterzogen. Der Zucker ging in allen Fällen rasch bis auf ein Minimum herunter und die nun operierten Fälle zeigten einen ungemein günstigen Wundverlauf. Auch MINKOWSKI empfiehlt bei diabetischer Balanitis die Insulinbehandlung, oder parenterale Proteinkörpertherapie.

Während die Mehrzahl der Autoren für die Dorsalincision eintritt, führte PIRTOIS in zahlreichen Fällen mit gutem Erfolg die Circumcision aus, für deren Durchführung auch wir eintreten.

4. Balanitiden bei exanthematischen Allgemeinerkrankungen des Organismus.

Die Therapie aller Formen *diffuser luetischer Entzündungen* im Vorhautsack besteht in durch Phimose nicht komplizierten Fällen in gründlicher Reinigung mit verdünnter Wasserstoffsuperoxydlösung und nachheriger Applikation von Quecksilbersalben oder Kalomelstreupulver. In Fällen gleichzeitiger Phimose ist mehrmals täglich wiederholte, gründliche Ausspülung mit verdünnter Wasserstoffsuperoxydlösung bei gleichzeitiger Drainage mit Quecksilbergaze am Platz. Eine energische spezifische Allgemeinbehandlung ist gleichzeitig durchzuführen. Eine hochgradig luetische Phimose bei gleichzeitig intensiver Balanitis kann neben der Einleitung einer Allgemeinbehandlung doch die Circumcision notwendig machen.

Blasenausbrüche von *Pemphigus vulgaris* am Genitale und im Vorhautsack behandelten wir, wie die Pemphiguserkrankung im allgemeinen, am vorteilhaftesten mit kombinierten Arsen-Höhensonnenbehandlungen, wobei die Bestrahlungen bis zum Höchstmaß der Einzelbestrahlung wie der Gesamtbehandlung, auch mit Anwendung dieser Therapie im pemphigusfreien Intervall, zur Anwendung kommen sollen.

Efflorescenzen vom *multiformen Erythem* im Vorhautsack behandelt man am besten mit Dermatol oder Bepinselungen mit Resorcinglycerin (2,5 : 25).

Efflorescenzen von *Psoriasis vulgaris* und *Lichen ruber* werden bei gleichzeitiger interner oder parenteraler Arsentherapie lokal am besten in der Weise behandelt, daß man auf die Psoriasis vulgaris-Herde 10%ige Präcipitatsalbe oder eine Teerschwefelsalbe appliziert; die Herde von Lichen ruber planus sind manchmal ungemein hartnäckig; neben Arsen können fiebererzeugende Injektionen (Milch, Caseosan usw.) zur Förderung der Resorption versucht werden; gute Erfolge sah ich von in der Intensität langsam ansteigenden Höhensonnenbestrahlungen. ACENA empfiehlt Einlagen in den Vorhautsack mit absolutem Alkohol befeuchtet.

Bei *Scabies* kommt vor allem die WILKINSONsche Salbe in Betracht, die vom Vorhautsack ganz gut vertragen wird; ein hier und da auftretendes Ödem des Praeputiums geht in kurzer Zeit wieder zurück.

5. Balanitis bei Gonorrhöe.

Täglich mehrmals wiederholte Gliedbäder mit verdünnten Lösungen von Kalium hypermanganicum oder Hydrogenium hyperoxydatum werden die durch Ansammlung von Eiter im Vorhautsack bedingten entzündlichen Erscheinungen rasch beseitigen, deren Wiederauftreten durch Reinlichkeit und lokale Behandlung der Urethritis verhindert wird, Absceßbildungen in TYSONschen Drüsen oder paraurethralen Gängen sind lokal mit Bädern, Applikation feuchter Wärme, evtl. chirurgisch zu behandeln; unterstützend wird zur Abheilung sicher eine allgemeine Vaccinebehandlung oder eine parenterale Eiweißkörpertherapie beitragen. Die Balanitis circinata (hyperkeratotica) gonorrhoica wird auf entsprechende lokale wie allgemeine Behandlung der Gonorrhöe (Vaccine, parenterale Eiweißkörpertherapie) zur Rückbildung kommen.

6. Die vulgäre Balanitis.

Die Therapie der traumatischen und der chemischen Balanitiden ist eine rein symptomatische. Gegen die rezidivierende Balanitis empfiehlt sich peinliche Reinhaltung, bei bestehender Entzündung Waschungen mit 3%iger Borsäurelösung oder mit verdünnter Wasserstoffsuperoxydlösung, Dermatolbehandlung oder Pinselungen mit Resorcinglycerin. CHICESTER empfiehlt bei chronischer Balanitis Bepinseln mit einer Mischung von Atropini sulf. 0,05, Zinci sulf. 0,1, Acidi borici 0,25 auf Aquae dest. 25,0 und hebt die beruhigende und sekretvermindernde Wirkung des Atropinzusatzes hervor. Chronische Reizzustände bei kongenitaler Phimose sind wohl nur durch die Circumcision zu beheben. Wie bereits mehrmals hervorgehoben, ist *bei jeder hartnäckigen Balanitis vulgaris der Urinuntersuchung auf Zucker ein besonderes Augenmerk zuzuwenden* und bei positivem Nachweis von nur geringen Spuren die entsprechende oben mitgeteilte Therapie durchzuführen, die sicherlich in solchen Fällen Effekt haben wird.

7. Lokalisation der echten Diphtherie im Vorhautsack.

Wenn das klinische Bild für echte Diphtherie im Vorhautsack lokalisiert, spricht, so soll die Diagnose durch einen Kulturversuch aus dem Sekret auf Löfflerserum gesichert werden. Das nach 6—10 Stunden im gegebenen Falle konstatierbare Wachstum wird die Diagnose raschestens sichern und die sofortige Einleitung einer Diphtherieserumbehandlung bedingen.

Die *Balanitis pustulo-ulcerosa du Castels* ist mit antiseptischen Spülungen, verdünnter H_2O_2-Lösung und Bestreuen mit Dermatol oder Xeroform zu behandeln.

8. Balanitis bei Pseudophimose, kongenitaler oder akquirierter chronischer Phimose.

Die Therapie aller dieser Zustände wurde bereits ausführlich im Kapitel „Phimose" besprochen. Hier sei nur angeführt, daß man bei Reizzuständen bei Pseudophimose diese durch Retraktion, evtl. unterstützt mit Durchtrennung epithelialer Verklebungen oder festerer organisierter Verwachsungen, beheben soll, worauf die balanitischen Erscheinungen bei entsprechender weiterer Reinhaltung des Vorhautsackes sicher sistieren werden.

Die Balanitiden im Gefolge kongenitaler und akquirierter chronischer Phimosen, letztere seltener nach weichen Geschwüren, gelegentlich nach Heilung eines Diabetes weiter bestehend, am häufigsten als Residuen luetischer Infiltrationen, die zur Organisation und Vernarbung gekommen, verbleibend, die auch durch die energischeste spezifische Therapie nicht weiter beeinflußt werden können, werden nur durch völlige Beseitigung des phimotischen Zustandes endgiltig behoben werden können und kommt da eine entsprechend exakt ausgeführte Circumcision in Betracht.

Es sei hier zum Schluß nur nochmals darauf verwiesen, daß die Behebung der durch chronisch balanitische Prozesse bedingten Reizzustände in allen Fällen von chronischer Phimose unbedingte Notwendigkeit ist, weil eben dieser Reizzustand, gelegentlich auch nur verhältnismäßig kurze Zeit bestehend, durch den kontinuierlichen direkten und indirekten Reiz auf das Epithel die Ursache eines Carcinoms werden kann.

Reizzustände im Vorhautsack, wie sie sich bei akutem oder chronischem Ödem der Penishaut mit begleitender Phimose gelegentlich entwickeln können, werden wohl am besten mit regelmäßigen warmen Spülungen des Vorhautsackes mit 3 %iger Borsäurelösung oder mit entsprechend verdünnter Wasserstoffsuperoxydlösung behandelt werden. Eventuell ist eine lockere Drainage des Cavum praeputiale in Anwendung zu bringen. Entzündungen im Vorhautsack bei chronisch elephantiastischen oder sklerodermatischen Zuständen der Vorhaut werden am ehesten durch die Circumcision behoben.

Anhang.

Die der Balanitis erosiva und gangraenosa analogen Prozesse am weiblichen Genitale, ihre Bakteriologie, Differentialdiagnose und Therapie.

Was die den geschilderten Balanitiden analogen Prozesse bei den Frauen anbelangt, so seien die den geschilderten rein erosiven, erosiv-gangränösen und rein gangränösen Balanitiden entsprechenden Entzündungen der Vulva bei der Frau zuerst besprochen. Diese Formen sind gewöhnlich am Praeputium der Klitoris, in den Nischen der Klitorisschenkel, ferner in den Nischen zwischen den kleinen und großen Labien vor allem lokalisiert und können die Affektionen von hier aus auf die Nachbarschaft übergreifen. Ganz vereinzelt treten gangränöse Prozesse als *Ulcera gangraenosa* perigenital auf, vor allem nach unseren Beobachtungen an Stellen, wo durch Aneinanderliegen benachbarter Flächen ein gewisser Luftabschluß garantiert ist und wo die Haut, durch gewisse Traumen wie auch Macerationen geschädigt, für die Aufnahme des ursächlichen Virus vorbereitet ist. So sind namentlich die Genitocruralfalten und die Crena ani, wo bei Frauen mit reichlichem Panniculus adiposus ein wenigstens teilweise bestehender Luftabschluß durch das fast stete Aneinanderliegen benachbarter Hautflächen gegeben ist, wie auch die Perinealgegend gelegentlich Sitz gangränöser Ulcerationsprozesse.

Es seien die hierher gehörigen Formen der *Vulvitiden und Vaginitiden* wie die klinisch und bakteriologisch denselben verwandten *gangränösen perigenitalen Prozesse* möglichst genau geschildert. Die Vulvitiden sind im Vergleich zu den Balanitiden des Mannes viel seltener und dies hat seinen Grund vor allem in den anatomischen Verhältnissen, die beim Manne infolge des zwischen Eichel und Vorhaut bestehenden Luftabschlusses für die Entwicklung des fakultativ und obligat anaëroben Virus weit günstiger sind. Daher habe ich diese Vulvitiden auch meist bei Frauen beobachtet, die ein großes Praeputium der Klitoris und infolge anatomischer Verhältnisse ein enges Aneinanderliegen der Klitorisschenkel an den großen Schamlippen und durch entsprechende Bildung der Schamlippen ziemlich tiefe und enge interlabiale Furchen und aneinander anliegende kleine Labien aufwiesen.

Die Lokalisation der rein erosiven Formen ist nach meiner Beobachtung bei der Mehrzahl der Fälle der Präputialsack der Klitoris und findet man hier Erosionen, die in ihrem Bilde ganz den Erosionen der Balanitis erosiva circinata des Mannes gleichen und denselben bakteriologischen Befund aufweisen. Bei dieser Entzündungsform, wo die Erosionen aus dem Präputialsack eine Strecke weit sich längs der Klitorisschenkel und großen Labien einsenken, findet sich außer Schwellung des Praeputiums ein mehr oder weniger starkes Ödem der Klitorisschenkel und der großen und kleinen Schamlippen; in einzelnen Fällen kommt es hier zu einer multiplen verschiedengradigen Leistendrüsenschwellung. Manchmal, namentlich bei starkem Ödem der Labien, kann man bei diesen erosiven Vulvitisformen beobachten, daß sich in der interlabialen Furche über hanfkorn- bis linsengroße, flache diphtheritisch-weißgelb belegte Geschwürchen entwickeln, mit entzündlich gefärbtem, scharf gezogenem Rand, das ganze Geschwür umrahmt von einer landkartenförmigen Erosion, beide, Ulcus und Erosion, den gleichen bakteriologischen Befund aufweisend.

Bei einer anderen Gruppe von Fällen findet man den erosiv-circinären Prozeß an der Innenfläche der kleinen Labien und im Vestibulum vaginae selbst lokalisiert und gelegentlich erstreckt sich der Prozeß auf die Scheide oder umgekehrt entwickelter sich scheinbar primär in der Scheide und dehnt sich sekundär auf die

Vulva aus. Bei der Vaginitis erosiva circinata finden sich die hauptsächlichen Veränderungen im rückwärtigen Teil der Scheide, hier im vorderen, besonders aber im hinteren Scheidengewölbe, ja selbst auf der Portio lokalisiert. Entzündungen der Scheide mit oberflächlichen Nekrosen der Scheidenwände, stärkerer Sekretion und Ödem der Vulva einhergehend, erwähnt PHILIPP in drei Fällen bei schwangeren Frauen. In manchen Fällen findet sich um den Cervixeingang eine typische Erosion, die das für die erosiv-circinäre Vaginitis spezifische Virus enthält und selbst ein Cervixkatarrh wird in einzelnen Fällen durch dieses Virus, das sich gelegentlich im Innern der Cervix in reichlicher Menge nachweisen läßt, hervorgerufen.

Im Laufe der Jahre habe ich eine größere Anzahl von Frauen mit den ausgesprochenen Erscheinungen erosiv-circinärer Vulvitis und Vaginitis beobachtet. In der Mehrzahl der Fälle von diesen fand sich das ursächliche Virus fast rein oder in weit überwiegender Menge, in den restlichen Fällen waren die Erreger der erosiven Vulvovaginitis vorherrschend, neben Kokken und Pseudodiphtheriebacillen evtl. auch Bacillen der Mesentericusgruppe. Das klinische Bild war folgendes: Auf der Innenfläche der kleinen Labien fanden sich stellenweise kleine distinkte erodierte Stellen, zum Teil einen nekrotischen Epithelsaum aufweisend, mit graugelblichem Sekret bedeckt. Die Schleimhaut der Vagina mehr oder weniger aufgelockert und im rückwärtigen Teil, besonders im Fornix, aber auch auf der Portio kleine kreisrunde, meist isolierte Erosionen. Das Vulva-Vaginalsekret zeigte den typischen Befund. In 3 Fällen fanden sich gleichzeitig in der Vulva, der hinteren Commissur und von hier auf das Perineum übergreifend, in der Gegend des Perineums erosive und ulceröse Substanzverluste, letztere mäßig tief, graugelb, diphtheritisch belegt, mit hellrotem Entzündungssaum am Rande und mit dem gleichen bakteriologischen Befund.

CZILLAG, DRUELLE und GASTOU wie WOLFF haben ebenfalls über der Balanitis erosiva circinata analoge Vulvitiden berichtet.

Als Typus der recht *seltenen gangränösen Vulvitiden* sei folgender Fall geschildert, der in seinem klinischen Bild die hauptsächlichen Erscheinungsformen dieser Erkrankung umfaßt:

R. C., 18 Jahre alt, Kassierin, aufgenommen am 16. November 1920. Prot.-Nr. 191, Journ.-Nr. 14, S. 306.

Status praesens: Die beiden großen Labien auffallend stark ödematös, diffus entzündlich gerötet, zum Teil mit einem graubräunlichen hämorrhagischen schmierigen Sekret bedeckt, das, an der hinteren Commissur hervorquellend, zum Teil im Sulcus genito-cruralis befindliche Geschwüre überdeckt. Fieber 39,2°. Nach Reinigung im Sitzbad läßt sich folgender Befund konstatieren: Entfaltet man die schmerzhaften, entzündlich geschwollenen großen Labien, so sieht man an der Innenfläche derselben, in der Nische zwischen großen und kleinen Labien und an der Außenseite der letzteren eine reichliche Aussaat von teils distinkten, teils konfluierenden hanfkorn- bis hellergroßen Geschwüren, die zum Teil flach, in den Nischen sich tiefer einsenkend, die kleineren jüngeren weißgelb-diphtheritisch, die größeren tieferen bräunlichgelb, stellenweise braunschwärzlich-gangränös belegt, erscheinen. Die Geschwüre sind alle scharf begrenzt, der Rand stellenweise leicht eleviert, sich bei den großen Geschwüren steil einsenkend, bei den jüngsten Geschwüren in eine flache Mulde übergehend. Um die Geschwüre stellenweise Erosionen, in diesen punktförmige Hämorrhagien. Im Sulcus genito-cruralis beiderseits in der Tiefe, wo durch die dicken Oberschenkel der Luftabschluß gegeben ist, rechts zwei fast bohnengroße, links ein über haselnußgroßes, Geschwür, die, ungemein schmerzhaft, innerhalb einer düsteren Entzündungsröte gelegen, einen scharf gezogenen entzündlich gefärbten Rand und einen unregelmäßig tief sich einsenkenden, braungelb bis braunschwärzlich belegten Grund aufweisen. Der Belag ist schmierig, stark durchfeuchtet, von pulpösem Charakter, stellenweise in Ablösung begriffen (siehe Abb. 22). Auffallend große derbe, multiple Leistendrüsenschwellung beiderseits. Auf Sitzbäder, Touchierung mit konzentrierter H_2O_2-Lösung, Xeroformpulverbestreuung tritt in wenigen Tagen Stillstand des Prozesses und Reinigung der Geschwüre ein, die langsam ausgranulieren und epithelisieren. Völliger Rückgang der Drüsenschwellung. Wa.R. sofort und in den nächsten drei Monaten mehrmals geprüft, stets negativ

Diesen geschilderten erosiv-ulcerösen und vorwiegend ulcerös-gangränösen Vulvitiden kann man ausschließlich ulcerös-gangränös phagedänische Prozesse, an der Vulva und in deren Umgebung lokalisiert, gegenüberstellen, wo der Prozeß, nur an einer oder an wenigen Stellen entstanden, einen rein ulcerösen Charakter aufweist. MATZENAUER hat solche Fälle ausführlich geschildert, so bis flachhandgroße Geschwüre, braunschwärzlich, grün-grau gangränös belegt, mit scharfem, steilabfallendem Rand, mit pulpösem oder nekrotisch-schmierig belegtem Grund, stellenweise hämorrhagisch suffundiert, von intensiver dunkler

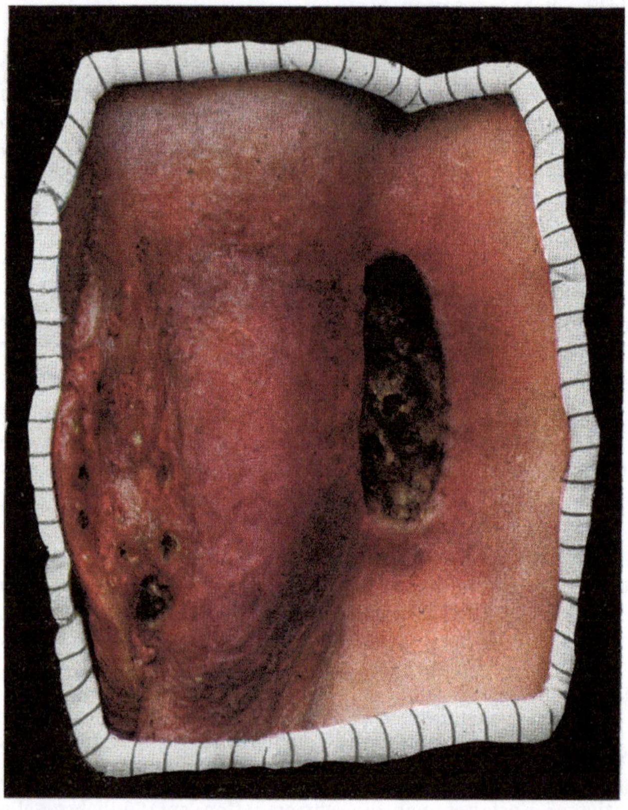

Abb. 22. Vulvitis erosiva gangraenosa. Linke Hälfte des Genitales mit den geschilderten erosiven und oberflächlichen wie tiefgehenden ulcerös-gangränösen Erscheinungen.

entzündlicher Rötung, von mehr oder weniger reichlich Blutungen durchsetzt, umgeben, an der Vulva, am Perineum oder in der Kreuzbeingegend lokalisiert.

Wir haben einen analogen Fall bei einem achtjährigen Mädchen beobachtet, wo ein über walnußgroßes Geschwür, von ausgesprochen gangränös-phagedänischem Charakter der geschilderten Form, die rechte Genitalhälfte einnahm, welcher Prozeß in der Klinik einer Noma gleichend, auch mit dieser Erkrankung darin übereinstimmte, daß er sich im Anschluß an einen schweren Scharlach entwickelt hatte. Die Erkrankung war mit deutlicher Leistendrüsenschwellung, hohem Fieber und allgemeiner Hinfälligkeit verbunden und führte durch einen metastatischen, pneumonischen Herd in der Lunge, der, wie der genitale Prozeß, durch lange vibrioförmige Bacillen und Spirochäten bedingt war, in einigen Tagen zum Tode.

Die Aneinanderreihung der klinisch variablen Bilder der ätiologisch gleichen oder nahe verwandten Prozesse, zeigt auch beim weiblichen Geschlechte, daß auch hier der histologisch durch entzündliche und Koagulationsnekrose gekennzeichnete Prozeß, durch die verschiedene Art und Intensität, durch die verschiedene Lokalisation an verschiedenen Körperstellen verschiedene Erkrankungsformen, von der oberflächlichsten Erosion bis zum tiefen gangränös-phagedänischen Ulcus, zu erzeugen imstande ist.

Bakteriologie.

Vor Besprechung der bakteriologischen Befunde der geschilderten Vulvitiden und Vaginitiden wie der perigenitalen Ulcerationen sei eine möglichst genaue Schilderung unserer Sekretuntersuchungsresultate der Vulva und Vagina gegeben, weil diese Feststellungen einerseits den Beweis erbringen, daß die Übertragung der verschiedenen balanitischen Prozesse tatsächlich durch den geschlechtlichen Verkehr erfolgen kann, daß die Frau das Virus in sich selbst trägt ohne klinische Krankheitssymptome zu zeigen, und daß sich vom normalen klinischen Befund bei Anwesenheit des ursächlichen Virus bis zu den bei der Frau so seltenen Höchsterscheinungen einer Vulvitis gangraenosa klinisch Übergänge feststellen lassen.

Die Untersuchungen von Scheidensekreten deflorierter Frauen ergibt nach meinen durch viele Jahre an vielen hundert Fällen durchgeführten Untersuchungen eine ungewöhnliche Mannigfaltigkeit der Befunde. Es ist dabei zu beobachten, daß man gewisse Mikroorganismen fast stets in der Scheide findet, bei anderen Fällen dagegen überwiegt nur eine bestimmte Form und diese dann häufig in ungewöhnlicher Reichlichkeit. So gibt es Frauen, in deren Scheidensekret nur *grampositive Kokken* nachweisbar sind, und zwar vom Typus der Staphylokokken und auch Streptokokken. Bezüglich der Kokken ist zu sagen, daß bei der Untersuchung auffällt, daß grampositive Formen desselben Stammes im selben Sekret neben den gleichen Formen getroffen werden, die die Farbe leicht abgeben und mehr oder weniger ausgesprochen gramnegativ erscheinen. Der Verlust des gramnegativen Färbeverhaltens bei Bakterien, die im allgemeinen als ausgesprochen grampositiv gelten, findet sich gelegentlich in alten Kulturen solcher Stämme und diese Veränderung ist hier *wahrscheinlich auf die Eigentoxine* zu beziehen; letzteres Moment wird beim ungemein reichlichen Wachstum in gewissen Sekreten, so auch im Scheidensekret, zum Teil zur Geltung kommen, von manchen Autoren wird diesbezüglich *aber auch die verdauende Wirkung des Vaginalschleims selbst als für die Beeinflussung der Färbbarkeit der Bakterien herangezogen.*

Während bei den Virgines in ungefähr 75% der Fälle der *Scheidenbacillus* DÖDERLEINs der weitaus vorherrschende Mikroorganismus der Scheidenflora ist, tritt dieser Bacillus bei der deflorierten Frau in den Hintergrund, um erst in der Schwangerschaft in der großen Mehrzahl der Fälle die anderen Mikroorganismen wieder zu verdrängen. In ungefähr 30% der deflorierten Frauen stellt der Scheidenbacillus den weit überwiegenden Bestandteil der Scheidenflora dar und er findet sich da oft überwiegend; von anderen Bakterien treten zumeist nur Kokken gleichzeitig mit auf. Einen nicht seltenen Befund im Scheidensekret stellen auch die Bacillen der *Pseudodiphtheriegruppe* dar. Es wechseln da kürzere Formen mit Exemplaren ab, die durch ihre Größe imponieren und durch die Keulenform oder spindelförmige Auftreibung des Leibes charakterisiert sind. Auffallend ist auch der Befund von 2—$2^1/_2\,\mu$ langen grampositiven, *vibrioförmig-gekrümmten dünnen Bacillen*, die bei exakter Färbung zumeist ausgesprochen grampositiv, in der geringeren Zahl gramnegativ erscheinen, gewöhnlich mit mehr oder weniger reichlichen runden Kokken gemeinschaftlich auftreten und die sich in derselben Form gelegentlich auch im Smegma bei beiden Geschlechtern finden. Nicht zu vergessen ist, auf das in manchen Scheidensekreten reichliche Auftreten von *Bacillen aus der Mensentericusgruppe* hinzuweisen, die sich ja auch im Smegma finden und die in der Übersicht der Flora des Smegmas beschrieben wurden. Ferner findet man im Vulva-Vaginalsekret hier und da *Bacillen aus der Coligruppe.*

Während in meiner letzten Statistik Scheidensekrete mit dem Virus der Balanitis erosiva-gangraenosa nur als vereinzelt angeführt wurden, gestatten mir heute meine Erfahrungen, die auf den Sekretuntersuchungen hunderter Frauen beruhen, worunter auch die zahlreichen an der Abteilung durchgeführten Sekretuntersuchungen Prostituierter fallen, daß der Nachweis des Virus der Balanitis erosiva-gangraenosa in der Scheide kein seltener ist, sondern in ungefähr 10% der untersuchten Fälle erhoben wurde. Und zwar findet sich das Virus der Balanitis erosiva circinata, vibrioförmige mehr oder weniger grampositive Bacillen, hier und da mit längeren, geraden, den fusiformen Bacillen ähnlichen Formen, zum Teil mit den typischen Wuchsformen, manchmal in weitaus vorherrschender Menge neben Spirochäten. In anderen Fällen überwiegen wieder die Spirochäten. Daneben finden sich mehr oder weniger reichliche Kokken. Ein wichtiger Befund in Übereinstimmung mit dem Virus der Balanitis erosiva-gangraenosa ist der an langen dünnen Bacillen mit etwas verjüngten Enden, gramnegativ, vom Typus der filiformen Nekrosebacillen (Abb. 23).

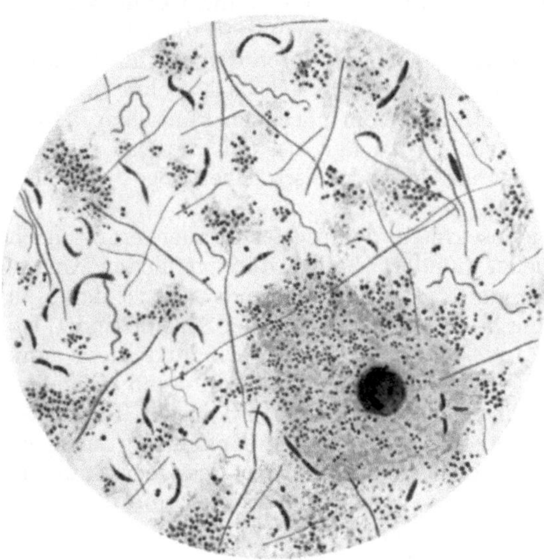

Abb. 23. Scheidensekret, nach der Methode von Gram gefärbt, von einer Prostituierten mit den Erscheinungen einer Vaginitis erosiva circinata, besonders im Fornixgebiet der Scheide lokalisiert. Kleinere und größere vibrioförmige, wie einzelne fusiforme Bacillen, Spirochätenformen und filiforme Nekrosebacillen neben reichlichen Kokkenformen.

Es ist uns gelungen, nach gründlicher Ausspülung und Trockenwischung der Scheide und Massage der Gebärmutter die verschiedenen Spirochätenformen, wie Bacillen, vibrioförmige und fusiforme Bacillen, im Cervix- und Gebärmuttersekret einwandfrei nachzuweisen. Ferner gelang mir in einzelnen Fällen im Scheiden- und Vulvasekret der Nachweis der *kurzen, gramnegativen Bacillen,* die manchmal die Länge von 1 μ erreichen, sehr häufig aber ganz kurz, kokkenförmig erscheinen und die sich sonst nur zumeist im stark erweichten, dünnflüssigen Smegma finden und die auch eine Rolle bei der Balanitis vulgaris zu spielen scheinen.

Die Formen der Bacillen, wie wir sie bei der Vulvitis erosiva und gangraenosa finden, sind sehr vielgestaltig, kurze, $1^1/_2$—$2^1/_2 \mu$ lange, weniger gebogene Formen wechseln mit längeren deutlich gekrümmten Formen ab, gelegentlich treten dann längere, nur wenig gebogene Formen, das eine Mal mit sehr stark verjüngten, das andere Mal mit weniger verjüngten Enden hinzu und schließlich treten im

Scheidensekret auch die geraden, $2^1/_2$—4 μ langen, überwiegend grampositiven Bacillen, vom Typus der fusiformen Bacillen auf. Alle diese Mikroorganismen erwiesen, sich im Dunkelfeld im frischen Präprat untersucht, als ungemein beweglich und man kann an der Form der Bewegung, aber auch direkt an diesen Bacillen das Vorhandensein von die Bewegung unterhaltenden Geißeln nachweisen.

Von Spirochäten lassen sich im weiblichen Genitalsekret vor allem Formen nachweisen, die nach der Länge von 9—12 μ, der Regelmäßigkeit und Enge der Windungen als zur Spirochaete balanitidis gehörig, anzusprechen sind, ferner die längere, flacher und häufig unregelmäßig gewellte Spirochaete refringens, daneben nicht so selten Spirochäten, die, durch die Feinheit ihres Zelleibes wie die Regelmäßigkeit und Enge der Windungen auffallend, der Spirochaete pallida ähneln und als Spirochaete pseudopallida oder Treponema minutum zu bezeichnen sind und schließlich hier und da die bewegliche Spirochaete celerrima (KRANTZ). NOGUCHI fand im Smegma der Frau vor allem die Spirochaete balanitidis (Treponema calligyrum), ferner das Treponema minutum und am geringsten in der Zahl die Spirochaete refringens.

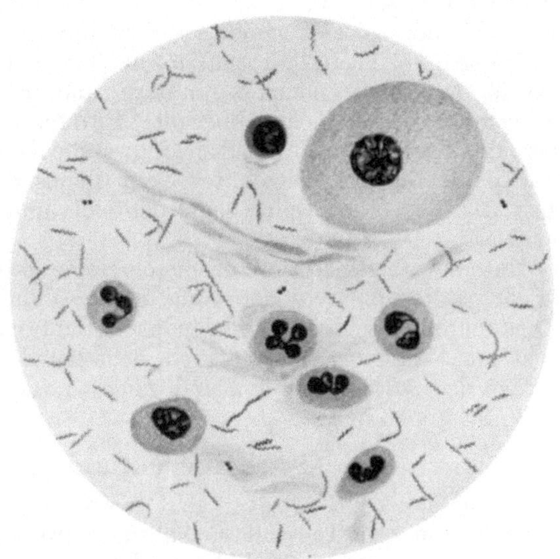

Abb. 24. Spirochätenformen im Cervixsekret einer Prostituierten, wahrscheinlich dem Treponema minutum zugehörig.

Bei der Untersuchung Prostituierter konnten wir bei Cervicitis in einer Anzahl von Fällen im Gebärmuttersekret die nebenstehend abgebildeten Spirochätenformen nachweisen, die sich, mit den gewöhnlichen Anilinfarben schon in der Kälte färbend, durch die Feinheit des Zellleibes und die Regelmäßigkeit und Enge der Windungen auffallen. Nur einzelne Exemplare erreichen eine größere Länge (Abb. 24).

Die Feststellung der letzteren Befunde von vibrioförmigen und fusiformen Bacillen, den verschiedenen Spirochätenformen und den filiformen Nekrosebacillen im Vulva-Scheidensekret ist von bedeutender Wichtigkeit, weil damit die Übertragbarkeit der Balanitis erosiva-gangraenosa durch den geschlechtlichen Verkehr wissenschaftlich bestätigt und damit eine schon bekannte, klinische Tatsache verifiziert wird.

Der bakteriologische Befund bei den bereits im klinischen Teil geschilderten erosiven und erosiv-ulcerös-gangränösen Vulvitiden läßt sich kurz dahin zusammenfassen, daß bei den rein erosiven Formen die kurzen vibrioförmigen grampositiven Bacillen im Verein mit Spirochätenformen im Deckglas das Gesichtsfeld beherrschen. Neben diesen weit überwiegenden an verschiedenen Stellen des Präparats zueinander in wechselnd reichlicher Menge vorhandenen Formen finden sich zumeist noch grampositive Kokken und hier und da fadenförmige Bacillen, die dem Typus der filiformen Nekrosebacillen entsprechen. Bei den mit Geschwürsbildung einhergehenden gangränösen Vulvitisformen, sowie bei den solitären Ulcera gangraenosa phagedaenica der äußeren Haut in der Umgebung des Genitales, finden sich vor allem grampositive Bacillenformen vom Typus der vibrioförmigen, im allgemeinen aber von größerer Länge wie bei der Vulvitis erosiva und daneben fusiforme Bacillen und ist auch hier wie bei der Balanitis gangraenosa das Verhältnis der beiden Formen bezüglich Zahl ein wechselndes und können wir sagen, daß hier bei diesen gangränösen Geschwürsprozessen am weiblichen Genitale im allgemeinen die langen vibrioförmigen Formen gegenüber den fusiformen Bacillen überwiegen. Doch gibt es auch Fälle, wo die fusiformen Bacillen in weitaus überwiegender Menge vorhanden, ja in einzelnen Fällen neben Spirochäten die einzige grampositive Bacillenform darstellen. In einem Falle, den ich bezüglich filiformer Nekrosebacillen im Sekret zu untersuchen Gelegenheit hatte, fanden sich auch typische filiforme Nekrosebacillen in ziemlich reichlicher Zahl. Ein konstanter Mikroorganismus bei der Vulvitis erosiva-gangraenosa sind die gramnegativen Spirochätenformen, die sich in allen Fällen zumeist in reichlicher Menge im Sekret nachweisen lassen. Im Sekret der von uns untersuchten Fälle nekrotisierender erosiver oder ulcerös-gangränöser Veränderungen am weiblichen Genitale fanden sich vor allem Spirochäten vom Typus der Spirochaete balanitidis, dann von der Art des Treponema minutum, und in geringerer Zahl vom Typus der Spirochaete refringens und buccalis. PHILIPP fand in seinen Fällen mit nekrotisierenden Erscheinungen der Scheidenwände und Ödem der Vulva bei schwangeren Frauen als Erreger Spirochäten vom Typus der Spirochaete refringens, aber auch vom Typus der Spirochaete denticola und der Spirochaete ictero-haemorrhagica.

Untersuchungsmaterial für histologische Zwecke habe ich bei den an und für sich selten auftretenden gangränösen Vulvitisformen, da die Excision bei den an großen Schmerzen leidenden Patientinnen nicht vorgenommen wurde, nicht zur Verfügung. Es ist auch sicherlich kein anderer Befund zu erwarten wie bei der Balanitis erosiva und gangraenosa.

Differentialdiagnose.

Die geschilderten erosiven und erosiv-gangränösen Prozesse am weiblichen Genitale, die zum Teil mit so enormer Intensität und schweren lokalen Entzündungserscheinungen, Bildung der tiefen charakteristischen Geschwüre und des übelriechenden graugelben, oft sanguinolenten Sekretes unter den Begleiterscheinungen der Leistendrüsenschwellung, des hohen Fiebers und allgemeiner Prostration einhergehen, sind sicher von den *Produkten luetischer Infektion*, den Sklerosen in ihrer verschiedenen Form, sowie von den erosiven, diphtheritischen und exulcerierten Papeln zu unterscheiden; evtl. erinnern an die geschilderten gangränösen Prozesse die bei Frauen so außerordentlich selten auftretenden, mit tiefem diphtheritisch-nekrotischen Zerfall einhergehenden *gangraenösen Primäraffekte*, die aber durch Form und Farbe, durch das rotbraune derbe, speckig belegte Infiltrat, durch meist begleitendes induratives Ödem und die geringgradigen Entzündungserscheinungen des benachbarten Gewebes schon klinisch stets zu differenzieren sind. Die Sekretuntersuchung im Dunkelfeld wird die vorhandenen Spirochätenformen leicht differenzieren lassen. Es ist dabei hervorzuheben, daß es gangränöse Sklerosen gibt, die vor allem das Initialstadium einer malignen Lues darstellen und bei diesen kommt die Spirochaete pallida als alleinige Ursache des gangränösen Prozesses in Betracht. Anderseits gibt es aber bei der Frau Mischinfektionen der Spirochaete pallida mit dem Virus der Vulvitis gangraenosa und haben dann diese Prozesse einen mehr akut entzündlichen Charakter. Bei Behandlung mit entsprechenden Mitteln (Wasserstoffsuperoxyd, Jodoform oder Xeroform) schwindet das Virus der Vulvitis, die entzündlichen Erscheinungen gehen zurück, und das rotbraune, derbe torpide luetische Infiltrat bleibt weiter bestehen. Mɪᴄɪć hat eine derartige Mischinfektion, an der Portio lokalisiert, beschrieben.

Die *weichen Geschwüre* sind, auch bei reichlichem Auftreten und Konfluenz, immer durch die mäßige Tiefe, den wurmstichigen, mit weiß-gelbem, eitrigem Sekret bedeckten Grund und den unterminierten Rand charakterisiert. Bei

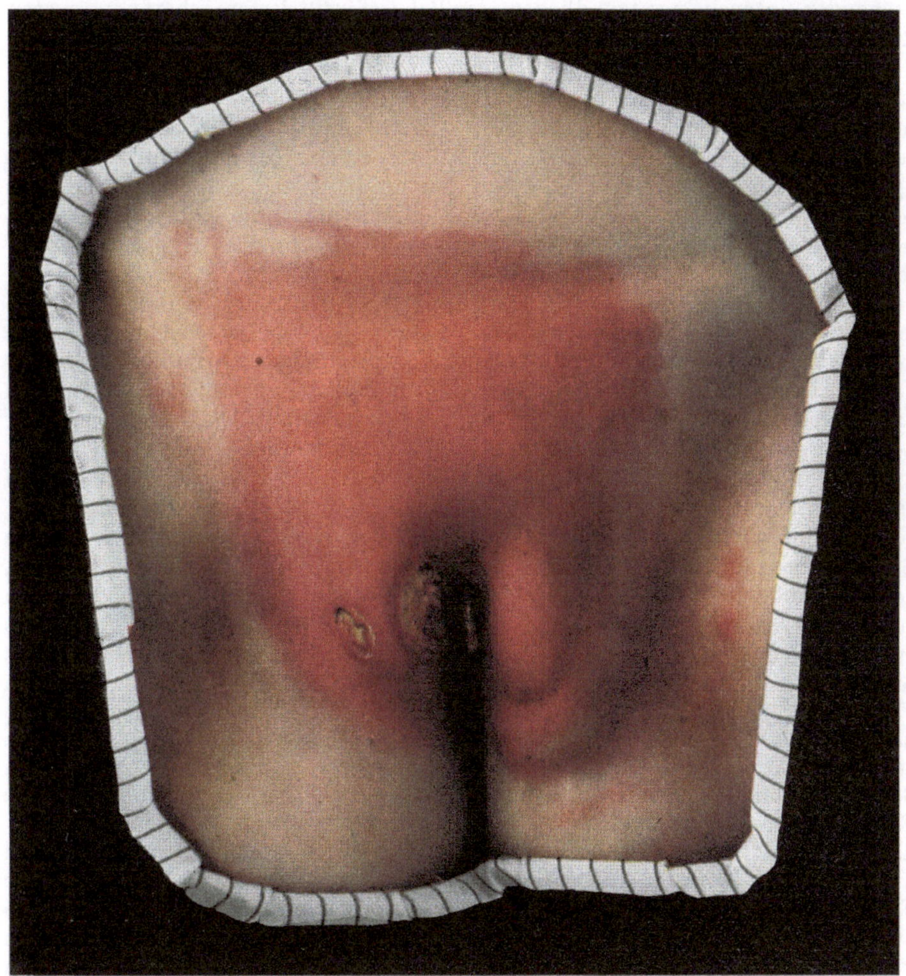

Abb. 25. Diphtheritis am Genitale eines 6 jährigen Mädchens.

Infektionen mit dem Dᴜᴄʀᴇʏschen Bacillus besonderer Intensität erscheint der Belag mehr weißgrau bis graugelblich, der Zerfall rascher fortschreitend. Mischinfektionen mit dem Virus des Ulcus gangraenosum sive phragedanicum sind ungemein selten und nehmen dann die Geschwüre völlig den Charakter der Ulcera gangraenosa an, wie er oben geschildert wurde.

Die *echte Diphtherie* führt zur Bildung von zumeist flachen, manchmal löffelförmigen, unregelmäßig begrenzten Geschwüren, stellenweise mit etwas schräg abfallenden, stellenweise mit etwas überragenden Rändern, die einen unebenen Grund aufweisen und diphtheritisch weißgelb bis gelbgrau belegt sind. Oder es kommt bei der Diphtherie des weiblichen Genitales zur Bildung von im Niveau der Umgebung gelegenen oder etwas überragenden diphtheritischen, gelbgrauen Belägen und gleichzeitig neben allen diesen Erscheinungen zur charakteristischen, starren, derben Infiltration der Geschlechtsteile, namentlich der Labien. In einem kürzlich beobachteten Falle von Diphtherie der Vulva bei einem 6jährigen Mädchen sah ich die eben geschilderten Ulcerationen inmitten einer die großen Labien überziehenden, bis auf den Mons veneris hinaufreichenden, intensiven entzündlichen, ziemlich tief infiltrierten, scharf umgrenzten Rötung gelegen (Abb. 25).

Meist besteht bei der Diphtherie eine multiple derbe Leistendrüsenschwellung. In manchen Fällen von Diphtherie des kindlichen weiblichen Genitales entwickelt sich die rötliche, leicht bräunlich gefärbte diffuse Infiltration in der Vulva und Vagina und dieser sitzen nur vereinzelte diphtheritisch impetiginöse Efflorescenzen auf. BILLQUIST beschreibt solche Fälle. Der Nachweis der Diphtheriebacillen gelingt manchmal leichter durch die Kultur auf Löfflerserum als im Ausstrich. Die Therapie besteht in sofortiger Diphtherieserumbehandlung.

Tiefgreifende, unaufhaltsam fortschreitende Nekrosen, scharf abgesetzt, schwärzlich verfärbt, durch rapiden, nekrotischen Zerfall der das Gewebe infiltrierenden Zellen bedingt, findet man gelegentlich bei der *akuten lymphatischen Leukämie* am weiblichen Genitale, im Vestibulum vaginae und an den Labien lokalisiert, wie tiefgehende und rasch zerfallende Nekrosen an letzterer Lokalisation auch bei der *Agranulocytose* beobachtet wurden (BALTZER, s. S. 307).

Beim *Diabetes* treten, wenn auch nicht häufig, auffallende Erscheinungen am Genitale auf, besonders auf der Innenfläche der großen und kleinen Labien, bestehend in einer stellenweisen Lockerung und grauweißen, durch einen dünnen Belag bedingten Verfärbung des Epithels, stellenweise in Bildung graugelber, dem erhaltenen Epithel oder der Basis seichter unregelmäßiger Ulcerationen aufliegender schmieriger Beläge. Diese Entzündungserscheinungen gehen stets mit einer gewissen Infiltration der Labien einher. Im Geschwürsbelag des einen Falles fanden sich neben verschiedenen Bakterien ziemlich reichlich Fadenpilze, im Sekret des zweiten grampositive Hefeformen. Häufiger als diese in der Klinik so ausgesprochenen Prozesse finden sich bei Diabetes bei den Frauen, analog den ähnlichen Prozessen beim Manne, mit einer stärkeren oder geringeren Sekretion einhergehende Vulvitiden, die durch eine diffuse oder sich auf größere Flächen erstreckende mäßige Rötung, durch eine leichte Schwellung des oberflächlichen Gewebes, Bildung verschieden großer Erosionen, die sich zum Teil wieder rasch epithelisieren und danach als rötliche, von zartem Epithel gedeckte Flächen kenntlich sind und, durch das deutlichere Hervortreten der Papillen unscharf gekennzeichnet, meist von heftigem Jucken begleitet sind und deren Bestand in jedem Falle den Arzt zu einer eingehenden, mehrmals wiederholten Untersuchung des Urins auf Zucker veranlassen soll. Auch andere Autoren machten ähnliche Beobachtungen. So schildert FABRY unter der Bezeichnung *Blastomycosis superficialis erosiva* am Genitale einer Frau, an den großen und kleinen Labien wie in der Klitorisgegend lokalisiert, eine netzförmige, aus Erosionen und frisch epithelisierten Flächen bestehende Affektion, in deren Sekret sich kulturell Hefeformen und Streptokokken fanden. Der Verdacht auf Diabetes wurde durch den positiven Zuckernachweis im Urin bestätigt. Nicht selten sind diese Vulvitiden von ekzematösen Erscheinungen in der Genitalregion begleitet, denen ursächlich derselbe Erreger wie der Vulvitis zugrunde liegt, nämlich Pilzelemente. Die Therapie muß in allen diesen Fällen eine allgemeine und lokale sein, Diät, Insulinbehandlung oder parenterale Proteinkörpertherapie. Lokal gegen die Vulvitis Spülungen der Scheide mit einer Lösung, bestehend aus einem Kaffeelöffel der Mischung von Cuprum sulfuricum 5,0 und Aluminis usti 50,0 auf einen Liter Wasser oder Resorcin-Glycerinpinselungen 2,5 : 25,0; gegen die ekzematösen Erscheinungen Teersalbenbehandlung, am besten Lassarpasta mit verschiedenem Prozentsatz an Wilkinsonsalbe.

Der *Soorpilz* erzeugt besonders bei Kindern, wie in der Mundschleimhaut so auch in der Vulva, weiße bis weißgraue Plaques auf diffus geröteter Haut. Für die Affektion charakteristisch ist die Abwischbarkeit dieser Pilzbeläge. Eine solche Vulvitis oidiomycotica kann auch auf den Mann durch Verkehr übertragen werden und dort eine Balanoposthitis oidiomycotica hervorrufen (F. Benedek). In den Auflagerungen findet sich das Oidium albicans. Nach v. Herff handelt es sich um eine Moniliaart. Der Soor ruft gewöhnlich Jucken hervor, doch kann der Juckreiz auch völlig fehlen. Ähnliche Beobachtungen machten auch Spiethof und Ehrmann.

Im Verlaufe eines *Typhus* können nach eigener Beobachtung am Genitale rundliche oder ovale oder leicht buchtig begrenzte, oberflächliche Substanzverluste mit unebenem Grund und verschieden dickem, gelbgrauem mißfarbigen Belag und positivem Typhusbacillenbefund auftreten, die als *echte typhöse Geschwüre* zu bezeichnen sind. Der Belag der typhösen Geschwüre ist nekrotisch, schmierig, nicht festhaftend, wischt man ihn ab, so zeigt sich darunter eine unebene blutende Fläche. Ferner fand ich *bei typhuskranken jungen Frauen (Virgines)* pseudotuberkulöse Geschwüre (Ulcus acutum vulvae) mit positivem Scheidenbacillenbefund im Sekret oder *typische gangränöse Ulcerationen,* durch fusiforme Bacillen, filiforme Nekrosebacillen und Spirochäten hervorgerufen. Bei Dysenterie sind von Geipel kleine, rotumränderte Geschwüre, durch Dysenteriebacillen bedingt, beschrieben worden.

Bei *universellem Ekthyma gangraenosum staphylogene,* wo zahlreiche, scharf umschriebene braungelb-nekrotisch belegte Geschwüre verschiedener Größe disseminiert auf der Haut des Stammes und der Extremitäten bestanden, fanden sich bei dem kleinen Mädchen auch analoge Geschwüre an der Innenfläche der großen Schamlippen und an den kleinen Schamlippen von rundlicher Form, mit scharf gezogenem, stark entzündlich rotem Rand, der, sich mäßig tief und steil einsenkend, in einen flachen unebenen, braunschwärzlich belegten Grund überging. Der nekrotische Belag, der an den Efflorescenzen der Haut des Stammes und der Extremitäten mehr trocken, schorfähnlich erschien, war bei den Efflorescenzen am Genitale mehr durchfeuchtet, aufgelockert und von schmieriger Beschaffenheit. Das Kind ging an pneumonischen, durch Einwanderung des ursächlichen Staphylococcus aureus bedingten Entzündungsherden zugrunde. Wie der Staphylokokkus, so kann auch der *Bacillus pyocyaneus* am Genitale tiefe Geschwüre mit nekrotischem, schmutzig-grünlichem Belage hervorrufen.

Die Streptokokken erzeugen gelegentlich, wenn auch selten bei erwachsenen Frauen, etwas häufiger bei Kindern, Erysipele am Genitale. Es kann nun vorkommen, daß ein solches Erysipel in eine Phlegmone übergeht und daß es dabei zum nekrotischen Zerfall der Hautdecke in kleinerem oder größerem Umfange kommt. Diese Fälle sind aber sehr selten. Vor allem kommen die Streptokokken nach meiner Beobachtung bei kleinen Mädchen als Ursache eines Fluor vaginae in Betracht, auch Slingenberg machte diese Beobachtung, und kann man da bei der bakteriologischen Untersuchung feststellen, daß ein Teil der Streptokokken mehr zum gramnegativen Verhalten neigt, was gelegentlich zur Verwechslung solcher Prozesse mit Gonorrhöe führt. Die Fluores sind nun manchmal mit einem ganz eigentümlichen Bilde am weiblichen Genitale verbunden. Man beobachtet, daß das äußere Genitale mehr oder weniger intensiv ödematös geschwollen erscheint, und daß das Vestibulum vaginae wie die Haut der Labien und auch der Umgebung diffus intensiv entzündlich gerötet ist. Diese Rötung setzt sich an den Grenzen ziemlich scharf ab. Nun kann man innerhalb dieser Rötung in manchen Fällen verschieden reichlich das Auftreten von Impetigenes feststellen, die, zerfallend, in zumeist seichte, nur selten etwas tiefere Geschwüre von runder oder ovaler Form, mit eleviertem, entzündlich rotem Rand und gelbweiß eitrig-diphtheritisch belegtem Grund, übergehen.

Daß solche Infektionen manchmal einen gangränösen Charakter annehmen können, beweist ein Fall POWELLs, der solche Geschwüre, aber von ausgesprochenem gangränösen Charakter bei einer 48 jährigen Frau auftreten sah. Die Ursache dieses Prozesses waren Streptokokken und Pneumokokken.

Während des Puerperiums haften Eiterkokkeninfektionen leichter am stark ödematösen Genitale und LABHARDT berichtet über ausgedehnte Gangrän der Vulva bei einer 22 jährigen Graviden durch Streptokokken, Staphylokokken und gramnegative Stäbchen bedingt. Ähnliche Fälle teilen HÖHNE und GOTH mit.

Nicht zu vergessen ist der diffusen *Vulvitiden*, durch *Würmer* hervorgerufen, die manchmal in sehr großer Menge aus dem After in die Vulva wandern und hier eine intensive Entzündung erzeugen. Ulcerationen entstehen aber erst sekundär durch Infektion von Kratzeffekten durch Streptokokken und Staphylokokken.

Von Interesse sind auch die bei *Erythema nodosum*, allerdings sehr selten, auftretenden Ulcera am Genitale bei Frauen. PLANNER und REMENOVSKY schildern diese Geschwüre als rund oder oval, linsen- bis hellergroß, hier und da zu größeren Geschwürsflächen konfluierend, die steilen Ränder stellenweise unterminiert und manchmal sogar etwas überhängend. Der 2—3 mm tief unter dem Niveau der Umgebung liegende Grund ist mit einem glatten, ziemlich festhaftenden Belag bedeckt. Die Ulcera entstehen aus kleinen follikulären Knötchen, die stellenweise pustulierend, zu kleinen kraterförmigen Geschwüren zerfallen und die etwas an Ulcera mollia follicularia erinnern. Sekretion eines reichlichen dünnflüssigen Eiters. Gelegentlich kommen tiefere Ulcerationen vor, mit glattem, festhaftendem, graugelben diphtheritischen Belag bedeckt, mit scharfgezogenen, unterminierten und überhängenden Rändern und stärkerer serös-eitriger Sekretion. Der bakteriologische Befund ist nach Angabe der Autoren nicht eindeutig, Inokulation negativ. Der Prozeß verläuft mit Fieber. Histologisch findet sich in den Ulcerationen zu oberst ein fibrinöser Belag, in den Maschen ein ungemein zellreiches Exsudat von polynucleären Leukocyten, darunter ein junges Granulationsgewebe. Die Klinik der eben geschilderten Geschwüre ähnelt sehr den sog. pseudotuberkulösen Geschwüren sive Ulcus acutum vulvae, in deren Sekret man fast stets Bacillen nachweisen kann, die nach meinen Feststellungen die *Scheidenbacillen* DÖDERLEINs sind. Letztere Geschwürsform wird noch im folgenden besprochen werden.

Während der *Pemphigus* am weiblichen Genitale durch umschriebene oberflächliche Blasenbildung oder durch Wucherungsprozesse von chronischem Verlauf, Pemphigus vegetans, charakterisiert ist, möchte ich auf die am weiblichen Genitale namentlich zur Zeit von Impfperioden auftretenden *Vaccineefflorescenzen* besonders aufmerksam machen, die bei dem geimpften Kinde vor Entwicklung der allgemeinen Immunität gewöhnlich durch manuelle Übertragung des Sekrets der Impfpustel auf das Genitale zustande kommen. Es handelt sich da um primäre Pusteln mit heftigen Entzündungserscheinungen, Rötung und Schwellung der Umgebung, sehr schmerzhaft, die nach meist rasch eintretendem Platzen der Pusteldecke sich in scharf begrenzte, oval oder den Kratzeffekten entsprechend geformte, eitrige graugelb belegte Geschwüre mit stark entzündlichem Rand umwandeln, die durch Konfluenz polyzyklische Formen annehmen können. Bei manchen Blatternfällen ist das weibliche Genitale nach GEIPEL eine Prädilektionsstelle der Blatternpusteln.

Der *Herpes genitalis,* der beim Manne meist auf eine oder mehrere kleine Gruppen von Bläschenausbrüchen beschränkt bleibt, kann beim weiblichen Geschlecht exzessive Formen annehmen und unter hohem Fieber, auffallender Leistendrüsenschwellung und großer Schmerzhaftigkeit der befallenen Teile zu einer reichlichen Aussaat von Bläschengruppen mit erosiven und leicht ulcerösen Erscheinungen führen, die gewöhnlich am dritten bis vierten Tag nach Beginn der Erkrankung ihren Höhepunkt erreichen. Während die gruppenförmigen Bläscheneffloreseenzen auf der äußeren Haut leicht zu diagnostizieren sind, erzeugen schwere Herpesausbrüche auf der Schleimhaut des weiblichen Genitale bei intensiver Steigerung des Prozesses ein eigentümliches Bild, das manchmal zu Verwechslungen Anlaß gibt. Man findet dann am äußeren Genitale, in den Sulci genito-crurales, am Perineum und den angrenzenden Partien der Oberschenkel eine in kleineren und größeren Gruppen gesetzte Aussaat gewöhnlich stecknadelkopf- bis hanfkorngroßer Bläschen mit serösem oder serös-eitrigem Inhalt. Im Schleimhautbereich des Genitale fehlt an den Efflorescenzen zumeist bereits die Blasendecke, an Stelle der Bläschen sieht man frischrote, von einem Blasensaum umgrenzte Erosionen oder es finden sich runde oder ovale Substanzverluste, die, flach oder gegen das Zentrum ganz mäßig gedellt, einen scharfen schmalen, frischroten Randsaum aufweisen, der fast vollständig im Niveau gelegen oder nur um die Dicke des Epithels flach gegenüber der Umgebung vertieft liegt. Die Geschwürsfläche ist von einem weißgelblichen diphtheritischen, manchmal stark durchfeuchteten und dann wie aufgegossen aussehenden Belag bedeckt. Der fein gezogene entzündliche Randsaum verläuft leicht unregelmäßig und zeigt stellenweise kleine Ausbuchtungen. Durch Konfluenz entstehen zuweilen große, polyzyklische Efflorescenzen. Speziell im Vestibulum vaginae und an der Innenfläche der sich berührenden kleinen Labien findet man nur selten noch Bläschen, meist hat der intensiv verlaufende Prozeß schon zur Bildung der geschilderten Substanzverluste geführt. Hier und da kann man noch Efflorescenzen finden, wo das Epithel, weißgrau gefärbt, noch erhalten ist und sich eng an die etwas deprimiert erscheinende Unterlage anlegt. Hervorzuheben ist differentialdiagnostisch einerseits die Konstatierung von Bläschen, anderseits bei Fehlen derselben die charakteristische flache Form der Substanzverluste, der akut-rote Randsaum, die Oberflächlichkeit des Belages und die Situation des Prozesses fast im Niveau der Umgebung. Der infektiöse Herpesprozeß erschöpft sich manchmal in einem einmaligen Ausbruch von Efflorescenzen, zuweilen kann man durch spontanes Überimpfen entstanden, neuerliche Nachschübe von Haut- und Schleimhautefflorescenzen beobachten.

Durch den *Gonokokkus* werden außerordentlich selten geschwürige Prozesse am weiblichen Genitale hervorgerufen. Zum erstenmal beschrieb Nivet einen solchen Geschwürsprozeß sekundär nach Durchbruch eines Bartholinischen Drüsenabscesses. Salomon und Thalmann schilderten zuerst selbständige primäre gonorrhoische Ulcerationen. Beim Mann beschrieben Nylander und Mariani analoge Prozesse. Unter den vielen tausenden Fällen von Gonorrhöe sah ich bis jetzt echte gonorrhoische Ulcerationen noch nie beim Manne und nur einmal beobachtete ich diese höchst seltene Geschwürsform primär auftretend, bei einer 25 jährigen Frau mit stark sezernierender Urethritis und Cervicitis gonorrhoica. Die zu schildernde Affektion ist also wirklich sehr selten.

Status praesens: Von der hinteren Commissur aufsteigend gegen die Mitte des rechten kleinen Labiums zieht sich ein rißförmiges Geschwür mit scharfgezogenen, etwas unterminierten, und infiltrierten wie in mäßiger Breite der Umgebung geröteten Rändern. Entfaltet man das bei Berührung ungemein stark schmerzende Geschwür, so erscheint es rinnenförmig tief sich einsenkend, dabei ist der Grund uneben, graugelb-diphtheritisch belegt; im tiefsten Teil des Ulcus sammelt sich ein reichlichst gonokokkenhaltiges Sekret an. Ungefähr 1 cm oberhalb dieses großen Ulcus, durch gesundes Gewebe getrennt, ein zweites, über linsengroßes Geschwür, von viereckig abgerundeter Form mit scharfgezogenen unregelmäßigen Rändern, trichterförmig, graugelb-diphtheritisch belegt. Von manchen Autoren werden die Ränder als unterminiert, der Grund des Ulcus von einem weichen Gewebe gebildet, geschildert, in das die Sonde leicht tief eindringt. Die Umgebung des Ulcus etwas gerötet und ödematös geschwellt. Besonders hervorzuheben ist die exzessive Schmerzhaftigkeit dieser gonorrhoischen Ulcerationen. In dem nach Abtupfen des Eiters abgenommenen Belag unseres Falles fanden sich tinktoriell und kulturell Gonokokken. Histologisch zeigte das Randgewebe eine sehr dichte Infiltration von polynucleären Leukocyten, auffallende Erweiterung der entzündlich veränderten Gefäße und stellenweise eitrige Einschmelzung des Gewebes. Innerhalb der dichten zelligen Infiltration gramnegative intracelluläre Gonokokken. Dieser Geschwürsprozeß zeigte erst Tendenz zur Heilung, als auf Behandlung der Urethra und Cervix die Sekretion völlig versiegt war und wurde durch täglich dreimal wiederholte lockere Tamponade der Ulcera mit in 5—20% Protargollösung getauchte Tupfer gefördert. Heilungsdauer sechs Wochen.

Differentialdiagnostisch ist auch noch die nach meinen völlig selbständigen, seit dem Jahre 1907 gemachten klinischen und bakteriologischen Beobachtungen nur am weiblichen Genitale, weit überwiegend bei Virgines (93%) auftretende Geschwürsform, die sog. *pseudotuberkulösen Geschwüre* (FINGER-SACHS) *sive Ulcus acutum vulvae* (LIPSCHÜTZ), zu erwähnen. Dieser Prozeß ist durch die nicht selten unter höherem Fieber, sich steigerndem Schmerzgefühl und oft exzessiver Empfindlichkeit erfolgende Aussaat mehr oder weniger zahlreicher distinkter, stecknadelkopf- bis linsengroßer, ja bis hellergroßer, mäßig tiefer Geschwüre gekennzeichnet, die einen flachen, leicht unebenen Grund und einen scharfgezogenen aus kleinsten bogenförmigen Begrenzungslinien zusammengesetzten, ein wenig unterminierten Rand, der etwas entzündlich gerötet erscheint, aufweisen. Der diphtheritische Belag ist manchmal mehr derb, manchmal durch seröse Transsudation mehr gelockert und von mehr eitriger Beschaffenheit, weißgrau bis gelblichgrau gefärbt und nimmt namentlich dort, wo die Geschwüre sich in Nischen tiefer einsenken, einen dunkelgrauen Farbenton an und weist dann zuweilen einen ausgesprochen nekrotischen Charakter auf. Ausnahmsweise findet man pseudotuberkulöse Geschwüre nekrotischen Charakters auch an anderen Stellen, so in dem Falle FROMMERS, wo es sogar zu einer Perforation des kleinen Labiums durch einen solchen Prozeß kam. Nach meinen Beobachtungen entstehen diese Geschwüre zumeist an den Stellen der Follikel aus kleinen diphtheritischen, oft knötchenförmigen weißgelben bis graugelben Infiltraten. Hier und da sieht man bei einem Falle nur kleinfollikuläre Geschwürchen in großer Zahl, vielleicht bedingt durch anatomische Verhältnisse, da ein Fall meiner Beobachtung zweimal stets dieselbe kleinfollikuläre Ulcusform zeigte. Sitz der Geschwüre ist die Vulva, hier und da die Innenfläche der großen Labien, selten die Klitorisgegend, doch können die Geschwüre auch auf die äußere Haut übergreifen. Wenn auch einzelne Geschwüre gelegentlich nekrotisch erscheinen, so weist die Mehrzahl derselben den geschilderten Typus mit dem fibrinös-eitrigen gelbweißen Belag auf und ist schon zumeist durch die Klinik allein der Unterschied gegenüber der Vulvitis gangraenosa gegeben (Abb. 26).

Die Sekretuntersuchung ergibt in der übergroßen Zahl dieser Fälle das Vorhandensein langer, ziemlich dicker, oft zu Fäden auswachsender grampositiver Bacillen mit geraden Enden, die nach meinen vergleichenden Kulturergebnissen, die mir zuerst eine Reinkultur brachten, *nichts anderes sind als die Scheidenbacillen* DÖDERLEINS. (Abb. der Kulturen s. Arch. f. Derm. u. Syphilis. Bd. 127, H. 2, 1920.)

Gelegentlich kann man am weiblichen Genitale das Auftreten von klinisch den geschilderten pseudotuberkulösen Geschwüren recht ähnlichen Ulcerationen beobachten, in deren Sekret sich keine Scheidenbacillen, sondern grampositive Kokken mit Pseudodiphtheriebacillen nachweisen lassen. Diese Ulcusform wurde von mir schon im Jahre 1913 beschrieben und ich benannte dieselbe

„aphthöse Geschwüre“. Nun berichten CROSTI und BUQUICCHIO über gleiche klinische und bakteriologische Befunde. Letzterer Autor sah wie PLANNER und REMENOFSKY diese Geschwüre im Verlauf eines Erythema multiforme nodosum auftreten. CROSTI fand in anderen Fällen die gleiche Geschwürsform, aber mit dem Befund von Colibacillen und Paratyphus B. Die klinische Übereinstimmung einerseits und die Verschiedenheit der bakteriologischen Befunde

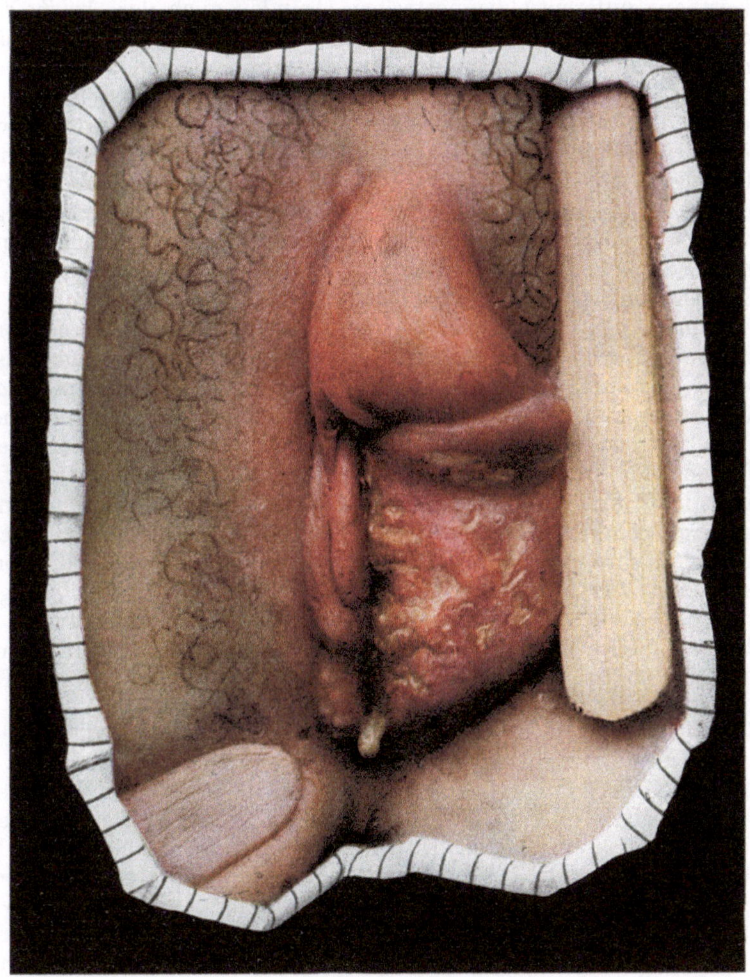

Abb. 26. Pseudotuberkulöse Geschwüre sive Ulcus vulvae acutum bei 16jähriger Virgo mit positivem Scheidenbacillenbefund.

gibt zu denken und da bei Virgines sich in der übergroßen Mehrzahl im Scheidensekret Scheidenbacillen nachweisen lassen, die Geschwüre nach meinen Beobachtungen überwiegend bei Virgines oder bei Frauen mit positivem Scheidenbacillenbefund auftreten, ist die Möglichkeit gegeben, daß die Scheidenbacillen gelegentlich eine besondere Virulenzsteigerung erfahren und dann die Geschwüre erzeugen oder die Geschwüre entstehen aus einer anderen Ursache und es siedeln sich sekundär die in der Mehrzahl der Fälle eben vorhandenen Scheidenbacillen an oder wenn sie fehlen, andere momentan vorhandene Mikroorganismen.

Obwohl mir in einem Fall mit Scheidenbacillen ein positiver Tierversuch gelang und die Bacillen von LIPSCHÜTZ und mir im Gewebe — in meinen Präparaten allerdings nur in den oberflächlichen Schichten — nachgewiesen wurden, während ARZT sie im Gewebe völlig vermißte, sind einerseits noch weitere Tierversuche mit Scheidenbacillenkulturen, anderseits Tierversuche mit dem Geschwürsmaterial direkt, besonders auf das Auge des Kaninchens nötig, um festzustellen, ob nicht dieser Geschwürsform ein eigenes Virus zukommt.

Hier ist aus differentialdiagnostischen Gründen auch das *Aphthoid Pospischill* anzuführen, das namentlich bei schwer daniederliegenden, an Keuchhusten kranken Kindern, besonders an der Mundschleimhaut und an der Haut des Gesichtes um den Mund aufzutreten pflegt; an der äußeren Haut in Form linsengroßer, dickwandiger Blasen, die eintrocknend und verkrustend, wallartig peripheriewärts weiterschreiten, an der Zunge als beetartige, prominente weiß- bis gelblichgraue Herde, während an der Tonsille festhaftende, weißliche diphtheritische Beläge auftreten. Harter und weicher Gaumen bleiben gegenüber der Stomatitis aphthosa von Erscheinungen frei. Dieses Aphthoid kann nach POSPISCHILLs Angaben bei Mädchen auch in der Vulva auftreten, und sollen die Efflorescenzen ähnlich gestaltet sein wie an der Mundschleimhaut.

Es sei noch einiger Formen ausgesprochen chronischer Ulcerationen Erwähnung getan, um die differentialdiagnostische Übersicht möglichst vollkommen zu gestalten, vor allem des *Ulcus vulvae chronicum elephantiasticum*. Das Bild dieses Prozesses ist folgendes: Entwicklung einer immer mehr zunehmenden derb-ödematösen Schwellung der Anteile des äußeren Genitales, mit auffallender Tiefeninfiltration des Gewebes einhergehend, und oberflächlich einerseits dicht gedrängte kleinpapillomatöse, anderseits verschieden große tumorartige Wucherungen und weiters Bildung von Geschwüren, besonders an dem unteren Anteil der Schamlippen, an der hinteren Commissur oder in der Klitorisgegend. Die Geschwüre mit mehr flachem oder muldenförmigem, an anderen Stellen, wie an der hinteren Commissur, mit kraterförmigem Grund, der selbst mehr eben oder mehr granuliert erscheint, mißfarbig diphtheritisch-nekrotisch belegt ist, und von etwas unterminierten oder callösen Rändern umgeben ist. Die Ursache dieser Prozesse kann eine Schwangerschaft an sich sein wie im Falle von BRANDT, wo die Affektion sich nach der Entbindung wieder völlig zurückbildete, oder oft rezidivierende Erysipele bedingen die Erkrankung (Beobachtung von N. TEMESVÁRY), oder Lues oder selten Tuberkulose kommen ätiologisch in Betracht. In meinen Beobachtungen lag stets eine Lues vor und scheinen es namentlich Veränderungen im ableitenden Lymphapparat zu sein, die die Entwicklung der Affektion auslösen, wozu aber doch scheinbar noch eine bestimmte Disposition gehört. Äußere Reize, wie lang andauernder Fluor, ein Pruritus vulvae können die Entwicklung der Erkrankung fördern. Häufig sind Prostituierte befallen (eigene Beobachtungen und Fälle von RISTIĆ). Histologisch zeigt der Prozeß, bei dem nach meinen Beobachtungen die Elephantiasis der Ulcusbildung vorauszugehen pflegt, nach dem Bericht der Autoren wie nach meinen eigenen Präparaten, Verbreiterung des Epithels, Para- und Hyperkeratose, ödematöse Quellung und Wucherung des Bindegewebes, Zellinfiltration diffus und besonders um die Gefäße, aus Lymphocyten, Plasmazellen und evtl. Riesenzellen bestehend, Erweiterung der Lymphgefäße und besonders der Venen. Im Ulcussekret banaler bakteriologischer Befund.

Die *Aktinomykose* des weiblichen Genitales ist ungemein selten. TRAPE hat einen Fall beschrieben, bei dem ein faustgroßer, von Fisteln durchsetzter Tumor das äußere Genitale und die Scheide einnahm. Im Eiter fanden sich weiße Körnchen, die die typischen Aktinomycesdrusen enthielten.

Echte tuberkulöse Ulcerationen an der Vulva und namentlich in der Vagina gehören zu den großen Seltenheiten; bis jetzt habe ich nur einen Fall bei einem 15jährigen Mädchen gesehen. Es handelte sich um einen auf der Innenfläche des rechten kleinen Labiums situierten und sich einerseits gegen den Scheideneingang, anderseits gegen die Klitorisgegend erstreckenden Geschwürsprozeß, der aus stecknadelkopf- bis über hanfkorngroßen, zum Teil konfluierenden Geschwüren bestand, die einen auffallend zackigen, wie ausgefressen aussehenden unterminierten Rand, einen unebenen stellenweise höckerigen und auch tiefer zackig sich einsenkenden Grund aufwiesen, der mit einem durchfeuchteten, schmierigen graugelblichen Belag bedeckt war. Der Randteil der Ulceration wies stellenweise distinkte, graugelbliche, kaum stecknadelkopfgroße Knötchen auf. Diese Knötchen bilden die primären Efflorescenzen, die, zerfallend und im Infiltrat fortschreitend, in die geschilderten Geschwüre übergehen. Der Geschwürsprozeß entsprach dem Bilde, das Jesionek als *Tuberculosis cutis et mucosae miliaris ulcerosa* bezeichnet. Daß auch der Lupus vulgaris in seinen verschiedenen Formen am äußeren weiblichen Genitale primär oder von der Nachbarschaft übergreifend auftreten kann und neben typischen Lupusknötchen sich sklerosierende und exulcerierende Lupusinfiltrate entwickeln können, wobei es zur Bildung mißfarbig belegter, vom lupösen Infiltrat umrahmter Geschwüre kommt, wird gelegentlich beobachtet. Anderseits wäre es möglich, daß auch am äußeren weiblichen Genitale, in Größe und Tiefe weit ausgreifende, einen phagedänischen Eindruck machende, scharf umrandete Geschwüre auf der Basis colliquativer tuberkulöser Infiltrate vorkommen. All diesen Affektionen kommt aber ein mehr oder weniger chronischer und torpider Charakter zu. Weibel führt in seiner Monographie über die Tuberkulose des weiblichen Genitales noch eine elephantiastische Form der weiblichen Genitaltuberkulose an, wo es nach primärer praller Hypertrophie der Haut und des Unterhautzellgewebes schließlich zum Zerfall und zur Entwicklung tiefer Geschwüre und zur Fistelbildung kommt.

Die tuberkulösen Geschwüre der Vulva sitzen vor allem zumeist an den Labien, dann gegen das Perineum zu, in der Klitorisgegend oder entwickeln sich am Ausgang der Bartholinischen Drüse, zumeist bei primärer Erkrankung dieser.

Den geschilderten tuberkulösen Geschwüren ähnliche in der Scheide sind von noch größerer Seltenheit und finden sich bei Kindern an der hinteren Scheidenwand.

Das *Carcinom der Vulva* tritt nach meinen Erfahrungen zumeist in der primär ulcerösen Form, in Gestalt eines verschieden großen, flachen Geschwürs, mit leicht unebenem oder granuliertem Grund, der teils rosenrot gefärbt, teils von gelblich-grauem Belag gedeckt ist und gewöhnlich elevierte derbe Ränder aufweist, manchmal aber scharf begrenzt, von kaum verdicktem Epithel umrahmt ist. In unseren Fällen ging der Carcinomentwicklung entweder eine leukoplakische Epithelverdickung luetischer Natur oder die bekannten blaugrauen Epithelverdickungen der Kraurosis vulvae, in einem Falle auch ein Plaque eines Lichen planus voraus.

In den letzten Fällen war das durch das heftige Jucken ausgelöste Kratzen ein förderndes Moment. Labhardt unterscheidet dann noch eine papilläre Form des Vulvacarcinoms, das sind derbe exulcerierte Tumoren mit wallartigen Rändern und blumenkohlartig gewuchertem Grund, der rötlich oder mißfarbig belegt erscheint. Ferner eine knotige Form, bei der sich verschieden große, derbe, an der Kuppe ulcerierte Tumoren finden; das Ulcus selbst ähnelt dem bei der primär exulcerierten Form. Und schließlich gibt es noch eine infiltrierende Form des Krebses am äußeren weiblichen Genitale, bei an den Tumor fixierter, aber erhaltener Hautdecke.

Therapie.

Die Behandlung der geschilderten, den korrespondierenden balanitischen Prozessen des Mannes entsprechenden Vulvitiden und Vaginitiden ist in derselben Weise wie die Therapie der ersteren durchzuführen. Bei den erosiv-gangränösen Vulvavaginitiden kommen neben warmen Dauerbädern mit H_2O_2 oder Kalium-hypermanganicumzusatz, lokale Pinselungen mit H_2O_2, Bestreuen mit desinifizierenden Pulvern und deckende feuchte Verbände in Betracht. Die unterstützende Allgemeintherapie bewegt sich auch in derselben Richtung und es kommen Aderlässe mit nachfolgenden Neosalvarsaninjektionen, intravenöse Eigenseruminjektionen oder Tripaflavinbehandlung zur Anwendung. Anzuführen ist noch die Therapie, die SPILLMANN in einem Falle von Ulcus gangraenosum fusospirillärer Natur, zwischen Vulva und Gesäßbacke lokalisiert, zur Anwendung brachte und die in Injektionen mit einem antigangränösen Serum (antiperfringens, antioedematiens, antihystolyticus und septischer Antivibrio in Dosen von 0,08 am ersten Tage, 0,04 an den folgenden Tagen) bestand. Bei der diabetischen Vulvitis werden Spülungen mit Wasserstoffsuperoxyd und desinfizierende Puder die Beherrschung des Prozesses unterstützen, der in der Hauptsache mit Diät, Insulin- oder Proteinkörpertherapie zu behandeln ist. *Jede hartnäckige Vulvitis soll der Grund zu genauer Urinuntersuchung auf Zucker sein.*

Was die Therapie der übrigen in der Differentialdiagnose genannten Ulcerationen anbelangt, so sind, soweit dieselbe nicht schon besprochen wurde, bei den Herpesausbrüchen, bei den pseudotuberkulösen Geschwüren mit positivem Scheidenbacillenbefund, bei den aphthösen Geschwüren und den Ulcerationen bei Typhus und Dysenterie, womöglich Bäderbehandlung, Touschierung mit 10%iger Lapislösung vor dem Bade, und Trockenverbände mit desinfizierenden Pulvern (Dermatol, Xeroform) zu empfehlen. Die nekrotisierenden Ulcera mollia werden am besten mit Carbolsäuretouschierung, Cuprum sulfuricum-Salben oder mit Pyrogallussalben in steigender Konzentration nach BUSCHKE behandelt. Bei den Staphylokokken- und Streptokokkeninfektionen sind protrahierte Bäder, feuchte Umschläge anzuwenden, Impetigenes sind am besten mit 10%iger weißer Hg-Präcipitatsalbe, und daneben mit Vaccine- oder parenteraler Eiweißkörpertherapie zu behandeln. Beim Ulcus chronicum elephantiasticum werden sich Bäder und Heißluftbehandlung bewähren, evtl. kann die Wucherung zum Teil operativ entfernt werden oder mit Röntgen oder Radium ein Versuch gemacht werden. Für die Tuberkulose am Genitale gelten die für die Hauttuberkulose im allgemeinen üblichen Behandlungsmethoden. Die Carcinome sind operativ oder mit Radium- oder Röntgenstrahlen zu behandeln.

Literatur.

ACEÑA, M.: Über Lokalbehandlung der diabetischen Vulvaerkrankungen. Med. ibera. Vol. 18, Nr. 356, p. 775. Ref. Zentralbl. f. Haut- u. Geschlechtskrankh. Bd. 15, H. 5/6, S. 346. — AGALA, G.: Histologische Untersuchungen über die Struktur des Balanopräputialsackes, besonders mit Rücksicht auf die drüsigen Organe und pathogenetische Theorie der durch das Smegma bedingten Balanoposthitis. Giorn. internat. de Science med. H. 16. 31. 8. 1910. — ALVAREZ et TAVEL: Archiv de physiologie et pathologie. 1885. Nr. 7. — ANDE, N.: Über Thionocalcium. Japan. Zeitschr. f. Dermatol. u. Syphilis. Bd. 22, Nr. 11, S. 1033. Ref. Zentralbl. f. Haut- u. Geschlechtskrankh. Bd. 10, H. 4/5, S. 186. — ARNING, E. und H. MEYER-DELIUS: Beiträge zur Klinik oder gonorrhoischen Hyperkeratosen. Arch. f. Dermatol. u. Syphilis. Bd. 108, S. 1. — ARZT, L.: Zentralbl. f. Haut- u. Geschlechtskrankh. Bd. 14, S. 34. — ASTRUC: De morbis venereis libri novem. Paris 1740. — BADRE: De la balanoposthite gangraeneuse. Paris 1885. — BAERMANN, G.: Über hyperkeratotische Exantheme. Arch. f. Dermatol. u. Syphilis. Bd. 69. — BAGINSKY: Diphtherie. NOTH-

NAGELS Handbuch 1899. Bd. 2, S. 253. — BALFOUR: Zitiert nach BERDAL, Traité des maladies vén. — BALTZER, H.: Beitrag zur Kenntnis der Agranulocytose. Virchows Arch. f. pathol. Anat. u. Physiol. Bd. 262, H. 3, S. 681 (enthält die gesamte Literatur über die Agranulocytose). — BALZER et POISOT: Grand chancre mous gangraeneux cruro-vulvaire; association de la symbiose fuso-spirillaire. Ann. de dermatol. et de syphiligr. Tom. 7, p. 601. 1906. — BANG: Le bacille de la nécrose. Maanedskrift for Dyrlaeger 1871. — BASSEREAU: Zit. nach BERDAL, Traité des maladies vén. — BATAILLE et BERDAL: Sur une espèce de balano-posthite, la balanoposthite contagieuse. Cpt. rend. des séances de la soc. de biol. Paris 1889. — BEAUMÉS: Précis théoretique sur les maladies vénériennes. Tom. 2, Chap. V, p. 148. — BEAUVAIS: De la Balanoposthite des diabétiques. Gaz. des hôp. civ. et milit. 1874. — BELL: Traité de la gonorrhoe virulente. Traduction de Bosquillon. p. 439. Traduction RICHELOT. p. 78. — BENEDEK, T.: Über isolierte Vulvovaginitis oidiomycotica und Balanoposthitis oidiomycotica als konjugale Infektion bei gesundem Ehepaar. Dermatol. Wochenschr. Bd. 80, Nr. 12, S. 435/442. — BERDAL: Traité des maladies vén. Paris 1897. — BERDAL et BATAILLE: La balanoposthite érosive circinée. Med. mod. 1891. — BERKELEY, HILL: Syphilis. London 1886. — BERNUCCI: Zentralbl. f. Haut- u. Geschlechtskrankh. Bd. 21, S. 114. — BILLQUIST, O.: Über Vulvovaginitis diphtheritica. Hygiea. Bd. 86, H. 22, S. 836—838 u. H. 24, S. 922. Ref. Zentralbl. f. Haut- u. Geschlechtskrankh. Bd. 17, H. 5/6, S. 365. — BITSCHAI: Spontane Gangrän am Scrotum und Penis. Zeitschr. f. Urol. Bd. 19, H. 11, S. 837—841. 1925. — BLASCHKO: Über den zunehmenden Phagedänismus. Dtsch. med. Wochenschr. 1921. Nr. 13. — BÓKAI: Krankheiten der männlichen Sexualorgane. GERHARDTS Handbuch der Kinderkrankheiten. Bd. 4, 3. Abtlg., S. 325. Tübingen 1878. — BÓKAI, v. J., jun.: Ulcus orificii urethrae. Jahrbuch für Kinderheilk. Bd. 99, H. 6, S. 303. — BONNET, L. und M. FAVRE: Zentralbl. f. Haut- u. Geschlechtskrankh. Bd. 14, S. 224. — BONNIÈRE de la Lucellerie: Contribution à l'étude des gangrénes des organes genitaux. Thèse de Lille. Ref. Arch. f. Dermatol. u. Syphilis. Bd. 14, S. 1128. 1887. — BOUCHUT: Zit. nach PITOIS. — BRADSLEY: Cycl. Tract. Philadelphia 1845. — BRAINE: Ann. de thérapeutique dermat. et syphiligr. Tom. 2, Nr. 23. — BRAMS, J. and J. PILOT: A studie of erosiv and gangraenous balanitis. Ref. Arch. f. Dermatol. u. Syphilis. Bd. 7, Nr. 4, S. 429. — BROCQ: Zit. nach PITOIS. Thèse. — BRUHNS: Zentralbl. f. Haut- u. Geschlechtskrankh. Bd. 6, S. 66. — BUQUICCHIO, A.: Zentralbl. f. Haut- u. Geschlechtskrankh. Bd. 14, S. 474. — BUSCHKE: Über zunehmenden Phagedänismus. Dtsch. med. Wochenschr. Jg. 47, Nr. 13, S. 358. — BUSCHKE, A.: Behandlung des Phagedänismus mit intravenösen Chinininjektionen. Dermatologische Zeitschr. Bd. 43, H. 3/4, S. 236. — BUSCHKE und LANGER: Zentralbl. f. Haut- u. Geschlechtskrankh. Bd. 18, S. 822. — BUSCHKE und LEISSNER: Über die Behandlung des Ulcus molle serpiginosum mit Pyrogallussäure. Klinische Wochenschr. 1924. Nr. 22. — BUZOINU, G.: Spitalul. Jg. 46. Ref. Zentralbl. f. Haut- u. Geschlechtskrankh. Bd. 21, S. 904. — CAO, G.: Sul contenuto batterico della smegma et sul potere battericida della mucosa prepuciale. Giorn. ital. d. malatt. vener. e d. pelle. Vol. 34. — CAMPBELL, MEREDITH, F.: Streptococcus scrotal and penile gangrene. Surg., gynecol. a. obstetr. Vol. 34, Nr. 6, p. 780. Ref. Zentralbl. f. Haut- u. Geschlechtskrankh. Bd. 6, Nr. 3/4, S. 224. — CARLE: A propos du traitement du phagédénisme. Ann. des maladies vénér. Jg. 19, Nr. 7, p. 506. Ref. Zentralbl. f. Haut- u. Geschlechtskrankh. Bd. 15, H. 10/11. — CASOLI: Über Balanoposthitis. Giorn. ital. d. malatt. vener. e d. pelle. 1900. — CASTELNEAU: Annales des Cazenave. Tom. 2, p. 187. — CHARTRES: Traitements comparatifs des ulcères phagedèniques des pays chauds. Rev. prat. des malad. des pays chauds. Tom. 3, Nr. 3, p. 245/46. Ref. Zentralbl. f. Haut- u. Geschlechtskrankh. Bd. 15, H. 10/11. S. 737. — CHICESTER, W. R.: Treatment of balanitis med. Record. Ref. Arch. f. Dermatol. u. Syphilis. 1892. S. 834. — CLAIRK: Zitiert nach PITOIS. — COENEN und PRZEDBORSKY: Bruns Beiträge zur klin. Chirurg. 1911. S. 75. — CORBUS, B. C.: Balanitis erosiva und gangraenosa, die 4. Geschlechtskrankheit. Journ. of the Americ. med. assoc. 1913. Juni 7. 1769. — CORBUS and HARRIS: Journ. of the Americ. med. assoc. 1909. p. 1474. — CORDIER: Sur une variété de balanite. Mém. et Cpt. rend. de soc. des sciences méd. de Lyon 1890. 5. Jänner. — CORONINI, C. und A. PRIESEL: Zur Kenntnis der Bacillus fusiformis-Pyämien, zugleich ein Beitrag zur Pseudoaktinomykose. Frankf. Zeitschr. f. Pathol. Bd. 23, H. 2. — COUVY, L.: Le stovarsol dans l'ulcère phagedènique. Bull. de la soc. de pathol. exot. Tom. 17, Nr. 7, p. 531. — COWIE, A.: Preliminary report on acid-restisting bacilli. Journ. of experim. med. Vol. 5, p. 205. 1900. — CROSS, J. B. und R. ZEVALKINK: Gangraenous balanitis, the fourth venereal disease. Urol. a cut. review. Vol. 27, Nr. 9, p. 1561—63. — CROSTI: Zentralbl. f. Haut- u. Geschlechtskrankh. Bd. 18, S. 640. — ČUČELOV, N.: Ein Fall von Streptokokkenbubonulus bei Balanitis (russisch). Ref. Zentralbl. f. Haut- u. Geschlechtskrankh. Bd. 20, H. 5/6, S. 377. — CULLERIER et RATIER: Dictionnaire de méd. et de chir. prat. Tom. 4. — CZAPLEWSKI: Zur Kenntnis der Smegmabacillen. Münch. med. Wochenschr. 1897. S. 1192. — CZILLAG: Verhandlungen des Vereins ungar. Dermatologen und Urologen. 27. Jänner 1898. Ref.

Arch. f. Dermatol. u. Syphilis. Bd. 46, S. 150. 1898. — DANLOS: Gangrène foudroyante de la verge. Soc. de dermatol. et syphiligr. 1. Mai 1902. p. 159. — DELBANCO, E.: Diffuses oberflächliches Spätsyphilid der Glans penis unter dem Bilde hartnäckiger, erosiver Balanitis. Dermatol. Wochenschr. Bd. 83, Nr. 40, S. 1475. — DEMARQUAY: Phimosis diabétique. Gaz. des hôp. civ. et milit. 1869. — DESRIEELES: Zit. nach BERDAL. — DIEULAFOIS: Manuel de Pathologie interne „diabéte". — DICK: Journ. of infect. dis. Vol. 12. 1913. — DONOVAN, W. M.: The fourth venereal disease ulceration and gangrenous balanoposthitis. Americ. journ. of the med. sciences. Vol. 161, Nr. 2, p. 267—71. — DÖDERLEIN, A.: Das Scheidensekret und seine Bedeutung für das Puerperalfieber. Leipzig 1892. — Mc DONNAGH, J. E. R.: Akute ulceration of the vulva. Brit. journ. of dermatol. Vol. 36. Ref. Zentralbl. f. Haut- u. Geschlechtskrankh. Bd. 16, S. 470. — DOUTRELEPONT: Über die Bacillen der Syphilis. Vierteljahrsschr. f. Dermatol. u. Syphilis. Bd. 14, S. 101. — DREYFUS-BRISAC: Thérapeutique du diabète. Bibliothek DUJARDIN-BEAUMETZ et TÉRILLON. — DRUELLE: Franz. Ges. f. Dermatol. u. Syphilis. Sitzung vom 2. Mai 1901. — DUBS: Über foudroyante infektiöse Penis- und Scrotalgangrän. Schweiz. Rundschau f. Med. 1920. Nr. 21, S. 489. — DUBUC: Phimosis et herpes diabètique. Gaz. des hôp. civ. et milit. 1874. — DUCA: Giorn. ital. d. malatt. vener. e d. pelle. 1906. H. 4. — EISENMANN: Der Tripper in allen seinen Formen und allen seinen Folgen. Erlangen 1830. S. 260. — ENGLISCH: Über Erkrankungen der Vorhaut bei Diabetes. Wien. med. Blätter. 1883. Nr. 5, S. 149. — ELLERMANN: Über die Kultur der fusiformen Bacillen. Zentralbl. f. Bakteriol., Parasitenk. u. Infektionskrankh. Bd. 37, S. 729. 1904. — FALCONE: Blenorragia e balanopostite. Giorn. ital. d. malatt. vener. e d. pelle. 1887. H. 8. — FEYRTER, F.: Tierexperimente und histologische Untersuchungen über das Aphtoid Pospischill. Wien. klin. Wochenschr. 1926, Nr. 2. — FINGER: (a) Balanitis im Lehrbuch der Syphilis. Wien 1896. (b) Die Blennorrhöe der Sexualorgane und ihre Komplikationen. 1905. (c) Beitrag zur Anatomie des männlichen Genitale. Sitzungsber. d. kais. Akademie der Wissenschaften. Bd. 3. 1879. — FISCHL, F. und L. KIRSCHNER: Beiträge zur Klinik und Bakteriologie des Ulcus phaged. Dermatol. Zeitschr. Bd. 31, S. 271. — FLEMMING: Zitiert nach PITOIS. — FONTANA: Dermatol. Wochenschr. Bd. 55, S. 1003 u. Bd. 56, S. 391. — FOURNIER: (a) Gangrène foudroyante de la verge. Semaine méd. 1883. p. 345. (b) Diabéthides génitales de l'homme. France méd. 15. August 1897. (c) Dictionnaire de méd. et chir., prat. Artikel: Balanitis. — FRAENKEL: Zur Kenntnis der Smegmabacillen. Zentralblatt f. Bakteriol., Parasitenk. u. Infektionskrankh. Bd. 31. — FREUND, H.: Beitrag zur Kenntnis der Balanitis erosiva circinata. Dermatol. Zeitschr. Bd. 49, H. 6, S. 406. — FRIEDLÄNDER, E.: Über das Vorkommen der Spirochaeta pallida in der männlichen Harnröhre bei primärer und sekundärer Syphilis. Berlin. klin. Wochenschr. 1921. Nr. 48, S. 1410. — FRIEDREICH: Über das konstante Vorkommen von Pilzen bei Diabetischen. Virchows Arch. f. pathol. Anat. u. Physiol. 1864. S. 476. — FROMMER: Dermatol. Wochenschr. Bd. 81, S. 1111. — FUCHS, B.: Zur Kenntnis der Leukoplakie penis. Arch. f. Dermatol. u. Syphilis. Bd. 91, S. 91. 1908. — GASTOU et DRUELLE: Ann. de dermatol. et de syphiligr. 1901. p. 454. — GEIPEL: Erkrankungen der Genitalien bei Ruhr. Zentralbl. f. Gynäkol. 1920. S. 180 — GENNER VIGGO: Sur le traitement des ulcères phagédèniques des pays chauds. Ann. de dermatol. et de syphiligr. Tom. 5, Nr. 12. Ref. Zentralbl. f. Haut- u. Geschlechtskrankh. Bd. 16, H. 10/11, S. 737. — GHON und MUCHA: Zentralbl. f. Bakteriol., Parasitenk. u. Infektionskrankh. Abt. I, Orig. Bd. 49. 1909. — GHON und ROMAN: Med. Klinik. 1916. Nr. 7. — GHON und SACHS: Über die anaerobe Züchtung. Zentralbl. f. Bakteriol., Parasitenk. u. Infektionskrankh. Bd. 99, S. 403. 1902. — GOHRBANDT, P.: Elephantiasis der äußeren männlichen Geschlechtsteile. Arch. f. klin. Chirurg. Bd. 141, S. 44. — GOTH: siehe bei LABHARDT. — GRÉFFIER: La France médical. 4. August 1892. — GÜBLER: Dictionnaire encyclopédique des sciences médicales. — HACKER: Die Blennorrhoea der Genitalien. Erlangen 1850. S. 60. — HALLOPEAU: Französische Gesellschaft für Dermatologie und Syphilis. Sitzung vom 16. Januar 1901. — HASLUND, O.: (a) Ein Fall von generalisierter Gonokokkeninfektion mit Keratosen. Ugeskrift for laeger. 1913. Nr. 8, p. 325. (b) Hospitalstitende. 1912. Nr. 30, p. 843. — HAWKINS, J.: Spontaneous gangrene of the scrotum M. l. surg. Vol. 50, Nr. 4. Ref. Zentralbl. f. Haut- u. Geschlechtskrankh. Bd. 6, H. 3/4, S. 224. — HEGEDÜS, N.: (a) Über den Wert einzelner neuerer Heilmittel. Dermatol. Wochenschr. Bd. 57, Nr. 40. (b) Heilmittel bei Balanitis. Dermatol. Wochenschr. Bd. 41, S. 1207. — v. HERFF: Volkmanns Vorträge 1895. Nr. 137. — HERNANDEZ: Essai analitique sur le non-identité des virus gonorrhoique et syphilitique. 1812. — HOEHNE: siehe bei LABHARDT. — HOFFMANN und v. PROWAZEK: Untersuchungen über die Balanitis- und Mundspirochäten. Zentralbl. f. Bakteriol., Parasitenkunde u. Infektionskrankh. Bd. 41, H. 8, S. 714. 1906. — HOFFMANN, E.: (a) Über eine der WEILschen Spirochäte ähnliche Zahnspirochäte (Sp. trimerodonta). Dtsch. med. Wochenschr. 1920. Nr. 10. (b) Dtsch. med. Wochenschr. 1920. Nr. 33. — HOFFMANN, H.: Gangränöser Penisprozeß. Schles. dermatol. Ges. Sitzung v. 2. 2. 1924. Zentralbl. f. Haut- u. Geschlechtskrankh. Bd. 12, H. 3/4, S. 133. — HOROWITZ: Zentralbl. f. Bakteriol., Parasitenk. u. Infektionskrankh., Abt. I, Orig. Bd. 81. 1918. — HUNTER: Traduction RICHELOT. p. 78. — JADASSOHN: Deutsche Klinik. — JAMES J. F.: Indian med. gaz. Bd. 60. Ref. Zentralbl. f. Haut- u. Geschlechtskrankh. Bd. 20. S. 193. — JESIONEK: Beitrag zur Klinik der Tuberkulose. Zit. nach W. WEIBEL: „Tuberkulose des weiblichen Genitalapparats." Handbuch „Biologie und Pathologie des Weibes". — IMMERMANN: Variola. NOTHNAGELs Handbuch. IV, 2. — JOURDAN: Zit. nach BERDAL. Traité des maladies vénériennes. — JÜRGENSEN: Akute Exantheme. NOTHNAGELS Handbuch. Bd. 4, 2, S. 300. — JULLIEN: Maladies vénériennes. Paris 1885. — KALL: Dermatol. Wochenschr. Bd. 82, S. 580. — KAUFMANN: Die Krankheiten der männlichen Harnröhre und des Penis. Stuttgart 1886. — KAZDA, F.: Spontangangrän bei Luetikern. Dtsch. Zeitschr. f. Chirurg. Bd. 199. H. 1/2. — KEITH and SHILLITOE. Lancet. Jänner 1904. — KEYSSELITZ und MAYER: Über Ulcus tropicum. Arch. f. Schiffs- u. Tropenhyg. Bd. 13, S. 137. — KNORR, N.: Über die fusospirillöse Symbiose. Zentralbl. f. Bakteriol., Parasitenk. u. Infektionskrankh. Bd. 89, H. 4/5, S. 4—22. — KRANTZ, W.: Über einige bei Balanitis vorkommende Spirochätenformen. Dermatol. Zeitschr. Bd. 36, S. 135. 1922. — KRAUS, A.: Über Leukoplakie, Leukokeratosis penis. Arch. f. Dermatol. u. Syphilis. Bd. 86. — KÜTTNER: Berl. klin. Wochenschr. 1926. II. — LABHARDT, A.: Die Erkrankungen der äußeren Genitalien. Monographie. Handbuch f. Frauenheilk. Bd. 3, S. 1193. — LAMBERT: Presse méd. Belge. 1884. Nr. 41. — LANGER, E.: Ulcera phagedaenica. Dermatol. Zeitschr. Bd. 44, H. 6, S. 342. — LANZI, G.: Ulcera fagedenica vasto dei genitali Raggi ultravioletti. Jg. 1, Nr. 6, p. 183. — LASER: Über Reinkulturen des Smegmabacillus. Münch. med. Wochenschr. 1897. S. 1191. — LE FUR, R.: De la diathermie. Bull. méd. Jg. 36. Ref. Zentralbl. f. Haut- u. Geschlechtskrankh. Bd. 5, S. 419. — LEGENDER: Thèse de Paris. 1895. — LEGNIEU und J. CHARRIER: Gangrène foudroyante spontanée du fourreau de la verge. Journ. d'urol. Tom. 14, Nr. 1, p. 47. Ref. Zentralbl. f. Haut- u. Geschlechtskrankh. Bd. 10, S. 131. — LEGRAIN: Ann. de maladies des org. gén.- urin. 1900. Nr. 5. — LEUCHERT: Über Phimosis diabetica. Inaug.-Diss. Berlin 1884. — LEVY-BING et A. GERBAY: Balanite ulcèreuse. Ann. du m. v. Jg. 19, Nr. 11, p. 807. 1924. — LEWKOWICZ: Über die Reinkultur des fusiformen Bacillus. Zentralbl. f. Bakteriol., Parasitenk. u. Infektionskrankh. 1906. S. 153. — LÖWENTHAL, W.: Zur Kenntnis der Mundspirochäten. Med. Klinik. 1906. Nr. 11. — LUCA: De microparasiti della balanopostite. Gaz. deglio osped. 1886. Nr. 37 und Giorn. ital. d. malatt. vener. e d. pelle. 1886. Nr. 6. — MANGATEIRA-ALBENAZ: Ref. Zentralbl. f. Haut- u. Geschlechtskrankh. Bd. 20, S. 625. — MANINO: (a) Gaz. degli Ospedali. 1885. (b) Il bacillo della balanopostite. Giorn. ital. d. malatt. vener. e d. pelle. 1886. Nr. 2. Ref. Arch. f. Dermatol. u. Syphilis. 1886. S. 655. (c) Ref. Vierteljahrsschr. f. Dermatol. u. Syphilis. 1886. S. 655. Su talune complicazioni della balanopostitie semplice. Giorn. ital. d. malatt. vener. e d. pelle. 1889. Nr. 2. Ref. Vierteljahrsschr. f. Dermatol. u. Syphilis. 1889. S. 850. — MARESCH: Zentralbl. f. Bakteriol., Parasitenk. u. Infektionskrankh., Abt. I, Orig. Bd. 77. 1915. — MARIE: De l'intervention chirurgiale chez les diabétiques. Semaine méd. 14. Oktober 1895. — MARSA: IV. Jahresversammlung der ital. dermatol. Ges. 1906. Giorn. ital. 1906. — MATLACHOWSKI: Periurethritis dissecans as a complication of gonorrhoea. The Prov. Med. Journ. 1. Februar 1890. — MATTERSTOCK: Sitzungsber. der physikal.-med. Ges. Würzburg, 6. Juni 1885. — MATZENAUER: (a) Zur Klinik und Ätiologie des Hospitalbrandes. Arch. f. Dermatol. u. Syphilis. Bd. 55, H. 1. (b) Noma und Nosocomialgangrän. Ebendort. Bd. 55, H. 3. — MAURIAC: (a) Leçons sur les balano-posthites. Gaz. des hôp. civ. et milit. 1874—75. p. 77. (b) La Gaz. méd. 1875. — MC CORMAC: The infection of the female genitalia by the organism of Vincent with report of a case. Journ. of urol. Vol. 13, Nr. 5, p. 565. Ref. Zentralblatt. Bd. 19, H. 15/16, S. 921. — MELCHIOR: Om Cystitis og Urininfektion. Baumgarten. S. 316. — MEURISSE: Ulceration genitale phagédènique. Ann. des maladies vénér. Tom. 14, p. 408. — MEYER, E.: Beitrag zur Angina PLAUT-VINCENT. Med. Klinik. Jg. 17, Nr. 5, S. 131. — MICIĆ, J.: Zentralbl. f. Haut- u. Geschlechtskrankh. Bd. XII. 718, S. 421. — MILIAN und PERIN: Gangrène foudroynte des organes genitaux ext. Bull. et mém. de la soc. méd. des hôp. de Paris. Jg. 37, Nr. 24, p. 1065. Ref. Zentralbl. f. Haut- u. Geschlechtskrankh. Bd. 3, H. 3, S. 196. — MINKOWSKI, O.: Verhandl. d. dtsch. Ges. f. intern. Med. 1924. S. 91. — MOELLER: Der Segmabacillus. Zentralbl. f. Bakteriol., Parasitenk. u. Infektionskrankh. Bd. 31, S. 280. — MÜHLENS, P.: Zentralbl. f. Bakteriol., Parasitenk. u. Infektionskrankh., Abt. I, Orig. 1906. S. 741 u. 817. — MÜLLER, A.: Betrachtungen über die Beziehungen des Mundes zum Darm. Österr. Zeitschr. f. Stomatologie. 1912. H. 3. — MÜLLER, R. und SCHERBER: (a) Zur Ätiologie und Klinik der Balanitis erosiva. Arch. f. Dermatol. u. Syphilis. Bd. 77, H. 1. (b) Weitere Mitteilungen über die Balanitis. Wien. klin. Wochenschr. 1906. Nr. 21. — MULZER, P.: Dtsch. med. Wochenschr. 1905. S. 1144. — NANDER, NIELS: Sur l'étiologie du chancre gangrèneuse. Forhandlingar ved nordisk dermatologisk forenings. Juni 1921. — NEUFELD: Beitrag zur Kenntnis der Smegmabacillen. Arch. f. Hygiene. Bd. 39, H. 2. 1900. — NEUMANN, J.: Lehrbuch der Syphilis. Wien 1888. — NICOLAS, G. und J. LOCASSAGNE: Syphilis tertiaire gangréneuse febril du gland. Presse méd. Jg. 31, Nr. 67, p. 727. Ref. Zentralbl. f. Haut- u. Geschlechtskrankh. Bd. 10, H. 6/7, S. 391. — NIELSEN: Klinische und ätiologische Untersuchungen über Psoriasis. Monatsh. f. prakt. Dermatol. Bd. 15, S. 319. 1892. — NOGUCHI, H.: Cultivation of Treponema calligyrum from condylomata of Man. The journ. of exp. med. 1913. p. 89. — NOGUCHI, H. and D. KALISKI: The spirochetal Flora of the normal female Genitalia. The Journ. of exp. med. 1908. p. 559. — NYSTRÖM: La balanoposthite, son rôle a l'égard du chancre et son traitement radical. Ann. de dermatol. et de syphiligr. 1873/74. p. 321. — OELZE, F. W.: Untersuchungsmethoden. München 1921. S. 87. — ORIBASIUS: Oeuvres d'Oribase par BUSSEMAKER et DAREMBERG. Tom. 4, p. 466. Paris 1862. — PASCHKIS: Zur Frage des Vorkommens der Talgdrüsen am inneren Blatt des Praeputiums. Monatsh. f. prakt. Dermatol. Bd. 41. 1905. — PAUTRIER, L. M. et RIETMANN: La balanite pustuloulcéreuse de du Castel. Ann. des maladies vénér. Jg. 19, Nr. 7, p. 481. — PERRIN: Posthite chronique d'aspect leukoplasique. Ann. de dermatol. et de syphiligr. 1892. p. 22. — PERTHES: Über Noma und ihren Erreger. Langenbecks Archiv. Bd. 59. 1899. — PEYRI, J.: a) Venerische Krankheiten außer den drei bekannten. Rev. med. de Barcelona. Vol. 1, Nr. 4, p. 320. Ref. Zentralbl. f. Dermatol. u. Syphilis. Bd. 15, S. 113. b) Die reine weiße und rote Kraurosis der Gegend von Eichel und Praeputium (spanisch). Rev. española de urol. y dermatol. Sondernummer. Bd. 11, S. 123—126. 1926. — PFANNENSTIL: Brit med. journ. Nr. 3355. Ref. Zentralbl. f. Haut- u. Geschlechtskrankh. Bd. 17, S. 644. — PHILIPP, E.: Zeitschr. f. Geburtsh. u. Gynäkol. 1924, S. 221 u. 634. Arch. f. Gynäkol. 1925. 1. S. 268. — PICCARDI, G.: (a) Verhandlungen des internationalen Kongresses. Rom. Arch. f. Dermatol. u. Syphilis. Bd. 112, H. 7, S. 956. (b) Giorn. ital. 1906. p. 599. — PILOT and KANTER: Journ. of infect. dis. 1923. p. 204. — PITOIS: Essai de classification étiogénique des balano-posthites. Thèse de Paris 1901. — PLANNER, H. und F. REMENOVSKY: Beiträge zur Kenntnis der Ulcerationen am äußeren weiblichen Genitale. Arch. f. Dermatol. u. Syphil. Bd. 140, S. 162. — PLAUT: Zwei Fälle von nomaähnlicher Erkrankung. Dtsch. med. Wochenschr. 1921. Nr. 1. S. 211. — POSPISCHILL, D.: Über die Klinik und Epidemiologie der Pertussis. Monographie 1921. — POWELL, G.: Ausgedehnte Zerstörungen der Vulva, wahrscheinlich durch Pneumokokkeninfektion verursacht. Journ. of the Americ. med. assoc. 1915. Ref. Arch. f. Dermatol. u. Syphilis. Bd. 125, 1, S. 132. — QUEYRAT: Balanoposthite pustulo-ulcèreuse aves bacilles fusiformes et longs spirilles. Gaz. des hôp. civ. et milit. 1905. p. 15. — RANDALL: Journ. of urol. 1920. II. — RASCH: Maladies de la peau Copenhaque. 1905. — RAVAUT: Verhandl. der Soc. franç. Sitzung 9. 2. 1914. — RECLUS et KIRMISSON: Pathologie externe. Balanite. — RELIQUET: Zitiert nach PITOIS. — RESTOUT: Traitement d'un chancre mou phagédénique. Bull. méd. Jg. 39. Ref. Zentralbl. f. Haut- u. Geschlechtskrankh. Bd. 18, S. 284. — RICORD: Traité pratique de l'inoculation appliqué a l'étude des maladies vénériennes. 1888. — RILLE: Über Phimosis acquisita. Dtsch. med. Wochenschr. 1904. Nr. 48. — RIST, M.: Sur quelques cas de balanite a microorganismes strictement anaérobies. Ann. de dermatol. et de syphiligr. 1904. p. 350. — RISTIĆ, L.: Ulcus gangraenosum. Zentralbl. f. Haut- u. Geschlechtskrankh. Bd. 7, S. 228. — ROFFO, A. H.: Erythroplasie der Eichel (spanisch). Rev. española de urol. y de dermatol. Sondernummer. Bd. 11, S. 315—321. 1926. — RÒNA: (a) Zur Ätiologie und Pathologenese der PLAUT-VINCENTschen Angina. Arch. f. Dermatol. u. Syphilis. Bd. 68, S. 171. 1903. (b) Arch. f. Dermatol. u. Syphilis. Bd. 82, H. 2, S. 298. (c) IX. Kongreß der dermatol. Gesellschaft. Bern. 1906. — ROSENBERGER: Die Zunahme des Phagedänismus. Dtsch. med. Wochenschr. 1921. Nr. 30. — SAALFELD: Zitiert nach EBERTH. — SAJGRAJEW, M. H.: Ein Fall circinärer Balanitis gonorrhoischen Ursprungs. Urologia. Jg. 1924. Nr. 3, S. 32. Ref. Zentralbl. f. Haut- u. Geschlechtskrankh. Bd. 8, H. 1/2, S. 90. — SALOMON: Münch. med. Wochenschr. 1903. — SAYRE: Zitiert nach PITOIS. These. — SCHAUDINN und E. HOFFMANN: Arb. a. d. Kais. Gesundheitsamte. Bd. 22, S. 527. 1905. — SCHELENZ: Angina Plaut-Vincent und Ulcus phagedaenicum. Berl. klin. Wochenschr. Jg. 58, Nr. 40. — SCHERBER: (a) Verhandl. d. dtsch. dermatol. Ges. IX. Kongr. Bern 1906. (b) Balanitis. Handbuch der Geschlechtskrankh. Bd. 1. (c) Klinik und Bakteriologie der pseudotuberkulösen Geschwüre sive Ulcus vulvae acutum (Scheidenbacillengeschwüre). Arch. f. Dermatol. u. Syphilis. Bd. 127, H. 2. 1920 (enthält die gesamte Literatur über diesen Gegenstand). (d) Dermatol. Ges. Arch. Bd. 121, S. 593. Demonstration in der Wien. dermatol. Ges. (Reinkultur der vibrioförmigen Bacillen.) (e) Die erosive und gangränöse Balanitis und Vulvitis usw. Wien. med. Wochenschr. 1923. S. 9, 17, 21—29, 30, 31. (f) Die Verhütung von Carcinomen bestimmter Lokalisation. Med. Klinik. 1924. Nr. 49/50. (g) Neuere bakteriologische Befunde bei der Balanitis gangraenosa. Wien. klin. Wochenschr. 1926. Nr. 28. — SCHLESINGER: Inaug.-Diss. Breslau 1918. — SCHMORL: Münch. med. Wochenschr. 1907. Nr. 4. — SCHÖNBAUER, L.: Zwei Fälle von spontaner Gangrän des Hodensackes. Wien. klin. Wochenschr. Jg. 34, Nr. 9, S. 96. 1921. — SCHREUSS, H.: Über Wismuthbehandlung der Syphilis. Dtsch. med. Wochenschr. Jg. 49, Nr. 15, S. 473. — SCHUGT, P.: Zentralbl. f. Haut- u. Geschlechtskrankh. Bd. 21. S. 120. — SCHULTZ, W.: Dtsch. med. Wochenschr. 1922. S. 1495. — SCHULTZ und JACOBOWITZ: Med. Klinik. Jg. 1925. Nr. 44, S. 1642. —

SCHWERIN, P.: Die Behandlung des Ulcus serpiginosum mit Pyrogallussäure. Klin. Wochenschr. Jg. 3, Nr. 36. — SCILIA: Ziegenmilchseruminjektionen. Arch. dermosif. Jg. 1921. Nr. 7. Ref. Zentralbl. f. Haut- u. Geschlechtskrankh. Bd. 5, S. 259. — SERRA: Monatsh. f. prakt. Dermatol. Bd. 47, S. 54. 1908. — SIGMUND: Monatlicher Bericht. Wien. 1861. — SIMON: (a) Syphilis in VIRCHOWS Handbuch der speziellen Therapie und Pathologie. Bd. 2, S. 343. (b) On balano-posthomykosis. Intern. med. Kongreß. London 1881. 5. März. — SINGER, G.: (a) Beeinflussung der Glykosurie nach einer neuen Methode. Wien. klin. Wochenschr. 1924. Nr. 7. (b) Diabetische Gangrän durch Proteinkörpertherapie geheilt. Wien. klin. Wochenschr. 1924. Nr. 25. (c) Die Reizkörpertherapie des Diabetes mellitus. Wien. klin. Wochenschr. 1926. Nr. 1. — SLINGENBERG: siehe bei LABHARDT. — SPIETHOF, B.: Eigenserum und Aderlaßlehre. Med.Klinik. 1916. Nr. 47. — SPILLMANN, J.: Gangrène spontanée génitale et serum anti-gangréneuse. Bull. de la soc. franç. de dermatol. Arch. syph. Jg. 1924. Nr. 5, p. 15—17. Ref. Zentralbl. f. Haut- u. Geschlechtskrankh. Bd. 14, H. 7, S. 474. — SPREMOLLA, G.: Rinascenza med. Jg. 3, Nr. 16. Ref. Zentralbl. f. Haut- u. Geschlechtskrankh. Bd. 21, S. 904. — STEINER, M.: Behandlung eines durch Balanitis diabetica komplizierten Diabetes durch intravenöse Caseosaninjektionen. Wien. Ges. der Ärzte. 11. 6. 1926. — STIEDA: Zeitschr. f. Morphol. u. Anthropol. Bd. 4, H. 3. 1902. — STÜMPKE, G.: Über Ulcera gangraenosa. Arch. f. Dermatol. u. Syphilis. Bd. 133. (b) Vorübergehende positive Wassermannreaktionen bei Leistendrüsenentzündungen und nicht syphilitischen Ulcerationen. Med. Klinik. 1916. Nr. 4. (c) Über Ulcera gangraenosa. Dermatol. Wochenschr. Bd. 69, Nr. 28. — SWEDIAUR: Practical observations on the mor obstinate and inveterate venéreal com-plaints. London 1784. — SYDENHAM: Opera medica universa. London 1865. — TANDLER und DÖMÉNY: Zur Histologie des äußeren Genitales. Arch. f. mikroskop. Anat. Bd. 54. 1899. — TARNOWSKY: Vorträge über venerische Erkrankungen. Berlin 1872. S. 111 u. S. 388. — TELTSCHER, E.: Spontangangrän des äußeren Genitales. Wien. klin. Wochenschr. Jg. 39, Nr. 40, S. 1177. — TESCHENMACHER: Dtsch. med. Wochenschr. 1883. Nr. 6. — TESTUT: Zitiert nach EBERTH. — THALMANN: Das Ulcus gonorrhoicum serpiginosum. Arch. f. Dermatol. u. Syphilis. Bd. 71, S. 75. 1904. — THIBIERGE: Verh. du Soc. franç. de dermatol. Syph. Ref. Arch. f. Dermatol. u. Syphilis. Bd. 137, S. 167. — THIÈRRY: Münch. med. Wochenschr. 1919. Nr. 33. — THIEME: Ulcus gangraenosum penis. Z. Bd. 14, S. 33. — TIÈCHE: Über einen Fall von Bal. gangraen. Schweiz. Korresp.-Blatt. 1912. Nr. 36, S. 1385. — TOMMASOLI: Studi della Balanoposthite riccorente con un contributo alla flora dermatologica. Giorn. ital. d. malatt. vener. e d. pelle. 1888. Ref. Zentralbl. f. Bakteriol., Parasitenk. u. Infektionskrankh. Bd. 5, S. 254. Vierteljahrsschr. f. Dermatol. u. Syphilis. 1889, S. 304. — TOURNIER, E.: Notes sur les ulcères phagédéniques des pays chauds. Zentralbl. f. Haut- u. Geschlechtskrankh. Bd. 5, S. 136. — TRAPE bei LABHARDT. — TREUPEL, W.: Die Behandlung des Ulcus molle gangraenosum und anderer ansteckender Krankheiten mit Eigenstoff, Eigenserum oder Eigenblut. Med. Klinik. 1915. S. 913. — TUFFIER: Arch. générales. Tom. 162, p. 138. 1888. — VAQUEZ: Gangréne de la verge chez un diabéthique. Ann. de dermatol. et de syphiligr. Tom. 8, p. 557. 1887. — VERCELLONUS: Zitiert nach NEUMANN. — VERNEUIL: Observat. pour servir a l'histoire des altérations locales des nerfs. Arch. de méd. 1881. — VINCENT: (a) Sur l'étiologie et sur les lésions pathologiques de la pourriture d'hôpital. Ann. de l'inst. Pasteur. 25. September 1896. S. 488. (b) Recherches bacteriologiques sur la balanite vulgaire. Ann. de dermatol. et de syphiligr. 1904. p. 497. — VOLLMER, G.: Über den Ausfall der Wa.R. bei Ulcus gangraenosum. Dermatol. Wochenschr. Bd. 83, S. 1647. — WÄLSCH: Zentralbl. f. Bakteriol., Parasitenk. u. Infektionskrankh. 9. Mai 1905. — WEBER: Die Bacillen des Smegmas. Arbeiten a. d. kaiserl. Gesundheitsamte. Berlin 1903. Bd. 19. — WEIBEL, W.: Tuberkulose der weiblichen Genitalapparate aus Handbuch: Biologie, Pathologie des Weibes. — WELANDER: Zitiert nach KAUFMANN. — WENDT: Die Lustseuche in allen ihren Richtungen. 1825. S. 140. — WERNER, A.: Isolierte Balanoposthitis gonorrhoica mit Komplikationen. Dtsch. med. Wochenschr. 1926. Nr. 25, S. 1046. — WIESENACK: Zur Behandlung des Ulcus molle gangraenosum mit Eigenserum. Dermatol. Zeitschr. Bd. 36, S. 159. — WOLFF: Zentralbl. f. Haut- u. Geschlechtskrankh. Jg. 20, Nr. 5. — ZEISSL, M. v.: Lehrbuch der venerischen Erkrankungen. 1902. — ZUBER et VEILLON: Sur quelques microbes strictement anaerobies. Arch. de méd. expériment. et d'anat. pathol. Juli 1898.

Ulcus vulvae acutum (LIPSCHÜTZ).

Von

B. LIPSCHÜTZ-Wien.

Mit 28 Abbildungen.

Definition und Geschichte der Erforschung des Geschwürsprozesses. Das Ulcus vulvae acutum stellt eine in der Regel *rasch*, meist bei älteren Mädchen und Virgines oder bei jüngeren Frauen auf der Schleimhaut der Vulva oder in deren Nähe auftretende Geschwürsbildung dar, die durch Schmerzhaftigkeit und verhältnismäßig rasche Einschmelzung des Gewebes gekennzeichnet ist und ausnahmslos benignen Verlauf zeigt. In ihrem klinischen Aussehen weist sie weitgehende Ähnlichkeit mit Ulcera venerea oder mit gangränösen Geschwüren auf und wird auch häufig mit ihnen verwechselt. Mikroskopisch ist die Geschwürsform durch das konstante Auftreten plumper, grampositiver Stäbchen, die LIPSCHÜTZ *Bacillus crassus* genannt hat, gekennzeichnet. Sie stellt, trotz ihrer Lokalisation am Genitale, eine *nicht venerische*, somit durch den Geschlechtsverkehr nicht übertragbare Krankheit des äußeren Genitales des Weibes dar.

Die *Geschichte* der Erforschung des Ulcus vulvae acutum reicht auf das Jahr 1904 zurück, in dem Referent die Eigenart der Geschwürsform zuerst erkannt und, sie vom venerischen Geschwür abtrennend, schlechtweg als „Ulcus pseudovenereum" beschrieben hat. Auf Grund weiterer vier Beobachtungen aus den Jahren 1907—1909 hat LIPSCHÜTZ dann das selbständige Krankheitsbild des „Ulcus vulvae acutum" 1912 aufgestellt. Die bestätigenden Mitteilungen von SCHERBER (1913), GROSZ (1913), VOLK (1913), DREYER (1913), APPEL (1916), LENARTOWICZ (1916), OPPENHEIM (1918), KUMER (1920), BRÜNAUER (1920), FÖNSS (1919), GALEWSKY (1922), STEIN (1922), MC DONAGH (1924), FROMMER (1925), WERTHER (1925), SCHUGT (1925), DELBANCO (1926), ROST (1926), KREN (persönliche Mitteilung), FINNERUD und ROSTENBERG (1926), sowie ungefähr 20 eigene, seit 1913 bis 1923 im Wiedener Krankenhaus gesammelte Fälle bildeten, zum großen Teil, die Grundlage für eine monographische Darstellung der Geschwürsform, die LIPSCHÜTZ in UNNAS „Dermatologischen Studien" (1923) veröffentlicht hat[1]); hierdurch wurde eine Abgrenzung des Ulcus vulvae acutum von einer Reihe anderer, wenn auch seltener, so doch praktisch wichtiger Ulcerationsprozesse mit der gleichen Lokalisation ermöglicht.

Ob das Ulcus vulvae acutum in der vorbakteriologischen Ära der Geschlechtskrankheiten in der Literatur Erwähnung gefunden hat, kann nicht mit Sicherheit entschieden werden, da sich nirgends sichere Anhaltspunkte über die Ätiologie des Ulcus vulvae acutum, bzw.

---

[1]) Diese monographische Darstellung wurde für die Abfassung des vorliegenden Beitrages herangezogen.

eines ihm klinisch ähnlichen Geschwürsprozesses vorfinden. Zahlreiche hierher gehörige Fälle sind in früheren Jahren zweifellos mit dem weichen Geschwür oder mit gangränösen Ulcera des weiblichen Genitales zusammengeworfen worden.

Unter der Bezeichnung „Aphthen am weiblichen Genitale" hat J. NEUMANN (1895) Geschwürsprozesse beschrieben, die ihren Sitz in der Vagina und auf der Vaginalportion, des weiteren in der Genitocruralfalte usw. hatten, *dem weichen Geschwür sehr ähnlich sahen* und in einzelnen Fällen mit starker Temperatursteigerung einhergingen. Bemerkenswert sind in einzelnen Fällen NEUMANNS nachgewiesene Erscheinungen an der allgemeinen Hautdecke unter dem Bilde des Erythema multiforme oder des Erythema nodosum. Zweifellos sind die von NEUMANN zu einer gemeinsamen Gruppe vereinigten Fälle nicht nur klinisch sehr differenter Art, sondern auch ätiologisch voneinander durchaus verschieden. Den zu wiederholten Malen gefundenen Staphylokokken legt NEUMANN, bei der ubiquitären Natur dieser Mikroben, mit Recht keine ätiologische Bedeutung bei. Nach diesen Ausführungen ist eine wissenschaftliche Identifizierung der „Aphthen am weiblichen Genitale" mit dem Ulcus vulvae acutum nicht angebracht.

Das gleiche gilt auch für die von WELANDER unter der Bezeichnung „insonte, oberflächliche (Ano-) Genitalgeschwüre bei Frauen" beschriebene Affektion. Ohne bekannte Ursache und ohne Unbehaglichkeit entwickeln sich kleine Blasen, die sich vergrößern und trüben, nachher platzen und zur Bildung von Geschwüren führen. Ist ein solches Geschwür entstanden, so entwickeln sich in der Regel neue und zwar meist an Kontaktstellen. Der Mangel eines präzisen mikroskopischen oder histologischen Befundes und die trotz gewisser klinischer Ähnlichkeiten, wie das Auftreten bei Virgines, die große Schmerzhaftigkeit der Geschwüre usw., immerhin bestehenden Differenzen machen eine einwandfreie Identifizierung der WELANDERschen Krankenbeobachtungen mit dem Ulcus vulvae acutum unmöglich.

Die wenig bekannt gewordenen Untersuchungen des russischen Autors TSCHAPIN (die mir nur im deutschen Referat zugänglich waren) weisen möglicherweise Beziehungen zum Ulcus vulvae acutum auf. Die Affektion tritt nur bei Frauen und vornehmlich bei Virgines intactae auf und geht mit Fieber einher. Das Geschwürssekret ist nicht impfbar und die Heilung erfolgt auf indifferente Behandlung. Bemerkenswert ist die Angabe TSCHAPINS über Auftreten der Ulcera in der Leistengegend, wobei aber doch der rein örtliche Charakter des Prozesses betont wird. In mikroskopischen Untersuchungen wurden Stäbchen gefunden, über deren Beziehung zu den Geschwüren keine sichere Entscheidung zu treffen war.

Lassen sich in den Beobachtungen von WELANDER und TSCHAPIN immerhin gewisse Übereinstimmungen einzelner klinischer Merkmale mit dem Ulcus vulvae acutum nachweisen, so zeigen die von BINGEL (1921) gemachten Mitteilungen überhaupt keinerlei Berührungspunkte mit dem hier zu schildernden Geschwürsprozeß. Wie BINGEL mit Recht vermutet, können allerlei Keime am äußeren Genitale des Weibes (Staphylokokken, Diphtheriebacillen, Spirochäten usw.) unter Umständen, bei vorhandenen kleinen Epitheldefekten oder bei intertriginösen Epithelschädigungen zur Infektion und zum Auftreten geschwüriger Haut- und Schleimhautprozesse Anlaß geben. Wenn aber BINGEL meint, daß sogar eine Herpeseruption zu einer als Ulcus vulvae acutum anzusprechenden Geschwürsform führen könne, so widerspricht eine derartige Auffassung des hier zu schildernden Krankheitsprozesses sämtlichen von mir und von einer größeren Anzahl von Autoren in den letzten 15 Jahren erforschten Tatsachen über Klinik, Ätiologie und Pathogenese des Ulcus vulvae acutum. Was für die BINGELschen Fälle ausgesagt wurde, gilt auch von einer von O. SACHS und von META OELZE-RHEINBOLDT mitgeteilten Beobachtung: sie haben mit dem Ulcus vulvae acutum nichts zu tun.

Der im Gegensatz zu den Angaben dieser Autoren erzielte Fortschritt besteht somit in der Aufstellung eines klinisch und bakteriologisch wohl charakterisierten Krankheitsbildes und in seiner Abgrenzung von den übrigen bisher bekannt gewordenen Geschwürsformen des äußeren Genitales des Weibes.

Klinik. Die *Anamnese* und die subjektiven Beschwerden sind meist charakteristisch. Übereinstimmend wird über ein Gefühl von Jucken, Brennen oder Hitzegefühl und Schmerzen am äußeren Genitale oder in der Scheide und über Ausfluß geklagt und meist angegeben, daß die Krankheit *plötzlich* aufgetreten sei und eine *rasche* Entwicklung genommen habe. Das Allgemeinbefinden kann dabei völlig ungestört oder durch die Intensität des Prozesses und namentlich durch gleichzeitig aufgetretenes *Fieber* mehr oder weniger angegriffen sein. In einzelnen Fällen ist das Urinieren erschwert und das Gehen sowie jede Bewegung wird von Schmerzäußerungen begleitet.

Die *objektive Untersuchung* ergibt einwandfrei das Vorhandensein *dreier klinischer Typen*, von denen zwei ein voneinander vollkommen differentes Aussehen zeigen, während der dritte nur gewisse morphologische Besonderheiten aufweist. In einer — der Minderheit der Fälle entsprechenden — Anzahl von Beobachtungen treten die Geschwüre „über Nacht" unter Fieber und Schüttelfrost auf, begleitet von lebhaften, brennenden Schmerzen am äußeren Genitale; die Substanzverluste vergrößern sich rasch innerhalb der nächsten 48 Stunden und — was für diesen Typus besonders charakteristisch ist — greifen auf die tieferen Gewebsschichten über (Lipschütz, Scherber, Lenartowicz)

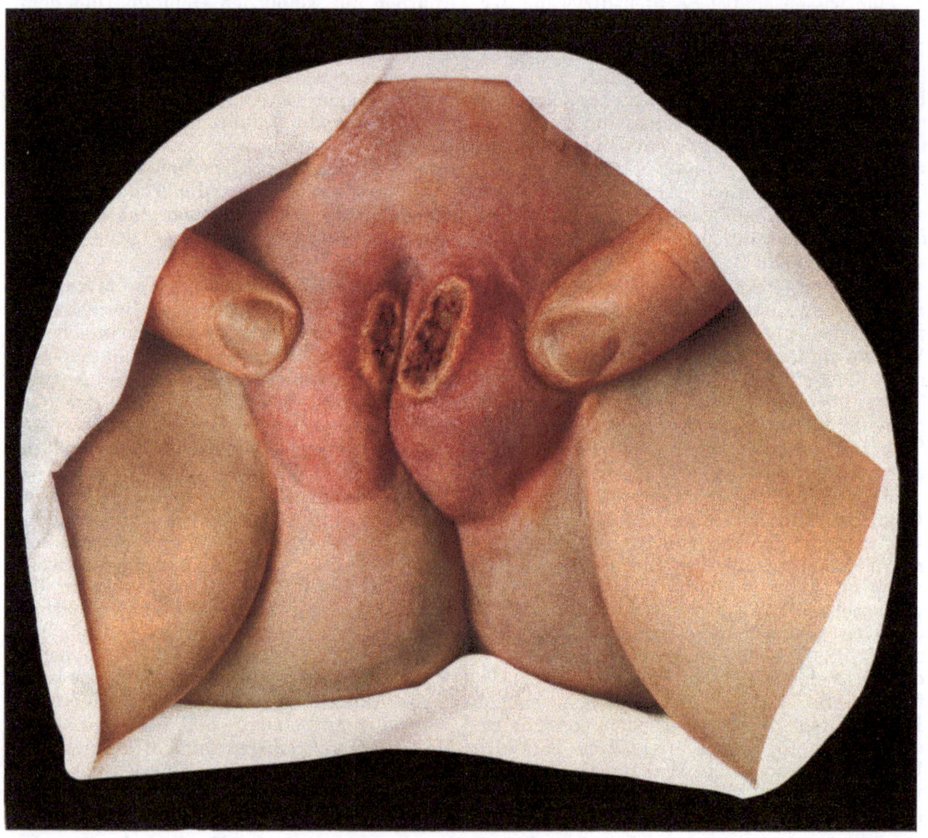

Abb. 1. Fall Galewsky.

(Abb. 1 und 2), oder führen zur Perforation des kleinen Labium (Frommer) (Abb. 3).

Die Untersuchung der Kranken ergibt verschieden große, in der Regel an der Innenfläche der kleinen Schamlippen gelegene Substanzverluste mit einem festhaftenden, verschieden dicken, schmutzig-graugelben bis bläulich-schwarzen Schorf bedeckt und die Umgebung des Geschwüres durch reaktive Entzündung lebhaft gerötet. Die Lockerung des zunächst festsitzenden Schorfes beginnt am Rande des Geschwüres und geht in den nächsten Tagen rasch vor sich. An den Stellen, an denen sich der Schorf abgestoßen hat oder wo er mechanisch entfernt wurde, kommt ein verschieden tiefer, eitrig-faserig belegter, weicher Geschwürsgrund zum Vorschein (Abb. 4 und 5).

Nur selten hat man Gelegenheit, die Fälle dieses Typus in ihrem gesamten Ablauf zu verfolgen, da die Kranken meist erst nach einigen Tagen, somit nach überstandener Acme des Krankheitsprozesses, Spitalshilfe aufsuchen.

Auf Grund seiner pathologisch-anatomischen Eigenart habe ich diesen Geschwürstypus als die *gangränöse* Form des Ulcus vulvae acutum bezeichnet. Ihr Ablauf erfordert mehrere Tage bis zu einer Woche; die Temperatur kehrt jedoch schon mit beginnender Lösung des Schorfes zur Norm zurück und die

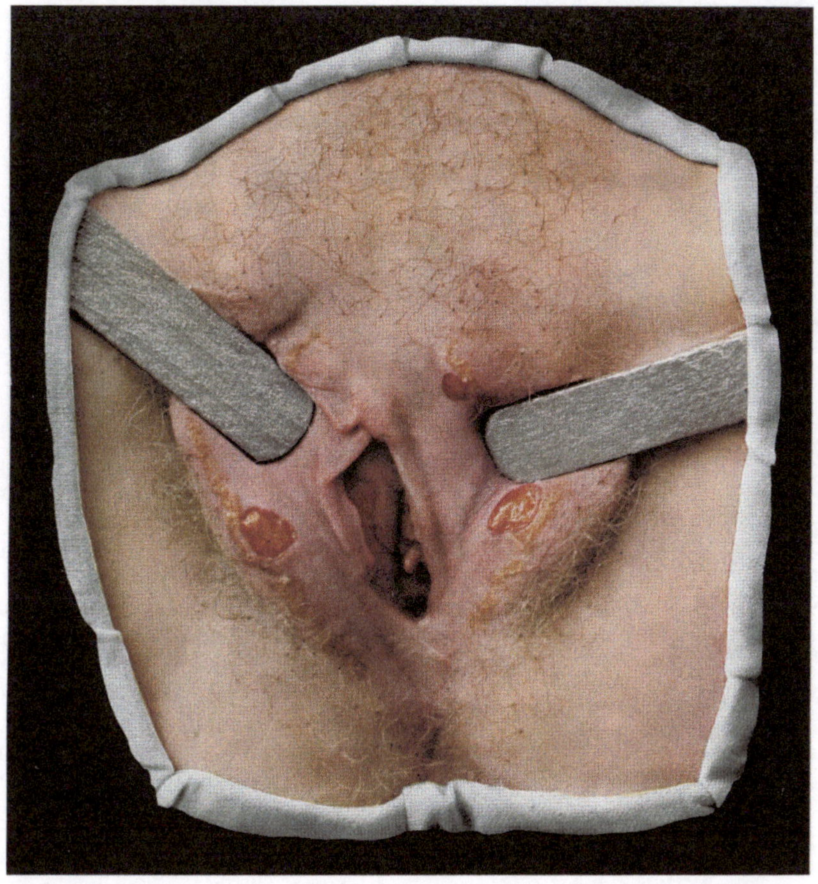

Abb. 2. Fall Rost.

Schmerzen, die anfangs bei Berührung außerordentlich intensiv waren, lassen nach; desgleichen bilden sich die entzündlichen Erscheinungen der Labien zurück und in einem Zeitraum von etwa 2 Wochen oder etwas darüber sind die Geschwüre vollkommen abgeheilt.

In der Mehrzahl der Beobachtungen gestaltet sich der Verlauf weniger stürmisch und der örtliche Prozeß spielt sich unter einem wesentlich anderen Bild ab. Bei normal bleibender Temperatur und unter geringen, manchmal fast fehlenden subjektiven Beschwerden, treten verschieden zahlreiche und verschieden große Substanzverluste im Vestibulum vaginae, an den kleinen und auf der Haut der großen Labien auf, die derart weitgehende Ähnlichkeit mit venerischen Geschwüren aufweisen, daß sie sogar dem erfahrenen Fachmann im ersten Augenblick diagnostische Schwierigkeiten zu bereiten imstande sind. Die Ulcera können seicht oder vertieft sein und besitzen scharf begrenzte, oft zackige, mehr oder weniger steil abfallende, unterminierte Ränder; die Basis ist weich, von grauweißer Farbe, meist mit etwas Eiter bedeckt und auf Berührung sehr schmerzhaft, besitzt jedoch nicht die fein wurmstichige

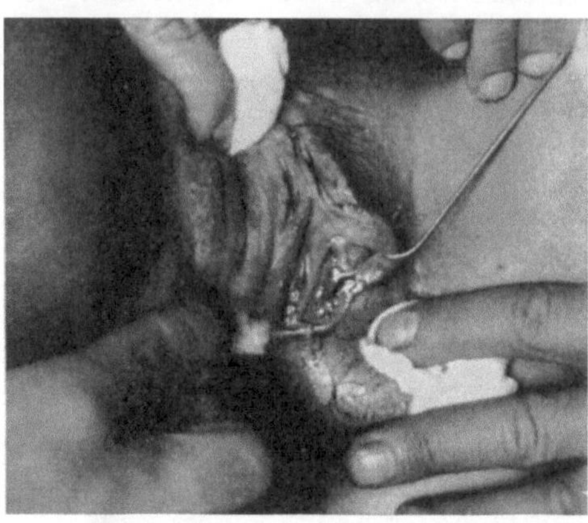

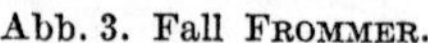

Abb. 3. Fall FROMMER.

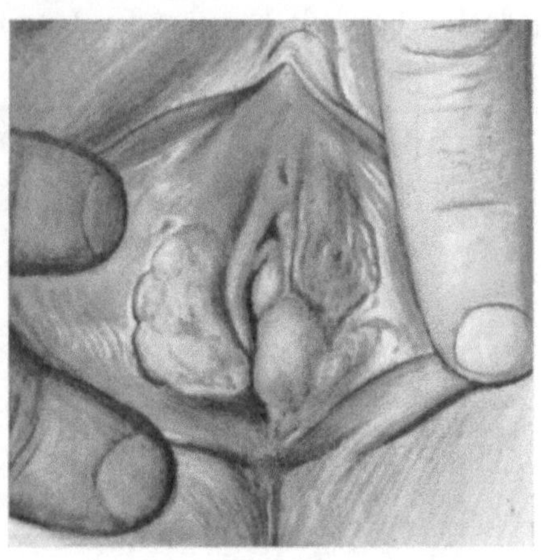

Abb. 4. Eigene Beobachtung.

Beschaffenheit des echten venerischen Geschwüres. Der Form nach können die Ulcera rundlich, länglich, unregelmäßig begrenzt oder selbst fissurenartig gestaltet sein. Sie erreichen Linsen-, Fingernagel- bis Kreuzergröße und darüber. Der Verlauf gestaltet sich mehr subakut oder schleichend. Sie können völlig abheilen, während sich in ihrer Umgebung neue Substanzverluste von ähnlicher klinischer Beschaffenheit ausbilden, wodurch das Leiden einen langwierigen, bis zu einem Monat betragenden Verlauf aufweist. Dieser Typus stellt die *venerische* Form des Ulcus vulvae acutum dar.

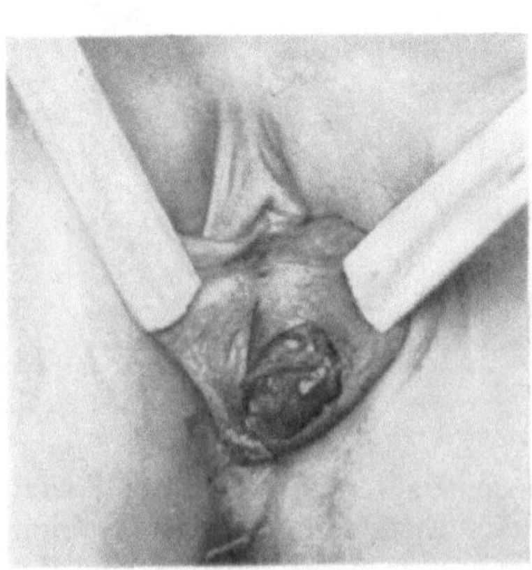

Abb. 5. Fall KREN.

Eine *dritte* morphologische Varietät ist das „Ulcus vulvae acutum miliare". Kleinste, höchstens stecknadelkopfgroße Geschwürchen, die sich sehr rasch, oft „über Nacht" ausbilden, peripherwärts von einem geröteten Hof umgeben und mit einer geringen Menge eitrigen Sekretes bedeckt sind. Das Zentrum des Geschwürchens erscheint etwas vertieft, die nach außen gelegene Zone mäßig erhöht. Eine weitere Evolution im Sinne der Größenzunahme findet nicht statt. Diese Geschwürsform sitzt meist auf den Rändern der großen Labien, seltener an der Innenfläche der kleinen Schamlippen oder auf der Haut des Perineums. Das „miliare" Geschwür gelangt nie allein zur Ausbildung, vielmehr nur als Begleiterscheinung der oben beschriebenen „venerischen Form" des Ulcus vulvae acutum. Es heilt in der Regel in wenigen Tagen völlig ab.

Im Gegensatz zum Fehlen ausgesprochener entzündlicher Erscheinungen in der Umgebung der „venerischen Form" läßt sich bei der „gangränösen"

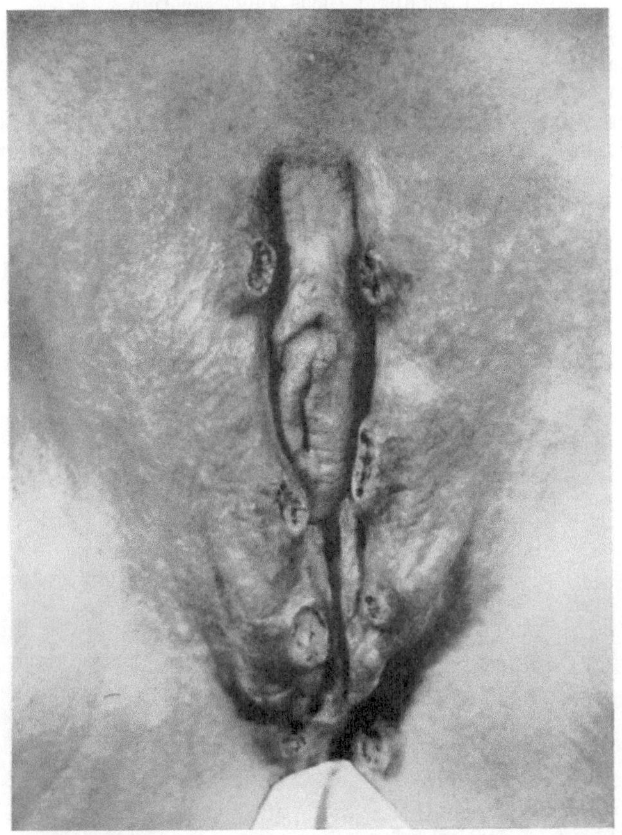

Abb. 6. Fall GALEWSKY.

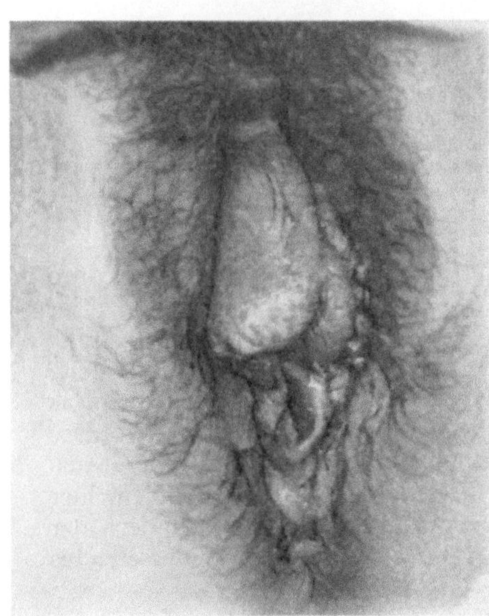

Abb. 7. Fall MONACELLI.

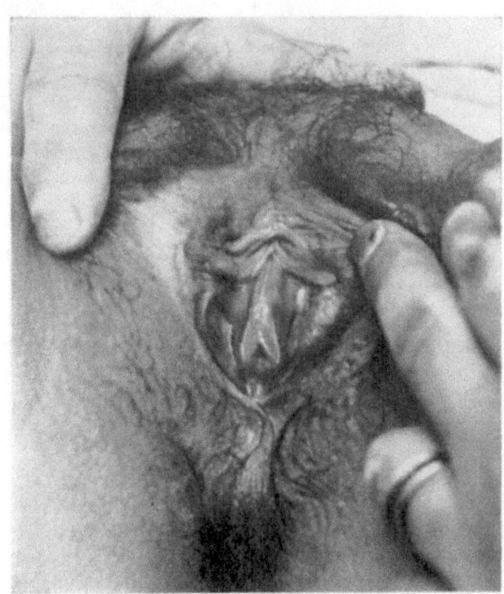

Abb. 8. Fall MONACELLI.

regelmäßig starke Schwellung der Labien nachweisen, wobei letztere plastisch, serös angeschwollen aus der Schamspalte hervorragen (LENARTOWICZ) oder an das Bild einer akuten Bartholinitis erinnern. Auch die Vulva erscheint dann meist gerötet, geschwellt und mit eitrigem Sekret bedeckt; durch Reizung der Haut der Umgebung durch herabfließendes Sekret schließt sich häufig Intertrigo ad anum an. Eine ausgesprochene Vulvitis gehört aber *nicht* zum regelmäßigen Symptomenkomplex des Ulcus vulvae acutum.

In vielen Fällen besteht ein eigenartiger fader, jedoch nicht fauliger Geruch, was in klinischer Hinsicht gegenüber den echten, gangränösen Genitalgeschwüren *diagnostisch* in Erwägung gezogen zu werden verdient.

Ein allen Fällen gemeinsames und besonders charakteristisches, wenn auch

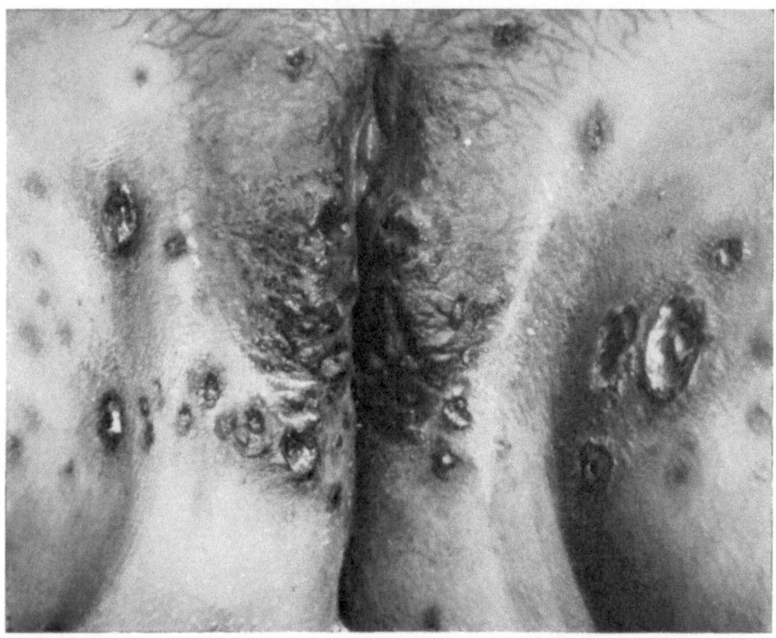

Abb. 9. Fall BRÜNAUER.

subjektives Merkmal ist die außerordentliche *Schmerzhaftigkeit* der Geschwüre schon bei leisester Berührung.

Als *Sitz* der Erkrankung kommt in der Regel die Innenfläche der kleinen Labien in Betracht. Seltenere Lokalisationen sind, in abnehmender Häufigkeit: der freie Rand der großen und kleinen Labien, die Interlabialfalte des Introitus vaginae, die Hymenalnische, die Fossa navicularis, das Perineum, die vordere und hintere Commissur und das Praeputium clitoridis (Abb. 1—8). Eine Ausnahmestellung nimmt nur der von BRÜNAUER mitgeteilte Fall ein, indem hier die Vulva gar nicht befallen ist, der Prozeß vielmehr auf den Rändern der Labien und vor allem hauptsächlich in der Genitacruralfalte beiderseits bis nahezu handbreit unter der Vulva lokalisiert ist (Abb. 9).

Was die *Zahl* der Geschwüre betrifft, so kann man *zwei* Gruppen von Fällen unterscheiden: bei der einen findet man eine reichliche Aussaat verschieden großer Substanzverluste in und um die Vulva, während bei der anderen nur spärliche, meist größere und wohl ausgebildete Ulcera nachweisbar sind (Abb. 5 u. 6).

Die Geschwüre sind entweder bis zu ihrer endgültigen Abheilung voneinander streng getrennt oder sie zeigen mehr oder weniger ausgesprochene *Tendenz zum Zusammenfließen.* Sie heilen regelmäßig mit Hinterlassen sehr zarter, glatter Narben ab, die, wenn sie auf der Haut sitzen (wie z. B. im Falle BRÜNAUER), besonders deutlich hervortreten.

Das *Verhalten der Inguinaldrüsen* wird von den Autoren verschieden angegeben, wobei jedoch stets der rein *örtliche* Charakter des Geschwürsprozesses anerkannt wird. Hier und da fanden sich bohnengroße, rundliche, leicht druckschmerzhafte Drüsen; irgendeine Bedeutung kommt ihnen nicht zu.

Besondere Beachtung verdient das *Fieber* (Abb. 10, 11 und 12). Während bei der „venerischen Form" des Ulcus vulvae acutum die Temperatur stets normal bleibt, geht die „gangränöse Form" regelmäßig mit einem initialen Schüttelfrost einher und das an letzteren sich anschließende Fieber kann sogar den Eindruck einer schweren Infektionskrankheit hervorrufen. Das Maximum der Temperatur kann

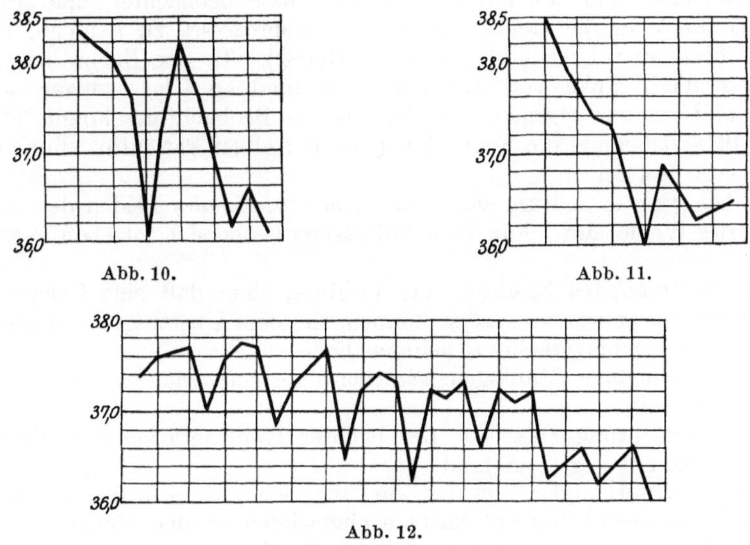

Abb. 10. Abb. 11.

Abb. 12.

Abb. 10—12. Fieberkurven.

39—40° C erreichen, hält sich aber meist in etwas niederen Werten. Sie klingt regelmäßig in wenigen Tagen ab, so daß die Kranken zur Zeit der Spitalsaufnahme nur mehr eine mäßig erhöhte Temperatur aufweisen oder bereits entfiebert sind. Erfolgt die Entfieberung nicht in wenigen Tagen, so ist stets an die Möglichkeit einer mit Fieber einhergehenden gleichzeitig bestehenden zweiten Krankheit (z. B. Typhus abdominalis) zu denken. Namentlich haben fortgesetzte abendliche Temperatursteigerungen mit dem Wesen des Erkrankungsprozesses nichts zu tun und müssen den Verdacht auf eine etwa gleichzeitig bestehende Tuberkulose lenken.

Das *Alter* der Patientinnen schwankt vom 3. bis zum 38. Lebensjahr. Die Mehrzahl der Fälle wurde bei Mädchen zwischen dem 14. und 20. Lebensjahr beobachtet; bei Kindern vom 3.—8. Lebensjahr ist das Ulcus vulvae acutum seltener (SCHERBER), desgleichen im 4. Lebensjahrzehnt (LIPSCHÜTZ) und nach dem 50. Lebensjahr (STRYKER).

Eine sehr bemerkenswerte Tatsache ist das Auftreten des Ulcus vulvae acutum *namentlich bei Jungfrauen,* indes ist *die Virginität keinesfalls Voraussetzung für die Entstehung des Leidens.* Nach einer in meiner monographischen Darstellung gegebenen Übersicht konnten 34 Virgines 13 Mädchen mit nicht virginellem Genitale gegenübergestellt werden, somit in Prozenten ausgedrückt, 70% Virgines. Unter den Kranken mit nicht virginellem Genitale fanden sich mehrfach verheiratete Frauen (Volk, Lipschütz), von denen ein Teil Pluriparae waren und im Falle Dreyers handelte es sich (nach einer persönlichen Mitteilung) sogar um eine im 6. Monat *schwangere* Frau.

Was die Beziehungen des Leidens zu der *Menstruation* anbelangt, so scheint letztere begünstigend auf das Auftreten der Geschwürsbildung einzuwirken. Innige Beziehungen zwischen Menses und Ulcus vulvae acutum lassen sich jedoch nicht nachweisen (Grosz, Lipschütz), denn wir fanden einerseits das Leiden bei noch nicht menstruierten Mädchen, sowie (in einer eigenen Beobachtung) bei Kriegsamenorrhöe, anderseits auch bei einer Frau nach Hysterektomie. Mc Donayh will in drei von fünf Fällen mit Auftreten der Geschwüre das Aufhören der Menses beobachtet haben.

Ein besonders wichtiges und charakteristisches Merkmal des Ulcus vulvae acutum, welches, wenn auch nur vereinzelte Male beobachtet, uns gestattet tieferen Einblick in die Genese des Geschwürsprozesses zu nehmen, ist die *Rezidivfähigkeit* des Leidens (Lipschütz, Grosz). In der Beobachtung von Grosz war die Kranke von 1913—1917 fünfmal an Ulcus vulvae acutum erkrankt und in einer eigenen, sehr lehrreichen Beobachtung konnte ich von 1909 bis 1918 siebenmal die Erkrankung bei derselben Patientin klinisch und mikroskopisch feststellen.

Das Ulcus vulvae acutum stellt ein *nicht ansteckendes* Leiden des äußeren Genitales des Weibes dar. Für diese Auffassung lassen sich folgende Tatsachen anführen:

1. Das Auftreten bei Kindern und Virgines, ohne daß eine Gelegenheitsursache hätte nachgewiesen werden können, die eine Übertragung, namentlich durch den Geschlechtsverkehr, annehmen ließe.

2. Das regelmäßige Mißlingen sämtlicher *Autoinokulationsversuche* (Lipschütz, Scherber).

3. Die Beobachtung Dreyers, der bei der Konfrontation den Mann der Patientin vollkommen gesund fand.

4. Die *Rezidivierfähigkeit* des Leidens, die sich auf viele Jahre erstreckt, ohne daß ein exogenes Moment hätte nachgewiesen werden können.

5. Erfahrungen, die wir experimentell mit Reinkulturen des Bacillus crassus gewonnen haben (s. bakteriologischen Teil).

Dieser Auffassung gegenüber glaubt Scherber auf Grund vereinzelter Beobachtungen auch an die Möglichkeit einer *exogenen Infektion* denken zu können.

Das Ulcus vulvae acutum stellt, wie bereits erwähnt, eine rein *örtliche* Erkrankung des äußeren Genitales dar. Komplikationen mit echten venerischen Erkrankungen (Syphilis, Gonorrhöe) sind bisher nicht bekannt geworden. Dementsprechend zeigten alle serologisch untersuchten Fälle eine negative Seroreaktion und waren bei keiner Kranken Gonokokken nachzuweisen.

Das Leiden befällt im allgemeinen gesunde, kräftige Menschen. Bemerkenswert ist das Auftreten des Ulcus vulvae acutum in einzelnen Fällen von Typhus abdominalis (Lipschütz, Scherber); im Falle Brünauers handelte es sich um eine an Gesichtslupus leidende Kranke und in einer Reihe eigener Beobachtungen um Mädchen mit Lungenspitzentuberkulose. Ein Fall von *Aphthen* der Mundhöhlenschleimhaut konnte vom Genitalleiden klinisch und bakteriologisch leicht unterschieden werden (Lipschütz).

Das Ulcus vulvae acutum stellt eine *seltene* Erkrankung des weiblichen Genitales dar; im Laufe von 20 Jahren habe ich etwa zwei Dutzend Fälle beobachtet. Je einen Fall haben Grosz, Lenartowicz, Oppenheim, Brünauer, Kumer, Galewsky, Frommer, Werther, Delbanco u. a. beschrieben; Volk hat über 4 Fälle berichtet, MONACELLI 3, MC DONAGH 5 und nur SCHERBER ungefähr 20 Fälle beobachtet. Im ganzen werden in der Literatur etwa 60 Fälle erwähnt, und zwar wurde das Ulcus vulvae acutum bisher aus Österreich, Deutschland, Polen, Dänemark, England, Italien und aus den Vereinigten Staaten von Amerika beschrieben.

Bakteriologie des Geschwürsprozesses. Charakteristisch für das Ulcus vulvae acutum ist, wie LIPSCHÜTZ zuerst gezeigt hat, das Vorkommen zahlreicher, in der Regel vollkommen gerade gestreckter, an den Enden meist rechteckig abgestutzter, grampositiver, plumper Stäbchen, meist einzeln, seltener in kurzen Ketten angeordnet, für die die Bezeichnung *Bacillus crassus* vorgeschlagen wurde (LIPSCHÜTZ) (Abb. 13 und 14).

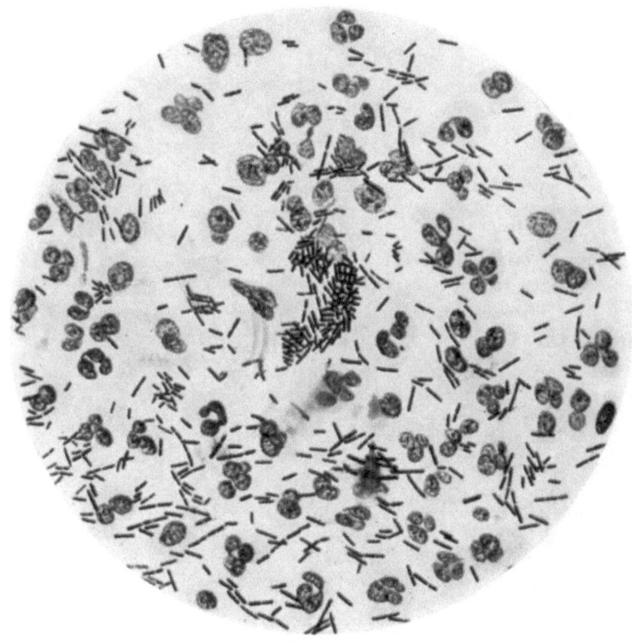

Abb. 13. Ausstrichpräparat des Geschwürssekretes. (Etwa 800 fache Vergr.)

Auf der Höhe des Geschwürsprozesses findet man mikroskopisch in der Regel ausschließlich den genannten Mikroben, bald in sehr reichlicher, bald in mehr spärlicher Zahl.

Bei wenig gepflegten Kranken oder bei bestehendem stärkeren Fluor wurden in einem Teil der Fälle in den Ausstrichpräparaten des Geschwürssekretes *neben* dem Bacillus crassus auch andere schon normalerweise am äußeren Genitale vorkommende Keime angetroffen, so vor allem ein grampositiver Staphylokokkus und Pseudodiphtheriebacillen (LIPSCHÜTZ, SCHERBER).

Der Bacillus crassus kommt *regelmäßig* beim Ulcus vulvae acutum vor und zwar sowohl in den an der Vulva sitzenden als auch in paragenital lokalisierten Ulcera und ferner sowohl bei der „gangränösen" als auch bei der „venerischen" Form und beim Ulcus vulvae acutum „miliare". *Man hat daher auch nur beim gelungenen Nachweis des Stäbchens das Recht vom genannten Geschwürsprozeß zu sprechen.*

In *morphologischer* und *färberischer* Hinsicht, sei erwähnt, daß neben plumpen, vollkommen gerade gestreckten Formen sich auch zartere vorfinden können und des weiteren leicht gebogene Stäbchen. Eine Verwechslung mit den Erregern des weichen Geschwüres und der Nosocomialgangrän ist leicht zu vermeiden, da die *fusiformen* Bacillen eine in der Regel starke Krümmung des Bakterienleibes und verjüngte Enden aufweisen und häufig in Diploformen, die anscheinend in Teilung begriffenen Formen entsprechen, aufzutreten pflegen; die Ducreyschen Bacillen sind wiederum viel schlanker, zarter und kürzer, häufig bipolar gefärbt (forme „en navette" der Franzosen) und durch ihr gramnegatives Verhalten charakterisiert

Die *Größe* der Bacillen beträgt 0,5 μ für den Breitendurchmesser, während der Längendurchmesser sehr variable Dimensionen zeigt, von 1,5—3 μ. In Kulturen wachsen sie zu Fäden bis zu 45 μ Länge aus.

In *biologischer* Hinsicht bemerkenswert ist ferner eine ausschließlich im Geschwürssekret hier und da vorkommende morphologische Varietät, die durch

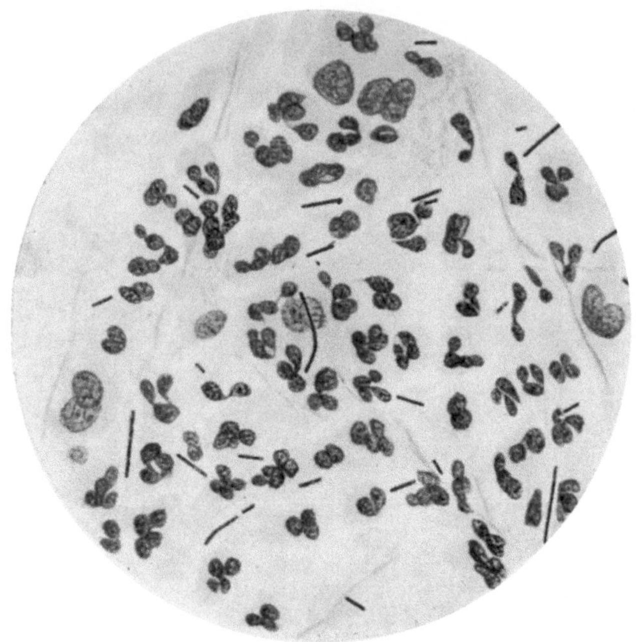

Abb. 14. Ausstrichpräparat des Eiters. (Etwa 800 fache Vergr.).

besondere Größe und durch plumpe Gestalt ausgezeichnet ist. Vielleicht ist die Annahme gerechtfertigt, diese Formen im Sinne der Aggresinlehre Bails, als *tierische Bacillen* zu deuten, d. h. als morphologische Bilder, die offenbar durch gewisse im Geschwür produzierte, eine formative Reizwirkung auslösende chemische Stoffe („Chemomorphosen" Maassens) hervorgerufen werden.

In ähnlichem Sinne sind auch die zarteren und schlankeren Formen zu deuten, als morphologischer Ausdruck von uns allerdings nicht näher bekannten, zwischen Gewebe und Bacillen ablaufenden Wechselwirkungen.

Der Bacillus crassus ist unbeweglich. Sein Leib färbt sich mit den üblichen Farbstoffen in der Regel gleichmäßig; vereinzelte Male ließen sich in ihm rundliche, helle, den Farbstoff meist gar nicht annehmende Lücken wahrnehmen.

In Abstrichen von Kulturen begegnet man häufig Veränderungen der *Plasmolyse* und *Plasmoptyse*.

Beachtenswert sind ferner die *Lagerungsverhältnisse* der Stäbchen und ihr Verhalten zu den Zellen des Geschwürsekretes. Man begegnet ihnen entweder extracellulär, regellos im Gesichtsfeld verteilt, einzeln oder in kurzen Ketten; auf der Höhe des Prozesses findet man sie häufig von Leukocyten phagocytiert, wobei sich alle Stadien der Phagocytose verfolgen lassen: schlechte Färbbarkeit der Stäbchen, die nachher bloß schattenhaft erscheinen, später Fragmentierung und schließlich Zerfall derselben (Abb. 15).

Mischkulturen des Stäbchens im Zuckeragarstich waren LIPSCHÜTZ bereits 1913 gelungen; SCHERBER ist es 1918 geglückt, Reinkulturen des Bacillus crassus

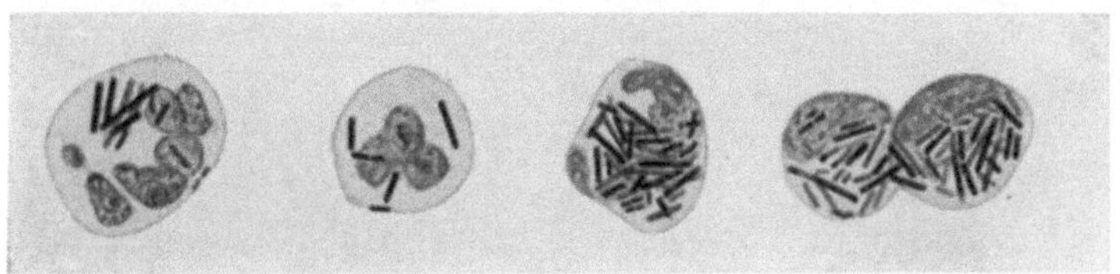

Abb. 15. Phagocytosen. ($^1/_{12}$ Immersion. Ok. 4.)

zu gewinnen und festzustellen, daß Bacillus crassus und DÖDERLEINscher Scheidenbacillus sich kulturell identisch verhalten. Der einer Reihe von Autoren (HAUSMANN, GÖNNER, BUMM, WINTER und STEFFEN) bereits bekannt gewesene harmlose Saprophyt des Vaginalsekrets wurde 1892 eingehend von DÖDERLEIN studiert; WEGELIUS hat sich 1909 und HEIM 1921 mit dem Studium der Scheidenbacillen beschäftigt. Als mit pathogenen Eigenschaften versehener, bei einem klinisch wohl charakterisierten Krankheitsbild (Ulcus vulvae acutum) nachzuweisender Befund hat LIPSCHÜTZ die Rolle des Stäbchens zuerst beschrieben. Die Nomenklatur der Stäbchen betreffend, mußte an der 1913 vorgeschlagenen Bezeichnung *Bacillus crassus* festgehalten werden, nachdem die Bezeichnung „Scheidenbacillen" unzutreffend, der Name „DÖDERLEINscher Bacillus" wissenschaftlich ungenau ist. EMIL LÖWI, der sich mit dem Studium der Stäbchen und ihrer wissenschaftlichen Nomenklatur eingehend beschäftigt hat, reiht sie unter dem Namen *Bacterium crassum* (LIPSCHÜTZ) LÖWI in das System ein.

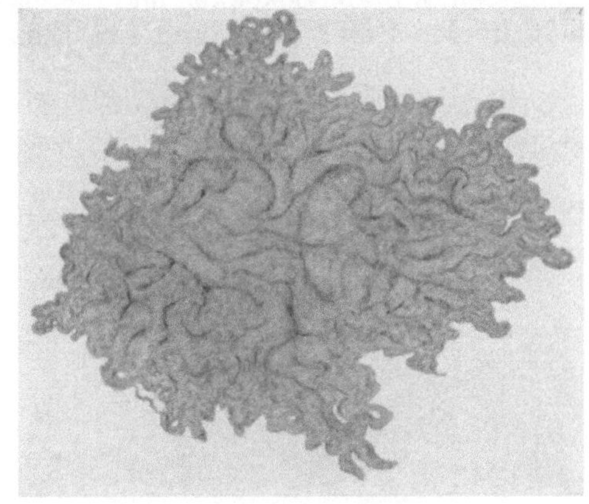

Abb. 16. Typisches Bild einer Kolonie. (Vergr. 1 : 42.)

Die eingehenden Untersuchungen von SCHERBER, später von EMIL LÖWI, LIPSCHÜTZ und zuletzt von BRÜNAUER setzen uns mit Sicherheit instand, die kulturelle Diagnose des Bacillus crassus im Geschwürssekret zu stellen. Während SCHERBER einem umständlichen Verfahren der anaeroben Züchtung des Bacillus crassus den Vorzug gibt, verwendet LIPSCHÜTZ eine einfache und bequeme Methode für das Gewinnen von Crassuskulturen. Als Ausgangspunkt diente das von EMIL LÖWI festgestellte Verhalten des Bacillus crassus zu evtl. mitgezüchteten Begleitbakterien. Der Bacillus crassus beeinflußt nämlich die Struktur fremder Kolonien, denen er beigemischt ist, so daß ihre Begrenzung unregelmäßig wird wird und Zöpfchen oder feine Ausläufer hervorwuchern. Für die Züchtung des *fakultativ* anaeroben Stäbchens wurde daher mit Erfolg folgendes Verfahren regelmäßig angewendet: der bacillenhaltige

Eiter des Ulcus vulvae acutum wird in mehreren parallelen Strichen auf der Ascitesagarplatte aufgetragen; nach 48 Stunden zeigen die Impfstriche dicke

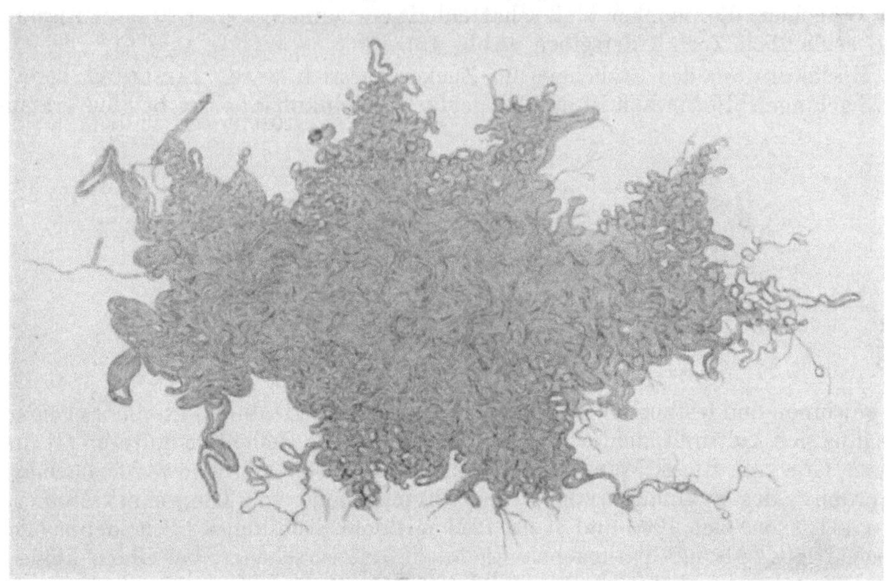

Abb. 17. Kolonie bei starker Vergrößerung. (Obj. A, Ok. 4).

Beläge eines Staphylokokkus und die makroskopische Untersuchung der Platte läßt in der Regel keine weiteren Einzelheiten erkennen. *Bei ihrer Durchmusterung mit schwachen Linsen kann jedoch leicht das vom Rande der Beläge vor sich gehende Hervorsprießen der zarten, haarskulpturähnlichen Höfe verfolgt werden.* Oft ist man auch beim Mikroskopieren der Platten imstande, *neben* den großen undurchsichtigen Kolonien des Staphylokokkus sowie auch anderer Keime (Pseudodiphtheriebacillus usw.) die kleinen zarten, im mikroskopischen Bild so ungemein charakteristisch hervorstechenden Crassuskolonien herauszufinden. Das sogleich angefertigte mikroskopische Präparat zeigt dann den typischen Bakterienbefund und durch Übertragung dieses Materiales auf eine weitere Ascitesagarplatte kann nach 24 Stunden eine Reinkultur des Bacillus crassus erreicht werden. Die Abb. 16, 17, 18 und 19 zeigen das makroskopische Bild der Kultur in der Ascitesagarplatte, und zwar das typische Bild der Einzelkolonie bei schwacher und bei starker

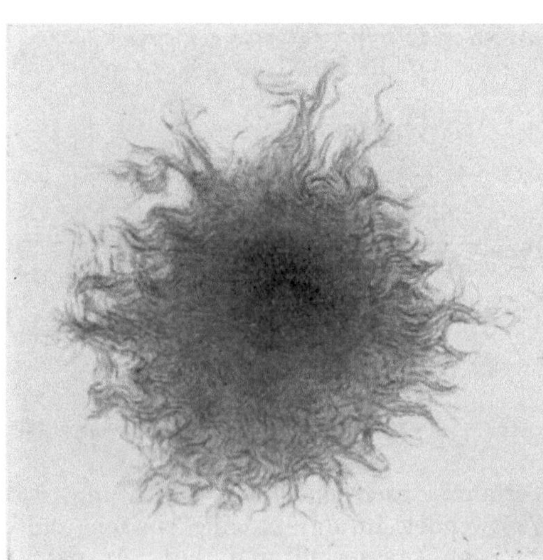

Abb. 18. Klatschpräparat einer isolierten Kolonie. (Vergr. 1 : 80.)

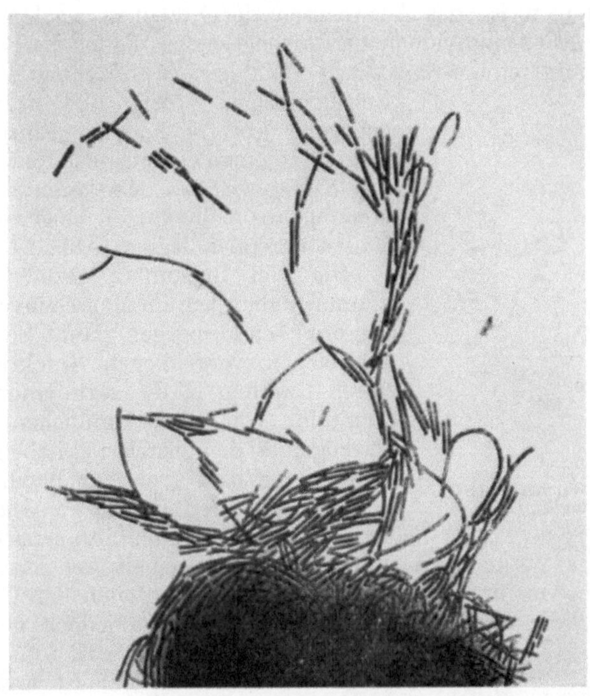

Abb. 19. Randpartie eines gefärbten Klatschpräparates. (Homog. Immersion. Ok. 4.)

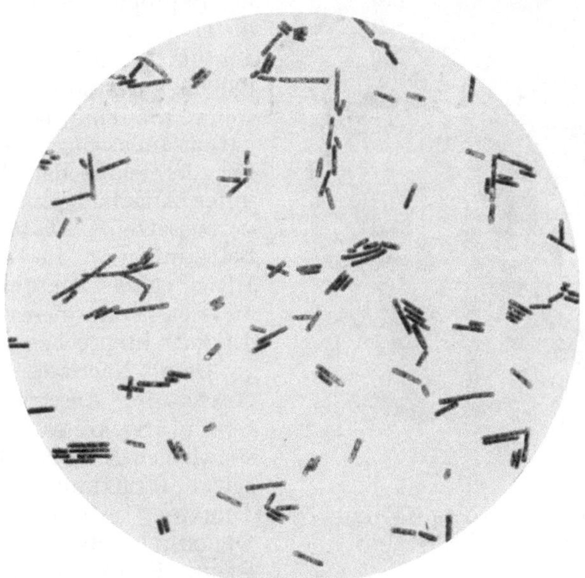

Abb. 20. Ausstrichpräparat einer jungen Kultur. (Zeiß' homog. Immersion, $^1/_{12}$, Ok. 4.)

Vergrößerung und das Klatschpräparat einer isolierten Kolonie. In ganz jungen Kolonien finden sich einzeln gelegene Stäbchen, entsprechend dem mikroskopischen Befund in Ausstrichpräparaten des Geschwürssekretes (Abb. 20);

in älteren Kolonien ist das Auswachsen der Stäbchen zu langen, aus verschieden großen Einzelindividuen zusammengesetzten Fäden die Regel (Abb. 19). Auf Löfflerserum treten *teratologische Wuchsformen* im Sinne Maassens auf: Spirillenformen, ösen- und hakenförmig abgebogene kürzere Fäden, Einrollungsformen, fast vollkommen geschlossene Kreise und schließlich *Klumpenformen*, die kaum noch ihre Entstehung aus vollkommen eingerollten kürzeren Fäden erkennen lassen (Abb. 21).

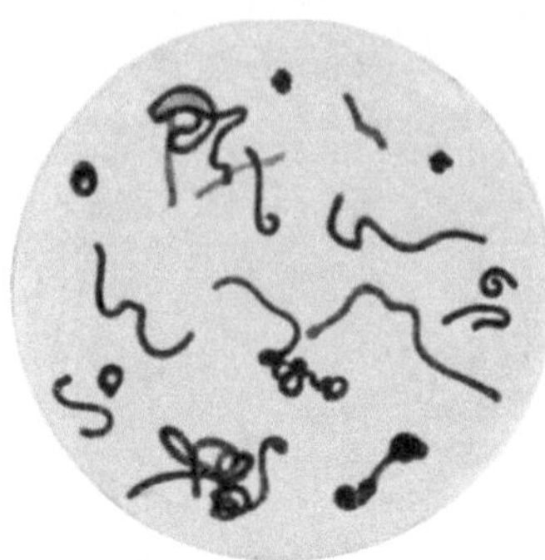

Abb. 21.
Teratologische Wuchsformen.
(Zeiß' Immersion $^1/_{12}$, Ok. 4.)

Die von Lipschütz gezüchteten Crassusstämme haben sich im Menschenversuch apathogen erwiesen, hingegen glaubt Scherber, nach zahlreichen vergeblichen Infektionsversuchen, durch Impfung in die zarte Haut des äußeren Genitales von zwei Kaninchen eine gewisse Pathogenität demonstriert zu haben: es traten Geschwüre mit dem typischen Bacillenbefund auf.

Darf nun der Bacillus crassus als Erreger des Ulcus vulvae acutum bezeichnet werden? Das regelmäßige Vorkommen und die Reichhaltigkeit der Stäbchen im Geschwürssekret sowie ihr Nachweis in den oberen Anteilen der Gewebsschnitte legen es nahe, die Frage zu bejahen. Dem steht jedoch gegenüber, daß der Eiter des Ulcus vulvae acutum nicht impfbar ist und daß es sich zweifellos um einen schon normalerweise im sauren Vaginalsekret lebenden Saprophyten handelt. Die Frage, ob er als Erreger des Ulcus vulvae acutum in Betracht kommt, kann daher nur dann bejaht werden, wenn wir eine bedeutende „Mitigationsanpassung" der Stäbchen für die Genese der Geschwürsform, unter Annahme einer *Autoinfektion*, voraussetzen. Die Bedeutung der Selbstinfektion für die Genese des Ulcus vulvae acutum soll an einer anderen Stelle dieses Beitrages *eingehender* besprochen werden.

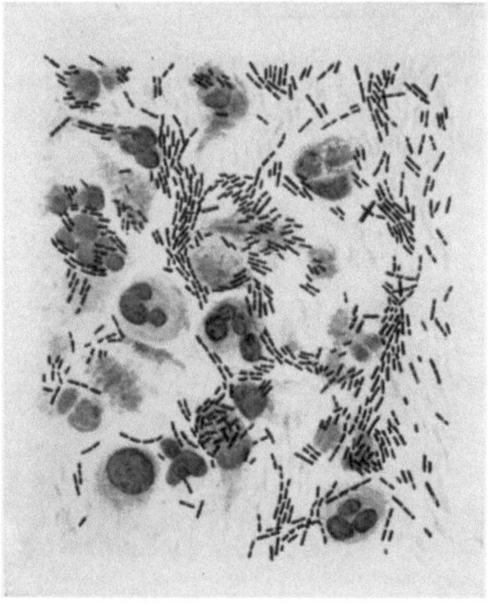

Abb. 22. Ausstrichpräparat vom Cervixsekret.
($^1/_{12}$ Immersion, Ok. 4.)

Dem Nachweis des Bacillus crassus im Ausstrichpräparat des Geschwürssekretes wird von fast sämtlichen Autoren Bedeutung beigelegt (Scherber, Grosz, Volk, Dreyer, Appel, Lenartowicz, Oppenheim, Brünauer, Galewsky, Stein, Frommer, Werther, Delbanco, Monacelli u. a.); nur Olson bezweifelt die Rolle des Bacillus crassus und meint, daß der Erreger des Geschwürs noch zu entdecken sei.

Der Bacillus crassus zeigt, als Saprophyt des unteren Abschnittes des weiblichen Genitalschlauches, noch eine Reihe von *Fundorten*, die hier in aller Kürze erwähnt werden sollen. In großer Menge kommen die Stäbchen bei einer in der Regel mäßig ausgeprägten *Vulvitis* bei Kindern und jüngeren Mädchen vor, ferner bei nichtgonorrhoischer Urethritis der Frauen, bei Cervicitis (Abb. 22) (Volk, Lipschütz), bei eitriger Salpingitis (Löwi) und als Superinfektion ulceröser Prozesse verschiedenartigster Ätiologie am Genitale (LIPSCHÜTZ). Alle diese Erfahrungen und Wahrnehmungen berühren in keiner Weise Klinik und Diagnose des Ulcus vulvae acutum und liefern uns bloß weitere Belege für die Biologie des Bacillus crassus. Die Verbreitung dieses Stäbchens im menschlichen Organismus scheint auch viel größer zu sein, als man ursprünglich anzunehmen geneigt war. So konnte E. LÖWI ein morphologisch und kulturell ganz ähnliches Stäbchen in den Dejekten eines in Heilung begriffenen Falles von Typhus abdominalis nachweisen. Auch wurde in Substanzverlusten des Genitales und der Analgegend in zwei Fällen der gleiche mikroskopische Befund bei Männern erhoben (VOLK, LIPSCHÜTZ), ohne daß weitere Schlußfolgerungen über die Beziehungen dieser Geschwüre zum Krankheitsbild des Ulcus vulvae acutum hätten gezogen werden können.

Histologie. Untersuchungen über das mikroskopische Gewebsbild des Geschwürsprozesses liegen in der Literatur nur von LIPSCHÜTZ und BRÜNAUER vor, die Material von vier Kranken zu verarbeiten Gelegenheit hatten, und zwar zweimal die typische, akut einsetzende, mit intensiver Gewebseinschmelzung einhergehende Geschwürsbildung, einen Fall von oberflächlich lokalisiertem und schließlich den von BRÜNAUER mitgeteilten Fall von paragenitalem Ulcus vulvae acutum. Trotz klinischer Abweichungen ist das mikroskopische Bild im wesentlichen das gleiche und etwaige Unterschiede nur quantitativer Natur, abhängig von der ungleich starken Ausbildung des geschwürigen Prozesses.

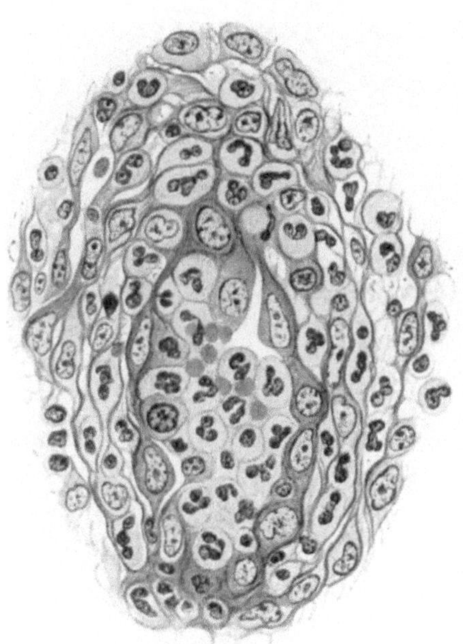

Abb. 23. Erklärung im Text.

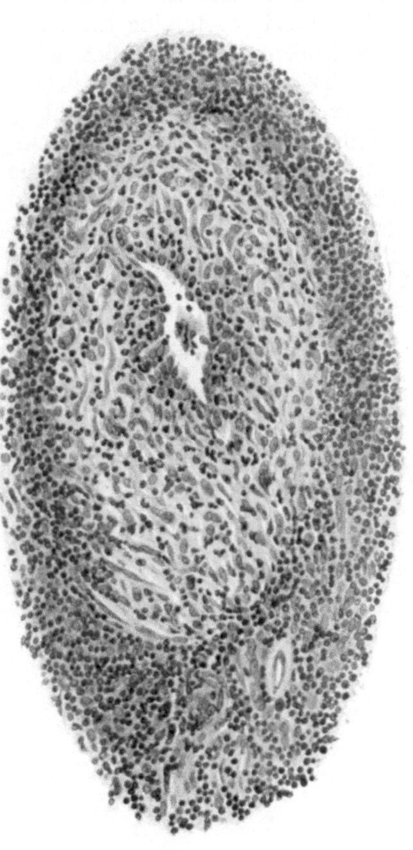

Abb. 24. Erklärung im Text.

Das Ulcus vulvae acutum ist histologisch vornehmlich als Gefäßprozeß zu definieren, wobei verschieden weite Bezirke des Gefäßbaumes im Stratum papillare und subpapillare, aber auch in tieferen Anteilen des Corium befallen werden. Durch starke leukocytäre Infiltration der oberflächlichsten Gewebsschichten kommt es zur Geschwürsbildung und entsteht die oberflächlich gelegene eitrige, bzw. eitrig-nekrotische Zone (Abb. 27), von der die Infiltration, bzw. Nekrose manchmal auch in Form von Zapfen in tiefer gelegene Anteile greifen. Als Reaktion auf die namentlich auf die Blutgefäße gerichtete schädliche Noxe setzt zunächst starke Gefäßerweiterung mit besonders ausgesprochener Leukocytenchemotaxis ein, wodurch die Gefäßlumina mit Leukocyten nahezu vollgepfropft erscheinen. Besonderes Interesse bieten in weiteren Stadien die mit in bestimmter Weise veränderten Wandungen versehenen Blutgefäße, die gewissermaßen die Krystallisationszentren des Krankheitsprozesses darstellen, um die sich die zelligen Veränderungen des Infiltrates gruppieren. Es werden dabei regelmäßig die capillaren und präcapillaren, hier und da auch etwas größere venöse Gefäßchen befallen, während Arterien nur ausnahmsweise erkranken. Die Intimaendothelien sind geschwellt, springen oft buckelförmig ins Lumen vor, sind aber nicht gewuchert. Die Gefäßwandung erscheint in ausgeprägten Fällen stark verdickt, und zwar beruht die Volumszunahme auf dreierlei: 1. auf starkem Ödem der Gefäßwand; 2. auf einer sehr mächtigen leukocytären Infiltration derselben und 3. auf einer beträchtlichen Wucherung und Schwellung der Bindegewebszellen des bindegewebigen Anteiles der Intima, derart, daß in der verdickten Gefäßwand neben- und durcheinander dunkler gefärbte Wanderzellen und helle, geblähte, oft elliptisch gestaltete Bindegewebszellen angetroffen werden (Abb. 23). Um die Gefäße sind vielfach stärker ausgebildete Lymphocytenmäntel anzutreffen, die auch Fibroblasten einschließen (Abb. 24).

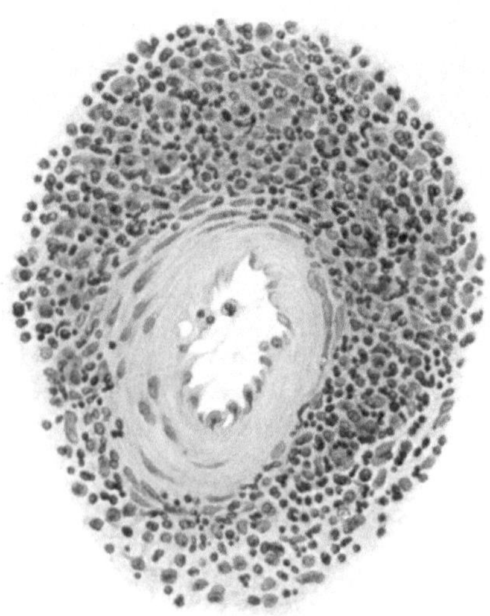

Abb. 25. Erklärung im Text.

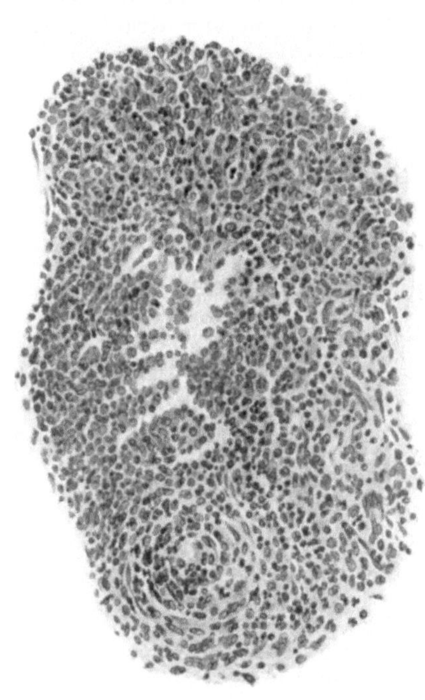

Abb. 26. Erklärung im Text.

Durch die überaus mächtige Leukocyteninfiltration der Gefäßwände und Füllung des Gefäßlumens kann letzteres stark verringert, ja selbst unkenntlich erscheinen, derart, daß man nur aus der Gesamtkonfiguration die Gefäßnatur erschließen kann (Abb. 23). Oder es kommt zur Vereiterung von Gefäßchen, wodurch sich in den oberflächlicheren Anteilen des Infiltrates den Gefäßchen entsprechende *miliare Pseudoabscesse* ausbilden (Abb. 26). Vereinzelt findet man auch kleine *Arteriolen* befallen, wobei Intima und Media frei ausgehen und nur die Adventitia eine starke leukocytäre Durchsetzung aufweist (Abb. 25).

Das zwischen den erkrankten Gefäßchen gelegene Bindegewebe ist ödematös und in diffuser Anordnung reichlich von Lymphocyten, polynucleären neutro-

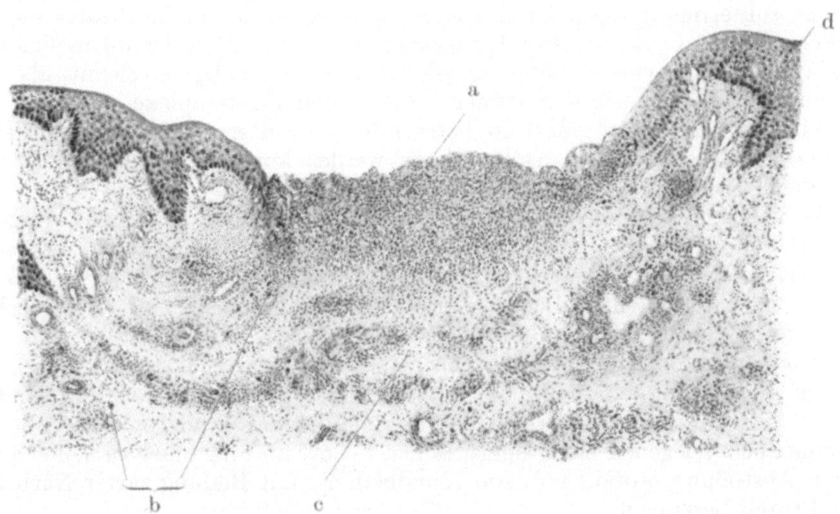

Abb. 27. Schnitt durch ein miliares Ulcus. Alkoholifixation, Färbung mit polychromem Methylenblau. Leitz, Obj. 3, Ok. 4. Bei a Geschwürsbasis, b spärliche Mastzellen, c Ödem der tiefen Anteile des Gewebes, d acanthotisches Rete in der Umgebung des Geschwüres. (Nach LIPSCHÜTZ.) (Arch. f. Dermatol. u. Syphilis 1912, Bd. 114, Tafel XI, Abb. 2.)

philen Leukocyten, eosinophilen Zellen, Mastzellen und geschwellten Bindegewebszellen durchsetzt.

Die Kollagenbündel sind im Bereiche des entzündlichen Infiltrates größtenteils verdrängt; die elastischen Fasern sind stark vermindert und fehlen nahezu gänzlich in den stark erkrankten Gefäßchen.

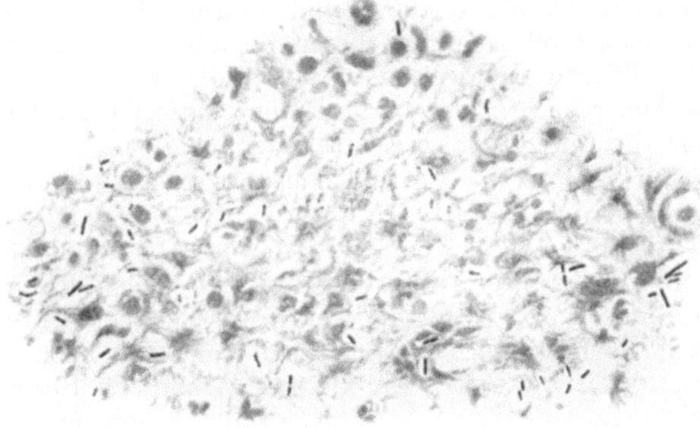

Abb. 28. Stelle a der Abb. 27 bei starker Vergrößerung. ($^1/_{12}$ Immersion, Ok. 4.) Zahlreiche Bacillen, die kleiner als in den Ausstrichpräparaten erscheinen; im übrigen dieselben typischen Merkmale (gerade gestreckte Form und Fehlen verjüngter Enden). (Nach LIPSCHÜTZ.) (Arch. f. Dermatol. u. Syphilis 1912, Bd. 114, Taf. XI, Abb. 3.)

In nach GRAM, PAPPENHEIM oder GIEMSA gefärbten Schnitten *akuter* Stadien des Krankheitsprozesses finden sich neben spärlichen Staphylokokken zahlreiche Crassusbacillen, sie sind nahezu gleichmäßig in den oberflächlichsten Anteilen der Eiterschicht gelegen (Abb. 28); zum Teil einzeln, zum Teil in kleinen

Häufchen, meist extracellulär, selten phagocytiert. Im eigentlichen Infiltrat sind die Stäbchen nicht enthalten. Falls ihnen ätiologische Bedeutung beigelegt werden sollte, müßte man für das Auftreten des mächtigen Infiltrates die Annahme einer Fernwirkung, etwa durch ein in die Tiefe des Gewebes diffundierendes Toxin, machen — eine Vorstellung, die insoferne berechtigt erscheint, als auch bei anderen Mikroben auf bestimmte Zellen und Zellkomplexe spezifisch eingestellte Giftwirkungen selbst in beträchtlicher Entfernung vom lokalisierten Bakterienherd einwandfrei nachgewiesen werden können (z. B. Tetanus, zum Teil auch Gonorrhöe).

Besondere Betonung verdient hier noch der Umstand, daß man nirgends in den Schnitten des Ulcus vulvae acutum tuberkuloiden Bau, Verkäsung, Koagulationsnekrose, ausgedehnte Gewebsblutungen und Gefäßthrombosierungen oder Plasmombildung nachzuweisen imstande ist; eine Verwechslung des histologischen Bildes mit *Tuberkulose, weichem Geschwür* oder mit dem *Ulcus gangraenosum* des Genitales erscheint somit ausgeschlossen.

Der hochgradig entzündliche Prozeß findet schon nach verhältnismäßig kurzer Zeit ein Ende; die reaktive Entzündung des Bindegewebes hebt den oberflächlich gelegenen eitrig-nekrotischen Schorf ab und führt zu seiner gänzlichen Abstoßung, worauf normale Wundheilung, mit Bildung zarter Närbchen, den Prozeß beschließt.

Die hier gegebene Beschreibung des Gewebsbildes bezieht sich ausschließlich auf akute Stadien des Geschwürsprozesses. Im Gegensatz zu den gemachten Angaben fand ARZT in dem exzidierten Gewebsstück eines Falles von Ulcus vulvae acutum bloß uncharakteristische Veränderungen entzündlicher Natur, wobei Bacillen im Schnitt vermißt wurden. Im kurzen Referat fehlt der Hinweis auf das Stadium der Krankheit. MONACELLI glaubt wiederum in histologischen Untersuchungen über Ulcus vulvae acutum auf gewisse Ähnlichkeiten hinweisen zu sollen, welche die Gefäßveränderungen mit den Bildern der Periarteriitis nodosa zeigen.

Pathogenese. Die Erforschung der Entstehung des Ulcus vulvae acutum bietet allgemein biologisches Interesse, *nachdem es sich hier offenbar um ein auf Autoinfektion zurückzuführendes örtliches Leiden handelt.* Eine durch den Geschlechtsverkehr bedingte Infektion kann hier sicherlich nicht vorliegen, wie das Auftreten der Geschwürsform bei Kindern und Virgines intactae zeigt und eine Gelegenheitsursache läßt sich weder bei diesen, noch bei den deflorierten Mädchen und verheirateten Frauen nachweisen. Auch die relative Seltenheit der Geschwürsform bei dem reichlichen venerologischen Material der Großstadt kann als Kriterium für die vertretene Ansicht angeführt werden.

Das normale Vorkommen des Bacillus crassus als Epiphyt der Schleimhaut des Urogenitaltraktes des Weibes (Urethra, Vulva, Vagina, Cervix) spricht wohl dafür, daß dieser Keim für das Auftreten des Ulcus vulvae acutum erst nach einer durch unbekannte Faktoren bewirkten „plötzlichen Mitigationsanpassung“ (im Sinne v. PROWAZEKs) verantwortlich gemacht werden darf. Darauf weist auch die Persistenz der Stäbchen lange Zeit nach Abheilung der Geschwüre (LIPSCHÜTZ, SCHERBER, LENARTOWICZ) und die Rezidivierfähigkeit des Leidens (LIPSCHÜTZ, GROSZ) hin. Die Nichtimpfbarkeit des bacillenhaltigen eitrigen Sekrets spricht nicht gegen die hier entwickelte Anschauung und auch nicht gegen die ätiologische Bedeutung des mikroskopischen Befundes, da offenbar für das Eindringen der Bacillen ins Gewebe und für die sich daran anschließende Gewebsreaktion noch besondere, uns völlig unbekannte Faktoren eine Rolle spielen dürften.

Auf Grund aller dieser Überlegungen möchte ich die Entstehung des Ulcus vulvae acutum auf *Autoinfektion* zurückführen, nachdem man regelmäßig Bakterien nachweisen kann, die zu den gewöhnlichen Epiphyten des äußeren Genitales gehören und für gewöhnlich keine krankheitserregende Wirkung ausüben; erfolgt dann plötzlich und scheinbar ganz ohne Veranlassung die spezifische Infektion, so kommt es zum Auftreten des eigenartigen Krankheitsbildes, ähnlich wie wir die *Selbstinfektion* für die Furunkulose der Haut, die Angina lacunaris, für die Infektion der tieferen Luftwege durch Staphylo-, Strepto- und Pneumokokken, für die Kolicystitis, das Ulcus gangraenosum penis und die PAUT-VINCENTsche Angina verantwortlich zu machen pflegen. Die Möglichkeit der Autoinfektion im Bereiche des weiblichen Genitaltraktes wird ja heute allgemein zugegeben, ohne daß sich hierbei die in Betracht kommenden Faktoren mit Sicherheit nachweisen ließen. Über die Bedeutung der Reaktion des Vulva- und Scheidensekretes für die Entwicklung des Bacillus crassus in der Genese des Ulcus vuvae acutum liegen bisher keine Untersuchungen vor. Desgleichen ist in konstitutioneller und in konditioneller Hinsicht, so namentlich ob Anämie, lymphatischer Habitus usw. begünstigend für das Auftreten des Leidens wirken, bisher nichts bekannt geworden. Mit Sicherheit können wir den Einfluß der Menstruation negieren.

Wir führen somit die Entstehung der Geschwürsform auf eine *chronische latente Crassusinfektion* zurück; durch Aufflackern des Vorganges, nach „sprunghafter Variation" der Stäbchen, können klinische Erscheinungen, auch zu wiederholten Malen, als Ausdruck der Gewebsreaktion auf die Einwirkung der pathogen gewordenen Bakterien ausgelöst werden. Analog den „primären Keimesvariationen" WEISMANNs müssen wir zur Erklärung dieser Vorgänge auf *innere* Ursachen der Bakterienzelle zurückgreifen, die offenbar in Änderungen des molekularen Gefüges des lebenden Protoplasmas selbst begründet sind.

SCHERBER glaubt für das Auftreten der Geschwürsform namentlich bei Kindern und bei jungfräulichen Personen die größere Zartheit und geringere Widerstandsfähigkeit des Gewebes verantwortlich machen zu können, — eine Annahme, die unzutreffend ist, nachdem das Ulcus vulvae acutum auch bei älteren, verheirateten Frauen gelegentlich zur Beobachtung gelangt. Desgleichen kann der von diesem Autor angenommenen Möglichkeit einer *direkten* Infektion auf Grund aller unserer Erfahrungen nicht beigepflichtet werden, wie an zahlreichen Stellen dieses Beitrages des näheren auseinandergesetzt worden ist.

Schließlich sei noch angeführt, daß auf Grund der Beobachtung eines Falles von Ulcus vulvae acutum (mit Lokalisation am äußeren Genitale, am Scheideneingang, an der rechten Scheidenwand und links neben der Portio im hinteren Scheidengewölbe) SCHUGT die Ansicht vertreten möchte, die Ulcera als Effekt einer *angioneurotischen Gangrän* zu erklären, wobei die Anwesenheit des Bacillus crassus auf eine sekundäre Besiedlung zurückzuführen wäre. Indessen muß SCHUGT zugeben, daß das Fieber und die Drüsenschwellung sich durch seine Annahme nicht erklären lassen; er denkt daher an die Resorption von Toxinen oder an Infektion mit Bakterien. Auf Grund dieser Vorstellung von der Genese des Leidens macht der Autor den therapeutischen Vorschlag in hartnäckigen Fällen an die Sympathektomie (Arteria hypogastrica) zu denken, ein Eingriff, der auch ätiologische Schlüsse erlauben würde. Der Vollständigkeit sei auch die Ansicht MONACELLIs wiedergegeben, der das Ulcus vulvae acutum nicht als örtlichen Krankheitsprozess, sondern eher als ein Epiphänomen einer Allgemeinerkrankung deuten möchte.

Diagnose und Prognose, soziale und forensische Bedeutung. Die *Diagnose* des Ulcus vulvae acutum bereitet keine Schwierigkeiten, sobald man durch Anamnese und Untersuchung die für dieses Leiden charakteristischen Symptome nachweisen kann. Namentlich wird beim Auftreten von Genitalgeschwüren bei Kindern und Virgines intactae an das Ulcus vulvae acutum zu denken sein. Gewöhnt man sich an, in *jedem* Fall von Genitalgeschwür die klinische Diagnose durch die mikroskopische Untersuchung zu erhärten, so wird man mühelos durch den Nachweis des Bacillus crassus im Ausstrichpräparat die Diagnose stellen können. *Fehlt dieser Befund, so kann nicht vom Ulcus vulvae acutum gesprochen werden.*

In der *klinischen* Beurteilung des Krankheitsprozesses können sich Schwierigkeiten bei der Differentialdiagnose mit dem *Ulcus venererum* und mit *gangränösen*

Genitalgeschwüren ergeben und es dürften früher zweifellos Verwechslungen vorgekommen sein. Von „gangränösen" Genitalgeschwüren unterscheidet sich die Affektion durch den benigneren und rascheren Verlauf, durch das Fehlen der rapiden Gewebseinschmelzung, des trockenen, oft lederartigen, schwarzen Schorfes und durch den Mangel des putriden Foetors. Dem Ulcus venercum gegenüber ist hervorzuheben, daß der Geschwürsgrund beim Ulcus vulvae acutum keine wurmstichige Beschaffenheit, sondern eine eigenartige faserige Struktur nach Ablösung des Schorfes aufweist und daß nach Schwinden des zarten, fibrinösen Belages der lebhaft rote Geschwürsgrund zum Vorschein kommt. Auch besitzt diese Geschwürsform, im Gegensatz zu venerischen Geschwüren, spontane und rasche Heilungstendenz. Es muß indessen zugegeben werden, daß bei erstmaliger Untersuchung die klinische Trennung beider Geschwürsprozesse nicht immer mit Sicherheit vorgenommen werden kann, in welchem Falle erst die mikroskopische Untersuchung die endgültige Entscheidung herbeiführt.

Andere Geschwürsprozesse am äußeren Genitale des Weibes mannigfachster Ätiologie sind vom Ulcus vulvae acutum klinisch derart weit differenziert, daß eine Verwechslung bei objektiver Untersuchung wohl kaum in Betracht kommt. Die *syphilitischen* Manifestationen, die *herpetischen* und *aphthösen* Erosionen, das seltene *gonorrhoische Geschwür* der Vulva (Thalmann), die *Aphthosis* (Pils) und die *diphtheritische Vulvovaginitis*, die *tuberkulösen* und *typhösen* Geschwüre am äußeren Genitale, die bei *Dekubitus* und *Diabetes* auftretenden Entzündungen, das *Ulcus balaniticum*, das *Ulcus simplex* (pseudovenereum) und das *Ulcus vulvae chronicum* (Esthiomenos), die Geschwürsprozesse bei *Neoplasman*, *Leukämie*, *Scorbut* usw. zeigen ein von unserer Geschwürsform total verschiedenes Aussehen und werden daher auch dem Untersucher keine differentialdiagnostischen Schwierigkeiten bereiten. Wichtig ist aber auch die Tatsache, daß in einzelnen Fällen auch kompliziertere klinische Verhältnisse vorliegen können, so z. B. das Auftreten eines Ulcus vulvae acutum bei Typhus abdominalis in einer Beobachtung Scherbers und auch in einem eigenen Fall.

Bei den von Crosti beobachteten Geschwürsprozessen am äußeren Genitale des Weibes, die mit dem Ulcus vulvae acutum in klinischer Hinsicht weitgehende Ähnlichkeit aufwiesen und bei deren Untersuchung der Bacillus crassus vermißt wurde, scheint es sich nicht um das hier beschriebene Krankheitsbild gehandelt zu haben. Denn nach Angaben des Autors soll in einem der Fälle eine genitale Lokalisation des Erythema multiforme (Herde auch im Gesicht und an den oberen Extremitäten) vorgelegen haben und eine weitere Beobachtung betraf eine Diabetikerin, bei der die mikroskopische Untersuchung der destruierenden Ulceration der kleinen Labien und der Klitoris eine Symbiose fusospirillärer Elemente mit Bacillus hastilis ergeben hatte.

Auch die von Buquicchio mitgeteilten Beobachtungen entsprechen keinem einheitlichen Krankheitsbild (inoculabler Eiter, histologisches Substrat an die inguinale Lymphogranulomatose von Nicolas und Favre erinnernd) und sind nicht mit dem Ulcus vulvae acutum zu identifizieren. Bestehen somit in klinischer Hinsicht gewisse Ähnlichkeiten bei ätiologisch und pathogenetisch durchaus verschiedenartigen Geschwürsprozessen am äußeren Genitale des Weibes, so wird es Aufgabe eingehender Untersuchung eines jeden Falles sein müssen, die Zugehörigkeit der Affektion zum Krankheitsbilde des Ulcus vulvae acutum festzustellen.

In *prognostischer* Hinsicht ist der *örtlich* begrenzte Charakter der ausnahmslos einen gutartigen Verlauf zeigenden Erkrankung zu betonen, deren Heilung in der Regel nur kurze Zeit in Anspruch nimmt und in keinem Falle Komplikationen, wie Lymphangoitis oder Drüsenvereiterung usw. aufweist. Auch Folgeerscheinungen werden regelmäßig vermißt. Ist somit die Prognose quoad sanationem durchaus günstig, so erscheint doch eine gewisse Vorsicht in der Beurteilung der Frage der *endgültigen* Heilung geboten, indem die Möglichkeit der Rezidive nie mit Sicherheit ausgeschlossen werden kann.

Was die *soziale* Bedeutung der Geschwürsform betrifft, so ist zu erwähnen, daß in früheren Zeiten, namentlich in der vorbakteriologischen Ära, das Ulcus vulvae acutum zweifellos in vielen Fällen wegen seiner Ähnlichkeit mit dem weichen Geschwür den Geschlechtskrankheiten zugezählt wurde und — was übrigens auch heute noch geschieht — die Kranken auf venerologischen Abteilungen zur Aufnahme gelangten. Das Ulcus vulvae acutum stellt jedoch, trotz seiner infektiösen Natur und eigenartigen Lokalisation *keine Geschlechtskrankheit*, d. h. keine durch den Geschlechtsverkehr bedingte infektiöse Erkrankung der Genitalorgane dar. Hierdurch erlangt diese Geschwürsform auch *praktische* Bedeutung in *forensischer* Hinsicht, wobei die bakteriologische Sicherstellung der Diagnose berufen ist die letzte Entscheidung zu treffen.

Die Therapie des Geschwürsprozesses. In der Mehrzahl der Fälle erfolgt auf indifferente Mittel und selbst ohne jede örtliche Behandlung spontan rasche Heilung und nur ausnahmsweise mußte mittels Carbolätzungen das Weiterschreiten des geschwürigen Prozesses verhindert werden (FROMMER). Treten mehrfach Rezidiven auf, so wird man evtl. eine Immunisierung der Kranken durch Injektion von Aufschwemmungen des Bacillus crassus versuchen. Sollte dieser Weg nicht zum Ziele führen, so wäre auch an nichtspezifische, parenterale Eiweißbehandlung, sowie an die Anwendung chemischer Heilmittel (Urotropin, Salvarsan, Methylenblau usw.) zu denken.

Literatur.

APPEL: Demonstration im Altonaer ärztlichen Verein. Ref. Münch. med. Wochenschr. 1916. — ARZT: Demonstration in der Wiener dermatologischen Gesellschaft. Ref. Zentralblatt f. Haut- u. Geschlechtskrankh. Bd. 14, S. 35. 1924. — BINGEL: Über Ulcus vulvae acutum. Dermatol. Zeitschr. Bd. 33. 1921. — BRÜNAUER: Über perigenitale Lokalisation des Ulcus vulvae acutum (LIPSCHÜTZ). Wien. med. Wochenschr. 1920. S. 1331 — BUQUICCHIO, A.: Contributo clinico-perimentale alla conoscenza delle ulcerazioni acute non veneree dei genitali esterni femminili. Giorn. ital. di dermatol. e sifilogia. Vol. 66, p. 471. 1925. — CROSTI: Considerazioni su di alcuni casi di ulcerazioni acute dei genitali esterni femminili di natura non venerea. Giorn. ital. di dermatol. e sifilogia. Vol. 66, p. 460. 1925. — DELBANCO: Ulcus vulvae acutum (LIPSCHÜTZ). Dermatol. Wochenschr. 1926. — DÖDERLEIN: Das Scheidensekret und seine Bedeutung für das Puerperalfieber. Leipzig 1892. — FINNERUD, C.: Ulcus vulvae acutum (LIPSCHÜTZ). Report of a case. Arch. of dermatol. a. syphilol. Vol. 13, Nr. 1. 1926. — FROMMER, B.: Über einen Fall von Ulcus vulvae acutum (LIPSCHÜTZ). Dermatol. Wochenschr. 1925. Nr. 30, S. 1111. — FÖNSS: Ref. Arch. f. Dermatol. u. Syphilis Bd. 133. 1921. — GALEWSKY: Versammlung deutscher Naturforscher und Ärzte. Leipzig 1922. — GROSZ, S.: Über Ulcus vulvae acutum (LIPSCHÜTZ). Wien. klin. Wochenschr. 1914. S. 224. — HEIM, L.: Bemerkung zur Abhandlung von B. LIPSCHÜTZ über den DÖDERLEINschen Scheidenbacillus. Med. Klinik 1921. Nr. 20. — KUMER: Demonstration eines Falles von Ulcus vulvae acutum. Wien. dermatol. Ges. 1920. — LENARTOWICZ, JAN: Über Ulcus vulvae acutum (LIPSCHÜTZ) Wien. klin. Wochenschr. 1917. S. 266. — LIPSCHÜTZ, B.: (a) Über eine eigenartige Geschwürsform des weiblichen Genitales. (Ulcus vulvae acutum.) Arch. f. Dermatol. u. Syphilis 1912. (b) Bakteriologischer Grundriß und Atlas der Geschlechtskrankheiten. Leipzig. Barth 1913. (c) Demonstration eines Falles von Ulcus vulvae acutum in der Wiener Gesellschaft der Ärzte. Ref. Wien. klin. Wochenschr. 1913. S. 776. (d) Demonstration von Reinkulturen des Bacillus crassus. Wien. derm. Ges. 6. Juni 1918. Ref. Arch. f. Dermatol. u. Syphilis 1920. (e) Über Ulcus vulvae acutum. Wien. klin. Wochenschr. 1918. (f) Das histologische Bild des Ulcus vulvae acutum (gemeinsam mit BRÜNAUER). Arch. f. Dermatol. u. Syphilis 1921. 136, 1. (g) Zu den Bemerkungen Prof. HEIMS usw. Med. Klinik 1921. (h) Ulcus vulvae acutum in „Dermatologische Studien von P. G. UNNA und J. H. RILLE. Bd. 25. Leipzig Leopold Voß 1923. — LÖWI, E.: (a) Über den Bacillus crassus (LIPSCHÜTZ. Wien. klin. Wochenschr. 1920. S. 730. (b) Über die Benennung des Bacillus crassus LIPSCHÜTZ, seine Stellung im System und Allgemeines über Nomenklatur und Systematik. Zentralbl. f. Bakteriol., Parasitenk. u. Infektionskrankh., Abt. I, Orig. 1921. — MONACELLI, M.: Sur quelques cas d' „Ulcus vulvae acutum“. Ann. des mal. vénér. Jg. 22. Heft 1. 1927. — MC DONAGH, J. E. R.: Acute ulceration of the vulva (Ulcus vulvae acutum). Brit. journ. of dermatol. a. syphil.

Vol. 36. 1924. Ref. Zentralbl. f. Haut- u. Geschlechtskrankh. Bd. 16, S. 470. 1925. — NEUMANN, J.: Die Aphthen am weiblichen Genitale. Wien. klin. Rundschau 1895. — OELZE-RHEINBOLDT, META: Über Ulcus vulvae acutum und Scheidenbacillen. Dermatol. Wochenschrift Bd. 75, Nr. 38, S. 941. 1922. — OLSON, M.: Veneroid-ulcer. Arch. of dermatol. a. syphil. März 1920. — OPPENHEIM, M.: Demonstration eines Falles von Ulcus vulvae acutum in der Wiener dermatologischen Gesellschaft. Ref. Arch. f. Dermotol. u. Syphilis 1920. — PILS, H.: Ein Beitrag zur Aphthosis. Arch. f. Dermatol. u. Syphilis. Bd. 149. 1925. — v. PROWAZEK: Die Physiologie der Einzelligen. — ROST: Lehrbuch der Hautkrankheiten. Berlin: Julius Springer 1926. — ROSTENBERG, A. and FINNERUD: Ulcus vulvae acutum. Arch. of dermatol. a syphilol. Vol. 13, Nr. 4. 1926. — SACHS, O.: Beiträge zur Pathologie der Vulvitis. Wien. klin. Wochenschr. 1905. — SCHERBER, G.: (a) Zur Klinik und Ätiologie einiger am weiblichen Genitale auftretender seltener Geschwürsformen. Dermatol. Zeitschr. 1913. (b) Weitere Mitteilungen zur Klinik und Bakteriologie der pseudotuberkulösen Geschwüre am weiblichen Genitale. Wien. klin. Wochenschr. 1913. (c) Über die Beziehungen der in den pseudotuberkulösen Geschwüren sive Ulcus acutum vulvae sich findenden Bacillen zu den Scheidenbazillen DÖDERLEINs. Wien. klin. Wochenschr. 1918. S. 1005. (d) Zusammenfassung der Klinik der pseudotuberkulösen Geschwüre sive Ulcus acutum vulvae und Mitteilung der gelungenen Reinkultur der in den Geschwüren vorkommenden Bacillen mittels eigener Züchtungsmethode. Wien. klin. Wochenschr. 1918. S. 179. (e) Klinik und Bakteriologie der pseudotuberkulösen Geschwüre sive Ulcus vulvae acutum, Nachweis der Identität der in den Geschwüren sich findenden Bacillen mit den Scheidenbacillen DÖDERLEINs und auf Grund dieser Feststellung Vorschlag, die Geschwüre Scheidenbacillengeschwüre zu benennen. Arch. f. Dermatol. u. Syphilis. Bd.127. 1919. — SCHUGT, P.: Das Ulcus vulvae acutum (LIPSCHÜTZ) und seine Ätiologie. Zentralblatt f. Gynäkol. 1925. Nr. 39, S. 2180. — STEIN, R. O.: Geschlechtskrankheiten. München: J. F. Lehmann 1922. — STRYKER, G. V.: Ulcus vulvae acutum. Report of a case. Arch. of derm. a syph. Bd. 15. Nr. 1. p. 54. 1927. — TSCHAPIN: Ref. Dermat. Centralbl. 1908. Bd. 11, S. 383. — VOLK, R.: Zum Krankheitsbegriff des sog. Ulcus acutum vulvae. Wien. klin. Wochenschr. 1914. S. 236. — WEGELIUS: Bakteriologische Untersuchung der weiblichen Genitalsekrete. Arch. f. Gynäkol. Bd. 88. 1909. — WELANDER: Insonte oberflächliche (Ano-) Genitalgeschwüre bei Frauen. Arch. f. Dermatol. u. Syphilis. Bd. 68, S. 403. — WERTHER: Ulcus vulvae acutum. Demonstration in der Vereinigung Dresdener Dermatologen und Urologen. Ref. Zentralbl. f. Haut- u. Geschlechtskrankh. Bd. 17, S. 846. 1925.

Ulcus chronicum vulvae et ani (Esthiomène).

Von

JOH. FABRY-Dortmund.

Mit 6 Abbildungen.

Historisches. HUGUIER, der 1848 das Krankheitsbild zuerst beschrieben hat, gebraucht die Bezeichnung „*Esthiomène*“ *cu dartre rongeante de la région vulvo-anale* und schon deshalb ist es berechtigt, dieselbe wenigstens mitzuführen, wie das ja in der Tat die meisten Autoren tun, wenn auch HUGUIER selbst in der Affektion eine gewisse Analogie zum Lupus vulgaris zu erkennen glaubte. Man muß hierbei, und das gilt für alle älteren Arbeiten, sich vergegenwärtigen, daß man damals klinisch und ätiologisch noch nicht viel von diesen Affektionen wußte, und deshalb finden wir in der älteren Literatur so häufig die Deutung als Tuberkulose (MARTIN, MAC DONALD, CROSTI u. a.). Für MAZARAKIS kommt noch im Jahre 1894 bezüglich der Ätiologie die Tuberkulose in Frage, und er bezeichnet die Affektion als das völlige Analogon des Lupus des Gesichtes. Auch HÄBERLINS Fall dürfte kein Lupus, sondern ein Ulcus chron. sein. Er dürfte aber wohl um jene Zeit mit dieser Ansicht vereinzelt dagestanden haben, da damals schon Haut- und Schleimhauttuberkulose gut bekannt waren. Sehr häufig findet sich bei den Autoren der Hinweis auf gleichzeitig bestehende Elephantiasis und als Ausdruck dafür die Benennung Ulcus vulvae elephantiasticum (BANDLER, BECKMANN, FOX und FAHRQUAR, KRÜGER, LAURO, MATZENAUER, MAYER, PESCIONE, SCHRAMM, WERNHER). Bei ausländischen Autoren findet sich meist die Bezeichnung Esthiomène (AUDRY und DALOUS, BJÖRLING, BRAU, CALDERONE, CAYLA, CROSTI, FIQUET, HEALY, RIVIÈRE und BOURSIER, ROUVE, SZACZ) und von deutschen Autoren HELLER, MÜLLER. CALDERONE, JESS gebrauchten neben Esthiomène die Bezeichnung Ulcus rodens vulvae, was unter allen Umständen abzulehnen ist, da dieselbe zu der Vorstellung führen könnte, es läge ein Carcinom vor. MÜLLERs Fall ist ein Carcinom und somit keine Esthiomène resp. Ulcus vulvae chron., er gehört also nicht hierhin. RISTIĆ betont besonders die Neigung zur Sklerosierung, was in geringerem Grade bereits in allen Fällen an den Randpartien der Fall zu sein scheint (beginnende Elephantiasis). Fistelbildung beschreibt WENIGER. In dem Folgenden sollen zunächst die wichtigsten Arbeiten kurz gewürdigt und ihre Ergebnisse mitgeteilt werden.

MAZZA beschreibt 3 Fälle, eingehend studiert, und kommt zu dem Schluß, daß das chronische Ulcus der Prostituierten durchaus nicht immer ein typisches Aussehen hat, daß es auch an einem sonst normalen, ungeschwächten Organismus entstehen könne und daß die Affektion keine Neubildung, Epitheliom, Lupus darstelle. Histologisch ist an dem Prozeß Cutis und Epidermis beteiligt. In der Cutis überwiegt die Neubildung von Epidermis und Gefäßen, in der Epidermis überwiegen Degenerationsvorgänge an den Zellen. Die Anwesenheit einer großen Anzahl von Bakterien im Ulcus wird durch die Art der Affektion und die Lokalisation erklärlich gemacht.

Einen wesentlichen und auch heute wohl noch gültigen Fortschritt bringen unabhängig voneinander KOCH (JADASSOHN) und BRAU. Auf diese Arbeit soll deshalb näher eingegangen werden. KOCH bringt ein neues ätiologisches Moment in die Diskussion, nämlich die totale Lymphdrüsenexstirpation; sie hat, wie RIEDEL zuerst betonte, den erheblichen Nachteil, daß sich häufig danach unter entzündlichen erysipelartigen Schüben stabile Ödeme resp. elephantiastische Verdichtungen einstellen. Verfasser bearbeitete das auf der Abteilung von JADASSOHN vorhandene Material nach dieser Richtung durch und fand in der Tat, daß an den weiblichen Genitalien besonders bei Prostituierten eine chronische, aus elephantiastischer Verdickung und Ulceration sich zusammensetzende außerordentlich schwer therapeutisch zu beeinflussende Affektion vorkommt. Sie findet sich mit Vorliebe bei Patienten, welche eitrige Prozesse in den Inguinaldrüsen durchgemacht haben. Es handelt sich also hierbei um partielle Ernährungsstörungen des Gewebes, die sich in erster Linie infolge behinderten Lymphabflusses und fortgesetzter Traumen, oft auf einem durch die Lues vorbereiteten Boden entwickeln und sich in einer Neigung der betroffenen Partien teils zu hyperplastischer Verdickung und Wucherung, teils zu oberflächlichen, seltener tiefgreifenden Ulcerationen äußern. Beide Prozesse gehen gewöhnlich nebeneinander her, und hieraus entsteht ein charakteristisches, wohlumschriebenes Krankheitsbild: das „Ulcus vulvae".

BRAU kommt zu folgenden Schlußsätzen.

1. Es gibt eine anfänglich ulceröse, auf die Dauer sich mit Elephantiasis komplizierende chronische Affektion der Vulva, welche weder Krebs noch Syphilis, noch eine tuberkulöse Ulceration ist.

2. Es handelt sich auch nicht um Lupus, wenngleich man das bisher allgemein behauptet hat.

3. Die Affektion entsteht in den meisten Fällen infolge eines weichen Schankers oder seltener einer Wunde, nach einer Verletzung der durch mehrfache Schwangerschaften, Vulvavaricen, Exzesse jeder Art, Alkoholismus vorbereiteten Gewebe.

4. Die Virulenz des weichen Schankers verschwindet bald. Man hat dann ein chronisches, durch Mangel an Sauberkeit konserviertes Geschwür vor sich.

5. Die Gegend wird der Sitz häufiger entzündlicher und lymphangitischer Schübe, welche in den vorgeschrittensten Fällen chronische Hypertrophie verursachen.

6. Im ganzen läßt sich die Affektion, welche ein völliges Analogon zu den varikösen Geschwüren der Unterschenkel darbietet, auf zwei Formen zurückführen, welche selbst zwei verschiedene Stadien der Krankheit sind, auf eine ulceröse und eine ulcero-hypertrophische.

7. Die Behandlung besteht in allgemeiner (tonischer) und lokaler (peinliche Sauberkeit und Excision der hypertrophischen Partien).

8. Der alte, durch den Gebrauch geheiligte Name „Esthiomène" verdient es, zur Bezeichnung dieser bisher schlecht bekannten Affektion weiter gebraucht zu werden.

JAKOBI bestreitet die Ansicht OBERLAENDERs, daß gewisse entzündliche Veränderungen mit nachfolgender, von Erosionen und Ulcerationen begleiteter Hypertrophie des Introitus vaginae gonorrhoischer Natur seien. JAKOBI fand letztere nur bei 15 von 800 Prostituierten, und von diesen 15 litten nur 2 sicher an Gonorrhöe, während 10 zur Zeit sicher keine Gonorrhöe hatten. Ätiologie: Nach irgendeinem ulcerösen Prozeß (Ulcus molle, Primäraffekt) entsteht eine Narbe; diese wird dann durch das häufige Trauma des Coitus wieder aufgerissen und wird immer von neuem wieder zum Geschwür.

Gestützt auf eine Reihe von Fällen kommen FIOCCI und LEVI zu dem Resultate, daß es außerhalb des venerischen und luetischen Geschwürs der äußeren Genitalien des Weibes ein nicht spezifisches Geschwür gibt, das langsam nach der Peripherie hin zunimmt, ohne besondere Beschwerden zu veranlassen und ziemlich rasch abheilt, sobald sich die Patienten einer richtigen Behandlung unterziehen. Die Ursachen der Affektion sind wenig bekannt; jedenfalls spielen Unreinlichkeit und gewisse lokale Ernährungsstörungen die Hauptrolle. Den

Ausgangspunkt bildet oft ein seropurulenter Vaginalausfluß, der bei mangelhafter Reinlichkeit zu einer Maceration der Gewebe führt.

BANDLER nimmt einen abweichenden Standpunkt ein. Gegen die Annahme, daß Traumen und Reize, wie sie bei Prostituierten vorkommen, die Ursache dieser Veränderungen sind, spricht nach ihm der Umstand, daß solche Erkrankungen auch bei nicht prostituierten Frauen vorkommen. Er selbst hatte nie Gelegenheit, diese Veränderungen bei nicht prostituierten Frauen zu sehen, dagegen hat RILLE, wie er ihm mitteilt, diese Veränderungen bei Frauen aus Galizien, wo schwerere Formen der Lues häufig sind, vielfach gesehen. Für die syphilitische Natur dieser ulcerativ elephantiastischen Veränderungen sprechen nach seiner Ansicht folgende Momente:

1. Neben den elephantiastisch ulcerativen Veränderungen am Genitale finden sich fast stets floride oder abgelaufene syphilitische Prozesse, zu deren Folgen wir auch die Rectalstrikturen rechnen.
2. Können wir vielfach die Erkrankung vom Primäraffekt bis zum Entstehen der Affektion beobachten.
3. Finden sich Fälle, bei denen wir keine Mitbeteiligung der Lymphdrüsen antreffen.
4. Hat die antiluetische Behandlung einen entschieden günstigen Einfluß auf den Prozeß.

BANDLER präzisiert seine Stellungnahme dahin, daß die Lues nur die primäre Ursache dieser Veränderungen ist, zu deren Ausgestaltung die schlechten Zirkulationsverhältnisse der Lymphbahnen, Traumen und Reize in bedeutendem Maße beitragen.

SZÁSZ teilt 7 Fälle von Ulcus vulvae chron. mit und begründet im Anschluß daran die Behauptung, daß diese Affektion eine nicht spezifische Erkrankung der Vulva und Analgegend ist und durch die verschiedensten Faktoren hervorgerufen werden kann. Er unterscheidet einen genitalen und rectalen Typus; in ersterem Fall besteht hauptsächlich Hypertrophie der äußeren Genitalien, des Mons veneris, evtl. auch der Analfalten, im letzteren sind die Gesäßbacken häufig geschwürig verändert und geschwollen. Was die Pathogenese der Affektion betrifft, teilt SZÁSZ die Ansicht LASSARs, KOCHs und JADASSOHNs und nimmt an, daß die elephantiastische Hypertrophie „auf die Wechselwirkung zwischen peripherer Entzündung und negativer oder ungenügender Funktion der Lymphdrüsen“ zurückzuführen sei. In manchen Fällen ist sicherlich den durch die Lues hervorgerufenen Lymph- und Blutgefäßveränderungen eine große Bedeutung beizumessen; ferner kommen Traumen (besonders bei Prostituierten) und Entzündung der verschiedensten Art ätiologisch in Betracht. In jedem Falle ist durch mikroskopische Untersuchung die Diagnose zu sichern, da sonst Verwechslungen mit Carcinom vorkommen können. Auch dürften die Fälle, bei denen durch Hg oder Jodkali Heilung eintritt, als echte Lues von dem eigentlichen Ulcus chron. vulvae zu unterscheiden sein.

AUDRY und DALOUS verbreiten sich an Hand einer Krankengeschichte über den Zusammenhang der Exstirpation der Inguinaldrüsen mit dem Ulcus vulvae chron. Bei der Patientin, welche sich außerordentlich vernachlässigte und mehrfach wegen enormer ulceröser Prozesse am Anus, Rectum und an der Vulva in der Klinik war, um dieselbe stets wieder ungeheilt zu verlassen, hatten sich außerdem auf der rechten Gesäßhälfte sechs kleine Lymphangiome gebildet. Verfasser glauben, daß diese Lymphangiome durch Lymphstauung entstanden sind, und daß diese letztere durch Abschnürung der Lymphgefäße durch die zahlreichen narbigen Infiltrate der Cutis verursacht ist.

DARRÉ und DELAUNAY bestreiten noch eine einheitliche Ätiologie der Esthiomène. Sie kann tuberkulöser (am häufigsten), luetischer oder carcinomatöser Natur sein.

MATZENAUER bringt die Krankengeschichte eines Falles von Ulcus chron. elephantiasticum und äußert die Ansicht, daß, obwohl beinahe in der Hälfte der Fälle Syphilis vorausgegangen ist, ein ätiologischer Zusammenhang mit derselben mikroskopisch oder durch erfolgreiche antiluetische Kur weder erwiesen noch wahrscheinlich ist. Über die wirkliche Ursache der Affektion wagte er keinerlei Hypothese aufzustellen.

Auch Calderone betrachtet das Ulcus als eine Affektion sui generis, das in seiner typischen Form weder syphilitischer, noch tuberkulöser, noch carcinomatöser Natur ist. Es muß vielmehr auf die wiederholten Traumen, die Unreinlichkeit usw. zurückgeführt werden, denen die größte Mehrzahl der Patientinnen ausgesetzt ist. Allerdings kann jede Dyskrasie, sei dieselbe nun luetischer, tuberkulöser oder anderer Natur, die prädisponierende Ursache bilden.

Lamanna erwähnt Ulcera chron. non contagiosa oder Esthiomène als Geschwüre, deren Fläche bedeckt ist mit reichlich schmutzig grauem Exsudat, unter diesem torpide Granulationen. Der Rand ist blaßrot, das Gewebe herum ödematös. Histologie: Die Basis besteht aus festgefügtem interstitiellem Bindegewebe, enthaltend wenig elastische Fasern und zahlreiche Infiltrationszellen mit kleinem Kern und fein granuliertem Protoplasma, außerdem Plasmazellen. Am Rand der Geschwüre hört die Infiltrationszone scharf auf, ist nur noch perivasculär, aber ohne Epithelzellen oder Riesenzellen. Lamanna betrachtet diese Art Geschwüre, die sich hauptsächlich bei Puellae publicae finden, als Folge venerischer Exzesse und kleiner Verletzungen und dann als Folgen des Reizes des Sekrets von Urethra und Uterus, besonders bei Alkoholismus und Vernachlässigung der Pflege.

Laffonts Patientin ist eine 28 jährige Dame, ohne Lues, ohne Tuberkulose oder sonstige Erkrankung. Vor 2 Jahren Salpingitis-Operation mit anschließendem linksseitigem Bubo, der spontan vereiterte. Seit ungefähr 2 Monaten absolut schmerzlose Ulceration am Genitale: Periurethrales, besonders rechts gelegenes unregelmäßiges, tief kraterförmiges Geschwür mit ausgezackten Rändern, grau verfärbt, mit gelbem Sekret bedeckt. Linkes Labium majus groß, infiltriert, ödematös geschwollen. In der l. Inguinalfalte Narben und Reste des vereiterten Bubo. Antisyphilitische Behandlung ohne Erfolg, alle bakteriologischen Untersuchungen negativ. Histologisch enorme Dilatation der Lymphgefäße, vollständig lymphoide Umwandlung des Stratum papillare und subpapillare, ohne irgend etwas Spezifisches für Lues, Tuberkulose oder Tumor.

Verchère demonstriert eine 20 jährige Patientin mit Ulcus chron. vulvae. Vor vier Jahren Syphilis. Gegenwärtig ein langsam fortschreitendes Geschwür, welches nahezu zu einem vollständigen Defekt der kleinen Labien geführt hat und welches bereits 2—3 cm tief in die Vagina hineinragt. Die Ränder des Geschwürs sind unregelmäßig aufgeworfen, das Geschwür selbst sehr schmerzhaft, derb induriert. Keine Bacillen, keine Spirochäten. Antiluetische Behandlung ohne Erfolg, aber auch die verschiedensten lokal angewendeten Mittel versagen völlig. Patientin zeigt außerdem verschiedentlich am Körper Stellen atrophischer, verdünnter Haut, die angeblich spontan entstanden sind, Renault und Balzer halten es nicht für ausgeschlossen, daß es sich bei dem Geschwür doch um Syphilis handelt.

Riehl demonstriert eine serpiginöse Ulceration an der Bauch- und Hüftgegend. Dieselbe ging von einer nicht ganz verheilten Drüsenwunde aus, die im Anschluß an ein Ulcus venereum und eine operierte Lymphangitis inguinalis entstand. Das Fehlen von Spirochäten, Ducrey- und Nosokomialstäbchen läßt dieses Ulcus als dem Ulcus chron. vulvae analog erscheinen.

Heller berichtet über den klinischen Befund und die mikroskopische Untersuchung eines Falles von Ulcus chron. vulvae. Der Proceß, der eine langsam verlaufende, zu Gewebszerfall führende Entzündung ohne charakteristische Merkmale darstellt, ist ein wohl umschriebenes, wenn auch pathogenetisch nicht aufgeklärtes Krankheitsbild. In dem beschriebenen Falle ließ sich nachweisen, daß Syphilis ätiologisch keine Rolle spielte, ebenso Gonorrhöe, Tuberkulose und Carcinom auszuscheiden waren. Ebensowenig konnte eine Konstitutionsanomalie oder ein ungünstiger Bau der Genitalien angeschuldigt werden. Der Fall wurde auch in der Berliner dermatol. Gesellschaft demonstriert. In der Diskussion bevorzugt Pinkus den ganz indifferenten Namen Ulcus chron. Er hält die Affektion in den meisten Fällen für die Folge blennorrhoischer Gefäßverlegungen und von Obliterationen der Inguinaldrüsen. Heller hat in seinem Fall nichts von Blennorrhöe finden können.

Tschlenow berichtet über eine charakteristische Erkrankung an Ulcus vulvae chron., welche durch Geschwürsbildung und elephantiastische Veränderungen gekennzeichnet wird, welche am häufigsten bei Prostituierten und speziell solchen, die Syphilis gehabt haben, vorkommen, ohne aber einen spezifischen Charakter zu haben. Histologisch sitzt dieses Geschwür vorzüglich um die Gefäße, wobei aber die Veränderungen derselben weder einen spezifisch luetischen, noch tuberkulösen Charakter zeigen. In pathogenetischer Hinsicht ist nach diesem Autor das Ulcus vulvae chron. aus der allgemeinen Gruppe der Erkrankungen der Vulva mit elephantiastischen Veränderungen unter der genannten Bezeichnung abzutrennen, da es am meisten Ähnlichkeit mit dem Ulcus cruris chron. hat.

Bei seiner Entstehung spielen die Disposition und verschiedene Momente eine Rolle, zu welchen alle geschwürigen Prozesse der Vulva zu rechnen sind. Als disponierende Momente kommen Veränderungen der Blutgefäße und des regionären lymphatischen Apparates in Betracht, die bei syphilitischen Personen häufig sind, wozu sich dann noch Traumen und öftere Infektionen bei Prostituierten gesellen, die zum Ulcus vulvae chron. führen. Dieses gibt dann seinerseits zu Stauungen im Lymphsystem und später zu elephantiastischen Veränderungen Anlaß. Die Prognose des Ulcus vulvae ist im allgemeinen nicht günstig, wenn auch das speziell in der Umgebung der Urethra sitzende Geschwür verheilen kann.

In dem Fall von Heinsius war 10 Jahre vor Auftreten des Ulcus eine Operation wegen linksseitiger Leistendrüsenentzündung vorgenommen worden. Nach und nach wurde durch die fortschreitende Ulceration das gesamte Stützgewebe der Scheide zerstört, und es kam zunächst zu einer Inversion der Scheide und des weiteren zu einem Totalprolaps von Uterus und Scheide bei einer Frau, die noch nicht geboren hatte — und schließlich auch zu einer totalen Inversion der Blase.

Björling gibt seinen Standpunkt wie folgt wieder: Unter Esthiomène versteht man eine Ulceration in der Nähe des Anus oder der Vulva, die sich auf elephantiastisch veränderter Haut bildet, therapeutisch nicht beeinflußbar ist. Zur Diagnose ist in therapeutischer Hinsicht der Ausschluß anderer, zu Geschwürsbildung führender Krankheiten wie Lues, Lupus, Ulcus molle, Carcinom, Sporotrichose notwendig, in positiver Hinsicht der Nachweis einer Bindegewebshypertrophie mit erweiterten Gefäßen. Das Gewebe scheint durch diese Veränderung das Vermögen verloren zu haben, Substanzverluste zu ersetzen.

Leinert resümiert wie folgt:

1. An Stelle der bisher allgemein gebräuchlichen Bezeichnung Esthiomène und Ulcus rodens vulvae ist die Benennung Ulcus chron. vulvae simplex zu setzen, der im Spezialfall ätiologische Beiworte wie postlueticum, postgonorrhoicum oder tuberculosum beizufügen wären.

2. Die Diagnose ist in der Regel per exclusionem zu stellen, nach Erschöpfung aller klinischen Untersuchungsmethoden.

3. In der Ätiologie des Ulcus vulvae chron. simplex spielt die Lues die hauptsächlichste pathognomonische Rolle, seltene Fälle sind als durch eineInfektion mit Tuberkelbacillen entstanden zu erklären. Im einzelnen sind die chronisch rezidivierende Gonorrhöe, langdauernder nicht spezifischer Fluor und andere Irritationen chronisch entzündlicher Art als krankheitauslösende Momente anzusprechen.

4. Die pathologisch-anatomischen Bilder lassen dementsprechend typische pathognomonische Bilder vermissen. Makroskopisch steht von Anfang an die Ulcusbildung im Vordergrund des Krankheitsprozesses.

5. Die Veränderungen an den Lymph- und Blutgefäßen, die niemals fehlen, sind in pathogenetischer Hinsicht als primär durch die zugrunde liegende Schädlichkeit entstanden anzusehen und sind, da sie irreparabel sind, hauptsächlich für den weiteren chronischen Verlauf, dem jede Heilungstendenz fehlt, verantwortlich zu machen.

6. Eine Behandlung wird nur dann mit Aussicht auf Erfolg unternommen werden können, wenn sie lange und intensiv durchgeführt werden kann; neben Fernhaltung aller Schädlichkeit ist die der Erkrankung zugrunde liegende Gonorrhöe oder Lues zu behandeln. Die therapeutische Beeinflussung geht langsam vonstatten. Aussicht auf Dauererfolg kommt nur einer lange fortgesetzten Behandlung zu.

Krüger demonstriert einen Fall von Ulcus chron. vulvae elephantiasticum in der Wiener dermatologischen Gesellschaft. In diesem ist das äußere Genitale mächtig vergrößert, blaurot verfärbt, von derber Konsistenz. Am Eingang der Vagina findet sich ein über fünfkronenstückgroßes Geschwür, dessen Grund glatt und dessen Ränder leicht unterminiert sind. Als Ursache kommt weder Lues, noch Gonorrhöe, noch Tuberkulose in Betracht.

Ristić äußert sich über die Erkrankung folgendermaßen. Die Verschiedenheit der Auffassung in der Ätiologie der in Rede stehenden Erkrankung liegt nach der Meinung des Verfassers in der unrichtigen Deutung der Vulvaschwellung;

diese ist nur eine sekundäre Erscheinung, dagegen muß dem Ulcus eine charakteristische und spezifische zufallen. Der Verfasser hatte Gelegenheit, sieben solche Fälle zu beobachten. Die Konsistenz des ausgebildeten Geschwüres ist eine ungemein harte, bietet das Gefühl des gegerbten Leders und wird dadurch von anderen ähnlichen Geschwüren unterschieden. Die Geschwürsränder sind rund bzw. oval über den Geschwürsgrund stehend, oft nach innen aufgerollt. Der Grund des Geschwürs ist eitrig und mit Granulationsgewebe bedeckt und kraterförmig eingezogen. Ein Übergang dieser Geschwürsart auf die Scheidenschleimhaut — wie dies bei tuberkulösen Geschwüren der Fall ist — findet nicht statt. Die Erkrankung ist schmerzlos. Im Sekret wurden meist nur Staphylokokken gefunden. Histologischer Befund zeigt starke Vernarbung des Bindegewebes, Lymphoid- und Plasmazellen; starke Erweiterung der Blut- und Lymphgefäße. Spezifische Erreger wurden in keinem Falle nachgewiesen. Die Heilung des Geschwürs kann jeder Behandlung jahrelang trotzen. Bei reinen Formen dieser Erkrankung scheint es, daß die Inguinaldrüsen und das Allgemeinbefinden nicht in Mitleidenschaft gezogen werden. Das einzige gemeinschaftliche Merkmal bei allen 7 Patientinnen war, daß dieselben der Prostitution angehörten und mit venerischen Erkrankungen angesteckt waren. Histologische und bakteriologische Befunde zeigen, daß die Erkrankung mit Tuberkulose nichts Gemeinschaftliches hat. Ätiologisch kommt hauptsächlich das Fortwirken eines Reizes in Betracht. Spezifische Bakterien können für die Entstehung nicht verantwortlich gemacht werden. Es besteht in dieser Hinsicht eine Ähnlichkeit mit dem Ulcus cruris. Kauterisation und Reinhaltung können zur Heilung des Geschwürs beitragen.

In Riecke, Lehrbuch der Haut- und Geschlechtskrankheiten. 1921. S. 669 findet sich der erste Passus, der auf das Ulcus vulvae chron. Bezug nimmt (Bruhns).

Man findet Rectalstrikturen oft kombiniert mit den Fällen von Elephantiasis vulvae (s. Esthiomène). Dies ist jene ganz chronisch verlaufende, gewöhnlich mit der Bildung torpider Geschwüre, der sog. Ulcera chronica, einhergehende Hypertrophie der äußeren Genitalien, die besonders bei Prostituierten vorkommt. Wenn man in diesen Fällen von Elephantiasis vulvae nicht versäumt, die Rectalwand zu untersuchen — ich empfehle dafür besonders das Verfahren der Recto-Endoskopie —, so findet man bei weitem in der Mehrzahl der Fälle entweder eine ganz ausgebildete Striktur im Rectum oder auch manchmal nur Wulst- und Balkenbildungen der Rectalschleimhaut, die wohl als die Vorstadien der ausgebildeten Striktur anzusehen sind. Es scheint sich bei diesen Fällen von Elephantiasis vulvae um ähnliche hypertrophische Erscheinungen im Rectum, nicht nur um Narbenschrumpfung, zu handeln wie bei dem Prozeß an den äußeren Genitalien und man muß für diese Rectalstrikturen wohl die gleiche Ätiologie annehmen, wie für die Elephantiasis der äußeren Genitalien. Wie bei letzterer sieht man auch im Rectum durch das Endoskop eitrig belegte, chronisch torpide Ulcerationen neben den Wulstbildungen. Für diese Elephantiasis der äußeren Genitalien ist es aber noch unsicher, inwieweit Gonorrhöe oder Lues eine Rolle spielt oder ob diese Momente ätiologisch überhaupt nicht in Betracht zu kommen brauchen, und nur wiederholte Reizungen der Haut bzw. die von banalen kleinen Verletzungen ausgehenden Infektionen und lymphangitischen Prozesse und Anschwellungen allein dazu führen können. Es scheint, als ob in manchen Fällen zur Entstehung der Elephantiasis sowohl wie der chronischen Ulcera eine Verödung ausgedehnter Lymphbahnbezirke, wie sie bei Exstirpation von vereiterten Lymphdrüsen oder vielleicht schon bei Entzündung der Drüsen zustande kommt, notwendig ist. Aber für alle Fälle von Elephantiasis an den

Genitalien, evtl. auch an der Rectalwand, und von Ulcera chronica genügt diese Ätiologie gewiß nicht. Und so läßt sich auch für die mit der erwähnten Veränderung der äußeren Genitalien kombinierten Rectalstrikturen noch nicht entscheiden, wodurch sie veranlaßt sind, ob durch Rectalgonorrhöe oder Syphilis, denn auch die Syphilis ist als Ätiologie bei den Prostituierten ja so gut wie immer vorhanden, oder ob noch andere Ursachen daneben in Betracht kommen.

An anderer Stelle, Seite 687, heißt es: Schließlich kann auch das sog. „Ulcus chron. vulvae" besonders bei Frauen zunächst Veranlassung zur Verwechslung mit Ulcus molle geben. Das Ulcus chron., das namentlich bei Prostituierten beobachtet wird, tritt öfters mit einer gleichzeitigen Elephantiasis der äußeren Genitalien, manchmal aber auch ohne diese, in Form von anfangs flachen, schmutzig eitrigen Geschwüren an der Urethralmündung, den Labien oder anderen Stellen der Vulva auf. Diese Geschwüre, deren Ätiologie noch nicht klar liegt, sind aber durch die meist seichtere Beschaffenheit der Ränder, durch die evtl. mit vorhandene elephantiastische Verdickung des umgebenden Gewebes, und vor allen Dingen durch ihren ungemein chronischen Verlauf, der weder zur schnellen Progredienz Neigung zeigt, noch viel weniger aber zur Heilung — darin beruht auch der Unterschied der chronischen Ulcera gegenüber tertiär syphilitischen Geschwüren —, leicht von Ulcus molle zu differenzieren.

Beckmann demonstriert einen Fall, bei dem neben starker Schwellung und Verdickung beider Labia majora ein hühnereigroßer Tumor an einem breiten Stiel von der Klitorisgegend ausgeht; außerdem Ulcerationen und warzige Excreszencen. Da die Kranke schwanger war, wobei ein Wachstum des Ulcus chron. zu konstatieren war, wurde mit Rücksicht auf die Infektionsgefahr die Entbindung mittels Kaiserschnittes in Erwägung gezogen. Es trat jedoch kurz vor dem errechneten Schwangerschaftsende eine spontane Geburt ein. Das Wochenbett verlief normal.

Healys Beobachtung eines malignen Falles, der auch keine Prostituierte betraf, verdient ausführliche Mitteilung. Eine 22 jährige Frau hatte im Alter von 18 Jahren ein kleines bei Jodsalbentherapie heilendes Geschwür der linken großen Schamlippe, 3 Jahre später Heirat; wieder Auftreten der juckenden Geschwürsbildung; 1 Jahr später trotz negativer Wa.R. erfolglose Behandlung mit 6 Salvarsaneinspritzungen. Das Geschwür war inzwischen weiter gewachsen, hatte beide Labien befallen und wuchs nach den Hüften zu, die Afteröffnung kreisförmig umrahmend. Weder Excision, nech Kauterisation, noch die Anwendung von Flüssigkeiten, Salben und Medikamenten brachte Heilung oder konnte auch nur das Fortschreiten der Geschwürsbildung auf die kleinen Labien verhindern. Da die Esthiomène als Geburtshindernis anzusehen war, wurde Sectio caesarea gemacht. Weder das Puerperium noch Röntgenbestrahlung brachten Besserung, dagegen erfolgte temporäre Heilung, nachdem 1920 eine Bluttransfusion von 500 ccm gegeben, eine Radikaloperation und Plastik vorgenommen war. $^1/_2$ Jahr später entstand aber in der transplantierten Haut ein neues Geschwür. Histologisch wurde in den exstirpierten Partien nur Granulationsgewebe festgestellt, bakteriologisch nichts Wesentliches gefunden (einige nicht hämolytische Streptokokken). Im September 1920 wies der Bakteriologe in Abstrichen der Oberfläche des Geschwürs Proteus in überwiegender Menge nach. Es wurde eine Proteusvaccine hergestellt und 30 Dosen von 50—100 Millionen während 3 Monaten gegeben. Die schnell erfolgende Heilung hielt 5 Monate an; ein Rückfall konnte in derselben Weise erfolgreich bekämpft werden. Es besteht aber immer noch eine Neigung zu neuen Schüben, die im Anschluß an schmerzhafte Herpes progenitalis-Eruptionen sich entwickeln. Der Befund des Proteus und die Wirkung der Vaccine ist in der Geschichte des rätselhaften Ulcus vulvae chron. jedenfalls bemerkenswert.

Jess teilt einen Fall mit, der eine 43 jährige Frau mit typischem Ulcus vulvae chron. betraf; die auslösende Ursache soll eine Gonorrhöe sein; operative Behandlung ist geplant.

Rouve bringt einen nicht ganz klaren Fall einer 61 jährigen tuberkulös behafteten Frau, die seit 1895 über Ausfluß klagt, Brennen in der Scheide usw. verspürt. 1905 harter Schanker in der Scheide diagnostiziert (nähere Erkrankungsresultate und Verlauf unbekannt). 1918 Vaginitis, Geschwürsbildung mit harten Rändern um die Harnröhre. Trotz negativer Wa.R. wird Lues angenommen, und nach spezifischer Behandlung Heilung festgestellt. (Histologischer Befund: Leukocyteninfiltration, nicht charakteristisch.) 1922 Ausfluß, Brennen in der Scheide, Ekzem, vor allem beträchtliche Hypertrophie aller Schamlippen, (starke Blaufärbung); zwischen den kleinen Labien eine braunrot gefärbte, nicht sehr tiefe Ulceration mit unregelmäßigen Rändern, die auf die hintere Vaginalwand übergehen.

Verfasser neigt dazu, einen syphilitischen Ursprung der Esthiomène anzunehmen, gibt aber zu, daß sein Fall recht ungeklärt ist.

TAUSSIG will unter dem Namen hypertrophisch-ulceröse Form der Vulvaentzündung alles zusammenfassen, was unter dem Namen Elephantiasis, Esthiomène, Syphilom, mit chronisch-infektiöser Vergrößerung der Vulva einhergeht.

JESS-Freiburg: Es handelt sich um ein Geschwür der hinteren Commissur, markstückgroß, mit speckigem Grund und unterminierten Rändern, das schnell in die Tiefe wuchs. Wa.R. +. Die Diagnose lautete auf Ulcus vulvae rodens (Esthiomène). Ulcus molle, Ulcus durum, Tuberkulosegeschwür, Gumma (?), Carcinom, konnten differentialdiagnostisch ausgeschlossen werden. Als Behandlung wird versucht: Desinfektion mit Carbolsäure, Jodtinktur, Arg. nitr. Operation wird abgelehnt. Kräftigung des Allgemeinzustandes empfohlen, wodurch oft Spontanheilung eintreten soll.

RIVIÈRE, MAURICE et R. BOURSIER, Mitteilung eines Falles von Esthiomène, der mehr von Interesse für den Gynäkologen ist. Bei einer 21 jährigen Primipara waren seit dem 8. Lebensjahr Skrofulodermen am Halse, Sternum und in der Inguinalgegend aufgetreten, die dann aufbrachen und längere Zeit sezernierten. Damals zeigte sich in der Regio pubica eine rötliche, etwas härtliche Stelle, die stark juckte, auf die Labien sich ausbreitete und bald leicht erhabene Stellen erkennen ließ, die konfluierten und eine Volumvergrößerung zur Folge hatten. Konzeption Oktober 1922, normale Entwicklung der Gravidität. Die Haut des Genitale ist livide verfärbt, gespannt, glänzend, die Behaarung fehlt; dabei zeigt sich eine Schwellung, die nach oben bis 3 Querfinger oberhalb der Schamgegend, seitwärts bis an die erwähnten Narben der Inguinalgegend und an die Schenkelbeuge reicht, links sich sogar auf die Vorderfläche des Oberschenkels erstreckt. Die großen Labien elephantiastisch hypertrophiert, in der Commissura superior ein tiefer Einriß. Die Schwellung hat eine elastisch-ödematöse Beschaffenheit, stellenweise zeigt sich eine leichte Verhärtung. Introitus vulvae, die kleinen Labien, Vestibulum frei, die vordere Vaginalwand scheint weniger geschmeidig, nach vorn und oben verzogen, Geburt erfolgte unter Anwendung des Kaiserschnittes.

ZIELER faßt seinen Standpunkt kurz wie folgt zusammen. Das chronische Unterschenkelgeschwür gleicht in seinen klinischen Erscheinungen sehr dem sog. Ulcus chron. vulvae, das man mit verschiedenen Infektionen (Tuberkulose, Lues) hat in Beziehung setzen wollen. Für derartige Zusammenhänge fehlen aber die Beweise. Wahrscheinlich sind mechanische Bedingungen von Bedeutung; denn diese Geschwürsbildung findet sich fast ausschließlich bei alten Prostituierten, bei denen Vereiterung oder Ausräumung der inguinalen Lymphdrüsen zu chronischen Stauungen und elephantiastischen Veränderungen geführt hat. Die Geschwüre finden sich hauptsächlich an der hinteren Commissur und der Klitoris und führen zuweilen zu tiefgreifenden Zerstörungen.

BUQUICCHIO teilt 12 Fälle mit, die alle Prostituierte waren und innerhalb eines Jahres zur Beobachtung kamen. Alle Fälle wurden eingehend untersucht. BUQUICCHIO betont, daß Tuberkulose, Lues, Ulcus molle und auch Spirotrichose bei der Diagnosestellung ausgeschlossen werden müssen. Die ätiologische Bedeutung der Elephantiasis vulvae und der Entfernung der Leistendrüsen für das Entstehen des Ulcus vulvae chronicum wird hervorgehoben.

CAMESCASSE beschreibt unter der Bezeichnung Esthiomène der Vulva einen Fall, den er aber nicht für eine eigentliche Esthiomène hält. Die Ulceration der Vulva begann in der Tiefe der Vagina am Rande eines gleichzeitig bestehenden Collumepithelioms und schritt nach außen zur Vulva hin allmählich fort. CAMESCASSE denkt sich den Vorgang so, daß auf Grund eines durch das ausfließende Sekret hervorgerufenen Reizzustandes die Vulvaregion anschwoll, gerötet war und sich Risse bildeten.

SOIMARU hält das Ulcus chron. vulvae für ein gut charakterisiertes und von anderen Erkrankungen wohl zu unterscheidendes Krankheitsbild. Er berichtet über einen Fall mit Ulcerationen an den typischen Stellen der vorderen und hinteren Commissur mit hochgradiger Elephantiasis der Vulva und der Analgegend. Urinentleerung und Defäkation waren gestört. Tuberkulose, Lepra, Carcinom waren ausgeschlossen. Histologisch fand sich gefäßreiches Bindegewebe mit lymphocytärer Zelleinlagerung und uncharakteristischen Riesenzellen. SOIMARU glaubt, daß die Ulceration das Primäre, die Elephantiasis das Sekundäre sei.

Begriffsbestimmung. Versucht man nach genauem Studium der Literatur eine Begriffsbestimmung zu geben, so handelt es sich um einen in der Vulva-

und Analgegend lokalisierten Geschwürsprozeß von äußerst schlechter Heilungstendenz, unbekannter Ätiologie, bei welchem Lues, Tuberkulose, Ulcus molle, Gonorrhöe, Sporotrichose, Aktinomykose, Carcinom auszuschließen sind. Eine andere Frage ist, inwieweit diese oder ähnliche Affektionen, wenn sie vorausgegangen sind, ätiologisch von Bedeutung sein können. Zu berücksichtigen ist auch die Tatsache, daß die Affektion sich fast ausschließlich bei älteren Prostituierten findet, und das weist doch entschieden darauf hin, daß

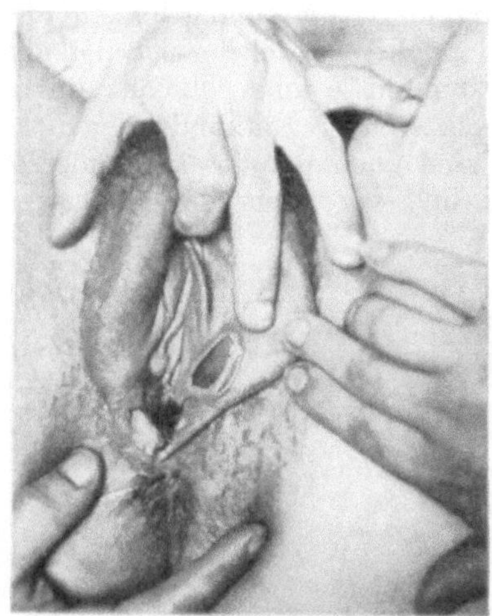

Abb. 1. Ulcus vulvae chronicum. (Fall von PINKUS.)

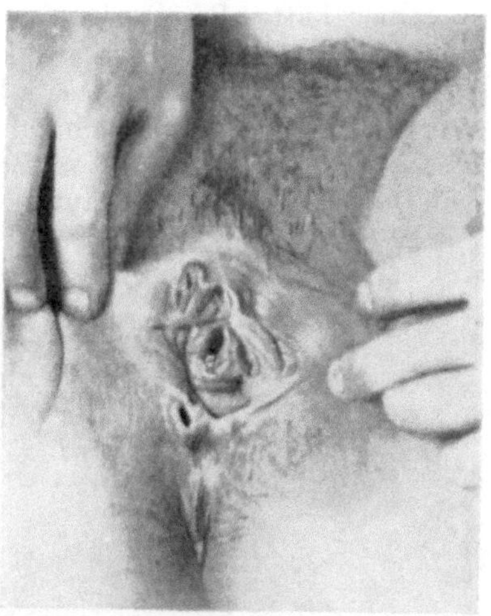

Abb. 2. Ulcus vulvae chronicum. (Hautklinik Turin, Fall von BUQUICCHIO.)

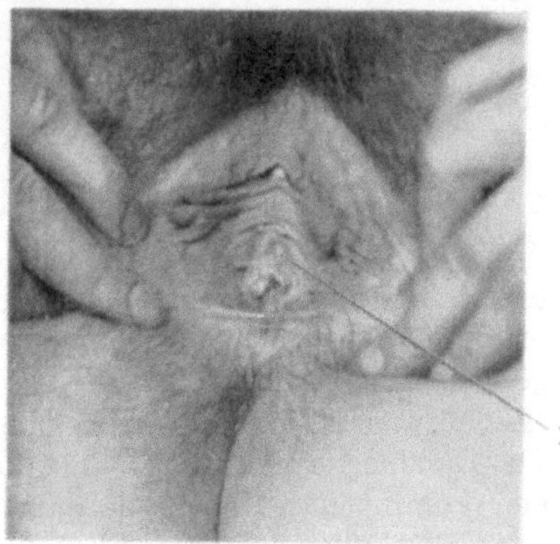

Abb. 3. Ulcus vulvae chronicum im Beginn (×).

mechanische Insulte, wie der häufige Geschlechtsverkehr mit eine Erklärung für die Entstehung geben. Das haben auch bereits ältere Autoren richtig erkannt. So ist auch wohl der Hinweis auf die Gegend der Klitoris und Urethra, sowie auf die hintere Commissur als Prädilektionsstellen zu erklären (SCHROEDER, MAYER u. a.). Festzustehen scheint auch, daß ein besonderer, vielleicht noch nicht bekannter Erreger nicht in Frage kommt, vielmehr eine Reihe banaler Keime als die Heilungstendenz behinderndes Moment, wie man sie bei allen chronischen Geschwüren zu finden pflegt. Man unterscheidet zweckmäßig ein initiales Stadium und die weit vorgeschrittenen, mit erheblicher Zerstörung einhergehenden Fälle, welche dem Charakter der Krankheit im Zusammenhang mit dem Unvermögen, derselben Einhalt zu tun, etwas Mystisches gaben, und dazu trug auch die Bezeichnung „Esthiomène", „fressendes Geschwür", bei. Man stößt in der Literatur auch hier und da auf die Benennung Ulcus rodens; wir müssen diesen Namen für das Ulcus chronicum entschieden ablehnen, schon deshalb, weil er bereits für gewisse carcinomatöse Prozesse im Gebrauch ist; er könnte also nur Verwirrung stiften.

Jene Fälle, bei denen der Zerstörungsprozeß einen ungemein großen Umfang angenommen hatte, Perforation in die Urethra und Kommunikation mit dem Mastdarm, so daß die Vulva eine Kloake darstellt, in welche sich Fäkalien und Urin entleeren, sind äußerst seltene Vorkommnisse und wohl nur auf das Konto gröbster Vernachlässigung und komplizierender Entzündungen durch Verschmutzung zu setzen. Von Bedeutung sind auch papulöse und ulceröse Veränderungen der Schleimhaut der Vagina und vor allem der Analgegend

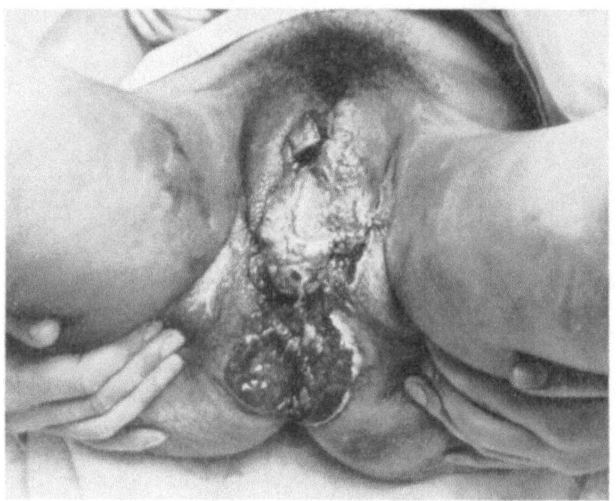

Abb. 4. Ulcus vulvae chronicum. (Vorgeschrittener Fall.)

und des Mastdarms, die häufig zur Strikturierung führen. Solche Prozesse sind wohl keine Zufallserscheinungen und denselben ist unter allen Umständen immer die größte Aufmerksamkeit zu schenken.

Von nicht geringer Bedeutung ist die Frage, welcher Art die Beziehungen des Ulcus chronicum zur Elephantiasis sind. Führt das Ulcus sekundär zur Elephantiasis vulvae oder kommt das Ulcus sekundär bei Elephantiasis und Papillomatosis vulvae vor? Im allgemeinen wird man wohl das Ulcus als das Primäre ansehen müssen und sich vorstellen können, daß komplizierende Erysipel- und Erysipeloidschübe die Ulceration begünstigende Momente sind; letztere führen zu chronischen Ödemen und schließlich zu Elephantiasis. Umgekehrt ist aber auch zu verstehen, daß Elephantiasis und Lymphstauung dem Fortschreiten des Entzündungs- und Ulcerationsprozesses günstig sind. Der zuerst von Riedel betonte Zusammenhang des Auftretens von Lymphstauung nach gründlicher Ausräumung von Leistendrüsen wurde zunächst an den Kliniken von Neisser und Jadassohn weiter verfolgt. Fraglos ist in der operativen Ära auch über ein gehäuftes Auftreten von Ulcus vulvae chron. zu berichten. Die Zahl der aus den genannten Kliniken von Koch zusammengestellten Fälle ist in der Tat eine recht große. Die Ära radikaler Ausräumung der Leistendrüsen ist vorbei, man operiert nicht eher, bis eine vollständige Erweichung der Bubonen erfolgt ist; wir haben den Eindruck gewonnen, daß seit der Zeit das Ulcus vulvae chron. seltener geworden ist; und das bestätigte uns eine Umfrage bei einer Reihe von Kliniken mit sehr großem Prostituiertenmaterial. Bezüglich der pathologischen Bedeutung der Entzündung der Lymphgefäße und Drüsen und von Erysipelschüben, der dadurch bedingten Lymphstauung und Elephantiasis dürfte die Annahme, daß es sich um das Ulcus vulvae chron. begünstigende Momente handelt, viel für sich haben. Dabei muß aber auch die Möglichkeit des umgekehrten Weges zugegeben werden, nämlich daß das Ulcus das Primäre ist und Elephantiasis, Papillomatosis der Schleimhaut und Strikturierung der Vulva und des Rectums entweder auf gleicher Ursache beruht oder sogar sekundär ist.

Geht man von dem Gedanken aus, daß die Krankheit an der Schleimhaut der Vulva beginnt, so folgert daraus, daß Schleimhautläsionen und Narben jeglicher Art von Bedeutung sein können. Für derartige Narbenbildungen kleineren und größeren Umfangs könnten bei Prostituierten die verschiedenartigsten Momente veranlassend sein, so rein traumatische unspezifische Läsionen, dann aber vor allem spezifische, und bekanntlich erkranken fast alle Prostituierten über kurz oder lang an Lues, Ulcus molle und Gonorrhöe.

Ich habe das Material der Dortmunder Prostitution auf etwa vorhandene Narben der Vulva untersuchen lassen und fand Narben am Genitale unter 135 Prostituierten 14 mal, also etwa in $10^0/_0$ der Fälle:

1. H.: Tief eingezogene erbsengroße Narbe an der Innenfläche des Labium majus rechts. — Angeblich nach Lues.
2. H.: Linsengroße, tiefe, dunkel verfärbte Narbe an der Innenfläche des Labium minus rechts. — Angeblich nach Primäraffekt.
3. Z.: Große, strahlenförmige Narbe am Lab. minus links, entstanden nach Primäraffekt vor $3^1/_2$ Jahren.
4. Cz.: Kleine, eingezogene Narbe an der Innenfläche des Lab. minus rechts. — Angeblich nach Primäraffekt vor 3 Jahren.
5. P.: Links neben dem Orificium urethrae flache, zehnpfennigstückgroße Narbe nach Ulcus vulvae chron. vor 1 Jahr. Vorher Ulcus molle.
6. N.: Punktförmige, eingezogene Narbe an der Innenfläche des Lab. minus nach Ulcus mixtum vor 4 Monaten.
7. K.: Flache, deutlich abgegrenzte Narbe an der Innenfläche des Lab. majus rechts. Entstanden angeblich vor 1 Jahr nach einem Ausschlag, der nach der Periode auftrat und nach 1 Woche spontan verschwand (Herpes ?).
8. Th.: Kleine, kaum sichtbare Narbe an der Innenfläche des Lab. majus links. Entstanden nach ulcerierter luetischer Papel im Mai dieses Jahres.
9. B.: Flache Narbe an der Innenfläche des rechten Lab. minus, angeblich nach sehr oft rezidivierendem Herpes.
10. N.: Deutliche, flache Narbe an der Innenfläche des Lab. majus rechts, angeblich nach rezidiviertem Herpes.
11. St.: Tiefe, strahlenförmige Narbe an der hinteren Commissur, angeblich nach Dammriß.
12. B.: An hinterer Commissur, Vagina und Damm tiefe, bis ins Rectum reichende Narbe mit Prolaps der Rectumschleimhaut und Sphincterinsuffizienz nach Dammriß 3. Grades.
13. P.: Strichförmige, tief eingezogene Narbe an der Innenfläche des Lab. majus rechts, angeblich nach rezidivierendem Herpes.
14. Sch.: Am Lab. minus rechts kleine flache Narbe unbekannter Ätiologie.

Von diesen 14 Fällen waren Narben von

Primäraffekt	3
Lues II	2
Ulcus molle und im Anschluß daran Ulcus vulv. chron.	1
Ulcus mixtum	1
Herpes recidiv.	4
Dammriß	2
Unbekannter Ursache	1
	14

Fraglos können derartige Narben für das Zustandekommen des Ulcus chron. vulvae mitverantwortlich gemacht werden. Wir hatten in letzter Zeit Gelegenheit, zwei Fälle von Ulcus chron. vulvae in noch geringerem Umfange zu sehen und zu studieren. In dem einen Fall handelte es sich ursprünglich um ein Ulcus molle mit Lokalisation an der vorderen Scheidencommissur links vom Harnröhrenwulst; es gelang die Keime zum Schwinden zu bringen, aber das flache Ulcus blieb und trotzte wochen- und monatelang jeglicher Behandlung, so daß wir schließlich ein Ulcus vulvae chron. diagnostizierten, und ähnlich lagen die Verhältnisse in einem zweiten Fall mit Lokalisation an der hinteren Scheidencommissur mit der gleichen schlechten Heilungstendenz und sicherem Ausschluß einer spezifischen Erkrankung. Als dritte Prädilektionsstelle wird die Analgegend angeführt und mit dieser Frage müssen wir uns etwas eingehender befassen.

Man findet am Anus, früher unter dem allgemeinen Begriff der Hämorrhois zusammengefaßt, Veränderungen, die zur Geschwürsbildung prädestinieren.

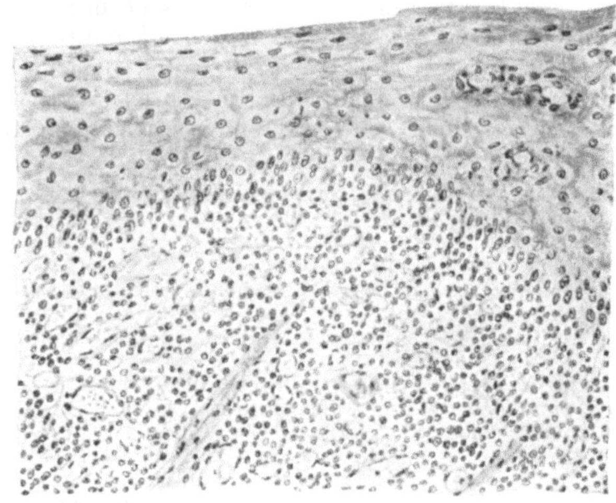

Abb. 5. Ulcus vulvae chronicum im Schnitt. (Nach BUQUICCHIO, Turin, Hautklinik.)

Oft ist es leicht, festzustellen, daß ein geplatzter Varix die Veranlassung für die Bildung einer sog. Plica ist, in anderen Fällen sieht man, und dann handelt es sich um eine individuelle Anlage, die Plicae radiär zum Anus verlaufen, und sie sind mehr oder weniger stark entwickelt. Auch diese Faltenbildungen können leicht erodieren und so die Eingangspforte für spezifische und unspezifische Erreger bilden; so entsteht oft das Ulcus chron. anale mit derselben schlechten Heilungstendenz, welch letztere bleibt, auch wenn es gelungen ist, spezifische Erreger wie Streptobacillen, Gonokokken zu vernichten. Histologisch handelt es sich nach unseren zahlreichen mit SCHRIDDE ausgeführten Untersuchungen um exulcerierte Fibroepitheliome. Untersucht man nun die Analgegend weiter nach aufwärts, und man sollte das in keinem Falle unterlassen, so finden sich dort häufig die von den verschiedensten Autoren beschriebenen Veränderungen der Rectalschleimhaut: Erosionen und ulceröse Prozesse, papilläre Bildungen und narbige Abschnürungen. Am häufigsten sind diese Mastdarmstrikturen Folgen früherer *syphilitischer* Infektion, sie können aber auch ohne diese vorkommen. Außerdem kommen als prädisponierende Momente Gonorrhöe, Ulcus molle und Tuberkulose in Betracht.

Histologisch zeigt sich lymphocytäre Zelleinlagerung, Bindegewebswucherung besonders der Randpartien, einfaches Ulcus, Epitheldefekt mit Granulationsbildung in den Anfangsstadien. Auch die vorgerückteren Stadien bieten dasselbe Bild. Elephantiastische Partien zeigen noch höhere Grade der Bindegewebswucherung und papillomatösen Wucherung. Eine genaue mikroskopische Beschreibung gibt HELLER und neuerdings BUQUICCHIO; in den erkrankten Partien sind die Epithelzellen aufgequollen und erinnern an die ballonierende Degeneration UNNAs. Zwischen den Epithelien Wanderzellen. Im Bereich der Ulceration fehlen die Retezellen vollständig. Neben lymphocytärer Zelleinlagerung fanden HELLER und auch BUQUICCHIO zahlreiche Plasmazellen.

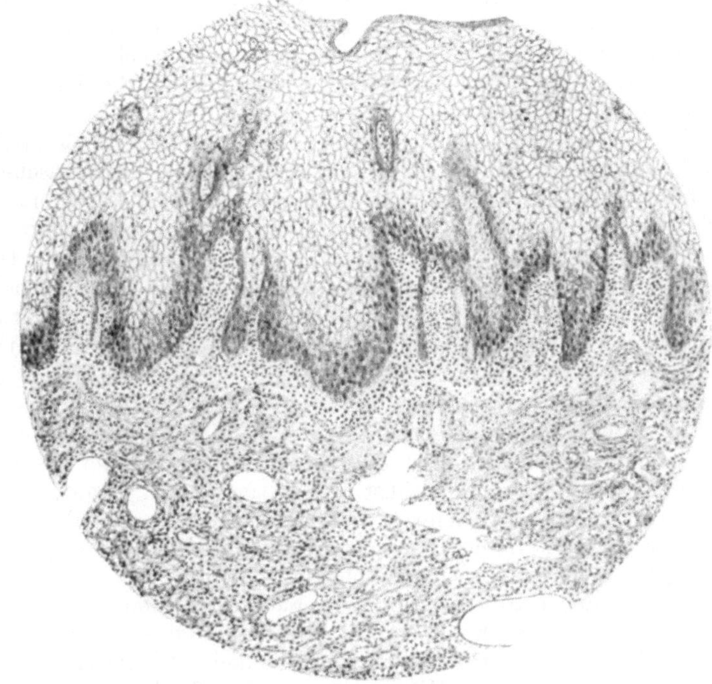

Abb. 6. Schnitt der Abb. 5 bei starker Vergrößerung. Lymphocytäre Zelleinlagerung. Vereinzelte Plasmazellen. (Nach BUQUICCHIO.)

Daneben Neubildung von Gefäßen mit freien Blutungen. Die Lymphgefäße sind stark erweitert und strotzend mit Lymphe gefüllt. Bei HELLER handelt es sich um einen elephantiastischen und stark entwickelten Fall. Kollagenes und elastisches Gewebe fällt der Zerstörung zum Opfer. Alle Autoren stimmen darin überein, daß spezifische Erreger nicht nachzuweisen sind. Histologisch und pathologisch-anatomisch ist die Abgrenzung von echter Tuberkulose, Lues, Carcinom wegen der für diese Erkrankungen charakteristischen Bilder nicht schwer, ebenso von mykotischen Erkrankungen (Fehlen der Erreger). Der pathologisch-anatomische Befund ist ähnlich wie beim Ulcus varicosum aus Randpartien.

Diagnose und pathologische Anatomie. Die Diagnose ist eigentlich nicht so schwer zu stellen; dennoch dauert es oft recht lange, bis sie gestellt wird, besonders in Initialfällen, und meist ist es erst das Versagen jeglicher Therapie, das auf den richtigen Weg führt. Besonders die Ausschaltung von Lues macht insofern am wenigsten Schwierigkeiten; zu berücksichtigen wären wohl nur primäre und tertiäre Ulcera. Wassermann und Untersuchung auf Spirochäten sind dabei schätzenswerte Hilfsmittel. Auch das Ulcus molle ist klinisch und mikroskopisch leicht auszuscheiden, klinisch insofern, als bei demselben um das primäre Ulcus gar bald sich eine Aussaat weiterer Eruptionen findet, während beim Ulcus chronicum das Fortschreiten wenigstens in frühen Stadien ein kontinuierliches ist; allerdings kann es auch an mehreren Stellen gleichzeitig auftreten. Immerhin muß man sich vergegenwärtigen, daß das Ulcus chronicum häufig sich im Anschluß an ein Ulcus molle entwickelt; die anfangs nachzuweisenden Streptobacillen sind dann verschwunden und es bleibt ein Ulcus ohne jegliche Heilungstendenz. Gonorrhoische Erosionen kommen differentialdiagnostisch seltener in Betracht (Jakobi). — Tuberkulose und Lupus der Schleimhaut sind so gut erkannte Erkrankungen, daß eine Verwechslung mit Ulcus chron. ausgeschlossen ist, besonders wenn man die histologische Untersuchung, die Tuberkulinprobe, den Impfversuch gegebenenfalls mit zur Klärung der Diagnose heranzieht, und dasselbe gilt von den chronischen Infektionskrankheiten, wie Sporotrichose (Björling), Aktinomykose, die ihren charakteristischen histologischen Befund haben. Somit bliebe nur noch differential-diagnostisch das Carcinom, das durch mikroskopische Untersuchung ausgeschlossen werden kann und eigentlich schon nach dem klinischen Verlauf kaum Schwierigkeiten bietet. Im Anfang handelt es sich um ein flaches schmierig graues Geschwür mit zunächst geringer Neigung in die Tiefe zu greifen und auch äußerst langsamem Flächenwachstum. Der Rand ist leicht erhaben und auch etwas unterminiert bei Untersuchung mit der Sonde; der Rand hat aber die Neigung, sich immer wieder anzulegen. Wichtig ist vor allem bei schlecht heilenden Ulcera die leicht auszuführende Probeexcision eines Randstückchens, die man nie versäumen sollte; dabei vergegenwärtige man sich immer, daß Obliteration kleinster Capillaren den Verdacht auf Lues erwecken muß, selbst bei negativer Wa.R. (Ehrmann, Winternitz, Schridde). Dieser Nachweis kann gelegentlich von Bedeutung sein, zumal die Wa.R. nicht immer bei spättertiären Erscheinungen positiv auszufallen braucht und deshalb nicht ausschlaggebend ist.

So sehen wir, daß das Ulcus chron. — auch abgesehen von der schlechten Heilungstendenz, dem Vorkommen bei Prostituierten — klinische Anhaltspunkte gibt, die wenigstens mit Wahrscheinlichkeit auf die richtige Diagnose führen können und müssen. Hier kann nur das Studium der Initialstadien Licht bringen. Leider liegen noch recht wenige derartige Untersuchungen vor. Der Rand ist leicht aufgeworfen, wallartig unterminiert, wie man aus den Bildern von Koch, Heller sieht; der Grund ist schmutzig grau, sonst wenig charakteristisch, die Nekrotisierung tritt aber nicht so in den Vordergrund, sondern zurück gegen Bindegewebsproliferation, die besonders bei älteren Ulcera Callosität zeigen kann und mit Recht dazu geführt hat, das Ulcus chron. in Analogie zu stellen zu den callösen Unterschenkelgeschwüren (Jadassohn u. a.).

Für die Diagnose gut zu verwerten sind auch die Prädilektionsstellen. Über die Analgegend als Prädilektionsstelle möchten wir unseren Standpunkt dahin präzisieren, daß meist nur die Vulva selbst als Beginn der Affektion Bedeutung hat, daß aber die Analgegend wie auch bei anderen Affektionen (Gonorrhöe, Ulcus molle) sekundär mit in den Krankheitsprozeß hineinbezogen werden kann. Nach der Genese dürfte aber zunächst kein Ulcus chron. vorliegen, vielmehr läßt sich die Entstehung aus einer spontan perforierten Plica varicosa der Analgegend oft sehr leicht feststellen und verfolgen. Diese Ulcera sind Infektionen und Verschmutzung mit allen möglichen Parasiten ausgesetzt und haben eine äußerst schlechte Heilungstendenz; insofern gehören sie entschieden zum Ulcus chron.; der Endausgang ist häufig eine Mastdarmstriktur. Vorhergehende Infektion mit Streptobacillen, Gonokokken und anderen Erregern ist dabei oft der Schrittmacher; und auch hier derselbe Verlauf, es gelingt zwar die Keime zu vernichten, aber das schlecht heilende Ulcus bleibt. Wir beobachteten jüngst einen derartigen Fall, in welchem sich ein einziges großes langgestrecktes Ulcus von $^1/_2$ cm außerhalb des Rectums bis etwa 3 cm innerhalb desselben hineinzog und zwar an der Hinterseite des Mastdarms. Die Heilungstendenz war eine äußerst langsame, erfolgte aber schließlich bei aufmerksamster Behandlung. Es ist klar, daß, wenn solche Vorgänge sich mit Ulcus vulvae komplizieren, recht ausgedehnte Zerstörungen zustande kommen können, besonders bei grober Vernachlässigung, wie wir es ja bei der vagabundierenden Prostitution beobachten. Im allgemeinen können wir aber daran festhalten, daß das Ulcus chron. zu Beginn weniger Tendenz hat in die Tiefe zu greifen als in die Fläche, tiefere Zerstörungen sind immer die Folgen von Indolenz und komplizierenden Entzündungen.

Prognose. Die Prognose ist besonders in den Anfangsstadien als durchaus günstig zu stellen, vorausgesetzt, daß es gelingt, die die Krankheit bedingenden Schädlichkeiten, vor allem Abusus im Geschlechtsverkehr, mangelnde Sauberkeit auszuschalten. Je älter der Fall, je vernachlässigter derselbe, um so schwieriger wird die Ausheilung, und bekanntlich kommen grob vernachlässigte Fälle überhaupt nicht zur Ausheilung, wenn die Ursache, wiederholter Geschlechtsverkehr bei gröbster Vernachlässigung der einfachsten Maßregeln der Reinlichkeit und der Antisepsis, nicht beseitigt wird. Gerade die schwierige, ja unmögliche Heilbarkeit drückt ja der Krankheit den charakteristischen Stempel auf. Je größer die Zerstörungen, um so geringer werden die Aussichten für die Heilung; ungünstig werden sie auch, wenn bereits Elephantiasis, Strikturierung der Scheide und des Mastdarms, Kloakenbildung infolge von Harnröhren- und Mastdarmfisteln, kompliziert durch septische Prozesse vorhanden sind. Auch der Allgemeinzustand der oft sehr heruntergekommenen Individuen wird bei der Prognosestellung mitzuberücksichtigen sein und die Heilungsaussichten mitbestimmen. Also die Prognose hängt ab von dem Grade, in welchem der Zerstörungsprozeß vorgeschritten ist.

Die **Therapie** hat vor allem für Beseitigung aller schädigenden Momente Sorge zu tragen, welchem Postulat am besten durch die Krankenhausbehandlung Genüge geleistet wird. Man wird zunächst versuchen müssen durch reinigende und desinfizierende Maßnahmen das Weiterfortschreiten des Geschwürsprozesses zu verhüten. Das geschieht durch prolongierte Sitzbäder, Spülungen und Berieselungen mit nicht reizenden lauwarmen desinfizierenden Lösungen. Wasserstoffsuperoxyd, Kalium hypermanganicum, Dakinsche Lösung haben sich sehr bewährt neben der üblichen Wundtoilette. Besonders in den Anfangsstadien wird man sich mit gutem Erfolg zur Belebung der torpiden schlecht heilenden Geschwüre der Degeasalbe, die ja jedem Arzt zugänglich ist, bedienen können. Daß man die antiluetische Behandlung einzuleiten hat, wenn Luesinfektion vorherging, ist selbstverständlich. Es genügt meist bloße Jodkaliumbehandlung. Als gute Wundsalben haben sich Scharlachrotsalbe abwechselnd mit Schwarzsalbe (Balsam. peruv. + Argentum. nitric.) bewährt. Chirurgische Eingriffe irgendwelcher Art, in Frage kommen Kaustik, Fistelspaltung, Absceßeröffnung, Abtragung von abgestorbenen Fetzen und prominierenden Falten und Wülsten, sollten erst dann vorgenommen werden, wenn es gelungen ist, das Terrain möglichst keimfrei zu machen. Dann aber gehören die Fälle mehr in das Gebiet des Chirurgen oder Gynäkologen. Von Röntgenbestrahlungen muß abgeraten werden, da hierdurch eine Umstimmung des Gewebes kaum zu erwarten ist. In den Anfangsstadien kann man bei günstigem

Sitz auch die Excision in Erwägung ziehen, man muß aber dabei mit der Möglichkeit des Ausbleibens einer prima intentio und also einer Verschlimmerung des ursprünglichen Zustandes rechnen, und gerade bei dem Ulcus vulvae chron. pflegen die Heilungsbedingugen nicht so günstig zu sein. Wir bevorzugen deshalb mehr die konservative Behandlung. Wir sahen zwei Initialfälle überraschend gut nach einmaliger Radiumapplikation heilen. Die Heilung hat, wie wir uns nachträglich haben überzeugen können, standgehalten. Besondere Aufmerksamkeit verdienen die durch rezidivierende Erysipelschübe sich entwickelnden persistierenden ödematösen und elephantiastischen Erscheinungen. Von chemischen Mitteln wirkt am besten eine Kombination von Resorcin und Ichthyol:

Ichthyol 10,0,
Resorcin 10,0,
Spir. dilut. 80,0,
Aq. ad 1000,0.

Scarificationen und Keilexcisionen wird man auch in Erwägung ziehen können. Die Mastdarmstrikturierung verlangt vor allem gute Abheilung ulceröser Prozesse mit Dehnung durch Bougies und Abtragung prominenter Wülste unter Lokalanästhesie.

Nachtrag.

Nicht zu den typischen Esthiomènes gehörige Vulvageschwüre beschreiben CAMECASSE und HEIM. Im ersten Fall handelte es sich um einen durch das Sekret eines ulcerierten Collumepithelioms hervorgerufenen chronischen Reizzustand, der sich in Schwellung, Rötung und Ulceration der großen und kleinen Labien äußerte.

Bei dem von HEIM beschriebenen Fall ist die Wa.R. ungewöhnlicherweise stark positiv und auch das mikroskopische Bild für die Esthiomène nicht typisch.

BRANDT berichtet über ein Ulcus chron. elephantiasticum bei einer 28 jährigen Frau, das drei Jahre lang bestand, während einer Gravidität eine außergewöhnliche Verschlimmerung erfuhr, nach der Geburt aber unter indifferenter Behandlung zur Abheilung kam.

MILIAN und LAFOURCADE glauben in der Tuberkulose ein wichtiges ätiologisches Moment gefunden zu haben. Diese Ansicht wird erhärtet durch einen Fall von Ulcus vulvae chron. bei einer jungen Patientin, bei der gleichzeitig tuberkulöse, zur Zeit suppurierte Unterkieferdrüsen bestanden.

OCTAVIO RODRIGUES LIMA teilt einen Fall von chronisch hypertrophischer Vulvitis mit, die zu Elephantiasis der großen Labien geführt hat.

Literatur.

ANGUS, MAC DONALD: Lupus of the vulvo-anal regions. Edinburgh med. journ. April 1884. — AUDRY et DALOUS: Esthiomène ano-recto-vulvaire et lymphangiome. Journ. des maladies cutan. et syphil. 1903. p. 86. — BANDLER: Zur Kenntnis der elephantiastischen und ulcerativen Veränderungen des äußeren Genitales und Rectums bei Prostituierten. Arch. f. Dermatol. u. Syphilis Bd. 48, S. 337. 1899. — BECKMANN: Ulcus chronicum vulvae elephantiasticum. Geburtsh.-gynäkol. Ges. Wien, Sitzg. v. 14. 11. 1922. — BJÖRLING: Zur Frage der Esthiomène. Arch. f. Dermatol. u. Syphilis Bd. 121, H. 4. 1916. — BRANDT: Norsk magaz. f. laegevidenskaben Jg. 85, Nr. 7. 1924. — BRAU: Nouveaux essais sur l'esthiomène. Thèse Bordeaux 1894. Ref. Arch. f. Dermatol. u. Syphilis Bd. 36, S. 270. — BUQUICCHIO, ANTONIO: Contributo di ricerche sulle ulcerationi croniche non veneree dei genitali esterni feminili. Giorn. ital. d. malatt. vener. e d. pelle Vol. 65, H. 3. 1924. — CALDERONE: Ulcus rodens vulvae oder Esthiomène. Giorn. ital. d. malatt. vener. e d.

pelle 1905. H. 4. Ref. Monatsh. f. prakt. Dermatol. Bd. 41, S. 573. — CAMECASSE, JEAN: A propos d'un cas d'esthiomène de la vulve. Clinique Jg. 19, Nr. 28. 1924. — CAYLA: Esthiomène vulvae. Progr. méd. 1881; herausgeg. in SCHMIDTS Jahrbüchern Bd. 194, S. 141. — CROSTI: Über die Ätiologie der Esthiomène. 19. Versamml. d. Societa italiana di dermatologia e syfilografia. Rom, 14.—16. 12. 1922. Ref. Dermatol. Wochenschr. Bd. 76, S. 422. — DARRÉ et DELAUNAY: Diagnostic clinique des ulcerations vulvaires. Gaz. des hôp. civ. et milit. 1904. p. 657. Ref. Arch. f. Dermatol. u. Syphilis Bd. 78, S. 129. — ESMARCH und KUHLENKAMPF: Die elephantiastischen Formen. 1885. — FIOCCI und LEVY: Über das chronische, nicht spezifische Ulcus der Vulva. Giorn. ital. d. malatt. vener. e d. pelle 1899. H. 6. Ref. Monatsh. f. prakt. Dermatol. Bd. 30, S. 331. — FIQUET: Essai sur l'esthiomène. Thèse 1876. — FOX und FAHRQUAHR: Beobachtungen von Elephantiasis vulvae bei Prostituierten, hauptsächlich nach Lues. Zitiert bei ESMARCH und KUHLENKAMPF. — FRITSCH: Die Krankheiten der Frauen. 1899. — HÄBERLIN: Fall von Lupus vulvae hypertrophicus und perforans. Arch. f. Gynäkol. 1890. — HEALY: Report of a case of intractable vulvar ulcer (esthiomène) cured by proteus vaccines. Americ. journ. of obstetr. a. gynecol. Vol. 4, p. 286. 1922. Ref. Zentralbl. f. Haut- u. Geschlechtskrankh. Bd. 8, S. 494. — HEIM: Zeitschrift f. Geburtsh. u. Gynäkol. Bd. 88, H. 1. 1924. — HEINSIUS: Ulcus chronicum vulvae als Ursache von Totalprolaps des Uterus und der Scheide und Inversion der Blase. Sitzg. d. Berlin. dermatol. Ges. v. 14. 11. 1911. Ref. Dermatol. Zeitschr. Bd. 19, S. 168. — HELLER: (a) Über Esthiomène. Arch. f. Dermatol. u. Syphilis Bd. 113, S. 401. 1912. Ref. Dermatol. Wochenschr. Bd. 55, S. 1096. (b) Sitzg. d. Berlin. dermatol. Ges. v. 14. 5. 1912. Ref. Dermatol. Wochenschr. Bd. 54, S. 726. — HOFMEIER und SCHRÖDER: Handbuch der Frauenheilkunde. 1913. — HUGUIER: Mémoire sur l'esthiomène ou dartre rongeante de la région vulvo-anale. Mém. de l'acad. de méd. 1848. — JAKOBI: Über sog. gonorrhoische Vulvitis und über chronische Ulcerationen an den Genitalien Prostituierter. Erster Kongreß d. dtsch. dermatol. Ges. Prag 1889. Ref. Prakt. Dermatol. Bd. 10, S. 512. — JESS: (a) Zentralbl. f. Gynäkol. 1923. Nr. 13, S. 512. (b) Ulcus rodens vulvae (Esthiomène). Med. Ges. Freiburg, Sitzg. v. 20. 6. 1922. Dtsch. med. Wochenschr. 1922. S. 1226. Ref. Zentralbl. f. Haut- u. Geschlechtskrankh. Bd. 7, S. 139. — KLEBS: Handbuch der pathol. Anatomie. Bd. 2. 1869. — KOCH: Über das „Ulcus vulvae" (chronicum, elephantiasticum usw.). Arch. f. Dermatol. u. Syphilis Bd. 34, H. 2. 1896. — KOST: Zeitschr. f. Geburtsh. u. Gynäkol. Bd. 34, S. 327. — KRÜGER: Ulcus chronicum vulvae elephantiasticum. Wien. dermatol. Ges. Sitzg. v. 9. 6. 1921. Ref. Zentralbl. f. Haut- u. Geschlechtskrankh. Bd. 2, S. 1. — KÜSTNER: Lehrbuch der Gynäkologie. — LAFFONT: Über einen Fall chronischer Ulceration der Vulva. Ann. des maladies vénér. Tom. 3, H. 6. 1908. Ref. Monatsh. f. prakt. Dermatol. Bd. 47, S. 277. — LAMANNA: Klinisch-statistischer Überblick der Jahre 1905—1906. Giorn. ital. d. malatt. vener. e d. pelle 1908. H. 6. Ref. Monatsh. f. prakt. Dermatol. Bd. 48, S. 226. — LANDAU: Zur Charakteristik der chronischen Ulcerationen der Vulva. Arch. f. Gynäkol. 1888. — LAURO: Elefantiasi del clitoride e fistola vesico-vaginale da causa non traumatica in donna sifilitica. Ann. di ostetr. e gynecol. 1890. Nr. 3—4. Ref. Arch. f. Dermatol. u. Syphilis 1891. Nr. 23, S. 331. — LEINERT: Klinische und pathologisch-anatomische Untersuchungen über eine seltene Form von chronischer Ulceration der Vulva und ihre Heilungsprozesse. Arch. f. Hyg. Bd. 111, S. 508. 1919. Ref. Arch. f. Dermatol. u. Syphilis Bd. 137, S. 522. — LESSER: Lehrbuch der Haut- und Geschlechtskrankheiten. 1914. — MARTIN: Ein Fall von Lupus hypertrophicus vulvae. Monatsh. f. Geburtsh. Bd. 18. 1861. — MATZENAUER: Ulcus chronicum elephantiasticum. Wien. klin. Wochenschr. 1904. Nr. 4. Ref. Monatsh. f. prakt. Dermatol. Bd. 40, S. 227. — MAYER: Die Elephantiasis (Arabum) vulvae. Berlin. Beitr. u. Geburtsh. z. Gynäkol. Bd. 1, S. 363. — MAZARAKIS: Contribution a l'étude du traitement et de l'étiologie de l'esthiomène de la région vulvo-anale. Thèse de Paris 1894. Ref. Arch. f. Dermatol. u. Syphilis Bd. 35, S. 124. — MAZZA: Sull ulcera cronica delle prostitute. Sitzg. d. ital. Ges. f. Dermatol. u. Syphilis. Rom 1895. Ref. Dermatol. Zeitschr. Bd. 4, S. 643. — MILIAN et LAFOURCADE: Bull. de la soc. franç. de dermatol. et syphiligr. Jg. 32, Nr. 7. 1925. — MÜLLER: Esthiomène infolge Carcinoma recti. Zeitschr. f. Geburtsh. u. Gynäkol. Bd. 69, S. 769. 1911. Ref. Arch. f. Dermatol. u. Syphilis Bd. 115, S. 72. — NEISSER: Krankenvorstellung im physiologischen Verein zu Breslau 1888. — PESCIONE: (a) Raro esito della elefantiasi vulvare. Boll. d. clin. 1889. Ref. Arch. f. Dermatol. und Syphilis Bd. 22, S. 240. (b) L'ulcera venerea cronica. Rif. med. 1889. Nr. 92. — RIECK: Monatsschr. f. Geburtsh. u. Gynäkol. Bd. 9. 1899. — RIECKE: (a) Lehrbuch der Haut- und Geschlechtskrankheiten. 1921. S. 669. (b) Lehrbuch der Haut- und Geschlechtskrankheiten. 1921. S. 687. — RIEHL: Verhandl. d. Wien. dermatol. Ges. am 12. 2. 1908. Ref. Monatsh. f. prakt. Dermatol. Bd. 47, S. 563. — RISTIĆ: Ulcus vulvae chronicum sclerosum. Lijecnicki vjesnik Jg. 43, Nr. 4. 1921 (serbo-kroatisch). Ref. Zentralbl. f. Haut- u. Geschlechtskrankh. Bd. 4, S. 477. — RIVIÈRE et BOURSIER: Grossesse dans un cas d'esthiomène de la vulve. Bull. de la soc. d'obstétr. et de gynécol. 1923. Nr. 8, p. 493. Ref. Zentralbl. f. Haut- u. Geschlechtskrankh. Bd. 12, S. 100. — RODRIGUES, LIMA OCTAVIO: Rev. de gynecol. e d'obstetr. Jg. 19, Nr. 3. 1925. — ROUVE: Esthiomène ou affection syphilitique de la vulva. Bull. de la soc. d'obstétr. et de gynécol. de Paris 1922. Jg. 11, Nr. 6, p. 472. Ref. Zentralbl. f. Haut- u. Geschlechtskrankh. Bd. 7, S. 280. — Schmidtlehner: Arch. f. Gynäk. Bd. 74. — Schramm: Elephantiasis praeputii clitoridis et nympharum. Zentralbl. f. Gynäkol. 1888. Nr. 7. Ref. Arch. f. Dermatol. u. Syphilis Bd. 20, S. 622. — Schröder: (a) Über chronische Ulcerationen der vorderen und hinteren Commissur der Vulva. Charité-Annalen Jg. 4. (b) Beiträge zur operativen Gynäkologie. Zeitschr. f. Geburtsh. u. Gynäkol. Bd. 3. — Soimaru, Al.: Ulcus vulvae chronicum. Gynecol. si obstetr. Vol. 3, Nr. 3/4. 1924. (Rumänisch.) — Szász: Über „Esthiomène". Monatsschr. f. Geburtsh. u. Gynäkol. Bd. 17. 1903. Ref. Arch. f. Dermatol. u. Syphilis Bd. 73, S. 396. — Taussig: Americ. journ. of obstetr. a. gynecol. 1922. Nr. 3. — Tschlenow: Über das Ulcus vulvae chronicum. Med. Obosr. 1912. Nr. 5, p. 438. Ref. Dermatol. Zeitschr. Bd. 19, S. 747. — Unna: Histopathologie. 1894. S. 459. — Veit: Handbuch der Gynäkologie. Bd. 7. — Verchère: Sitzg. der Société française de dermatologie et de syphiligraphie am 4. 6. 1908. Ref. Arch. f. Dermatol. u. Syphilis Bd. 92, S. 471. — Virchow: Geschwülste I. — Weniger: Über rectovestibulare Fisteln, entstanden durch chronische Ulcerationen an der hinteren Commissur. Dissertation Berlin 1887. — Wernher: Beiträge zur Kenntnis der Elephantiasis Arabum. Zeitschr. f. Chirurg. 1876. — West and Duncan: Diseases of women. London 1879. — Ziegler: Lehrbuch der speziellen pathologischen Anatomie. 1887. S. 459. — Zieler: Lehrbuch und Atlas der Haut- und Geschlechtskrankheiten. 1924. S. 117.

Venerisches Granulom.

Von

MARTIN MAYER-Hamburg und H. DA ROCHA LIMA-Hamburg.

Mit 17 Abbildungen.

Namen. Venerisches Granulom. Granuloma venereum, Granuloma inguinale, Ulcerating granuloma of the pudenda, Sclerotising granuloma, Groin ulceration, Chronic venereal sores, Scopulariopsis vénérienne.

Geschichte. MAC LEOD hat die Erkrankung scheinbar als erster unter der Bezeichnung „serpiginous or lupoid ulceration of the genitals" 1882 beschrieben, dann 1892 und 1896 NEAL, OZZARD, CONYERS und DANIELS, die sie als spezifische Erkrankung erkannten. Bald folgten Beschreibungen von MAITLAND und WILLIAMS in Indien, sowie DEMPWOLFF aus Neu-Guinea (1898) und nun in rascher Folge solche aus den verschiedensten warmen Ländern. 1897 berichtete GALLOWAY als erster über pathologisch-anatomische Befunde.

Verbreitung. Die Krankheit ist in zahlreichen warmen Ländern verbreitet und zweifellos in den letzten Jahren in weiterer Ausdehnung begriffen, wobei sie in neu befallenen Gebieten zum Teil epidemisch geworden ist. Sie ist dabei nicht nur auf die eigentlichen Tropengebiete beschränkt, sondern kommt auch in gemäßigteren Zonen (z. B. Nordamerika) vor.

Nach den verschiedenen Weltteilen gliedert sich ihre Ausdehnung ungefähr folgendermaßen:

1. *Asien:* Hauptherd in Britisch-Indien, ferner beobachtet in Ceylon, China, Siam, Malay-States.
2. *Australien:* Der Südsee-Archipel bildet einen großen Seuchenherd, Teile von Neu-Guinea sind stark verseucht, in letzterem haben THIERFELDER und THIERFELDER-THILLOT in dem Holländischen Gebiet in 3 Jahren über 5000 Fälle beobachtet. Aber auch das australische Festland und Queensland sind stark befallen (vielleicht der primäre Seuchenherd der Südsee).
3. *Afrika:* Es sind Fälle beschrieben in Westafrika, Zentralafrika, Ostafrika, Südafrika, Sudan, Nordafrika (Tripolis), bei vielen davon ist die Zugehörigkeit zum venerischen Granulom aber sehr zweifelhaft.
4. *Amerika:* In Südamerika kommt das venerische Granulom in Brasilien, Uruguay, Argentinien, Peru, im tropischen Amerika in Holländisch- und Britisch-Guiana, Venezuela, Guatemala, Costa-Rica, Panama (?), Westindien und Cuba vor. In den Vereinigten Staaten ist es 1913 von CRINDON genauer beschrieben und sicher seit Jahrzehnten in manchen Gebieten endemisch; Fälle sind beobachtet unter anderem in Baltimore, New-York, Richmond, New-Orleans, Philadelphia, Oklahama, Connecticut, Mittel- und Süd-Georgien und Süd-Carolina.

Alle *Rassen* können befallen werden. Wenn auch die Meistbetroffenen Eingeborene (Farbige) sind, so sind doch in allen Ländern auch schon Weiße infiziert worden. MANSON erwähnt, daß schon 1898 GOLDSMITH über einen Fall bei einem Europäer in Süd-Australien berichtet hat. Es scheint die Ansteckungsgefahr aber für andere Rassen doch bedeutend geringer zu sein, denn THIERFELDER und THIERFELDER-THILLOT geben an in Neu-Guinea niemals bei Europäern, Malayen oder Chinesen, trotz häufigen Geschlechtsverkehrs mit eingeborenen Frauen, Granulome gesehen zu haben; auch müßte man sonst häufiger Fälle bei heimkehrenden europäischen Matrosen sehen.

Auch das *Geschlecht* und *Lebensalter* bietet bei der Infektionsmöglichkeit keine Ausnahme. Die Übertragungsweise allein ist die Ursache, daß meist erst geschlechtsreife Individuen befallen werden, doch sind in Neu-Guinea auch häufig Kinder infiziert befunden worden. Familiäres Auftreten von Granuloma venereum kommt nicht vor; die SABELLASchen Fälle aus Tripolis gehören wohl kaum hierher.

Klinisches Bild. *Der Sitz der Erkrankung* ist in weitaus den meisten Fällen die Genital- und Aftergegend, sowie deren Nachbarschaft. Dies hängt zusammen mit der *Übertragungsweise,* die zweifellos der *Geschlechtsverkehr* darstellt. An dieser Art der Übertragung ist nicht zu zweifeln. Jedoch scheinen kleine Verletzungen Vorbedingung für das Eindringen des Virus zu sein. Wenigstens ist beobachtet, daß Eheleute, von denen ein Teil erkrankt war, miteinander verkehrten, ohne daß Infektion stattfand. Ferner ließ MC INTOSH zahlreiche Coitus mit einer vierzigjährigen Negerin mit venerischem Granulom am Introitus vaginae von gesunden Negern ohne Gelingen der Übertragung ausführen (!). Auch von THIERFELDER und THIERFELDER-THILLOT angeführte Versuche des Eindringens des Virus durch die unverletzte Haut mißlangen. Anderseits beobachteten sie auch Infektion bei Kindern durch Coitus, nicht aber solche durch Kontakt von erkrankten Müttern her. CNOPIUS und THIERFELDER sahen auch häufig primäre Darmgranulome bei mißbrauchten Knaben.

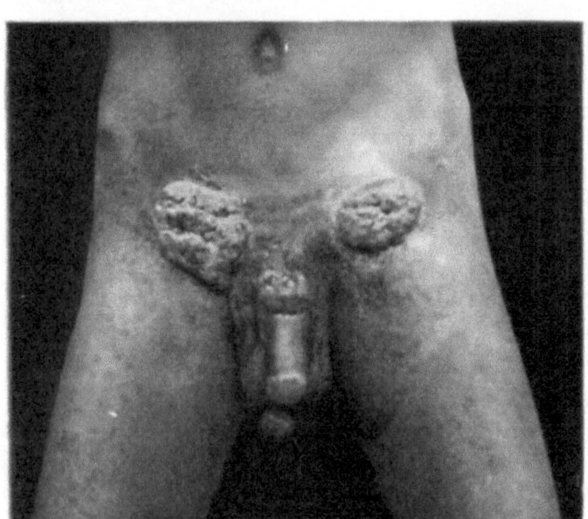

Abb. 1. Venerisches Granulom, Neu-Guinea. (Wendland, phot.) (Aus MARTIN MAYER, Exotische Krankheiten. Berlin: Julius Springer 1924.)

In manchen Fällen entwickeln sich die Geschwüre auf der Grundlage von Verletzungen oder Operationswunden der Genitalien oder auf vereiterten Bubonen. Auch direkt durch Operationsinstrumente sind sie schon übertragen worden.

Die Inkubationszeit ist nach der Angabe verschiedener Autoren kurz, vielleicht nur 8 Tage, sicher aber höchstens 2 Monate.

Die ersten Erscheinungen [1]) sind kleine Bläschen, Pusteln, Pickel oder furunkelähnliche Knötchen am Penis (besonders Eichel und Vorhaut), den weiblichen Genitalien, Damm, Schenkelbeugen usw. Auf Druck kommt eine klare, gelbliche Flüssigkeit heraus. Durch Kratzen oder auch von selbst ulcerieren die Affektionen und die dicht beieinander stehenden kleinen Geschwürchen konfluieren nun. In diesem Frühstadium der Erkrankung wird vielfach heftiger Juckreiz angegeben.

Die Geschwüre zeigen nun keine Neigung zur Heilung; sie erscheinen weich mit leicht entzündeter Umgebung, oberflächlich mit gelblicher Flüssigkeit bedeckt, darunter granulierend. Die konfluierten Einzelgeschwürchen wachsen

[1]) Wir folgen in der Schilderung besonders ARAGÃO und VIANNA, sowie THIERFELDER.

dann ganz allmählich weiter und *je nach Sitz und Wachstumstendenz kann das Bild ein sehr vielgestaltiges werden.*

Das Weiterwachsen der Geschwüre kann in den ersten Monaten — ja Jahren — ganz langsam stattfinden. Andere Fälle wieder zeigen ein rasches Fortschreiten innerhalb weniger Monate. Hier scheinen individuelle Verhältnisse und lokale Virulenzschwankungen der Erreger eine Rolle zu spielen.

Das Weiterwandern der Geschwüre findet mit Vorliebe in den Falten der Haut statt, also in den Schenkelbeugen und dem Damm, am Hodensack, dem Sulcus coronarius der Glans penis.

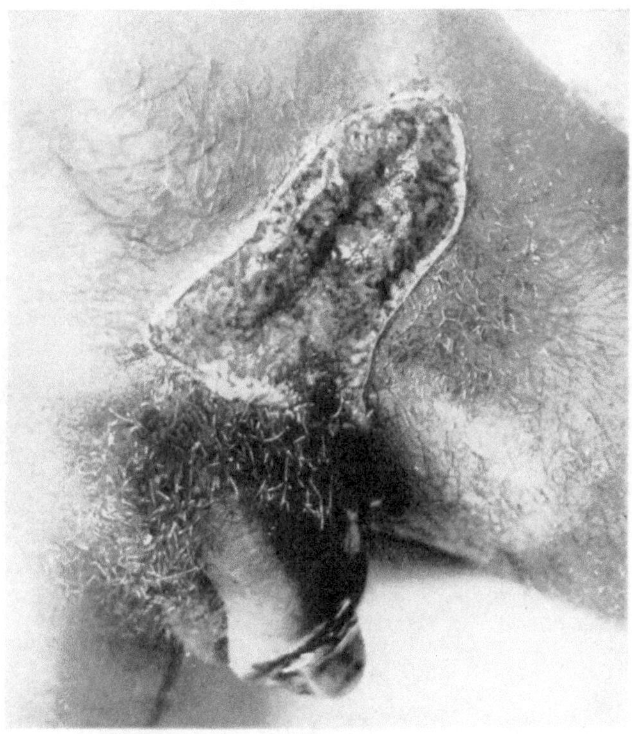

Abb. 2. Venerisches Granulom, Brasilien. (Nach ARAGÃO und VIANNA.)

Es bietet sich das Bild eines langsam fortschreitenden phagedänischen Geschwürs, in den ersten Stadien oft dem phagedänischen Schanker an Aussehen ganz gleich.

Die Ausbreitung erfolgt sowohl in, wie unter der Haut. Bei der Weiterentwicklung in der Haut wird diese nicht unterminiert, sondern die Geschwürsfläche schiebt sich unter Einschmelzung der benachbarten gesunden Hautteile langsam vor. Die Geschwürsfläche selbst erscheint hellrot, glänzend granulierend oder mit Sekret bedeckt, das auf der granulierenden Oberfläche stellenweise zu einem schmutziggrauen oder gelblich schmierigem Belag führen kann. Diese Ausscheidungen können penetrant fötide stinken. In der Tiefe bildet gleichfalls das Geschwür wuchernde Granulationsmassen, die das Gewebe erweichen und zum Zerfall bringen. Diese schwammigen, lockeren, weichen Geschwürsmassen können so in langsamem Fortschreiten einesteils zu geschwürigen Neubildungen bzw. Auflagerung der Haut und Schleimhaut führen, anderseits diese zur Nekrose bringen und so sekundär weitgehende Substanzverluste verursachen. Ist die oberflächliche Wucherung bzw. der Druck des in der Tiefe entstehenden neugebildeten Gewebes sehr stark ausgeprägt, so ragen die Neubildungen über die Oberfläche hinaus als granulierende Tumoren, d. h. der Name „Granulom". In anderen Fällen bleiben sie stets sehr flächenhaft ausgebildet. Die Tumoren bluten leicht. Manche Beobachter geben an, daß sie stark jucken oder bei Berühren sehr schmerzhaft seien, andere betonen die Gefühllosigkeit. Es dürfte von der Lage und Entwicklung abhängen.

Das Bild ist, wie aus der kurzen Schilderung der Hauptsymptome hervorgeht, ungeheuer wechselnd. Dazu kommt, daß an einzelnen Stellen Heilungs-

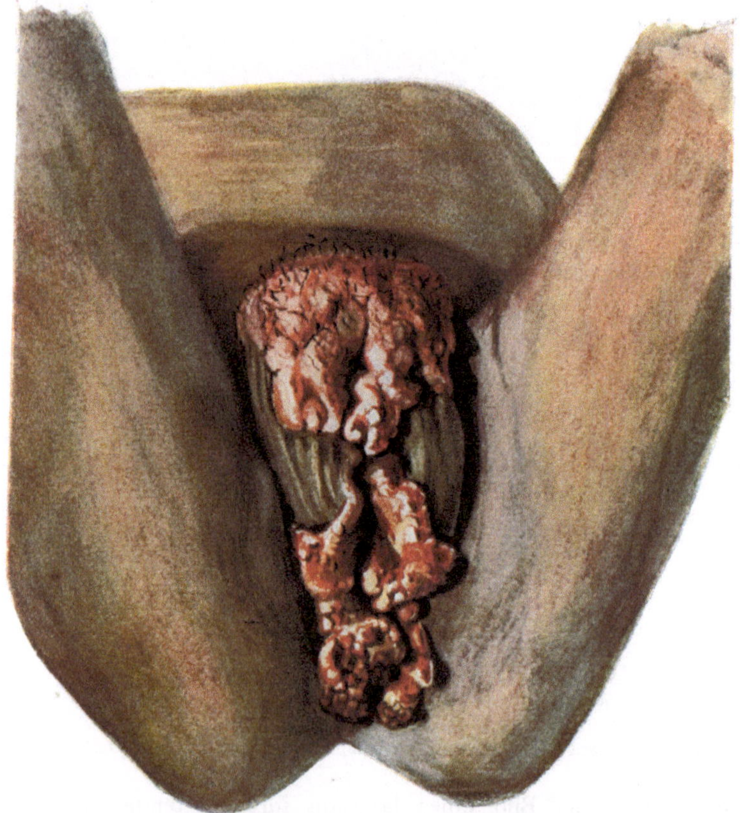

Abb. 3. Venerisches Granulom, Neu-Guinea. (Nach Orig.-Aquarell von THIERFELDER[1].)

tendenz besteht, Narbengewebe sich bildet, während die Erkrankung an anderen Stellen noch fortschreitet. So können mitten in der granulierenden Fläche Epithelneubildungen und Vernarbungen eintreten. Auch elephantiastische Verdickungen, insbesondere der Schamlippen sind beobachtet.

SOUZA ARAUJO teilt die klinische Formen des venerischen Granuloms in folgende Gruppen ein:

1. Ulceröse Form . . .
   - serpiginöse . .
     - mit vorragenden Rändern
     - mit nicht vorragenden Rändern.
   - nicht serpiginöse
     - mit vorragenden Rändern
     - mit nicht vorragenden Rändern.

---

[1]) Die unveröffentlichten Originale zu Abb. 3, 5, 6, 7 sind freundlicherweise von Herrn Prof. THIERFELDER zur Verfügung gestellt.

<table>
<tr><td rowspan="4">2. Hypertrophische Form</td><td rowspan="2">serpiginöse . .</td><td>fungöse</td></tr>
<tr><td>papillomatöse</td></tr>
<tr><td rowspan="2">nicht serpiginöse</td><td>fungöse</td></tr>
<tr><td>papillomatöse.</td></tr>
</table>

3. Gemischte oder ulcero-hypertrophische Form.

Obwohl das Geschwür in der Regel kontinuierlich weiterschreitet, können auch getrennt von dem Hauptherd isolierte Stellen durch direkte Autokontaktinfektion entstehen. Solche kann man an den Schenkeln, dem Scrotum gegenüber,

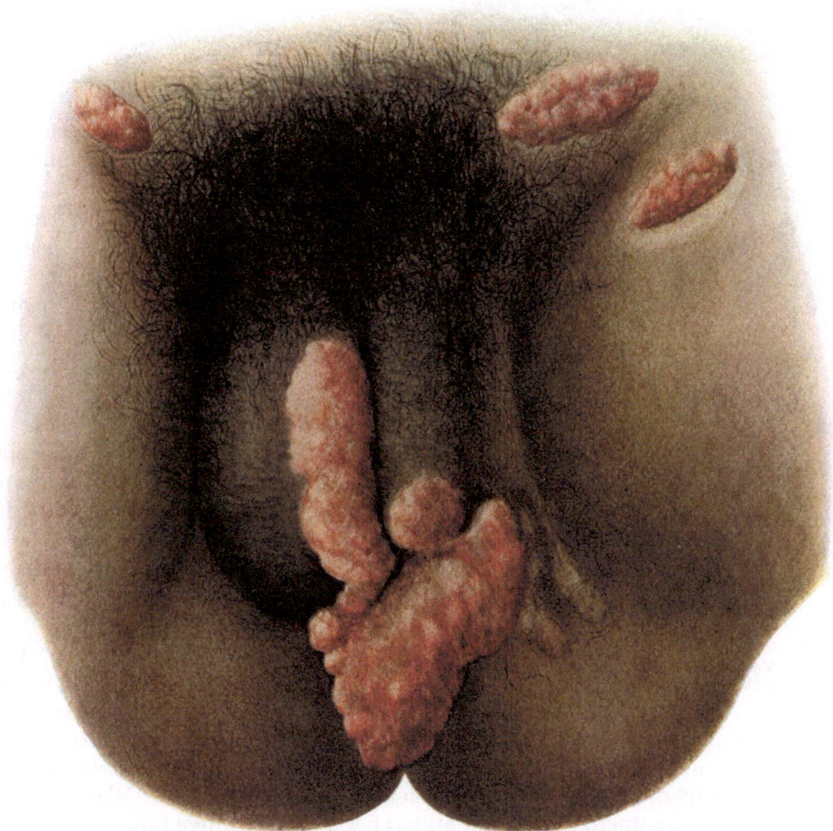

Abb. 4. Venerisches Granulom, Brasilien. (Nach ARAGÃO und VIANNA.)

an den Schenkelbeugen, am Unterbauch beobachten. Manchmal konfluieren diese Granulominseln später mit dem Hauptherd.

In den seltenen Fällen, in denen die Erreger, den Lymphspalten folgend, in die Tiefe vordringen, kann es zu Infektion der befallenen *Lymphdrüsen* kommen. Diese Drüsen vereitern dann, so daß eitrige Bubonen entstehen, die durch die Haut nach außen durchbrechen und — nach THIERFELDER und THIERFELDER-THILLOT — charakterisiert sind durch das hoch über die Oberfläche wuchernde Granulationsgewebe. Bei der Rückbildung entstehen dabei langwierige Fisteln. Brechen Lymphdrüsen nach innen durch, so kommt es — wie besonders aus Neu-Guinea mehrfach beschrieben — zu tödlicher Peritonitis. Die *Nekrosen* können zu Verlust von Penis und Scrotum oder zu weitgehenden Zerstörungen an Damm und After mit Fisteln und Kloakenbildung führen, die natürlich

Mischinfektionen septischer Art begünstigen; solches tritt besonders bei weiblichen Patienten ein.

Extragenitale Infektionen kommen genau wie bei Syphilis auch hier vor. Da manchmal gleichzeitig Genitalaffektionen bestanden, ist Autoinfektion durch Kontakt oder Metastasen (s. solche später) nicht bei allen auszuschließen. SOUZA ARAUJO hat die meisten bekannten Fälle zusammengestellt; eine Anzahl davon sind durch chirurgische Instrumente verursacht. MAITLAND beschrieb bereits 1899 ein Granulom im Munde; DONOVAN 1905 ebenfalls; SUTTON (nach FRASER) beschreibt ein solches im Mundwinkel, SEQUEIRA einen Kranken mit Affektionen im Mundwinkel und gleichzeitig den Leisten, ebenso SANSON an Leisten und Unterlippe; BEESON mit solchen an Oberlippe und Leisten, ebenso BONNE und VERHAGEN. PAROUNAGIAN und GOODMAN sahen einen Kranken mit Granuloma an Leisten, Armen, Oberlippe und Nackenseite; THIERFELDER sah eines am rechten Zeigefinger einer Frau, ohne irgendwelche andere Granulome, PEDROSO solche an Oberlippe und Mundwinkel, CECIL und STRANGMANN an Brust, Achsel und Hals; CNOPIUS an Wange und Nacken. FOSTER und GAGE sahen in New-Orleans zahlreiche extragenitale Granulome, so bei einem Fall an Brust, Wange, Lippe, Zahnfleisch und Gaumen, bei einem anderen am Fuß. Einige ihrer Fälle zeigten dabei keine Erkrankung der Geschlechtsorgane. STOWERS stellte 1907 in London

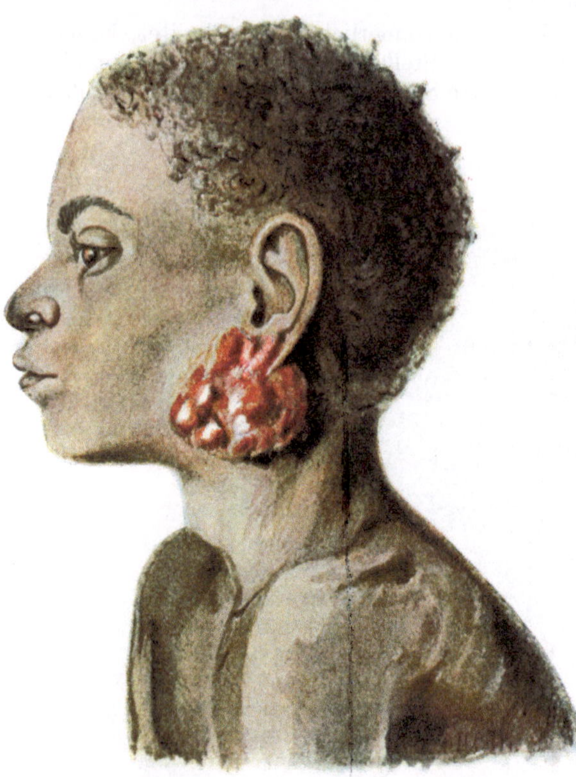

Abb. 5. Venerisches Granulom am Ohr, Neu-Guinea. (Nach Orig.-Aquarell von THIERFELDER.)

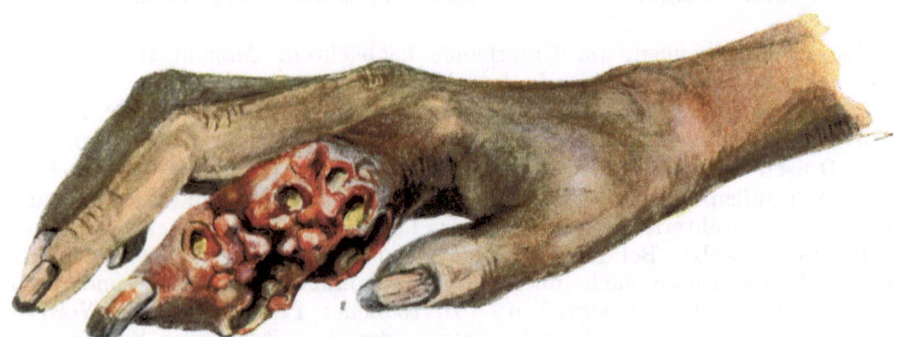

Abb. 6. Venerisches Granulom des Fingers, Neu-Guinea. (Nach Orig.-Aquarell von THIERFELDER.)

einen durch chirurgische Instrumente infizierten Fall vor, der Granulome im Gesicht, an der rechten Wange, Unterleib und Nasenflügel zeigte. ARAUJO sah selbst einen auf diese Weise extragenital infizierten Fall in Rio, der an der Hüfte, wo zur Transplantation Haut entnommen wurde, Granulome bekam.

Während nun sichere *Generalisation des Virus* (durch Nachweis des Erregers) bisher nicht beschrieben war, haben THIERFELDER und THIERFELDER-THILLOT sowie THIERFELDER an ihrem Riesenmaterial eine Anzahl solcher Beobachtungen gemacht.

Eine solche Erkrankung anderer Organe sahen sie in seltenen Fällen. THIERFELDER beschreibt 6 solche „tertiäre" generalisierte Granulome unter 3500 Fällen. In ihrer ersten Arbeit geben sie allerdings an: „Etwas häufiger scheint die Erkrankung der Nase und der Gelenke zu sein. Bei beiden ist es typisch, daß nicht der Knochen, sondern der Knorpel ausgedehnt zerstört wird. Es sinkt also die Nase vorne ein, etwas an Lupus erinnernd, nicht Sattelnase. An den Gelenken wird der Knorpel unter Bildung von starkem Hydrops in großer Ausdehnung eingeschmolzen. Diese Fälle, die fast immer polyartikulär auftreten, sind außerordentlich chronisch, ziehen sich über Jahre hin und bilden kontrahierte, versteifte Gelenke mit ausgesprochener Arthritis deformans."

Die von THIERFELDER genauer beschriebenen 6 Fälle von Generalisation betrafen 1. einen Leberabsceß (neben Penis-Granuloma), bei dem nach der Operation und ungenügender Behandlung außer in der Narbe sich noch an Augenbrauen, neben der Nase, um den Mund, am rechten Unterkiefer, in der Gegend der Submaxillardrüse und in der rechten Subclaviculargrube Granulomknoten von verschiedener Größe, bis Walnußgröße entwickelten. 2. Geschwüre an Stirn und rechtem Unterkieferrand, ein Jahr nach Genitalinfektion beginnend. Das Geschwür an der Stirn führte zu Sequesterbildung. Gleichzeitig bestand Granuloma der Schamlippe. In diesem Fall *gelang die Kultur des Erregers aus der Cubitalvene.* 3. Erkrankung des Ohrs nach scheinbar vernarbtem Penisgranulom, das später wieder wucherte. 4. Neben Penisgranulom Knoten auf der Brust. 5. Neben Penisgranulom Granulom am Rücken. 6. Neben Scheidengranulom Granulom am Zeigefinger.

Die Diagnose wurde auch mikroskopisch bestätigt. In allen 6 Fällen gingen lange bestehende, relativ kleine, primäre Granulome voraus.

Mehrere 1903/4 von HOFFMANN in Neu-Guinea ausgeführte Obduktionen, die nach Granulom — zum Teil nach Durchbruch in die Bauchhöhle — Abscesse an Knochen, Leber, Lungen, Bauchfell zeigten, sowie ein von KUHN von dort 1906 beschriebener Todesfall, bei dem sich eitrige Pleuritis, Knochenerkrankungen und Abscesse in Leber und Milz fanden, dürften nach den THIERFELDERschen Befunden wohl auch als Allgemeininfektion mit Calymmatobacterium granulomatis anzusehen sein.

Ob eine Erkrankung des *Nerven*systems, die THIERFELDER und THIERFELDER-THILLOT als viertes Stadium ansehen, wirklich hierher gehört, ist noch nicht sicher zu entscheiden. Es handelte sich um 3 granulomkranke Männer, die zu verschiedenen Zeiten zur Behandlung kamen und von denen erst 2 im Beginn einer Kur waren, der dritte nicht. Es entstanden bei ihnen im Verlaufe weniger Tage aufsteigende, schlaffe Lähmungen, die akut einsetzten, ohne Ödembildung auf die ganzen Beine und die oberen Extremitäten übergingen, dann Blase und Mastdarm ergriffen und durch Zwerchfellähmung zum Tode führten. Es fanden sich punktförmige, diffus zerstreute Blutungen auf den Rückenmarksquerschnitten.

Verlauf und Dauer. Die Krankheit verläuft in der Regel sehr chronisch. Es sind Granulome beschrieben, die 10 bis 25 Jahre vorher entstanden waren. Daß das Fortschreiten ungeheuer wechselt und vorübergehend Vernarbungen eintreten können, ist oben bereits erwähnt. Rückfälle nach solchem Stillstand oder scheinbaren Spontanheilungen sind sehr häufig. Ob überhaupt eine spontane Ausheilung zustande kommt, ist nicht sicher. Dagegen kommt es zweifellos nach Erreichung einer bestimmten Ausdehnung zu einem Stillstand im Fortschreiten. So sind Penisgranulome beschrieben, die nach Abstoßen des Glieds von selbst zum Stillstand kamen, und wo nur der Stumpf von der granulierenden Masse noch bedeckt war. THIERFELDER (mündliche Mitteilung) beobachtete vollkommene Vernarbung nach solcher Abstoßung des Penis bei einem Südsee-

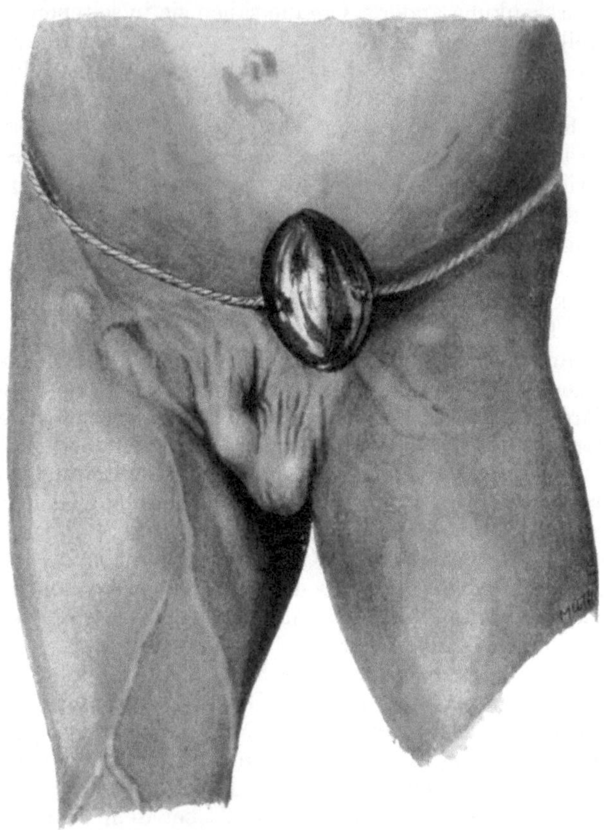

Abb. 7. Spontan, nach Abstoßen des Penis geheiltes venerisches Granulom, Neu-Guinea. (Nach Orig.-Aquarell von THIERFELDER.)

Insulaner, der seines Granuloms wegen lange Zeit hindurch fast dauernd im Meerwasser sitzend lebte (s. Abb. 7).

Das *Allgemeinbefinden* ist oft auffallend wenig gestört, es besteht kein Fieber. Das Blutbild zeigt außer leichter Anämie keine Veränderung; die Wa.R. ist negativ. In einzelnen Fällen besteht hochgradige Kachexie und Anämie. Hiervon hängt auch *die Prognose* quoad vitam ab. Wo der Sitz septische Mischinfektion begünstigt, ist sie schlechter. Außer an sekundärer Sepsis sind Todesfälle an Tuberkulose beobachtet. Durchbruch in die Drüsen und Bauchhöhle (s. vorne) ist eine gelegentliche Todesursache.

Mischinfektionen sind nicht selten. Bei der venerischen Natur der Erkrankung sind solche mit Syphilis und Gonorrhöe häufig beobachtet. Auf der Grundlage von Bubonen entwickelt sich oft sekundär ein Granulom. Auch Mischinfektion mit echtem phagedänischem Schanker kommen vor, ebenso mit PLAUT-VINCENTschen Symbionten und mit Diphtherie. Septische Mischinfektionen sind naturgemäß meist sekundärer Natur.

Die Diagnose und Differentialdiagnose ist nicht immer leicht. Nachdem an der Erregernatur des Calymmatobacterium nicht mehr zu zweifeln ist, muß dessen Nachweis vor allem verlangt werden. (Es ist weiter unten erwähnt, daß er in den verschiedensten Gebieten gelungen ist.) THIERFELDER und THIERFELDER-THILLOT gehen dabei mit der heißen Kanüle in die Tiefe, um die meist vorhandenen, oberflächlichen Symbionten zu vermeiden. Die Färbung der Ausstriche erfolgt zweckmäßig nach GIEMSA.

Der Primäraffekt ist nach THIERFELDER und THIERFELDER-THILLOT oft nicht leicht von Ulcus molle abzugrenzen. Letzteres soll im allgemeinen stürmischere Erscheinungen machen und schneller ein tiefes Ulcus bilden, während bei Granulom zugleich die Granulationsbildung einsetzt, daher meist das Geschwür nicht sehr tief geht.

Am ehesten findet noch Verwechslung mit phagedänischem Schanker statt. Besonders mehr flach wuchernde Granulome sind rein klinisch oft *nicht* davon zu unterscheiden. Schreibt doch A. PLEHN noch 1924 in MENSES Handbuch der Tropenkrankheiten: „Ich sehe also keine Veranlassung das venerische Granulom der Tropen von dem phagedänischen Schanker der nördlichen Länderstriche zu trennen.“ Nur wenn die ätiologischen Forschungen „weitere Bestätigung“ fänden, käme nach seiner Ansicht die Frage unter einen neuen Gesichtswinkel.

Ein gutes Mittel zur Differentialdiagnose gewährt nächst dem Nachweis des Erregers die Therapie; auch histologisch bestehen Unterschiede.

Verwechslung mit framboetischen und luetischen Geschwüren ist auch möglich. Erstere kommt in Neu-Guinea bei Kindern in Betracht. Hier wird der Nachweis von Spirochäten und die Therapie differentialdiagnostisch helfen.

Bei Analgranulom kommt nach THIERFELDER und THIERFELDER-THILLOT Verwechslung mit Amöbendysenterie-Geschwüren und mit vereiterten und zerklüfteten Hämorrhoiden in Frage.

Tuberkulöse Erkrankungen, mit denen sie früher JEANSELME in Zusammenhang brachte, sind in praxi noch nie damit verwechselt worden. Dagegen scheint Verwechslung mit Carcinom und Esthiomène gar nicht so selten vorgekommen zu sein.

Auch die Nennung von Aktinomykose, Blastomykose, Sporotrichose, Mycetoma (ARAUJO) ist wohl meist vom theoretischen Standpunkt zu betrachten. Sie können noch am ehesten, ebenso wie Leishmaniose, bei extragenitalen Granulomen zu diagnostischen Schwierigkeiten führen.

Immunität. Die Erkrankung führt zu keiner Immunität. Es sind Reinfektionen und sogar Superinfektionen nicht selten beobachtet worden.

Ätiologie. In den älteren Arbeiten bestehen selbstverständlich noch weitgehende Meinungsverschiedenheiten über die wahre Natur der Erkrankung, bald wurde sie mit Syphilis, bald mit Lupus, bald mit dem gewöhnlichen phagedänischen Schanker in Zusammenhang gebracht.

Die ersten ätiologischen Untersuchungen wurden kurz nach der Entdeckung der Syphilisspirochäte unternommen und erstreckten sich deshalb vornehmlich auf die Suche nach Spirochäten. So wurde auch von verschiedenen Seiten über Spirochätenbefunde berichtet. WISE und MAITLAND fanden 1906 Treponema pallidum in den Geschwüren; MAC LENNAN in 2 eingeschickten Ausstrichen aus West-Indien der Treponema refringens ähnliche und andere ganz lange Spirochäten. CLELAND untersuchte 1906 mehrere Fälle in Australien und fand einmal in einem Ausstrich, bei einem zweiten Fall auch im Levaditischnitt zahlreiche Spirochäten. Er schlägt für den Fall, daß sich die ätiologische

Bedeutung bestätigt, den Namen Spirochaeta aboriginalis vor. BOSANQUET untersuchte 1909 Schnittmaterial des gleichen Falles und fand die Spirochäten überall zusammen mit Bakterien im Gewebe; daraus dürfte schon hervorgehen, daß es sich nicht um einen typischen Fall gehandelt hat, sondern um ein Geschwür der PLAUT-VINCENT-Gruppe. — Auch ONORATO fand in Tripolis teils Spirochäten, teils die unten beschriebenen Bakterien.

Der erste, der die wirklichen Erreger erkannte, wenn auch falsch einreihte, war DONOVAN in Madras, der 1905 über seine Beobachtungen folgendes berichtete[1]):

„Ulcerating *Granuloma of the Pudenda.* A ward boy was admitted for this complaint in his mouth, and being struck by the appearance of this granuloma to that occuring in fish suffering from microsporidia, I took scrapings from the human subject and found protozoa, of whose definite location in this order of low organisms I at present am doubtful. These parasites are always asso-

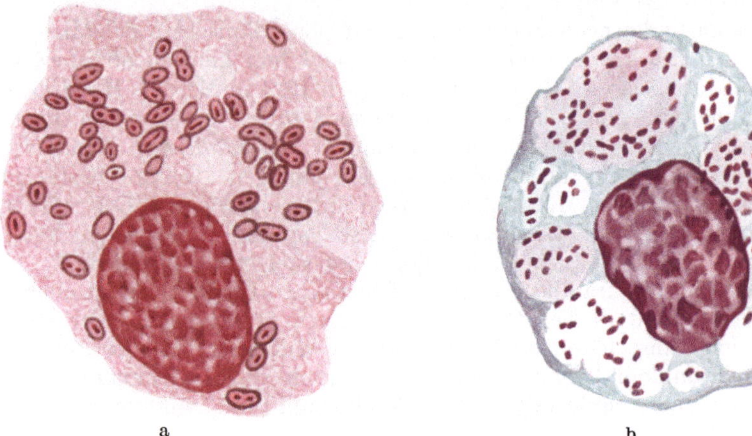

Abb. 8a u. b. Venerisches Granulom. Ausstrichpräparat.
a Bakterien mit Kapseln in einer Zelle. b Bakterien ohne Kapsel in Schleimhülle eingeschlossen. Etwa 1000fach vergrößert. (Orig. nach Präparat aus Madras.)
(Aus M. MAYER, Exotische Krankheiten. Berlin: Julius Springer 1924.)

ciated with this disease. Half a dozen different patients, the victims of this affection were examined with positive results.

I give a very short preliminary account of their appearance.

In scrapings from the deeper parts of these growths, small forms, oval in shape, about $1^1/_2$ to 2 μ in length are found in the epithelial cells of the stratum malpighii or in macrophages usually in large numbers, either scattered or in small round compact groups. They stain badly with methylene blue, haematoxylin and the different modifications of ROMANOWSKY. By the last mode of staining, the cells possess a welldefined contour with a dark pink protoplasm therein, in the centre of which there exists a long flatly oval very dark pink chromatin mass. The epithelial cell containing the bodies, bear a strong resemblance to mast cells, the presence of which has been brought to notice by Galloway in his lucid description of the histology of this particular granuloma. The organisms as far as studied by me appear to be epithelialcell parasites belonging to the Gregarine order of the Sporozoa.“

Während CARTER u. a. die Parasiten für Protozoen oder Chlamydozoen hielten, beschrieb sie SIEBERT nach einem Originalausstrich aus Madras, der sie

[1]) Wegen der vielen falschen Angaben über die schwer zugängliche Arbeit halten wir es für richtig, sie im Original mitzuteilen.

massenhaft enthielt[1]), und im Vergleich mit Schnittmaterial verschiedener Herkunft als Kapselbacillen. (Die vielfach in der Literatur ausgesprochene

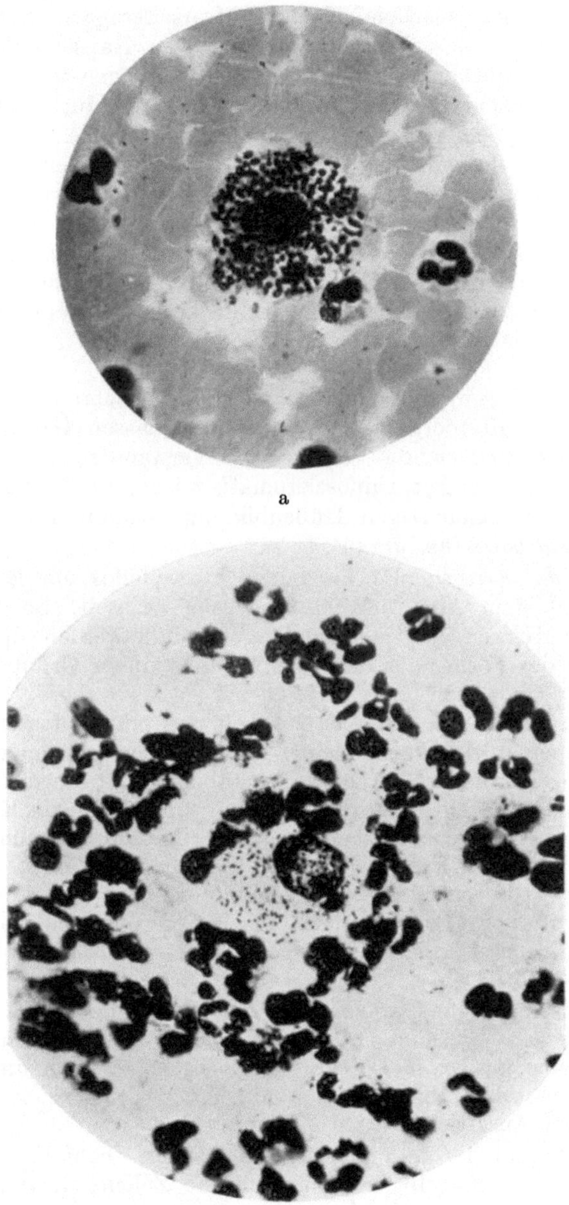

Abb. 9a u. b. Venerisches Granulom, Ausstrichpräparat.
a Makrophage mit kapselführenden Bakterien, b Makrophage mit Bakterien ohne Kapseln.
(Orig.-Mikrophotogramm.)

Vermutung, daß die SIEBERTschen und DONOVANschen Parasiten verschiedene seien, ist unrichtig. SIEBERT schreibt selbst: „Das Ausstrichpräparat war als

[1]) Und dem einen von uns (MAYER) als Beleg über die von DONOVAN beschriebenen Parasiten in Madras übergeben worden war.

Ausweis über einen in Madras gefundenen, vermutlichen Erreger des Granuloms überlassen worden.") FLU fand die gleichen Erreger 1911 in Surinam, RABELLO 1912 in Brasilien, dann ARAGÃO und VIANNA, denen 1913 eine Kultur gelang. Auch FLU hatte schon spärliche Kultur auf Ascitesagar erhalten. MARTINI züchtete einen etwas abweichenden, grampositiven Kapselkokkus von einem Fall aus Beirut in Blutbouillon, der für Mäuse pathogen war. Der Fall muß wahrscheinlich ausscheiden, da später GENNERICH ihn durch den Befund von UNNA-DUCREYschen Bacillen im Schnitt als Ulcus molle serpiginosum klargestellt hat[1]). Die Parasiten sind auch von verschiedenen Ärzten Nordamerikas nachgewiesen worden, so von SYMMERS und FROST, BEST, GRUHZIT, WEINBERG u. a., vor allem RANDALL, SMALL und BELK, GOLDZIEHER und PECK, sowie MC INTOSH, die sie züchteten. THIERFELDER und THIERFELDER-THILLOT fanden sie in Holländisch-Guinea — wo sie CNOPIUS bereits gesehen hatte — in vielen hundert Fällen und konnten sie gleichfalls züchten; die von ihnen beobachteten Formen sind identisch mit denen von ARAGÃO und VIANNA.

Nicht nur die übereinstimmenden Befunde der neueren Forscher, sondern auch die Lage der Mikroorganismen im Gewebe lassen *keinen Zweifel mehr, daß diese Mikroorganismen,* die eine gewisse Verwandtschaft mit der FRIEDLÄNDER-Gruppe und dem Bct. rhinoscleromatis zeigen, *die Erreger des Granuloms* sind. Wegen seiner eigenartigen Hüllenbildung benannten ihn ARAGÃO und VIANNA *Calymmatobacterium granulomatis.*

Morphologie der Erreger. Es handelt sich zweifellos um Bakterien, deren Aussehen je nach dem Alter und Zustand sehr wechselt. So erklärt es sich, daß sie bald als Kokken, bald als Bacillen aufgefaßt werden, da sie sehr polymorph sind und der Form nach dann jeweils einer dieser Gruppen zuzugehören scheinen.

ARAGÃO und VIANNA beschreiben sie wohl am prägnantesten. Bald zeigen sie sich nach ihnen in der Form kleiner von einer Kapsel umgebener Kokken von 0,02—0,3 μ Durchmesser, bald als Stäbchen mit abgerundeten Ecken, die 0,5—2,0 μ lang und ebenfalls von einer gut umschriebenen Kapsel umgeben sind. Außer Stäbchen beobachteten sie auch Hantelformen und Diplokokken im Innern der Kapseln, je nachdem die Teilung mehr oder weniger vorgeschritten ist. In späteren Stadien der Teilung schnürt sich die Kapsel in der Mitte ein und teilt sich ebenfalls quer. Die Ruheformen sind nach diesen zwei Autoren rund und messen einschließlich Kapsel 1—1,5 μ, die in Teilung begriffenen ovalen 2—2,5 μ.

Charakteristisch für die Parasiten ist, daß sie in der Regel *innerhalb* von Makrophagen liegen. Sie sind dabei zunächst oft frei von Hüllen, und sind eingebettet in eine glasige Masse, die die nackten Bacillen umgibt, und aus der später die einzelnen Kapseln sich bilden. Die Lagerung und Form ist in Schnitten und Ausstrichen wohl erkennbar.

THIERFELDER und THIERFELDER-THILLOT sahen ebenfalls im ungefärbten Präparat große helle Kugeln in mononucleären Zellen; diese Zoogloeakugeln schienen aus kapseltragenden, kokkenartigen Gebilden zusammengesetzt zu sein.

Die Bakterien färben sich nicht nach GRAM, aber sehr gut nach GIEMSA und mit Carbolthionin. Mit gewöhnlichen Anilinfarben färben sie, und besonders die Kapsel, sich nur schwach. Die Kapseln heben sich heller ab als die Bakterien und lassen dadurch diese ziemlich weit voneinander gelagert erscheinen und nicht in so dichten Haufen wie Gonokokken oder Staphylokokken (THIERFELDER und THIERFELDER-THILLOT).

---

[1]) Dies ist merkwürdigerweise meist übersehen worden.

Die Züchtung ist zuerst Flu gelungen, der zweimal auf Ascitesagar sehr kleine Kolonien erhielt, die aus kapsellosen, gramnegativen Bakterien bestanden. Es gelangen ihm aber nur drei Passagen.

Aragão und Vianna erhielten bei drei von acht Fällen Wachstum. Sie züchteten zunächst auf Sabourauds Maltoseagar bei 37° für 24 Stunden und überimpften dann auf gewöhnliche Nährböden.

Die Kolonien auf Sabouraud-Agar erscheinen nach 24 Stunden als kleine, 1—1,5 μ große Scheiben und sind feucht glänzend, weißlich oder gelblich. Bei weiterem Wachstum werden sie schokoladenbraun.

Auf gewöhnlichen Agarplatten erscheinen die tiefgelegenen Kolonien linsenförmig, homogen und gelblich, die oberflächlichen homogen, leicht klebrig, weiß, etwas erhaben und regelmäßig begrenzt. Auf Schrägagar kommt es zu reichlichem Wachstum, bei Stichkultur zur Entwicklung an der Oberfläche und längs des Impfstichs. Glucose und Lactose werden vergoren.

In Bouillon bildet sich eine Kahmhaut und ein zäher Bodensatz. Auf Ascitesnährböden findet reichliches Wachstum statt.

Gelatine wird nicht verflüssigt; es bilden sich auf Gelatineplatten schon nach 24 Stunden kleine punktförmige, homogene gelbliche Kolonien. Zuletzt sind die oberflächlichen weiß, erhaben, rund, glänzend und etwas klebrig. Sie erreichen einen Durchmesser von 2—3 mm.

Auf Kartoffeln kommt es zu sehr üppigem Wachstum mit bräunlichem Belag und starker Gasentwicklung unter bräunlicher Verfärbung der Kartoffeln. Auf Rüben ist die Kultur schmutzigweiß und weniger üppig als auf Kartoffeln, die Gasentwicklung geringer. Milch gerinnt nach 24 Stunden. Auf Blutnährboden tritt Hämolyse ein.

Die Morphologie der Bakterien wechselte je nach Substrat und Alter der Kulturen. In flüssigem Medium und in Kondenswasser zeigt sich Tendenz zu Fadenbildung. Gewöhnlich erscheinen jedoch einzelne runde Keime ohne Kettenbildung. Im Beginn des Wachstums sind die Keime etwas länger und ohne deutliche Kapsel; später wird dieselbe deutlich und entspricht völlig der im Gewebe beobachteten.

Dieser von Aragão und Vianna gezüchtete Keim war pathogen für Kaninchen, Meerschweinchen, Ratten und Ustiti. Intraperitoneal mit $^1/_2$—1 ccm geimpfte Tiere sterben in 24—28 Stunden an Allgemeininfektion. Anatomisch findet sich keinerlei Granulombildung, sondern lediglich Milz- und Leberschwellung; die Bakterien sind in allen Organen verteilt.

Aragão und Vianna hatten bereits Zweifel über die Identität der gezüchteten Kapselbacillen mit den morphologisch mit ihnen identisch erscheinenden Donovanschen Körperchen (Calymmatobacterium granulomatis) ausgesprochen. Dieser Zweifel veranlaßte Aragão neue Untersuchungen zu unternehmen, welche zu dem Ergebnis führten, daß auch aus nicht an Granuloma venereum erkrankten Individuen derartige Kapselbacillen der Friedländer-capsulatus-mucosus-Gruppe gezüchtet werden können. So gelang es ihm von Rhinitis-, Ulcus tropicum- und Favusfällen, sowie aus Stuhl und Urin mehrerer Individuen diese Bacillen zu züchten. Eine irgendwie dem Granuloma des Menschen ähnliche lokale Reaktion bei experimenteller Infektion konnte nie beobachtet werden. Vaccinotherapeutische Versuche mit den Kulturen hatten keinen Erfolg. Patientenserum agglutiniert diese Mikroorganismen auch nicht. Aragão vertritt deshalb jetzt die Ansicht, daß die gezüchteten Kapselbacillen mit dem mikroskopisch im Gewebe nachweisbaren Krankheitserreger des venerischen Granuloms nicht identisch sind, sondern Keime sekundärer Infektion darstellen.

Der von TIERFELDER und THIERFELDER-THILLOT isolierte Keim wuchs nach Anpassung auf den Nährboden sehr leicht auf gewöhnlichem, schwach alkalischem, 2—3$^0/_0$igem Agar. Jedoch fanden sie Zusatz von ein Drittel Menschenblut bei der ersten Kultur für vorteilhaft. Die junge 24stündige Agarkultur beschreiben sie als hauchartigen, zarten, grauweißlichen Belag, vollständig homogen und glattrandig. Bei auffallendem Licht besteht ein grünlicher, bei durchfallendem ein bräunlicher Schimmer. Drei Tage alte Kulturen sahen grauweißlich und etwas speckglänzend aus. Durchwachsen in die Tiefe wurde nicht beobachtet.

Auf Bouillon fand nur schwaches Wachstum mit Bodensatz statt. Es wird kein Hämolysin für Menschenblut gebildet. Die eintretende Kapselbildung

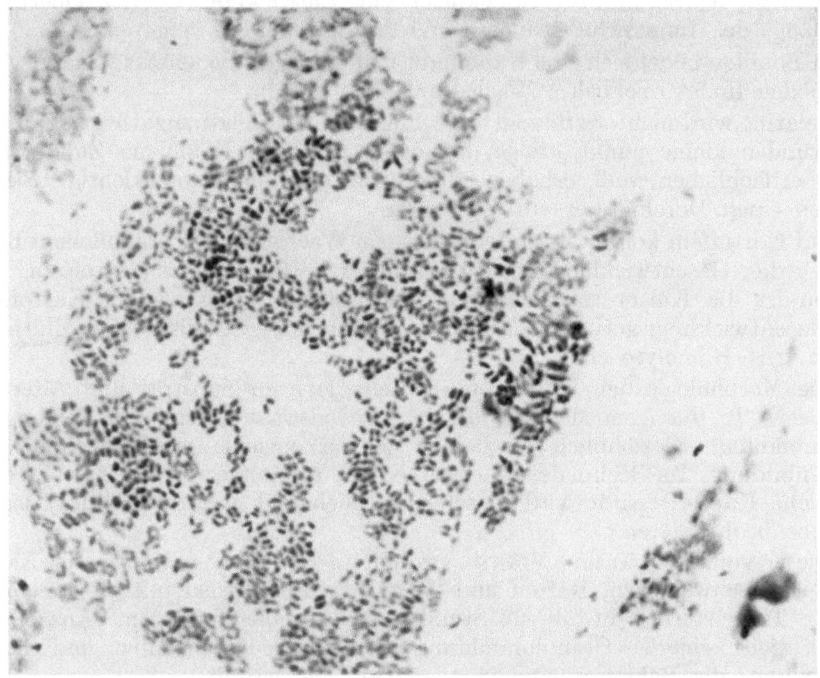

Abb. 10. Frische, 24 stündige Agarkultur. Ausstrich. Methylenblaufärbung. Kokkobacillenform. (Nach M. GOLDZIEHER und S. M. PECK.)

der Bakterien war noch nach 50 Generationen unverändert. Tierversuche blieben negativ.

Der von ihnen vorgeschlagene Namen Mikrobacterium capsulatum granulomatis hat wegen der Priorität der Bezeichnung Calymmatobacterium granulomatis keine Berechtigung.

RANDALL, SMALL und BELK, die in 12 Fällen die Erreger nachweisen konnten, gelang in 3 Fällen die Kultur. Sie fanden saure Reaktion des Nährbodens, die Wachstum der Symbionten hemmt, für vorteilhaft. Sie verwandten Oberflächenkultur auf saurem Dextrose-Agar von pH 6,6. Die Kulturen ähneln denen des FRIEDLÄNDER-Bacillus. Subkulturen gelangen auf gewöhnlichem Nährboden.

Tierversuche, kulturelle und serologische Versuche von SMALL und JULIANELLE zeigten keinen Unterschied gegenüber solchen mit verschiedenen Stämmen der Bacillus mucosus-capsulatus- (FRIEDLÄNDER) Gruppe. Intraperitoneale

Impfung von Mäusen und Meerschweinchen führt rasch zum Tode; cutane Impfungen von Mäusen, Meerschweinchen, Kaninchen und Hunden blieben erfolglos; ebenso subcutane Impfung von Meerschweinchen, Katzen und Hunden. Subcutane Impfung von Mäusen führte manchmal zu tödlicher Allgemeininfektion, manchmal zu ausheilenden Abscessen, bei Kaninchen zu lange dauernder Absceß- und Nekrosebildung.

Neuerdings konnten aus 3 Fällen in New-York CORNWALL und PECK drei identische Stämme auf SABOURAUDs Maltose-Agar züchten, die morphologisch auch im Gewebe den DONOVANschen Parasiten gleichen. Kaninchen zeigten chronische, lokale Abscesse.

Ferner berichteten GOLDZIEHER und PECK über gelungene Kultur in fünf von sieben Fällen auf SABOURAUDs Maltose-Agar. Der Bacillus war vielgestaltig und bildete in älteren Kulturen Zoogloen. Die Bacillen selbst zeigen dabei Schwankungen von Mikrokokkenform bis zu größeren Bacillen. Echte Kapseln konnten nicht nachgewiesen werden. Im Tierversuch erhielten sie bei Kaninchen Absceßbildung.

Agglutinationsversuche ergaben nur in einem Fall ein positives Ergebnis, eine 1 Stunde auf 80° erhitzte Kultur wurde mit Patientenserum 1:200 agglutiniert, Kontrollen blieben negativ. Komplementbindung mit 3 verschieden behandelten Bacillenextrakten war positiv. Allergische Reaktionen mit kleinen Bacillenemulsionen waren ebenfalls positiv und ergaben Quaddelbildung und Fieber, in einem Fall schwoll auch der erkrankte Penis akut ödematös an.

GOLDZIEHER und PECK glauben, daß ihr Erreger, den sie Bacillus granulomatis venerei bzw. venereo-granulomatis benennen[1]), nicht zu der Gruppe der FRIEDLÄNDERschen Kapselbacillen gehört.

Mc INTOSH züchtete in 9 Fällen einen Bacillus, den PECK für identisch mit dem von ihm gezüchteten hält.

Wir halten die Frage der wirklichen Kultur und Verwandtschaft mit der Friedländer-Gruppe noch nicht für endgültig geklärt, namentlich nachdem ARAGÃO die leichte Möglichkeit einer Sekundärinfektion mit solchen gezeigt hat. Auch KENNETH LYNCH hat derartige Zweifel geäußert und hält Verwandtschaft des Erregers mit Hefen für möglich.

Pathologische Anatomie. Das venerische Granulom ist in der Regel eine ausschließliche Erkrankung der Haut. Nicht einmal die regionären Lymphdrüsen werden in den meisten Fällen ernstlich in Mitleidenschaft gezogen. Nur in wenigen Fällen geht die Veränderung dieser Drüsen über eine vorübergehende Schwellung hinaus. In diesen Fällen kommt es dann zu einer Abscedierung und Entwicklung von Granulomgewebe aus der Absceßwunde. So deckt sich das makroskopische pathologisch-anatomische Bild des venerischen Granuloms in der großen Mehrzahl der Fälle mit dem bereits beschriebenen klinischen Bild. Die Histopathologie bezieht sich deshalb nur auf die Struktur der spezifischen Gewebswucherung, die das Wesen der Krankheit darstellt.

Nur in ganz seltenen Fällen gelingt es dem Erreger, über die Lymphdrüsenschranken hinaus zu gelangen, in das Blut einzudringen und sich dort oder in einem inneren Organ zu vermehren, so daß aus der sonst rein lokalen eine allgemeine septische Erkrankung mit metastatischer Ansiedlung in verschiedenen Organen wird. Solche Fälle sind erst in allerletzter Zeit durch THIERFELDER bekannt geworden. Doch nur bei 3 Fällen unter den 3500 von THIERFELDER wurden Abscesse mit Granulombacillen in Reinkultur einmal in der Leber, das andere Mal im Processus mastoideus und beim dritten im Mittelohr beobachtet. Näheres über die Histologie dieser metastatischen Läsionen ist nicht bekannt, so daß es noch zweifelhaft ist, ob es sich dabei um eine wirkliche

[1]) Priorität hat der Name Calymmatobacterium granulomatis.

Verallgemeinerung der Erkrankung mit charakteristischem anatomischen Bau oder *nur* um eine durch das Calymmatobacterium hervorgerufene Septikopyämie handelt. Von den übrigen in der Literatur mitgeteilten Fällen dürften vielleicht nur die vier von HOFFMANN aus Neu-Guinea oder einige davon durch eine Verallgemeinerung der Infektion mit dem Erreger des venerischen Granuloms aufgefaßt werden. Doch fehlt über diese Fälle die bakteriologische Feststellung des Erregers wie bei den Fällen von THIERFELDER.

Schließlich kann das venerische Granulom auch indirekt durch Erschöpfung, Anämie oder sekundäre Infektion einen tödlichen Ausgang haben, doch bieten diese Fälle pathologisch-anatomisch keine nennenswerte Besonderheit.

Histologie des venerischen Granuloms. Seit den zuerst von GALLOWAY und dann besonders sorgfältig von SIEBERT vorgenommenen Untersuchungen

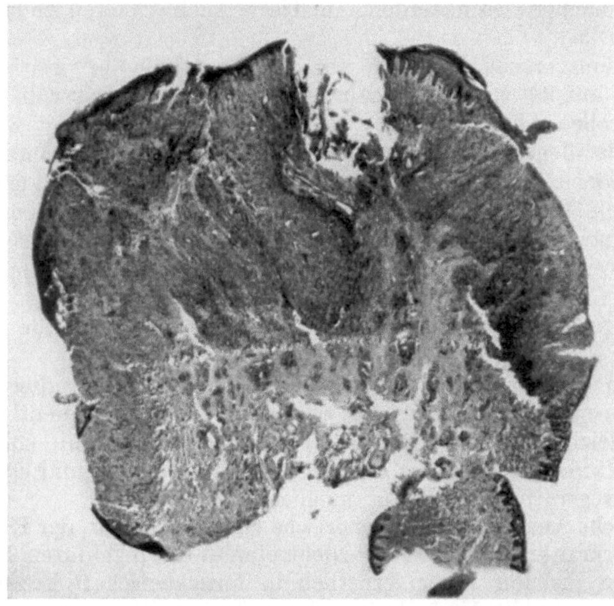

Abb. 11. Venerisches Granulom. Übersichtsbild.
Rechts tritt das basale Plasmom stärker in Erscheinung.

von Granulommaterial sind zahlreiche Mitteilungen über meistens nur einzelne histologische Befunde bei dieser Krankheit veröffentlicht worden, wie z. B. von KUHN, ANLEU, RANDALL, SMALL und BELK, GOLDZIEHER und PECK.

Es fehlte dagegen eine allgemeine und zusammenfassende Übersicht über das Wesen der Erkrankung auf Grund des histologischen Aufbaues des krankhaften Prozesses. Dieses zu versuchen gestattet uns das im Hamburger Institut für Tropenkrankheiten angesammelte Material aus verschiedenen Weltteilen.

Das venerische Granulom besteht aus einem zellreichen, faserarmen Granulationsgewebe, das sich in und aus der Cutis entwickelt und vom angrenzenden normalen Gewebe durch ziemlich scharfe Grenzen deutlich abhebt. Im Gegensatz zum hellen normalen Cutisgewebe erscheint es im Schnittpräparat infolge der vielen dichtliegenden Kerne dunkel. Bald bietet es das Bild schmaler, an der Oberfläche entlang verlaufender Streifen, bald ragt es über das Hautniveau wulstig hervor. Das dicht unterhalb liegende Cutisgewebe ist manchmal vollkommen unverändert, meistens weist es aber eine deutliche, zuweilen sehr starke perivasculär gelegene häufiger lympho-, sonst plasmocytäre Infiltration auf. Mastzellen sind nicht selten in großer Anzahl durch das ganze Grenzgebiet des gesunden Gewebes verstreut.

Das Grenzgebiet des venerischen Granuloms in der Tiefe wird in der Hauptsache von einer zwischen Bindegewebsfasern und präformierten Gefäßen liegenden, dichten Ansammlung von Plasmazellen gebildet, zu denen sich bald viele, bald wenige Lymphocyten gesellen. Im Schnittpräparat erscheint dieses Plasmom als die scharfe dunkle Grenze des erkrankten Gewebes.

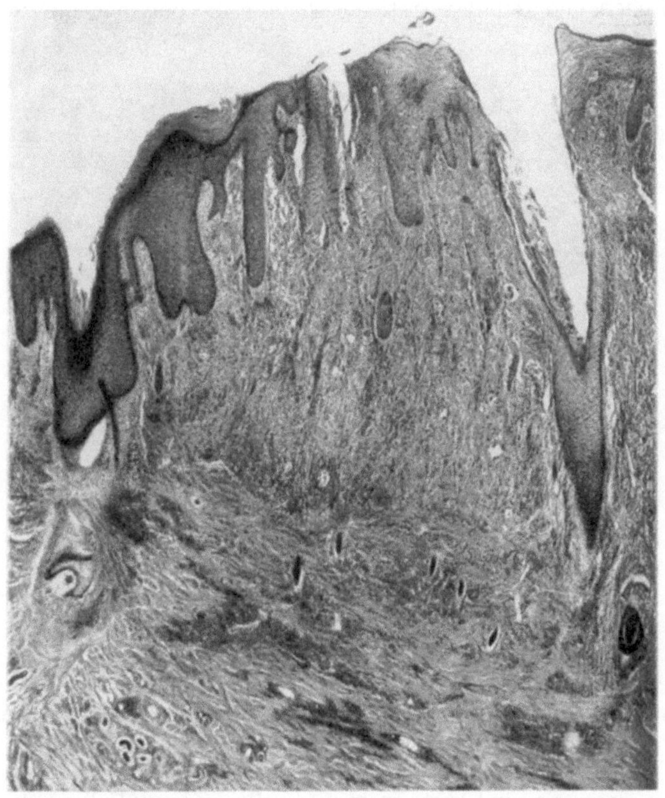

Abb. 12. Venerisches Granulom mit akanthotischem Epithelüberzug.

Die oberflächliche Grenze des Granuloms besteht stellenweise (Rand) aus noch erhaltener Epidermis, in größerem Umfang aber meistens aus einer Schicht flüssigen oder getrockneten Eiters. Die Epidermis zeigt stets Akanthose und Entpigmentierung, zuweilen auch Parakeratose. Die Akanthose ist häufig hochgradig, die Epithelzapfen lang und breit.

Von dem als bald breite, bald schmale Basis dienendem Plasmom steigen dann bis zur oberflächlichen Epidermis- oder Eiterschicht in parallelen Zügen dickwandige neugebildete Gefäße, die sich zuerst nicht oder nur spitzwinklig teilen und erst in der Nähe der Oberfläche sich verzweigen und umbiegen wie die Krone eines Baumes. Sie scheinen dann miteinander zu anastomosieren. Während des geraden Verlaufes sind diese Gefäße nur durch lange, den Gefäßwandzellen gleichende Spindelzellen miteinander verbunden, die entweder allein als einfache Brücke oder als Ketten bzw. Netze zwischen den jungen

Gefäßen gespannt erscheinen. Diese parallel laufenden Gefäße und die sie miteinander verbindenden Spindelzellen stellen also das wabige Gerüst des venerischen Granuloms dar, dessen Maschen vornehmlich mit Leukocyten und Ödemflüssigkeit, aber auch mit Plasmazellen und Makrophagen, mit oder ohne Parasiten, ausgefüllt sind.

Die Plasmazellen begleiten die Gefäße als nach der Oberfläche zu immer dünner werdende Mäntel. Sie sind wie typische MARSCHALKOsche Plasmazellen gestaltet. Hyaline Degeneration derselben mit Bildung von RUSSELschen Körperchen wird mehrfach, aber nicht sehr oft beobachtet. In den Zwischenräumen zwischen den Gefäßen treten besonders die polymorphkernigen Leuko-

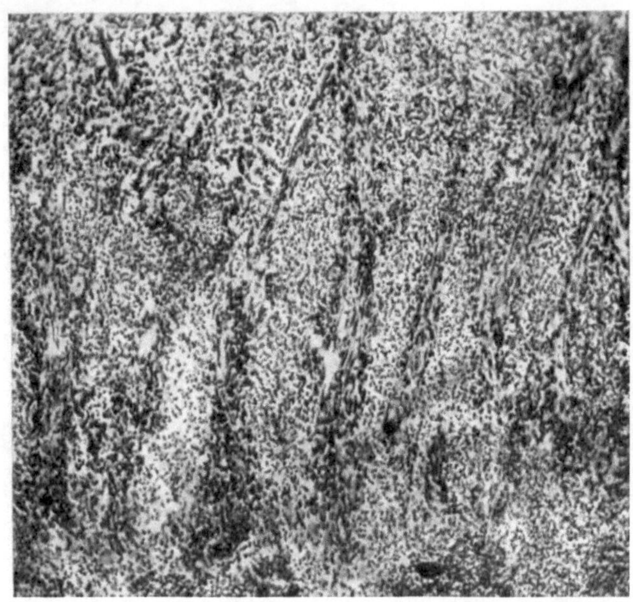

Abb. 13. Parallel laufende Gefäße mit Plasmazellenmantel und eitrig infiltrierten Zwischenräumen der mittleren Schicht des venerischen Granuloms.

cyten hervor, denn sie sind stets in großer, alle anderen Zellen überwiegender Zahl vertreten. Unter den Leukocyten findet man in einigen Fällen viele Eosinophile. Die Leukocyten bilden auch vielfach kleine Ansammlungen wie Mikroabscesse, die besonders in den tieferen Partien zwischen den Plasmazellen ins Auge fallen. In den Leukocyten findet man in der Regel keine Bakterien. Dagegen findet man sehr häufig in den Makrophagen phagocytierte Leukocyten neben den spezifischen Parasiten. Auch Mastzellen sind nicht selten vertreten. Fibrin wird vielfach in den der Oberfläche naheliegenden Teilen gefunden. Elastische Fasern fehlen im Granulomgewebe fast völlig.

Die Gefäße besitzen eine, im Vergleich zum dünnen, meistens capillaren Kaliber, sehr dicke Wand, die aus einer oder meistens zwei Schichten offenbar gleichartigen saftigen Zellen besteht, von welchen die innere das Endothel darstellt. Die Zellen der äußeren Schicht unterscheiden sich außer durch die Lage in keiner Weise von den Endothelien und von den Spindelzellen, die zwischen den Gefäßen als Verbindung dienen. Sie sind groß, lang, spindelförmig, haben einen hellen chromatinarmen Kern und ein saftiges, helles Protoplasma mit undeutlichen, äußerst zarten, stellenweise wie sich in die Umgebung durch feine Fäden verlierenden Grenzen.

In den neugebildeten Capillargefäßen findet man vielfach Leukocyten, zuweilen den Hauptinhalt darstellend. Auch in der Gefäßwand sind die Zellschichten vielfach von Leukocyten durchsetzt. Während bei einigen Fällen keine Spur von Fasergeweben nachzuweisen ist, sind bei anderen, in der unmittelbaren Umgebung der Spindelzellen der äußeren Gefäßwand und der Zwischenräume, Andeutungen davon in der Gestalt von feinen Fibrillen wahrzunehmen.

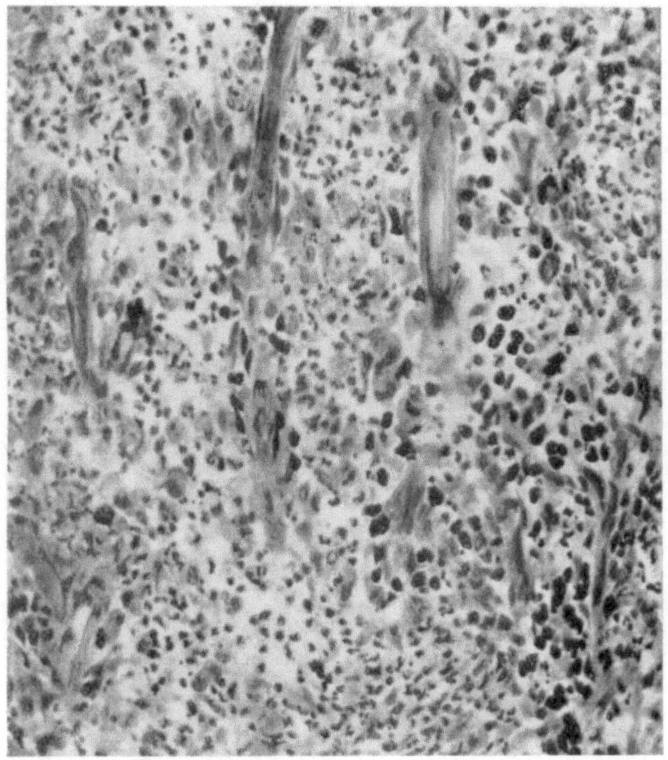

Abb. 14. Zwischen den mit Plasmazellen umgebenen Gefäßen in dem eitrig infiltrierten Zwischengewebe sind schon bei mittelstarker Vergrößerung einige helle abgerundete Zellen (parasitenhaltige Makrophagen) bemerkbar.

Bei offenbar älteren, zur Heilung neigenden Fällen findet man dann eine bedeutend größere Menge von Fasergewebe an Stelle der in Rückbildung begriffenen, serösen und eitrigen Infiltration. Schließlich entsteht dadurch die Narbe, die von einer nur schwach oder gar nicht pigmentierten Epidermis überzogen wird.

Das typische, in fortschreitendem Stadium befindliche venerische Granulom erscheint also bei der Betrachtung eines Präparates mit mittelstarker Vergrößerung als *ein von hellen breiten, mit dunkeln Zellen umgebenen Gefäßstreifen durchzogenes, eitrig infiltriertes Gewebe.* Bis hierher entspricht der anatomische Bau dieser infektiösen Geschwulst im großen und ganzen dem des typischen Granulationsgewebes bei der Wundheilung: die Caro luxurians der älteren Autoren.

Absichtlich haben wir den einzigen noch nicht näher besprochenen Bestandteil des venerischen Granuloms, die nur oben kurz erwähnten Makrophagen, erst zum Schluß in Erwähnung ziehen wollen. Denn sie stellen das spezifische histologische Merkmal dieser Granulationsgewebe dar, weil in ihnen der Erreger der Krankheit enthalten ist. *Zwischen den neugebildeten Gefäßen, unter den Leukocyten und Spindelzellen, erblickt man hier und dort große aber zarte, runde Zellen mit hellem, chromatinarmen Kern und breitem, meistens Vakuolen aufweisendem oder schaumigen Protoplasma.* In diesem können bei geeigneter

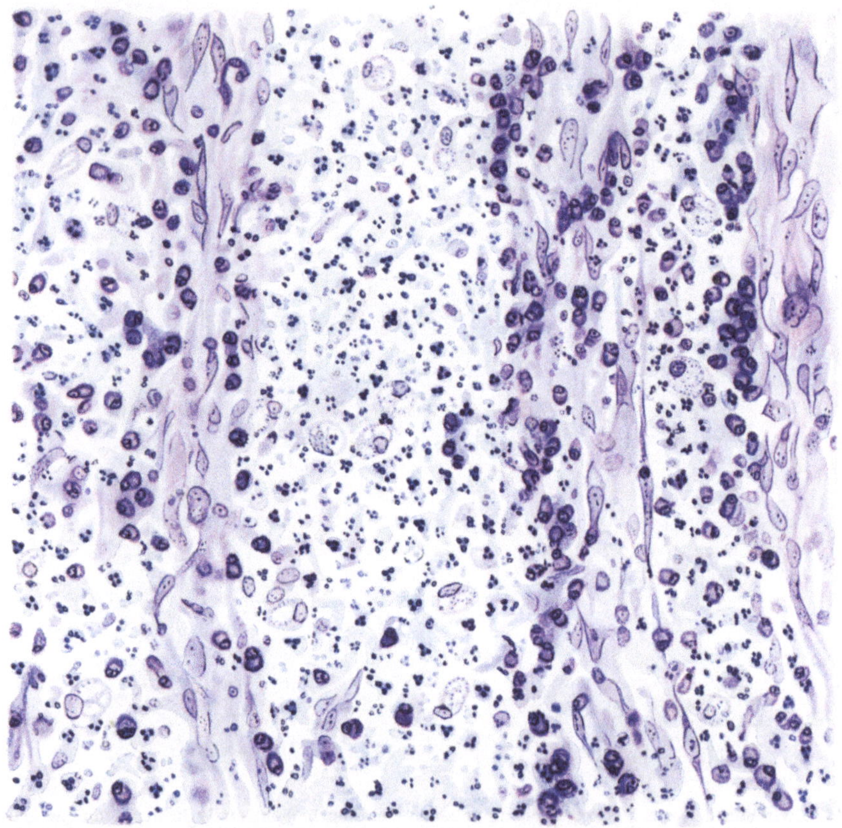

Abb. 15. Typische Stelle eines Granuloma venereum. Zahlreiche mit Parasiten beladene histiocytöse Zellen zwischen den neugebildeten Gefäßen. Thioninfärbung.

Färbung kleine, schwach gefärbte plumpe Stäbchen wahrgenommen werden. Wenn in kleinerer Anzahl, liegen die Stäbchen stets innerhalb einer Vakuole. Doch sind sie dann meistens nicht regellos innerhalb dieser Vakuole verteilt, sondern sie werden an deren Peripherie gefunden, als wenn sie auf der Oberfläche einer unsichtbaren, die Vakuole ausfüllenden Masse lägen. Bei größeren Mengen sind sie meistens innerhalb mehrerer Vakuolen oder in einem einzelnen, aber sehr umfangreichen derartigen Raum enthalten. In beiden Fällen können die Vakuolen so groß sein, daß sie den ganzen Zelleib einnehmen, so daß die Bacillen wie ein dichter Haufen das ganze Protoplasma besetzt halten (Zoogloeakugeln von Thierfelder).

Diese Mikroorganismen sind schwer darstellbar, da sie die Farbstoffe nur wenig annehmen. Am besten lassen sie sich mit Eisenhämatoxylin, mit Giemsalösung oder mit Carbolthionin darstellen. Ob die bei Rhinosklerom von Snijders angewandte Versilberung nach Levaditi für den Nachweis der sich sonst ähnlich verhaltenden Granulomerreger brauchbar ist, scheint noch nicht geprüft worden zu sein. Obwohl sich die Stäbchen schwach färben, erscheinen sie ziemlich dick und plump, denn die Kapsel wird offenbar mitgefärbt. Nur an einigen Stellen gelingt es auch im Schnittpräparat, die sehr kleinen und dünnen Bacillen innerhalb der nicht oder nur schwach gefärbten Kapsel zu färben. Außer innerhalb der Zellen können die Bacillen frei zwischen ihnen liegen, doch sind sie in dieser Lage spärlich und schwer auffindbar im Schnittpräparat.

Differentialdiagnostisch kommt das Ulcus molle an erster Stelle. Den schnellen fast unmittelbaren Übergang des plasmomatösen Gewebes in eine Eiter-

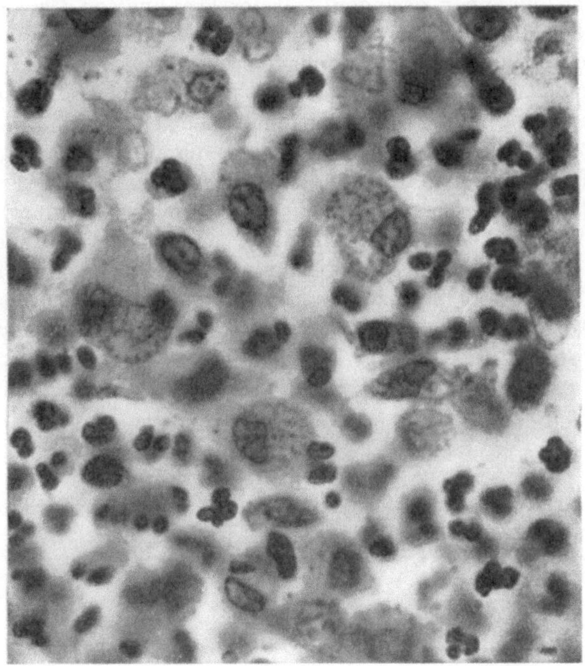

Abb. 16. Parasitenhaltige Zellen im Schnittpräparat vom venerischen Granulom.

schicht wie beim Ulcus molle findet man beim venerischen Granulom nicht. An der Grenze zwischen dieser vollkommen zerstörten und eitrig infiltrierten Zone und dem in die Tiefe ausstrahlenden Plasmom findet man besonders leicht mit der Methylgrünpyroninfärbung die feinen Streptobacillen, die unter keinen Umständen mit den gröber erscheinenden, intracellulär liegenden Erregern des venerischen Granuloms verwechselt werden können, die außerdem in dem typischen breiten Granulationsgewebe liegen, das zwischen dem Basalplasmom und der oberflächlichen Eiterschicht eingeschaltet ist.

Mit syphilitischen und tuberkulösen Geschwüren kann das venerische Granulom kaum verwechselt werden. Riesenzellen, Epitheloidzellen, Nekrosen oder irgend eine knötchenartige Veränderung im Granulomgewebe oder dessen Umgebung fehlen fast vollkommen.

Leichter noch als diese Erkrankungen ist die Framboesie vom venerischen Granulom zu unterscheiden, da bei jener die Epidermis charakteristisch verändert ist und Spirochäten enthält, während in der Cutis keine Neubildung von gefäßreichem Gewebe stattfindet, sondern nur ein Plasmom, Ödem und leukocytäre Infiltration gefunden wird.

Die Beziehungen des Granuloma venereum zum Rhinosklerom beruhen auf der intracellulären Lage kapseltragender Bacillen bei beiden Krankheiten. Eine nähere Verwandtschaft ist zwar noch nicht erwiesen, aber histologisch besteht in gewisser Hinsicht eine Ähnlichkeit zwischen beiden Prozessen, jedoch ist bei ihnen sowohl die Ausbreitung wie die Zellenzusammensetzung des erkrankten Gewebes eine verschiedene. Beim Rhinosklerom beherrscht das Plasmom das ganze Bild, die hyalin degenerierten Plasmazellen sind überall verstreut und die Mikuliczschen Schaumzellen erscheinen wie helle Flecke zwischen den dicht gedrängten Plasmazellen, während beim venerischen Granulom das Plasmon nur einen geringen Teil des krankhaften Gewebes ausmacht, die degenerierten Plasmazellen spärlich und die Schaumzellen durch die nur zum Teil an diese erinnernden Makrophagen vertreten sind, die im ödematösen Gewebe ziemlich isoliert oder von Leukocyten umgeben angetroffen werden.

Eine Verwechslung mit einem Plattenepithelcarcinom kann nur im Falle einer ungünstigen Excision, bei welcher hochgradig akanthotische Epithelzapfen das mikroskopische Bild vollkommen beherrschen würden, in Frage kommen.

Behandlung. Lange Zeit galt als einziges wirksames Mittel nur die *chirurgische* Behandlung, d. h. radikale Entfernung der erkrankten Gewebe durch Ausschneiden und Ausbrennen bis ins Gesunde. Eine solche kommt auch heute noch da in Betracht, wo die Art des Granuloms einen chirurgischen Eingriff nötig erscheinen läßt. Hier handelt es sich z. B. um Scheiden-Mastdarmfisteln.

zerstörter Drüsenreste. Dadurch entstehen Epithelinseln, die sich peripher ausbreiten und miteinander verschmelzend zu Vernarbung führen. Sehr bald

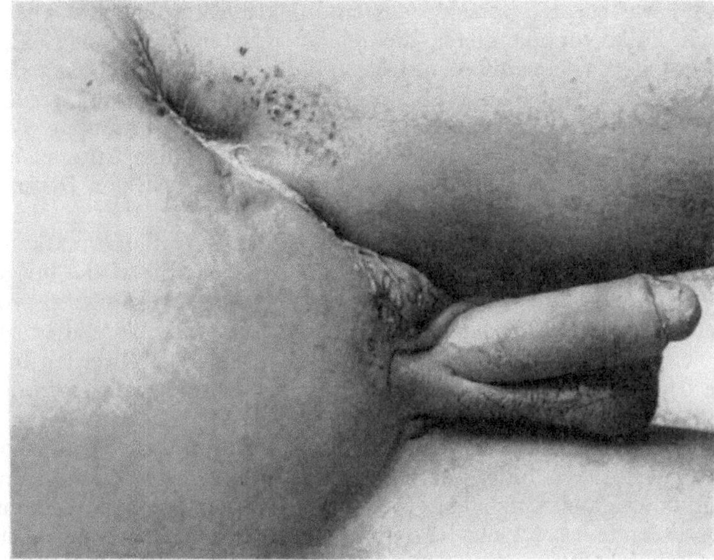

Abb. 17 b. Venerisches Granulom, Fall von Abb. 17 a nach der Behandlung mit Brechweinstein. (Nach ARAGÃO und VIANNA.)

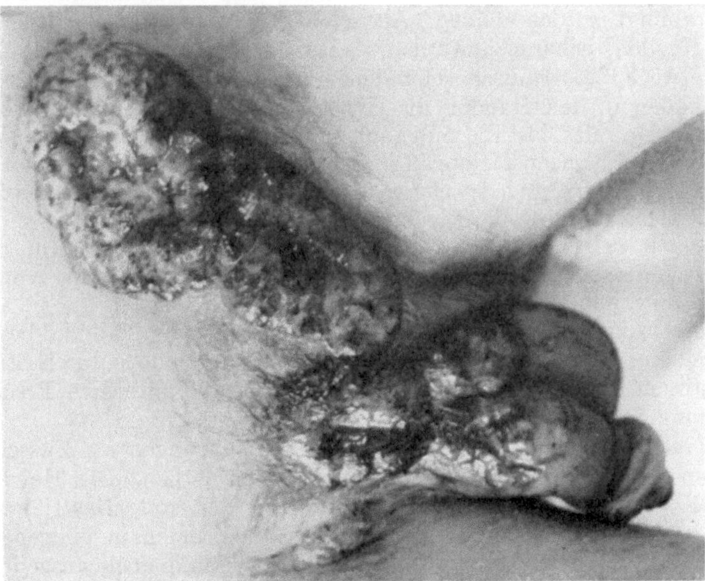

Abb. 17 a. Venerisches Granulom *vor* der Behandlung. (Nach ARAGÃO und VIANNA.)

mit Beginn der Heilung verschwinden auch die Erreger aus dem erkrankten Gewebe. THIERFELDER und THIERFELDER-THILLOT fanden sie nach 5 Einspritzungen (von 0,05—0,08) nicht mehr.

Eine völlige Vernarbung tritt oft schon nach 10 Spritzen ein, aber unter Berücksichtigung der oben erwähnten Rezidivgefahr dürften im Mittel 20—24 Spritzen notwendig sein. In sehr hartnäckigen Fällen sind noch größere Mengen nötig.

Es scheinen, wie bei den verschiedensten Infektionskrankheiten, aber auch hier manchmal Fälle vorzukommen, die relativ resistent sind und schlechter reagieren, sei es, daß sie rezidivieren, sei es, daß sie nicht zu völliger Heilung kommen. Bei solchen Angaben muß natürlich sorgfältig geprüft werden, ob es sich um echtes Granuloma venereum ohne Mischinfektion handelt. Wo die Erreger nicht nachgewiesen sind — oder sich keine Angaben über Untersuchungen nach solchen finden —, ist man heute berechtigt, an der richtigen Diagnose zu zweifeln.

Während über solche hartnäckige Fälle aus Süd- und Nordamerika kaum berichtet wurde, hat jüngst Fraser eine Anzahl solcher aus Südafrika mitgeteilt, bei denen aber ätiologische Angaben fehlen; er hatte unter 16 Fällen 6 prompte Heilungen und 10 Versager. Anderseits berichtet Thierfelder, daß die tertiären Formen, die er sah, jene Metastasen, viel intensiver behandelt werden müssen. Anstatt zwei Injektionsserien waren deren drei, vier und mehr erforderlich, so daß sich die Kur monatelang hinzog.

Wichtig ist auch, daß die verwendete Brechweinsteinlösung richtig bereitet ist. Zu langes Sterilisieren führt zur Zersetzung und scheint die Wirksamkeit herabzusetzen oder ganz aufzuheben. Kurzes Kochen genügt vollkommen. Beim Stehen, besonders bei Licht und in Wärme verfärben sich die Lösungen und nehmen auch an Giftigkeit zu. Es empfiehlt sich daher, sich die Lösungen möglichst frisch zu bereiten und keine „Lager-Ampullen“ zu verwenden.

Natürlich bietet die intravenöse Injektion bei Massenkuren Schwierigkeiten, und so besteht das Bedürfnis nach Präparaten, die auch intramuskulär oder subcutan verabfolgt werden können. Als solches ist zuerst *Stibenyl* (Chemische Fabrik von Heyden) bekannt geworden, es ist p-acetylaminophenylstibinsaures Natron mit etwa 33% organisch gebundenem Antimon. Es kommt in Pulverform in Ampullen in den Handel, die gewöhnlich 0,2 g enthalten. Die Dosis beträgt: 0,1—0,4 g. Man löst die Substanz zur Injektion in destilliertem Wasser in einer 1—2%igen Konzentration. Die erste Dosis ist 0,05—0,1; dann steigt man bis zu 0,3 bzw. 0,4 g, bei welcher Menge man bei Verträglichkeit bleibt. Davon injiziert man alle 2—3 Tage intravenös oder intramuskulär.

Anleu erhielt bei einem nicht sehr ausgebreiteten Fall mit 5 Injektionen von Stibenyl Vernarbung. Er gibt aber an, daß er zur Vermeidung von Rezidiven Behandlung mit Brechweinstein angeschlossen hat.

Die Thierfelders beobachteten bei einem generalisierten Fall und bei einem anderen Granulom erstaunliche Hebung des Allgemeinbefindens durch Stibenyl, aber bei ersterem keine völlige Heilung, die erst durch intensive Brechweinsteinbehandlung zustande kam.

Sie empfehlen Stibenyl auf Grund weiterer Erfahrungen als Zwischenkur zwischen zwei Brechweinsteinkuren bei hartnäckigen Fällen. Das Heydensche Präparat 661 = *Antimosan* wirkte etwas stärker als Stibenyl. Das Heydensche Präparat 471 = *Stibosan* und Bayer *Sb 211* schienen ihnen in einigen Fällen sogar besser als Brechweinstein zu wirken, jedoch sind noch ausgedehntere Versuche nötig, besonders auch um die richtige Dosierung zu finden.

Ferner berichtet Randall, daß er mit zwei neuen Antimonpräparaten, nämlich 1. Natrium-Antimonylthioglykollat mit 31,7% Antimongehalt und 2. Triamid von antimonthioglykollischer Säure mit 30,77% Antimon bei venerischem Granulom gute Erfolge erzielt habe, die Präparate hätten sich als weniger toxisch erwiesen; es wurden 10 Patienten behandelt. Shattuck, Little und

COUGHLIN hatten in 3 Fällen auch damit gute Erfolge, einer erhielt es nur intramuskulär und wurde geheilt.

Salvarsan versagt bei echtem Granuloma venereum; seine prompte Wirkung bei den SABELLAschen Fällen in Tripolis und einigen anderen angeblichen Fällen aus Ostafrika (GROTHUSEN) und Südafrika (FRASER, RICONO) sehen wir als möglichen Beweis gegen ihre Zugehörigkeit zum venerischen Granulom an.

Nach VISWALINGAMs Erfahrungen in den Vereinigten Malaystaaten wird die Brechweinsteinbehandlung durch gleichzeitige starke Jodkaligaben wirksam unterstützt. Eine gleichzeitige lokale Behandlung mit Brechweinstein, wie sie ANLEU aus Venezuela beschreibt, ist überflüssig.

Während der Injektionskur scheinen nach WEINBERG nicht verbundene Geschwüre rascher zu heilen.

Bei schlechter Heilung ist stets auch an Mischinfektion zu denken, die spezifisch behandelt werden muß. Hierhin gehören Syphilis, andere Spirochäten, Diphtherie. GRUHZIT fand bei Mischinfektion mit PLAUT-VINCENTschen Symbionten nach Salvarsan, bei solcher mit Diphtherie nach Antidiphtherieserumbehandlung erst volle Wirkung des Brechweinsteins eintreten.

Die *Nebenwirkungen des Brechweinsteins* muß man kennen, um bei bedrohlichen Erscheinungen pausieren zu können. Im allgemeinen sind Intoxikationen bei vorsichtiger Dosierung und einwandfreien Lösungen sehr selten. Dosen von 0,12 für den erwachsenen Mann dürfen nicht überschritten werden, sonst treten Krämpfe und Lähmungen auf.

Als unmittelbare Nebenwirkung tritt manchmal gleich nach der Injektion Kurzluftigkeit, Hustenreiz, selten Erbrechen ein. Sie dauern stets nur ganz kurze Zeit. Es ist zweckmäßig, nicht bei vollem Magen zu injizieren. Allgemeine Nebenerscheinungen sind Muskelschmerzen, Muskelsteifigkeit in Schultern, Rücken, Kaumuskeln, Beinen. Sind sie sehr heftig, so muß pausiert werden, sonst können Lähmungen eintreten. Die THIERFELDERs sahen solche auch nach zu häufigen, ganz kleinen Dosen. Kontraindiziert ist die Behandlung bei Lungenkranken; es kann aber mit ganz kleinen Dosen bei solchen doch vorsichtig eine Behandlung versucht werden.

Nach erfolgreicher Behandlung ist die Heiltendenz oft so stark, daß plastische Operationen nötig sind, z. B. um das Zuheilen der Vagina zu verhindern (THIERFELDER).

GOLDZIEHER und PECK führten mit ihren Kulturen eine Vaccinebehandlung — zum Teil kombiniert mit Brechweinstein — aus und sahen günstige Wirkung.

Literatur.

(Wir haben versucht im folgenden eine möglichst vollständige Zusammenstellung der Literatur zu geben. Die Arbeiten wurden, soweit sie uns zugänglich waren, im Original, sonst nach Referaten herangezogen.)

ALI, M.: Case of ulcerating granuloma of the pudenda. Indian. med. gaz. 1917. p. 457. — ARAGÃO, H.: (a) Notes on granuloma venereum. New Orleans med. a. surg. journ. 1917/18. p. 369. (b) Tratamento do granuloma tropical. Brazil-med. año 29, p. 220. 1915. (c) Sobre o microbio do granuloma venereo. Brazil-med. 32. p. 74. 1919. — ARAGÃO, H. e G. VIANNA: (a) Pesquizas sobre o Granuloma venereo. Mem. do inst. Oswaldo Cruz, T. V. H. 2. p. 211. 1913. (b) Granulomo ulceroso tropical. Dermatol. Wochenschr. S. 1040. 1913 und Bull. soc. brés. Dermatol. año 2, p. 71. (c) Sobre o „granuloma venereum" e o seu microbio. Brazil-med. 1912. Nr. 28. (d) Tratamento do Granulomo tropical pelo Tartaro emetico. Bull. soc. brés. Dermatologie. 1912. Tom. 1, Nr. 2—3. (e) Sobre o tratamento „Granuloma venereum" pelo tartaro emetico. Brazil-med. año 27. p. 41. 1913. (f) Tratamento de Granuloma tropical. Bull. soc. brés. de Dermatol. año 2, p. 71. 1913. — ARAUJO, DE SOUZA H. C.: (a) Granuloma venereo. Trabalho do Instituto Oswaldo Cruz. Rio de Janeiro 1917. Companhia Lithographica Ferreira Pinto. (b) Sobre Granulomo venereo. Communicacao feita as

Sociedades Dermatol. e de Medicina Argentinas em 11. X. 1915. Buenos Aires. (c) O granuloma venéreo na America do Sul. Arch. brasil. de med. 1916. p. 111. Rev. de la asoc. méd. argentina. 1916. p. 245. (d) Estudo clinico de Granuloma venerea. Inaug.-Diss. Rio de Janeiro. 1915. (e) O granuloma venereum e a Röntgentherapia. Brazil-med. Nr. 29. p. 201. 1915. (f) O „Granuloma venereum" no Brazil. Isolamento e estudo experimental do seu microbio. Memoria envidda em 10. V. 1915 ao 7. Congresso Medico Pan-Americano, S. Francisco, California U.S.A. — BEATTI, M.: Granuloma venereo. Semana méd. 1916. año 2. p. 281. — BEESON, B. BARKER: Granuloma inguinale with lesion on the lower lip. Report of a case. Arch. of Dermatol. and Syphilol. 1922. Bd. 6. S. 343. — BEST, R. RUSELL: Granuloma inguinale. Ann. of surg. Ann. 82. Nr. 2. p. 273. 1925. — BONNE, C.: Three cases of venereal granuloma treated with Tartar Emetic. Journ. of trop. med. a. hyg. 1917. Vol. 20. p. 109. — BONNE, C. en A. VERHAGEN: En geval van venerisch granuloom in her gelaat en enkele opmerkingen over de diagnostiek dezer siekte en har spezifieke therapie met tartarus emeticus. Geneesk. tijdschr. v. Nederlandsch Ind. Bd. 58. 1918. p. 234. — BOSANQUET, W. C.: A note on the spirochaete present in ulcerative granuloma of the pudenda of australian nature. Parasitology. Vol. 2. p. 354. 1909. — BREINL, ANTON: (a) On the occurence and prevalence of diseases in British New Guinea — Ulcerative Granuloma. Ann. of trop. med. a. parasitol. Vol. 9. Nr. 2. p. 299. 1915. (b) Australian Institute of tropic. Medicine. Report for the year 1910. — BREINL, A. and H. PRIESTLY: Notes on the successful treatment of ulcerative granuloma pudendi by means of tartar emetic. Med. journ. of Australia. Vol. 1. p. 237. 1916. (b) Notes on a case of Antimony Poisoning. Journ. of trop. a. med. hyg. 1918. Vol. 21. Nr. 4. p. 38. — BROOKE, G. E.: Granuloma venerea. Tropical med. hyg. and parasitolog. p. 225. 1908. — BUTLER, C. S.: The Application of Wassermanns reaction to the solution of the etiology of tropical ulcerations. Far east assoc. trop. med. C. R. 3. Congrés biennal. Saigon. 1913. p. 395. — CAMPBELL, M. F.: (a) Granuloma inguinale. Internat. journ. of surg. Tome 5, p. 168. 1921. (b) Granuloma inguinale. Il. Amer. med. assoc. March 5. Vol. 76. Nr. 10. p. 648. 1921. — CARTER, M. R.: Ulcerating Granuloma of the pudenda, a protozoal disease. Lancet. II. p. 1128. 1910. — CASTELLANI, A. and A. J. CHALMERS: Granuloma inguinale. Manual of Trop. med. II. ed. p. 1571. 1913. — CHAMBERLAIN, W. P.: Spirochaetae and fusiform Bacilli in various lesions in the Philippines. Americ. journ. of trop. Dis. a. prevent. med. Vol. 2. Nr. 4. p. 246. 1914. — CHOYCE, C. C. and H. MAC CORMAC: (a) Case of Granuloma inguinale tropicum. Proc. of the roy. soc. of med. Vol. 6. Dermat. Sect. p. 87. 1913. (b) A case of Granuloma inguinale tropicum. Brit. journ. of dermatol. Vol. 25. Nr. 2. p. 65. 1913. — CLAASSEN, H. L.: Granuloma inguinale. Ohio State med. journ. 1922. Vol. 18. p. 685. — CLELAND, J. B. and J. R. HICKINBOTHAM: On the etiology of ulcerative Granuloma of the pudenda. Journ. of trop. med. a. hyg. Vol. XII. p. 143. 1909. — CNOPIUS, N.: Some Communications concerning Veneral Granuloma in New Guinea. Trans 4th Congress of the Far eastern assoc. of. trop. med. 1921. Vol. 2. p. 180. — CONYERS, J. CL. and C. W. DANIELS: The lupoid form of the so-called groin ulceration of this colony. Brit. guian. med. Ann. VIII. p. 13. 1896. — CORNWALL and PECK: Etiology of granuloma inguinale. Arch. o dermatol. a. syphilol. Vol. 12. p. 613. 1925. — CROCKER, H. R.: (a) Granuloma inguinale tropicum. Journ. of cutan. dis. Vol. 26. p. 49. 1908. (b) Ulcerating granuloma of the pudenda. Brit. journ. of dermatol. Vol. 719. p. 286. 1907. (c) Groin ulceration. Brit. journ. of dermatol. Vol. 9. p. 271. 1897. — CUMMING, H. Lovett: (a) Ulcerating granuloma of the pudenda cured by Intramuscular injections of antimony tartare. Brit. med. journ. 1920. Nov. 20. p. 775. (b) Ulcerating granuloma of the pudenda cured by intramuscular injections of antimony tartare. Journ. of trop. med. a. hyg. 1. Okt. 1921. — CURJEL, D. F.: Ulcerating granuloma of the pudenda. Indian med. gaz. Nr. 9, 10. p. 305, 397. 1917. — CUTHBERT, C. F.: Case of granuloma venereum. Proc. of the roy. soc. of med. 1919/1920. Sect. Dermatol. p. 32. — DANIELS, C. W.: (a) Granuloma of the pudenda. Brit. gutan. med. Ann. X. p. 46. 1898. (b) Ulcerating granuloma of the pudenda. in ALLSBUTT, A. and ROLLESTION, H. D.: A system of medicine. Vol. II. Pars. II. p. 708. 1909. (c) Ulcerating granuloma of the pudenda, a protozoal disease. The Lancet. 1910. Vol. II. p. 1648. (d) Ulcerating granuloma of the pudenda. Journ. of trop. med. a. hyg. Pars III. p. 200. 1912. (e) Remarks on ulcerating granuloma of the pudenda. Brit. journ. of dermatol. Vol. IX. p. 353. 1897. (f) Granuloma of the pudenda. Journ. of trop. med. a. hyg. Vol. I. p. 212. 1909. — DARWENT, E. N.: (a) Notes on a case of Ulcerating granuloma treated by intravenous injections of tartar emetic. Transact. of the soc., trop. med. a. hyg. 1917. Vol. 10. Nr. 8. p. 198. (b) Notes ona case of ulcerating granuloma treated by intravenous injections of tartar emetic. Transact. of the soc., trop. med. a. hyg. 1916/1917. p. 568. — DEMPWOLFF, OTTO: (a) Ärztliche Erfahrungen in Neu-Guinea. Arch. f. Schiffs- u. Tropenhyg. 1898. S. 283. Bd. 2. (b) Venerisches Granulom. Zeitschr. f. Hyg. u. Infektionskrankh. Bd. 47. S. 131. 1904. — DONOVAN: Medical cases from Madras general hospital. Indian med. gaz. 1905. p. 414. — EGGERS, H. E.: On the Spirochaetal infection of ulcers in China. 1. China med. journ. Nov. 1914. Vol. 28. p. 365. 2. Journ. of infect. dis. March. 1915. Vol. 16. p. 269. — EHRICH, WILLIAM S.: Granuloma inguinale. Surg., gynecol. a. obstetr. Vol. 40. Nr. 1. p. 107. 1925. — FERNÁNDEZ, ANTONIO A.: Über das venerische

Granulom. Semana méd. año. 30. Nr. 47. p. 1113–1126. 1923. — Flu, P. C.: Die Ätiologie des Granuloma venereum. Arch. f. Schiffs- u. Tropenhyg. Bd. 15, S. 481. 1911. — Fowler, A.: Perforating granuloma of thigh. Brit. Guiana med. Ann. 11, p. 22. 1899. — Fraser, A. Reith: Granuloma inguinale: including a series of cases illustrating some points in prognosis and treatment. Brit. journ. of dermatol. and Syph. 1925. Vol. 37, p. 14. — Friedlander, D.: Granuloma inguinale tropicum. California state journ. of med. San Franc. 1913. p. 162. — Gabbi, U.: Tropical diseases in Tripoli. Journ. of trop. med. a. hyg. Vol. 16, Nr. 5, p. 68. 1913. — Gabbi, U. e P. Sabella: Malattie cutanee. Ministerio d. interno e d. Guerra: Direz. gen. d. Sanita publica. Messina 1912. Stab. Tipogr. Guerriera. p. 22. — Gage, J. M.: Granuloma inguinale. Arch. of dermatol. a. syphilol. H. 3, p. 303. 1923. — Galloway, J.: (a) Groin ulceration. Brit. journ. of dermatol. Vol. 8, p. 479. 1896. (b) Ulcerating granuloma of the pudenda. Brit. journ. of dermatol. 1897. Vol. 9, p. 133. — Gennerich, W.: Die Beziehungen zwischen Ulcus molle serpiginosum und Granuloma venereum. Dermatol. Wochenschr. Bd. 57, S. 1196 und 1230. 1913. — Giblin, W. E.: Tartar emetic for venereal Granuloma. Brit. med. journ. June 1925, p. 932. 1921. — Giffard: Infective granuloma in Madras. The report of the Madras general hospital. Indian med. gaz. 1905. p. 440. — Goldzieher, Max and Samuel M. Peck: (a) Granuloma inguinale. Clinical observations, vaccine treatment and allergie reactions. Arch. of dermatol. a. syphilol. Vol. 14, Nr. 1, p. 14–27. 1926. (b) Granuloma venereum (inguinale). Proc. of the New York pathol. soc. Vol. 25, Nr. 6/8, p. 92–100. 1926. (c) Das venerische Granulom. Virchows Arch. f. pathol. Anat. u. Physiol. Bd. 259, S. 795. 1926. — Goodman, H.: (a) Ulcerating granuloma of the pudenda. A review of the Literature with a Bibliography and some Observations of the disease as seen in Porto Rico. Arch. of dermatol. a. syphilol. 1920. Vol. 38, N. S. Vol. 1, p. 151. (b) Ulcerating granuloma (Granuloma inguinale). A pictorial presentation of tropical and temperate zone experience. Urol. a. cut. review 1923. Feb. Vol. 27, Nr. 2, p. 86. (c) Ulcerating granuloma. Journ. of the Americ. med. assoc. Nr. 10. p. 815. 1922. — Grindon, J.: Granuloma inguinale tropicum. Report of three cases. Journ. of cut. dis. Vol. 31, p. 236. 1913. — Grothusen: Salvarsan bei Tropenkrankheiten nebst Bemerkungen über einige tropische Hautkrankheiten. Arch. f. Schiffs- u. Tropenhyg. Bd. 18, S. 515. 1914. — Gruhzit, O. M.: Granuloma inguinale. Americ. journ. of trop. med. Vol. 3, Nr. 4, p. 289. 1923. — Guarch, F.: (a) Granuloma vénereo: contribucion provisoria a su estudio histologico. Montevideo. 1915. V. Marino. (b) Granuloma vénereo: contribucion provisoria a su estudio histologico. Proc. pan. am. scient. Cong. 1917. p. 400. — Henry: Traitement du pian-bois et du granulome vénérien par le tortre stibie. Review méd. et hyg. trop. 1921. Tom. 13, Nr. 3, p. 79. — Hickinbotham, J. R.: Clinical description and notes an treatment of ulcerating Granuloma of the pudenda. Journ. of trop. med. a. hyg. Vol. 12, p. 148. 1909. — Hirsch: Handbuch der historisch-geographischen Pathologie. 2. Aufl. 1886. S. 506. (Daselbst auch die ältere Literatur zu finden.) — Hoffmann, W. H.: (a) Europäer und Europäerhospital. Venerisches Granulom. Medizinalber. über die deutschen Schutzgebiete. 1903/1904. S. 207. Berlin 1905. (b) Das venerische Granulom. Münch. med. Wochenschr. Bd. 67, S. 159. 1920. — Hyde, J. N.: Ulcerating granuloma of the pudenda. In a pratical treatise on diseases of the skin. 1910. p. 1065. — Iturbe, J. y E. Gonzales: (a) Granuloma venérea en Venezuela. Typ. cultura Venezolana. 1921. (b) Sobre an caso de granuloma venéreo proveniente de la Guayana britanico y observado en Venezuela. Gaz. med de Cavaces. 28. Ann., Nr. 18, p. 280. 1921. Contribucion del Laboratorio Iturbe en el 3er Congresso Venezolana de med. 1921. p. 23. — Jackson, E. S.: Notes on ulcerating Granuloma. Austr. med. Gaz. Vol. 30, p. 133. 1911. — Jeanselme, E.: Cours de dermatologie exotique. Paris 1904. — Jeanselme, E. et E. Rist: Granulome ulcéreux des organes génitaux. Cours de pathologie exotique. p. 513. 1909. — Johns, Foster, M. and J. M. Gage: Some observations on granuloma inguinale and cultural studies of the Donovan bodies. Internat. clin. Vol. 4, p. 15. 1924. — Junénez, L. P.: Granulome ulcérant. Gazeta medic. Costa Rica. p. 434. 1909. (Ref. Presse médicale 1909. Nr. 96.) — Kaposi, M.: Pathologie und Therapie der Hautkrankheiten. 1899. 2. Hälfte. S. 745. — Kayser: Granuloma venereum. Nederlandsch tijdschr. v. geneesk. 1914. — Kuhn: Pathologisch-anatomischer Befund bei sieben Fällen von venerischem Granulom in Neu-Guinea. Charité-Ann. Jg. 30, S. 427. 1906. — Le Danteg, A.: Précis du pathologie exotique. Paris. 1900. p. 725. — Lockett: Granuloma of the pudenda. Jamaica branch of the Brit. med. Ann. e Brit. Guiana med. Ann. 10, p. 49. 1898. — Low, G. C. and H. B. Newham: (a) A case of ulcerating granuloma refractory to intravenous injections of Antimony, X-Rays, an other forma of treatment. Trans soc. trop. med. and hyg. 1917. Vol. 10, p. 109. (b) A case of ulcerating granuloma successfully treated by intravenous injections of antimony. Brit. med. journ. 16. Sept. 1916. — Lustig, A.: Granuloma inguinale. Malattie infective dell' uomo e degli animal. Vol. 2, p. 1267. 1915. — Lynch, Kenneth M.: (a) Tartar emetic in the treatment of granuloma inguinale and other granulomata and granulating Ulcers. Southern med. journ. Nr. 9, p. 688. 1922. (b) Granuloma inguinale (Granuloma venereum; Granuloma of pudenda ulcerative vulvitis; Serpiginous ulceration of genitals etc.). Journ. of the Americ. med. assoc. Sept. 1917, Vol. 77, Nr. 12. p. 925. 1921. — Macedo, C. M.: El primo caso de granuloma venéreo observado en el Peru. La Cronica médica. Juni. Nr. 708, p. 201. 1922. — Mac Gregor: Some problems of tropical medicine. Venereal disease. Brit. med. journ. Vol. II, p. 979. 1900. — Mac Lean, J. B.: Infective granuloma. Austral. med. Gaz. Vol. 30, p. 137. 1911. — Mac Leod, K.: (a) Ulcerating granuloma of the pudenda. Journ. of trop. med. a. hyg. 1899. p. 175. Diseases of the skin. p. 1222. (b) Granuloma pudendi tropicum. Indian med. gaz. 1882. p. 122. Brit. journ. of dermatol. Vol. 19, p. 73. 1907. — Mac Lennan, A.: (a) Memorandum on the observation of spirochaeta in Yaws and granuloma pudendi. Brit. med. journ. Vol. 2, p. 995. 1906. (b) Spirochaetes from granuloma pudendi. The Lancet. 1906. Vol. 2, p. 1217. — Maitland, J.: (a) Etiology of granuloma pudendi. Brit. med. journ. Vol. 1, p. 1263. 1906. (b) On chronic venereal sores, or „ulcerating granuloma“ with an illustration case. Lancet. 1899. p. 1624. (c) Chronic venereal sores. Indian. med. gaz. 1898. p. 164. — Manson, P.: (a) Tropical med. and hyg. Brit. med. journ. Vol. 2, p. 109. 1917. (b) Ulcerating granuloma of the pudenda. Tropical diseases. 1909. p. 583 (und neuere Auflagen). (c) Tropical diseases. London. 1898. p. 438. (d) A note ulcerating granuloma of the pudenda. The journ. of trop. med. 1899. p. 156. — Manson-Bahr, Philip: Case of ulcerating granuloma of the pudenda in which healing commenced immediately subsequent to the administration of Antimony. Proc. of the roy. soc. of med. (Clinical sect.) 1923. Mar. Vol. 16. Nr. 5. p. 25. — Maplestone, P. A.: Notes on ulcerative granuloma. Ann. of trop. med. a. parasitol. Nr. 4, p. 413. 1921. — Martini, E.: (a) Reinkultur des Erregers von Granuloma venereum. Münch. med. Wochenschr. Jg. 49. S. 2378. 1912. (b) Über einen Fall von Granuloma venereum und seine Ursache. Arch. f. Schiffs- u. Tropenhyg. Bd. 17, S. 160. 1913. — da Matta, Alfredo A.: Emeticotherapia endovenosano granuloma ulceroso. (A case of granuloma venereum treated by Endovenous injections of tartar emetic). Brazil-med. 1916. Tomo 30. p. 378. — Mayer, Martin: Erreger des venerischen Granuloms. In Kolle und Wassermann: Handbuch der pathogenen Mikroorganismen. Bd. 7, S. 464. 1913. — Mc Intosh, J. A.: The etiology of granuloma inguinale. Journ. of the Americ. med. assoc. Vol. 87, p. 996—1002. 1926. — Morrissey, P. G.: Granuloma inguinale. Journ. Tennerif. med. assoc. 1922/1923. p. 100. — Muehlens, P.: Spirochaeta aboriginalis (Cleland 1909). In Kolle und Wassermann: Handbuch der pathogenen Mikroorganismen, Bd. 7, S. 934. 1913. — Murdock, T. P.: Report of case of granuloma inguinale. Boston med. a. surg. journ. 1924. Sept. 18. Vol. 191. Nr. 12. p. 539. — Murray, J. G.: Cronic venereal sore. Indian med. gaz. 1901. p. 416. — Muzio: Le malattie dei Paesi caldi. (Incycl. Hoppel.) p. 241. 1904. — Nin Posados, J. y A. Roffo: Granuloma venereo de larga evolucion. Prensa méd. argentina. 1917/1918. 323. — Oliver: Chronic ulcerating granuloma of groin. Arch. of dermatol. a. syphilol. Nr. 6, p. 827. 1923. — Onorato, R.: Il granuloma ulceroso delle pudende in Tripolitania. Arch. ital. di scienze med. colon. 1921. Vol. 2. p. 58—64, 68—96, 110—127. 129—137. — Ozzard, A. T.: (a) Syphilis, Yaws and ulcerating granuloma of the pudenda. Brit. Guiana med. Ann. 15, p. 79. 1906. (b) Notes on the tropical diseases of Brit. Guiana. Ulcerating granuloma of the pudenda. Journ. of trop. med. a. hyg. Vol. 8, p. 357. 1904. — Ozzard, A. T. and F. Neal: Ulcerating granuloma of the pudenda. Brit. Guiana med. ann. 1892. p. 137. Brit. Guiana med. ann. 10. 1898. — Parounagian, M. and H. Goodman: Ulcerating granuloma (Granuloma inguinale): A report of a rare exemple of this disease in a syphilitic patient. Arch. of dermatol. a. syphilol. 1922. Vol. 5, p. 597. — Pardo, Vincente: Ulcerating granuloma of the pudenda. Journ. of cut. dis. Vol. 36, p. 206. 1918. — Pijper, A.: On the aetiology of granuloma venereum. S. Africa. med. rec. Nr. 2, p. 20. 1918. — Plehn, Albert: Das venerische Granulom. In Mense: Handbuch der Tropenkrankheiten. Bd. 2, S. 209. 1914. — Poech, R.: Zweiter Brief von einer Studienreise nach Neu Guinea. Arch. f. Schiffs- u. Tropenkrankh. Bd. 10. S. 672. 1906. — Powell, Arthur: Note on skin-diseases; scleroting granuloma of the pudenda. Indian. med. gaz. 1899. p. 187. — Pupo, Aguiar: Granuloma venereo, seu tratamento especifico pelo tartaro emetico. Bol. y trabajos de la soc. med. e cirurg. de S. Paolo (Brazil). Okt. Nr. 8—12, p. 294—298. 1920 e 1921. — Rabello, E.: (a) Granuloma ulceroso tropical. Bull. de la soc. brés. de dermatol. Tome 1, p. 13. 1912. (b) Granuloma ulceroso tropical. Bull. de la soc. brés. de dermatol. Tome 2, p. 76. 1913. — Randall, Alexander: (a) Two new antimony compounds for intraveneus use. A study of their therapeut. value in cases of granuloma inguinale. Americ. journ. of the med. sciences. Vol. 168, Nr. 5, p. 728. 1924. (b) Studies on a series of sixteen cases of granuloma inguinale including both sexes. Internat. journ. of surg. 1922. p. 21. — Randall, A., J. C. Small and W. P. Belk: (a) Tropical inguinal granuloma in the Eastern United States. Month. bull. dep. pub. Health. 1922. p. 6. (b) Tropical inguinal granuloma in the Eastern United States. Journ. of urol. 1921. Vol. 5, Nr. 6, p. 539. (c) Granuloma inguinale. Surg., gynecol. a. obstetr. 1922. June. Vol. 34, Nr. 6, p. 717. — Rangachary, S.: Ulcerating granuloma of the pudenda (Correspondence). Indian med. gaz. 1917. Vol. 52, p. 75. — Raynaud, M., J. Montpellier et A. Lacroix: Phagédénisme chronique serpigineux de l' aine. (ulcere serpigineux vénérien). Bull. de la soc. de pathol. exot. Nr. 7, p. 641. 1922 et Februar. Nr. 12. 1921. — REED, W. A. and M. WOLF: Preliminary report on treatment of granuloma inguinale with exhibit of cases. New Orleans med. a. surg. journ. July. Vol. 74, Nr. 1, p. 25. 1921. — RENNER, W.: Notes on a case of ulcerating granuloma of the pudenda. Journ. of trop. med. a. hyg. 1903. 1. Mai. — RICONO, M.: Yaws and similar diseases in South Africa. S. African med. rec. 1916. Vol. 14, p. 83. — ROBB, J. J.: Infective granuloma (granuloma pudendi). Indian med. gaz. 1918, p. 352. — ROCHA LIMA, H.: Über die exotischen Hautkrankheiten: Granuloma venereum, Ulcus tropicum, Framboesie, Verruga peruviana, Dermatitis verrucosa, Blastomykose, Leishmaniose. Karlsbader ärztliche Vorträge. Bd. 5. 1924. S. 355. — ROFFO, A. H.: Granuloma venereo. Conf. soc. sudam. de hig. 1916. Buenos Aires 1917. p. 235. — ROFFO, A. H. y TORRES ZARATE: Granuloma venereo. (Segunda observacion.) Rev. de la asoc. med. argentina. 1916. p. 293. — ROSENAU, J. et F. J. ALLAN: Guide pratique pour la désinfection. (Trad. de l'anglais et annoté pat J. Vidal.) Paris. 1905. — ROSS, C. F.: Granuloma inguinale. Virginia m. Month. 1921. p. 579. — ROSSO, A. H. y J. T. ZARATE: Granuloma venereo, forma hypertrofico papilomatose. Prensa med. argentina. 1917/1918. p. 356. — ROST, G.: Salvarsan bei Framboesie, Lepra und Granuloma tropicum. Münch. med. Wochenschr. Jg. 48, S. 1136. 1911. — RUGE und VERTH: Granuloma venereum. Tropenkrankheiten und Tropenhygiene. 1912. Berlin. S. 189. — SABELLA, P.: (a) Due casi di „Granuloma ulcerosi delle pudendi" guariti col neo-salvarsan a Tripoli. Malaria e Malattie dei Paesi Caldi. Ann. 4, p. 97. 1913. (b) Studio parallelo fra la sifilide, la Framboesia e il Granuloma ulceroso delle pudende, osservati nella Tripolitania. Daselbst p. 102. (c) Di alcune affezione granulomatose della cute osservate a Tripoli. Giorn. ital. d. malatt. vener. e d. pelle e Syph. 1913. p. 306. — SALANOUE-IPIN, H.: Granulome ulcéreux des organes génitaux. Précis de pathol. tropicale. 1910. p. 691. — SALVADOR, G.: Reporte preliminar sobre la existencia, identificacion, aislamiento y cultivo del Calymmatus bacterium granulomatis. Bol. assoc. med. de Puerto rico. 1921. Tomo 15. Nr. 132, p. 170. — SANSON, D.: (a) Granuloma venereo ulceroso da bocca e regiao inguinal. Brazil-med. 1917. p. 28. (b) Granuloma venereo de localizacao buccal. Ann. de faculd. de medecine do Rio de Janeiro. Anno 1. 1917. — SANTOLINO, C. RAFEAL: Granuloma venereo. Pesos de la facultated de medicina de Guatemala. Tipografia Sanchez y de Guise. 1921. — SCHEUBE, B.: (a) Das venerische Granulom. Die Krankheiten der warmen Länder. 1910. S. 977. (b) „Venerisches Granulom" in EULENBURGS Encyclopädie. 1902. Jg. 10. S. 649. (c) Krankheiten der warmen Länder. 1903. S. 719. — SCHEUBE, FALCKE and CANTLIE: Diseases of warm countries. 1903. Philadelphia. — SCHOCHET, S. S.: Granuloma inguinale with the report of a case observed in Chicago. Surg., gynecol. a. obstetr. 1924. June. Vol. 38, Nr. 6, S. 759. — SCHULTZ, F.: Die Röntgentherapie in der Dermatologie. Berlin. 1910. — SEQUEIRA, J. H.: Case of granulomatous swellings at left angle of mouth and in right inguinal region. Proc. of the roy. soc. of med. 1907/1908. Dermat. Sect. p. 92. (b) Ulcerating granuloma of the pudenda. Brit. of journ. dermatol. Vol. 20, S. 91—93 u. 199—200. 1908. — SHATTUCK, GEORGE CHEEVER: Granuloma inguinale in Boston. Boston med. a. surg. journ. Vol. 188, Nr. 15, p. 530. 1923. — SHATTUCK, GEORGE C., HAROLD G. LITTLE, WILLIAM F. COUGHLIN: Treatment of inguinal Granuloma with Thioglycollates of Antimony. Americ. journ. of trop. med. Vol. 6, p. 327. 1926. — SHILLITOE, ARTHUR: Granuloma inguinale. Proc. of the roy. soc. of med. dermatol. sect. Vol. 4. part. 1, S. 133. 1911. — SIEBERT, CONRAD: Über Wesen und Verbreitung von Haut- und Geschlechtskrankheiten in Nord-Neumecklenburg (Bismarckarchipel). Arch. f. Schiffs- u. Tropenhyg. Bd. 13, S. 201. 1909. — SIEBERT, W.: (a) Zur Ätiologie des venerischen Granuloms. Arch. f. Schiffs- u. Tropenhyg. Bd. 11, S. 379. 1907. (b) Zur Ätiologie des infektiösen oder venerischen Granuloms. Arch. f. Schiffs- u. Tropenhyg. Bd. 16. S. 255. 1912. (c) Venerisches oder infektiöses Granulom. In Realencyclopädie der gesamten Heilkunde von Dr. A. EULENBURG. Bd. 15. S. 216. 1914. — SILVA, ALIPIO: Observacao clinica sobre o tratamento do Granuloma venereo" pelas applicocoes tropicas de tartaro emetico. Brazil-med. Ann. 29, p. 261. 1915. — SILVA, ARAUJO, FILHO: Cases de granuloma ulceroso dos organs genitaes. Brazil-med. Ann. 29, p. 220. 1915. — SMALL, JAMES C. and L. JULIANELLE: Biologic an serologic studies of bacillus mucosus group. Comparison of strains from granuloma inguinale with strains from respiratory tract. Journ. of infect. dis. 1923. June. Vol. 32, Nr. 6. p. 456. — STEEL, DONALD: Note on a investigation into ulcerating Granuloma of the pudenda, etc. Lancet. Vol. 1, p. 255. 1912. — STILLIANS, A. W.: Granuloma inguinale tropicum. Arch. of dermatol. a. syphilol. Chicago. 1920. p. 471. — STOWERS, J. H.: Brit. journ. of dermatol. Vol. 19, p. 131. 1907. — STRANGMANN, C. L.: (a) A preliminary note on the pathogeny of ulcerating granuloma. Austr. med. gaz. Vol. 30, p. 76. 1911. (b) The pathogeny of ulcerating granuloma. Daselbst, p. 446. — SYMMERS, D. and A. D. FROST: Granuloma inguinale in the United States. Journ. of the Americ. med. assoc. 1920. Vol. 74, p. 1304. — TERRA, F.: (a) Um caso de granuloma ulceroso. Bull. de la soc. brés. de dermatol. Ann. 2, p. 25. 1913. (b) Deux cas de granulome ulcereux des organes genitaux. Bol. da soc. Brasileira de dermatol.

Tomo. 3, p. 72. 1914. — Terra, F. und E. Rabello: Le granulome ulcéreux et sa cure. Dermatol. Wochenschr. 1913. S. 1043 und Bull. de la soc. brés. de dermatol. Vol. 2, p. 3. 1913. — Thierfelder, M. U.: (a) Beiträge zur Kenntnis des venerischen Granuloms. Arch. f. Schiffs- u. Tropenhyg. Bd. 29, S. 690. 1925. (b) De oorsprong von her venerisch granuloom en de oorzaken der granuloomepidemie op Nederlandsch Zuid-Nieuw-Guinea. Geneesk. tijdschr. v. Nederlandsch Ind. Bd. 64, S. 838. 1924. — Thierfelder, M. U. und M. Thierfelder-Thillot: (a) Studien über das venerische Granulom. Arch. f. Schiffs- u. Tropenhyg. Pathologie u. Therapie exotischer Krankheiten. 1924. S. 221. (b) Die Behandlung des venerischen Granuloms. Münch. med. Wochenschr. 1926. S. 561. — Thorp, C. G.: Granuloma pudendi. Med. journ. of Australia. 1917. p. 4. — Torres, O.: Consideraçoes sobre a granuloma ulcerosa, accompanhadas de duas observaçoes. Brazil-med. Vol. 29, Nr. 2, 3, p. 10 y 17. 1915. — Vianna, G.: Über Ulcera venerea tropica. Brazil-med. 1914. Nr. 5. Memor. do Inst. Oswaldo Cruz. 1913. Nr. 2. — Viswailngam, A.: Granuloma venereum. Journ. of trop. med. a. hyg. Vol. 28, Nr. 16, p. 302. 1925. — Walker, E. L.: The etiology of granuloma inguinale. Journ. of med. research. 1917/1918. p. 427. — Weinberg, Milton: Granuloma inguinale (ulcerating granulome, serpigious ulceration of the genitals, ulcerating granuloma of the pudenda, etc.). Journ. of urol. Vol. 9, Nr. 6, p. 505. 1923. — Wellmann, Greighton: Notes on tropical diseases of the Angola Highlands. New York med. journ. a. med. record 1905. — Wells, A. G.: A case of infective granuloma necessitating caesarean section. Journ. of the roy. army med. corps. Vol. 20, p. 298. 1913. — Werneck, Machado: (a) Traitement du granulome ulcereux des organes genitaux. Bol. fa soc. Brasileira de dermatol. Tomo 3, p. 77. 1914. (b) Traitement du granulome tropical. Ebenda. p. 83. — Williams, C. L.: Ulcerating granuloma of the pudenda. Indian med. gaz. 1898. p. 418. — Winfield, J. M. and L. D. Hoppe: Cases of so-called tropical granuloma observed in Kings County Hospital. New York med. journ. a. med. record. Vol. 101, p. 57. 1922. — Wise, K. S.: (a) Granuloma pudendi and its parasite. Brit. Guiana. med. Ann. 1912. p. 54. (b) A note of the etiology of granuloma pudenda. Brit. med. journ. 2. VI. I. p. 1274. 1916. — Zerbini, C. V.: Sobre dos casos de granuloma venereo. Prensa med. argentina. 1917/1918. p. 332.

Lymphogranulomatosis inguinalis.

Von

Friedrich Fischl-Wien.

Mit 8 Abbildungen.

Synonyma. Lymphogranulomatosis inguinalis, Lymphadenitis inguinalis subacuta, Lymphogranulomatose inguinale subaigue à foyers purulents intraganglionaires, lymphogranulomatöser Schanker, Lymphadenopathia inguino-cruralis epidemica, venerisches adenogenes Geschwür, Adenopathia inguinalis vom Typus der Lymphogranulomatose, Adénite inguinale subaigue simple à foyers purulents intraganglionaires (Nélaton), strumöser Bubo (Zeissl, Lang), Bubons strumeux de l'aine (Lejars), Poradenolymphite suppurée benigne (Ravaut, Boulin und Rabeau), Lymphogranulomatose inguinale aigue cutanée d'origine genitale (Nicolas und Favre). Poradenitis inguinalis subacuta (Destefano und Vaccarezza).

Geschichtliches. Das Krankheitsbild, das seit über 60 Jahren bekannt ist und von verschiedenen Autoren verschiedene Namen erhalten hat, kam wohl in Mitteleuropa — bis auf die eben jetzt (November 1925) veröffentlichten Fälle Freis (Breslau) — nicht zur Beobachtung, hingegen scheint es von den Tropen (Südamerika, Holl.-Indien usw.) und den Subtropen (Algier), wo es bereits in den ersten Jahren dieses Jahrhunderts festgestellt wurde, im letzten Jahrzehnt nach Frankreich verschleppt worden zu sein, ist jetzt in diesem Lande häufiger und wurde in den letzten Jahren auch in Italien, in allerletzter Zeit auch in der Schweiz mehrfach beobachtet.

Bibliographische Studien lehren, daß die inguinale Lymphogranulomatose zuerst von Chasseignac im Jahre 1859, später (1865) von Velpeau, kurz darauf von seinem Schüler Gaté beschrieben wurde. Bereits 1890 faßte sie Nélaton als Erkrankung sui generis auf und gab eine klinische Beschreibung derselben; sein Schüler Hardy betonte 1895 diese Selbständigkeit neuerdings mit Rücksicht auf die beobachteten intraganglionären Abscesse. Brault, der die Erkrankung von 1894—1909 verfolgt hat, hält sie für dem klimatischen Bubo ähnlich, während Marion und Gandy 1908 wohl die erste genaue klinische und histologische Beschreibung lieferten, aber an eine tuberkulöse oder tuberkuloide Ätiologie dachten, was sie allein infolge des Vorhandenseins von Riesenzellen annahmen. Tanton und Pigeon widerlegten dies durch Versuche an 120 Meerschweinchen und durch negativen Bacillenbefund. Ätiologisch machten sie für diese „Adenitis climaterique" den Bacillus fluorescens putridus allein oder im Verein mit Streptokokken verantwortlich. Sicher steht mit dieser Erkrankungsform das von Geigel (1867) indolenter symptomatischer Bubo, von Grünfeld Adenitis hyperplastica, von Zeissl (1882) und Lang (1887) strumöser (strumatöser) Bubo benannte Symptomenbild in Beziehung, ja ist wohl großenteils mit ihm identisch. H. G. Klotz hat bereits 1890 in einer sehr sorgfältigen kritischen Studie eine genaue Beschreibung dieser Drüsenaffektion gegeben, sah Primärläsionen an Glans und Praeputium in Form geringer Epidermisabschilferung oder Erosion, schilderte die miliaren Abscesse in den Drüsen und empfahl die radikale operative Entfernung der Drüsenpakete. Das Jahr 1913 brachte die wichtige Arbeit von Nicolas, Favre und Durand, welche die Kenntnisse der Klinik und Histopathologie dieser Erkrankung wesentlich ergänzten, ihren genitalen Ursprung und ihre Kontagiosität feststellten.

Seit dem Jahre 1921 hat sich die Forschung dieser Affektion in weit höherem Maße als bisher angenommen, was sich in der steigenden Zahl der über diesen Gegenstand erschienenen Publikationen ausspricht (Bory, Darré und Dumas, Destefano und Vaccarezza, Gamna, Chévalier und Barreau, Gastinel und Reilly, Hanns und Weiss, Hausmann, Lutz, Milian, Montemartini, Phyllactos, Ravaut, Ravaut, Boulin und Rabeau, Pautrier, Rietman und Harbou, Sala, Toman, Tschirky, Virgillo usw.).

Da, wie bereits erwähnt, DURAND, NICOLAS und FAVRE das Verdienst zukommt, die klinische Physiognomie dieser Drüsenaffektion vom Standpunkte ihres genitalen Ursprungs neu gezeichnet und ihre histologische Erschließung wesentlich gefördert zu haben, soll zuerst das von diesen Autoren beobachtete, sozusagen klassische Krankheitsbild vorgeführt werden.

Klinisches Krankheitsbild. *Lymphdrüsen.* Die inguinale Lymphogranulomatose beginnt meist plötzlich, es tritt in der Leistengegend ein kleiner, etwas schmerzhafter, beweglicher, den Lymphdrüsen angehöriger Tumor auf, der sich schnell vergrößert und bald Nußgröße erreicht (s. Abb. 1). Der Schmerz ist gewöhnlich nicht so groß, um den Patienten zur Unterbrechung seiner Berufstätigkeit zu zwingen. Schnell treten neue Drüsenschwellungen in der Leiste hinzu, die diese bedeckende, bisher normale Haut wird rötlich und adhärent, später dunkelrot bis violett. Um diese Zeit sucht der Kranke gewöhnlich ärztlichen Rat. Man findet dann mehrere nuß- bis hühnerei-, ja faustgroße, bewegliche Drüsengeschwülste, die an mehreren Punkten, wo die Haut bereits anhaftet, Zeichen von Erweichung und Fluktuation zeigen (s. Abb. 2). Die umgebenden Leistendrüsen sind gewöhnlich erst mandelgroß und hart, die Berührung mäßig schmerzhaft. Ferner ist fast immer eine Vergrößerung der gut tastbaren iliacalen Lymphdrüsen zu beobachten, die aber niemals zur Vereiterung führt, selten eine solche der Lymphoglandulae subinguinales. Später sind einzelne Leistendrüsen nicht mehr tastbar, da eine hinzutretende Periadenitis sie miteinander verschmelzen läßt; es bildet sich ein ziemlich derbes Drüsenpaket. Auch in diesem tritt mit der Zeit umschriebene Erweichung ein, es kommt zur Anlötung, Rötung, später Violettfärbung der Haut, zum Durchbruch und schließlich zu unregelmäßigen Fistelbildungen (s. Abb. 3). Der ausfließende Eiter ist zunächst rahmig, gelblichgrün, körnig, zäh, fadenziehend, später tritt seröse, serös-sanguinolente, oft sehr reichliche Sekretion ein. Der Zusammenhang zwischen den inguinalen und iliacalen Drüsen soll durch Palpation des Verbindungsstieles unter dem Leistenband oft leicht nachweisbar sein. Inzidiert oder punktiert man die erwähnten multiplen erweichten Inguinaldrüsen, so fisteln sie oder schließen sich wenigstens sehr lange (oft Monate) nicht. Die Drüsen weisen auch keine Resorption auf, allerdings auch niemals totalen Zerfall. In sehr seltenen Fällen tritt Spontanheilung ein (fibröse Narbenbildung); sich selbst überlassen persistiert diese Adenitis mit „désespérante chronicité“.

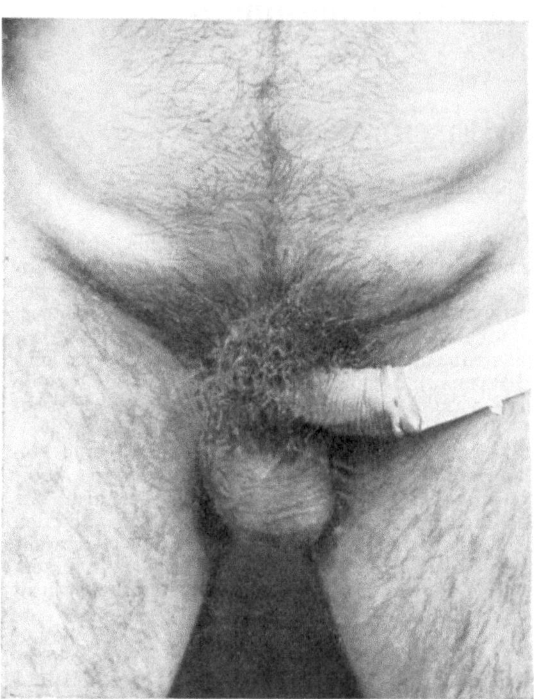

Abb. 1. Lymphogranulomatosis inguinalis. Anfangsstadium.

DESTEFANO und VACCAREZZA, ebenso FAVRE und NÉLATON haben auch außerhalb der Inguinalgegend, und zwar cervical, axillar und epitrochlear Drüsenschwellungen der früher genannten Art, wenn auch selten, beobachtet. Zu den Seltenheiten gehört ferner eine Schwellung der Nackendrüsen und eine generalisierte Lymphdrüsenvergrößerung (CHÉVALIER und BARREAU).

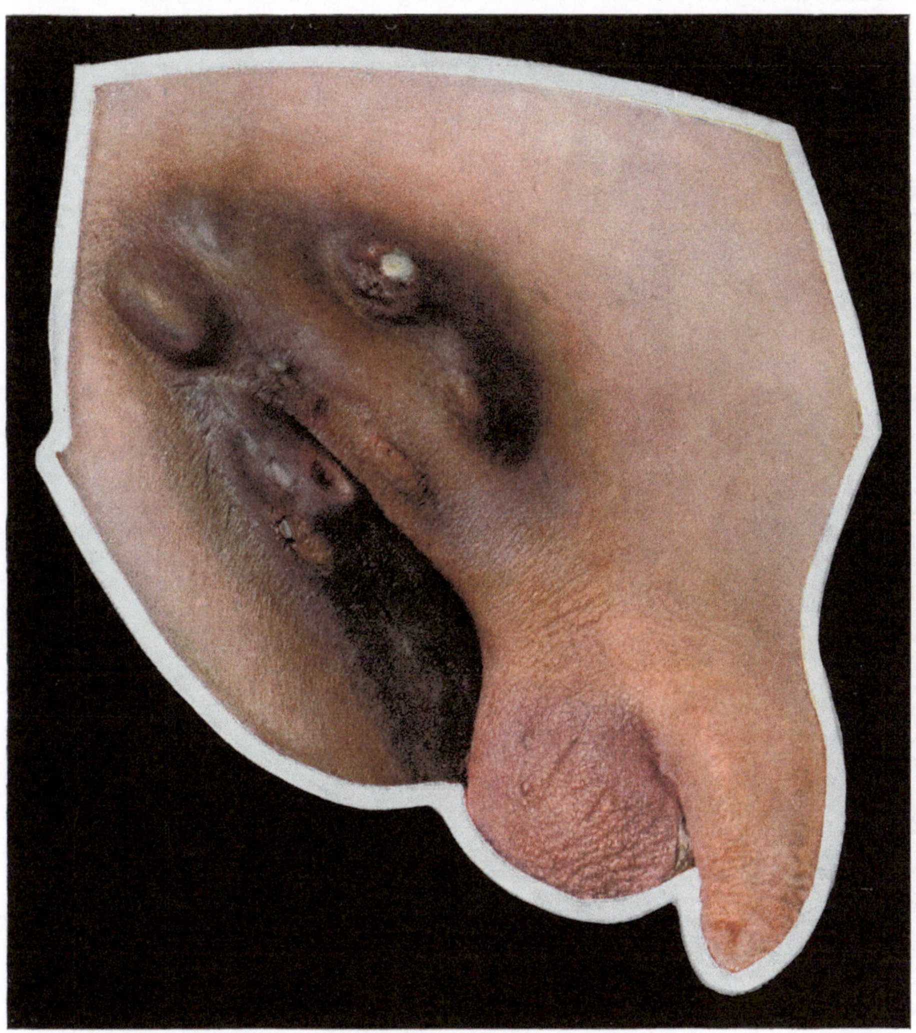

Abb. 2. Lymphogranuloma inguinale. Frischer Fall.
(Aus W. FREI u. H. HOFFMANN, Experimentelles und Klinisches zum Lymphogranuloma inguinale. Arch. f. Dermatol. u. Syphilis. Berlin: Julius Springer 1927.)

Genitale. Betrachtet man das Genitale des *fast immer erwachsenen, männlichen Patienten,* so sieht man häufig die stets ephemere — da fast nicht schmerzhaft, gewöhnlich vom Patienten übersehene — nicht einheitliche Primärläsion am innern Präputialblatte oder im Sulcus coronarius. Sie besteht entweder in einem oberflächlichen, rundlichen oder länglichen, scharf konturierten Geschwürchen (s. Abb. 1) mit rotem, nicht eiterndem Grunde und stark seröser Sekretion; Umgebung leicht gerötet, jedoch nicht infiltriert, oder in einzelnen, gewöhnlich aber zu Gruppen angeordneten, oberflächlichen, manchmal gedellten, nicht entzündlichen, nicht juckenden Herpesbläschen; gelegentlich kann man auch stecknadelkopfgroße, oberflächlich erodierte „Primäraffekte“ sehen. Schließlich tritt bei einer geringen Anzahl von Kranken eine seröse Entzündung um das Orificium urethrae ein, man kann eine leichte Induration des Meatus externus feststellen; der Ausfluß ist schleimig-blutig (uréthrite lymphogranulo-

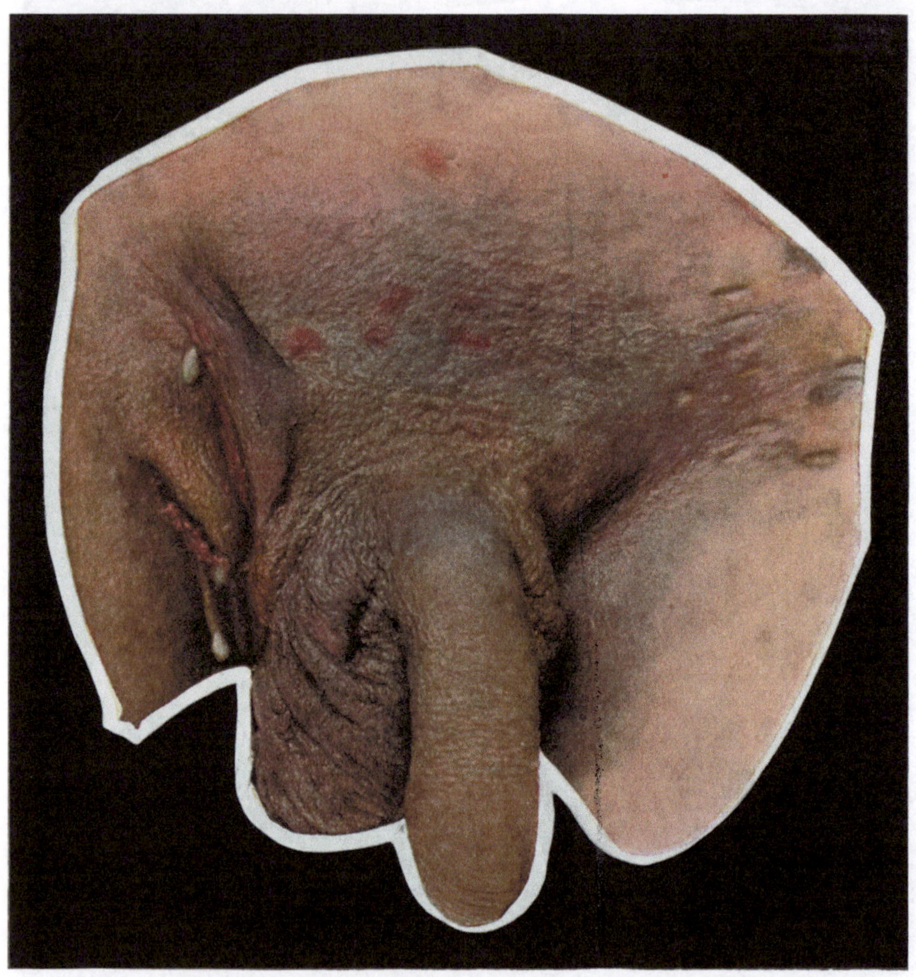

Abb. 3. Lymphogranuloma inguinale. Alter Fall.
(Aus W. FREI u. H. HOFFMANN, Experimentelles und Klinisches zum Lymphogranuloma inguinale. Arch. f. Dermatol. u. Syphilis. Berlin: Julius Springer 1927.)

matosique). Bei einer weiteren Anzahl von Fällen — jedenfalls seltener als manche frühere Autoren annehmen — findet man keine Eintrittspforte.

Wichtig ist es, den genitalen Ursprung festzustellen, was fast stets bei sorgfältiger, entsprechend darauf gerichteter Aufmerksamkeit durch Nachweis der oft schnell verheilenden (10—14 Tage, manchmal allerdings auch Wochen dauernden) an der Glans penis oder im Präputialsack befindlichen, bereits früher beschriebenen, herpetiformen oder erosiven Läsionen, einer leichten Balanitis oder einer Urethralsekretion möglich ist. Vom Kranken selbst wird diese nicht schmerzhafte geringe Läsion am Genitale übersehen, er wird auf die Erkrankung erst durch die Drüsenaffektion aufmerksam.

Allgemeinerscheinungen. Die genannten lokalen Erscheinungen sind fast immer von Allgemeinsymptomen begleitet. Dieselben bestehen vor allem in Fieber, abends stets einen halben bis 2 Grad höher als morgens, selten aber über 39 Grade (Type ondulant). Es schwindet erst, wenn der Prozeß in voller Rückbildung ist, ebenso die Schüttelfröste, die man häufig auf dem Höhepunkt des Leidens beobachtet. In die Gruppe der Allgemeinerscheinungen gehört noch die Anorexie, die hochgradige Schwäche, überdies oft stärkere Abmagerung und die mehr oder minder schwere Anämie. *Blutbild:* Wenn auch keine qualitative oder quantitative Veränderung der Erythrocyten festgestellt und keine nennenswerte Leukocytose beobachtet werden konnte — nur DARRÉ und DUMAS sahen manchmal eine mäßige Leukocytose (10—12000) und geringe Mononucleose —, so ist doch die oft hochgradige Lymphopenie, sowie eine Vermehrung der Monocyten und Übergangszellen erwähnenswert. Die Blutkörperchendifferentialzählung ergab ein stärkeres Hervortreten der mittleren und großen Mononucleären auf Kosten der polynucleären neutrophilen Leukocyten und der Lymphocyten; Eosinophilie gering und nicht konstant (RAVAUT, BOULIN und RABEAU).

Von weiteren, gelegentlich im Krankheitsverlauf auftretenden Beschwerden wären noch pseudorheumatische Schmerzen, heftige Kopfschmerzen, Schlaflosigkeit, Gefühl von Abgeschlagenheit, bei Verschlimmerungen Nausea und Erbrechen, zu verzeichnen.

Leber- und Milzschwellungen wurden von RAVAUT u. a. nahezu immer gefunden, eine klinische Feststellung, die diesen Autor veranlaßte, das Krankheitsbild als septisch aufzufassen. Die *Wa.R.* ist fast stets negativ, jedoch kommen positive Schwankungen derselben in der Zeit des Fiebers vor (RAVAUT und RABEAU), die aber wohl nicht anders als die passager positive Wa.R. bei Malaria, Scarlatina und anderen fieberhaften Erkrankungen gedeutet werden können.

Krankheitsverlauf. Die Erkrankung, die auch als „vierte Geschlechtskrankheit" bezeichnet wurde, tritt gewöhnlich nur bei geschlechtsreifen männlichen Individuen, sehr selten bei Frauen, fast nie bei Greisen und Kindern auf (FAVRE u. a.). Das Leiden ist bekannt durch seinen chronischen Verlauf; stets dauert es monatelang, fast nie tritt Spontanheilung ein. Zu eitriger Drüseneinschmelzung kommt es nur bei etwa $18^0/_0$ der Fälle. Todesfälle wurden niemals beobachtet. *Inkubationszeit* im Durchschnitt 10—25 Tage.

Pathologische Anatomie. Entfernt man ein durch Periadenitiden fixiertes Drüsenpaket operativ, so stellen sich einzelne Lymphdrüsen als weinrot gefärbt und stark durchblutet, andere als mit zahlreichen linsen- bis erbsengroßen sternförmigen kleinen Absceßchen durchsetzt dar (siehe Abb. 4). Die Drüse macht den Eindruck eines „Wespennestes", eine totale Vereiterung derselben sieht man niemals. Hingegen beobachtet man hier und da in dem von intraganglionären Abscessen durchsetzten Drüsenparenchym kleine gelbliche, noch nicht losgelöste Inseln. Die Autoren halten die Vereiterung der Lymphdrüsen in multiplen, isolierten, im Parenchym verstreuten Herden für sehr charakteristisch für die inguinale Lymphogranulomatose; man unterscheidet leicht die von kleinen Kavernen mit ihrem zähen schleimigen Inhalt durchsetzten Drüsen von ähnlichen Prozessen.

Pathologische Histologie. Bei der histologischen Untersuchung der Leistendrüsen sieht man nach PHYLLACTOS vor allem unregelmäßig begrenzte, oft sternförmig verzweigte Abcsesse; die diffuse Entzündung der Drüse läßt mehr oder minder ihre normale Gestalt verschwinden, nur wenige Follikel bleiben intakt. Bereits bei schwacher Vergrößerung bemerkt man — nach diesem Autor —, daß der Rand der Abscesse von einem Hof heller Zellen, Epitheloidzellen, eingenommen wird. Manche von ihnen haben 2—3 Kerne, andere sind wahre Langhanssche Riesenzellen, die man jedoch ziemlich selten in der Begrenzung der Abscesse findet. Einige der genannten Absceßchen ermangeln dieses Epitheloidzellenwalles, hingegen ist das entzündliche Granulationsgewebe, das die erkrankte Drüse diffus durchsetzt, stets reich an Plasmazellen. Die entzündlichen Lymphfollikel zeichnen sich durch die Polymorphie der in ihnen vorhandenen Zellarten aus, man sieht kleine Lymphocyten, mittlere und große Mononucleäre, fixe Bindegewebszellen, polynucleäre, neutro- und eosinophile Leukocyten, Zellen mit basophilen Granulationen und vor allem die bereits erwähnten Plasmazellen. Im Innern der Absceßhöhle fallen kugelige Gebilde, insbesondere aber Granula und zahlreiche Zelltrümmer auf. Ein Großteil derselben liegt innerhalb von acidophilen großen Mononucleären, ihr Protoplasma enthält außer den genannten Gebilden noch erkennbare Polynucleäre

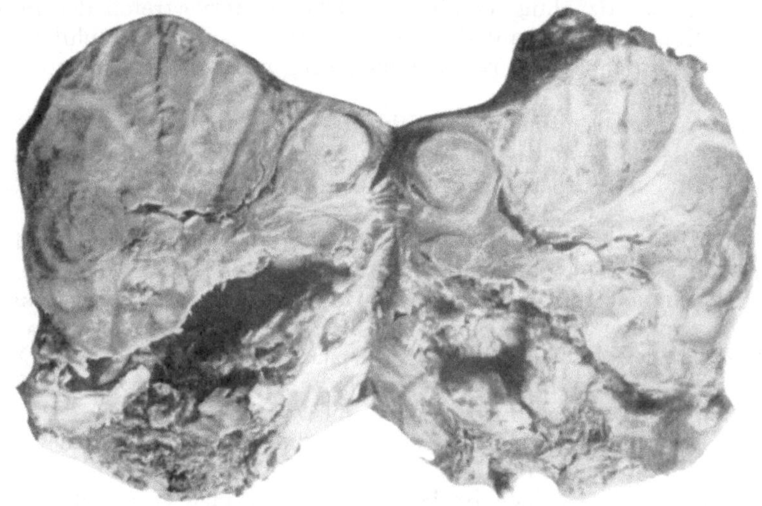

Abb. 4. Lymphogranulomatosis inguinalis. Drüsenpaket, aufgeschnitten.

(Phyllactos). Die kleinen chromatophilen Massen haben ungefähr die Größe eines Kernlappens eines polynucleären Leukocyten; sie erscheinen bei Hämatin-Eosinfärbung homogen dunkelviolett. Manche der genannten von Gamna für Parasiten gehaltenen kugeligen „Corpuscules" liegen auch frei in der Absceßhöhle, sind rundlich von einem lichten Hof umgeben, ring- oder hufeisenförmig, in großer Zahl vorhanden, oft auch in den früher genannten Zellen zu 8—10 vereint. Favre, einer der erfahrensten Forscher auf diesem Gebiete, hält sie trotz des Vorhandenseins acido- und basophiler Bestandteile dennoch insbesondere deshalb nur für Kerntrümmer, da bei dieser Färbung niemals metachromatische Partien in ihnen nachgewiesen werden konnten. Die Periadenitis ist durch Infiltration des Fettgewebes gekennzeichnet. Schließlich wäre noch der nahezu konstanten Veränderung der Arterien und Venen Erwähnung zu tun, die von französischen Autoren (Favre, Phyllactos u. a.) betont werden. Die genannten Gefäße zeigen neben einem Entzündungsmantel schwerste Intimaveränderungen, die sehr häufig auch zur Obliteration der Gefäße führen. Wegen der Vielgestaltigkeit des Granulationsgewebes und da eine gewisse Ähnlichkeit der großen zwei- und mehrkernigen Zellen mit den Sternbergschen Zellen besteht, haben

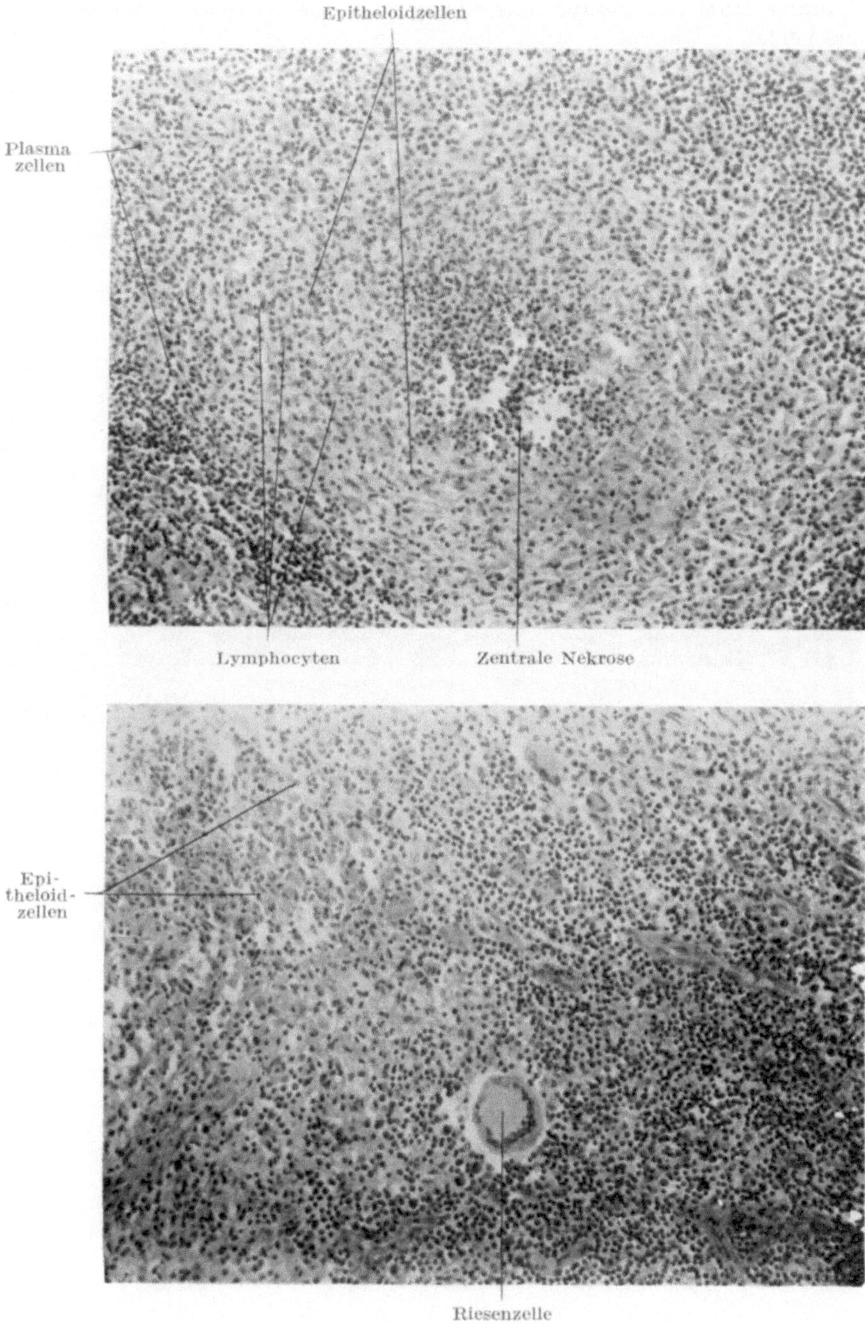

Abb. 5 u. 6. Lymphogranulomatosis inguinalis. Histologische Befunde in den Lymphdrüsen.

die Autoren als vorläufigen Namen für die Erkrankung „inguinale Lymphogranulomatose" gewählt, der wohl nach Entdeckung des Erregers einem anderen weichen dürfte, was auch notwendig erscheint, da sich die Paltauf-Sternbergsche

Lymphogranulomatose von unserer Erkrankung schon durch das ganze klinische Bild unterscheidet.

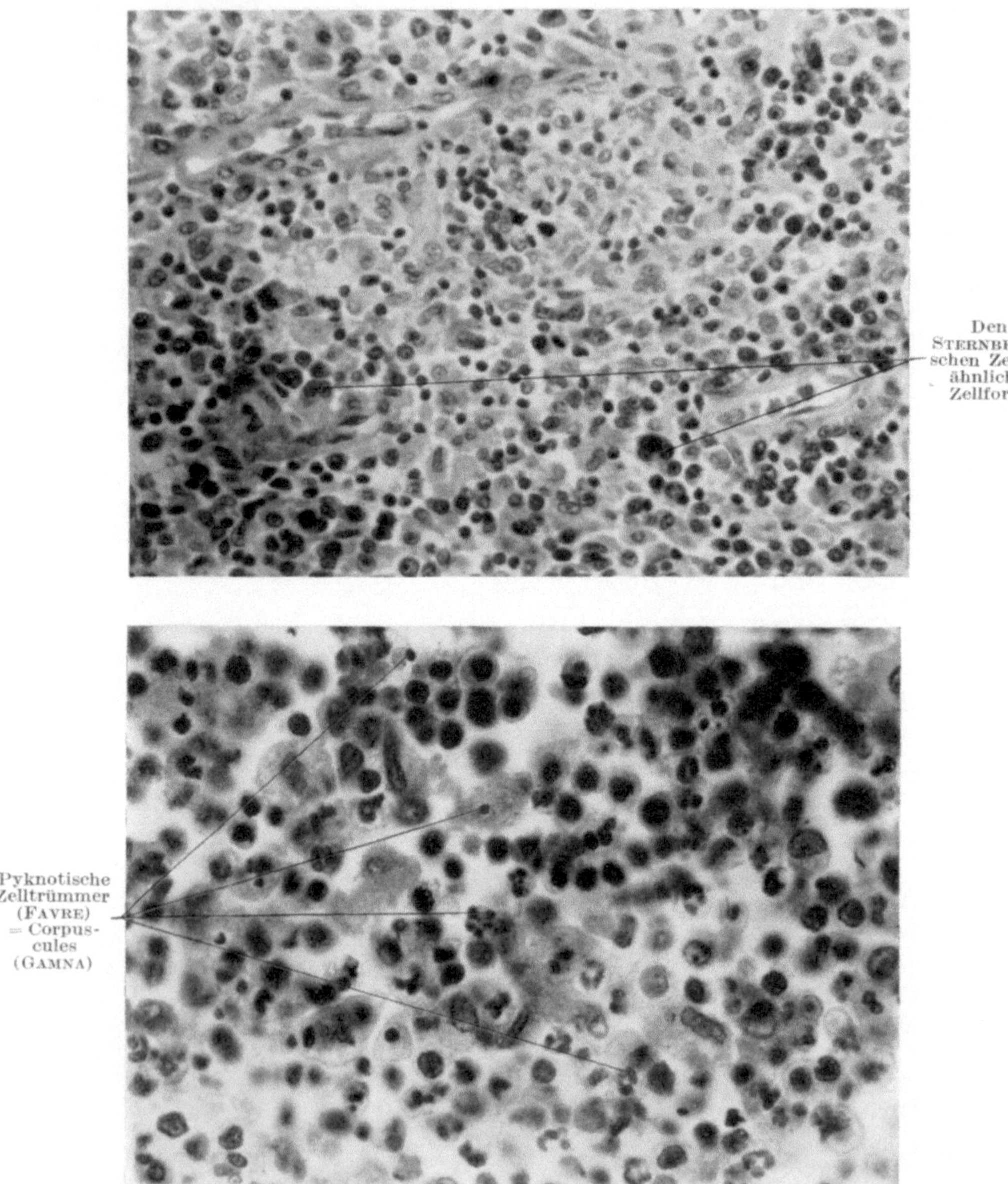

Abb. 7 u. 8. Lymphogranulomatosis inguinalis. Histologische Befunde in den Lymphdrüsen.

Das Bild des lymphogranulomatösen Schankers ist folgendes: Fehlen der Epidermis im Bereiche desselben. Unterhalb dieser flachen Ulceration findet sich eine dichte, zellige Infiltration, die sich aus verschiedenen Zellarten zusammensetzt (Lymphocyten, Eosinophilen usw.), unter denen die Plasmazellen

— nach PHYLLACTOS fehlen die Polynucleären stets in diesem Infiltrat — überwiegen. Ferner ist eine starke Gefäßneubildung hervorzuheben. In der Tiefe der Cutis finden sich die gleichen sternförmigen Absceßchen, wie sie in den Lymphdrüsen bereits beschrieben worden sind.

Ich selbst fand in mir freundlichst von FAVRE und GAMNA überlassenen Präparaten ein den größten Teil der erkrankten Lymphdrüsen durchsetzendes Granulationsgewebe, zum Teil knötchenförmig, zum Teil diffus angeordnet (s. Abb. 5). Es besteht neben Lymphocyten aus zahlreichen Plasmazellen, sowie aus großen, hellen, epitheloiden Zellen, welch letztere ebenso wie vereinzelte Riesenzellen die zentralen kleinen Nekroseherde umgeben (s. Abb. 6), verhältnismäßig großen Zellen mit einem oder zwei runden oder mehr ovalen, intensiv färbbaren Kernen, die eine gewisse Ähnlichkeit mit den STERNBERGschen Zellen aufweisen (s. Abb. 7). Im zentralen Anteil der Absceßchen fallen bei starker Vergrößerung kleine kugelige, oft auch halbmond- oder sichelförmige Körperchen auf (s. Abb. 8), die meist in Gruppen, seltener einzeln im Protoplasma oder Leukocyten oder einkernigen Rundzellen, bisweilen auch frei im Gewebe liegen; sie färben sich mit Kernfarbstoff intensiv. Es sind das die von GAMNA wohl fälschlich als Parasiten aufgefaßten „Corpuscules“, die wir wohl eher mit PHYLLACTOS als „debris picnotiques“ (Zelltrümmer) bezeichnen möchten.

Ätiologie. Ein sicheres pathogenes Virus ist bisher unbekannt; immerhin wurden von verschiedenen Autoren im steril entnommenen Absceßeiter Bacillen festgestellt, und zum Teil auch weitergezüchtet, die ätiologisch mit der Erkrankung in Zusammenhang gebracht wurden. So konnte FAVRE diphtherie- und streptothrixähnliche säurefeste „Erreger“ nachweisen und J. SCHAUMANN hat in den entzündeten Lymphdrüsen dieselben Bakterien beobachtet. Ebenfalls Pseudodiphtheriebacillen im Drüsenausstrich und in der Kultur fanden DE BELLA, HANNS und WEISS, sowie MONTEMARTINI; letzterer konnte sogar binnen 10—30 Tagen mit diesen Bacillen bei Meerschweinchen dasselbe Krankheitsbild hervorrufen. RAVAUTS Amöbenbefunde wurden von keinem Nachuntersucher bestätigt. VANNI, später SALA, konnten bei einer Epidemie einer hyperplastischen schmerzhaften Polyadenitis von subakutem Verlauf im Eiter Mikrococcus melitensis nachweisen, dessen Isolierung und Kultur ebenfalls VANNI gelang. Der genannte Mikrokokkus konnte im Drüsenpunktat fast in Reinkultur gefunden, aus dem Blute, dem Harn und den inneren Organen gezüchtet werden. Wie darauf bezügliche Studien ergaben, ließ sich die Bildung spezifischer Agglutinine und Präcipitine nachweisen. Ob diese Erkrankung mit der NICOLAS-FAVREschen identisch ist, muß allerdings als fraglich bezeichnet werden. Insbesondere muß noch GAMNAs Erwähnung geschehen, der im Cytoplasma der Reticulumzellen im menschlichen und in experimentell bei Meerschweinchen hervorgerufenen Leistendrüsenschwellungen zwei 5 μ große, diskus-, hufeisen- oder ringförmige, mit Kernfarbstoffen sich intensiv färbende Körperchen feststellte. Oft finden sich 8—10 derselben von verschiedenster Größe (kaum sichtbar bis 5 μ) in derselben Zelle. Fixierung: Essigsaurer Sublimatalkohol. Eosinhämatinfärbung, auch Eisenhämatin- und Giemsafärbung verwendbar. Um diese sog. „Corpuscules“ findet man fast stets einen lichten Hof. Frische Drüsenausstriche, die mit Sublimatalkohol fixiert wurden, geben bei Färbung mit HEIDENHEINschen Hämatoxylin eine grauschwarze Färbung der Körperchen, während das Kernchromatin olivenfarben erscheint. Auch FAVRE und sein Schüler PHYLLACTOS haben schon früher die von GAMNA beschriebenen Körperchen im Drüsenquerschnitte beobachtet und auch in ihren Arbeiten genau beschrieben. Diese Autoren möchten sich aber trotz gelungener Inokulationsversuche infolge der in den „Corpuscules“ nachweisbaren acido- und basophilen Substanzen, sowie der Vakuolenbildung, schließlich wegen der mangelnden Metachromasie bei der Giemsafärbung eher für die Annahme entscheiden, daß pyknotische Zelltrümmer und nicht Parasiten vorliegen. Interessant ist es darauf hinzuweisen, daß MÜLLER und JUSTI bereits 1914 bei der bakteriologischen Untersuchung von der NICOLAS-FAVREschen Dermatose überaus ähnlichen klimatischen Bubonen kurze, plumpe, meist keulenförmige Stäbchen, die mit ihren Spitzen gewöhnlich aneinanderliegen und an Diplokokken erinnern, festgestellt hatten, und daß diese Autoren infolge der großen Ähnlichkeit der Mikroorganismen in den Keimzentren mit solchen in Diphtheriedrüsen schließen, daß der Erreger in die Gruppe der Diphtherieerreger gehört. Keinerlei Mikroorganismen fanden, trotz großer Anzahl von Untersuchungen und ausgedehnter Tierversuche, DARRÉ und DUMAS, TOUTON und PIGEON, FAVRE, PHYLLACTOS u. a.

In allerletzter Zeit haben PAUTRIER, RIETMAN und HABABOU einen an Lymphogranulomatosis inguinalis im klinischen Aspekt sehr erinnernden Fall beobachtet, bei dem sich, nachdem die starke Drüsenvergrößerung nebst Temperatur bis 39° bereits vorhanden war, unter ihren Augen auf dem Praeputium eine kleine schnell heilende Erosion entwickelte. Gegen die Diagnose der NICOLAS-FAVREschen Erkrankung scheint den Autoren die sehr schnelle und ausgedehnte Suppuration sowie der ausgezeichnete und schnell eintretende therapeutische Effekt der intravenösen Verabreichung von Jodkalium zu sprechen. Aus dem Eiter konnten diese Forscher einen Pilz mit sehr feinen Mycelien und starker Verzweigung nach Kultur auf Blutgelatine züchten; die Weiterimpfung gelang auch auf Kartoffel und Maltoseagar. Die Mycelien sind grampositiv und nicht sehr resistent, ihre genaue Klassifikation konnte nicht vorgenommen werden, doch scheinen sie in die Gruppe Nocardia majora zu gehören. Ob den genannten Pilzen ätiologische Bedeutung für das Krankheitsbild zukommt, oder ob es sich um sekundäre Verunreinigungen handelte, konnte noch nicht entschieden werden; dies müssen erst im Gange befindliche Tierversuche entscheiden.

Kulturversuche. Die genannten von FAVRE beschriebenen Pseudodiphtheriebacillen konnten von diesem Autor auf dem LÜBENAUschen Nährboden gezüchtet werden; sie stellen weißgraue Kulturen dar, die trocken wie Tuberkelbacillen sind und im mikroskopischen Bilde Verzweigungen nach Art von Mycelien aufweisen. Von HANNS und WEISS wurden auf PETROFFschen Nährböden dieselben Befunde erhoben, ebenso von MONTEMARTINI, ferner von DE BELLA auf Glycerinagar. Die Kulturversuche mit Amöben verliefen negativ.

Tierversuche. Während die Inokulationsversuche (mit aspiriertem Eiter und Drüsenpartikelchen) der meisten Autoren mißlangen (TOUTON und PIGEON, DARRÉ und DUMAS, NICOLAS, FAVRE, DURANT, GASTINEL und REILLY) — letztere nahmen subcutane, intramuskuläre, intraperitoneale, intratestikuläre und intracerebrale Überimpfungsversuche an Affen, Hunden, Katzen, weißen Ratten, Meerschweinchen, Kaninchen, Mäusen und Hühnern erfolglos vor —, gelang es GAMNA, durch subcutane Injektion nicht erweichter Drüsenpulpa (1—2 ccm) unter Zusatz von NaCl bei Meerschweinchen positive Resultate bis in die dritte Passage zu erzielen. Nach 6—10 Tagen trat Vergrößerung der Inguinaldrüsen auf, die langsam fortschritt. Die exstirpierten Drüsen der Tiere wiesen dieselben „Corpuscules" auf, wie die menschlichen. Ebenso erfolgreich war die Verimpfung von Drüsensaft eines Tieres auf das andere, auch dort waren die Körperchen nachweisbar. Durch Berkefieldfilter filtrierte Drüsenpulpa vermag bei Tieren die Affektion nicht hervorzurufen. GAMNA hält diese „Körperchen" für spezifisch für Lymphogranulomatosis inguinalis, da Kontrolluntersuchungen an normalen Meerschweinchen niemals das Vorhandensein dieser Bilder ergaben. Die Heilungstendenz der beim Tiere erzielten Affektion ist groß, die Krankheit wird nicht chronisch wie beim Menschen. Auch DE BELLA konnte mit menschlichen Drüsenpartikelchen am Kaninchen nach subcutaner Einverleibung eine ähnliche Affektion binnen 1 Woche erzielen, ebenso in letzter Zeit VIRGILLO, der die Affektion auch histologisch völlig mit der menschlichen identifiziert.

Diagnose. In den Tropen und Subtropen, wo das Leiden keineswegs zu den Seltenheiten gehört, wird es namentlich zur Zeit von Endemien nicht schwer sein, die Diagnose der inguinalen Lymphogranulomatose zu stellen, wenn der schleppende Verlauf der Krankheit, die Art der Drüsenschwellung (isolierte Pakete), die lange dauernde Fistulation, die Störung des Allgemeinbefindens mit ondulierendem Fiebertypus und auch der Primäraffekt am Glied gefunden werden; allerdings wird eine Unterscheidung von gerade in diesen Gegenden häufig auftretenden klimatischen Bubonen, über deren klinische Ähnlichkeit noch zu sprechen sein wird, gewöhnlich kaum möglich sein. Große Schwierigkeiten aber bereitete die Diagnose bei dem ersten Auftreten der Erkrankung in europäischen Ländern. Für diese scheint die eben jetzt von WILHELM FREI angegebene Intracutanreaktion von großer Bedeutung zu sein. Dieselbe besteht darin, daß man das Drüsenpunktat (Eiter) fünf- bis zehnfach mit physiologischer Kochsalzlösung verdünnt, die genannte Flüssigkeit dann an zwei aufeinanderfolgenden Tagen zunächst zwei Stunden, dann eine Stunde auf je 60^0 erhitzt und nach durchgeführter Sterilitätsprobe 0,1 der genannten Lösung intracutan in den Arm des Patienten injiziert. Das Optimum der Ablesungsmöglichkeit soll nach 48 Stunden vorhanden sein; bei positiven Fällen ist um diese Zeit eine $^3/_4$—1 cm große papulöse Efflorescenz mit entzündlichem Hof vorhanden. Kontrollen bei an anderen Drüsenaffektionen (STERNBERGsches Lymphogranulom, lymphatische Leukämie usw.) sind nach Angaben des Autors völlig negativ. Die Verwendbarkeit der genannten Intracutanreaktion wird sich erst an einem größeren Material erweisen lassen (der Autor spricht nur von 9 Fällen).

Differentialdiagnose. Ganz im Beginn der Drüsenschwellung kann dieselbe einer solchen, wie sie gelegentlich beim Herpes progenitalis, bei der akuten Gonorrhöe und bei Staphylo- und Streptokokkeninfektionen zur Beobachtung kommt, gleichen; jedoch wird das schnelle Verschwinden der Drüsenschwellung beim Herpes progenitalis, der Nachweis von Gonokokken im Harnröhrensekret und die akuten entzündlichen Erscheinungen der Lymphgefäße des Einzugsgebietes der Leistendrüsen, schließlich auch die Reinkultur der Erreger (Strepto- und Staphylokokken) bei Drüsenpunktion die genannten Diagnosen sichern.

Ist die entzündliche Drüsenschwellung auf ihrem Höhenpunkte angelangt, so kommt vor allem die *Unterscheidung* vom *Bubo nach Ulcus molle* in Betracht. Dieselbe ist auch ohne Vorhandensein eines Ulcus molle (nach dessen Heilung) zu machen, wenn man folgendes berücksichtigt: 1. der Bubo ist immer streng inguinal gelegen und sehr schmerzhaft, was bei der inguinalen Lymphogranulomatose nicht der Fall ist; 2. die befallenen Drüsen sind meist zu einem Paket verbacken, dessen Einschmelzung gleichzeitig und zentral (mit einer Absceßhöhle) erfolgt, während bei der inguinalen Lymphogranulomatose mehrere höckerige Tumoren mit subcutaner Lappenbildung festgestellt werden können; 3. die Haut über der Erweichung beim Bubo ist sehr stark verdünnt (Fluktuation), der Durchbruch erfolgt meist an *einer* Stelle, wenn nicht, so konfluieren durch Zerfall der Zwischenbrücken die Fisteln zu einer Höhle mit schokoladefarbenem dünnen Eiter, während bei unserer Erkrankung sich mehrere isolierte kleine derbrandige Fisteln bilden, die erst etwas zähen, dann dünnflüssigen Eiter entleeren.

Der *schankröse Bubo* unterscheidet sich von der inguinalen Lymphgranulomatose vor allem durch die Inokulierbarkeit auf den Kranken selbst.

Obwohl die *Aktinomykose* in der Inguinalgegend sehr selten ist, könnte doch beim Hervortreten von zähem Eiter und Vorhandensein eingezogener Fisteln daran, namentlich bei der seltenen Lokalisation am Halse, gedacht werden; die typischen Pilzdrusen sichern leicht die Diagnose.

Wenn auch *isolierte Tuberkulose der Inguinaldrüsen* selten ist, so kann doch bei einer langdauernden, torpiden fistelnden Affektion daran gedacht werden. Abgesehen von dem Nachweis anderweitig lokalisierter Tuberkulose, dem Bacillennachweis im Drüsenpunktat (evtl. der Tierversuch), wird der wesentlich stärkere Zerfall der befallenen Drüse, die sehr geringe Induration des umgebenden entzündeten Gewebes für Tuberkulose sprechen, wie Lutz meint.

Die etwa gelegentlich in Betracht kommende *luetische Skleradenitis* ist wohl leicht durch die im Drüsenpunktat stets nachweisbaren Spirochäten, die bei Luetikern meist vorhandenen Sekundärerscheinungen und die Seltenheit der Vereiterung luetischer Drüsen von der Lymphogranulomatosis inguinalis zu unterscheiden. Da auch bei letztgenanntem Leiden die Wa.R. gelegentlich, wenn auch nur vorübergehend, positiv sein kann, ist ihr Ausfall differentialdiagnostisch nicht zu verwerten.

Gummen der Leistendrüsen sind wohl auch derb, höckerig, aus bis hühnereigroßen Tumoren bestehend, zeigen aber eine zentrale Erweichung und hinterlassen viel ausgedehntere nierenförmige mit einem Pigmentsaum umrandete Narben.

Pestbubonen können durch den Bacillennachweis im Punktat und im Schnitt, die hämorrhagische Entzündung, das schnelle Wachstum der sehr schmerzhaften Drüsenschwellung, das hohe Fieber, die heftigen Kopfschmerzen, die Schüttelfröste, das Erbrechen usw. stets ausgeschlossen werden.

Keine klinische Ähnlichkeit besteht mit dem *Granuloma venereum*, dessen Erreger übrigens bekannt ist und der bereits erwähnten Sternberg*schen Lymphogranulomatose.* Ebenso ist die Unterscheidung von *leukämischen und aleukämischen Tumoren* durch die Untersuchung histologischer Schnitte leicht möglich.

Klimatische Bubonen. Die große Ähnlichkeit, ja vielleicht Identität der inguinalen Lymphogranulomatose und des klimatischen Bubo betonen Brault, Ravaut, Spillmann, Favre, Hanns und Weiss, Gastinel und Reilly, Bory, Phyllactos, Teissier, Milian, Sei u. a. Zweifellos bestehen große Ähnlichkeiten im klinischen Verlauf: Primäraffekt (Müller und Justi machen in einigen ihrer Fälle auf Knötchen von Stecknadelkopfgröße mit geröteter Kuppe, die sie am Frenulum beobachteten, aufmerksam), Art der Drüsenschwellung (bis Gänseeigröße, aus einzelnen abtastbaren Drüsen bestehende Geschwülste in der Leistengegend), Seltenheit der Einschmelzung, Erkrankung der Glandulae iliacae (55% der Fälle nach Martini und Rost), Inkubationszeit [10—30 Tage (Müller und Justi), 2—7 Wochen (Rost)], genitaler Ursprung und überaus schleppender Verlauf.

Die makroskopische Betrachtung der exzidierten Drüsen ergibt das Vorhandensein zahlreicher kleiner, niemals großer Abscesse (vgl. die sternförmigen Abscesse bei der inguinalen Lymphogranulomatose). Die Histologie des klimatischen Bubo ist in den Werken über Tropenkrankheiten als nicht charakteristisch angegeben, sie sprechen von diffuser Infiltration mit Plasmazellen, Vergrößerung der Drüsen, Verdickung ihrer Kapsel und heben als wichtig kleine hämorrhagische Nekrosen hervor. Die bereits vielfach zitierten Müller und Justi untersuchten 1914 den klimatischen Bubo sorgfältig histologisch und fanden Suppurationsherde umgeben von Endothelzellen, alle in Palisadenanordnung ohne Riesenzellen, lebhafte Wucherung der Zellen und der Endothelauskleidung des Drüsenreticulums, sowie starke Anhäufung von Lymphocyten und Plasmazellen in seinen Maschen; Exsudation von Fibrin, besonders in der Umgebung der stark dilatierten und gefüllten Gefäße, vielfach Capillarthrombosen, Blutungen, Nekrosen, wobei Leukocyten zuwandern und Phagocyten hier und da in großer Menge auftreten. Keine typische Verkäsung, beginnende Organisation in älteren Nekroseherden, ausgehend von den Capillar- und den Reticulumzellen. Die Nekrosen und Einschmelzungen ähneln in bezug auf das multiple Auftreten der Tuberkulose, doch fehlt — wie eben erwähnt — die völlige Verkäsung. Die Palisadenstellung erinnert an Bilder vom Rande von Gummen und venerischen Bubonen, auch hier ist eine große Ähnlichkeit mit solchen, wie sie die inguinale Lymphogranulomatose bietet, nicht zu verkennen.

Zur engeren Differenzierung der Lymphogranulomatosis inguinalis und des klimatischen Bubo wird von RUGE, HAUSMANN u. a. angeführt, daß letzterer eine schwere Allgemeinreaktion zeige, ein Großteil spontan heile, sowie daß im histologischen Bilde des klimatischen Bubo Riesenzellen fehlen und die beschriebene palisadenförmige Anordnung von Endothelzellen um die Suppurationsherde ihn charakterisieren, die bei der Lymphogranulomatosis inguinalis nicht vorhanden ist.

Therapie. Ebenso wechselnd wie die Ansichten über die Ätiologie der Erkrankung sind die Meinungen über die beste Behandlungsmethode. Wohl die älteste ist die operative Ausräumung der erkrankten Drüsen; sie wird auch jetzt noch von vielen Autoren empfohlen (SALA, PIGEON, LE BOURDELLES u. a.). Viele Untersucher, so namentlich RAVAUT, CAPPELLI u. a. sprechen sich wegen der lange dauernden Suppuration und Fistulation, der Gefahr der Elephantiasis usw. dagegen aus. Ersterer verordnete — von der Ansicht ausgehend, daß die bei dem Leiden von ihm gefundenen Amöben eine pathogene Rolle spielen könnten — in mehreren Fällen erfolgreich intramuskuläre oder intravenöse Injektionen von je 10 cg Emetin durch etwa 2—3 Wochen; er sah auf diese Therapie hin ein Schwinden der Schmerzen (schon nach der ersten Injektion), eine Beschleunigung der Suppuration und nach wenigen Injektionen ein schnelles Vernarben der Fisteln. Nach NICOLAS, FAVRE u. a. (BRAULT, HANNS und WEISS) Erfahrung gibt die chirurgische Behandlung bessere Resultate nach vorheriger Röntgenbestrahlung; umgekehrt heilen die Fisteln auch unter Röntgenstrahlen schlecht. Gute Resultate nach Röntgenbestrahlung abscedierender und noch nicht vereiterter Inguinaldrüsen sahen HERXHEIMER und HÜBENER, WETTERER, F. JAUGEAS, OUDIN und ZIMMERMANN. SPILLMANN empfiehlt vor der Fistulation Röntgen, ist dieselbe bereits erfolgt, chirurgische Entfernung der Drüsen. Mit dieser Behandlung kombiniert er intraganglionäre Injektionen von Xylol-Jodoform-Öl 10 : 1 : 90 nach BORY und intravenöse Emetin-Chloralhydrat-Injektionen (0,04). BRAULT, RAVAUT, HANNS und WEISS sahen außer von Xylol-Jodoform-Öl auch gute Resultate nach Jodkali und besonders Jodgebrauch intern, DUFOURS und FERIER Heilungen nach Jodtinktur-Injektionen, während SIMON Jodkali in großen Mengen ohne hinreichenden Erfolg verabreichte. Gegen die chirurgische Behandlung sprechen sich auch CAPPELLI, der gute Resultate nach Jod-Arsentherapie sah, sowie CARNOT und FROMENT aus; letztere vermochten einen vier Monate dauernden Fall durch intravenöse Injektion von ammoniakalischer Kupfersulfatlösung (0,04) binnen 10 Tagen zu heilen. TSCHIRKY berichtet in jüngster Zeit über einen raschen Heilerfolg nach intravenöser Injektion von $1^0/_0$ igem Tartarus stibiatus in sterilem Wasser gelöst, in steigenden Dosen, eine Methode, die bereits von den Franzosen früher angegeben war; hierbei ist zu bemerken, daß eine Sterilisation der Fertiglösung die Wirksamkeit aufhebt.

Eine schnell wirkende ätiotrope Therapie wird wohl erst nach einwandfreier Feststellung des Erregers möglich sein.

Literatur.

Bernard: Un cas de lymphogranuloma inguinale. Bruxelles méd. 1922. — Borris: Congr. dermatol. franç. 1922. — Bory, Louis: (a) Le chancre lymphogranulomatose. Bull. de la soc. franç. de dermatol. 1921. p. 451—458. (b) Sur la signification des corpuscules chromatophiles dans les lésions du micro-chancre poradénique (maladie de Nicolas-Favre). Bull. de la soc. franç. de dermatol. et de syphiligr. Jg. 32, Nr. 4, p. 175—177. 1925. — Brault: Adénites inguinocrurales subaiguës d'origine infectieux banale. Semaine méd. 1896. — Chasseignac, E.: Traité pratique de la suppuration et du drainage chirurgical 1859. p. 354—355. — Cantlie: Climat. bubo and pestos. Americ. journ. of trop. med. 1903. — Castellani, E. Chalmers: Manual of tropical medicin. Baillier, London 1913. — Chevallier, Paul et Pierre Barreau: Adénopathies inguinales vénériennes non suppurées avec généralisation transitoîre à des groupes ganglionaires (forme non suppurée et extensive de la maladie de Nicolas et Durand). Bull. de la soc. franç. de dermatol. et de syphiligr. Jg. 32, Nr. 4, p. 177—181. 1925. — Clarke: Discussion of lymphadenom. Brit. med. journ. Vol. 2, p. 190. — Darré et Dumas: (a) Sur l'étiologie de la granul. ing. subaiguë etc. R. S. B. 21 mars 1921. (b) Sur l'étiologie de la lymphogranulomatose inguinale subaiguë à foyers purulents intraganglionaires. Cpt. rend. des séances de la soc. de biol. 1921. — Destefano et Vaccarezza: Subacuta inguinal lymphogranulomatosis. Semana méd. 1923. Nr. 1. — Dufour et Ferier: (a) Emetin plus jodine in lymphogranulomatosis. Bull. et mém. de la soc. méd. des hôp. de Paris 1922. (b) Adénite inguinale subaigue à foyers purulents intraganglionaires etc. Bull. et mém. de la soc. méd. des hôp. de Paris. Tom. 35, p. 452. 1919. — Durand, Nicolas et Favre: Lymphogranulomatose inguinale subaigue d'origine génital probable peut-être vénérien. Bull. et mém. de la soc. méd. des hôp. de Paris 1913. p. 274. — Eberson, Fr.: A bacteriologic study of the diphtheroid organismus with special reference to Hodgkins disease. Journ. of infect. dis. 1916. — Ehlers: Congr. dermatol. franç. 1922. — Favre: (a) Les recherches bact. dans la granul. Bull. et mém. de la soc. méd. des hôp. de Paris 1922. (b) A propos de la communication de M. M. P. Chevalier et A. Barreau intitulées: Adénopathies inguinales vénériennes non suppurées avec généralisation transitoîre à des groupes ganglionaires eloignes (forme non suppurée et extensive de la maladie de Nicolas et Durand). Bull. de la soc. franç. de dermatol. et de syphiligr. Jg. 32, Nr. 6, p. 253—254. 1925. — Ferraro: Ann. di med. nav. e colon. 1903. — Fiessinger: (a) La lymphogranulomatos. inguin. subaiguë etc. Journ. des praticiens 1922. Nr. 23. (b) La linfogranulomatosi inguinale subacuta o poradenolinfite suppurata benigna a forma setticemica. Journ. des praticiens 1922. Nr. 23. — Fontognent: Communication a la société de médecine et d'hygiène tropicale. Paris, 14 déc. 1922. — Frei, Wilhelm: Eine neue Hautreaktion bei „Lymphogranuloma inguinale". Klin. Wochenschr. 1925. Nr. 45, S. 2148. — Gamna: (a) Lymphogranulomatosi inguinale subacuta. Arch. per le scienze med. 1923. Nr. 45. (b) Linfogranulomatosi inguinale subacuta. Minerva med. 1923. Nr. 19. (c) Sull' etiologia del linfogranuloma inguinale. Nuove osservationi cliniche e ricorche sperimentale. Arch. di patol. e clin. med. Vol. 3, H. 4, p. 205—316. 1924. — Gastinel et Reilly: Adénopathie inguinale subaigue. Bull. et mém. de la soc. méd. des hôp. de Paris Tom. 36, p. 577. 1922. (b) Inguinal lymphogranulomatose. Bull. et mém. de la soc. méd. des hôp. de Paris 1922. Nr. 39. — Gaté, J.: Lymphogranulomatose inguinale subaigue à foyers purulents intraganglionaires d'origine génital probable peut-être vénérien. These de Lyon 1913. — Geigel, A.: Geschichte der Pathologie und Therapie der Syphilis. 1867. S. 171. — Grünfeld: Eulenburgs Realencyklopädie. Bd. 3, S. 535—569. — Hanns et Weiss: Ulcère vénérien adénogene. Bull. de la soc. franç. de dermatol. 1922. Nr. 6, p. 77. — L'Hardy: De l'adénite subaigue simple de l'aîne à foyers purulents intraganglionaires. Thèse de Paris 1894/95. — Hausmann, George: Non tuberculous granulomatous lymphadenitis. Surg., gynecol. a. obstetr. Vol. 39, Nr. 7, p. 72—82. 1924. — Klotz, H. G.: Über die Entwicklung der sog. strumösen Bubonen usw. Berlin. klin. Wochenschr. 1890. S. 133. — Laignel, Lavastine et Coulard: Lymphogranulomatose, radiographie, guérison. Bull. et mém. de la soc. méd. des hôp. de Paris 1922. — Lang: Das venerische Geschwür. 1887. S. 34. — Lejars, F.: (a) Le bubon strumeux de l'aîne. Presse méd. 1894. (b) Adénite subaigue et chronique simple. Traité de chirurgie de Duplay et Retlus 1897. — Letulle-Nattan-Larrier: Étude histologique du bubon climatique. Bull. de la soc. de pathol. exot. 1910. p. 755—759. — Lop: Sur une varieté de l'adénite inguinale subaigue paraisant spéciale aux marins venant des indes neerlandaises. Gaz. des hôp. civ. et milit. Tom. 60, p. 113, 114. 1907. — Louste, Thibaut et Chevany: Bull. de la soc. franç. de dermatol. 1923. — Lutz, Wilhelm: Lymphogranulome inguinale subaigue. (Med. Ges. Basel, Sitzg. v. 20. Nov. 1924.) Schweiz. med. Wochenschr. Jg. 55, Nr. 16, S. 351. 1925. — Luzzati: Alcune note sul bubone climatico. Ann. di med. nav. e colon. Vol. 12. 1906. — Marion et Gandy: Arch. gén. de méd. 1901. p. 129—172. — Milian: La lymphogranulomatose inguinale. Congr. des dermatol. de lang. franç. Paris, juin 1922. — Montemartini, G.: (a) La linfadenite ing. subacuta. Policlinico, sez. prat. Vol. 31, H. 22, p. 721

bis 722. 1924. (b) Ricerches sierologiche sul corinebatterio isolato in due casi di linfoadenite inguinale subacuta. Boll. dell' istit. sieroterap. Milanese 1924. H. 6. — MÜLLER und JUSTI: Beitrag zur Kenntnis der klimatischen Bubonen. Beih. z. Arch. f. Schiffs- u. Tropenhyg. Bd. 18, Beih. 8. 1914. — NÉLATON, A.: De l'adénite subaigue simple de l'aine etc. Semaine méd. Tom. 10, p. 402—403. 1890. — NICOLAS: Lymphogranulomatose inguinale subaigue d'origine vénérien. Journ. de méd. de Lyon 1922. p. 127. — NICOLAS et FAVRE: (a) Lymphogranulomatose inguinale subaigue, ulcéré vénérien adenogène. Congr. franç. de dermatol. 1922. (b) Traitement radiotherapeutique de la lymphogranulomatose inguinale subaigue. Cpt. rend. des séances de la soc. de biol. 1921. p. 127. — PAUTRIER, RIETMAN et HABABOU: Polyadénite inguinale à type de lymphogranulomatose et à nocardia. Ref. Bull. de la soc. franç. de dermatol. 1924. Nr. 7, p. 133. — PAUTRIER et ROEDERER: Ulcère vénérien adénogène. Bull. de la soc. franç. de dermatol. Tom. 24, Nr. 7, p. 43—45. — PHYLLACTOS, A.: Lymphogranulomatose des ganglions inguinaux. Thèse de Lyon 1922. p. 12—204. — PIGEON, E. et A. C. B. LE BOURDELLES: A propos de la lymphogranulomatose inguinale subaigue de NICOLA et FAVRE. Arch. de méd. et de pharm. milit. Tom. 81, Nr. 6, p. 776—783. 1924. — PIGEON et TANTON: Contribution à l'étude d'une variété particulière à l'adénite inguinale. Arch. gen. de méd. de Paris 1908. p. 76—125. — PLEHN: Malattie tropicali della pelle. Trattato dimense 1906. — RAVAUT: Le traitement de l'affection dite lymphogranulomatose inguinale subaigue par les injections d'émetine. Bull. et mém. de la soc. méd. des hôp. de Paris 1921. p. 865—874. — RAVAUT, BOULIN et RABEAU: (a) Sur une variété de poradenolymphite etc. Presse méd. 1922. p. 453. (b) Etude sur la „Poradeno-Lymphyte". Ann. de dermatol. et de syphiligr. Tom. 5, Ser. 6, Nr. 8 et 9. 1924. — RAVAUT et RABEAU: Reaction de BORDET-WASSERMANN au cours de l'affection dite lymphogranulomatose inguinale subaigue. Ann. de dermatol. et de syphiligr. 1922. Nr. 2. — RAVAUT et SCHEIKEVITSCH: (a) Lymphogranulomatose inguinale. Bull. et mém. de la soc. méd. des hôp. de Paris 1921. (b) Lymphogranulomatose de ganglions de l'aîne. Bull. et mém. de la soc. méd. des hôp. de Paris 1922. — RHO: Il bubone climatico nel trattato di mense. Malattie tropicale. U.T.E.T. 1906. — ROST: Arch. f. Schiffs- u. Tropenhyg. Bd. 16, Nr. 20. 1912. — SALA: Su venti casi di limfoadenipatia inguino-crurale epidemica. Policlinico, sez. prat. 1922. — SALA, R., ARMANDO: Bubbone inguinale epidemico da micrococco paramelitense. Studio su 26 casi. Arch. ital. di chirurg. Vol. 10, H. 6, p. 867—900. 1924. — SCHAUMANN: Sur la nature du lymphogranulomatosis. Acta dermato-venereol. 1922. — SOLI: Ricerche istologice ed etiologiche sul bubone climatiche. Journ. di biol. e med. sperim. Vol. 1. 1923. — SPILLMANN, DROUET et MICHOU: 1. Congr. de dermatol. de langue franç. 1922. — TEISSIER, GASTINEL et REILLY: Ibidem. — TOMMASI, L.: Alcuni reperti in un caso di linfogranuloma venereo. (Soc. ital. di dermatol. e sifilogr. Padova, 20. Dec. 1924.) Giorn. ital. di dermatol. e sifilol. Vol. 66, H. 2, p. 456—459. 1925. — TSCHIRKY, VIKTOR: Zur Kenntnis der Lymphogranulomatose inguinale subaigue. (Ulcère vénérien adénogène, Poradenolymphite suppurée benigne, DURAND, NICOLAS, FAVRE. Dermatol. Klinik, Univ. Basel.) Schweiz. med. Wochenschrift Jg. 55, Nr. 19, S. 414—417. 1925. — VANNI: (a) Studi sulla etiologia e patogenesi di una limfageniti inguinale epidemica occorsa in Ronciglione. Rif. med. 1922. Nr. 19. (b) Studi ulteriori su di una linfoadenite epidemica occorsa in Ronciglione. Policlinico, sez. med. 1923. — VELPEAU, A.: Adenitis dict. Dechambre 1865. — VIRGILLO, FRANCESCO: (a) Sopra alcuni casi di linfogranuloma inguinale subacuto. (Osp. milit. marittimo, Venezia.) Ann. di med. nav. e colon. Vol. 1, H. 1/2, p. 1—16. 1925. (b) Nota riproduzione sperimentale del linfogranuloma inguinale subacuto. Ann. di med. nav. e colon. Vol. 1, H. 5/6, p. 268—271. 1925. — ZEISSL: Lehrbuch der Syphilis 4. Auflage. 1882. S. 330 bis 336. — ZUR VERTH: Arch. f. Schiffs- u. Tropenhyg. 1913.

Pseudogonorrhöe.

Von

RICHARD FRÜHWALD-Chemnitz.

Geschichtliches. Durch die Entdeckung des Gonokokkus durch NEISSER war es möglich geworden, in die große Reihe der entzündlichen Veränderungen der (speziell männlichen) Harnröhre eine gewisse Ordnung zu bringen; durch den positiven Gonokokkennachweis war man imstande, den größten Teil dieser Erkrankungen in eine ätiologisch einheitliche Gruppe einzureihen. Dennoch blieb eine nicht unbeträchtliche Zahl von unklaren Harnröhrenentzündungen zurück, bei denen Gonokokken nicht nachgewiesen werden konnten; es war bekannt, daß auch bei Gonorrhöe der Gonokokkus nicht immer, oder wenigstens nur unter Schwierigkeiten, nachzuweisen ist und daher konnten solche Fälle eine zweifache Beurteilung erfahren: entweder waren sie alte Gonorrhöen, bei denen der Gonokokkennachweis nicht gelang, oder es waren Prozesse, die von der Gonorrhöe verschieden waren. Die klinische Beobachtung hatte für letztere Ansicht gesprochen, da sie im Verlaufe dieser Urethritiden einige Eigentümlichkeiten erkennen ließ, die sie von der Gonokokkenurethritis unterschieden.

AUBERT war der erste, der den Begriff der Urethritis non gonorrhoica geprägt hatte, doch fand dieser keine allgemeine Anerkennung. Erst die gelungenen Impfexperimente BOCKHARTS brachten die Entscheidung zugunsten der selbständigen Existenz dieses Krankheitsbildes; doch war damit auch keine restlose Klärung geschaffen, es war auch nur eine Gruppe aus der Masse des Ungeklärten herausgehoben. Daher ging die Erforschung dieser Frage weiter und ist auch heute noch von der endgültigen Lösung entfernt. Die größten Schwierigkeiten macht stets die sichere Unterscheidung der nichtgonorrhoischen Urethritiden von den postgonorrhoischen.

BARLOW, der sich hinsichtlich der Bearbeitung dieses Themas die größten Verdienste erworben hat, stellte folgende Postulate für die Diagnose einer Urethritis non gonorrhoica im Einzelfalle auf: Der Kranke darf nie vorher Tripper gehabt haben; die mikroskopische Untersuchung des Sekretes auf Gonokokken muß stets negativ ausfallen; nicht nur das Sekret der Harnröhre und ihrer Drüsen, sondern auch das der Prostata und der Samenblasen muß eingehendst, auch nach künstlicher Provokation, untersucht werden; es ist auf Reste eines alten Trippers (Knoten im Nebenhoden, Strikturen u. a. m.) zu fahnden; Tuberkulose und Syphilis müssen durch allgemeine Untersuchung und auf endoskopischem Wege, ebenso wie Ulcus molle und Herpes ausgeschlossen werden; schließlich ist noch die Reinkultur eines Mikroorganismus und deren gelungene Übertragung auf einen Gesunden zu fordern.

Diese subtilen Forderungen haben nicht allgemeine Anerkennung gefunden; denn einerseits sind sie so streng, daß in manchen Fällen sicher nicht gonorrhoischer Urethritis wegen Mangels des einen oder anderen Nachweises die Diagnose nicht gestellt werden kann, anderseits sind auch sie nicht imstande, in jedem Falle eine eindeutige Entscheidung zu geben. Mit Recht wird wohl darauf hingewiesen, daß ein Fall von Urethritis, bei dem sich kulturell oder auch bloß mikroskopisch nur ein Bacterium findet, deren Symptome mit oder ohne Behandlung restlos schwinden, doch sicher als Urethritis non gonorrhoica angesprochen werden kann, auch wenn der Kranke früher Tripper gehabt hat oder einen alten Knoten im Nebenhoden aufweist.

Von großer Bedeutung für diese Frage sind die Untersuchungen von WAELSCH geworden; auf Grund eingehender klinischer Beobachtung schälte er eine Gruppe von Urethritiden heraus, die durch gewisse klinische Merkmale, wie lange Inkubationszeit, chronischer Beginn und Verlauf, Resistenz gegen die Behandlung charakterisiert sind und seither als Urethritis non gonorrhoica, Typus WAELSCH, anerkannt sind.

Ein weiterer Markstein in der Geschichte der nichtgonorrhoischen Harnröhrenentzündung war der Nachweis v. PROVAZEKscher Einschlüsse und die Übertragung auf Affen.

Wenn allerdings KÖNIGSTEIN in seiner erschöpfenden Monographie über dieses Thema die Hoffnung aussprach, daß von diesen Entdeckungen eine weitere Klärung dieser verwickelten Frage zu erwarten sei, so ist diese Hoffnung leider getäuscht worden, da bald nachher der Krieg ausbrach, der die Forschertätigkeit auf ein Minimum reduzierte und, ebenso wie der sog. Frieden, Unzähligen die Mittel für Forschungen, zumal tierexperimenteller Natur, raubte. Daher sind wir in dieser Frage in den letzten 12 Jahren leider nicht viel weiter gekommen.

Das wäre in kurzen Zügen die geschichtliche Entwicklung des in Frage stehenden Themas; im folgenden will ich versuchen, den Umfang unserer gewonnenen Erkenntnisse übersichtlich darzustellen. Unter dem Sammelnamen „*Pseudogonorrhöe*" verstehe ich dabei alle Formen von Harnröhrenentzündung, die klinisch einen Tripper vortäuschen können, aber nicht durch Gonokokken erzeugt sind; die postgonorrhoische Urethritis schaltet hierbei aus.

Von FAITOUT, GUIARD und BARLOW wurden die nichtgonorrhoischen Urethritiden eingeteilt in solche aus *innerer* und *äußerer* Ursache; diese Einteilung befriedigt nicht ganz, da es in manchen Fällen schwer ist, zu entscheiden, ob die Ursache eine innere oder äußere ist. Wenn z. B. ein Ulcus molle der Harnröhre eine Urethritis hervorruft, so kann die Ursache als innere angesprochen werden, da das *im* Körper befindliche Geschwür die Ursache ist; wenn man aber bedenkt, daß der Erreger von außen in die Harnröhre eingebracht wurde, kann man auch von einer äußeren Ursache sprechen. Es erscheint mir daher zweckmäßiger, von *primären* und *sekundären* Urethritiden zu sprechen; primäre sind dann solche, die durch eine direkt auf die Harnröhrenschleimhaut wirkende Schädlichkeit ohne Vermittlung eines anderen Krankheitsprozesses hervorgerufen werden, sekundäre solche, die als Begleit- oder Folgeerscheinung einer Krankheit oder eines beliebigen veränderten Körperzustandes auftreten, sei es, daß diese den ganzen Körper oder bloß die Harnröhre betreffen.

A. Primäre Urethritis.

Hierher gehören die durch Traumen der verschiedensten Art, die durch Geschlechtsverkehr erzeugten Entzündungen, sowie die sog. kongestive Urethritis.

I. Traumatische Urethritis.

Die auf die Haut oder Schleimhaut einwirkenden Traumen pflegt man in *mechanische, thermische* und *chemische* einzuteilen und diese Einteilung will ich beibehalten.

1. Mechanische Urethritis.

Die Ursachen einer mechanischen Urethritis kann man in drei Gruppen teilen; Fremdkörper, Steine und tierische Fremdkörper und therapeutische Eingriffe. *Fremdkörper* werden meist zu masturbatorischen Zwecken eingeführt; das durch die Einführung ausgelöste Kitzeln ruft bei manchen Menschen ein Wollustgefühl aus, das sich bis zum Orgasmus steigern kann. Diese Menschen werden in ihrem Verlangen nach Befriedigung manchmal so dreist, schieben den betreffenden Gegenstand so tief in die Harnöhre, daß er ihrer Hand entschlüpfen und in der Harnröhre verbleiben oder auch bis in die Blase gelangen kann. Diese Blasenfremdkörper geben in vielen Fällen, da das Ereignis meist verschwiegen wird, die Ursache für renitente Cystitiden und die Bildung von Blasensteinen ab. Die unglaublichsten und verschiedensten Gegenstände wurden in der Harnröhre gefunden; aus der bei KÖNIGSTEIN aufgeführten Listc KAUFMANNS hebe ich heraus: Nadeln, Bougies, Holzstücke, Bleistifte, Federn, Strohhalme, Kerne, Ähren, Pfeifenrohr u. v. a.

Es ist aber nicht nur die Masturbation, die die Einführung von Fremdkörpern in die Harnröhre veranlaßt; neben einigen selteneren Ursachen ist es besonders die Simulation. Bei Strafgefangenen wurde wiederholt beobachtet, daß sie sich Gegenstände, meistens Strohhalme von ihrem Lager, in die Harnröhre schoben, um so einen Tripper vorzutäuschen und die Überführung aus der Zelle in das Spital zu veranlassen. Auch beim Militär wurden solche Vorkommnisse gesehen, zumal im letzten Kriege, wo der Wunsch, von der Front weg ins Lazarett zu kommen, maßgebend war. Allerdings waren die hierbei angewendeten Methoden zumeist chemischer Natur, doch wurden auch Strohhalme, Zigarettenpapier, Baumwollfasern, Tabak als Ursache der Urethritis gefunden. Zu den selteneren Ursachen der Fremdkörperurethritis gehört die Einführung von Fremdkörpern bei Geisteskranken, aus verbrecherischer Absicht, sowie der von Königstein beobachtete Fall, wo Kinder einem Kameraden Aststücke in die Harnröhre einführten, um ihn zu strafen.

Steine, die durch ihr Verweilen in der Harnröhre Urethritiden hervorrufen, stammen entweder aus der Harnröhre selbst oder aus höher gelegenen Teilen des uropoetischen Systems. Letzteres ist das häufigere; Blasen- und Nierensteine gehen ab, bleiben in der Harnröhre stecken und verursachen eine Reizurethritis. So berichtet Kinnear über einen Mann, der seit 5 Jahren an Schmerzanfällen in der linken Seite mit Ausstrahlung in den Hoden litt; dann kam der Abgang von Sand. Einen Monat nach dem letzten Anfall sistierte plötzlich der Urinstrahl, der Harn ging nur tropfenweise ab, es traten Schmerzen in der Harnröhre und Ausfluß auf; es fand sich bei ihm ein Stein hinter einer Striktur. Die Stellen, wo diese Steine stecken bleiben, sind einerseits die, wo die Harnröhre normalerweise eng ist oder wo eine pathologische Verengerung besteht, anderseits, die, wo sie weit ist oder ein Divertikel besteht. Nach Bartrina ist es aber zum Zustandekommen der Urethritis nicht unbedingt notwendig, daß die Steine in der Harnröhre selbst sind; seiner Ansicht nach genügt bei Nieren- oder Uretersteinen ein reno- oder ureterourethraler bzw. prostatischer Reflex, um die subjektiven und objektiven Erscheinungen der Urethritis hervorzurufen. Seltener ist die Bildung von autochthonen Harnröhrensteinen. An den genannten Prädilektionsstellen können sich um Fremdkörper Harnsalze anlagern und Steine bilden, die die Urethritis veranlassen; es kann sich um Eiter, Blut oder um Knochenstückchen von Beckencaries oder um Nähte von Operationen handeln, die in die Blase oder Harnröhre durchbrechen und stecken bleiben.

Zu den *tierischen Fremdkörpern*, die zur Harnröhrenentzündung Anlaß geben können, gehören die von Burckhardt erwähnten Bandwürmer und Fliegenlarven. Fischer berichtet über einen Fall, bei dem nach einer Gonorrhöe immer noch Ausfluß bestand; mit dem Urin gingen Würmer ab, die sich als Fliegenlarven einer Sarcophagaart erwiesen. Ezickson sah bei einem 31 jährigen Manne Jucken in der Harnröhre durch Larven, deren Art nicht bestimmt werden konnte.

Einen interessanten Fall von Urethritis durch Käferlarven beobachtete Sternberg. Ein Mann, der wegen postgonorrhoischem Katarrh bei ihm in Behandlung stand, klagte öfters über Kitzeln und Stechen in der Harnröhre und über Harndrang; es bestand seröser Ausfluß, in dem Epithelzellen, Blutkörperchen, nie aber Gonokokken gefunden wurden. Einmal ging ein Blutklumpen mit dem Urin ab. Eine Woche später wurde beim Urinieren eine 3,5 mm große geringelte Larve zutage gefördert, 3 Tage später eine 3 mm große gleiche. Sie waren von dunkler Farbe, wurden aber später heller; unter dem Mikroskop zeigte es sich, daß sie noch am Leben waren. Die Larven wurden von sachverständiger Seite als die des Bohrkäfers, *Niptus hololeucus*, identifiziert.

Die Entstehung der Larve in der Urethra erklärt sich der Autor folgendermaßen: Der Bohrkäfer lebt in den finnländischen Steinhäusern und ist besonders nachts unterwegs; er legt seine Eier an die Mündung einer daliegenden Tripperspritze, bei deren nächster Benützung die Eier in die Harnröhre gespritzt werden. STERNBERG hat die Möglichkeit dieses Vorganges auch nachgewiesen: Er ließ mehrere Spritzen in der Nähe der Wand liegen und fand tatsächlich nach mehreren Tagen an der Mündung von dreien Eier; zwei von diesen wurden einem Manne in die Urethra gespritzt, worauf nach 10 Tagen Reizsymptome auftraten und nach zwei Tagen eine den obigen ähnliche Larve entleert wurde.

Über Urethritis durch *Trichomonas* berichtet DASTIDAR. Er fand unter mehreren tausend Urinen 4 mal Trichomonas, 3 mal bei Männern, 1 mal bei einer Frau; im Sediment fand sich noch Eiter. Trichomonas kann eine leichte Urethritis mit Brennen bei der Miktion hervorrufen, die nach Verschwinden des Parasiten ausheilt.

Bei *Dysenterie* werden häufig Amöben im Urin gefunden. PETZETAKIS erhob denselben Befund bei einem Manne mit Pollakisurie und terminaler Hämaturie, der aber nicht an Dysenterie litt. Er beobachtete ferner einen Kranken mit Harnröhrenausfluß und terminaler Hämaturie; im Ausfluß wie im Urinsediment fanden sich lebende Amöben (Entamoeba polymorpha). Der Autor glaubt aber nicht, daß die Urethritis direkt durch die Amöben hervorgerufen werde, sondern daß sie sekundärer Natur, durch das Vorbeifließen des amöbenhaltigen Urins bedingt, sei. Heilung durch Emetin.

HINES (zit. nach CALLOMON) sah bei einem Dysenteriekranken gelb-eitrigen Ausfluß, fand aber keine Amöben.

Der Reiz endourethraler instrumenteller Eingriffe kann ebenfalls die Symptome einer Urethritis erzeugen. Als solche Eingriffe kommen Bougieren, Katheterisieren, Dehnungen, endoskopische Untersuchungen u. ä. in Betracht; namentlich wenn das Instrument längere Zeit in der Harnröhre verbleibt, wie bei Verweilkathetern und Dauerbougies wird die Harnröhre leicht gereizt und reagiert mit Ausfluß.

An die besprochenen mechanischen Urethritiden, die durch direkte Einwirkung des Traumas auf die Harnröhre entstehen, sollen diejenigen angereiht werden, die indirekt, durch Traumen auf das Genitale von außen, erzeugt werden. Die Stelle, wo das Genitale getroffen wird, ist fast stets der Damm, seltener der Penis; daher erscheinen diese Formen auch meist als Urethritis posterior. Seltener ist es ein einmaliges, heftiges Trauma, meist sind es längere Zeit und wiederholt einwirkende. Ersteres kann z. B. beim Turnen erfolgen, durch unvorsichtiges, heftiges Aufsitzen auf den Bock, das Pferd usw. oder bei leichten Unfällen.

So beobachtete ich einen Arzt, der vor längerer Zeit eine nunmehr völlig abgelaufene Gonorrhöe gehabt hatte und sich nur zur Vorsicht öfters von mir untersuchen ließ. Er kam mit dem Motorrade von auswärts und fuhr einmal in der Dunkelheit in den Straßengraben, er stürzte nicht, setzte sich aber mit großer Gewalt auf den Sattel; am nächsten Tage trat Ausfluß, trüber Urin und Prostataschwellung auf.

Urethritiden nach länger dauernden und wiederholten Einwirkungen beobachtet man bei Radfahrern, Reitern und Automobilisten. Diese Formen verlaufen, wie gesagt, meist unter den Erscheinungen der Urethritis posterior; man findet daher neben geringem Ausfluß Schmerzen und Brennen in der hinteren Harnröhre, sexuelle Reizerscheinungen, wie Pollutionen, sowie Druckschmerzhaftigkeit und Schwellung der Prostata. Auch Nebenhodenentzündungen sind nicht selten und bilden manchmal den Anfang des Prozesses.

Ich sah einen Patienten, Motorradfahrer, der vor 6 Jahren Tripper gehabt hatte; vier Monate, bevor er zu mir kam, bekam er Ausfluß, 2 Monate später rechtsseitige Epididymitis; als er in meine Behandlung trat, war der Urin klar und enthielt Fäden, der rechte

Nebenhoden war zweimal vergrößert. Ausfluß und Fäden bestanden aus Epithelien, dagegen enthielt das Prostatasekret reichlich Leukocyten.

Symptome der mechanischen Urethritis. Die mechanische Urethritis verläuft zumeist als Urethritis anterior. Bald nach dem Trauma setzen die Erscheinungen der Entzündung ein; ihre Intensität richtet sich nach der Stärke der Traumen. Kleine Fremdkörper oder Steine, einmalige Einführung des Katheters rufen nur geringfügiges Brennen und mäßigen, grauweißlichen Ausfluß hervor; stärkere Traumen bewirken dagegen heftige Schmerzen und starken, eitrigen, manchmal bluturmischten Ausfluß. Mit diesen Beschwerden halten die Miktionsstörungen gleichen Schritt; das Urinieren kann von Brennen oder Schmerzen begleitet sein, es kann infolge der Schleimhautschwellung erschwert sein, in den stärksten Fällen kann Harnverhaltung eintreten. Der Harn ist bei leichten Fällen klar und enthält Fäden, in schwereren kann er trüb sein. Der Penis selbst zeigt meist keine Veränderungen, nur in schweren Fällen kommt es zur Schwellung des Orificium externum, zu Ödem der Vorhaut und der Penishaut, zu Lymphangitis evtl. Lymphadenitis.

Eine gewisse Ausnahme bilden die Urethritiden, die durch Dauerkatheter u. ä. hervorgerufen werden; bei ihnen treten die subjektiven Erscheinungen meist nicht sofort auf, sondern erst wenn das Trauma einige Zeit hindurch eingewirkt hat. Hier wäre auch anzuführen, daß die verschiedene Empfindlichkeit der Harnröhrenschleimhaut für das Auftreten und den Zeitpunkt des Auftretens der mechanischen Urethritis von Bedeutung ist; ist die Schleimhaut erkrankt oder war sie erkrankt, reagiert sie viel leichter auf das Trauma.

Die Entzündungserscheinungen erreichen rasch ihren Höhepunkt und klingen dann nach Beseitigung des auslösenden Faktors bald ab, um in Heilung überzugehen. Diese kann verzögert werden, wenn das Trauma sehr intensiv war oder tiefergreifende Verletzungen, Eiterungen oder Komplikationen entstehen. Letztere sind allerdings selten und bestehen in periurethralen Infiltraten bzw. Eiterungen. Prostatitis und Epididymitis findet man bei den obengenannten Urethritiden durch indirektes Trauma.

Eine *Behandlung* der Urethritis wird sich meist erübrigen; sowie das Trauma beseitigt ist, pflegen die entzündlichen Erscheinungen in wenigen Tagen spontan abzuklingen. Sind allerdings schwere Urethritiden mit heftigen Beschwerden vorhanden, wird man zweckmäßig alles in Anwendung bringen, was wir bei der Behandlung der perakuten Gonorrhöe verordnen. Dahin gehören die hygienisch-diätetischen Maßnahmen, wie Vermeidung starker Anstrengungen, des Alkohols, des sexuellen Verkehrs, scharfer Kost, sowie die innerliche Darreichung von Balsamicis und Urotropin. Gegen Harnbeschwerden und -verhaltung die üblichen warmen Sitzbäder, Belladonna- oder Morphium-Belladonnastuhlzäpfchen; zum Katheter greife man nur im Notfall. Bei Schwellung des Gliedes, der Lymphgefäße und -drüsen Umschläge. Sind die akuten Erscheinungen geschwunden, so wird der restliche Katarrh mit milden Adstringenzien behandelt.

2. Thermische Urethritis.

Diese Form der traumatischen Urethritis ist selten; am häufigsten ist noch der Ausfluß nach endoskopischer Behandlung der chronischen Gonorrhöe. Wenn ein Infiltrat, eine Drüse galvanokaustisch zerstört wurde, entsteht in der Umgebung eine Entzündung, die zunächst als Folge der Hitzeeinwirkung anzusehen ist.

Es tritt ein geringfügiger leukocytärer Ausfluß auf, der in kurzer Zeit wieder verschwindet; wenn allerdings zwischen den einzelnen Behandlungen ungenügende Pausen gemacht werden, kann der Ausfluß sehr hartnäckig sein.

Sonst kommen thermische Urethritiden nur durch Unachtsamkeit vor, wenn zu Spülungen oder Einspritzungen zu heiße Lösungen verwendet werden oder wenn nicht genügend abgekühlte Instrumente in die Harnröhre eingeführt werden. Einer Behandlung bedarf diese Form wohl kaum, es genügt die Beseitigung der Schädlichkeit.

3. Chemische Urethritis.

Häufiger als durch Hitzeeinwirkung werden durch chemische Agenzien Harnröhrenentzündungen erzeugt, wie schon die Beobachtungen von SWEDIAUR, AMICIS u. a. zeigen. Es handelt sich hierbei um Verwechslungen bei therapeutischen Eingriffen, um die therapeutischen Eingriffe selber, sowie um Simulation. Es kann vorkommen, daß ein Tripperkranker die Flasche, in der sich das vom Arzte verordnete Medikament befindet, verwechselt und sich eine chemisch differente Flüssigkeit injiziert. Solche Fälle sind die von SPITZER beschriebenen, bei denen Äther statt Zink und Salmiak statt Protargol eingespritzt worden war. In beiden Fällen dauerte der Prozeß sehr lange und machte heftige Beschwerden. In dem von PEDERSEN angeführten Falle wurde statt eines Harnröhrenstäbchens ein Argentumstäbchen eingeführt. Es entstand heftiger Ausfluß, nach 4 Tagen ging ein kompletter Abguß der Harnröhre ab. Heilung mit Narbenbildung. CALLOMON sah Urethritis nach Einspritzung von Holzessig; PHÉLIP harte Infiltrate nach Salmiak.

Häufiger als solche zufällige Verätzungen sind die Urethritiden durch die zur Gonorrhoetherapie verwendeten Medikamente. Schon die üblichen schwachen Konzentrationen können reizend wirken; offenbar spielt hier eine besondere Empfindlichkeit der Schleimhaut eine Rolle, wenn schon auf die normalen $^{1}/_{4}{}^{0}/_{0}$ igen organischen Silbersalzlösungen ein Reiz in Form von Schmerzen und vermehrtem Ausfluß auftritt. Freilich ist auch der bestehende Tripperprozeß in Rechnung zu ziehen, der neben dem Injektionsmittel auch die Verstärkung der Entzündung mit verursacht. Auch bei abheilenden Trippern, die mit Adstringenzien, z. B. Zink, behandelt werden, sieht man nicht selten, daß der Ausfluß nicht aufhört, obgleich das Medikament gewechselt oder seine Konzentration verstärkt wird; wenn dann die ganze Behandlung ausgesetzt wird, hört der Ausfluß sofort auf. Es hatte also eine chemische Urethritis vorgelegen. Intensiver und auch folgenschwerer sind die Entzündungen nach Gebrauch hochprozentiger Mittel zur Abortivbehandlung der Gonorrhöe. Man macht Injektionen mit $5^{0}/_{0}$ Protargol, Choleval, $2^{0}/_{0}$ Albargin oder man wischt die Harnröhre mit 2—$5^{0}/_{0}$ Argentum nitricum aus. Es erfolgt heftiger, eitriger, oft blutig untermischter Ausfluß, es treten heftigste Schmerzen auf, die Miktion wird bis zur Harnverhaltung erschwert. Freilich konkomittiert hierbei das Aufflammen der akuten gonorrhoischen Infektion. Auch die Methode LALLEMANDS, die Behandlung mit dem Lapisstift, hatte schwere Harnröhrenentzündungen zur Folge. Allen diesen Urethritiden sind gemeinsam die stürmischen subjektiven und objektiven Erscheinungen, sowie die Häufigkeit von Komplikationen. Von diesen steht die Striktur an erster Stelle; es ist begreiflich, daß eine so hochgradige Verätzung der Schleimhaut mitunter mit Bindegewebsbildung ausheilt und so das Lumen strikturiert. HIMMEL sah eine Striktur nach starker Salpetersäureverätzung der Harnröhre aus Furcht vor Infektion. Bei Abortivbehandlungen sind die Strikturen so häufig, daß jeder Kranke, bei dem sie gemacht wurde, sei sie nun gelungen oder nicht, aufs sorgfältigste auf das Auftreten von Verengerungen überwacht werden muß. Seltener sind Harninfiltrationen oder -abscesse. Das Auftreten anderer Komplikationen, wie Epididymitis oder Prostatitis, kommt wohl weniger auf das

Konto des chemischen Reizes als auf das des Trippers; die chemische Urethritis spielt die Rolle des Traumas, das bei Gonorrhöe Komplikationen hervorrufen kann.

Besonders bemerkenswert sind die chemischen Urethritiden, die durch prophylaktische Maßnahmen, das sog. Sanieren, entstehen, da sie einerseits wenig gekannt und beachtet werden, anderseits das Sanieren eine vielgeübte und sehr wertvolle Manipulation ist. Meist nehmen die Leute diese selbst vor, indem sie 10—20%ige Albargin-, Protargol-, Larginlösung usw. in Wasser oder Glycerin in die Fossa navicularis einträufeln oder sich Stäbchen (z. B. Delegon) einführen oder die Fossa navicularis auswischen oder sich Salbe injizieren. Ich selbst sah eine Urethritis nach einer selbst vorgenommenen prophylaktischen Spülung mit Hg. oxycyan. Seltener kommen die Patienten deswegen zum Arzt, der ihnen die Harnröhre mit Höllenstein auswischt, eine Injektion in die vordere Harnröhre oder große Spülungen nach JANET macht. Sehr häufig, z. B. nach DE COMPAGNOLLE unter 76 Fällen 34 mal, treten im Anschluß an diese Manipulationen Urethritiden auf; es scheint, daß auch hierbei eine besondere Disposition der Schleimhaut eine gewisse Rolle spielt. Nach wenigen Stunden tritt unter mäßigem Brennen oder Kitzeln ein geringer schleimiger Ausfluß auf, der bald eitrig wird, aber in wenigen Tagen, seltener erst nach Wochenfrist oder später, wieder verschwindet. In anderen Fällen dagegen nimmt der Prozeß einen mehr schleichenden Verlauf. Die Urethritis tritt nicht nach der ersten Instillation auf, sondern erst nach wiederholter, hat also gewissermaßen eine Inkubation und zeigt keine stürmischen, sondern mehr lentescierende Erscheinungen; der Verlauf ist chronisch, sich durch Wochen hinziehend. Im Ausstrichpräparat finden sich Schleim, Epithelien, Leukocyten, manchmal Erythrocyten; Bakterien finden sich bei den akut verlaufenden Fällen nicht, oder erst später, wenn der Prozeß im Abklingen ist. Bei den chronisch verlaufenden Urethritiden findet sich dagegen meist eine große Menge von Stäbchen, Kokken und Diplokokken. Es ist nicht ausgeschlossen, daß diese Bakterien für die lange Dauer der Urethritis verantwortlich zu machen sind; BINGLER, der sich in letzter Zeit mit den Urethritiden nach Sanieren eingehender befaßt hat, meint, daß die Harnröhrenbakterien durch den chemischen Reiz pathogen werden.

Nicht selten finden sich nach diesen Urethritiden Komplikationen. Besonders BINGLER weist darauf hin, daß diese häufiger sind als man annimmt, und daß deshalb das Sanieren kein so harmloser Eingriff sei; er sah sie 18 mal unter 26 Fällen. Zur Beobachtung gelangen am häufigsten Urethritis posterior, Infiltrate, Strikturen, dann Prostatitis, Epididymitis, Cystitis, ja auch Gelenk- und Herzstörungen (Myokarditis) und Allgemeinerscheinungen. Eine weitere schädliche Folge des Sanierens ist der ungünstige Einfluß auf den Tripper, falls die Prophylaxe mißlungen ist. Es wurde wiederholt beobachtet, daß dann die Gonorrhöe nicht nur stürmischer auftritt, sondern auch refraktär gegen die Behandlung ist und viel länger dauert.

Neben diesen vom Arzte verordneten Eingriffen spielen in der Ätiologie der chemischen Urethritis auch eigenmächtige Verordnungen der Kranken eine nicht unbedeutende Rolle. In weiten Kreisen ist ja leider noch die Ansicht herrschend, daß der Tripper eine harmlose Erkrankung sei, die einer geregelten ärztlichen Behandlung gar nicht bedürfe. Solche Leute befragen einen „erfahrenen" Freund oder gehen zum Apotheker, um sich ein Trippermittel geben zu lassen; in letzteren Fällen wird seltener eine Urethritis die Folge sein, da die Apotheker, wenn sie schon gegen die Bestimmungen verstoßen, wenigstens so vorsichtig sind, ein schwach konzentriertes Mittel zu geben, um nicht zu schaden. Anders, wenn ein Freund um Rat gefragt wird; nach dem Grundsatze „viel hilft viel" verschaffen sich die Kranken hochprozentige antiseptische Lösungen zum Einspritzen und verursachen eine heftige Urethritis mit Blutungen und oft folgender narbiger Striktur. Ein Patient FEDERERs hatte ein umwickeltes Fischbein in antiseptische Lösungen getaucht und sich in die Harnröhre eingeführt.

v. VERESS berichtet über Fälle, bei denen auf den Rat von Kurpfuschern Kupfervitriol, Scheidewasser und Carbolsäure eingespritzt worden war.

Eine weitere Ursache der chemischen Urethritis ist die Simulation. Aus denselben Ursachen wie bei der mechanischen Urethritis, aber viel häufiger, kommt es vor, daß sich Männer, namentlich Gefangene und Soldaten, irgendeine chemisch differente Flüssigkeit in die Harnröhre spritzen, um eine Entzündung zu erzeugen und Tripper vorzutäuschen. GLINGAR, PICK, BURNIER, SACHS erwähnen solche Fälle aus dem Kriege. Die eingespritzten Mittel waren: Carbol, Laugen, Seife (besonders Schmierseife), Säuren, Tabaksaft u. a. m. Es treten meist stürmische Reizerscheinungen auf, das Orificium urethrae ist mehr oder weniger rot, der Ausfluß ist weiß, bröcklig, wässerig oder blutig. Mit dem Ausflusse entleeren sich oft Reste des eingeführten Medikaments, z. B. Seifenstückchen. Der Urin ist trüb oder klar mit Fäden und Bröckeln; im Abstrich finden sich zerfallene Leukocyten, Erythrocyten, viele Epithelien, Fibrin. Am Orificium sieht man manchmal Ätzgeschwüre. Endoskopisch fand GLINGAR die Harnröhre vom Bulbus bis 4—5 cm hinter dem Orificium externum normal, dann fanden sich weiße, durchsichtige, festhaftende Membranen, nach deren Entfernung scharfrandige, von rotem Saume umgebene, leicht blutende Substanzverluste sichtbar wurden. Nach vorne zu konfluierten die Membranen; die übrige Schleimhaut war entzündlich gerötet.

Starke Verätzungen können mit Striktur ausheilen.

Zu erwähnen wäre die von SACHS beobachtete Epididymitis und Orchitis arteficialis durch Injektion von Paraffin in Hoden und Nebenhoden, sowie unter das Scrotum bei einem russischen Kriegsgefangenen.

Eine besondere Form von chemischer Urethritis ist die durch Kampfgas bedingte, die BALLENGER beschreibt. Er sah einen 35 jährigen Mann, der 15 Jahre vorher eine Gonorrhöe gehabt hatte. 1918 wurde er verwundet, wobei er durch eine halbe Stunde der Wirkung von Kampfgas ausgesetzt war, durch das er sich Verbrennungen an den Händen und am Genitale zuzog. Die Miktion wurde schmerzhaft, es trat Harnverhaltung auf, die erst nach 8 stündiger Verweilkatheterbehandlung behoben wurde. 3 Tage darauf entstand blutiger Ausfluß, später Fäden im Urin. BALLENGER fand 5 Jahre später Verwachsungen zwischen Vorhaut und Eichel sowie hochgradige narbige Veränderungen der Harnröhre. Er glaubt, daß durch den Verweilkatheter etwas von dem Kampfgas in die Harnröhre gelangt sei und dort die Urethritis hervorgerufen habe.

Symptomatologie der chemischen Urethritis. Die Erscheinungen nach chemischer Reizung der Harnröhre treten entweder in stürmischer oder mehr lenteszierender Weise auf; doch ist der akute, stürmische Verlauf viel häufiger wie bei der mechanischen oder thermischen Harnröhrenentzündung. Auch der chemischen Urethritis fehlt ein Inkubationsstadium; nur die Irritationsurethritis nach Sanieren macht insofern eine Ausnahme, als sie erst nach längerer Zeit und wiederholten Schädlichkeiten auftritt. Der weitere Verlauf der stürmischen Erscheinungen richtet sich nach der Qualität des angewendeten Mittels und nach der Ausdehnung der Veränderungen in der Harnröhre. Bei stark ätzend wirkenden Mitteln reicht die Schleimhautveränderung meist nicht weit nach hinten, da die sofort einsetzenden Schmerzen eine weitere Injektion nicht zulassen; bei schwächeren Mitteln kann die ganze Harnröhre verätzt werden.

Unter mehr oder weniger heftigen Schmerzen tritt Ausfluß in verschiedener Intensität ein; dieser ist eitrig oder häufiger mehr grau oder weißlich. Bei den durch Simulation entstandenen Sekretionen weist PICK auf die schneeweiße Farbe hin. Eine Besonderheit dieses Ausflusses ist seine bröcklige Beschaffenheit; öfters enthält er auch noch Reste des injizierten Medikaments. War die Ätzung stärker dann ist der Ausfluß blutig, mitunter mit nekrotischen Gewebsfetzen untermischt. In hochgradigen Fällen können größere zusammenhängende Stücke der Schleimhaut abgehen oder, wie PEDERSEN beschrieben hat, es kann ein vollständiger Abguß der Harnröhre abgestoßen werden. Die Schmerzen steigern sich mit und nach der Miktion; sie und die ödematöse Schwellung der Schleimhaut sind die Ursache, daß das Urinieren bis zur kompletten Retention behindert werden kann. So wie bei der mechanischen Urethritis kann es zu Rötung und Schwellung der Harnröhrenmündung, zu Lymphangitis und Lymphadenitis kommen. Die chemische Urethritis geht nicht so rasch zurück wie die mechanische; wenn auch die ganz akuten Erscheinungen in wenigen Tagen schwinden können, so bleibt doch noch längere Zeit ein geringer Ausfluß zurück. Auch durch häufigeres Auftreten von Komplikationen ist die chemische Urethritis ausgezeichnet. In erster Linie steht die Harnröhrenstriktur, während andere Komplikationen wie Epididymitis und Prostatitis seltener sind. Fast jede Urethritis nach einem stärker ätzenden Mittel hinterläßt eine Striktur; auf ihre Häufigkeit nach Abortivkuren habe ich schon hingewiesen. Nach schweren Verätzungen kann es auch zu periurethralen Infiltraten, Abscessen und zu Urininfiltration kommen.

BURMEISTER und CAHN, die unter 41 Epididymitiden 10 nichtgonorrhoische sahen, glauben, daß meist ungeschickte Injektionstechnik zu einer Erkrankung der Posterior, evtl. Blase, führe, worauf auf dem Wege der Antiperistaltik des Vas deferens Infektionskeime in den Nebenhoden kämen. Es ist allerdings nicht gesagt, ob sie dem chemischen oder mechanischen Reize die größere ätiologische Rolle zuschieben; wahrscheinlich treffen beide Momente zusammen.

Zu den Urethritiden mit stürmischem Verlaufe gehören die nach Abortivkuren, nach Verwechslungen, nach eigenmächtiger Behandlung mit starken Antisepticis und meist auch die zum Zwecke der Simulation. Dagegen sind die Erscheinungen nach Sanieren und bei Reizungen im Laufe der Gonorrhöetherapie weniger ausgesprochen. Die Urethritis durch Sanieren nimmt, wie bereits hervorgehoben, insofern eine besondere Stellung ein, als sie erst nach wiederholter Reizung auftritt und chronisch verläuft. Bei diesen Formen sind die Schmerzen geringfügig, es zeigt sich nur wenig grauweißer Ausfluß, der mikroskopisch aus Leukocyten und viel Epithelzellen besteht. Die Symptome schwinden bei Reizung durch Tripperbehandlung rasch, nach dem Sanieren sind sie aber hartnäckiger.

Behandlung. In leichten Fällen macht sich eine besondere Behandlung nicht notwendig, es genügt das Aussetzen des veranlassenden Reizes, um die Erscheinungen zum Schwinden zu bringen. Nur bei der chronischen Irritationsurethritis wird sich die Anwendung milder Adstringentia notwendig machen. Bei stürmischen Erscheinungen kann man kurz nach deren Beginn, wenn das Medikament bekannt ist, versuchen, dieses zu neutralisieren; so kann man bei Ätzungen durch Höllenstein Spülungen mit Kochsalz machen, bei Säuren mit Sodalösungen, bei Laugen mit verdünnter Essigsäure. Im übrigen wird man gegen die Miktionsbeschwerden Balsamica geben, durch Borwasserspülungen die Harnröhre vom Eiter befreien, gegen hochgradige Schmerzen Cocain einträufeln usw., kurz, alles ähnlich wie bei der traumatischen Urethritis in Anwendung bringen. Die Nachbehandlung mit adstringierenden Mitteln wird meist notwendig sein; auch wird man bei den chronisch verlaufenden Fällen zu mechanischen Behandlungsmethoden, Dehnungen, Spülungen, Sondierungen greifen müssen. Komplikationen werden nach den bekannten Grundsätzen behandelt.

II. Urethritis non gonorrhoica durch Geschlechtsverkehr.

Diese Form der primären nicht-gonorrhoischen Urethritis ist die häufigere und praktisch wichtigste, da sie am öftesten Anlaß zur Verwechslung mit Tripper gibt und eine genaue Differentialdiagnose erfordert; sie ist aber auch diejenige, die die meisten noch ungeklärten Probleme enthält. Die Diagnose einer nicht-gonorrhoischen Urethritis wird auf keine bedeutenden Schwierigkeiten stoßen, wenn der betreffende Patient niemals Tripper gehabt hat; liegt aber ein solcher in der Vorgeschichte vor, so erhebt sich sofort die Frage: Pseudogonorrhöe?, postgonorrhoischer Katarrh? oder chronische Gonorrhöe? Komplizierter wird die Sache noch dadurch, daß eine Kombination von gonorrhoischer und nicht-gonorrhoischer Urethritis vorkommen kann. So beobachtete ich einen jungen Mann, der sich eine Urethritis vom Typus WAELSCH zugezogen hatte; im Abstrich fanden sich stets nur Leukocyten und Epithelzellen, nie Gonokokken oder andere Bakterien, durch die Behandlung wurde der Prozeß kaum beeinflußt, es blieben stets Fäden im klaren Urin. Nach ungefähr zwei Jahren akquirierte der Patient einen Tripper mit Nebenhodenentzündung; als dieser ins subakute Stadium überging war es nicht zu entscheiden, ob die Fäden von der nichtgonorrhoischen oder der gonorrhoischen Entzündung herrührten. Durch Provokation und durch Berücksichtigung der früheren Beobachtung konnte die Entscheidung mit einer großen Wahrscheinlichkeit, aber nicht mit absoluter Sicherheit getroffen werden. Auch U. SAALFELD berichtet über eine Kombination gonorrhoischer mit nicht-gonorrhoischer Urethritis; ein Mann hatte nach zweimaligem Verkehre (einem außerehelichen und einem ehelichen) einen durch die Prophylaxe bedingten gonokokkenfreien Ausfluß, nach 4 Tagen traten Gonokokken auf.

Weiter oben habe ich die Forderungen, die BARLOW für die Anerkennung einer nichtgonorrhoischen Urethritis aufstellte, angeführt und darauf hingewiesen, wie schwer sie zu erfüllen sind. ENGWER ist daher auch der Ansicht, daß man auch nach überstandenem Tripper die Existenz einer nichtgonorrhoischen Entzündung annehmen könne, wenn diese eine klinische Einheit darstelle, d. h. wenn sie plötzlich mit akuten Erscheinungen auftrete, eine Bakterienart rein enthalte und auf Behandlung wieder schwinde. Anderer Meinung ist MOURADIAN; er beobachtete Fälle, wo eine Gonorrhöe erst durch das Auftreten einer Arthritis oder Epididymitis manifest gemacht wurde; andere, wo sich im Harnröhrensekret nur Leukocyten und Epithelzellen fanden, aber aus dem Harn, der Prostata und den Samenbläschen Gonokokken gezüchtet wurden; andere, wo im Urethralsekret Bakterien, wie Coli, grampositive Diplokokken, Staphylokokken, Streptokokken oder Pseudodiphtheriebacillen gefunden wurden, aber nie Gonokokken, bei denen aber nach Reizung mit polyvalenter Vaccine Gonokokken kulturell nachweisbar waren. Er meint daher, daß nahezu alle mikrobienfreien oder durch scheinbar banale Mikroorganismen hervorgerufenen Urethritiden in Wirklichkeit Gonorrhöen sind; die Gonokokken werden von den Staphylo- und Streptokokken überwuchert, ziehen sich in ihre Schlupfwinkel zurück und kommen erst wieder zum Vorschein, wenn die sekundären Mikrobien entfernt sind.

Auch BJÖRLING ist der Meinung, daß alle nichtgonorrhoischen Urethritiden wahrscheinlich nur Exacerbationen einer latenten chronischen Gonorrhöe sind.

Mir will scheinen, daß MOURADIAN und BJÖRLING mit ihrer Ansicht etwas zu weit gehen; immerhin beleuchtet die Anführung entgegengesetzter Ansichten die Schwierigkeiten dieser Frage und mahnt zu äußerster Vorsicht bei Beurteilung solcher Fälle. Man wird wohl nicht umhin können, eine nichtgonorrhoische Urethritis auch nach Ablauf eines Trippers anzunehmen; doch muß man einerseits auf die subtilste Weise (Provokation, Kultur) Gonokokken ausschließen und muß anderseits, wie ENGWER betont, streng darauf achten, daß die Entzündung einen eigenen Symptomenkomplex darstellt und nicht bloß als eine der bekannten Exazerbationen bestehender Entzündung erscheint.

Die Urethritiden durch Geschlechtsverkehr, die venerischen Urethritiden, werden in zwei Gruppen eingeteilt: solche, bei denen man einen bestimmten Mikroorganismus mit mehr oder weniger Wahrscheinlichkeit als Erreger ansprechen kann, und solche, bei denen kein Erreger nachweisbar ist.

1. Venerische Urethritis, wahrscheinlich durch Mikroorganismen verursacht.

Die Beurteilung, ob bei einer nichtgonorrhoischen Urethritis im Sekret gefundene Bakterien wirklich auch die Erreger seien, wird von vornherein dadurch erschwert, daß die normale Harnröhre eine große Zahl von Keimen beherbergt; mit diesen müssen wir uns zuerst beschäftigen. Seit der Monographie von KÖNIGSTEIN ist mir keine Arbeit über dieses Thema zu Gesicht gekommen und ich kann daher im folgenden den Ausführungen KÖNIGSTEINs folgen:

„Wir ergänzen im folgenden die von KRAUS im Handbuch für Urologie gegebene Zusammenstellung. LUSTGARTEN und MANNABERG haben 11 verschiedene Arten kultiviert; 2 Staphylokokken, 4 Diplokokken, 3 Kokkenarten, außerdem den Streptococcus giganteus urethrae und einen kurzen kolbigen Bacillus.

ROVSING differenzierte einen pyogenen und einen nichtpyogenen Staphylokokkus, einen Monococcus pyogenes und flavus, einen Diplokokkus und Streptokokkus.

MELCHIOR bestätigt Befunde früherer Autoren und beschreibt einen Pseudogonokokkus, eine Leptothrix und Sarcina urethrae und findet das Bacterium coli commune, sowie einen pyogenen Streptokokkus.

FRANZ unterscheidet 19 verschiedene Bakterien, darunter 7 Kokkenformen, 4 Diplokokken, 1 Streptokokkus und Streptococcus giganteus, 3 Staphylokokken, außerdem noch kurze Bacillen, dann Bacterium coli commune und Sarcina alba.

HOFMEISTER beschreibt 4 Arten von Diplokokken, einen großen verflüssigenden und 3 kleine, nicht verflüssigende.

PETIT und WASSERMANN züchten 3 grampositive Staphylokokken, welche durch ihr Verhalten gegenüber Harn und Gelatine unterschieden werden. Gramnegative Staphylokokken und schließlich neben grampositiven Stäbchen 4 Arten, die sich nach GRAM entfärben.

PFEIFFER gebührt das Verdienst, das Vorkommen von Angehörigen der Diphtheriegruppe in der normalen Harnröhre in 87% nachgewiesen zu haben. Er unterscheidet eine gut und eine schlecht wachsende Form. Die erste scheint mit dem Xerosebacillus NEISSERs, die zweite mit dem Bacillus nodosus parvus identisch zu sein. In 42% züchtete er den Streptobacillus urethrae. Von Staphylokokken isolierte er einen Pyogenes albus et aureus und den Micrococcus candidans. Zu seinen seltenen Beobachtungen gehören ein gramnegativer gebogener Vibrio, ein grampositives und ein gramnegatives kurzes Stäbchen, sowie ein gramnegativer Diplokokkus.

v. WAHL fand:

Streptokokken: Streptococcus giganteus urethrae LUSTGARTEN und MANNABERG (Gram +), außerdem noch zwei Arten Streptokokken.

Diplokokken: 1. Der große (grau-)weiße, nicht verflüssigende Diplokokkus (Gram +).
2. Der große orangefarbene, nicht verflüssigende Diplokokkus (Gram +).
3. Der weiße wabenartige Diplokokkus (Gram +).
4. Der durchsichtige ovale, nicht verflüssigende Diplokokkus (Gram +).
5. Der kleine weiße verflüssigende Diplokokkus (Gram +).
6. Der kleine orangegelbe verflüssigende Diplokokkus (Gram +).

Stäbchen: 1. Dicke ovale Stäbchen (Gram +).
2. Große pseudodiphtheritische Stäbchen (Gram +).
3. Paarige Parkettstäbchen (Gram +).

Außerdem wurden noch von ASAKURA Streptokokken, von URBAN und PANSINI Pneumokokken in der normalen Urethra gefunden."

KÖNIGSTEIN erörtert dann noch die bakteriologischen Untersuchungen bei chronischer Gonorrhöe und hebt hervor, daß sich die Bakterienflora bei chronischen Urethralausflüssen und bei chronischer Gonorrhöe nicht wesentlich von der der normalen Harnröhre unterscheidet.

Aus dem Gesagten ergibt sich, daß sowohl in der normalen Harnröhre, wie auch bei chronischem Tripper und auch bei nichtgonorrhoischen Urethritiden, die nicht in den Rahmen der hier zu besprechenden fallen, eine große Zahl der verschiedensten Mikroorganismen nachzuweisen ist; wenn man daher bei einer Urethritis nicht einen anderen Mikroorganismus als die genannten findet, genügt seine mikroskopische und kulturelle Feststellung nicht, um ihn als Erreger anzuerkennen.

Zunächst soll festgestellt werden, welche Mikroorganismen bei nichtgonorrhoischen Urethritiden gefunden und als Erreger anerkannt wurden.

Wenn man von älteren Beobachtungen von LEGRAIN und LEGAY, HOGGE, ERAUD, JANET u. a. m., deren Befunde wegen mangelhafter Beobachtung nicht als beweisend angesehen werden können, absieht, so finden wir als erste nichtgonorrhoische, sicher bakterielle Urethritis die von BOCKHART beschriebene Staphylokokkenurethritis. BOCKHART sammelte in 4 Jahren 15 Fälle nichtgonorrhoischer Urethritis, von denen 4 sicher durch Staphylokokken erzeugt waren. Die Staphylokokken konnten auch 5 mal aus dem neutralen oder alkalischen Scheidensekret menstruierender oder genitalkranker Frauen isoliert werden. Sehr bemerkenswert ist die von BOCKHART bei einem Ehepaare gemachte Beobachtung, daß die Staphylokokken aus dem Harnröhrensekret des Mannes, sowie aus dem Scheidensekret der Frau rein gezüchtet werden konnten, daß die Urethra der Frau aber nicht von ihnen ergriffen worden war. Die Staphylokokken aus der Harnröhre des Mannes verimpfte er auf eine normale männliche Harnröhre, nachdem er sie durch Einspritzung einer 0,1$^0/_0$ igen phosphorsauren Natronlösung alkalisch gemacht hatte; nach 36 Stunden begann unter geringen Beschwerden eine Urethritis, die nach 10 Tagen spontan abheilte. Bei demselben Manne wurde durch Impfung mit den Staphylokokken der Frau nach 24 Stunden eine stürmische Urethritis erzielt, die nach 9 Tagen abheilte.

Die von BOCKHART beobachteten Staphylokokkenurethritiden begannen nach einer Inkubation von 2—3 Tagen, machten geringe Beschwerden und verschwanden nach etwa einer Woche; sie befielen meist nur die Anterior.

JOHNSTON züchtete aus einer Urethritis, die nach einem Coitus in ore aufgetreten war, den Staphylococcus albus. Die Inkubation betrug 3 Tage, der Ausfluß war eitrig, gering.

Außer den Genannten haben noch BILAND, LEGRAIN, OEKONOMOS, SCHEFFER, VANNOD, WAHL und WASSILJEW Urethritiden durch Staphylokokken beschrieben.

MORAN fand bei einem Manne mit grauweißem Ausfluß Staphylokokken in der Spermakultur.

Auch Streptokokken wurden als Erreger nichtgonorrhoischer Urethritiden festgestellt. Besonders v. WAHL schreibt ihnen in der Ätiologie chronischer Ausflüsse eine überragende Rolle zu; er geht so weit, anzunehmen, daß es eine wirkliche chronische Gonorrhöe nicht gibt, daß die meisten chronischen Urethritiden durch Streptokokken erzeugt sind und daß die Gonorrhöen, die in ein chronisches Stadium enden, von Haus aus Mischinfektionen mit Streptokokken waren. Er beobachtete einen Patienten, bei dem sich im Anschluß an einen Tripper ein chronischer Ausfluß ausgebildet hatte; im Abstrich fanden sich Diplokokken, die den Gonokokken sehr ähnlich waren, sich aber in der Kultur als Streptokokken erwiesen. Seine weiteren, daraufhin gerichteten Untersuchungen zeigten ihm wiederholt Streptokokken als Erreger von Urethritiden, sowohl nach einer Gonorrhöe, als auch ohne eine solche, also bei primären nichtgonorrhoischen Urethritiden.

Nach den Beschreibungen von GOLDBERG, JOHNSTON, v. WAHL usw. beginnt die Streptokokkenurethritis nach einem Inkubationsstadium von etwa 5 Tagen mit spärlichem, grauschleimigem Ausfluß und nur geringem Brennen; oft ist gar kein eigentliches Sekret, nur etwas Feuchtigkeit am Orificium vorhanden. Im weiteren Verlaufe kann es manchmal mehr eitrig werden; der Urin ist klar und enthält Fäden. Die Entzündung zeigt von vornherein chronischen Verlauf, der Ausfluß verschwindet und kommt wieder, die Behandlung hat keinerlei Einfluß. Von Komplikationen sind Epididymitiden selten, häufig chronische Prostatitiden, Cystitiden wurden nie gesehen, doch kommen auch metastatische Komplikationen wie Gelenkschwellung, Bursitis (JOHNSTON) vor. Die Feststellung der Streptokokken ist nicht im Abstrich, nur in der Kultur möglich. Im Gegensatz zu dem typischen chronischen Verlaufe sah v. WAHL auch eine schwere akute Streptokokkenurethritis mit Epididymitis, Prostatitis, Cystitis, Pyelitis und Arthritis.

DREYER, OEKONOMOS, SCHEFFER haben ebenfalls durch Streptokokken bedingte Harnröhrenentzündungen beobachtet. ENGWER drei Fälle von Urethritis durch Streptobacillus urethrae.

Bemerkenswert ist, daß die Streptokokken von GAWRONSKY, DÜBENDORFER und v. WAHL auch in der Urethra und Vagina von Frauen und Mädchen gefunden wurden. Es ist nicht ausgeschlossen, daß die Ursache der Streptokokkenurethritiden beim Manne im Verkehre mit solchen Frauen zu suchen ist.

Im Anschlusse an die Streptokokkenurethritiden seien die durch den sog. Enterokokkus bedingten erwähnt. Die Stellung des Enterokokkus ist nicht geklärt; es ist ungewiß, ob er einen selbständigen Kokkus oder eine Varietät des Streptokokkus darstellt; wahrscheinlich ist das letztere der Fall. KRUSE hält ihn für offenbar identisch mit den Darmstreptokokken, ENGWER für artgleich mit dem Streptococcus giganteus, der mit dem Streptobacillus urethrae identisch sei. Nach LAVENANT kommt er allerdings normalerweise weder in der männlichen Harnröhre noch im weiblichen Genitale vor. Der Enterokokkus erscheint als Diplokokkus von runder oder mehr länglicher Form, bildet aber auch Ketten und Häufchen; er liegt extra- oder intracellulär und ist grampositiv, kann aber nach ENGWER auch gramnegativ sein. Die durch ihn erzeugten Urethritiden sind durch ein schmutziggraues, zähes Sekret charakterisiert, das dünnflüssiger als das eines älteren Trippers ist; nach Alkoholgenuß kann es eitrig werden. Die Entzündung verursacht keine Schmerzen, ist aber sehr hartnäckig und resistent gegen die Behandlung; doch kann sie auch spontan abheilen. Endoskopisch fand DREYER Rötung, Desquamation und Entzündung der Drüsen. Die Infektion der Harnröhre kann von außen (Coitus) oder von innen (Bakteriurie) erfolgen.

Seltener als die beiden besprochenen Kokkenarten sind Pneumokokken bei Urethritiden gefunden worden. PICKER hat in zwei Fällen Pneumokokken kulturell nachgewiesen, doch war bei ihnen Tripper vorausgegangen, so daß nicht sicher gesagt werden kann, ob eine primäre Pneumokokkenurethritis oder eine Sekundärinfektion bei einer alten Gonorrhöe vorlag.

Auch in dem von AJA berichteten Falle, bei dem 2 Tage nach einem Coitus buccalis eine Urethritis von geringer Intensität auftrat, in deren klebrig-serösem Sekret ein dem Pneumokokkus ähnlicher Diplokokkus gefunden wurde, war 2 Jahre vorher eine angeblich völlig geheilte Gonorrhöe vorausgegangen; eine sichere Entscheidung, ob eine primäre Urethritis vorlag, ist daher nicht möglich.

COLOMBINO berichtet über einen Fall von Urethritis, bei dem Pneumokokken mikroskopisch und kulturell nachgewiesen wurden. Die Infektion dürfte hämatogen erfolgt sein. Der Bericht über diesen Fall lag mir nur im Referat vor und ich kann daher nicht sagen ob eine Gonorrhöe vorhergegangen war. Da der Pneumokokkus in der männlichen Harnröhre und im weiblichen Genitale vorkommen kann, ist es jedenfalls nicht ausgeschlossen, daß er primäre Urethritiden erzeugen kann.

Häufiger sind Beobachtungen über Urethritiden durch das Bacterium coli commune; sie stammen von FINGER, FIŠER, v. HOFMANN, JOSIPOVICE, LEDERMANN, NOBL, PANICHI, PEZZOLI, VAN DER PLUYM und TER LAAG, SCHEFFER, VERDIER und WASSILJEW. Diese Formen treten meist stürmisch nach einer Inkubation von 3—4 Tagen auf, der Ausfluß ist reichlich, das Orificium externum gerötet und geschwollen, manchmal ist die Urethritis von Allgemeinerscheinungen, wie hohes Fieber und Milzschwellung, Eiweiß- und Blutbeimengung im Urin begleitet. Die Heilung kann in kurzer Zeit erfolgen, doch ist es nicht selten, daß Komplikationen eintreten und den Krankheitsverlauf hinausziehen. Als solche sind Prostatitis und Epididymitis sowie bald einsetzende Strikturbildung (v. HOFMANN) zu nennen.

Zu einer schweren Cavernitis kam es bei dem von FIŠER beobachteten Kranken. Bei dem 21 jährigen Manne, der noch keinen Geschlechtsverkehr gehabt hatte, begann die Erkrankung vor einem Jahre mit entzündlicher Phimose, der Harnstrahl wurde immer dünner, später stellten sich Schmerzen ein. Bei der Untersuchung fand sich eine Deviation des Penis und ein mächtiges periurethrales Infiltrat; der Urin war trübe, entleerte sich nur tropfenweise. Der linke Prostatalappen war geschwollen. Aus der Harnröhre entleerte sich Eiter, in dem Bact. coli nachgewiesen wurde. Durch Behandlung mit Autovaccine wurde Besserung erzielt, doch resultierte infolge Zerfalles des Infiltrates ein Harnröhrendefekt. Die Infektion der Harnröhre war nach Ansicht des Verfassers durch die Phimose erfolgt.

Bei den Fällen von PANICHI fanden sich Verdauungsstörungen, wie Verstopfung, Durchfälle, Leibschmerzen, die vielleicht auf einen Zusammenhang der Urethritis mit Vorgängen im Magendarmkanal hinweisen.

Ein nicht seltener Befund bei Urethritiden sind Bakterien der Pseudodiphtheriebacillengruppe. Sie wurden von BAERMANN, BARANOKOW, BODLÄNDER, CHAJES, DREYER, ENGWER, GALEWSKY, GROSS, LIPSCHÜTZ, MRAČEK, SCHÄFFER, ULLMANN und WAELSCH gefunden. Die Urethritis beginnt nach einer Inkubation von 3—4 Tagen, macht nur geringes Brennen und zeigt ein grauweißes oder eitriges Sekret; die Erscheinungen gehen rasch vorüber. Im Abstrich finden sich intracelluläre, in Haufen liegende, schmale, grampositive Stäbchen. BAERMANN sah eine Pseudodiphtheriebacillenurethritis mit Epididymitis; im Nebenhodenpunktat wurden die Erreger nachgewiesen.

Erwähnt seien hier auch die Befunde von KOBRAK, der im Sekret von zwei Scheidenblennorrhöen kleiner Mädchen Diphtheriebacillen fand, einmal neben Gonokokken; denselben Befund erhob er im Sekret zweier Conjunctivitiden, ebenfalls einmal neben Gonokokken. Über die Echtheit der Diphtheriebacillen sind keine Angaben gemacht.

Die folgenden Mitteilungen betreffen seltenere Beobachtungen. COHN berichtet über eine mit Epididymitis und Cystitis komplizierte Urethritis, in deren Sekret Kapselbacillen und Influenzabacillen nachgewiesen wurden. Die überwiegende Menge der letzteren und das gleichzeitige Bestehen einer Influenzaepidemie legt es nahe, den Influenzabacillen eine ätiologische Rolle zuzuschreiben.

In dem von v. HOFMANN mitgeteilten Falle wurde im Sekret zeitweilig auftretender Harnröhrenausflüsse dreimal der Diplobacillus pneumoniae-Friedländer in Reinkultur nachgewiesen. Da der betreffende Patient 15 Jahre vorher eine Urethritis gehabt hatte, ist es nicht ausgeschlossen, daß die Diplobacillen-Urethritis nicht primär, sondern sekundär war. Auch JOHNSTON sah eine eitrige Urethritis durch den Bacillus Friedländer, die keine Schmerzen verursachte und einen intermittierenden Verlauf nahm. Gonorrhöe war nicht vorausgegangen; nach JOHNSTONS Ansicht war der Prozeß von der Blase ausgegangen.

Grimberg und Uzan berichten über einen Kranken mit chronischer Gonorrhöe und rechtsseitiger Kniegelenksschwellung, der im Ausstrich neben Gonokokken Staphylokokken hatte. Durch Gonokokkenvaccine verschwanden die Gonokokken. Später wurde aus dem Sekret der Bac. pyocyaneus gezüchtet. Durch Anwendung einer Pyocyaneusautovaccine schwand die Urethritis und die Gelenkschwellung. Wegen dieses therapeutischen Erfolges nehmen die Autoren an, daß die nach Abheilung der Gonorrhöe zurückgebliebene Urethritis durch den Bac. pyocyaneus bedingt war. Jedenfalls war es aber eine sekundäre Urethritis. Auch in dem von Goldberg mitgeteilten Falle von Czaplewski wurde der Pyocyaneus in Reinkultur gezüchtet; die Urethritis war leicht und kurzdauernd.

Königsfeld und Salzmann beobachteten einen Mann, bei dem 14 Tage nach der Ansteckung Ausfluß auftrat, der Urin war in beiden Portionen trüb. Im Sekret fanden sich Diplokokken, die wie Gonokokken aussahen, aber sich von ihnen dadurch unterschieden, daß sie nicht typisch gelagert und teils grampositiv, teils gramnegativ waren. Nach 14 Tagen trat eine Epididymitis auf, doch war auch der Hoden befallen. Durch eingehende kulturelle Untersuchung wurde der Diplococcus crassus als der Erreger festgestellt.

Ayres berichtet über einen Kranken, bei dem 24 Stunden nach der Infektion eine Urethritis auftrat; aus dem schleimigen Sekret wurde ein gramnegativer Mikrokokkus gezüchtet, der als Micrococcus catarrhalis identifiziert wurde. Unter 54 Fällen von Urethritis konnte er 7 mal den Micrococcus catarrhalis feststellen. Die Heilung erfolgte durch Sandelholzöl.

Johnston fand den Micrococcus catarrhalis bei Urethritiden, die nach 2—8tägiger Inkubation begannen, keine subjektivoen Beschwerden machten und nach 8—10 Tagen verschwanden, aber Neigung zu Rückfällen hatten. Der Prozeß befiel nicht die Posterior. Auch Wolbarst fand den M. catarrhalis bei Urethritis.

Porges hat eine akute Urethritis beobachtet, aus der ein grampositiver Diplokokkus isoliert wurde. Es stellten sich als Komplikationen Epididymitis, Prostata- und Tibiaabsceß ein; überall wurde derselbe Kokkus gefunden. Auch Oekonomos konnte in drei, Wassiljew in zwei Fällen von Urethritis grampositive Diplokokken feststellen. Tschumakow sah eine chronisch verlaufende Urethritis durch grampositive Diplokokken, die durch Lapis verschwanden.

Karmin beschreibt einen Patienten, der 4 Jahre nach einem Tripper plötzlich an Ausfluß, Brennen und Urindrang erkrankte; der Ausfluß war gelbweiß, später weißflockig, der Urin trüb. Es bestand eine Striktur, die für 6 Charrière nicht durchgängig war. Im Sekret fanden sich grampositive Kokken, die kulturell zur Gruppe der Sarcinen gehörig festgestellt wurden. Ob es sich um eine primäre nichtgonorrhoische Urethritis oder um einen sekundären Prozeß nach der Gonorrhöe handelt, ist nicht sicher festzustellen. Callomon sah eine akute, nach zweitägiger Inkubation einsetzende Urethritis, bei der gramnegative Stäbchen gefunden wurden. Derselbe Befund wurde bei der Frau des Kranken im Urethral- und Vaginalsekret erhoben. Die Übertragung von der Frau auf den Mann wurde nachgewiesen.

Eine eigenartige Beobachtung machte Driscoll. Er sah einen 38 jährigen Mann, der früher Ausfluß (Gonorrhöe ?) und Dysurie gehabt hatte; jetzt merkte er nur wenige Tropfen Ausfluß, die nach jedem Coitus stärker wurden. Im Ausfluß fand sich die Plaut-Vincentsche Symbiose, Spirillen und fusiforme Bacillen. Endoskopisch wurden die Zeichen der chronischen Entzündung, keine Ulceration festgestellt. Es ist fraglich, ob es sich hier um eine primäre Urethritis oder eine sekundäre nach Tripper handelte. Wassiljew fand in einem Falle den Bacillus fusiformis.

Eine eigenartige Form von nichtgonorrhoischer, bakterieller Urethritis, die offenbar in Ägypten nicht zu selten vorkommt, beobachteten SYNGHELLAKIS sowie PAPADOPOULO. Ersterer sah eine 3 Jahre bestehende chronische Urethritis, die vor 8 Monaten exazerbierte und durch hohes Fieber und Orchiepididymitis den Kranken schließlich ans Bett fesselte; weder durch lokale Behandlung, noch durch Autovaccine war Heilung zu erzielen. Ferner berichtet er über einen Kranken, bei dem im Anschluß an eine Grippe etwas weißlicher Ausfluß und bei einem Coitus blutige Ejaculation auftrat; tags darauf unter hohem Fieber rechtsseitige Epididymitis und Deferenitis. In 10 Tagen erfolgte Spontanheilung. Beide Male wurde mikroskopisch und kulturell als alleiniger Erreger „La Pasteurella", ein Bacterium aus der Gruppe der Hühnercholera nachgewiesen. Dieses ist ein unbeweglicher gramnegativer Kokkobacillus, der aerob auf Gelose-Ascites wächst, Milch nicht koaguliert und Gelatine nicht verflüssigt. Es wurde früher als banaler Saprophyt angesehen.

PAPADOPOULO berichtet über 6 gleiche Fälle. Sie sind durch den Beginn mit Epididymitis, durch hohes Fieber und die Hartnäckigkeit des Ausflusses charakterisiert. Der Erreger ist im Ausfluß, in den Fäden, mitunter auch im Sperma und im Prostatasekret nachweisbar.

BJÖRLING beobachtete einen 30 jährigen Mann, bei dem eines Tages in der Frühe plötzlich Schmerzen bei der Miktion und gelber Ausfluß auftraten; in diesem fanden sich Diplokokken. Als BJÖRLING eine Stunde später ein Grampräparat machen wollte, war der Ausfluß verschwunden; es fanden sich nur noch einige Tage im Urin Fäden.

Als Merkwürdigkeit sei hier die Beobachtung von MONTPELLIER angeführt. Er sah einen 20 jährigen Mann, bei dem 4 Tage nach einem „Coitus axillaris" eine typische Gonorrhöe auftrat. In der Achselhöhle der Partnerin fand sich ein rotes, nässendes, teils schuppendes Exanthem, in dem gramnegative, extracelluläre Diplokokken gefunden wurden, die MONTPELLIER für Gonokokken hält. Das Exanthem erklärt er für ein intertrigoides gonorrhoisches Exanthem. In diesem Falle ist der Nachweis, daß diese Kokken wirklich Gonokokken waren, nicht erbracht, da die Kultur fehlt. Entweder der Patient hat die Wahrheit gesagt und seine Urethritis war keine Gonorrhöe, sondern eine durch gramnegative Diplokokken erzeugte (s. o.), oder er hat gelogen und sich den Tripper anderswo als in der Achsel seiner Partnerin geholt.

PEREWODSCHIKOW fand in 31 Fällen von primärer Urethritis wie von Nachkrankheit der Gonorrhöe beim Manne einen Diplostreptokokkus, der kulturell identisch mit dem Diplostreptokokkus der Puerperalinfektion war. Er verschwand gleichzeitig mit den klinischen Erscheinungen. Auch WASSILJEW fand den Diplostreptokokkus.

LIPSCHÜTZ sah bei Prostituierten einen an den Enden abgestutzten Bacillus, oft in Ketten angeordnet, grampositiv, der morphologisch dem Bacillus des Ulcus vulvae acutum sehr nahe stand.

WASSILJEW erwähnt eine durch Micrococcus ureae hervorgerufene Urethritis.

An diese durch Bakterien erzeugten Urethritiden seien einige durch höhere Pilze bedingte angeschlossen. Zunächst durch Soor. HELL berichtet über einen 29 jährigen Mann, Diabetiker, der seit 2 Wochen an Verengerung der Vorhaut, Dysurie, Pollakisurie und Inkontinenz litt. Aus dem Vorhautsack entleerten sich trockene weiße Bröckel. Das Praeputium int. war mit leicht bröckligen, weißen, festhaftenden Membranen bedeckt, in denen Soor gefunden wurde. Später wurden im Urinsediment Pilzfäden gefunden, auch auf der Tonsille fand sich Soor. Endoskopisch erwies sich der Sphincter internus verdickt, ödematös, gewulstet, der Colliculus ödematös, die Schleimhaut stark entzündlich gerötet, an der Basis des Colliculus fanden sich weiße Plaques, in denen ebenfalls Soor gefunden wurde. Bemerkenswert ist hier das Befallensein der hinteren Harnröhre mit Soor. HELL nimmt an, daß der Soor von der Eichel auf die Urethra anterior gekommen und von dort auf die Posterior gewachsen sei, während er aus ersterer bald verschwand.

GIRARD sah 3 Fälle stark eitriger Urethritis; in zweien konnte im Abstrich der Soorpilz nachgewiesen werden, im dritten nur in einem Filament. Heilung erfolgte ohne Behandlung nach 8—10 Tagen. Der Ansteckungsmodus konnte nicht festgestellt werden.

PIERANGELI berichtet über einen 18 jährigen Studenten, bei dem 2 Monate nach dem letzten Coitus eine nichtgonorrhoische Urethritis mit Fäden und unangenehmen Sensationen bei der Miktion auftrat. Endoskopisch fand sich in der Fossa navicularis ein weißer, fleckförmiger, leicht erhabener Belag, in dem Mycelien und Sporen nachgewiesen wurden. Kulturell typische Kolonien. Heilung durch Touchieren mit 10% Höllenstein. Die Infektion dürfte nicht auf genitalem Wege, sondern indirekt von einem Kinde mit Mundsoor erfolgt sein.

Auch Hefen wurden als Erreger einer Urethritis gefunden. BUSCHKE hat über solche Beobachtungen SENATORS referiert. MÜLLERN-ASPEGREN sah einen 73 jährigen Prostatiker mit Diabetes, bei dem im Anschluß an eine Erkältung eine eitrige und blutige Cystitis mit Gasentwicklung in der Blase auftrat. Im Eiter fanden sich Krümel, die Sproßpilze enthielten. Die Erscheinungen gingen unter Borwasserspülungen rasch vorüber, doch waren die Hefen im Urin und im Urethralsekret noch lange nachzuweisen.

In letzter Zeit beobachtete KLAUSNER einen hierhergehörigen Fall. Der 28 jährige Mann litt an rezidivierendem Herpes urethrae, der besonders nach dem Coitus auftrat. Gelegentlich eines solchen Rezidivs konsultierte er einen auswärtigen Arzt, der tiefe Instillationen vornahm; nach der 3. Instillation trat Hämaturie auf. Bei der Untersuchung fand KLAUSNER rahmiges, braunrotes Harnröhrensekret, blutigen Urin; es bestanden keine starken Schmerzen, geringer Harndrang, blutige Pollutionen. Unter innerlicher und hygienisch-diätetischer Behandlung waren nach 5 Tagen die Erscheinungen bis auf die Pollutionen geschwunden. Im Harnröhrensekret, im Blasensediment und im Ejaculat fand KLAUSNER keinerlei Bakterien, aber einwandfreie Hefepilze mit Sprossung und Sporenbildung. Er hält die Hefen für die Ursache der entzündlichen Erscheinungen des Harnapparates und meint, daß die Infektion durch die instrumentelle Behandlung erfolgte.

FREI berichtet über einen 39 jährigen, nicht an Diabetes leidenden Mann, der wiederholt an Tripper erkrankt war; seit Jahren hat er Flocken im Urin, mitunter heftige Schmerzen im Leibe. Gonokokken waren nicht nachweisbar, im Urin fanden sich Pilzmycelien. Endoskopisch war die vordere Harnröhre normal, in der hinteren fanden sich weißliche, glänzende Herde, zum Teil mit flottierendem Belage. Der Pilz konnte nicht mit Sicherheit bestimmt werden, wahrscheinlich handelt es sich um einen Schimmelpilz.

Aus dem Gesagten geht hervor, daß die Mikroorganismen, die bei nichtgonorrhoischen Urethritiden gefunden und als deren Erreger angesprochen wurden, fast alle als Bewohner der normalen Harnröhre festgestellt und auch im Sekrete von chronischen Gonorrhöen gefunden wurden. Aus diesen Rahmen fallen der Friedländer- und der Influenzabacillus, der Bac. pyocyaneus, die PLAUT-VINCENTsche Symbiose, Soor und Hefe. Es erhebt sich daher die Frage, ob wir berechtigt sind, diesen Mikroorganismen eine ätiologische Rolle zuzuschreiben. Wenn man die Forderungen KOCHS für die Spezifität eines Mikroorganismus zugrunde legt und die strengen Postulate BARLOWS berücksichtigt, so findet man bloß den Fall von BOCKHART, der der strengsten Kritik gerecht wird und einwandfrei die Möglichkeit einer nichtgonorrhoischen bakteriellen Urethritis beweist. Aber dieser Fall und die Versuche, die mit Mikroorganismen beim Menschen (LEGRAIN, GROSS und KRAUS) oder Tiere (BODLÄNDER) künstliche Urethritiden erzeugten, die nachgewiesene Übertragung zwischen Ehegatten (BOCKHART, CALLOMON u. a.) geben uns doch das Recht, anzunehmen, daß auch bei anderen Beobachtungen der gefundene Mikroorganismus auch der Erreger sei. Besonders gilt dies für die Fälle, wo, soweit nachweisbar, ein Tripper nicht vorausgegangen ist. Von maßgebender Bedeutung wird, wie schon oben erwähnt, sein, daß das Krankheitsbild einen umschriebenen klinischen Symptomenkomplex darstellt, und daß der Mikroorganismus entweder reingezüchtet oder wenigstens ohne andere Beimengung im Präparat nachgewiesen werden kann; denn bei chronischen Gonorrhöen und bei postgonorrhoischen Katarrhen findet man stets ein außerordentlich vielgestaltiges Bakteriengemenge. Wenn man dagegen nur einen Mikroorganismus ohne sonstige Beimengungen findet und wenn er mit dem Schwinden der klinischen Erscheinungen auch verschwindet und bei Rezidiven wieder auftritt, wird man ihn wohl auch ohne sonstige Beweise für den Erreger halten dürfen. Was die Identität der bei den Urethritiden gefundenen Bakterien mit denen der normalen Harnröhre anlangt, so wird man annehmen müssen, daß diese unter besonderen, uns nicht näher bekannten Bedingungen pathogen werden.

Symptomatologie der bakteriellen Urethritiden. Eine allgemein gültige Symptomatologie der bakteriellen Urethritiden gibt es nicht; bei den einzelnen Formen sind die bezüglichen Verhältnisse bereits besprochen worden. Allgemein kann gesagt werden: die Inkubationszeit ist sehr kurz, meist 2—5 Tage, die subjektiven und objektiven Erscheinungen sind geringfügig, das Sekret ist spärlich, grauweiß-schleimig, nur auf dem Höhepunkt der Erkrankung mehr eitrig, die Entzündung heilt bald ab. Ausgenommen sind davon die Urethritiden durch Streptokokken und Enterokokken, die von vornherein einen schleichenden, chronischen Verlauf nehmen und sehr resistent gegenüber der Therapie sind. Im Gegensatze dazu zeigen die Urethritiden durch Colibacillen, durch Soor und Hefen stürmische, rasch ablaufende Erscheinungen. Die Friedländer-Urethritiden sind durch den intermittierenden Verlauf gekennzeichnet.

Komplikationen sind bei den bakteriellen Urethritiden keine Seltenheiten, und zwar trifft dies für alle in Betracht kommenden Erreger zu. Am häufigsten sind die Komplikationen, die durch kontinuierliches Weiterwachsen oder mechanische Verschleppung der Erreger entstehen. In erster Linie steht die *Prostatitis*, und zwar deren chronische, glanduläre Form; selten ist das Vorkommen eines Prostataabscesses, wie ihn PORGES erwähnt. Seltener sind *Epididymitiden*, doch auch sie finden wir bei Urethritiden durch Staphylokokken (BOCKHART), Streptokokken (v. WAHL, DREYER), Influenzabacillen (COHN), Colibacillen (PEZOLI, GOUBEAU), grampositive Diplokokken (PORGES) vermerkt. Im Falle von GOUBEAU war auch der Hoden miterkrankt. Hodengangrän beschreiben BUSCHKE und MULZER, tiefgreifende, abscedierende Epididymitis und Orchitis durch Colibacillen GRÓN und THYÓTTA. Kaum je kommt es zu einer Erkrankung der *Harnblase*; v. WAHL hebt für die chronischen Streptokokkenurethritiden besonders hervor, daß Cystitis nie beobachtet wurde. Nur in dem von ihm beobachteten Ausnahmefall mit akutem Verlaufe fand sich neben Prostatitis, Epididymitis und Arthritis eine Cystitis; der Prozeß war auch noch weiter ascendiert, denn auch das Nierenbecken war entzündet. Die von COHN beobachtete Influenzabacillenurethritis war ebenfalls mit Cystitis kompliziert. Auch bei den Infektionen mit Hefen kommt es zu stürmischen Erscheinungen der Cystitis; im Falle von MÜLLERN-ASPEGREN kam es neben den Erscheinungen der hämorrhagischen Cystitis zu Pneumaturie, da der Kranke Diabetiker war.

Über das Befallensein der *Samenblasen* finden wir außer in der KLAUSNERschen Beobachtung von blutigen Pollutionen durch Infektion des Urogenitaltraktes mit Hefen keine Mitteilung. Doch scheint ihnen nach den Beobachtungen von GERAGHTY eine recht bedeutsame Rolle bei den nichtgonorrhoischen Urethritiden, namentlich hinsichtlich der Persistenz der Erkrankungen, ihrer Resistenz gegen die Behandlung und ihrer Rezidivierfähigkeit zuzukommen. Seiner Ansicht nach ist eine hartnäckige, stets rezidivierende Erkrankung der hinteren Harnröhre stets auf eine Mitbeteiligung der Samenblasen zurückzuführen. Er fand chronische Vesiculitis bei Urethritiden durch Staphylokokken und Colibacillen. Die beste Behandlung ist, wie auch HERBST betont, die Vesiculotomie.

Interessant ist, daß auch paraurethrale Gänge durch die Erreger der nichtgonorrhoischen Urethritiden infiziert werden können, ohne daß die Harnröhre befallen sein muß. WAELSCH sah einen 22 jährigen Mann, bei dem wenige Tage nach einem Coitus ein Knötchen am Penis auftrat, das wieder zurückging, nach 4 Monaten wiederkam, größer und schmerzhaft wurde, aufbrach und eine Fistel hinterließ. Es fand sich ein $^1/_2$ cm langer paraurethraler Gang, aus dem sich Eiter entleerte, der Pseudodiphtheriebacillen enthielt. Eine ähnliche Beobachtung machte KLAUSNER, der ebenfalls in dem eitrigen Sekret eines paraurethralen Ganges Pseudodiphtheriebacillen nachwies. Periurethritis in Form einer schweren Cavernitis, die einen Harnröhrendefekt zur Folge hatte, fand sich bei der von FIŠER mitgeteilten colibacillären Urethritis. Auch Strikturbildung, die allein auf eine bakterielle Urethritis zurückzuführen ist, findet sich selten. WINTERNITZ sah bandförmige Infiltrate der Harnröhrenwand, die sehr langsam schwanden, v. HOFMANN bald einsetzende Strikturbildung bei einer Coli-Urethritis.

Neben diesen Komplikationen an Organen, die mit der erkrankten Harnröhre in direktem Zusammenhange stehen, gibt es solche auch an entfernten Stellen, die nur auf metastatischem Wege erkranken können; man ist also anzunehmen gezwungen, daß die Erreger der Urethritis auch zeitweise im Blute kreisen. Die häufigste dieser Komplikationen ist die Gelenkentzündung, die Arthritis. Diese kommt sowohl bei chronisch verlaufenden Fällen, wie in dem von BAERMANN beschriebenen, durch Pseudodiphtheriebacillen bedingten, vor, aber auch in akuten, wie die stürmische Streptokokkenurethritis von v. WAHL. In ersterem Falle wurden im Gelenkpunktat dieselben Mikroorganismen wie im Blut gefunden. Zu den ganz seltenen Komplikationen gehören Erkrankungen der Haut, ähnlich den bei Gonorrhöe beobachteten. BAERMANN sah in dem schon oben angeführten Falle am Rumpfe, an der Kopfhaut, den Oberschenkeln, Fingerkuppen und Fußsohlen ein Exanthem auftreten, das aus gelbbraunen, rundlichen, mit Hornmassen bedeckten Efflorescenzen bestand; unter den Hornauflagerungen war die Haut gerötet, trocken, papillär zerklüftet. BILAND beobachtete bei einer Staphylokokkenurethritis das Auftreten von Knoten nach Art des Erythema nodosum an der Vorderseite beider Unterschenkel und am linken Fußrücken; sie gingen ohne Eiterung zurück. Histologisch erwiesen sie sich als Staphylokokkenmetastasen. PORGES sah in seinem Falle ein Jahr nach der Urethritis nach einem Trauma das Auftreten eines Knochenabscesses der rechten Tibia, in dem dieselben grampositiven Diplokokken gefunden wurden, wie in der Urethra; auch hier müssen die Erreger auf dem Blutwege transportiert worden sein. Daß dem so sein kann hat BAERMANN nachgewiesen, der in seinem schon zitierten Falle, der neben der Arthritis und der Hauterkrankung auch eine Conjunctivitis und Irido-Cyclitis als metastatische Komplikation aufwies, dieselben Erreger wie in der Harnröhre, im Conjunctivalsekret, dem Gelenkpunktat auch im Blute nachwies.

Behandlung. Ein allgemein feststehendes Schema der Behandlung der bakteriellen Urethritiden gibt es nicht. Man wird ähnlich vorgehen wie bei Gonorrhöe. In akuten, stürmisch verlaufenden Fällen gibt man Balsamica und Harnantiseptica und wird damit den Prozeß oft zur Heilung bringen. Bei dem gutartigen Verlaufe vieler hierhergehöriger Urethritiden werden manche ohne Behandlung spontan schwinden. Die chronisch verlaufenden Fälle, z. B. die durch Streptokokken bedingten, zeichnen sich dagegen durch eine außerordentliche Hartnäckigkeit gegen die Behandlung aus. Man wird alle Behandlungsmethoden des chronischen Trippers, Spülungen, Instillationen, Dehnungen, Prostatamassage ins Feld führen und doch oft die Erscheinungen nicht beseitigen können. Nach BÄUMER und PAKUSCHER soll das Lytinol in 5—20% Lösung bei bakterieller Urethritis besonders wirksam sein. GREENBERG empfiehlt Holzessig $^1/_2$—3‰. Ist es gelungen eine Reinkultur von einem Bacterium zu erhalten, kann man versuchen durch eine Autovaccine den Prozeß zu beeinflussen, wofür ja ermutigende Berichte (Coli, Pyocyaneus) vorliegen (MARINGER, RODERO). Auch die parenterale Proteinkörpertherapie wurde zum Teil mit Erfolg angewendet; JOSEPH sah allerdings mit Protasin bei Urethritis simplex keine Wirkung.

2. Venerische Urethritis ohne sicher nachweisbare Erreger.

Neben den im vorstehenden Abschnitt geschilderten Urethritiden, bei denen wir einen bestimmten Mikroorganismus mit mehr oder weniger Recht als Erreger ansprechen, gibt es eine große Zahl von Harnröhrenentzündungen, bei denen die eingehendste Untersuchung entweder gar keine Mikroorganismen ergibt oder nur in geringer Menge, so daß sie nach der Lage des Falles als Erreger nicht in Betracht kommen. Aus früherer Zeit liegen vereinzelte hierhergehörige Beobachtungen vor, so von RÓNA, PICARD, GUIARD, BARLOW. Die genaue Beschreibung und die Aufstellung eines scharf umschriebenen Symptomenkomplexes für diese Fälle stammt aber von WAELSCH, der auf Grund jahrelanger Beobachtung aus der Fülle des ungeordneten Materials ein Krankheitsbild herausgearbeitet hat, das als „chronische nichtgonorrhoische Urethritis vom Typus WAELSCH“ bezeichnet wird.

Als klassische Symptome dieser Krankheitsform hat er folgende Merkmale aufgestellt: 1. Die lange Inkubation. Diese ist auf jeden Fall länger wie beim Tripper; längere Inkubationen wie zwei Tage gehören bei diesem zu den Seltenheiten. Bei der chronischen nichtgonorrhoischen Urethritis dagegen beträgt die Inkubation zwischen 4 und 17 Tagen, am häufigsten vergehen 9 Tage von der Infektion bis zum Auftreten der klinischen Erscheinungen. 2. Chronischer Verlauf. Nicht nur die Inkubation ist länger wie beim Tripper, auch der ganze Verlauf ist anders, indem ein akutes Stadium völlig fehlt; wie eine chronische Gonorrhöe zieht sich die Urethritis durch lange Zeit hin, ohne ihren klinischen Charakter zu ändern, immer mit denselben Symptomen, nur manchmal geringe Exazerbationen aufweisend. 3. Geringfügige objektive und subjektive Symptome. Es kommt fast nie zu eigentlichem Ausfluß; frühmorgens entleert sich ein kleiner Sekrettropfen, spontan oder auf Druck, manchmal ist auch bloß das Orificium verklebt. Das Sekret ist nicht eitrig, sondern grauweiß, graugelb, zäh, oder auch mehr glasig. Infolgedessen ist auch der Urin klar und enthält Fäden, die zu Boden sinken; nur manchmal, im Anfang, oder bei Verschlimmerungen wird der Urin leicht trüb. Im Gegensatze zur chronischen Gonorrhöe sollen solche Verschlimmerungen nicht im Anschluß an körperliche Anstrengungen oder an Alkoholgenuß oder Geschlechtsverkehr auftreten. Die subjektiven Beschwerden sind nicht groß; die Kranken klagen nur über geringfügiges Brennen und Kitzeln in der Harnröhre. 4. Stets negativer Gonokokkenbefund. Bei wiederholter, eingehendster Untersuchung finden sich weder mikroskopisch noch kulturell Gonokokken. WAELSCH fand nur gramnegative Bacillen oder grampositive Kokken, die er aber als Saprophyten ansprach. 5. Schlechte Prognose hinsichtlich Dauer und Heilung. Die verschiedensten Behandlungsmethoden pflegen bei dieser Form der Urethritis erfolglos zu sein; sie zieht sich durch Monate und Jahre hin, die Kranken kommen dem Arzt dann meist aus den Augen. Daher kann über die Dauer des Leidens keine sichere Angabe gemacht werden, doch muß man annehmen, daß es in den meisten Fällen überhaupt nie völlig ausheilt.

Von Komplikationen sah WAELSCH nur einmal die Erkrankung der hinteren Harnröhre und der Prostata.

Die Angaben von WAELSCH wurden von verschiedenen Autoren, so von GALEWSKY, WINTERNITZ, GROSS u. a. m. bestätigt. GALEWSKY fand im Gegensatz zu WAELSCH, daß Verschlimmerungen des Leidens nach Alkoholgenuß und Geschlechtsverkehr auftreten; auch glaubt er, einen Fall geheilt zu haben. Unter seinen 14 Fällen sah er nur einmal eine Urethritis posterior und eine Epididymitis; endoskopisch fand er ausgedehnte Affektion der Harnröhrendrüsen und -lacunen. Im übrigen hebt auch er die lange Inkubationszeit, die dauernde Abwesenheit von Gonokokken und die Erfolglosigkeit der Behandlung hervor. Bakteriologisch konnte er einige Male milchweiße Diplokokken und gramnegative Bacillen finden.

12 Jahre nach seiner ersten Mitteilung hat WAELSCH nochmals zur Frage der chronischen nichtgonorrhoischen Urethritis Stellung genommen, indem er über 44 weitere Beobachtungen berichtete. Die Symptome der langen Inkubation, des chronischen Verlaufs und der geringfügigen subjektiven und objektiven Beschwerden fand er vollinhaltlich bestätigt. Sehr eingehend befaßt er sich mit dem bakteriologischen Befunde. Er setzt sich mit verschiedenen Autoren, wie GROSZ, DEUTSCH, DREYER, ADRIAN u. a. m. auseinander, die über verschiedenartige Bakterienbefunde bei chronischer, nichtgonorrhoischer Urethritis berichtet haben. WAELSCH lehnt es strikte ab, daß solche Urethritiden, bei denen Stäbchen oder Kokken, die als Erreger in Betracht kommen, gefunden wurden, unter das von ihm beschriebene Krankheitsbild eingereiht werden. Er will den Namen „chronische nichtgonorrhoische Urethritis“ nur für die Formen reserviert wissen, die völlig die von ihm beschriebenen Charakteristica aufweisen und dazu gehört als Wichtigstes, daß weder Gonokokken noch andere Bakterien mikroskopisch gefunden werden oder in so geringer Menge, daß sie als Erreger nicht in Betracht kommen. Es geht nach seiner Meinung nicht an, daß von der von ihm beschriebenen chronischen, prognostisch ungünstigen Form „eine Kette von Übergängen“ gezogen wird zu der akuten, prognostisch günstigen Form mit vielen Bacillen.

Dieser Stellungnahme von WAELSCH kann man nur beipflichten. Denn bei den vielen Unklarheiten, die hinsichtlich der „Urethritis non gonorrhoica“ noch bestehen, ist es nicht zweckmäßig, ein Krankheitsbild, das durch die Beschreibung von WAELSCH so scharf umrissen ist, durch Übergangsbilder zu verwässern, solange wir noch nicht die Möglichkeit haben, ätiologisch definierte Gruppen aufzustellen. In dieser Hinsicht muß ja allerdings gesagt werden, daß späterhin auf Grund genauerer ätiologischer Kenntnisse der WAELSCHsche Typ vielleicht doch wieder aufgelöst wird. Denn man muß damit rechnen, daß Erreger vielleicht nur deshalb nicht gefunden werden, weil wir sie mit unseren jetzigen Methoden nicht nachweisen können; es sei nur daran erinnert, daß COHN im Anschluß an seinen Fall darauf hingewiesen hat, daß die Urethritiden durch Influenzabacillen vielleicht häufiger seien als man annehme, daß sie aber nicht entdeckt würden, weil die Kultur des Influenzabacillus besondere Verfahren erfordere, die gewöhnlich nicht zur Anwendung gelangten.

In der Beschreibung des klinischen Bildes der Erkrankung nimmt WAELSCH insofern eine Änderung vor, als nach seinen weiteren Erfahrungen Komplikationen doch nicht so selten sind, wie er früher annahm. In 13 Fällen sah er eine hartnäckige chronische Prostatitis, die sich 10 mal 5 Wochen bis 2 Monate nach Krankheitsbeginn im Anschluß an eine Urethritis posterior entwickelte, dreimal gleich in den ersten Tagen nachweisbar war. Einmal sah WAELSCH 4 Monate nach der Infektion eine Folliculitis im Corpus cavernosum urethrae. In einem anderen Falle nach einer Prostatamassage rheumatische Beschwerden in den Knie- und Sprunggelenken ohne objektive Veränderungen, die nach dreiwöchiger innerer Behandlung gleichzeitig mit dem Ausflusse schwanden; ob diese Beschwerden mit der Urethritis zusammenhängen, wagt WAELSCH nicht zu entscheiden, doch weist er auf die auffallende Tatsache hin, daß sie im Anschluß an die Prostatamassage entstanden sind. Bemerkenswert ist der Befund einer beiderseitigen Conjunctivitis wenige Tage nach Auftreten einer chronisch-nichtgonorrhoischen Urethritis; mit einem Rezidiv bzw. einer Reinfektion der Urethritis kehrte auch die Conjunctivitis wieder. WAELSCH hält sie mit größter Wahrscheinlichkeit für eine Kontaktinfektion.

Epididymitis hat WAELSCH nie beobachtet. CALLOMON hat linksseitige Epididymitis gesehen.

An dieser Stelle sei über die endoskopischen Befunde berichtet, die GLINGAR erhoben hat. Er fand in 11 Fällen, die dem WAELSCHschen Typus entsprachen, in der vorderen Harnröhre die Schleimhaut entweder diffus oder circumscript in der Form des „weichen Infiltrates" mit schwächerer oder stärkerer Beteiligung der Drüsen erkrankt. In die weichen Infiltrate eingebettet fanden sich zerstreut oder in Gruppen angeordnete, manchmal konfluente, hirsekorn- bis stecknadelkopfgroße Knötchen, etwas eleviert, von grauer oder graugelblicher Farbe, etwas durchscheinend. Sie sahen den Trachomkörnern ähnlich. Die Zahl der Knötchen war verschieden, ihr Sitz meist im vorderen Teile der Harnröhre. Mikroskopisch wurden in diesen Fällen keine Einschlußkörper gefunden, die Überimpfung auf Affen verlief negativ. GLINGAR meint, daß diese Knötchen für den Typus WAELSCH der nichtgonorrhoischen Urethritis charakteristisch seien. REICHMANN hatte bereits endoskopische Untersuchungen vorgenommen und Hyperämie der Urethra mit Granulationen, besonders in der Pars prostatica gefunden. Nach deren galvanokaustischer Zerstörung sistierte die Sekretion. WAELSCH berichtet in seiner zweiten Mitteilung, daß er bereits unabhängig von GLINGAR zweimal den Befund hirsekorngroßer, grauweißer, durchscheinender Knötchen innerhalb geröteter und geschwollener Schleimhaut des vordersten Harnröhrenteiles urethroskopisch erhoben habe. Später fand er diese Veränderung noch einmal; in allen drei Fällen handelte es sich um alte Erkrankungen, bei denen die Knötchen nach Monaten auftraten. In allen anderen Fällen fand WAELSCH endoskopisch nur Rötung und Schwellung der Schleimhaut mit mäßiger Infiltration und wechselndem Ergriffensein der Lacunen, also das Bild der weichen Infiltration. Zweimal war es allerdings zu tieferen Schleimhautveränderungen gekommen; einmal fand sich nach 10 monatiger Krankheitsdauer 8 cm hinter dem Orificium mit Knopfsonde 26 ein, auch urethroskopisch sichtbares, Infiltrat, im anderen 8 Monate nach Beginn mit Knopfsonde 22 ein Infiltrat 5 cm hinter dem Orificium. WAELSCH meint, daß die Knötchen nichts Charakteristisches für die chronisch-nichtgonorrhoische Urethritis wären.

Auch das Moment der schlechten Prognose bezüglich der Krankheitsdauer fand WAELSCH in seinen weiteren Beobachtungen bestätigt. Einige Fälle, zumal solche, die Ärzte betrafen, konnte er weiter verfolgen und sich dabei überzeugen, daß der Zustand noch nach Jahren unverändert anhielt. Die einen hatten sich mit ihrem Leiden abgefunden, andere litten seelisch außerordentlich darunter und wurden sexuelle Neurastheniker. Die meisten Kranken verlor aber WAELSCH, nachdem sie die Erfolglosigkeit der Behandlung gesehen hatten, nach $^1/_2$—$1^1/_2$ Jahren aus den Augen. Hinsichtlich der schlechten Prognose bezüglich der Heilung ändert WAELSCH auf Grund neuerer Erfahrungen etwas seine Ansicht. In einigen Fällen gelang es insofern einen Erfolg zu erzielen, als die Kranken frei von subjektiven Beschwerden und Ausfluß wurden. In einigen Fällen glaubt er aber doch, nach langer Behandlung Heilung erzielt zu haben. Was die Behandlung selbst anlangt, so gibt es keine festen Vorschriften. In den ersten Wochen pflegen Injektionen den Prozeß meist zu verschlimmern, daher ist die innerliche Verabreichung von Balsamicis und Harndesinfizientien vorzuziehen. Nach 3—4 Wochen wirken Spülungen mit Arg. nitr. ($^1/_{5000}$), Kal. permangan. ($^1/_{4000}$), oder Instillationen mit Cupr. sulf. 1 bis $10^0/_0$ gut. TIÈCHE berichtet über gute Erfolge mit Akatinol-Bougies. Meist ist die Besserung nur vorübergehend; es müssen die verschiedenen Methoden der Behandlung der chronischen Gonorrhöe versucht werden.

KLAUSNER beschreibt folgenden eigenartigen Fall: Ein Arzt, der nie eine Erkrankung der Harnröhrenschleimhaut gehabt hatte, erkrankte 5 Wochen nach dem letzten Coitus (condomatus) plötzlich an Epididymitis. Bei der Untersuchung konnte kein Sekret aus der Urethra gewonnen werden, der rechte Nebenhoden war vergrößert, glatt, schmerzhaft, die Prostata diffus vergrößert und dolent, das exprimierte Sekret enthielt fast ausschließlich Eiterzellen. Der Harn war zunächst klar, wurde aber nach zwei Tagen diffus trüb. Im Sekret des zentrifugierten Harns, sowie im Prostatasekret wurden weder Gonokokken noch andere Bakterien gefunden. Auch Einschlußkörperchen konnten nicht nachgewiesen werden. Unter antiphlogistischer und innerlicher Behandlung heilte der Prozeß völlig aus. Nach KLAUSNERs Ansicht gibt es demnach „neben dem von WAELSCH beschriebenen Typus der Urethritis non gonorrhoica mit unbekannter Ätiologie eine zweite Form, welche mit der erstgenannten den Mangel eines Bakterienbefundes gemeinsam hat, sich jedoch durch die Akuität des Beginnes, die günstige therapeutische Beeinflußbarkeit und ihre Tendenz zur raschen Abheilung von der WAELSCHschen Form unterscheidet".

Meines Erachtens ist dieser Fall nicht neben den WAELSCHschen Typus zu setzen, sondern völlig von ihm abzutrennen und als ganz selbständige Erkrankung zu betrachten. Denn man kann doch nicht wohl von einer Urethritis non gonorrhoica sprechen, wenn überhaupt keine Urethritis vorhanden war. Es gelang nie, Sekret aus der Harnröhre zu gewinnen und KLAUSNER bemerkt extra, daß nie die vordere Harnröhre befallen war. Die Urethritis posterior, auf die die Trübung des Urins hinzudeuten scheint (oder war es vielleicht eine Cystitis ?), ist offenbar sekundär von der Prostatitis fortgeleitet. Denn Epididymitis und Prostatitis traten zuerst auf, der Urin war, wie ausdrücklich betont, zunächst klar und wurde erst nach zwei Tagen trüb Dieser Fall hat mit dem WAELSCHschen Typus nichts gemeinsam, als daß es nicht gelang, die Ursache der Erkrankung zu ermitteln. WAELSCH hat sich entschieden dagegen gewendet, daß Fälle von Urethritis ohne Gonokokken auf Grund *eines* der von ihm formulierten Merkmale mit der von ihm beschriebenen Erkrankung in Beziehung gebracht werden; nur die Gesamtheit der Merkmale sei für die „chronische nichtgonorrhoische Urethritis" maßgebend. Darum glaube ich, daß der KLAUSNERsche Fall mit dem WAELSCHschen Typus nichts zu tun hat, keineswegs seine akute Variante darstellt, sondern, daß er als ein besonders bemerkenswerter betrachtet und unter keine der aufgestellten Gruppen eingereiht werden soll.

Aus meiner Krankenhausabteilung und meiner Privatpraxis habe ich im ganzen 28 Fälle von nichtgonorrhoischer Urethritis zusammenstellen können. Den einen Fall von Irritationsurethritis durch Hg. oxycyan. habe ich schon oben erwähnt, einer bei Phosphaturie wird später angeführt werden. 11 entsprachen dem Typus Waelsch. Sie hatten eine Inkubation von 6, 10, 10, 11, 12, 12, 13, 14, 14, 16 und 21 Tagen, also im Durchschnitt etwa 2 Wochen. Der Urin war, abgesehen von zwei noch näher zu erörternden Fällen, stets klar und enthielt Fäden; die subjektiven Beschwerden waren gering. Über den chronischen Verlauf und die schlechte Prognose kann ich keine Angaben machen, da ich die Kranken alle bald aus den Augen verlor. Insofern ist ihre Zuweisung zum Waelschschen Typus vielleicht nicht ganz gerechtfertigt; ich glaube aber doch, dazu berechtigt zu sein, da der Beginn ganz entsprechend war. Der bakteriologische Befund war in acht Fällen bei wiederholter Untersuchung völlig negativ; in drei Fällen fand sich ein Bakteriengemenge, das offenbar ätiologisch nicht in Betracht kam. Epididymitis habe ich zweimal gesehen; bei dem einen Falle waren im Präparate Bakterien zu finden, und es wäre möglich, daß hier eine Erkrankung durch sekundäre Infektion vorlag. Den anderen Kranken habe ich nur dreimal gesehen, so daß ich kein klares Urteil über ihn gewinnen konnte. Zunächst kam er mit einem 10 Tage nach der Infektion aufgetretenen Ausfluß zur Behandlung; der Ausfluß war minimal, der Urin klar mit Fäden, im Abstrich nur Leukocyten, keine Bakterien. Nach etwa acht Wochen kam er wieder; der Urin war trüb und es war eine linksseitige Epididymitis aufgetreten; ich habe den Kranken dann nur noch einmal in unverändertem Zustande gesehen. Hervorzuheben ist noch ein Kranker, bei dem der Ausfluß drei Wochen nach der Infektion begann; bei ihm waren im Gegensatze zu den anderen Fällen ausnahmsweise akutere Symptome vorhanden: sein Urin war trüb, und es bestand terminale Hämaturie, also eine akute Posterior. Gonokokken oder andere Bakterien waren im Abstrich nie zu finden. Bei allen Kranken war durch die Behandlung während der Beobachtungszeit eine Beeinflussung des Prozesses nicht festzustellen. Bemerkenswert ist ein Kranker, der zwei Jahre nach der nichtgonorrhoischen Urethritis eine Gonorrhöe akquirierte, nach deren Abheilung auch die Symptome der ersten Erkrankung geschwunden waren.

Dann sah ich neun Kranke mit einer Urethritis ohne Gonokokken, bei denen im Abstrich sich ein Gemenge verschiedenster Bakterien, Bacillen und Kokken fand, das ätiologisch nicht in Betracht gezogen werden konnte. Die Inkubationszeit war kürzer wie bei den vorhergehenden, 2—9 Tage. Bemerkenswert ist ein Fall, bei dem die Urethritis zwei Tage nach einem Coitus in ore aufgetreten war, sowie ein anderer, der noch nie Geschlechtsverkehr hatte, und bei dem plötzlich Urethritis und Cystitis auftraten. Eine Ursache konnte in dem letzteren Falle nicht ermittelt werden, ausgeschlossen ist natürlich nicht, daß irgendwelche masturbatorische Akte vorgelegen haben. Bei diesem Kranken war der Urin trüb und blutig, bei den anderen klar mit Fäden. Gonokokken wurden nie gefunden, nach Angabe der Kranken war auch keine Gonorrhöe vorausgegangen, sonstige Reste von Gonorrhöe fand ich nicht. Einer der Kranken gab an, daß er drei Jahre vorher Ausfluß gehabt habe, den der Arzt nicht als Tripper angesprochen habe; bei der Endoskopie der Pars anterior fand ich im Bulbus eine Schleimhautveränderung im Sinne des harten Infiltrates, während in der Mitte der Pars pendula die Veränderung des weichen Infiltrates vorlag, die Lacunen waren gerötet. Es ist anzunehmen, daß die erstere Veränderung von dem früheren Prozesse herrührte, die weiche Infiltration vom gegenwärtigen. Im exprimierten Prostatasekret fanden sich Leukocyten.

In zwei Fällen fand ich grampositive extra- und intracelluläre Diplokokken rein im Abstrich. Die Inkubation betrug zwei Tage, der Urin war klar mit Fäden.

In zwei Fällen fand ich grampositive extra- und intracelluläre Diplokokken, die ich infolge des gleichzeitigen Vorkommens in Ketten und Häufchen für Enterokokken ansprechen möchte. Mit Bestimmtheit kann dies nicht gesagt werden, da die kulturelle Untersuchung fehlt. Überhaupt haben diese Angaben nur einen beschränkten Wert, da ich lediglich die Ergebnisse des Abstrichpräparates verwertete, kulturelle Untersuchungen aber nicht machte oder infolge der äußeren Verhältnisse nicht machen konnte. Bei dem einen Kranken begann die Affektion nach einer Inkubation von 10 Tagen; der Urin war trüb, es bestand eine Prostatitis. Die Urethritis war sehr hartnäckig; erst nach dreimonatiger Behandlung mit Spülungen, Instillationen und Massage gelang es, sie bis auf geringe Reste in Form von kleinen Fädchen im Urin zu beseitigen. Bei dem anderen Kranken wurde die Urethritis als Nebenbefund bei einer Scabies festgestellt; er hatte den Ausfluß nicht bemerkt und konnte über seinen Beginn keine Auskunft geben. Der Ausfluß war gering, der Urin klar mit Fäden, das Prostatasekret enthielt Leukocyten; endoskopisch fand sich die Harnröhrenschleimhaut blaß, es wechselten Stellen mit undeutlicher und deutlicher Gefäßzeichnung ab. Auch dieser Kranke konnte erst nach 11 wöchiger Behandlung mit den Methoden der modernen Gonorrhöebehandlung bis auf minimalen Ausfluß geheilt werden. Bei einem Kranken habe ich gramnegative Stäbchen von Form und Lagerung der Pseudodiphtheriebacillen gefunden. Die Krankheit begann mit rechtsseitiger Epididymitis; es bestand nur wenig Ausfluß, der Urin war klar mit Fäden. Es ist dies ein Patient, bei dem ich vergeblich nach Einschlüssen gesucht habe. Noch bei einem anderen Kranken sah ich solche Stäbchen rein im Abstrich, doch hatte dieser acht Jahre vorher Tripper gehabt, so daß dieser Fall nicht einwandfrei hierhergerechnet werden kann.

Es erhebt sich naturgemäß die Frage, wie wir uns gegenüber den Patienten mit einer bakteriellen Urethritis hinsichtlich des Ehekonsenses und des Geschlechtsverkehres überhaupt verhalten sollen. Die Ansichten der verschiedenen Autoren darüber gehen weit auseinander; während die einen solche Kranke genau so streng behandelt wissen wollen wie die Gonorrhoiker, neigen andere zu einer weniger scharfen Auffassung. Ich glaube, daß sich eine prinzipielle, allgemein gültige Entscheidung schwer fällen lassen wird, daß man vielmehr in jedem Falle wird besonders entscheiden müssen. Nach den in der Literatur niedergelegten Erfahrungen ist wohl nicht daran zu zweifeln, daß wenigstens ein Teil der bakteriellen Urethritiden durch den Geschlechtsverkehr übertragen würde (Bockhart, Callomon, Finger u. a. m.); theoretisch müssen wir also sicher die Infektiosität dieser Urethritiden annehmen und müßten daraus alle Konsequenzen für die Eheerlaubnis ziehen. Ob dies praktisch berechtigt und vor allem durchführbar ist, bleibe dahingestellt. Wenn man berücksichtigt, daß gerade die bakteriellen Urethritiden der Behandlung oft hartnäckigen Widerstand entgegensetzen, so ergibt sich, daß man viele dieser Leute von der Ehe völlig ausschließen müßte, was ohne Zweifel eine harte Maßregel bedeuten würde. Hält man dem entgegen, daß über schwerere Erkrankungen der weiblichen Genitalorgane mit den bei bakteriellen nichtgonorrhoischen Urethritiden in Betracht kommenden Mikroorganismen nur vereinzelte Beobachtungen vorliegen (Streptokokken, Pneumokokken, Coli), daß aber in diesen Fällen der Zusammenhang mit einer Ansteckung durch den Coitus nicht erwiesen ist, ersieht man also, daß diese Bakterien keineswegs die schweren Folgen für die Frauen haben wie die Gonorrhöe des Mannes, so wird man sich doch nicht entschließen können, diese Kranken genau so streng zu behandeln wie einen Gonorrhoiker und wird die Möglichkeit einer Ansteckung der Frau in der Ehe in den Kauf nehmen können. Selbstverständlich wird man, bevor man die Eheerlaubnis erteilt, versuchen, durch Behandlung die Urethritis zu beseitigen und wird, wenn dies nicht gelingt, wenigstens die eitrige Beschaffenheit des Ausflusses und den Bakteriengehalt vermindern; ebenso wird man den Kranken auf die Art seines Leidens aufmerksam machen und ihn zu genauer Beobachtung und zu geschlechtlicher Enthaltsamkeit bei Stärkerwerden der Erscheinungen verpflichten.

Zu den durch Geschlechtsverkehr erworbenen nichtgonorrhoischen Urethritiden gehört auch die

3. Einschlußerkrankung der Harnröhre.

Es hatte eine Zeitlang den Anschein, als ob die Entdeckung der Einschlußkörper eine grundlegende Wendung in der Frage der nichtgonorrhoischen Urethritis bringen würde; der Befund von Einschlußkörpern bei einer Urethritis non gonorrhoica ließ die Annahme als möglich erscheinen, daß wenigstens ein Teil der unspezifischen Harnröhrenerkrankungen durch den Trachomerreger erzeugt werde, also ein „genitales Trachom" sei. Die weitere, wenn auch spärliche Erforschung dieser Frage hat aber andere Resultate gezeitigt.

Halberstaedter und Prowazek beschrieben in Abstrichen von Trachom Einschlüsse in den Epithelien, die verschiedene Formen darbieten. Als Ausgangsform ist nach den Autoren ein neben dem Kern gelegener, runder, nach Giemsa blaugefärbter Körper zu betrachten, in dem sich rote Körnchen befinden; diese vermehren sich, der Einschluß wird größer und sitzt dem Kerne kappenartig auf. Schließlich erfüllen die roten Körnchen das Protoplasma fast völlig und verdrängen die blaue Substanz bis auf geringe Reste. Halberstaedter und Prowazek faßten die roten Körnchen als Parasiten auf, die sie „Chlamydozoen" nannten, die blaue Masse als Reaktionsprodukt der Zelle gegen erstere und nannten sie „Plastinsubstanz". Lindner hat dann in den Epithelzellen sog. Initialkörper beschrieben, scharf umschriebene, blaugefärbte Körnchen von Kokkengröße, in deren Zentrum die roten Parasiten entstehen; Prowazek hat die Befunde von Lindner anerkannt. Eine große Reihe von Nachuntersuchern hat einerseits das Vorkommen von Einschlußkörpern beim Trachom, anderseits die Möglichkeit seiner Übertragung auf den Affen und den Befund von Einschlußkörpern beim Affentrachom bestätigen können.

Für die hier in Behandlung stehende Frage wurden die Einschlußkörperbefunde dadurch von Bedeutung, daß von verschiedener Seite (Stargardt, Lindner, Wolfrum, Halberstaedter und Prowazek u. a. m.) dieselben Einschlüsse bei der nichtgonorrhoischen Conjunctivitis der Neugeborenen gefunden wurden und daß es gelang, diese auf Affen und den erwachsenen Menschen zu übertragen, wobei trachomatöse Erkrankungen mit Einschlüssen entstanden. Da hiernach die nichtgonorrhoische Blennorrhöe der Neugeborenen mit dem Trachom identisch zu sein schien und da sie doch offenbar unter der Geburt erworben wird, war es notwendig, die Trachomforschung auf das Genitale Erwachsener zu übertragen.

Halberstaedter und Prowazek fanden in der Urethra der Mutter eines Kindes mit Einschlußblennorrhöe Einschlüsse; Lindner konnte mit Vaginalsekret eine trachomatöse Augenerkrankung beim Affen erzeugen. Lindner wandte seine Aufmerksamkeit auch den nichtgonorrhoischen Urethritiden beim Manne zu und es gelang ihm unter 10 Fällen dreimal Prowazeksche Einschlüsse nachzuweisen. Die positiven Ergebnisse fanden sich nur bei frischen, seit einigen Tagen bestehenden Fällen, bei chronischen war der Befund stets negativ. Auch Halberstaedter und Prowazek fanden Einschlüsse bei einer nichtgonorrhoischen Urethritis. Fritsch gelang es auch, das Sekret einer Einschlußurethritis des Mannes mit Erfolg auf den Affen zu überimpfen und Heymann konnte eine Infektion des Genitale beim Affen durch Augen- bzw. Vaginalsekret erzielen. So stand die Frage der Einschlußerkrankung der Harnröhre bei Abschluß der KÖNIGSTEINschen Monographie; man konnte damals annehmen, daß die PROWAZEKschen Einschlüsse sich als die Erreger des Trachoms erweisen würden und daß zumindest enge Beziehungen zwischen Urethritis non gonorrhoica und Einschlußblennorrhöe einerseits und Trachom anderseits bestünden. LINDNER hatte den Begriff des Trachoms der Genitalwege geprägt.

Seither haben sich die Verhältnisse zuungunsten dieser Anschauung verschoben. Allerdings muß ja gesagt werden, daß in diese Zeit der Krieg mit seiner Unterbrechung der wissenschaftlichen Arbeit fällt, und daß die Beschaffung von Affen als Versuchstiere heute fast eine Unmöglichkeit ist, so daß die ganze Trachomforschung auf die mikroskopische Untersuchung angewiesen ist; diese kann aber bei der Kleinheit der in Betracht kommenden Gebilde nicht als völlig hinreichend angesehen werden. Immerhin muß nach dem jetzigen Stand unserer Kenntnisse gesagt werden, daß die PROWAZEKschen Einschlüsse noch nicht endgültig als die Erreger des Trachoms angesehen werden können. Auch das Verhältnis der Einschlußblennorrhöe zum Trachom ist nicht geklärt. Es ist nicht möglich, hier auf die nähere bezügliche Literatur einzugehen. Zu der uns hier am meisten interessierenden Frage, ob es einen Einschlußkatarrh der Harnröhre gibt, sind folgende Arbeiten zu erwähnen: JANCKE fand bei Harnröhrengonorrhöe in einem ziemlich hohen Prozentsatz der abgestoßenen Epithelien, und zwar in den zylindrischen und kubischen, Zelleinschlüsse, die mit den PROWAZEKschen Trachomkörperchen, den Negrikörperchen und GUARNERIS Cytorrhyctesformen große Ähnlichkeit hatten. Die Einschlüsse sind 0,5—4 μ groß, leuchtend rot, oder polychrom gefärbt, enthalten manchmal stark gefärbte Innenkörper. Die Einschlüsse waren länger nachzuweisen als die Gonokokken. Sie fanden sich auch in der Kaninchenbindehaut, wenn diese mit Gonokokken geimpft worden war, ohne daß diese Impfung anging. HEYMANN hat PROWAZEKsche Einschlüsse bei gonorrhoischen Erkrankungen gesehen. Unter 43 Säuglingsconjunctivitiden fand er 12 mal Gonokokken und Einschlüsse; er hält diese Fälle für Mischinfektionen. Bei 15 Fällen von Genitalgonorrhöe hat er einmal in der männlichen Harnröhre, einmal in der Cervix uteri PROWAZEKsche Einschlüsse gefunden; niemals bei Gesunden. Auch LINDNER hat die Einschlüsse bei gonorrhoischer Säuglingsconjunctivitis, ADDARIO und ZUR NEDDEN bei anderen nichttrachomatösen, nichtgonorrhoischen Bindehauterkrankungen, ersterer auch auf normalen Bindehäuten, gefunden. SIEBERT berichtet in einer kurzen Mitteilung, daß er in 3 Fällen lange bestehender Urethritis, bei denen niemals Gonokokken und nur ganz spärlich andere Bakterien gefunden wurden, mittels Giemsafärbung äußerst zahlreiche Epithelzellen mit blauen pfropfartigen Einschlüssen feststellen konnte. Ferner sah er kleine distinkt rot gefärbte, von einem lichten Hofe umgebene, runde, sich hantelförmig teilende Körnchen. Bei dem einen, sich über Jahre hinziehenden Falle größere Haufeneinschlüsse in gebleicht erscheinenden Zellen. SOWADE konnte bei seinen Untersuchungen in Genitalsekreten einwandfrei PROWAZEKsche Körperchen nicht finden. Er sah teils gleich-, teils verschieden große rote oder violette Einschlüsse, die möglicherweise mit den PROWAZEKschen Körperchen identisch sind. Auffallend ist ihr Vorkommen bei blennorrhoischen und postblennorrhoischen Affektionen der Genitalschleimhaut.

Eine eingehende Studie hat THIM dieser Frage gewidmet; er hat einen Fall von katarrhalischer Urethritis durch fast ein halbes Jahr mittels einer eigenen, von ihm angegebenen Färbemethode fortlaufend untersucht und hat dabei nach seinen Angaben den Erreger des Einschlußkatarrhs und einen Teil seiner

Entwicklung entdeckt. Nach seinen Untersuchungen hält er die sich rötlich färbenden, wie Kokken aussehenden Gebilde für Sporen, die das Epithelplasma oder auch den Kern angreifen. Die Zelle antwortet mit der Bildung einer Reaktionssubstanz, die Kerne verändern sich und zeigen Schrumpfungserscheinungen. Nach dem Festsetzen der Sporen wird die Reaktionssubstanz kompakter, färbt sich stärker blau, zugleich treten sehr kleine, gesättigt dunkelcarminrote zahlreiche Körnchen auf, sowohl in als auch um die Reaktionssubstanz. Diese zerfällt dann allmählich und die einzelnen Teile scheinen die Anlagen der sich entwickelnden Protozoenindividuen zu sein. „Die einzelnen im Protoplasma der Epithelzelle liegenden jungen Protozoen wachsen, bekommen einen sich rot färbenden Bläschenkern und nach ihrer Reife kriechen die einzelnen Lebewesen aus dem Epithel heraus. Man sieht, wie sie sich randwärts drängen, es entsteht im Protoplasma der Zelle eine schlauchförmige Öffnung, bis an die Oberfläche reichend, und nach dem Auswandern der reifen Protozoen sieht man manchmal den Geburtsweg mit pigmentartigen Resten belegt.“ „Während der Emigration hängt das herauskriechende Individuum öfters noch mit seinem distalen Ende mit der Muttersubstanz zusammen und trennt sich erst während der Geburt.“ „Das selbständige vegetative Individuum hat einen länglichen Körper, dicht mit den kleinsten, sich rötlich färbenden Körnchen besät, es besitzt zwei lange, sich bläulich färbende Geißeln, wovon eine in einem sich rot färbenden Kern verankert ist, während die andere indifferenziert entspringt. Am basalen Teile der Protozoen sieht man zwei, auch mehrere rundliche, sich blau färbende Scheibchen, mit dunkelblau gefärbten, radiär angeordneten Pünktchen.“ „Dieser selbständige Parasit zerfällt nachher, die sich tiefrötlich färbenden Pünktchen schwellen an, liegen mehr zerklüftet um die blauen Scheibchen herum und zuletzt ist das Gesichtsfeld von den Körnchen mehr oder weniger dicht besät; diese werden immer kleiner...“ „Ganz ähnlich verläuft der Prozeß in den Kernen des zumeist jungen Epithels.“ „Haben die reifen Parasiten das Epithelprotoplasma, bzw. den aufgelösten Kern verlassen, so verfällt die Epithelzelle der Degeneration.“ „In den Präparaten habe ich außer dem beschriebenen Parasiten noch andere freie Formen gefunden. Während ich den selbständigen Parasiten in seiner ganzen Entwicklung, vom Beginne der Festsetzung der Sporen im Epithel, der Entstehung der Reaktionssubstanz, deren Teilung und Körnelung, ferner Reifung und Geburt zusammenhängend morphologisch einwandfrei verfolgen konnte, ist mir dies bei obengenannten freien Gebilden noch nicht gelungen.“

In einer späteren Arbeit führt er aus, daß die Prowazekschen Einschlüsse nur Entwicklungsstadien dieses von ihm entdeckten Protozoons darstellen. Nach seiner Ansicht kommen für die katarrhalische Urethritis zwei morphologisch und färberisch verschiedene vegetative Individuen von Protozoen in Betracht, deren erstes den Prowazekschen Körperchen entspricht, während das zweite Einschlüsse bildet und zur Degeneration des Epithels führt. Er teilt daher die Einschlußkrankheiten der Urethra ein in: 1. Urethritis catarrhalis protozoica, 2. die Einschlußblennorrhöe; erstere geht ohne Auftreten von Eiterkörperchen einher, während sie sich bei letzterer finden, doch wahrscheinlich als Folge sekundärer bacillärer Infektionen.

Thim ist der Ansicht, daß die bläuliche Hülle der Einschlußblennorrhöe nicht als Reaktionsprodukt auf den Erreger, sondern als Protoplasmaleib des von ihm entdeckten Protozoons aufzufassen ist. Er hält die Einschlußkörperchen des Trachoms wie die der Einschlußblennorrhöe für Entwicklungsformen von Protozoen, die zwar sehr nahe verwandt, doch biologisch verschiedener Art sind. (Nach dem Referat von Callomon im Zentralbl. f. Haut- u. Geschlechtskrankh. Bd. 17, S. 924.)

Soweit mir die Literatur zugänglich war, habe ich keine Arbeit gefunden, die sich mit diesen Ergebnissen beschäftigt hat; auch mir fehlt jede persönliche Erfahrung darüber. Ich möchte es daher vermeiden, ein kritisches Urteil abzugeben und möchte die Entscheidung darüber, ob die Befunde THIMS und ihre Deutung zutreffen, späteren Forschungen überlassen. Ich will nur das eine hervorheben, daß es mir gewagt erscheint, von einem Protozoon zu sprechen, wo doch über die ganze Frage, was wir in den Einschlüssen zu erblicken haben, noch Unklarheit herrscht. FISCHER hat die Befunde THIMS nicht bestätigen können (persönliche Mitteilung).

WAELSCH hat in seinen Fällen ebenfalls nach den „Chlamydozoen" gesucht, sie aber weder im Sekret noch in dem im Urethroskop abgeschabten Schleimhautepithel gefunden, trotzdem er die Untersuchungen oft in den ersten Krankheitsstadien vorgenommen hat. Dagegen fand er regelmäßig, besonders in den Anfangsstadien Bilder, die an Chlamydozoen erinnerten, aber mit ihnen nicht identisch waren, sowie Epitheleinschlüsse, wie sie JANCKE bei Gonorrhöe gefunden hat. Er hat diese Gebilde dann auch bei Gonorrhöe gesehen, und zwar im Anfangs- wie im Endstadium, wenn der Prozeß mehr desquamativen Charakter hatte. Er konnte diese Gebilde, die offenbar einer Kerndegeneration entspringen, auch durch chemische Irritation künstlich erzeugen. Nach WAELSCHS Ansicht haben diese Einschlüsse mit der Ätiologie der Urethritis non gonorrhoica nichts zu tun.

GLINGAR hat in den von ihm beschriebenen Fällen nichtgonorrhoischer Urethritis vom Typus WAELSCH, bei denen er die Knötchen in der Schleimhaut sah, keine Einschlußkörperchen gefunden; auch die Affenimpfung fiel negativ aus. KLAUSNER hat in dem oben beschriebenen, von mir bemängelten Falle ebenfalls keine Einschlußkörperchen gefunden.

FISCHER, WAGNER und GUDEHUS haben Untersuchungen über Einschlußaffektionen der männlichen und weiblichen Harnröhre angestellt, die aber negativ ausfielen (persönliche Mitteilung von FISCHER).

Mit der Frage der Einschlußkörper in der Vagina hat sich WAGNER in seiner Dissertation beschäftigt; bei seinen Untersuchungen an 61 Frauen hat er in keinem Fall einwandfreie PROWAZEKsche Einschlüsse gefunden. Er ist mit Recht der Ansicht, daß man mit der Deutung der an der Grenze der Sichtbarkeit liegenden Einschlüsse sehr vorsichtig sein müsse und daß wohl manches als Einschluß beschrieben worden sei, was etwas anderes, vielleicht ein Produkt der Kerndegeneration sei. Die Epitheleinschlüsse dürften nur dem Trachom, der Blennorrhoea neonatorum und evtl. der Schwimmbadconjunctivitis zukommen. Das genitale Trachom sei abzulehnen.

FISCHER und PASCH haben das Augensekret von 134 Neugeborenen und das Scheidensekret von 59 Frauen untersucht und in keinem Falle positive Einschlußbefunde feststellen können. Auch sie sprechen sich gegen das genitale Trachom aus. LINDNER hält dagegen in seiner neuesten Arbeit daran fest.

Ich selbst habe in fünf Fällen nach der Methode von GIEMSA nach Einschlußkörpern gesucht. Zwei von ihnen haben nach ihrer Angabe nie Gonorrhöe gehabt. Der eine davon, ein 29 jähriger Spinner, erkrankte drei Tage vor der Einlieferung unter Schüttelfrost an einer Anschwellung des rechten Hodens. Es fand sich der rechte Nebenhoden kleinapfelgroß, sehr druckschmerzhaft, vom Hoden nicht abgrenzbar. Ausfluß bestand zunächst nicht, stellte sich aber dann in geringem Maße ein. Gonokokken wurden nicht gefunden. Im Präparate von der Harnröhrenschleimhaut konnte ich bei eingehendster Untersuchung keine Einschlüsse, nur Stäbchen finden. Der andere Kranke, ein 24 jähriger Kutscher hatte nie Tripper, aber Syphilis gehabt. Er kam ins Krankenhaus wegen eines Syphilisrezidivs und wegen Ausflußes aus der Harnröhre. Es bestand zunächst reichlicher, später mäßiger Ausfluß. Die erste Urinportion war leicht trüb, die zweite fast klar. Später war der Urin klar mit Fäden. Gonokokken wurden nie nachgewiesen. Im Präparat konnte ich weder Einschlüsse, noch andere Mikroorganismen finden. Die zwei anderen Kranken hatten vorher Tripper gehabt. Der erste, ein 22 jähriger Gärtner, hatte 4 und 2 Jahre vorher an Tripper gelitten und will jedesmal völlig geheilt worden sein. Den letzten Verkehr hatte er 14 Tage vor seiner Aufnahme, eine Woche später trat Ausfluß auf. Es fand sich mäßiger Ausfluß, der Urin war klar und enthielt Fäden. Im Präparat fanden sich nie Gonokokken, nur ein Gemenge aus Stäbchen und Kokken. In dem nach GIEMSA gefärbten Abstrichpräparate von der Harnröhrenschleimhaut fand ich in einer Epithelzelle nahe dem Kern einen dreieckigen, blaugefärbten Einschluß. Der zweite Fall, ein 35 jähriger Dreher, hatte vor 8 Jahren Tripper gehabt und klagte seither über Blasenbeschwerden. Der Urin war trüb, wurde dann klar, es bestand nur wenig Ausfluß. Nieren und Nierenbecken waren gesund, cystoskopisch fand sich eine chronische Entzündung des Sphincters. Im Präparate fanden sich Stäbchen, keine Einschlüsse.

Schließlich habe ich noch einen Kranken untersucht, der 20 Jahre vorher Tripper gehabt hatte und vor 9 Wochen wieder an Ausfluß erkrankte; der behandelnde praktische Arzt stellte Gonokokken fest. Der Kranke ging dann zu einem Facharzt, der keine Gonokokken mehr finden konnte. 8 Tage nach Beginn des Ausflusses war eine Epididymitis aufgetreten, derentwegen der Kranke schließlich ins Krankenhaus kam. Der Urin war zunächst trüb, später klar, Ausfluß war stets nur wenig vorhanden. Im Abstrich wurden nie Gonokokken oder andere Bakterien gefunden. In dem nach GIEMSA gefärbten Schleimhautabstrich fand ich keine Einschlußkörper.

Unter den untersuchten Fällen waren also zwei, die als nichtgonorrhoische Urethritis angesprochen werden könnten. Bei beiden ist keine Gonorrhöe vorausgegangen, während ihres Krankenhausaufenthaltes wurden weder im Sekret der Harnröhre noch in dem der akzessorischen Drüsen Gonokokken gefunden. Der erste Fall erinnert durch die im Beginn auftretende Epididymitis etwas an den Fall von KLAUSNER, ist aber dadurch unterschieden, daß sich dann Ausfluß und Fäden im Urin fanden. Beim zweiten Kranken könnte es sich um eine Syphilis der Harnröhre handeln, obwohl die Endoskopie keine syphilitischen Veränderungen aufzeigte. Beide Male wurde nichts von Einschlüssen gefunden. Die zwei weiteren Fälle sind nicht einwandfrei, da bei ihnen, wenn auch lange Zeit vorher, ein Tripper vorhergegangen war. Beim ersten fanden sich auch Leukocyten im Prostatasekret. Bei diesem Kranken fand ich im Harnröhrenschleimhautabstrich neben einem Bakteriengemenge in einer Epithelzelle einen Einschluß, der sehr wohl als PROWAZEKsches Körperchen gedeutet werden kann. Ich schließe mich aber WAGNER an, wenn er sagt, daß nur dann von einem positiven Befunde gesprochen werden kann, wenn man in mehreren Epithelzellen denselben Befund erhebt. Da ich trotz eifrigen Suchens keinen weiteren analogen Befund erheben konnte, möchte ich diesen Fall nicht als positiv bezeichnen. Verweisen möchte ich nur auf die Angabe von SOWADE, daß man solche einschlußähnliche Gebilde häufig bei postgonorrhoischen Zuständen antrifft. Bei dem anderen Kranken fand ich nur Stäbchen. Schließlich untersuchte ich noch einen Kranken mit subakuter Gonorrhöe und Epididymitis. Daß keine Gonokokken gefunden wurden, liegt wohl daran, daß man bei Epididymitiden mit dem Zurücktreten des Ausflusses öfters keine Gonokokken mehr findet. Auch er wies keine Einschlüsse auf. Leider hatte ich nicht Gelegenheit zu mehr Untersuchungen an geeigneten Fällen und enthalte mich daher jeden Urteils aus eigener Erfahrung.

Überblickt man aber die Literatur, so zeigt sich, daß die Frage der Einschlußerkrankung der Harnröhre seit der Monographie KÖNIGSTEINS nicht vorwärts gekommen ist, daß sie nicht klarer, eher verworrener geworden ist. Die Anerkennung der PROWAZEKschen Einschlüsse als Erreger des Trachoms ist nicht erfolgt, da kein bindender Beweis hierfür vorliegt. Die Frage, ob die Einschlüsse beim Trachom mit denen der Einschlußblennorrhöe der Neugeborenen identisch sind, was LINDNER besonders betonte und worauf er seine Ansicht vom „genitalen Trachom" gründete, wird von LINDNER selbst in einer seiner letzten Arbeiten als strittig bezeichnet. Außer der Arbeit von SIEBERT und der von THIM ist keine, in der über positive Einschlußbefunde bei Urethritis non gonorrhoica berichtet wurde. Dafür wird von anderen Autoren über Einschlüsse bei gonorrhoischen Harnröhrenentzündungen berichtet. WAELSCH hebt ferner hervor, daß noch gar keine Einstimmigkeit darüber herrsche, welche Gebilde als Einschlußkörper zu bezeichnen sind.

Was speziell die Einschlußurethritis anlangt, so ist zu betonen, daß vorläufig noch völlig das klinische Bild für sie fehlt. Aus den Beschreibungen der Erkrankungen, bei denen Einschlüsse gefunden wurden, ist es unmöglich, ein scharf umrissenes Krankheitsbild zu konstruieren, dem der positive Einschlußbefund regelmäßig entsprechen müsse. Auf keinen Fall ist es angängig, den Typus WAELSCH der nichtgonorrhoischen Urethritis mit der Einschlußurethritis zu identifizieren. So bedauerlich es ist, so muß ich doch als Ergebnis der Tatsachen den Schluß ziehen, daß wir hinter die Einschlußurethritis des Mannes doch noch ein großes Fragezeichen setzen müssen, daß es ein klinisch definiertes, mikroskopisch gesichertes Krankheitsbild: „Einschlußurethritis des Mannes" noch nicht gibt. Hoffentlich bringen uns weitere Forschungen der Lösung dieser Frage näher.

Zu den „primären Urethritiden" gehört dann noch die sog.

III. Kongestive Urethritis.

Diese betrifft die hintere Harnröhre und ist durch Stauungshyperämie der Schleimhaut bedingt. Als Ursache dieser kongestiven Zustände kommen übermäßig betriebene Masturbation, Coitus interruptus und evtl. übermäßiger normaler Coitus in Betracht. BARKER sah solche kongestive Urethritiden bei älteren Männern infolge des Reizes unbefriedigter sexueller Erregungen. Sie sind durch häufiges Rezidivieren ausgezeichnet. Wie es zu dieser Stauung kommt, ist nicht ganz klar. KÖNIGSTEIN nimmt an, daß sie bedingt ist durch eine Störung im normalen Ablauf der Tumescenz und Detumescenz, des Orgasmus und der Ejaculation. Die Entleerung des Blutes erfolge verspätet und unvollständig und dadurch komme es zur Kongestion. ORLOWSKI meint, daß die zu häufige Dehnung und Erschlaffung der Blutgefäße zu einem entzündlichen Reiz führe. Dieser ruft einen geringen schleimigen Ausfluß hervor, doch treten diese Erscheinungen der Urethritis bei weitem zurück gegen die aus der sexualnervösen Sphäre. Die Kranken bieten das mannigfaltige Bild der sexuellen Neurasthenie dar; also Miktions- und Defäkationsspermatorrhöe, abnorme Pollutionen, Ejaculatio praecox, ziehende ausstrahlende Schmerzen im After, am Damme und die übrigen nervösen Sensationen. Schließlich kann es auch zu Impotenz kommen.

Objektiv findet sich nur geringer Ausfluß, der Urin ist klar und enthält aus Schleim und Leukocyten bestehende Fäden. Endoskopisch läßt sich starke Rötung und Schwellung des Colliculus seminalis, der außerordentlich hyperästhetisch ist, feststellen. v. FRISCH sah Verdickung und Fältelung und gelegentliche Excoration der Colliculusschleimhaut, ORLOWSKI Hypertrophie des Colliculus. Nach letzterem Autor kann es auch zu Entzündung der Blase, des Hodens und der Prostata kommen. Auch POSNER und RAPAPORT beschreiben eine aseptische Prostatitis als Folge kongestiver Zustände.

Therapeutisch ist die Beseitigung des auslösenden Momentes die Hauptsache. Lokal werden Instillation von 20%igem Argentum und Colliculuskaustik empfohlen. BARKER sah in seinen Fällen Heilung durch Vasektomie. Daneben ist natürlich der ganze Apparat gegen die nervösen Beschwerden in Anwendung zu bringen.

B. Sekundäre Urethritiden.

Den im vorigen Kapitel abgehandelten „primären" Urethritiden stelle ich die „sekundären" gegenüber; als solche bezeichne ich die Urethritiden, die Begleit- oder Folgeerscheinungen einer anderen Krankheit oder eines beliebigen veränderten Körperzustandes sind. Ich bin mir klar, daß diese Einteilung auch keine absolut scharfe ist, da man bei manchen Urethritiden in Zweifel sein könnte, welcher Gruppe sie zuzuzählen sind; immerhin glaube ich, durch Heranziehung des Momentes, ob eine andere Krankheit im Spiele ist, prinzipiell Verschiedenes voneinander getrennt zu haben.

Bei den sekundären Urethritiden ist zu unterscheiden in solche, bei denen die Harnröhre selbst und in solche, wo der ganze Körper von der auslösenden Krankheit befallen ist.

I. Urethritiden durch lokale Erkrankung der Harnröhre.

Als ursächliche Erkrankungen kommen in Betracht: Herpes, Pemphigus, Syphilis, Ulcus molle, Tuberkulose und Neubildungen.

1. Herpes urethrae.

Bei Personen, häufiger Männern als Frauen, die an rezidivierendem Herpes genitalis leiden, kann es auch zur Lokalisation der Bläschen auf der Harnröhrenschleimhaut kommen; nach NICOLAS, GATÉ und PAPACOSTAS soll es erst nach wiederholten Schüben des cutanen Herpes zum Auftreten auf der Schleimhaut kommen. Mit der Frage des Herpes urethrae haben sich GRÜNFELD, LE FUR, BETTMANN, in neuerer Zeit KLAUSNER, KLOTZ, NOGUER, CANDELLA ORTELS, NICOLAS, GATÉ und PAPACOSTAS beschäftigt. Die subjektiven Beschwerden sind meist gering und bestehen in Brennen in der Harnröhre, das aber nicht nur bei der Miktion auftritt, sondern dauernd vorhanden sein kann. Doch kommen auch heftige stechende und brennende Schmerzen in der Harnröhre vor, sowie neuralgische, ins Scrotum, nach dem Perineum, den Beinen und Zehenspitzen ausstrahlende Schmerzen. Objektiv findet sich nur geringer Ausfluß, meist nur ein Morgentropfen, der aus Epithelien, sowie aus Leukocyten und Lymphocyten besteht; Bakterien finden sich nicht oder als Nebenbefund. KLAUSNER erwähnt aber auch Fälle, bei denen im Gegensatz zu den geringen subjektiven Beschwerden starker Ausfluß besteht. Die Leistendrüsen können in geringem Grade angeschwollen sein, ebenso der dorsale Lymphstrang. Meist findet sich noch auf einer anderen Stelle des Genitale Herpes.

Die Erkrankung heilt ohne Behandlung oder nach milden Injektionen (z. B. 10% Airolemulsion in Aqu., Glycerin āā) in kurzer Zeit ab. Stärkere Injektionen, wie bei Tripper, pflegen zu reizen und die Erscheinungen zu verschlimmern. Wie der Herpes genitalis überhaupt, so pflegt auch der Herpes urethrae leicht zu rezidivieren; die Betreffenden erkranken wiederholt unter denselben Erscheinungen, meist nach einem Coitus. Dadurch werden die Kranken natürlich sehr beunruhigt, doch pflegt die Erkrankung stets restlos abzuheilen. Daß der Herpes urethrae aber unter Umständen auch ein schweres Leiden sein kann, beweist der von KLAUSNER beschriebene Fall. Der Patient erkrankte 1916 an Ausfluß, es fand sich ein starker Herpes urethralis mit Belägen und Nekrosen, der das Aussehen eines Primäraffektes bot, zumal Dorsalstrang und Leistendrüsen etwas vergrößert und dolent waren. 1920, 1921 und 1922 wiederholten sich dieselben Erscheinungen, die stets im Verlauf einiger Wochen abheilten. Das letzte Mal verschwanden die Beschwerden aber nicht, der Kranke suchte den Arzt wieder auf und es fand sich eine für eine Sonde von 4 mm Durchmesser kaum durchgängige Harnröhrenstriktur.

Ähnlich verlief der von CANDELA ORTELS beschriebene Fall. Das Leiden bestand bei dem 32 jährigen Patienten seit 2 Jahren, hatte mit Dysurie angefangen, aber später keine Beschwerden mehr gemacht. Die Harnröhre war in der Länge von 5—6 cm normal, dann ging sie in ein enges starres Rohr mit fest anhaftendem, glänzend weißen Belag über. Kein Ausfluß. Im Abstrich einige Leukocyten und gramnegative Kokken. Trotz Dilatationsbehandlung mit geraden Sonden wurde innerhalb von 2 Monaten keine wesentliche Änderung erzielt.

Bei der Endoskopie, die aber wegen der Empfindlichkeit der Schleimhaut nicht immer gelingt, sieht man Bläschen oder kleine runde Erosionen als Blasenreste.

Der Herpes urethralis nahe dem Orificium kann einen Primäraffekt vortäuschen, da er sich manchmal mit einem grauweißen, festhaftenden Belag bedeckt, die Basis durch starke Infiltration derb erscheinen kann und Lymphstrang und -drüsen anschwellen können. Differentialdiagnostisch zu beachten sind Herpesbläschen an anderer Stelle, Blasenreste am Rande der Erosion, die meist etwas teigige Beschaffenheit der Lymphgefäß- und -drüsenschwellung, der negative Spirochätenbefund.

2. Pemphigus.

Im Rahmen der Schleimhauterkrankungen bei Pemphigus kann es auch zur Lokalisation der Blasen auf der Harnröhre kommen. Die Kranken klagen dann über Brennen, namentlich beim Wasserlassen, es findet sich geringer Ausfluß. Der von LUDWIG und HERXHEIMER beobachtete Fall von Pemphigus vegetans wurde endoskopisch untersucht. Er kam wegen eines seit 4 Tagen bestehenden Ausflusses in Behandlung; im Sekret Leukocyten und Plattenepithelien, keine Gonokokken. Im Endoskop fanden sich in der Mitte der Pars pendula zwei linsengroße, leicht blutende, epithellose, mit gelbgrauem Belage bedeckte Stellen, umgeben von einem etwas breiteren Hofe stärkerer Röte, welche sich diffus in die normale Umgebung verlor. COUSTOU sah in seinem ersten Falle ebenfalls Erosionen der Harnröhre, die von der Eichel in den Meatus hineinreichten.

3. Syphilis.

In jedem Stadium der Syphilis können Erscheinungen auf der Harnröhrenschleimhaut auftreten; doch ist dies im primären Stadium am häufigsten der Fall. Damit ist aber nicht gesagt, daß die Primäraffekte der Urethra an und für sich häufig sind; unter 132 Primäraffekten beim Manne aus meiner Abteilung und der Privatpraxis fand ich nur 3 Fälle von Sklerosen *in* der Urethra. Relativ am häufigsten sind die Sklerosen am Orificium urethrae, die sich noch eine Strecke auf die Innenseite der Urethrallippen und die Harnröhrenschleimhaut erstrecken; doch ist von diesen hier nicht die Rede. In Betracht kommen hier die Primäraffekte, die tiefer in der Harnröhre sitzen und nicht sichtbar sind. Sie sitzen zumeist im Eichelteile und äußern sich durch geringfügigen Ausfluß, der eitrig, schleimig, serös oder glasig ist; von einigen Autoren wird ein leicht blutiges Sekret als charakteristisch für Primäraffekt der Urethra angesehen. Manchmal sind die Urethrallippen etwas gerötet, geschwollen und induriert; die Sklerose läßt sich manchmal als derbe Resistenz durchtasten. Der Urin ist klar und enthält einige Fäden, die Miktion verursacht geringes Brennen und Kitzeln, das unter Umständen auch schon vor dem Urinieren auftreten kann. Bei größeren und ulcerierten Primäraffekten kommt es zu heftigen Schmerzen. Zirkuläre Sklerosen verursachen Strikturerscheinungen. Im Sekret sind massenhaft Spirochäten zu finden. Die charakteristische Leistendrüsenschwellung wird die Diagnose auf primäre Syphilis hinlenken.

Endoskopisch sieht man Verzerrung der Zentralfigur und circumscripte oder ringförmige Rötung, Erosion oder Ulceration; nach der Heilung umschriebene (resistente) Schleimhautnarben (zit. nach WINTERNITZ). MIBELLI und BARACCHI beschreiben 2 Fälle: der eine hatte ein ringförmiges Infiltrat hinter der Eichel, der andere eine knorpelharte Verdickung hinter dem mittleren Drittel der Urethra.

Unter spezifischer Behandlung heilen die Harnröhrenschanker leicht ab. Wenn sie aber, was nicht selten ist, mit Tripper vergesellschaftet sind, so pflegt dieser meist schwer zu verlaufen und zu Komplikationen Anlaß zu geben. Besonders hervorzuheben ist der Ausgang in eine Striktur, die sehr derb sein kann.

Die Primäraffekte der Harnröhre können mit peri- und paraurethralen Infiltraten verwechselt werden. Die Art des Ausflusses, dessen Spirochätengehalt, die charakteristische Schwellung der Leistendrüsen wird die Diagnose klären.

Selten werden sekundäre Manifestationen der Harnröhre beobachtet; es ist nicht ausgeschlossen, daß sie häufiger sind, als man annimmt, daß aber die geringfügigen Symptome gegenüber den massiven cutanen Erscheinungen in den Hintergrund treten.

Es werden leichte Katarrhe mit klebrigem Sekret und Flockenbildung im Urin, ganz selten stärkere Entzündungserscheinungen mit schleimig-eitrigem Ausfluß beobachtet; das Orificium ist verklebt, subjektiv bestehen geringfügige Empfindungen (WINTERNITZ). FRIEDLÄNDER (Berliner klin. Wochenschr. 1921, Nr. 48) weist auf die Häufigkeit des Spirochätenbefundes im Urethralsekret bei primärer und sekundärer Syphilis hin.

TARNOWSKY, LANG und HAENENS haben papulöse Efflorescenzen der Harnröhre beobachtet, die mit geringem Ausfluß einhergingen. Endoskopisch fanden sich ring- und plaquesförmige Infiltrationen; HAENENS konnte den Rückgang der Erscheinungen unter antisyphilitischer Behandlung endoskopisch verfolgen. Es kommen aber auch makulöse Veränderungen, die konfluieren können, vor (THOMSON). DE BELLA sah einen Fall von sekundärer Syphilis, der Ausfluß hatte, in dem pirochäten, aber keine Gonokokken nachweisbar waren. An der Urethralwand waren einige infiltrierte Stellen palpabel. Im Endoskop fand sich das gewöhnliche endoskopische Bild verwischt, es bestand Ödem und Rötung, hier und da kleine Erosionen. Nach der Behandlung blieb eine endoskopisch nachweisbare Rigidität der Harnröhre zurück. FRIEDLÄNDER sah endoskopisch kleine weißgraue Inseln und Erosionen.

Bei einem Kranken mit kleinpapulösem Syphilid, der nie eine Gonorrhöe gehabt, trat Sekretion aus der Harnröhre ein und palpatorisch ließen sich erbsengroße harte Infiltrate an der unteren Urethralwand nachweisen, denen endoskopisch Rötungen und Infiltrate der Schleimhaut entsprachen (WINTERNITZ).

Selten sind auch tertiäre Erscheinungen der Harnröhrenschleimhaut. FOURNIER hat unter 459 Fällen von tertiärer Syphilis des Penis nur 19 mal die Harnröhre ergriffen gefunden. Am häufigsten ist die Harnröhrenmündung und der vorderste Teil der Harnröhre befallen. Man unterscheidet drei Formen: umschriebene Knotenbildung, primäre Geschwürsbildung der Schleimhaut und ausgedehnte Infiltrate der Urethra, die spindelige Anschwellungen bilden (zylindroide Syphilome nach FOURNIER); diese Formen sind aber nicht scharf voneinander abgegrenzt, sondern gehen ineinander über. Sie bilden meist scharf umschriebene Infiltrationen der Urethra und auch des Schwellkörpers, die oft schon von außen sichtbar und die deutlich zu palpieren sind. Mit der Infiltration der Schleimhaut, namentlich aber mit der Geschwürsbildung tritt mäßiger, grauweißer Ausfluß auf; bei stärkerer Ulceration kann er blutig-eitrig werden. Ausgedehnte Geschwüre verursachen heftige Schmerzen bei der Miktion, starke Infiltrate Strikturerscheinungen. Auch durch die Abheilung der tertiären Produkte kann es zur Verengerung der Harnröhre kommen.

4. Ulcus molle.

Auch das venerische Geschwür kann sich auf der Harnröhrenschleimhaut festsetzen, doch ist dieses Vorkommen nicht sehr häufig. Die intraurethralen Ulcera mollia haben ihren Sitz im vordersten Teile der Harnröhre, meist in der Fossa navicularis oder nicht weit hinter ihr. Sie erzeugen die Erscheinungen einer Urethritis simplex (Werther), machen aber meist wenig Ausfluß, manchmal nur einen Tropfen am Morgen (Pawlow).

Saint Cène und Sedlák dagegen beschreiben stark eitrigen oder sanguinolenten Ausfluß. In dem Sekret sind Streptobacillen nachweisbar. Subjektiv verursachen die Geschwüre Schmerzen bei der Miktion und bei Erektionen.

Die Harnröhrenschleimhaut ist ödematös; bei dem Patienten von Saint-Cène kam es am 5. Tage der Erkrankung zu Harnverhaltung infolge Verschwellung der Urethra im Eichelteile.

Die endoskopische Untersuchung wurde in den Fällen von Glingar-Biach, von Pawlow und von Sedlák vorgenommen. Der erstere, der beide Urinportionen trüb hatte, zeigte ein 10 cm langes Geschwür mit zackigem, entzündlichem Rande; durch Behandlung mit Kupfersulfat heilte es mit Bildung einer ebenfalls endoskopisch festgestellten Narbe ab. Es bestand aber immer noch Urethritis mit schleimigem Ausfluß, in dem schließlich Gonokokken nachgewiesen wurden; der Tripper war erst nach Abheilung des Ulcus molle zum Vorschein gekommen. Bei dem Kranken von Pawlow, der ein Ulcus molle des Zeigefingers hatte, war 4 Tage nach dem Coitus geringer, streptobacillenhaltiger Ausfluß aufgetreten; endoskopisch fand sich 1 cm hinter dem Orificium externum auf der oberen Wand der Harnröhre eine kleine seichte Ulceration mit scharfem Rande und grauem, schmierig belegtem Grunde, die Umgebung war gerötet. Unter der Behandlung heilte das Geschwür rasch ab.

Beim zweiten Falle von Sedlák fand sich im Anfangsteile der Harnröhre starke Schwellung der Schleimhaut, in der Fossa navicularis ein Geschwür mit Streptobacillen. Der dritte hatte ein flaches Geschwür in der Fossa, das wie eine Sklerose aussah und als solche angesprochen wurde, obwohl keine Spirochäten zu finden, aber der Wassermann positiv war. Erst nach 3 Tagen wurden Streptobacillen nachgewiesen; der Kranke hatte eine alte Lues.

Die intraurethralen Geschwüre können auch zu periurethralen Abscessen Anlaß geben (Helot, Ricord, zit. nach Neumann „Syphilis"). Nach Abheilung der Geschwüre kann eine Verengerung der Harnröhre zurückbleiben.

Bei 2 Kranken von Sedlák kam es auch zu Bubobildung.

Die Diagnose ergibt sich aus dem Fehlen von Gonokokken, dem Nachweis von Streptobacillen, aus der Anwesenheit von anderen weichen Geschwüren und schließlich aus der endoskopischen Untersuchung. Die syphilitische Sklerose ist flacher, schmerzlos und sondert blutig-seröses Sekret ab.

Zur Behandlung dienen endoskopische Ätzungen mit $5^0/_0$igem Kupfersulfat oder konzentrierter Carbolsäure; ferner Einführung von Jodoformstäbchen.

5. Tuberkulose.

Eine isolierte, primäre Tuberkulose der Harnröhrenschleimhaut ist bis jetzt mit absoluter Sicherheit nicht nachgewiesen. Bedingung für die Feststellung eines solchen Vorkommnisses wäre, daß mit Sicherheit die Herkunft der Tuberkulose und der Tuberkelbacillen von anderen Partien des Urogenitalapparates ausgeschlossen würde. Immerhin ist es als möglich anzunehmen, daß von tuberkulösen Geschwüren des Penis oder durch beschmutzte Instrumente Tuberkelbacillen in die Harnröhre gelangen können.

Sicher nachgewiesen ist aber das Descendieren einer Tuberkulose des Urogenitalapparates, von Blase, Prostata usw. auf die Harnröhre; über die Häufigkeit dieser sekundären Harnröhrentuberkulose schwanken die Angaben (nach Hagiwara 33,3%). Da die Erkrankung von höher gelegenen Teilen des Harnapparates kommt, wird erklärlicherweise die hintere Harnröhre (P. prostatica, Colliculus) zuerst ergriffen und viel häufiger und intensiver befallen befunden; die vorderen Partien erkranken meist erst im Endstadium und sind weniger intensiv und mit frischeren Erscheinungen befallen.

Das Bild der Harnröhrentuberkulose weicht nicht von dem üblichen Bilde der Schleimhauttuberkulose ab; man findet kleine grauweiße Knötchen, seichte Geschwüre mit dem charakteristischen zackigen Rande, an manchen Stellen tiefere kavernöse Substanzverluste. Im Falle Haslingers war die Urethra mit Ausnahme einer 2 cm breiten Partie in eine tuberkulöse Geschwürsfläche umgewandelt; im Glandarteile eine haselnußgroße Kaverne.

Subjektiv finden sich die typischen Erscheinungen der Erkrankung der Urethra posterior, Dysurie, Tenesmen usw.; ist die Anterior stärker befallen, findet sich nur leichtes Brennen. Der Ausfluß ist gering, häufig mit Blut untermischt, das namentlich am Ende der Miktion auftritt; der Urin ist meist nur in der ersten Portion getrübt.

Im Ausfluß und in den Fäden können Tuberkelbacillen gefunden werden; scharfe Differenzierung gegenüber dem Smegmabacillus ist natürlich erforderlich. Bei Meerschweinchen kann der Ausfluß Tuberkulose erzeugen. Die Harnröhre ist gegen Eingriffe sehr empfindlich und blutet leicht, daher ist eine endoskopische Untersuchung oft nicht möglich; gelingt sie, so findet man die oben beschriebenen Ulcerationen und Knötchen. Häufig ist die Urethraltuberkulose mit Strikturen kompliziert. Constantinesco erwähnte einen Fall, bei dem die strikturierte Harnröhre in einen derben Strang verwandelt war; Boeckel und Oberling beschreiben ebenfalls die Starrheit der Wand.

Prostata, Nebenhoden und Samenblasen sind meist auch tuberkulös erkrankt; besonders trifft dies auf die Prostata zu, die nach Tsuda (zit. nach Callomon) in 77% der Fälle von Urogenitaltuberkulose befallen ist. Nach Delbet soll auch die Epididymitis tuberculosa allein Anlaß zu Ausfluß geben.

Die Diagnose wird leicht sein, wenn eine anderweitige urogenitale Tuberkulose auf den richtigen Weg weist. Andernfalls wird ein chronischer, der Therapie Widerstand leistender Ausfluß als erstes Symptom den Verdacht auf Tuberkulose erregen. Der Nachweis von Tuberkelbacillen, zumal im Tierexperiment, wird die Diagnose sichern, doch ist zu beachten, daß die Bacillen nicht aus der Harnröhre kommen müssen.

Die Behandlung wird sich im wesentlichen auf die Allgemeinbehandlung der Tuberkulose beschränken; lokale Eingriffe sind am besten zu meiden, da die tuberkulöse Urethra sehr empfindlich ist und auf endourethrale Eingriffe meist mit Verschlimmerung reagiert. Vor Massage der Prostata und der Samenblasen warnt Richer wegen der Gefahr der Propagierung. Callomon empfiehlt Instillationen von Jodoformglycerin oder Einstäubung von Jodoform, Europhen u. ä.

6. Neubildungen.

Zu den Neubildungen der Harnröhre, die Urethritis erzeugen können, gehören Papillome, Polypen und Carcinome. Tumoren vom Charakter des spitzen Kondyloms sind auf der Harnröhrenschleimhaut, besonders bei der Frau, bekannt; allerdings kommen sie zumeist gleichzeitig mit Gonorrhöe vor und bilden oft die Ursache für deren Hartnäckigkeit; doch sind sie nicht unbedingt an den Tripper gebunden, sondern kommen auch selbständig vor oder bleiben nach Abheilung des Trippers zurück. Die durch Papillome veranlaßte Urethritis bildet ein selbständiges Krankheitsbild, bestehend in geringem Ausfluß, der nach Entfernung der Kondylome schwindet. An der Außenseite des Genitale finden sich meist auch Feigwarzen. ALLEN sah einen Patienten mit Harnröhrenpapillomen, der an chronischem Ausfluß, Miktionserschwerung, Harnträufeln und Pollutionen litt; Heilung durch Entfernung der Papillome.

Auch Polypen, fibröser oder angiomatöser Natur, kommen auf der Harnröhrenschleimhaut des Mannes und des Weibes vor und vermögen, die Erscheinungen einer Urethritis hervorzurufen. Auch sie stehen vielfach in Zusammenhang mit Gonorrhöe. Besonders häufig sitzen sie in der hinteren Harnröhre am Colliculus. So sah PERESCHIWKIN die Erscheinungen einer Urethritis bei Polypen auf dem Colliculus; fraglich ist nur, ob nicht eine Kongestion des Colliculus vorlag, die an und für sich schon eine Urethritis auslöste.

Primäres Carcinom der Harnröhre beim Manne und Weibe kommt vor, ist aber äußerst selten; es bedingt mäßigen, grauweißen Ausfluß, der bei Zerfall des Tumors blutig und eitrig werden kann. Das Harnröhrencarcinom sitzt fast stets in der vorderen Harnröhre. Sehr häufig sind Gonorrhöe und Striktur vorangegangen.

7. Amyloid.

An dieser Stelle sei auch der Fall von lokalem Amyloid der Urethra erwähnt, über den ALBERTINI berichtet. Es handelt sich um einen 72 jährigen Mann, der etwa 50 Jahre vorher Tripper gehabt hatte und seit einer Reihe von Jahren an dysurischen Beschwerden litt; er mußte nachts öfters aufstehen, der Urin ging nur schwer, oft in Tropfen, ab, war trüb. Objektiv fand sich die Harnröhre strikturiert, in der Pars bulbosa ein höckeriger derber Tumor. Unter der Diagnose Carcinom wurde der Tumor entfernt; die histologische Untersuchung ergab mächtige Amyloidmassen und eine ausgedehnte chronische Entzündung der Urethra. Wegen dieser entzündlichen Veränderungen kann der Fall hier angeführt werden, denn klinische Erscheinungen von Urethritis waren nach den Angaben der Krankengeschichte nicht vorhanden. Auch in zwei anderen, von ALBERTINI zitierten Fällen von lokalem Amyloid der Urethra waren zwar dysurische und Strikturbeschwerden vorhanden, aber keine urethritischen.

Als Besonderheit erwähne ich die Mitteilung von BONNEAU, der zwei Fälle von Urethritis infolge variköser Beschaffenheit des Genitaltraktes sah.

Zu den sekundären Urethritiden werden ferner Fälle gerechnet, bei denen Dermatosen, wie Lichen ruber planus, Erythema exsudativum multiforme auf der Harnröhrenschleimhaut lokalisiert waren; da aber nichts über Ausfluß bei ihnen berichtet ist, so gehören sie, streng genommen, nicht zur Pseudogonorrhöe.

II. Urethritiden durch Erkrankung oder sonstige Zustandsveränderung des ganzen Körpers.

Hierher gehören die Urethritiden infolge peroral zugeführter Stoffe (Urethritis ab ingestis), durch Stoffwechselanomalien oder -erkrankungen (Phosphaturie, Oxalurie, Diabetes, Gicht), durch Infektionskrankheiten (Typhus, akute Exantheme, Influenza, Arthritis, Parotitis, Malaria, Sepsis).

1. Urethritis ab ingestis.

Nahrungsmittel sowie per os eingeführte Medikamente werden wiederholt beschuldigt, eine Reizung der Urethra und Ausfluß hervorzurufen. Allerdings ist es nicht in jedem Falle einwandfrei erwiesen, ob nicht lediglich eine Steigerung eines vorhandenen Katarrhes vorliegt; immerhin ist nach den Angaben von FAITOUT, NICOLICH und CARLIER, NOGUÉS, SCHOLTZ u. a. m. wohl nicht zu bezweifeln, daß derartige Urethritiden vorkommen. Von Nahrungs- und Genußmitteln werden hauptsächlich die genannt, die wir bei einer Gonorrhöe wegen ihrer reizenden Eigenschaften verbieten: Spargel, Kren, Pfeffer, Senf, Bier, zumal untergäriges, Wein, besonders Most u. a. m. Ebenso wie auf die Haut können Medikamente auch auf die Harnröhrenschleimhaut reizend wirken; es sind hauptsächlich: Jodkali, Arsen, Canthariden, Scilla, Terpentin, Natr. bicarbonicum. Bei letzterem ist es allerdings fraglich, ob es selbst die Harnröhre gereizt hat oder auf dem Umwege über die erzeugte Phosphaturie.

Diese Formen von Urethritis sind ausgezeichnet durch geringes Brennen beim Urinieren, minimalen Ausfluß und durch den offensichtlichen Zusammenhang mit der Einnahme des schädlichen Agens. Das Aussetzen des letzteren wird stets genügen, um die Urethritis zu beseitigen.

2. Urethritis durch Stoffwechselanomalien oder -krankheiten.

Phosphaturie und Oxalurie. Es würde zu weit führen, hier näher auf die Pathogenese dieser beiden Stoffwechselanomalien einzugehen; hier genügt der Hinweis, daß nach den Arbeiten von DELBANCO, MINGUET u. a. die dem Urin beigemengten phosphorsauren und oxalsauren Salze imstande sind, eine Urethritis hervorzurufen. Diese entsteht infolge Reizung der Harnröhrenschleimhaut durch die bei der Miktion vorbeistreichenden amorphen oder krystallinischen anorganischen Bestandteile; insofern könnte es vielleicht gerechtfertigt erscheinen, diese Urethritiden den primären traumatischen Urethritiden aus mechanischer Ursache zuzurechnen. Doch ist das Trauma hier so minimal und tritt gegen die Stoffwechselanomalie so in den Hintergrund, daß es gerechtfertigt erscheint, die Urethritis unter die sekundären Formen einzureihen. Bei Phosphaturie sind im Harn unlöslicher basisch phosphorsaurer Kalk und basisch phosphorsaures Magnesium enthalten; bei Oxalurie findet sich oxalsaurer Kalk. Die Urethritis ist in beiden Fällen nur geringfügig, sondert wenig Sekret ab; nach GOLJACHOWSKI verschwindet sie bei Oxalurie, wenn sich die scharfen Kanten der Krystalle abgeschliffen haben. Mit der Behebung der Phosphaturie bzw. Oxalurie verschwindet auch die Urethritis. BONNEAU erwähnt einen Fall von Urethritis bei Oxalurie, der durch Magnesiumhydrat geheilt wurde. TAKAPI (zit. nach CALLOMON) berichtet über einen 11 jährigen Knaben mit Phosphaturie, bei dem sich Urethritis und Cystitis mit Hämaturie fand.

Diabetes. An dem Vorkommen eitriger Ausflüsse aus der Harnröhre bei Diabetikern, die wie eine Gonorrhöe aussehen können, ist nach den Beobachtungen von NAUNYN, HAMONIC, WHITNEY nicht zu zweifeln. Fraglich ist jedoch, ob die Einwirkung des zuckerhaltigen Urins auf die Schleimhaut allein zur Erzeugung der Urethritis genügt, oder ob es sich um ähnliche Erscheinungen handelt wie bei der diabetischen Balanitis oder Vulvitis, wo die Entzündungen durch Mikroorganismen hervorgerufen werden, die sich auf den vom zuckerhaltigen Urin benetzten Partien leicht festsetzen können. Mit den Schwankungen der Zuckerausscheidung kann sich auch die Urethritis verschlimmern bzw. bessern.

Gicht. Besonders von seiten französischer Autoren wird das Vorkommen von Urethritiden bei Gicht beschrieben, während von anderer Seite die Sicherheit dieser Beobachtung bezweifelt wird und die beobachteten Fälle mit dem

Vorhandensein älterer Urethritiden, Prostatitiden usw. erklärt werden. In den von Guiard, Picard u. a. m. beschriebenen Fällen trat die Urethritis kurz vor dem Gichtanfall auf und verschwand spontan mit den Gelenkerscheinungen. Nach Ebstein (zit. in Strümpells Lehrbuch) soll es sich bei dem sog. Gichttripper besonders um Katarrhe der Prostataausführungsgänge handeln. Johnston hebt die geringen Entzündungserscheinungen bei der Urethritis durch Gicht hervor. Scharff berichtet über einen Fall von inkrustierter Harnröhrenstriktur bei einem Gichtiker. Er zitiert dabei eine Beobachtung von de Quervain (Spez. chirurg. Diagnostik, 6. Aufl., S. 818) von einem Manne, der hintereinander Angina, Trigeminusneuralgie, Gichtanfall im Fuß und nichteitrige Urethritis bekam. Es ist nicht sicher, ob die Urethritis hier mit der Gicht zusammenhängt, sie kann auch durch die Angina bedingt sein (s. u.).

Erwähnt sei hier auch, daß nach Wadswooth Verdauungsstörungen ebenfalls imstande sein sollen, Urethritiden zu erzeugen.

3. Urethritis durch Infektionskrankheiten.

Typhus. Es ist bekannt, daß typhuskrank gewesene Personen durch Monate und Jahre hindurch mit dem Urin Typhusbacillen ausscheiden können; demgegenüber erscheint es auffallend, daß typhöse Erkrankungen des Harntraktes verhältnismäßig selten sind. Diese betreffen vorwiegend die drüsigen Anteile der inneren Geschlechtsorgane; nach den Untersuchungen von Pick, Richardson, Kocher, Strassburger u. a. m. ist das Vorkommen von typhöser Orchitis, Epididymitis, Spermatocystitis und Prostatitis bakteriologisch einwandfrei festgestellt. Hingegen war eine sichere typhöse Urethritis die längste Zeit nicht bekannt; Legrain berichtete zwar über einen Soldaten, der ungefähr 7 Wochen nach der Infektion blutigen Ausfluß aus der Harnröhre hatte, doch ist dieser Fall mangels des Bacillennachweises nicht einwandfrei.

Erst in jüngster Zeit ist der Nachweis einer Urethritis typhosa einwandfrei von Saphier an zwei Fällen erbracht worden. Bei dem einen Kranken trat während der Continua des Typhus plötzlich eine Schwellung des linken Hodens auf. Vier Tage später stellte sich Brennen beim Urinieren und weißlicher Ausfluß ein, das Orificium externum war gerötet und geschwollen. Beide Urinportionen waren trüb. Im Ausstrichpräparate fanden sich gramnegative intracelluläre Stäbchen, die kulturell als Typhusbacillen erwiesen wurden. Im zweiten Falle bestand eitriger Ausfluß, Entzündung des Orificium; im Präparate fanden sich Leukocyten und Epithelien, in der Kultur wurden Typhusbacillen nachgewiesen. In einem dritten Falle sah Saphier rasch vorübergehenden Ausfluß, doch kann dieser Fall nicht gerechnet werden, da keine Untersuchung vorliegt. Nach diesen Angaben von Saphier kann nun nicht mehr gezweifelt werden, daß es eine echte Urethritis typhosa gibt; immerhin muß ihr Vorkommen zu den großen Seltenheiten gerechnet werden.

Akute Exantheme. Über das Vorkommen von Urethritis bei akuten Exanthemen ist nicht viel Sicheres bekannt. Der Fall von Königstein könnte ja als Urethritis bei Masern gedeutet werden, doch fehlt die bakteriologische Untersuchung, die eine anderweitige Infektion der Urethra ausschließt. Es handelte sich um einen 20 jährigen jungen Mann, der noch keine Genitalerkrankung durchgemacht hatte und der, als er Masern hatte, plötzlich an Brennen beim Urinieren und geringer Sekretion erkrankte; nach wenigen Tagen trat ohne Behandlung Heilung ein.

Bei Scharlach berichtet Gonnella über einen Desquamationsprozeß in den Harnwegen, Medi über beiderseitige abscedierende Anschwellung des Hodens und Nebenhodens; eine richtige Urethritis wurde nicht beobachtet.

Influenza (Grippe). Urethritis als Komplikation einer Influenza ist nicht sicher bekannt; der von COHN beschriebene, oben erwähnte Fall von Urethritis, in deren Sekret Influenzabacillen gefunden wurden, litt nicht an Influenza. Dagegen wurden bei den Grippeepidemien der Kriegs- und Nachkriegsjahre wiederholt Epididymitis, Orchitis und Prostatitis beobachtet; teils verliefen sie subakut mit geringen Beschwerden, teils stürmisch mit Fieber, Schüttelfrost und Abscedierung.

FRANK berichtet über einen Mann, der während einer sehr schweren Influenza mit Gelenkentzündung an eitrigem Ausfluß aus der Harnröhre erkrankte; 6—7 Jahre später stellte sich eine Striktur ein.

BAKER gibt Influenza als Ursache von Prostatitis an.

Arthritis. In der älteren Literatur sind mehrfach Fälle von Urethritis bei „Rheumatismus" erwähnt (LEGRAIN, JULLIEN, MINGUET); doch sind diese Beobachtungen nicht ganz sicher, da damals die gonorrhoische Arthritis noch weniger bekannt war und da es daher nicht ausgeschlossen ist, daß sich unter diesen Urethritiden bei Gelenkentzündung chronische Gonorrhöen mit Arthritis verbergen.

Dagegen muß hier ein eigenartiges, von REITER vielleicht nicht zuerst beobachtetes, aber zuerst in seiner klinischen Semiotik erkanntes und beschriebenes Krankheitsbild angeführt werden. Er hatte während des Krieges Gelegenheit, einen Offizier zu beobachten, der unter Leibschmerzen und Durchfall erkrankt war und nach 8 Tagen Ausfluß aus der Harnröhre und eine heftige Conjunctivitis bekam; dann stellten sich rheumatische Beschwerden und Gelenkschwellungen ein. Der Kranke bot durchaus das Bild eines akuten Trippers mit Arthritis und Conjunctivitis. Das Orificium war gerötet, es entleerte sich reichlich Eiter, der Urin war trüb und enthielt Fäden, die Miktion war schmerzhaft, es bestand Cystitis. Die Conjunctiven waren gerötet und geschwollen, sezernierten viel Eiter, dazu kam noch eine Iritis. Mehrere Gelenke waren geschwollen und schmerzhaft, der Allgemeinzustand war schwer, es bestand ununterbrochenes remittierendes Fieber. Weder im Sekret aus der Urethra noch dem der Conjunctiven wurden bei wiederholter Untersuchung Gonokokken gefunden. Aus dem Blute des Kranken konnte REITER eine Spirochäte züchten, die er *Spirochaeta forans* nannte; das Krankheitsbild bezeichnete er als *Spirochaetosis arthritica.* Therapeutisch war die Erkrankung weder durch Neosalvarsan noch durch Salicylpräparate beeinflußbar.

Im Anschluß an einen Vortrag REITERS berichtete FLEISCHMANN über einen ähnlichen Fall, bei dem die Ätiologie unklar blieb.

Einen ähnlichen Fall hat MICHAEL beschrieben, doch war dieser nicht so schwer; es bestand Conjunctivitis, etwas Ausfluß, in dem sich Bakterien befanden und Gonarthritis links. Salicylpräparate waren ohne Wirkung, in fünf Wochen war der Fall geheilt. SOMMER berichtet über drei Fälle, die alle ziemlich gleichartig und so wie der REITERsche Fall verliefen; es entstand zuerst Urethritis und Cystitis, dann Conjunctivitis und Arthritis (auch Polyarthritis). Auf Spirochäten konnte aus technischen Gründen nicht untersucht werden. Gonokokken wurden nie gefunden. JUNGHANNS berichtet über einen 16jährigen Patienten, der im Anschluß an einen Oberlippenfurunkel Schmerzen beim Urinieren, Ausfluß aus der Harnröhre, dann eitrige Augenentzündung und Schmerzen im linken Knie und in der linken Hüfte bekam. Auch hier das typische Bild der gonorrhoischen Urethritis, Arthritis und Conjunctivitis, doch wurden niemals Gonokokken gefunden. Es schwollen dann noch andere Gelenke an, am Herzen entstand ein systolisches Geräusch, es trat Keratitis auf. Durch Kollargolinjektionen wurde Heilung erzielt. Spirochäten wurden im Blute nicht gefunden. JUNGHANNS meint, daß eine septische Allgemeinerkrankung, vielleicht ausgehend von dem Furunkel, mit sekundärer Urethritis vorgelegen habe.

STÜHMER hat während des Krieges, zum Teil gemeinsam mit SOMMER, mehrere Fälle gesehen und auch nach dem Kriege einen beobachtet. Er berichtet über vier Fälle, die alle den charakteristischen Symptomenkomplex aufwiesen: Zunächst Urethritis, dann Conjunctivitis und Arthritis (ausgenommen Fall 3), dabei ausgesprochen septisches Fieber. Meist war nur die vordere Harnröhre befallen, einmal auch die Blase; außer der Conjunctivitis kam es auch zu Iritis. Die Krankheit zeigte deutliche Neigung zu Rückfällen, war therapeutisch kaum beeinflußbar, doch war die Prognose günstig, die Patienten genasen, von der Arthritis blieb keine Versteifung zurück. STÜHMER hat im Blute, in den Sekreten, in der Gelenkflüssigkeit und in den Geweben nach Spirochäten geforscht, doch keine gefunden; er meint daher, daß die ätiologische Bedeutung der von REITER gefundenen Spirochäte noch zu unsicher und daher der Name „Spirochaetosis arthritica" noch verfrüht wäre. Dieser Ansicht widerspricht allerdings REITER.

Einen gleichartigen Fall beobachtete ich in meiner Krankenhausabteilung.

Paul Otto V., 41 jähriger Handlungsgehilfe, 15. 2. bis 9. 3. 26.

Anamnese: Stammt aus gesunder Familie. Vor 17 Jahren angeblich Tripper, der ohne Behandlung in 12 Tagen geschwunden sein soll. Vor 14 Jahren Influenza.

Am 12. 2. 26 erkrankte er an „Reißen" im linken Fuße, das von dort nach dem rechten Hüftgelenk wanderte. Zwei Tage später trat Ausfluß aus der Harnröhre auf, weswegen er den Arzt aufsuchte, der ihn ins Krankenhaus einwies.

Status praesens: Mittelgroß, in leidlich gutem Ernährungszustand. Innere Organe, Rachen, Hals o. B., Zunge feucht.

Augen: Die Lidbindehaut beiderseits düsterrot gefärbt, etwas geschwollen. Mäßig starke Eitersekretion.

Genitale: Starker eitriger Ausfluß aus der Harnröhre. Keine Gonokokken.

Urin: I. trüb mit Fäden, II. fast klar.

Gelenke: Das rechte Hüftgelenk ist sehr schmerzhaft, doch ist keine Schwellung zu sehen; der rechte Oberschenkel kann nur unter starken Schmerzen in der Hüfte gebeugt werden. Das linke Sprunggelenk und der linke Fußrücken stark gerötet, geschwollen; aktive und passive Bewegungen nicht ausführbar.

Temperatur: 38,1°.

Im Sekret der Conjunctiven wie der Urethra sind in mehreren Präparaten Gonokokken *nicht* nachzuweisen.

16. 2. Die Schmerzen im Hüft- und Fußgelenk bedeutend besser. Dagegen ist das rechte Knie stark geschwollen und druckschmerzhaft; Patellartanzen. Blutstatus normal.

17. 2. Ausfluß aus der Harnröhre geschwunden.

20. 2. Im Hüftgelenk und im linken Fuße sind die Schmerzen geschwunden, ebenso die Schwellung des Fußes.

22. 2. Schmerzen im rechten Knie geringer. Conjunctivitis beiderseits gebessert.

24. 2. Nur geringe Rötung der Conjunctiven, kein Eiter. Schwellung und Schmerzhaftigkeit des rechten Knies bedeutend zurückgegangen, gute Beweglichkeit des Gelenkes.

1. 3. Alle Gelenke ohne Schmerzen und Schwellung, gut beweglich. Conjunctiven normal. Kein Harnröhrenausfluß. Urin in beiden Portionen fast klar.

8. 3. Völliges Wohlbefinden.

Die Temperatur hatte in den ersten sechs Tagen abendliche Steigerungen bis 39° gezeigt, blieb 10 Tage wenig über 37° und wurde dann normal.

Wassermann negativ. Eine im pathologischen Institute von Dr. PANOFSKY vorgenommene Untersuchung des Blutes auf Spirochäten fiel negativ aus.

9. 3. Geheilt entlassen.

Dem klinischen Befunde und dem Verlaufe nach unterliegt es keinem Zweifel, daß der Fall hierher gehört. Die Kombination von Arthritis, Conjunctivitis und Urethritis, dabei der dauernd negative Gonokokkenbefund ist absolut charakteristisch. Bemerkenswert ist, daß der Fall, im Gegensatz zu der REITERschen Beobachtung, sehr gutartig und mild verlief; die Symptome waren wohl deutlich ausgesprochen, erreichten aber keine große Intensität und verschwanden bald. Im Gegensatz zu anderen Beobachtungen begann die Erkrankung nicht mit Urethritis, sondern mit Arthritis; wann die Conjunctivitis auftrat, konnte der Kranke nicht angeben, da sie ihm nur geringe Beschwerden machte. Spirochäten wurden nicht gefunden.

Während meines Urlaubes wurde an meiner Abteilung noch folgender Fall beobachtet:

Richard R., 21 jähriger Arbeiter. 26. 6. bis 17. 7. 26.

Anamnese: Stammt aus gesunder Familie, war selbst nie krank, insbesondere hatte er nie eine Geschlechtskrankheit.

Seit 3 Wochen hat er Ausfluß aus der Harnröhre, weswegen er einen Facharzt aufsuchte, der ihm Einspritzungen verordnete. Seit der gleichen Zeit sind die Augen entzündet, weshalb er einen Augenarzt konsultierte. Seit $1^1/_2$ Wochen bestehen Schmerzen im linken Mittelfinger und in beiden Hüftgelenken. Deshalb wurde er ins Krankenhaus gewiesen.

Status praesens: Mittelgroßer, kräftiger Mann in gutem Ernährungszustand.

Innere Organe o. B.

Augen: Links o. B., rechts ciliare Injektion, Cornea erscheint leicht getrübt. Lidbindehaut stark gerötet. Gonokokken negativ.

Genitale: Wenig schleimig-eitriger Ausfluß. Urin in beiden Portionen trüb mit Fäden. Gonokokken negativ.

Gelenke: Schwellung am linken Mittelfinger, besonders am Metacarpalgelenk. Mittelfinger kann nur etwa um 30° gebeugt werden. Faustmachen unmöglich. Röntgenaufnahme ergibt einen Erguß im mittleren Phalangealgelenk und Verwaschensein des Gelenkkonturs.

Temperatur normal. Wassermann negativ.

1. 7. Urin klar. Ciliare Injektion und Trübung der Cornea geringer, Conjunctiven normal.

8. 7. Auge völlig normal.

21. 7. Urin klar. Gonokokken in 13 Präparaten nicht gefunden. Prostatasekret normal. Finger unverändert. Entlassen.

Auch hier kann man meines Erachtens nur die Diagnose auf REITERsche Krankheit stellen, da die Trias: Conjunctivitis, Arthritis und Urethritis bei dauernd negativem Gonokokkenbefund wieder klar ausgeprägt ist. Allerdings war der Kranke schon 3 Wochen behandelt worden, und es könnte daher der negative Gonokokkenbefund darauf zurückzuführen sein.

Auf meine Anfrage bei dem behandelnden Arzte, Herrn Dr. EICHHORN-Chemnitz, erfuhr ich, daß er bei dem Patienten ins Protokoll eingetragen habe: Gonokokken? Es waren Diplokokken, die den Gonokokken ähnlich sahen, sich aber doch auch von ihnen unterschieden. Ein Gramppräparat war nicht gemacht worden. Im Krankenhaus waren keine Bakterien gefunden worden.

Wenn also auch nie Gonokokken mit Sicherheit nachgewiesen wurden und ich persönlich den Fall für eine „Spirochaetosis arthritica" halte, so möchte ich ihn doch, da er nicht ausreichend durchuntersucht ist, nur mit einer gewissen Reserve in diese Kategorie einreihen.

Zusammenfassend kann man sagen, daß der klinische Symptomenkomplex in seiner Ähnlichkeit mit einer gonorrhoischen Erkrankung so eigenartig und so scharf umschrieben ist, daß die Sonderstellung dieser Affektion durchaus gerechtfertigt erscheint. Über ihre pathogenetische Stellung, ob sie durch die Spirochaeta forans verursacht wird, ob sie eine besondere Form einer septischen Allgemeinerkrankung ist, kann bei dem geringen Beobachtungsmaterial noch nicht entschieden werden. Die vorwiegende Beobachtung bei Kriegsteilnehmern schien auf eine Kriegserkrankung hinzuweisen, doch zeigen die Beobachtungen von JUNGHANNS, STÜHMER und mir, daß dies nicht immer der Fall sein muß.

Parotitis epidemica. A. SCHMIT hat über einen Soldaten berichtet, der an beiderseitiger Parotitis litt und reichlich weißlichen Ausfluß bekam; dieser dauerte acht Tage und entsprach in seiner Intensität der Erkrankung der Parotis. Bakteriologische Untersuchung liegt nicht vor.

Malaria. Nach den Angaben von MOSCATO und von MANNABERG kann es bei Malaria zu Ausfluß aus der Urethra kommen.

Sepsis. Bei der Besprechung der „Spirochaetosis arthritica" habe ich darauf hingewiesen, daß sie nach der Ansicht von JUNGHANNS als septische Allgemeininfektion anzusprechen sei; diese Ansicht findet, wie Junghanns hervorhebt, auch darin ihre Begründung, daß Urethritis bei Sepsis bereits beobachtet wurde. Es ist dies der Fall von Biland. Bei einer kryptogenetischen Septicämie kam es zu einer Osteomyelitis des Akromion, einem subdeltoidealen Absceß, zu einer Bursitis praepatellaris, schließlich zu einer Urethritis mit konsekutiver Epididymitis, und zu Erythema-nodosum-artigen Hauterscheinungen. Aus dem Eiter des Abscesses und der Bursitis, aus den Hauterscheinungen, aus dem Urethralsekret und dem Nebenhoden, schließlich aus Blut und Urin konnte Staphylococcus aureus in Reinkultur gezüchtet werden. Da alle Anhaltspunkte für eine primäre Erkrankung der Urethra, gonorrhoischer oder nichtgonorrhoischer Natur fehlen, kann die Urethritis nicht anders gedeutet werden, denn als Teilsymptom der Sepsis, das wohl auf hämatogenem Wege zustande gekommen ist.

Tonsillitis. Hagin berichtet über drei Fälle von Urethritis, gleichzeitig oder im Anschluß an eine Tonsillitis; der eine Fall hatte allerdings früher Gonorrhöe mit Prostatitis gehabt und ist daher nicht einwandfrei zu verwerten. Der eine der beiden anderen Kranken hatte neben seiner Tonsillitis Ausfluß und rechtsseitige Epididymitis. Der andere vier Tage nach der Tonsillitis muco-purulenten Ausfluß, leichte, rasch vorbeigehende Schwellung der Prostata. Auch Baker berichtet über Prostatitis nach Tonsillenaffektionen.

Im Anhang sei erwähnt, daß bei verschiedenen anderen Infektionskrankheiten, wie Variola (Chiari), Varicellen (Moschkowitz), Malleus, Lepra, Meningitis (Fränkel Guinon und Lamy, Pick, Reuter), Erkrankungen der Hoden oder Nebenhoden ohne Urethritis beobachtet wurden. Bei den beiden Fällen von Guinon und Lamy trat die Orchi-Epididymitis gleichzeitig mit einem Serumexanthem nach Meningokokkenvaccine auf. Da die bakteriologische Untersuchung der erkrankten Organe negativ ausfiel, sehen die Autoren die Entzündung als Folge der Serumbehandlung an.

Mycosis fungoides. Bruchet sah bei Mycosis fungoides Eiterausfluß aus der Urethra, Quinquaud Hodenschwellung (zit. nach Paltauf: „Mycosis fungoides“ im Handbuch der Hautkrankheiten von Mraček).

Bei der *Frau* ist über nichtgonorrhoische Urethritis wenig bekannt. Natürlich können sich unter den gleichen Bedingungen wie beim Manne auch bei der Frau Urethritiden entwickeln. So nach Traumen mechanischer, thermischer oder chemischer Art; besonders ist Katheterisieren zu erwähnen. Ferner durch Lokalisation des Herpes (Noguer-Morè), der Syphilis, des Ulcus molle, der Tuberkulose in der Harnröhre. Auch die Stoffwechselanomalien, wie Oxalurie und Phosphaturie dürften imstande sein, bei der Frau Harnröhrenentzündungen hervorzurufen, wenn vielleicht auch angenommen werden kann, daß bei der Kürze der weiblichen Urethra die Wirkung der kleinsten Partikelchen nicht so intensiv ist wie beim Manne. Schließlich kann die Harnröhre auch bei Infektionskrankheiten in Mitleidenschaft gezogen werden. Takaki und Werner haben einen typhösen Absceß der Bartholinschen Drüsen beobachtet. Bact. coli wurde in einer Bartholinitis und in einem paraurethralen Absceß nachgewiesen.

Sichergestellte Urethritiden der Frau auf bakterieller Grundlage habe ich nicht finden können, doch ist mit Rücksicht darauf, daß in der normalen weiblichen Harnröhre Staphylokokken, Streptokokken und Colibacillen gefunden wurden, die Möglichkeit ihres Vorkommens zuzugeben. Bei dem Falle von Callomon, der denselben Bakterienbefund wie beim Manne auch im Urethral- und Vaginalsekret der Frau erhob, kann man annehmen, daß die gramnegativen Stäbchen bei der Frau die Ursache der Urethritis waren, die sich nur in Sekretion äußerte, der Patientin aber keine Beschwerden verursachte.

Es sei aber erwähnt, daß in dem BOCKHARTschen Falle von Staphylokokkenurethritis bei einem Ehepaar, die Erreger bei der Frau zwar in der Vagina, nicht aber in der Urethra nachzuweisen waren.

BENEDEK sah Vulvovaginalsoor bei einer Frau. Infektion durch ein Mutterrohr.

Eine besondere Form der nichtvenerischen Urethritis bei der Frau ist die sog. „Kohabitationsurethritis", die bei jungen Frauen nach der Defloration, aber auch bei länger Verheirateten nach stürmischen Kohabitationen auftritt. Sie wurde auf bakterielle Infektionen von Läsionen der Harnröhrenschleimhaut im Anschluß an die ersten Coitusversuche oder an irgendwie stürmische und rücksichtslose Einführung des Penis zurückgeführt. Wahrscheinlicher erscheint vielleicht ihr Entstehen durch Einmassieren von bakterienhaltigen Sekreten beim Coitus durch starke Friktion an der Urethralmündung. NARATH ist dagegen der Ansicht, daß nur 30% dieser Erkrankungen bakterieller Natur sind, während die übrigen Verletzungen der Urethra und Blase darstellen. Diese Formen manifestieren sich durch geringes Brennen, minimalen Ausfluß und durch etwas verstärkten Harndrang. Eine Behandlung erübrigt sich im allgemeinen, da die Beschwerden nach wenigen Tagen von selbst zurückgehen; evtl. kann man Salol geben. In manchen Fällen soll diese Kohabitationsurethritis auch zu Cystitis und Pyelitis führen.

Im Anschluß an Urethritiden der Frau kann es zu Periurethritiden und suburethralen Abscessen kommen.

Bei kleinen *Mädchen* kommen, wenn auch selten, nichtgonorrhoische Genitalausflüsse vor. Physiologisch kann man in den ersten Lebenstagen Schwellung des äußeren Genitale mit milchig-weißer Absonderung finden, die aus Schleim und Epithelzellen besteht; sie vergeht in 10 Tagen. Mit der Diagnose „nichtgonorrhoischer Katarrh" muß man sehr zurückkaltend sein, wenn nicht absolut sicher eine vorhergegangene Gonorrhöe ausgeschlossen werden kann. Denn es ist immer wieder zu beobachten, daß in dem nach einer gonorrhoischen Vulvovaginitis zurückbleibenden Ausfluß durch lange Zeit, in vielen Präparaten, Gonokokken nicht zu finden sind und dann plötzlich wieder auftreten, auch unter Umständen, wo eine Neuansteckung unmöglich war. Besonders scheint nach akuten Infektionskrankheiten, ja auch nach Höhensonnenbestrahlung das Wiederauftreten der Gonokokken häufig zu sein.

Bekannt ist das Auftreten von Ausflüssen durch Überwanderung von Oxyuren aus dem Rectum in die Vagina; die Sekretion ist schleimig-eitrig, resistent gegen lokale Behandlung und schwindet erst nach Beseitigung der Oxyuren. Auch andere Fremdkörper, die in spielerischer Absicht, seltener aus masturbatorischen Gründen in die Vagina eingeführt werden, können Anlaß zu Ausfluß geben. So sah ich ein 5 jähriges Kind mit schleimig-eitrigem Vaginalausflusse, in dem sich gramnegative Diplokokken fanden, die nach Lagerung wie Gonokokken aussahen. Eine eingehende kulturelle Untersuchung war nicht möglich, da das Kind nur einmal in meiner Sprechstunde war. Später erfuhr ich, daß als Ursache des Ausflusses ein Nagel in der Vagina entdeckt wurde. TSOUMARA, FRÄNKEL, KOPLIK und HEIMANN haben Vulvovaginitiden beschrieben, bei denen „Pseudogonokokken" gefunden wurden, die nur kulturell von Gonokokken zu differenzieren waren. Die Harnröhre ist meist nicht befallen. CHAPPLE beschrieb Vulvovaginitis durch Pneumokokken. Nach MEYERSTEIN kann es bei akuten Exanthemen zu Vulvitis, nach CZERNY bei exsudativer Diathese zu Vulvovaginitis kommen. TROILI beschreibt eine heftige Entzündung der Vulva und Vagina mit profuser schleimig-eitriger Absonderung am 4. Tage des Scharlachs. Aus mechanischen, thermischen und chemischen Ursachen können auch Vaginalausflüsse entstehen (CALLOMON, KAHN). KOBRAKS Befund von Diphtheriebacillen im Scheidenausflusse kleiner Mädchen habe ich schon erwähnt.

Bemerkenswert ist die von WASSILJEW beschriebene Epidemie nichtgonorrhoischer Vulvovaginitis in einem Mädcheninternat in Petersburg. Die Erreger waren zwar den Gonokokken sehr ähnlich, aber das klinische Bild war ganz verschieden. Im Sekret fehlten die DÖDERLEINschen Stäbchen, welchem Umstand eine wichtige Rolle für die Entwicklung der Eitererreger zufällt. Die Krankheit fand sich besonders bei Kindern, die stark mit Impetigo behaftet oder durch Hunger und Infektionskrankheiten geschwächt waren. Verfasser unterscheidet drei Stadien: 1. Eitergehalt im Scheidensekret; 2. Leukocytose mit Phagocytose der physiologischen Saprophyten mit nur unbedeutender Vulvitis und manchmal schleimig-eitrigem Ausfluß; 3. eitrige Vulvovaginitis, die ausschließlich kokkenförmige Mikroorganismen aufweist, mit heftigen äußeren Entzündungserscheinungen, aber ohne Mitbeteiligung des Harnapparates. Die Erkrankung ist leicht direkt und indirekt übertragbar, von der Gonorrhöe unterscheidet sie sich durch die mangelnde oder nur geringe Mitbeteiligung des Harnapparates, sowie durch die Gutartigkeit des Verlaufes, da sie keine Komplikationen macht, nicht rezidiviert und keine Spätfolgen zeitigt.

Zum Schlusse seien noch die eingehenden cytologischen Untersuchungen des Ausflusses durch BIZZOZERO erwähnt. Er fand sowohl bei Urethritis gonorrhoica wie bei Urethritis non gonorrhoica Eindringen der Leukocyten in die Vakuolen der Epithelzellen. Die Leukocyten degenerieren rasch.

Literatur.

Weitere Literaturangaben siehe bei ADRIAN und bei KÖNIGSTEIN.

ADRIAN, C.: (a) Die nichtgonorrhoische Urethritis beim Manne. Samml. zwangl. Abh. a. d. Geb. d. Dermatol., d. Syphilidol. u. d. Krankh. d. Urogenitalapparates. Bd. 3, H. 7. 1915. Halle a. S.: C. Marhold. (b) Über Simulation krankhafter Zustände der Harnorgane. Zeitschr. f. urol. Chirurg. Bd. 2, S. 101—155. 1913. — DE AJA: Un caso de uretritis por pneumococos. Act. dermatol. sif. Jg. 4, S. 25—26. 1911. — ALBERTINI: Über lokales Amyloid der Urethra. Frankf. Zeitschr. f. Pathol. Bd. 33, S. 248—257. 1926. — ALLANCHE: Primäre, durch Mikrobien verursachte nichtblennorrhoische Urethritis. Thèse de Montpellier 1910. Zitiert Dermatol. Wochenschr. 1912. S. 934. — ALLEN, G. W.: Ein Fall von papillomatöser Harnröhrenentzündung. Americ. journ. of dermatol. 1905. Ref. Monatsh. f. prakt. Dermatol. Bd. 41, S. 265. — ALMKVIST: Doppelseitige Epididymitis von unbekannter Ätiologie. Dermatol. Ges. Stockholm, 9. April 1924. Zentralbl. f. Haut- u. Geschlechtskrankh. Bd. 21, S. 409. — ANTONIETTI: Betrachtungen über Urethritis non gonorrhoica. 8. Kongr. d. Schweiz. Ges. f. Dermatol. u. Ven. Dermatol. Wochenschr. 1925. S. 1474. — AUBERT: (a) De l'urétrite bacteriénne. Lyon. méd. 13 juillet 1884. (b) Des blennorrhagies compliquées. Gaz. hebd. méd. et chirurg. 1893. Nr. 9. — AYRES: Der Micrococcus catarrhalis als Ursache der Urethritis beim Manne. Americ. journ. dermatol. a. gen.-urin. dis. Vol. 16. Ref. Dermatol. Wochenschr. 1912. S. 1034. — BÄUMER: Eine neue Behandlungsmethode der chronischen Gonorrhöe und der Urethritis simplex mit Lytinol. Zeitschr. f. Urol. Bd. 8. 1914. — BAKER, THEODORE: Prostatitis of non venereal origin. Journ. of the Americ. med. assoc. Vol. 85. 1925. — BARKER: Chronische Urethritis post., Vesiculitis und Epididymitis bei älteren Männern. Med. record. 27. Jan. 1912. Ref. Dermatol. Wochenschr. Bd. 55, S. 935. 1912. — BARLOW: Urethritis non gonorrhoica. Arch. f. klin. Med. Bd. 66, S. 444. 1899. — BARTRINA: Sur les phénomenès dits réflexes de l'appareil génito-urinaire. Journ. d'urol. 1922. Tom. 13. — BEILIN, L. M.: Non specific urethritis. Urol. a. cut. review. August 1925. — DE BELLA: Uretrite sifilitica eritemato-papulo-erosiva del periodo secundario. Pathologica 1922. S. 171—175. Ref. Zentralbl. f. Haut- u. Geschlechtskrankh. Bd. 5, S. 506. — BELLANGER: Rétrécissement urétral, suite de brulûre par l'ypérite. Journ. d'urol. Tom. 19, p. 329. 1925. — BENEDEK, T.: Über isolierte Vulvovaginitis oidiomycetica und Balanoposthitis oidiomycetica als konjugale Infektion bei einem gesunden Ehepaare. Dermatol. Wochenschr. 1925. S. 435—442. — BETTMANN: Über rezidivierenden Herpes der männlichen Harnröhre. Münch. med. Wochenschr. 1902. S. 692. — BILAND: Über einen Fall von Staphylohämie mit Urethritis, Epididymitis und Exanthem. Korresp.-Blatt f. Schweiz. Ärzte 1905. — BINGLER: Folgezustände nach unzweckmäßigem Sanieren. Dermatol. Wochenschr. 1924. S. 192—193. — BIZZOZERO: Sulla citologia del secreto inflammatorio uretrale. Giorn. ital. d. malatt. vener. e d. pelle 1923. p. 1005. — BJÖRLING: (a) More about the gonorrhoea. Acta dermato-venereol. Vol. 6. 1925. (b) Ist die primäre nichtgonorrhoische Urethritis (von Fällen chemischen oder mechanischen Ursprungs abgesehen) eine häufige Erkrankung. Acta dermato-venereol. Vol. 4, p. 277—288. — BOCKHART: (a) Beiträge zur Ätiologie und Pathologie des Harnröhrentrippers. Arch. f. Dermatol. u. Syphilis 1883. S. 6. (b) Über die pseudogonorrhoische Entzündung der Harnröhre und des Nebenhodens. Monatsh. f. prakt. Dermatol. Bd. 5, S. 134—156. 1886. (c) Über sekundäre Infektion (Mischinfektion) bei Harnröhrentripper. Monatsh. f. prakt. Dermatol. 1887. Nr. 19. — BOECKEL, ANDRÉ et CH. OBERLING: Un cas de tuberculose de l'urètre. Journ. d'urol. Tom. 19. 1925. — BRAULT und MONTPELLIER: Syphilitischer Schanker der Harnröhre und Blennorrhagie. Rev. clin. d'urol. Mai 1914. Ref. Dermatol. Wochenschr. 1915. S. 372. — BRODFELD: Harnröhrenentzündungen nichtgonorrhoischer Natur. Med. Klinik 1913. S. 220. — BURCKHARDT: Die Verletzungen und chirurgischen Erkrankungen der Harnröhre. Handb. d. Urol. S. 255. — BURMEISTER und CAHN: Über die Häufigkeit der Epididymitis non gonorrhoica. Münch. med. Wochenschr. 1926. Nr. 36. — BURNIER: Simulation auf dermatologisch-venerischem Gebiete. Presse méd. 1918. Nr. 53. Ref. Dermatol. Wochenschrift 1920. S. 143. — BUSCHKE: (a) Referentenbemerkung zu MÜLLERN-ASPEGREN. (b) Über Hodengangrän. Dtsch. med. Wochenschr. 1925. Nr. 5. — CALLOMON: (a) Zur Therapie der nichtgonorrhoischen Urethritiden. Fortschr. d. Therapie 1925. S. 371. (b) Urethritis und Epididymitis non gonorrhoica. Zentralbl. f. Haut- u. Geschlechtskrankh. Bd. 19, S. 577. (c) Die nichtvenerischen Genitalerkrankungen. Leipzig: Georg Thieme 1924. — CANDELA ORTELS: Urethritis herpetica. Progr. de la clin. Vol. 18. Ref. Zentralbl. f. Haut- u. Geschlechtskrankh. Bd. 2, S. 122. — SAINT CÈNE: Sur un cas d'uretrite chancroidale. Journ. d'urol. Tom. 18, Nr. 4. 1924. — CHAJES: Über nichtgonorrhoische Urethritiden und ihre Komplikationen. Dermatol. Zentralbl. Bd. 17, S. 194. 1914. — COHN, PAUL: Eine primäre nichtgonorrhoische Urethritis mit auffallend reichlichen Influenzabacillen. Dtsch. med. Wochenschr. 1905. S. 1152. — COLOMBINO: Uretrite cronica da pneumococco. Pathologica 1914. Ref. Dermatol. Wochenschr. 1915. S. 465. — CONSTANTINESCO: Un cas de rétrécissement tuberculeux de l'urétre chez un malade atteint de tuberculose de l'appareil urinaire. Ann. mal. org. gén.-urin. Nov. 1911. — CZAPLEWSKI: Zitiert bei GOLDBERG. — DASTIDAR, S. K. GHOSH: Trichomonasinfection in the urine. Indian med. gaz. Vol. 60. 1925. Ref. Zentralbl. f. Haut- u. Geschlechtskrankh. Bd. 19, S. 181. — DELBET: Epididymitis tuberculosa. Progr. méd. 1923. p. 691. Ref. Dermatol. Wochenschr. 1924. S. 358. — DIEHL: Über das primäre Urethralcarcinom des Mannes. Virchows Arch. f. pathol. Anat. u. Physiol. Bd. 256. 1925. — DIETEL: Zur Kasuistik der nichtspezifischen Epididymitis. Zeitschr. f. Urol. Bd. 18, S. 326. — DRISCOLL: A urethral discharge due to the symbiosis of a spirillum and vibrio. Urol. a. cut. review 1921. p. 734. — DUVERGEY, J.: Tuberculose de l'urètre avec rétrécissement tuberculeux. Journ. d'urol. 1922. p. 326. — EDEL, K.: Über nichtgonorrhoische Urethritis. Ref. Zentralbl. f. Haut- u. Geschlechtskrankh. Bd. 16, S. 466. — ENGELEN: Epididymitis bei Grippe. Dtsch. med. Wochenschr. 1922. S. 1347. — ENGWER: Über akute urethritische Prozesse bakterieller (nichtgonorrhoischer) Natur usw. Münch. med. Wochenschr. 1916. S. 1496—1498. — EZICKSON, W.: A case of larvae in the male urethra. Journ. of the Americ. med. assoc. Vol. 78, p. 1201. 1922. — FAITOUT: Des Urétrites non gonococciennes. Gaz. des hôp. civ. et milit. 1896. p. 99. — FERNÁNDEZ, VALENTIN: Ein Fall von Lues der Prostata. Rev. española de urol. y de dermatol. Vol. 24. Ref. Zentralbl. f. Haut- u. Geschlechtskrankh. Bd. 7, S. 413. — FISCHER: Fliegenmaden in der Harnröhre. Zeitschr. f. Urol. Bd. 14. — FISCHER: Hypospadie. Fibröse Verengerung der Harnröhre. Paraurethritis non gonorrhoica. Köln. dermatol. Ges. 27. März 1925. Zentralbl. f. Haut- u. Geschlechtskrankh. Bd. 17, S. 412. — FISCHER, M. u. C. PASCH: Zur Frage der Einschlußblennorrhöe Neugeborener und Einschlußvaginitis. Zentralbl. f. Gynäkol. 1924. S. 1539—1550. — FIŠER: Ein seltener Fall von colibacillärer Kavernitis. Dermatol. Wochenschr. 1924. S. 721—722. — FLEISCHMANN: Aussprache in der Berlin. verein. ärztlichen Ges. vom 15. Nov. 1916. Dtsch. med. Wochenschr. 1916. S. 1529. — FREI: Urethritis posterior chronica mycotica. Dermatol. Wochenschr. 1925. S. 411—414. — FRIESLEBEN: Vom Penis ausgehende Septikopyämie als Folge unspezifischer geschlechtlicher Infektion. Dermatol. Wochenschr. 1923. S. 192—197. — GALEWSKY: Über chronische nichtgonorrhoische Urethritis. Zentralbl. f. Harn- u. Sexualorg. 1903. S. 477. — v. GAWRONSKY: Über das Vorkommen von Mikroben in der normalen Urethra des Weibes. Münch. med. Wochenschr. 1904. Nr. 11. — GERAGHTY: Die Rolle der Samenbläschen bei chronischen, nichtblennorrhoischen Infektionen der hinteren Harnröhre und Blase. Dermatol. Wochenschr. 1916. S. 1195—1199. — GIBSON, NORMAN M. und C. J. WILEY: A case of gummata of the urethra. Med. Journ. of Australia. Vol. 1. 1926. Ref. Zentralbl. Bd. 21. S. 639. — GIRARD: (a) Chancres syphilitiques du méat de l'urètre. Ann. des maladies vénér. 1912. p. 409—414. (b) Syphilis primaire du méat de l'urètre. Journ. d'urol. 1922. p. 327. (c) Trois cas d'urétrite due a l'oidium albicans. Journ. d'urol. Tom. 14, p. 324. 1922. — GJORGJEVIČ: Sclerosis urethrae. Dermatol. Wochenschr. 1924. S. 276. — GLINGAR: (a) Über Urethritis non gonorrhoica. Wien. med. Wochenschr. 1914. S. 591. (b) Zur Klinik und Endoskopie der artifiziellen Urethritis. Wien. klin. Wochenschr. 1918.

Nr. 11. — Glingar und Biach: Zur Kenntnis des Ulcus molle in der männlichen Harnröhre. Wien. med. Wochenschr. 1911. S. 2369—2372. — Goldberg: (a) Akute primäre Streptokokkenurethritis. Arch. f. Dermatol. u. Syphilis Bd. 58, S. 135—144. 1901. (b) Die Grippe der Harnwege. Münch. med. Wochenschr. 1921. S. 1001. — Goljachowski: Urethritis non infectiosa. Ref. Zentralbl. f. Haut- u. Geschlechtskrankh. Bd. 7, S. 445. — Gonnella: Desquamationsprozeß in den Harnwegen bei Scharlach. Dtsch. med. Wochenschrift 1922. Nr. 13. — Goubeau: Orchite colibacillaire. Ann. des maladies vénér. 1924. p. 211. — Greenberg: Sur l'emploi de l'acide pyroligneux dans le traitement de l'uretrite chronique agonococcique. Ann. des maladies vénér. Jg. 16, p. 706. 1921. — Grimberg et Uzan: Urétrite a bacille pyocyanique etc. Journ. d'urol. Tom. 14, p. 289. 1922. — Grón and Thyótta: A case of purulente orchitis and epididymitis due to infection with a colon bacillus. Acta dermato-venereol. 1925. — Gross: Über nichtgonorrhoische Urethritis. Arch. f. Dermatol. u. Syphilis. Bd. 75, S. 39. — Guiard: (a) De l'importance des examens bactériologiques pour l'étude cliniques des écoulements urétraux. Rev. méd. soc. sav. Paris 1893. (b) Y a-t-il des urétrites goutteuses? Journ. de méd. de Paris 1893. (c) Des urétrites non gonococciques. Ann. mal. gén.-urin. 1897. p. 448. — Guinon et Lamy: Orchiépididymite sérique après la sérothérapie antiméningococcique. Bull. et mém. de la soc. méd. des hôp. de Paris 1924. p. 313. Ref. Zentralbl. f. Haut- u. Geschlechtskrankh. Bd. 13, S. 203. — D'Haenens: Syphilides papuleuses suintantes dans l'urétre masculin. Fol. urol. H. 1. — Hagin: Non specific urethritis complicating acute tonsillitis. Urol. a. cut. review 1914. p. 244. — Hagiwara, Ryocheiro: Über die Tuberkulose der männlichen Harnröhre. Transact. Japanese pathol. soc. Vol. 11. 1921. Ref. Zentralbl. f. Haut- u. Geschlechtskrankh. Bd. 9, S. 76. — Halberstädter und v. Prowazek: (a) Über Zelleinschlüsse parasitischer Natur beim Trachom. Arb. a. d. kaiserl. Gesundheitsamt Bd. 26, H. 1. 1907. (b) Zur Ätiologie des Trachoms. Dtsch. med. Wochenschr. 1907. Nr. 32. (c) Die Erreger des Trachoms. Bemerkungen. Dtsch. med. Wochenschr. 1909. S. 764—765. (d) Über Chlamydozoenbefunde bei Blennorrhoea neonatorum non gonorrhoica. Berlin. klin. Wochenschr. 1909. Nr. 44. — Haslinger: Urethral- und Penistuberkulose. Zeitschr. f. urol. Chirurg. Bd. 7. 1921. Ref. Zentralbl. f. Haut- u. Geschlechtskrankh. Bd. 2, S. 472. — Haslund, O.: Fall von larviertem Urethralschanker. Verhandl. d. dän. dermatol. Ges. 1. Okt. 1924. Ref. Dermatol. Wochenschr. 1926. S. 550. — Hell: Soorerkrankung der hinteren Harnröhre (Urethritis posterior mycotica) mit Incontinentia urinae. Dermatol. Zeitschr. Bd. 23, S. 641—649. 1916. — Herbst: Infektion der Samenblasen als Ursache für den chronischen Ausfluß aus der Harnröhre. Journ. of the Americ. med. assoc. Vol. 68. 1917. Ref. Dermatol. Wochenschr. 1920. S. 331. — Heymann: Über die Fundorte der Prowazekschen Körperchen. Berlin. klin. Wochenschr. 1910. S. 663—666. — Himmel: Zur Kasuistik der Strikturen nichtgonorrhoischen Ursprungs. Russ. Zeitschr. f. Haut- u. Geschlechtskrankh. Jan. 1912. Ref. Dermatol. Wochenschr. 1912. S. 653. — Hoffmann: Acute prostatitis from bacillus coli invasion. Urol. a. cut. review 1920. p. 375. — Jamain: Sur un cas de syphilome primaire de l'urètre. Ann. des maladies vénér. 1925. Nr. 8. — Jancke: Zelleinschlüsse bei Harnröhrengonorrhöe. Dtsch. med. Wochenschr. 1910. Nr. 21. — Janet et Bonneau: Etude de 313 cas d'urétrite simple au point de vue d'étiologie et du traitement. Journ. d'urol. Tom. 14, p. 324. — Johnston: Non gonorrhoeal urethritis. Journ. cut. and gen.-urin. dis. 1902. p. 433. — Joseph: Unspezifische Reizkörpertherapie mit dem Milcheiweißpräparat Protasin. Dtsch. med. Wochenschr. 1925. Nr. 49. — Josipovice: Ein Fall von Urethritis, verursacht durch Bacterium coli commune. Zentralbl. f. Harn- u. Sexualorg. 1896. S. 633. — Junghanns: Ein weiterer Fall von Urethritis non gonorrhoica und septischer Allgemeininfektion. Dtsch. med. Wochenschr. 1918. S. 1304—1305. — Kahn: Über Vulvovaginitis infantum. Arch. f. Gynäkol. Bd. 121. S. 335. — Karmin: Beitrag zur Ätiologie der nichtgonorrhoischen Urethritiden. Münch. med. Wochenschr. 1917. Nr. 18. — Kinnear: Wahrscheinliche linksseitige Nephrolithiasis mit Abgang kleiner Steine; einige blieben in der Urethra liegen und verursachten Urethritis. Urol. a. cut. review. July 1915. Ref. Dermatol. Wochenschr. 1916. S. 139. — Klausner: (a) Epididymitis und Prostatitis acuta non gonorrhoica. Dermatol. Wochenschr. 1914. S. 137—142. (b) Herpes urethrae. (Urethritis non gonorrhoica acuta ohne Bakterienbefund.) Arch. f. Dermatol. u. Syphilis Bd. 130, S. 487—489. 1921. (c) Hochgradige Striktur als Folge eines rezidivierenden Herpes urethrae. Dermatol. Wochenschr. 1924. S. 82—83. (d) Paraurethritis non gonorrhoica. Dermatol. Wochenschr. 1924. S. 905—906. (e) Über eine noch nicht beobachtete Infektion der Schleimhaut des Urogenitalsystems (durch Hefepilze?), Urethritis, Cystitis, Vesiculitis haemorrhagica. Dermatol. Wochenschr. Bd. 78, S. 342—343. 1924. — Klotz: Herpes urethrae als Ursache nichtgonorrhoischer Urethritis ohne Bakterienbefund. Dermatol. Wochenschr. 1914. S. 649—651. — Kobrak, Erwin: (a) Pseudogonorrhöe, hervorgerufen durch den Diphtheriebacillus. Zeitschr. f. ärztl. Fortbild. Jg. 20, Nr. 7. 1923. (b) Durch den Diphtheriebacillus hervorgerufene blennorrhoische Prozesse, speziell in der kindlichen Vagina. Med. Klinik 1914. S. 412. — Koenigsfeld und Salzmann: Der Diplococcus crassus als Erreger von Urethritis und Epididymitis. Arch.

f. Dermatol. u. Syphilis. Bd. 120, S. 137—148. 1914. — KÖNIGSTEIN, H.: Urethritis non gonorrhoica bei Mann und Frau. Handb. d. Geschlechtskrankheiten (FINGER-JADASSOHN-EHRMANN-GROSS). Wien und Leipzig 1912. Bd. 2, S. 518—575. — LAVENANT: Les infections secondaires de l'urètre et les urétrites a entérocoques. Journ. d'urol. Tom. 11, p. 109—133. 1921. — LEDO: Sobre un caso de chancro sifilico uretral. Actas dermo-sifiliogr. Jg. 17, Nr. 2. Ref. Dermatol. Wochenschr. 1925. S. 1510. — LEGRAIN: (a) Les microbes des écoulements de l'urètre. Thèse de Nancy 1888. (b) Les associations microbiennes de l'urètre. Ann. des maladies gén.-urin. 1889. p. 141. (c) Urétrite survenante chez un convalescent de fièvre typhoide. Ann. des maladies gén.-urin. 1889. p. 291. (d) Contribution à l'étude de l'étiologie des urétrites non blennorrhagiques. Ann. des maladies gén.-urin. 1889. p. 337. — LEGRAIN et LEGAY: Sur un cas d'urétrite sans gonocoques, avec complication d'épididymite. Ann. des maladies gén.-urin. 1891. p. 706. — LEITES: Harter Schanker der Fossa navicularis der Harnröhre. Klinikscheskaja Medizina 1926 (russisch). Ref. Dermatol. Wochenschr. 1926. S. 1389. — LEVY, CHARLES S.: Presentation of a case of an intra-urethral chancre associated with hypospadiasis. Urol. a. cut. review. Vol. 30. p. 25. 1926. — LINDNER: (a) Übertragungsversuche von gonokokkenfreier Blennorrhoea neonatorum auf Affen. Wien. klin. Wochenschr. 1909. Nr. 45. (b) Über den jetzigen Stand der Trachomforschung. Wien. klin. Wochenschr. 1909. S. 1742. (c) Zur Ätiologie der gonokokkenfreien Urethritis. Wien. klin. Wochenschr. 1910. Nr. 8. (d) Gonoblennorrhöe, Einschlußblennorrhöe und Trachom. v. Graefes Arch. f. Ophth. Bd. 78, H. 2. 1911. (e) Über die Blennorrhöe der Neugeborenen. Wien. med. Wochenschr. 1921. S. 1067—1070. (f) Gibt es ein genitales Trachom? Wien. med. Wochenschr. 1925. S. 2488. — LIPSCHÜTZ: Bakteriologischer Grundriß und Atlas der Geschlechtskrankheiten. Leipzig: J. A. Barth 1913. — MANŨECO VILLAPADIERNA: Endourethraler Schanker und Syphilis d'emblée. Actas dermo-sifiliogr. Juni/Juli 1915. — MARINGER: Contribution à l'étude de la vaccination des urétrites. Journ. d'urol. Tom. 14, p. 325. 1922. — MAYEDA: A case of vesico-urethral stone. Ref. Zentralbl. f. Haut- u. Geschlechtskrankh. Bd. 14, S. 471. — MEDI: Über eine Komplikation des Scharlachs. Il Pol. 1922. Nr. 3. Ref. Dermatol. Wochenschr. 1922. S. 767. — MENDEL, ERNST: Über doppelseitige Orchitis grippalis. Med. Klinik 1923. S. 1464. — MIBELLI e BARACCHI: Due casi di sifilomi iniziali endouretrali. Ref. Zentralbl. f. Haut- u. Geschlechtskrankh. Bd. 5, S. 324. — MICHAEL: Beitrag zur Kasuistik und Differentialdiagnose seltener frühluetischer und gonorrhoischer Komplikationen. Dermatol. Zeitschr. Bd. 24, S. 406—422. 1917. — MINET: Tuberkulöse Harnröhrenstrikturen. Rev. de therap. méd. et de chirurg. 21/10. Ref. Dermatol. Wochenschr. 1914. S. 35. — MONTPELLIER: Mode insolite de transmission du gonocoque. Gonococcie cutanée de type intertrigoide. Ann. des maladies vénér. 1925. Nr. 11. — MORAN: Un cas d'urétrite à pseudogonoques; quelques réflexions sur la spermoculture. Journ. d'urol. Tom. 19. 1925. — MOURADIAN: Les blennorrhagies chroniques d'emblée et les prétendues uretrites non gonococciques et amicrobiennes. Ann. des maladies vénér. Jg. 18, p. 132. 1923. — MÜLLER: Cancroid der Urethra. Schweiz. med. Wochenschr. 1921. Nr. 9. Ref. Zentralbl. f. Haut- u. Geschlechtskrankh. Bd. 1, S. 310. — MÜLLERN-ASPEGREN, U.: Urétrite et cystite à saccharomyces avec „pneumaturie". Acta dermato-venereol. Vol. 2, p. 126. 1921. Ref. Zentralbl. f. Haut- u. Geschlechtskrankh. Bd. 4, S. 228. — MULZER: Über Gangrän bzw. Abscedierung des Hodens und deren Beziehungen zu Gonorrhöe. Arch. f. Dermatol. u. Syphilis Bd. 94, S. 249 bis 269. — NARATH: Gibt es eine Deflorationscystitis? Münch. med. Wochenschr. 1925. S. 2061—2062. — NICOLAS, GATÉ et PAPACOSTAS: Herpès urètral et urétrite herpétique. Journ. de méd. de Lyon. Ref. Zentralbl. f. Haut- u. Geschlechtskrankh. Bd. 9, S. 492. — NIXON: Nichtbakterielle Urethritis. Med. record. 10. April 1915. Ref. Dermatol. Wochenschr. 1918. S. 107. — NOGUER-MORÉ: Zur Urethritis herpetica und dem Urethralherpes. Rev. española de urol. y de dermatol. Vol. 26. 1924. Ref. Zentralbl. f. Haut- u. Geschlechtskrankh. Bd. 16, S. 144. — OBERLÄNDER-KOLLMANN: Die chronische Gonorrhöe der männlichen Harnröhre. 2. Aufl. Leipzig 1910. — OEKONOMOS: De l'urétrite chronique d'emblée. Paris méd. 1921. p. 217. Ref. Zentralbl. f. Haut- u. Geschlechtskrankh. Bd. 3, S. 414. — ORLOWSKI: Die Folgen der am Colliculus lokalisierten Entzündungen der Urethra posterior. Urol. a. cut. review. May 1913. — PAKUSCHER: Über die Behandlung der Urethritis bacterica und postgonorrhoica mittels Lytinol. Berlin. klin. Wochenschr. 1913. S 2230—2231. — PANICHI: Contributo allo studio delle uretrite non-blennorrhagiche. Uretriti da b. coli. Giorn. ital. d. malatt. vener. e d. pelle 1914. p. 501. — PAPADOPOULO, JEAN: Pasteurellose urétrale. Cpt. rend. des séances de la soc. de biol. Tom. 93. 1925. Ref. Zentralbl. f. Haut- u. Geschlechtskrankh. Bd. 19, S. 913. — PAWLOW: Beitrag zur Kasuistik der seltenen Ulcus molle-Lokalisationen. Primäre Lokalisation des Ulcus molle in der Urethra nebst Autoinokulationen am Zeigefinger der linken Hand. Dermatol. Zeitschr. Bd. 21, S. 922—928. 1914 und Dermatologia. Ref. Dermatol. Wochenschr. 1914. S. 355. — PEDERSEN: Ein Fall von Verätzung der Harnröhre mit Höllenstein, gefolgt von komplettem Abguß der Harnröhre. New York med. journ. 25. May 1912. Ref. Dermatol. Wochenschr. 1912. S. 1790. — PERESCHIWKIN: Zur Frage der polypösen Wucherungen der hinteren Harnröhre. Dermatologia. Ref. Dermatol. Wochenschr. 1914. S. 355. — PEREWODSCHIKOW: Zur Bakteriologie der sog. Urethritis pseudogonorrhoica. Russki Westnik Dermatologii. Vol. 3. 1925. Ref. Dermatol. Wochenschr. 1925. S. 809. — PETZETAKIS: Cystites amibiennes. Cystitie amibienne a „entamoeba polymorpha". Y a-t-il une urétrite amibienne? Bull. et mém. de la soc. méd. des hôp. de Paris 1924. Ref. Zentralbl. f. Haut- u. Geschlechtskrankh. Bd. 16, S. 746. — PFISTER: Entzündliche Phimose und „Harnröhrenkatarrh" als Frühsymptome der Syphilis. Zeitschr. f. ärztl. Fortbild. 1921. S. 13—14. — PICCARDI: Blennorragia e sifiloma uretrale. Ref. Zentralbl. f. Haut- u. Geschlechtskrankh. Bd. 5, S. 506. — PICK: Über die Genese der Infektion des Urins mit Typhusbacillen beim Abdominaltyphus und über akute typhöse Prostatitis und Spermatocystitis. Dermatol. Studien. Bd. 20. 1910. — PICK, WALTER: Über Simulation von Geschlechtskrankheiten. Med. Klinik 1917. S. 148—151. — PICKER: Bemerkungen zu der Arbeit von WAHL: „Die Bakterien der normalen männlichen Harnröhre. Zeitschr. f. Urol. Bd. 5, S. 387—391. — PIERANGELI, WALTER: Di un caso di uretrite da oidium albicans. Rinascenza med. 1925. p. 139. Ref. Zentralbl. f. Haut- u. Geschlechtskrankh. Bd. 17, S. 454. — VAN DER PLUM und TER LAAG: Der Bacillus coli communis als Ursache einer Urethritis. Zentralbl. f. Bakteriol., Parasitenk. u. Infektionskrankh. 1895. S. 233. — PORTNER: Erkrankungen der Harnröhre. Med. Klinik 1915. — RAVOGLI: Non gonorrhoeal urethritis. Urol. a. cut. review. Vol. 25, p. 414—418. — REED: Non specific urethritis. New Orleans med. a. surg. journ. 1923. Ref. Zentralbl. f. Haut- u. Geschlechtskrankh. Bd. 12, S. 221. — REICHMANN: Zur Behandlung der chronischen, nichtgonorrhoischen Urethritis (WAELSCH). Prag. med. Wochenschrift 1902. Nr. 9. — REITER: (a) Über eine bisher unerkannte Spirochäteninfektion (Spirochaetosis arthritica). Dtsch. med. Wochenschr. 1916. S. 1535—1536. (b) Eine bisher unerkannte Spirochäteninfektion. Dtsch. med. Wochenschr. 1917. S. 302—303. (c) Über die Spirochaeta forans. Zentralbl. f. Bakteriol., Parasitenk. u. Infektionskrankh., Abt. I, Orig. Bd. 79, S. 176—180. (d) Über die sog. „Spirochaetosis arthritica" (REITER). Münch. med. Wochenschr. 1921. S. 950—951. — RICHER: (a) Les tuberculoses génitales latentes et l'urétrite chronique tuberculeuse. Lyon méd. Tom. 135. 1925. (b) Le diagnostic et le traitement des tuberculoses génitales et latentes et de l'urétrite chronique tuberculeux. Ref. Zentralbl. f. Haut- u. Geschlechtskrankh. Bd. 18, S. 923. — RODERO: Die Autovaccine bei nichtgonorrhoischen Urethritiden. Arch. de med., cirug. y especialid. Vol. 5. 1921. Ref. Zentralbl. f. Haut- u. Geschlechtskrankh. Bd. 4, S. 302. — RÓNA: Ein Fall von Urethritis und Prostatitis non gonorrhoica. Dermatol.-urol. Ges. Budapest. 6. Febr. 1926. Monatsh. f. prakt. Dermatol. Bd. 23, S. 239. — ROOKER: Vaccinebehandlung bei Staphylokokkenprostatitis. Journ. of the Americ. med. assoc. Vol. 54, Nr. 1. — SAALFELD, U.: Über eine Kombination von nichtgonorrhoischer und gonorrhoischer Urethritis. Dermatol. Wochenschrift 1923. S. 839—841. — SACHS, OTTO: Selbstbeschädigung der Haut- und Geschlechtsorgane bei Soldaten, zugleich ein Beitrag zur Simulation von Haut- und Geschlechtskrankheiten. Wien. med. Wochenschr. 1924. — SAPHIER: Urethritis acuta typhosa. Wien. klin. Wochenschr. 1916. S. 1530—1531. — SCHARFF: Gicht und Harnröhrenstriktur. Dermatol. Wochenschr. 1914. S. 800—803. — SCHEFFER: Beiträge zur Kenntnis der nichtgonorrhoischen Urethritis beim Manne. Diss. Straßburg 1914. — SCHUMACHER: Über die nichtspezifische Epididymitis. Arch. f. Dermatol. u. Syphilis. Bd. 142, S. 339—352. 1923. — SEDLÁK: Drei Fälle von weichem Urethralschanker. Ref. Zentralbl. f. Haut- u. Geschlechtskrankh. Bd. 16, S. 736. — SIEBERT: Zelleinschlüsse bei Urethritis non gonorrhoica. Münch. med. Wochenschr. 1910. S. 1279—1280. — SIELBERG: Zur Kasuistik des harten Schankers der Urethra. Venerologia und Dermatologia (russisch). Ref. Dermatol. Wochenschr. 1926. S. 345. — SIPPEL: Aufsteigende Infektion der Harnwege bei frisch verheirateten Frauen (Kohabitationscystitis und -pyelitis). Dtsch. med. Wochenschr. 1912. Nr. 24. — SOMMER: Die wahrscheinlich als Spirochaetosis arthritica (REITER) anzusprechenden Krankheitsfälle. Dtsch. med. Wochenschr. 1918. S. 403—404. — SOWADE: Über Zelleinschlüsse in Genitalsekreten. Med. Klinik 1910. Nr. 41. — SPERANSKY, W. A.: Über nichtspezifische Epididymitiden. Wratschebnoje Djelo 1925. Ref. Zentralbl. f. Haut- u. Geschlechtskrankh. Bd. 18, S. 311. — SPITTEL: Non gonococcal urethritis. Practitioner. Vol. 107, Nr. 6. 1921. Ref. Zentralbl. f. Haut- u. Geschlechtskrankh. Bd. 4, S. 220. — SPITZER, ERNST: Über Harnröhrenverätzungen mit chemischen Substanzen. Wien. med. Wochenschr. 1910. Nr. 19. — STEIN, LAJOS: Urethritis („simplex") non gonorrhoica. Ref. Zentralbl. f. Haut- u. Geschlechtskrankh. Bd. 18, S. 923. — STERNBERG: Ein neuer Tierparasit in der männlichen Urethra. Dermatol. Wochenschr. 1926. S. 271—274 und Klin. Wochenschr. 1926. Nr. 6. — STÖCKEL: Die Erkrankungen der weiblichen Harnorgane. Entzündungen der Harnröhre. VEIT: Handb. d. Gynäkol. 2. Aufl. Bd. 2, S. 277—284. — STÜHMER: Über die sog. „Spirochaetosis arthritica" (REITER). Münch. med. Wochenschr. 1921. S. 769 bis 770. — SYNGHELLAKIS: Deux cas d'urétrite ayant comment l'agent exclusif de l'infection la pasteurelle. Ann. des maladies vénér. 1925. Nr. 10. — THIM, JOSEPH R.: (a) Über Urethritis protozoica und den Erreger der PROWAZEKschen Körperchen. Wien und Leipzig: Josef Šafař 1922. (b) Urethritis protozoica und Erreger der Einschlußkörperchen. Arch. f. Hyg.

Bd. 104, H. 3. — THOMPSON: Syphilis of the female urethra. Urol. a. cut. review. Vol. 20, p. 541. 1922. — THOMPSON, LLOYD: Syphilis of the genital organs of the male etc. Americ. journ. of syphilis. Vol. 5, p. 573—587. 1921. — TIÈCHE: Über Harnröhrenkatarrhe nichtgonorrhoischer Natur des Mannes und deren Behandlung mit Akatinol. Schweiz. med. Wochenschr. Jg. 51, Nr. 4. 1921. — TROILI, C.: Su di un caso di vulvo-vaginite postscarlatinosa. Pediatria 1925. Ref. Zentralbl. f. Haut- u. Geschlechtskrankh. Bd. 19, S. 921. — TSCHUMAKOW: Ein Fall von chronischer Diplokokkenurethritis. Russ. Zeitschr. f. Haut- u. Geschlechtskrankh. Bd. 26. Nov./Dez. 1913. Ref. Dermatol. Wochenschr. 1914. S. 248. — TURNHEIM: Beitrag zur Therapie der blennorrhoischen Nebenhodenentzündung und des Ulcus molle urethrae. Wien. klin. Wochenschr. 1916. Nr. 8. — UCHIDA: A rare case of primary cancer of the urethra associated with a urinous infiltration. Japan. Zeitschr. f. Dermatol. u. Urol. 1924. Ref. Zentralbl. f. Haut- u. Geschlechtskrankh. Bd. 16, S. 936. — URBAN: Ein Fall von Erythema exsudativum multiforme mit einer seltenen Lokalisation. Ref. Zentralbl. f. Haut- u. Geschlechtskrankh. Bd. 13, S. 358. — VALVÊRDE: Un cas de gomme ulcérée primitive de l'urètre. Ann. des maladies vénér. 1923. p. 614. — VERDIER: Chronic urethritis and prostatitis dependant upon colon bacillus infection. Milit. surgeon 1920. p. 109. Zitiert bei RAVOGLI. — v. VERRES, F.: Über einige Fälle der Urethritis traumatica. Monatsh. f. prakt. Dermatol. Bd. 42, H. 6. — WADSWOOTH: Verdauungsstörungen und Harnkrankheiten. Americ. journ. of dermatol. Vol. 16, Nr. 3. Zitiert Dermatol. Wochenschrift Bd. 54, S. 623. — WAELSCH: (a) Über chronische nichtgonorrhoische Urethritis. Prag. med. Wochenschr. 1901. Nr. 43. (b) Über chronische nichtgonorrhoische Urethritis. Arch. f. Dermatol. u. Syphilis Bd. 123, S. 1089—1105. 1916 (c) Paraurethritis und Folliculitis non gonorrhoica. Dermatol. Wochenschr. 1923. S. 1208—1209. — v. WAHL, A.: (a) Die Bakterien der normalen männlichen Harnröhre. Zeitschr. f. Urol. 1901. Nr. 3. (b) Die Erreger der chronischen Urethritis. Dtsch. med. Wochenschr. 1911. S. 1118. — WASITSCH: Fluor und Vulvovaginitis bei Brustkindern. (Russisch.) Ref. Dermatol. Wochenschrift 1926. S. 1529. — WASSILJEW: (a) Die nichtgonorrhoischen, bakteriellen Urethritiden. Venerologia und Dermatologia 1926. Nr. 4. (Russisch.) Ref. Dermatol. Wochenschr. 1926. S. 1778. (b) Massenerkrankungen an Vulvovaginitis in einem Mädchenpensionat in Leningrad. Ibidem 1925. Nr. 3. Ref. Zentralbl. f. Haut- u. Geschlechtskrankh. Bd. 19, S. 191. — WERTHER: Urethritis simplex. Verein Dresdener Dermatologen und Urologen. 8. Dez. 1922. Zentralbl. f. Haut- u. Geschlechtskrankh. Bd. 14, S. 296. — WHITNEY: The genital lesions of diabetes which simulate venereal diseases. Urol. a. cut. review 1913. p. 59—63. — WOLBARST: The diagnosis of inflammations of the male urethra. New York med. journ. 1920. p. 521. Zitiert bei RAVOGLI.

Namenverzeichnis.

(Die schrägen Zahlen verweisen auf die Literaturverzeichnisse.)

Abe, K. *70*.
Acena, M. 368, *386*.
Acquaviva, R. 65, 77, 99, 143.
Adam 205.
Adams, F. 211, *212*.
Addario 504.
Adrian, C. 4, 7, 10, 33, 35, 36, 39, *66*, 90, 498, *522*.
Agala, G. *386*.
Ahern 145, 146, *194*.
Aja, de 490, *522*.
Albaran 306.
Albert, E. 223, 252, 257, *261*.
Albertini 514, *522*.
Albrecht, P. 244, 248, 249, *261*.
Alessio *212*.
Alexander 99, *131*.
Ali, M. *457*.
Allan, F. J. *461*.
Allanche *522*.
Allen, G. W. 514, *522*.
Allenbach 179, *194*, 208.
Allis *261*.
Almkvist, J. 65, *66*, 114, *522*.
Althaus 237, 261.
Alvarez *142*, 271, *386*.
Amat 117, *134*.
Amstad R. 17, 46, *66*.
Ande, N. 365, 386.
Anleis 448, 457.
Antoni 120, *131*.
Antonietti *522*.
Appel 392, 406, *413*.
Aragão, H. 434, 435, 437, 444, 445, 447, 454, 455, *457*.
Araujo de Souza, H. C. 436, 438, 439, 441, 457.
Arkspianz 47, *70*.
Arndt, G. 179, *194*, 204, *212*.
Arning, E. 107, 113, *131*, 266, 316, *386*.
Arnstad, R. 97, 99, *131*.
Arzt, L. *386*, *413*.
Aschoff, L. 167.
Astruc 265, *386*.
Aubert 478, *522*.
Aubert, M. 6, 9, 34, *66*.
Audry, Ch. 12, 17, 32, 36, 42, 43, *66*, 119, *131*, 170, 171, *194*, 415, 417, *430*.
Auspitz, H. 3, *66*.
Auzias-Turenne, J. A. 3, 6, 7, 57, 58, 59, 61, *66*.
Ayres 492, 522.
Azua 26, *66*, 81, *194*.

Baba, T. 51, *66*.
Babes, v. 16, 49, 50, 56, *66*.
Baermann, G. *386*, 491, 496.
Baginsky *386*.
Bahr 86.
Bail 402.
Baker, Th. 520, *522*.
Balban *194*.
Balfour 265, *387*.
Balina, P. L. 65, *66*, 119, *132*.
Ballenger 485.
Baltzer, H. 307, 378, *387*.
Balzer 301, 305, *387*. 418.
Balzer, F. 24, 30, *66*, 183.
Balzer, M. 96, *132*.
Banciu, A. 49, 51, 52, 56, *72*.
Bande *132*.
Bandler 415, 417, *430*.
Bang 269, 273, 286, 337, 338, *387*.
Baracchi 511, *525*.
Baranokow 491.
Barbezat 268.
Bardeleben 186.
Barker 508, 509, 517, *522*.
Barlow 479, 487, 497, *522*.
Barreau, 463, 465, *476*.
Barrio de Medina 83, 125, *132*, 138.
Bartels, P. 42, *66*.
Barthe de Sandfort 365.
Barthélémy, R. *132*.
Barthélemy, T. 58, *70*.
Bassereau 5, 7, 76, 265, *387*.
Bataille 267, 268, 277, 278, 279, 280, 281, 287, 316, *387*.
Battle 179.
Baum, Herm. 129, *132*.
Bäumer 497, *522*.
Bazy 183.
Beatti, M. *458*.
Beaumès 267, *387*.
Beauvais 266, 309, 357, 358, *387*.
Becher, H. 120, 124, *132*.
Beckmann 415, 421, *430*.
Beeson, B. Barker, *132*, 438, *458*.
Bejarano 66.
Belgodère *66*.
Belk, W. S. *141*, 444, 446, 448, *466*.
Bell 76, 265, *387*.
Bella, de 471, 472, 473, 511, *524*.
Bellanger *522*.
Belloir 83, 96, *132*.
Belot *132*.
Benedek, T. 379, *387*, *522*.
Benoît 9.
Benzecri, E. 26, 71, 81, *139*.
Bérard 145.
Bergel, S. *66*.
Berdal 267, 268, 277, 278, 279, 280, 281, 287, 316, 321, *387*.
Bering, F. 30, *66*.
Berkeley, H. *387*.
Bernard *476*.
Bernasconi 189, *194*.
Berndt, F. 124, *132*.
Bernucci 302, *387*.
Besançon, F. 2, 33, 47, 48, 49, 52, 53, 59, *66*.
Besredka 64.
Best, R. R. 444, *458*.
Bettmann 509, *522*.
Biach, M. 65, *67*, *135*, 512, *524*.
Biberstein, H. 30, *67*.
Bidder, A. 227.
Biedencamp 9.
Bier 159, 187.
Biesiadecky 18.
Biland 489, 496, 520, *522*.
Billquist, O. *387*.
Bingel 392, *413*.
Bingler *522*.
Binneau 223.
Birnbaum, Georg 99, *132*.
Bisset 305.
Bitschai 305, 306, *387*.
Bize, S. R. *143*.
Bizzozzero *522*.
Björling 415, 419, *430*, 487, 493, *522*.

Blaise, H. *132*.
Blaschko, A. 110, 130, 182, 186, *194*, 298, *387*.
Bloch *132*.
Blum, P. 40, *69*, *136*.
Blumenthal, Franz 99, *132*.
Bockenheimer 116.
Bockhart 478, 489, 494, 495, 502, 521, *523*.
Bodineau *136*.
Bodländer 491, 495.
Boeck, W. 3, 5, 6, 7, 8, 9, 60, *67*.
Boeckel, A. 513, *523*.
Boidin, L. 65, *67*.
Bókai, J. jun. 214, 217, 226, *261*, 267, 268, *387*.
Bókai, sen. 319, *387*.
Bonne, C. 438, *458*.
Bonneau 514, 515, *524*.
Bonnet, L. M. 67, 124, *132*, *387*.
Bonnière de la Lucellerie 301, 305, *387*.
Boodfeeld, E. 83, *132*.
Borchard, E. 129, *132*, 156, 184, *196*.
Bord, B. 26, 73.
Boross 194.
Borris *476*.
Bory, Louis *132*, 463, 474, 475, *476*.
Bosanquet, W. C. 442, *458*.
Botalli, Leonhard 75.
Bouchut 266, *387*.
Boudre 308.
Boulin *141*, 463, 467, *477*.
Bourgade 367.
Boussier, R. 415, 422, *431*.
Boutin, S. 145, 170, *197*.
Bouttier 115, 141.
Boyer, A. 145, 153, *194*.
Bradsley 237, *261*, 266, *387*.
Braendle 156, 170, 189, 190, *194*.
Braine *261*, 318, *387*.
Bralez, J. *142*.
Brams, J. 17, 47, 51, 53, *67*.
Brandt 384, *430*.
Brandweiner *132*.
Brau 415, 416, *430*.
Brault, J. 33, 45, *67*, *132*, *463*, 474, 475, *476*.
Braun 239, 240, 298.
Braun, H. *261*.
Brauns, J. 269, *387*.
Breinl, A. *458*.
Brennermann 319.
Brill 365.
Brisac *388*.
Brizard *132*.
Brocq, L. 2, *67*, 114, 321, 327, *387*.
Brodfeld *523*.
Brohl 146, 168, 179, *195*.
Broich, I. v. 205, 206, 207, 208, *212*.
Bromberg, S. *195*.
Brook, G. E. *458*.
Brouardel *132*.
Broustet, P. 61, 64, *134*.
Brown 7.
Bruchet 520.
Bruck, C. 17, 30, 53, 61, *67*, 76, 98, 124, *132*.
Bruckmann 190, *195*.
Bruhns, C. 36, 42, *67*, 83, 87, *132*, 147, 156, 173, 185, *195*, 419.
Brun, R. de 265.
Brünauer, St. R. *132*, 392, 398, 399, 400, 403, 406, 407, *413*.
Bruneau 7.
Bruner, E. 83, *132*.
Brusac 367.
Bruusgaard *132*.
Büdinger, K. 243, 245, 251, *261*.
Buel 83, *132*.
Bueler 269.
Bumm 403.
Bumstead 9.
Buquicchio, A. 383, *387*, *413*, 422, 427, *430*.
Burckhardt 480, *523*.
Buren, van 145, 146, 158, *195*.
Bürger *132*.
Burmeister 486, *523*.
Burnier 30, *67*, 485, *523*.
Buschke, A. 4, 5, 6, 7, 8, 9, 10, 14, 17, 31, 32, 33, 34, 36, 39, *67*, 90, 103, 112, 125, *133*, 178, 179, *195*, 203, *212*, 221, *261*, 269, 298, 364, 365, 386, *387*, 494, 495, *523*.
Busque, J. 133.
Butler, C. S. 458.
Buzoinu, G. 365, *387*.
Buzzi, O. 203, *212*.

Cahn 486, *523*.
Calderon, Luna 8.
Calderone 415, 417, *430*.
Callomon, F. 146, 147, 148, 170, 182, 183, *195*, *212*, 481, 483, 492, 495, 499, 502, *505*, 513, 515, 521, *523*.
Cameron 155.
Camescasse, J. 422, 430, *431*.
Campana *133*, 260, *261*.
Campbell, M. T. 305, *387*, *458*.
Candela Ortels 509, 510, *523*.
Cantle *461*, 476.
Cao, G. 271, *387*.
Cappelli 475.
Carle 365, *387*.
Carlier 515.
Carnot 475.
Carter, M. R. 442, *458*.
Casal, C. 65, *68*.
Casal, Garcia *73*, 119, *133*, *195*.
Casoli 268, 319, *387*.
Caspary 18, *133*.
Cassuto 65, *67*.
du Castel *261*, 269, 321, 322, 362.
Castellani, A. *458*, *476*.
Castelnau 59, 387.
Cattaneo, L. 206, 211, *212*.
Cavallucci, U. *67*.
Cayla 415, *431*.
Célestin, Puche 7, *133*.
Chajes 491, *523*.
Chalmers, A. J. *458*.
Chalmers, E. *476*.
Chamberlain, W. P. *458*.
Chapple 521.
Charrier 307.
Chartres 365.
Chasseignac, E. 463, *476*.
Cheinisse, L. 12, 14, 17, 32, 43, 64, *67*, 82, 126, *133*.
Chetvood 146, 159, *195*.
Chevalier, P. 463, 465, *476*.
Chevany *476*.
Chiari 520.
Chicester, W. R. 369, *387*.
Chitrowo, A. 82, 133.
Chopart 227.
Choyce, C. C. *458*.
Christeller, E. *195*, 202.
Cecil 438.
Cinquemani 159, 187, *195*.
Claasen, H. L. *458*.
Clairk 266, *387*.
Clarke *476*.
Claude 146, 158, 159, 187, *199*.
Cleland, J. B. 441, *458*.
Clellan 158.
Clement, Fernand *133*, *142*.
Cloquet 42.
Cnopius, N. 437, 438, 444, 454, *458*.
Cockburn 223.
Coenen 155, *195*, 305, *387*.
Cohn, Emanuel *133*.
Cohn, Paul 495, *523*.
Colombini, P. 10, 12, 17, 32, 33, 34, 36, 39, 59, *67*, *133*.
Colombino 490, *523*.
Colston 189, *199*.
Compagnolle, de 484.
Conseil, E. *67*.
Constantinesco 513, *523*.
Conyers, J. A. 433, *458*.
Coquet, de *133*.
Corbineau *195*.
Corbus, B. C. 268, 269, 296, *387*.
Cordier 238, *261*, 267, 318, *387*.

Cornwall 447, *458*.
Cornil, V. *67*.
Coronini, C. 296, 355, *387*.
Coughlin, W. F. 457, *461*.
Coulard *476*.
Coulhon *133*.
Courtade 133, 183.
Couvert, G. 61, *67*.
Couvy, L. 269, 365, *387*.
Covisa 65, *67*, 104, 119, *133*, *195*.
Cowie, A. 271, *387*.
Crago 208.
Criado 65, *67*, *133*.
Crivelly 32, *67*.
Crochane-Knoxville 146, *195*.
Crocker, H. R. *458*.
Cross, J. B. *387*.
Crosti 383, *413*, 415, *431*.
Cruveilhier 65, *67*, 119.
Csillag, J. *133*, 371, *387*.
Čučelow 279.
Cullerier *387*.
Cumming, H. L. *458*.
Curjel, D. F. *458*.
Cuthbert, C. F. *458*.
Czaplewski 271, *387*, 492, *523*.
Czerny 521.

Daggett 243, 244, *261*.
Dalla Favera 207, *212*.
Dalous 415, 417, *430*.
Dalton 309.
Damadienne, A. 241, *261*.
Daniels, C. W. 433, *458*.
Danlos *388*.
Darcy 237, *261*.
Darier 119, 321, 326.
Darré 417, *431*, 463, 472, *476*.
Darwent, E. N, *458*.
Dastidar, F. K. Gliosh 481, *523*.
Daub, A. 20, *67*.
Davis, D. J. 57, *67*.
Davis, L. 48, 49, 51 52, 58, *67*.
Davis Collay *261*.
Decker *133*.
Deibert 47, 48, 50, 51, 52, 56.
Delaborde, Ch. 145, 146, 153, 155, 158 *195*.
Delafosse 148.
Delaunay 417, *431*.
Delbanco, E. 2, *67*, 159, 160, 161, 162, 163, 177, 179, 183, 184, 186, *195*, 208, 209, *212*, 222, *261*, *388*, 392, 401, 406, *413*, 515.
Delbet 120, 513, *523*.
Delcroix de Coster 182, *195*.
Delpèche 289.
Delthil 367.
Demarquay 146, 159, *195*, 205, 223, 228, *261*, 266, 268, 367, *388*.
Demolder *133*.
Dempwolff, O. 433, *458*.
Dénucé 227, *261*.
Desprès *133*.
Desrielles 265, *388*.
Destéfano, Fr. 105, *133*, 463, 464, 476.
Deutsch, A. 17, 45, *67*, *133*, 498.
Deutsch, S. 242, *261*.
Devroye, M. 145, 183, *195*.
Dick 388.
Diday, P. 3, 5, 32, 59, *67*, *133*, 146.
Dieffenbach 217, 242, *261*.
Diehl *523*.
Dietel *523*.
Dietel, F. 244, 248, 251, 252, *261*.
Dieulafoi 305, 309, *388*.
Diot 64, *70*, 120, *137*.
Döderlein, A. 103, 273, 373, 382, *388*, 403, *413*.
Doiteau *261*.
Dömeny 22, *264*, *391*.
Donato, Jean *133*.
Donovan, W. M. *388*, 438, 442, 443, 447, *458*.
Doutrelepont 271, *388*.
Drachter, R. 247, *261*.
Drè Kolias, G. 208, *212*.
Dreyer, A. 56, *67*, 146, 184, 190, *195*, 223, *262*, 283, 335, 392, 400, 406, 490, 491, 495, 498.
Dreyfus 367, *388*.
Drimpelmann, K. 89, *133*.
Driscoll 492, *523*.
Drouet *143*.
Drouineau 69, 99, 120, *136*.
Druelle 82, 83, *135*, 371, *388*.
Druner 244, 248, 252, 259, *262*.
Dub, Leo 124, *134*, 239, *262*.
Dubs 306, *388*.
Dubendorfer 490.
Dubois, F. 119, *134*.
Dubreuilh, W. 10, 12, 14, 17, 32, 33, 61, 64, *67*, *68*, *134*.
Dubuc 146, 367, *388*.
Duca 318, *388*.
Ducleaux 241, *262*, 268, 305.
Ducourtioux 66, *68*, 83.
Ducré 93, *134*.
Ducrey, A. 1, 2, 5, 6, 7, 10, 11, 12, 13, 14, 16, 17, 22, 23, 24, 25, 33, 39, 59, *68*, 76, 90, *134*.
Dufour 475, *476*.
Duhamel 69, 99, 120, *136*.
Dujardn 93, *134*.
Dujarrier 211.
Dumas 463, 472, *476*.
Duncan *432*.
Dupasquier *139*.
Duplouy 159, 186, *195*.
Dupuytren 146, 148, 155, 156, 157, 158, 163, 164, 168, 169, 170, 171, 172, 173, 174, 175, 176, 177, 181, 184, 186, 192.
Durand, P. 4, 48, 50, 52, 56, 61, 62, 63, 64, *68*, *72*, 89, 99, *134*, *139*, 146, *195*, 463, 464, 472, *476*.
Durand, V. *134*.
Durand-Fardel 311.
Duruc 266.
Duvergey, J. *523*.

Eberson, Fr. *476*.
Eberth 222, *262*.
Ebstein 516.
Echtenmeyer 148, 186, *195*.
Eddows 256, *262*.
Edel, K. *523*.
Eggers, H. E. *458*.
Ehlers *476*.
Ehrich, W. S. *458*.
Ehrmann, S. 40, *68*, 112, *134*, 242, 243, 253, 255, 256, 260, 261, *262*, 307, 379, 428.
Eicke, H. 99, *134*.
Eisele, A. *134*.
Eiselsberg 159.
Eisenmann, 388.
Eisenstädter, M. 206, 207, *212*.
Elek *134*.
Eliasberg, J. 43, *68*.
Elischer 214, *262*.
Ellermann 340, *388*.
Emery 268.
Emmert 217, 242, *262*.
Engelen *523*.
Englisch 215, 227, *262*, 266, 308, 309, 367.
Engwer 487, 488, 490, 491, *523*.
Eraud 489.
Ercoli, O. 184, *195*.
Esmarch *431*.
Estay 112.
Etienne 146, 148, 186, *195*.
Ezickson, W. 480, *523*.

Fabry, J. 192, *195*, 301, 378.
Fahrquar 415, *431*.
Faitout 479, 515, *523*.
Falb, W. 243, 246, *262*.
Falcke *461*.
Falcone 267, *388*.
Fasani-Volarelli, F. 27, 29, *68*, 85, *134*.
Fatischi, G. 244, *262*.
Fauvre 268.
Favera, dalla 207, *212*.
Favre, A. 40, 46, *134*, 463, 464, 467, 468, 471, 472, 474, 475, *476*, *477*.
Favre, M. 387.

Fay, A. 3, 4, 34, 39, 65, *68*, 125, *134*.
Feibes, E. 116, *134*.
Feleky 194.
Ferier 475, *476*.
Fernandez, A. *134*, *458*.
Fernández, V. *523*.
Ferrari, P. 10, 11, *68*.
Ferraro *476*.
Ferrier 211.
Feygin, N. 243, 246, 251, *262*.
Feyster, F. *388*.
Fiacco, G. B. *134*.
Fiessinger *476*.
Finger, E. 9, 10, 17, *68*, 114, 129, *134*, 146, 152, 154, 182, *195*, *262*, 267, 269, 298, 306, 319, 382, *388*, 491, 502.
Finnerud, C. 392, *413*, *414*.
Fiocci 415, 431.
Fiocco 5, 17, 27, 29.
Fiori, P. 105, *134*.
Fiquet 415, *431*.
Fischer, A. 14, 56.
Fischer, F. 4, 14, 15, 39, 47, 49, 52, 56, *68*.
Fischer, M. 480, 506, *523*.
Fischl, F. 87, 148, *195*, 269, *388*.
Fišer, L. 202, *212*, 491.
Fister, G. M. 193, *197*.
Fleischmann 517, *523*.
Flemming 266, *388*.
Flu, P. C. 444, *459*.
Föderl, O. 242, 244, 247, 251, *262*.
Fonio 187.
Fönss *134*, 392.
Fontana, A. 19, 59, 61, *68*, *134*, 334, *388*.
Fontognent *476*.
Fonvielle 117, *134*.
Forns, M. *134*.
Foerster, A. 158.
Förster, H. 124, *135*.
Fort Le *262*.
Foster, M. 438, *459*.
Foster, O. H. 223, *262*
Foucard 155.
Fournier 65, 79, 99, 120, *135*, 145, 178, 203, 266, 268, 305, 301, 309, *388*, 511.
Fournier, A. 5, 7, 28, 35, 58, *68*, *70*, *74*, *143*.
Fournier, H. 32, *68*.
Fournier, L. 64, *68*, *135*.
Fowler, A. 459.
Fox 415, *431*.
Fraenkel 271, 520, 521.
Frangenheim, P. 159, 162. 163, 165, 167, 179, 187, *195*.
Frank 517.
Frank, A. 156, 157, 174, 175, 184, 189, *195*.
Frank, E. R. W. 114, *135*.
Franqué 326, 327.
Franz 488.
Fraser, A. R. 438, 456, 457, *459*.
Frei, W. 41, 47, 48, 50, 62, 63, 64, 65, 99, 100, 120, *135*, 463, 465, 473, *476*, *523*.
French, H. C. 115, 116, *135*.
Freund, H. 84, *135*, 272, 334, 335, *388*.
Friedberger 227, *262*.
Friedheim 88, *135*.
Friedländer, D. *459*.
Friedländer, E. *388*.
Friedreich 266, 301, 309, 357, 388.
Friedrich 157.
Friesleben *523*.
Fritsch, v. 508.
Fritsch *431*, 503.
Froment 475.
Frommer, B. 382, 388, 392, 394, 401, 406, *413*.
Frost, A. D. 444, *461*.
Frühwald, R. 190, *196*.
Fuchs, B. 269, 326, *388*.
Fuchs, Dora 31, *68*, *135*.
Fuchs, Ferdinand *135*.
Funk 32, 39, *68*.
Fürst *196*.
Furuta, Sh. 167, *196*.
Fusco 170, 171, 181.

Gaál, A. K. 3, 4, 34, 39, 65, *68*, 125, *134*.
Gabbi, U. *459*.
Gage, J. M. *135*, 438, *459*.
Gagnière *135*.
Gaether 223, *262*.
Gale, H. A. *262*.
Galewsky, E. 146, 148, 153, 156, 158, 159, 162, 182, 186, 188, 189 190, 191, 192, *196*, 392, 401, 406, *413*, 491, 498, *523*.
Galen 75.
Galligo 146.
Galliot 115, *137*.
Gallia, Ch. 61, *68*.
Galloway, J. 433, 448, *459*.
Galup 30, *66*, *132*.
Gamna 463, 468, 471, 472, *476*.
Gamna, Carlo *135*.
Gandy 463, *476*.
Garcia 65, *68*.
Garré 156, 169, 171, 184, *196*.
Garriga, M. 65, *68*, 120, 124, *135*.
Gastinel 463, 472, 474, *476*, *477*.
Gastinel, P. *135*, *143*.
Gastou 371, *388*.
Gaté *139*, 463, *476*, 509, *525*.
Gatewood, E. C. 29, 30, 52, 65, *69*, 76, *136*.
Gatewood, S. C. 120.
Gawronski, v. 490, *523*.
Gaucher, E. *69*, 82, 83, *135*.
Gaymard, L. 41, 42, *69*, 90, *135*.
Gaza, von 157, 174, 176.
Gegenbaur 165.
Geigel, A. 463, *476*.
Geipel 379, 380, *388*.
Gémy 4, 32, *69*.
Genner, V. 364, 365, *388*.
Gennerich, W. 27, 28, 31, 63, *69*, *86*, 105, 110, 125, *135*, 444, *459*.
Geraghty 496, *523*.
Gerbay, A. *138*, *389*.
Gerby 269, 321.
Germa *262*.
Gerson 243, 244, *262*.
Gerster 159, 187, 196.
Ghon 296, 355, *388*.
Giblin, W. E. *459*.
Gibson, N. M. *523*.
Giemsa 54, 55, 56.
Giffard *459*.
Gilette 239.
Giovanni, S. 4, 8, *69*, 82, 126, *135*.
Girard 494, *523*.
Girgolaff 159, 167, 187, *196*.
Gjorgjevič *523*.
Glass, F. 217, 240, *262*.
Glingar *135*, 485, 499, 506, 512, *523*, *524*.
Gobbi, L. 204, 205, *213*.
Goebel 205, 208, 212, *213*.
Gohrbandt, P. 324, *388*.
Golay, J. 92, *135*.
Goldammer 159, 184, 188.
Goldberg 489, *524*.
Goldberger 112, 119.
Goldberger, Eduard *135*.
Goldberger, E. J. *135*.
Goldberger, J. *135*.
Goldberger, S. M. *135*.
Goljachowski *524*.
Goldsmith 433.
Goldzieher, M. 31, *69*, 444, 446, 447, 448, 457, *459*.
Gonnella 516, *524*.
Gönner 403.
Gonzales, E. *459*.
Gonzalez, E. *137*.
Goodman, H. 119, *135*, *140*, 438, *459*, *466*.
Gördes *136*.
Goth 380, *388*.
Göthlin 159, 169, *197*.
Goubeau 126, *136*, 495, *524*.
Gougenheim 7.
Gougerot, H. 34, 35, 36, 39, 40, 41, *69*, 96, *135*, *136*.
Gram 11.
Gravagna, C. 59, *69*, *136*.
Gray, Major *69*.
Greenberger 497, *524*.

Greffier *388.*
Grellety-Bosviel *139.*
Grey 29.
Griffon, V. 2, 33, 47, *66.*
Grimberg 492, *524.*
Grindon, J. *459.*
Groleau *136.*
Grón 495, *524.*
Gross 491, 495, 498, *524.*
Gross, J. B. 269.
Gross, M. 27, 28, 29, *69.*
Grossmann *196.*
Grosz, S. 392, 400, 406, 410, *413*, 498.
Grothusen *459.*
Gruhzit, O. *136*, 444, *459.*
Grünfeld 136, 463, *476*, 509.
Gruveilhier, Louis *136.*
Grzibowski, P. *136.*
Guarch, F. *459.*
Guarici, C. 145, 146, 189, *196.*
Guarneri 504.
Gübler 266, 309, *388.*
Gudelius 506.
Guerrieri *196.*
Guiard 479, 497, 516, *524.*
Guillement 268.
Guillery *262.*
Guinon 520, *524.*
Gumpert 221, *261.*
Gumpert, M. *136.*
Günther 223, 226, *262.*
Güntz *136.*
Guszmann, J. 29, *69*, *136.*
Gutmann, C. 99, *136.*
Guttmann 211.
Guyon 153, 305, 306, 308.

Hababou-Sala, J. 49, 50, 51, 52, 59, 64, 66, *69*, 120, 463, 472, 477.
Häberlin 415, *431.*
Habs 244, 248, 249, 252, *262.*
Hacker 265, *388.*
d'Haenens 511, *524.*
Hagedorn 244, 248, 249, 252, *262.*
Hagin 520, *524.*
Hagiwara, R. 513, *524.*
Hahn, G. 154, *196.*
Halberstaedter, L. 503, *524.*
Hallopeau, H. 2, *69*, 317, *388.*
Hamburger, Fr. 240, *262.*
Hamm, A. 54, *69.*
Hamonic 515.
Hannover 266.
Hanns, A. *136*, 463, 471, 472, 474, 475, *476.*
Hardy 463.
Harold, C. H. H. 30, 65, *69.*
Harris *387.*
Hartlieb, E. P. *136.*
Hartmann, 183, *196*, 340.
Haslinger 513, *524.*
Haslund, O. 269, 316, *388*, *524.*
Hassal 266.
Hatieganu, Julius *136.*
Hatzfeld, A. 120, *136.*
Hausmann 403, 463, 475, *476.*
Hawkins, J. *388.*
Haxthausen, H. 3, 30, *69.*
Healy 415, 421, *431.*
Hebra, H. v. 9.
Hecker 159, 169, 186, 196.
Hedges, Ch. E. 146, 155, *196.*
Hegedus, N. 269, 365, *388.*
Heim, L. 403, *413*, 430, *431.*
Heimann 521.
Heine 289.
Heinrichsdorf, P. 227, *262.*
Heinsius, F. *136*, 419, *431.*
Hell 493, 494, *524.*
Heller 89, *136.*
Heller, F. 38, 39, *69.*
Heller, J. 415, 418, 427, 428, *431.*
Helot 513.
Henle *262.*
Henning 228, *262.*
Henoch 314.
Henry, E. 136, *459.*
Henze, A. *196.*
Herbst R. H. 29, 30, 52, 64, 65, *69*, 76, 120, *136*, *524.*
Hérard 268.
Herff, v. 379, *388.*
Hermandez 265, *388.*
Hermann 194.
Herxheimer, K. 475, 510.
Heuck 146.
Heuss 222.
Heymann 503, 504, *524.*
Hickinbotham, J. R. *458*, *459.*
Himmel, J. 47, 48, 52, *69*, *136.* 483, *524.*
Hines 481.
Hipmann 206.
Hird 205.
Hirsch *459.*
Hirschfeld 205.
Hoehne 380, *388.*
Hoffa,, Albert 33, 69, 157.
Hoffmann *136*, *524.*
Hoffmann, A. 9, *69.*
Hoffmann, Erich 12, 30, *69*, 76, 83, 118, *136*, 272, 334, 335, *388*, *390.*
Hoffmann, G. 226, *262*, 324.
Hoffmann, H. 31, 41, 306, *388*, 465.
Hoffmann, W. H. 105, *136*, 439, 448, *459.*
Hofmann, v. 491, 496.
Hofmeier 431.
Hofmeister 488.
Hogge 489.
Holländer 304.
Holzapfel *136.*
Holzknecht 189, *196.*
Honsel 274.
Höpfner, E. 244, 247, 248, 249, 251, *262.*
Hoppe, Lewis D. *143*, *462.*
Horand 59, 60, *69.*
Horkins 305.
Hörnicke, C. B. 186, 189, *196.*
Horovitz, M. 36, 114, *136*, 145, 148, 162, 171, 182, *196*, 296, 355, *388.*
Horteloup, M. 32, 33, *69.*
Hübbenet, C. 5, 6, *69.*
Hübener 146, 153, 158, 159, 162, 182, 186, 188, *195*, 475.
Hübschmann 64, *69.*
Hudelo 61, 63, 64, 65, *69*, 99, 120, 131, *135.*
Hue *262.*
Hueck, W. *196.*
Huguier 415, 431.
Huitfeldt 159, 187, *196.*
Hummer, G. 244, 249, 252, *262.*
Hunter, J. 32, 59, 75, 265, *389.*
Hurd 237, *262.*
Hutchinson *137*, 155.
Hyde, J. N. *459.*

Iconomu, Sp. 148, 183, *196.*
Ihle, M. 243, *262.*
Imbert 208, 212, *213.*
Immermann 314, *389.*
Isatschik, M. *137.*
Istamanoff, S. S. 47, *70.*
Ito, T. 34, 39, 49, 53, 59, 60, 61, 62, 63, 64, *70*, 120.
Iturbe, J. *137*, *459.*

Jaccoud, de 266.
Jackson, E. S. *459.*
Jacob 83.
Jacob, Louis H. *137.*
Jacobowitz *390.*
Jacobsohn, J. 13, *72.*
Jacoby 202.
Jacoby, M. 166, 167, *196.*
Jadassohn, J. *69*, 103, *137*, 153, 154, 156, *196*, 277, 307, 316, *389*, 415, 424, 428.
Jakob *135.*
Jakobi *137*, 415, *431.*
Jakowlew, S. S. *137.*
Jamain *524.*
Jambon 117, 126, 129, *137.*
James, J. F. 365, *389.*
Jamin, H. *69*, *137.*
Jancke 504, 506, *524.*
Janet 484, 489, *524.*
Janssen, P. 163, 164, 171, *196.*
Jaschke, R. Th. v. 57, *70.*
Jaugeas, F. 475.
Jauregg, Wagner von 65, *74.*
Jausion, H. 64, *70*, 120, *137.*

JEAN, G. *140*.
JEANSELME, E. 64, *70*, *137*, 441, *459*.
JEFFERSOHN, CH. W. 269, 296.
JELTSCHINSKY 3.
JENSEN 286, 338, 348.
JERSILD, O. *137*, 364.
JESIONEK 137, *139*, 385.
JESS 415, 421, 422, *431*.
JESSNER, S. *137*.
JOHNS *459*.
JOHNSON 178.
JOHNSTON 489, 492, *524*.
JORDAN, A. 40, 42, *137*.
JOSEPH, M. 137, 497, *524*.
JOSIPOVICE 491, *524*.
JOURDAN 265, *389*.
JULEANELLE, L. 446, *461*.
JULLIEN, L. 5, 6, 7, 9, 59, 60, *70*, *389*, 517.
JUNÉNEZ, L. P. *459*.
JUNGANO 171, 181, *196*.
JUNGHANNS 517, 519, 520, *524*.
JÜRGENSEN *389*.
JURQUET, M. E. 145, 146, 153, *196*.
JUSTI, K. 43, 46, *71*, 472, 474, *477*.
JUVIN, P. *132*.

KAHN 521, *524*.
KALL 324, *389*.
KAMIMURA, Y. 51, 57, *70*, *137*.
KANTER *390*.
KAPOSI, M. 22, 23, *70*, *137*, *459*.
KAPP 210.
KAPPELLI, J. *137*.
KAREWSKY 227.
KARMIN 492, *524*.
KAST 205.
KAUFMANN, C. 217, 222, *262*, 267, 305, 367, *389*, 479.
KAYSER 459.
KAZDA, F. 243, 245, 246, 252, *262*, 307, *389*.
KEITH 222, *389*.
KEMPE 227, *262*.
KEYE 146, 158, *195*.
KEYSSELITZ *389*.
KIELY, CH. E. 207, 21, *213*.
KINNEAR 480, *524*.
KIOLOMENOGLOU 272.
KIRBY 145, 146, 155, 170, *196*.
KIRCHHEIM 258.
KIRMISSON 237, 242, 243, *262*, 309, *390*.
KIRSCHNER, L. *134*, 269, *388*.
KLARE 301.
KLAUSNER, E. 83, *137*, 494, 496, 500, 507, 509, *524*.
KLEBS *431*.
KLEHMET 208.
KLINGMÜLLER, V. 101, *137*, 185, *196*.
KLINK *137*.
KLOTZ, H. G. 463, *476*, 509, *524*.
KNORR, N. *389*.
KOBRAK, E. 491, 521, *524*.
KOCH 175, 424, 428, *431*.
KOCH, FRANZ *137*.
KOCHER 157, 187, 207, 242, 305, 516.
KOENIGSFELD 492, *524*.
KÖLLIKER, A. v. 165, 222.
KOLLMANN, A. *262*.
KÖNIG, F. 157, 237, 257, *262*.
KOGOS, FR. *70*.
KOLLATH, W. 51, 57, *70*.
KOLOMAN, ANDREAS *134*.
KÖNIG *137*.
KÖNIGSTEIN, H. 17, 29, 35, 39, 40, 41, *70*, 85, 111, *137*, 479, 488, 504, 507, 508, *525*.
KOPLIK 521.
KORTE 305.
KOSMORSKY 40, *70*.
KRANTZ, W. 13, *70*, 272, 335, 375, *389*.
KRAUS 488, 495.
KRAUS, A. 326, 327, *389*.
KREFTING, R. 2, 4, 7, 8, 10, 11, 14, 15, 17, 20, 32, 33, 34, 35, 40, 42, 43, *70*.
KREIBICH, C. 116, 126.
KREN 392.
KRETSCHMER, H. L. 193, *197*.
KRIKORIAN, L. *137*.
KRIKORTZ *197*.
KRISHABER 58, *70*.
KROGIUS, ALI 163, 164, 165, 168, 172, 173, *197*.
KROMAYER, E. *70*.
KROMAYER, E. jr. 80, 88, *137*.
KRÖSING *137*.
KROWCZYNSKI 8.
KRÜGER 415, 419, *431*.
KRUSE 490.
KRUSE, W. 2, 12, 20, *70*.
KRYSCZTALOWICZ, FR. 24, 30, *70*.
KUBOYAMA, T. 58, 59, 60, 61, *70*, *137*.
KÜHNE 11, 20.
KUHLENKAMPF *431*.
KUHN 448, 459.
KUJAVA 172.
KUMER, L. *137*, 146, 148, 186, 190, 191, 192, *197*, *198*, 392, 401, 413.
KÜMMEL, W. *139*.
KURITA, M. T. 64, *70*.
KÜSTNER, H. 64, *70*, *431*.
KÜTTNER 156, 169, 171, *196*, 305, *389*.
KÜTTNER, H. 36, *70*.
KUTZMANN, A. A. *213*.
KYRLE, J. 24, 306.
LABHARDT, A. 380, 385, *389*.
LACAPÈRE 115, *137*.
LACASSAGNE, J. 5, 64, 65, *71*, *72*, *138*, *139*.
LACROIX, A. *141*, 145, 170, *197*, *460*.
LADEMANN 111, *143*.
LAEDERICH *70*, 120, *137*.
LAEMMLE, K. *231*.
LAFFONT *138*, 418, *431*.
LAFOURCADE 430.
LAGNEAU 223.
LAIGNEL *476*.
LAISNEY 367.
LALLEMAND 305, 308.
LALLEMENT 301.
LAMANNA 418, *431*.
LAMBERT *389*.
LAMBLING 26, 30, *73*, *141*.
LAMY 520, *524*.
LANGEMAK 244, 249, 252, *262*.
LANA, MARTINEZ *138*.
LANDOIS 210.
LANET, A. *134*.
LANG 463, 476, 511.
LANG, E. 5, 28, *71*, 127.
LANGER, E. 6, *67*, 203, *212*, 269, 364, 365, *387*, *389*.
LANGHANS 163, *197*.
LANGSTEIN *262*.
LANZ, A. J. *138*.
LANZIG, G. 365, *389*.
LARREY 246.
LARRIER *476*.
LASER 271, *389*.
LASNET, A. 6, 10, 12, 14, 17, 32, 33, 35, 45, *68*, *71*.
LAURO 415, *431*.
LAUTER 306.
LAVASTINE *476*.
LAVENANT 148, 155, 170, 182, *197*, 490, *524*.
LAZIO, GARCIA, D. S. *71*.
LEBLOND *138*.
LE BOURDELLES, A, C. B. 475, *477*.
LECENNE 305.
LE DANTEG, A. *459*.
LEDERMANN, R. *138*, 491.
LEDRAN 246.
LEFORT 242.
LE FUR, R. 183, 365, *389*, 509.
LEGAY *525*.
LEGENDRE 367, *389*.
LEGRAIN, P. *143*, 271, *389*, 489, 495, 517, *525*.
LEGROS 305.
LEGUEU 146, 192, *197*, 307.
LEHMANN, K. B. 2, 18, *71*.
LEIBOVICI, R. *213*.
LEINER, G. *138*.
LEINERT 419, *431*.
LEISSNER, O. 5, 17, *67*, 133, 365, *387*.
LEITES *525*.
LEJARS, F. 463, *476*.

Leloir 158, 305.
Lenartowicz, J. *138*, 392, 394, 398, 400, 406, 410, *413*.
Lenglet, E. 2, 10, 14, 15, 16, 17, 18, 47, 48, 52, 55, 56, 59, *71*.
Lenhossek, v. 159, *197*.
Lennhoff 17, 35, 46, 60, *71*, 97, *138*.
Lentzmann 110.
Lenz *197*.
Lépine 256, *262*.
Le Sourd, L. 2, 33, 47, 57, 58, 61, 66.
Lesser 76.
Lesser, E. 76, 99, 431.
Lesser, Fritz 17, *71*, *138*.
Letulle *476*.
Letzel *138*.
Leuchert 266, 367, *389*.
Levaditi 286, 453.
Levin, E. 184, *197*.
Levy 415.
Levy, Ch. J. *525*.
Levy, S. *134*.
Levy-Bing *138*, 269, 321, *389*.
Levy-Lenz *138*.
Lewandowsky 316, 360.
Lewin *138*, 210.
Lewin, G. 223, *262*.
Lewinthal 57.
Lewis *262*.
Lewkowicz 340, *389*.
Lexer, E. 156. 169, 171, 187, *196*.
L'Hardy *476*.
Lichtenberg, A. v. 306.
Lier 156, *197*.
Lilienstein *197*.
Lima, O. R. 430, *431*.
Liman 3.
Lindemann 6.
Lindner 503, 504, 506, 508, *525*.
Linhart 243, 245, *262*.
Linser 269, 364.
Lip 324.
Lipinski, W. 49, 59, *71*, *138*.
Lipp 129.
Lippert, H. 2, *71*.
Lippmann 184, 185, 189, *197*.
Lipschütz, B. 7, 8, 10, 17, 30, 31, 32, 33, 35, 36, 40, 42, 43, 45, 47, 49, 50, 53, 56, *71*, 83, 85, 88, 129, *138*, 382, 384, 392, 394, 399, 400, 401, 403, 406, 407, *413*, 491, 493, *525*.
Little, E. G. 19, 85, 95, *138*.
Little, H. G. 456, *461*.
Little, Graham E. A. 29, *7*.
Ljanz, A. *138*.
Locassagne, J. 300, *398*.
Lockett *459*.
Loewe, O. 244, 248, 249, 251, *262*.
Loewenthal, W. 272, 335, *389*.
Löffler, W. 13.
Löhe *213*.
Lonjumeau, P. 64, *68*, 120, *135*.
Lop *138*, *476*.
Lormand 9.
Lortat-Jacob *71*, *138*.
Loth, W. *71*.
Lousse *476*.
Low, G. C. *459*.
Löwenfeld 301.
Löwi, Emil 403, 406.
Lubenau 472.
Luca, de 9, 32, *71*, 267, *389*.
Ludwig 510.
Luithlen, F. 5, *71*, 84, 86, *138*.
Luna Calderon 8.
Lustgarten 488.
Lustig, A. *459*.
Lutz, W. 463, *476*.
Luxardo 59, *71*.
Luzzati *476*.
Lynch, Kenuth M. *138*, 447, *459*.

Maassen 402, 406.
Mac Donald, A. 415, *430*.
Mac Cormac, H. *458*.
Macedo, C. M. *460*.
Mac Farlane, J. *143*.
Mac Gregor *460*.
Mac Lean, J. B. *460*.
Mac Lennan, A. 441, *450*.
Mac Leod, K. 433, *460*.
Maggi *138*.
Maitland, J. 433, 438, 441, *466*.
Malgaigne 259, *262*.
Malis, J. 201, *213*.
Mandelbaum 159, 187, 196.
Mangateira-Albenaz 365, *389*.
Manino, L. 9, 11, 32, 39, *71*, 267, 268, 279, *389*.
Mannaberg 488, 519.
Manson, P. 433, *460*.
Manson-Bahr, Ph. 86, *138*, *460*.
Mantegazza 10.
Mañuceo Villapadierna *525*.
Maplestone, P. A. *138*, *460*.
Marcus 184, *197*.
Maresch 79, 296, 351, 355, *389*.
Mariani 381.
Marie 367, *389*.
Maringer 497, *525*.
Marini *71*, *138*.
Marion 463, *476*.
Marras, A. *138*.
Marsa *389*.
Marschalko, Th. v. 31, *71*.
Marshall, W. A. *197*.
Martenstein, H. 7, *71*, 147, 148, 149, 150, 153, 155, *156*, 157, 158, 170, 173, 175, 184, 190, *197*.
Martin 237, *263*, 415, *431*.
Martin, A. 210, *213*.
Martini, E. 444, *460*, 474.
Massia 5, *71*, *138*.
Mathias 205.
Matlachowski 294, *389*.
Matronola, G. 206, *213*.
Matta, A. A. da *460*.
Matterstock 271, *389*.
Matzenauer, R. 87, 239, *263*, 268, 288, 289, 303, 337, 346, 372, *389*, 415, 417, *431*.
Mauriac 146, 155, 158, 261, *263*.
Maus, J. P. 206, *213*.
Mayeda *525*.
Mayer, M. *138*, *389*, 415, 423, 443, *460*.
Mazarakis 415, *431*.
Mazza, S. *71*, *138*, 415, *431*.
Mazza 269, 326.
Mazzolani, A. D. *138*.
Mc Clellan 188, *197*.
Mc Cornac 296, *389*.
Mc Donnagh, J. E. R. 14, 29, 31, *71*, 85, *133*, 338, 355, *388*, 392, 400, 401, *413*.
Mc Intosh, J. A. 444, 447, *460*.
Meaux Saint-Marc 39, *69*, *135*.
Medi *525*.
Medina, Barrio de 83, 125, *132*, 138.
Megaworian, H. *138*, *139*.
Meinicke, F. R. 99.
Meissner, G. 54, *72*.
Melazzo, G. 114, *139*.
Melchior 271, *389*, 488.
Mendel, E. *525*.
Mercier *263*, 308.
Merian, L. 83, *139*, 189, *197*.
Merle 146, 165, *197*.
Meschtscherski 112, 117, *139*.
Messerschmidt 119.
Meurisse 87, *139*, 365, *389*.
Meyer, Arthur 16, 54, *71*.
Meyer, Delius 316.
Meyer, E. 269, 364, 365, *389*.
Meyer, Fritz M. 189, *197*.
Meyer, Otto *71*, 89, *139*.
Meyerstein 521.
Mibelli 511, *525*.
Michael 517, *525*.
Michaut *143*.
Micič, J. *139*, *389*.
Miekley, J. 40, *71*, 90, 92, *139*.
Mihalkovicz, v. 214, *263*.
Mikulicz 31, *139*.
Milian, M. 30, *71*, 269, 306, 326, *389*, 430, 463, 474, *476*.

MILLER 355.
MILLS, C. 317.
MINASSIAN, P. 82, *139.*
MINET *525.*
MINGUET 515, 517.
MINKOWSKI, O. 266, 367, *389.*
MISKJIAN *139.*
MIYAHARA, A. 51, *71.*
MOBERG 197.
MOELLER 271, *389.*
MOIROUD, M. P. *139.*
MÖLLER, MAGNUS *139.*
MOISESCU *197.*
MOLLA, R. *197.*
MOLLIÈRE 40.
MONACELLI, M. 397, 401, 406, 411, *413.*
MONTEMARTINI 463, 471, 472, *476.*
MONTESANO *197.*
MONTGOMERY, DOUGLAS W. *139.*
MONTILLIER 97, *139.*
MONTPELLIER, J. 26, *71,* 81, 86, *139, 141,* 145, 170, *197, 460,* 493, *523, 525.*
MOORE *71.*
MORAN 489, *525.*
MOREL-LAVELLÉE *139.*
MORGAN 9.
MORIN, A. *138.*
MORINI, L. 83, 124, *139.*
MORITA, T. *197.*
MORRISSEY, P. G. *460.*
MOSEATA 519.
MOSCHKOWITZ 520.
MOSETIG, v. 243, 244.
MOST, A. 36, 42, *71.*
MOUGÈNE DE SAINT-AVID *139.*
MOURADIAN 111, *139,* 487, *525.*
MOURE, P. *213.*
MRAČEK *139,* 491.
MUCHA, V. *139,* 296, 355.
MUEHLENS, P. *460,* 335, 340, *389.*
MÜLLER 222, *262,* 268, 278, 288, 303, 415, 472, 474, *477, 525.*
MÜLLER, A. 297, *389.*
MÜLLER, C. *213.*
MÜLLER, G. *139.*
MÜLLER, HUGO 118, *139.*
MÜLLER, O. 43, 46, *71.*
MÜLLER, P. J. 117.
MÜLLER, R. 35, 65, *71,* 331, 335.
MÜLLER-ASPEGREN, U. *139,* 494, 495, *525.*
MULZER, P. 41, *74,* 80, 87, 89, 90, *139, 144,* 272, *389,* 495, *525.*
MURATA, T. 61, 63, *72.*
MUEN, W. 238, *263.*
MURDOCK, T. P. *460.*
MURRAY, J. G. *460.*
MUSA BRASAVOLA 265.
MUZIO *460.*
NAEGELI, O. 211, *213.*
NAHMACHER 190, *197.*
NAKANO, N. 64, *72.*
NANDER, NIELS *139,* 269, 273, 286, 337, 338, 340, 348, 348, *389.*
NAPOLI, F. DE *139,* 145, 170, 197.
NARATH 521, *525.*
NAST, O. 126, *139.*
NATTAN *476.*
NAUMANN 159, 169, *197.*
NAUNYN, B. 515.
NAUWERCK 208.
NEAL, F. 433, *460.*
NEGRO, F. *141.*
NEISSER, A. 13, 35, 58, *72,* 110, 114, 115, 118, 129, *140,* 424, 478.
NÉLATON, A. 145, *197,* 367, 463, 464, *477.*
NEUFELD 271.
NEUHOLD 223.
NEUMANN 75, 83, *140.*
NEUMANN, F. 148, 178, 183, *197.*
NEUMANN, J. *72,* 204, 208, 217, 222, 266, 269, 289, 314, 319, 322, *389,* 393, *413,* 512.
NEUMANN, R. O. 2, 18, 42, *71.*
NEUMARK, H. 145, 146, 147, 148, 155, 156, 158, 165, 170, 183, 184, 186, *197.*
NEWHAM, H. B. *459.*
NICOLA, A. DE *197,* 463, 464, 471, 472, 475, *476, 477,* 509, *525.*
NICOLAS, G. 300, *389.*
NICOLAS, J. 64, 65, 105, *140.*
NICOLAU, S. 47, 49, 51, 52, 56, *72.*
NICOLICH 515.
NICOLLE 4, 12, 13, 14, 15, 17, 22, 23, 25, 26, 30, 38, 47, 48, 49, 50, 52, 59, 61, 62, 63, 64, 99.
NICOLLE, CH. 18, 19, 20, 21, 58, *72, 139.*
NICOLLE, M. 20, *72, 73.*
NICOSIA, E. 33, 36, *72.*
NIELSEN 274, 314, 331, *390.*
NIGRISOLI, P. 212, *213.*
NIKOLSKY 210.
NIN POSADOS, J. *460.*
NISBET 1, 38.
NITSCHE 223.
NIVET *140,* 381.
NIXON *525.*
NOBL, G. 36, 37, 38, 39, *72, 140,* 148, 182, 183, 184, *197,* 491.
NOGUCHI, H. 272, 334, 335, 375.
NOGUER, M. 65, *72,* 509.
NOGUER-MORÉ 520, *525.*
NOGUÈS 515.
NUSSBAUM 244, *263.*
NYLANDER 381.
NYSTRÖM 266, 319, *390.*

OBERLAENDER 415.
OBERLING, CH. 513, *523.*
OBERST 240.
OBRASZOW, E. 43, *72, 140.*
OCHS *149.*
OCHSENIUS, K. 237, 240, *263.*
ODSTRCIL, J. 124, *140.*
OEKONOMOS 489, 490, 492, *525.*
OELZE, F. W. *390.*
OELZE-RHEINBOLDT, META 303.
OHNO, T. 24, *72.*
OLIVER *140, 460.*
OLSON 406.
ONORATO, R. 442, *460.*
OPPENHEIM, M. 392, 400, 406, *413.*
ORIBASIUS 265, *390.*
ORLOWSKI 508, *525.*
ORTEGA, R. *140.*
OUDARD *140.*
OUDIN 475.
OWINGS, EDWARD, R. *140.*
O'ZOUX 146, *197.*
OZZARD, A. T. 433, *460.*

PAGENSTECHER 244, 248, 249, *263.*
PAGET 208.
PAKOWSKY *197.*
PAKUSCHER 497, *525.*
PAL 258.
PALLEN 367.
PALTAUF 520.
PANICHI 491, *525.*
PAPACOSTAS 509, *525.*
PAPADOPULO, J. 493, *525.*
PAPPENHEIM, A. 12, 13, 19, 20, *72.*
PARDO, V. *460.*
PARET, PAUL *133.*
PAROUNAGIAN, M. *140,* 438, *460.*
PASCH 506.
PASCHKIS 222, *263, 390.*
PAUTRIER, L. M. 64, *72, 140,* 269, 321, 322, *390,* 463, 472, *477.*
PAWLOW 512, *525.*
PAWLOW, P. L. 119, 140.
PAYENNEVILLE 131.
PAYR, E. 175, 184, *198.*
PEARCE 7.
PECK, S. M .31, *69,* 444, 446, 447, 448, 457, *458, 459.*
PEDERSEN 486, *525.*
PEIPER, OTTO *140.*
PELLIZZARI 268.
PERESCHIWKIN *525.*
PEREWODSCHIKOW 493, *526.*

Perez, José *140*.
Périn *139*.
Perkel *140*.
Perl, H. *140*.
Perl, W. *140*.
Perrin 269, 306, 325, *389*, *390*.
Perthes 273, 286, 338, 353, 354, 355, *390*.
Perutz *198*.
Pescione 415, *431*.
Petersen 82, 90, 117.
Petersen, O. 5, 7, 11, *140*.
Petersen, W. 14, 20, *72*.
Petges, G. *140*.
Petit 301, 488.
Petrivalsky 244, 248, *263*.
Petroff 472.
Petzetakis 481, *526*.
Petzold, A. 90, 96, *140*.
Peuch 59, 60, *69*.
Peyer 207.
Peyri, J. *140*, 302, 318, 327, *390*.
Peyrilhe, Bernhard 145.
Peyronie, F. de la 145, *198*.
Pezzoli 491, 495.
Pfannenstil *390*.
Pfeiffer, H. 1, 18, 56, 57, *72*, 488.
Pfister *526*.
Philipp, E. 371, 376, *390*.
Philipps, Leslie *140*.
Phylactos, A. 13, 31, 40, 41, 46, *72*, 463, 467, 468, 471, 472, 474, *477*.
Picard 497, 516.
Piccardi, G. 269, *390*, *526*.
Pick 485, 516, 520.
Pick, F. J. 9, 13.
Pick, L. *72*.
Pick, Walter *526*.
Picker 490, *526*.
Pierangeli, W. 494, *526*.
Pigeon, E. 463, 472, 475, *477*.
Pilot, J. 269, 298, *387*, *390*.
Pils, H. *413*.
Pinkus, F. 65, *72*, 418.
Pinnard 119.
Piqué 227, *263*.
Pirquet 3.
Pitha, F. v. 2, *72*, 226, *263*.
Pitois 367, *390*.
Planner, H. v. 380, 383, *390*.
Plaut 335, *390*.
Player, L. P. *213*.
Plehn, A. 31, 441, *460*, *477*.
Pluym, van der 491, *526*.
Podraski *263*.
Poech, R. *460*.
Poel, J. van der 145, 146, 182, *198*.
Poelchen 32.
Poirier 155.
Poirson *72*.
Poizot *301*, *387*.
Pokorny *198*.
Ponndorf, W. 65, *72*.
Pontoizeau *72*.
Porai-Koschitz 129, *140*.
Porges, A. 242, *263*, 492, 495.
Porter, H. 213.
Portillo, L. del 42, *72*, 89, 116, *133*.
Portner, E. *263* *526*.
Posner, C. 145, 155, 165, 179, 187, 189, *197*, 508.
Pospischill, D. 384, *390*.
Potrzobowski *198*.
Potts, H. A. 83, *140*.
Poumeau-Delille *138*.
Pousson, A. 182, *198*.
Powell, A. *460*.
Powell, G. 380, *390*.
Pranter 20, 148, 156, *198*.
Praussnitz, C. 54, 64, *72*.
Preuss 307.
Priesel, A 236, 296, 297, 355, *387*.
Priestley, A. *458*.
Pringle, J. J. 29, *73*.
Proksch, J. K. 3, *73*, *198*.
Prowazek, S. v. 334, *388*, 410, 413, 478, 503, 504, 505, 507, 508, *524*.
Puche 7, *132*.
Pulvermacher, L. 155, *198*.
Pupo, A. *460*.
Przedborsky 305, 306, *387*.

Quarelli, G. *140*.
Quast, G. 51, *70*.
Quervain, de 516.
Queyrat, L. 13, *73*, 114, 115, 118, *141*, 304, 326, 327, 328, *390*.
Quinquaud, Ch. E. 20, *73*, 520.
Quiroga, M. 65, *66*, 132.

Rabeau *141*, 463, 467, *477*.
Rabello, Ed. *141*, 444, *460*, *462*.
Radino, N. *141*.
Rae, J. 89, *141*.
Rabut 131, *137*.
Raff 33, *73*.
Rahzes 75.
Raichline 207.
Rájka 146, 148, 149, 155, 156, 189.
Ramazotti, V. 83, *141*.
Ramery, J. *73*.
Randall, A. *141*, 305, *390*, 444, 446, 448, 456, *460*.
Rangachary, S. *460*.
Raphaelsohn, L. 227, *263*.
Rapin 153, *198*.
Rapoport, L. 508.
Rasch, C. 26, *73*, 269.
Ratier *387*.
Ravary-Bourges, M. *141*.
Ravaut, P. 26, 30, 57, 58, 61, 64, 65, *68*, *73*, *74*, 83, *141*, 269, 364, *390*, 463, 467, 471, 474, 475, *477*.
Ravogli *526*.
Ray 237, *263*.
Raynaud, M. J. 86, *141*, *460*.
Rebaudi, V. 126, *141*.
Reboul *132*.
Rebreyoud 247, *263*.
Reclus 263, *309*, *390*.
Reder, A. 4, 60, *73*.
Reed, W. A. *461*, *526*.
Reenstierna, J. 4, 5, 47, 48, 52, 53, 56, 58, 59, 60, 61, 62, 63, *73*, 99, 120, *141*.
Reichel, K. 5, 17, *73*, 86, *141*.
Reichmann 499, *526*.
Reilly, J. 61, *74*, *135*, *143*, 463, 472, 474, *476*, *477*.
Reiter 517, 518, 519, *526*.
Reliquet *198*, 266, 309, *390*.
Remenovsky 380, 383.
Renned, W. *461*.
Restoux 115, *141*.
Reuter 520.
Rey 159.
Rho *477*.
Richardson 516.
Richer *526*.
Ricket 268, 239, *263*.
Ricono, M. 457, *461*.
Ricord, Ph. 1, 2, 3, 5, 8, 9, 10, 32, 33, 35, 36, 38, 59, *73*, 76, 79, 145, 152, 158, 242, *263*, 265, *390*, 512.
Rieck *431*.
Riecke, E. 119, *141*, 419, *431*.
Riedel 187, 424.
Riedinger 168, *198*.
Rieger, C. *141*.
Riehl, G. 148, 154, 190, 191, 192, *198*, 418, *431*.
Rietmann 269, 321, 322, *390*, 463, 472, *477*.
Rille, J. H. 10, 32, 33, 35, *73*, 90, *141*, 225, *263*, 367, *390*.
Rist, E. *459*.
Rist, M. 268, 330, *390*.
Ristič, L. *141*, 384, *390*, 415, 419, *431*.
Ritter 107, *141*, 155, *198*.
Rivalier, E. 61, 62, 63, 64, *73*, *74*, 99, *141*.
Rivière, M. 20, *73*, 415, 422, *431*.
Robb, J. J. *461*.
Roberts 227, *263*.
Robineau 146, 159.
Rocha Lima, H. *461*.
Rodero 497, *526*.
Roeb, W. 6, *73*, *130*, *141*.
Roederer *477*.
Roffo, H. 302, 327, *390*.

Roffo, A. H. *460, 461.*
Rokitansky 158, *198*, 208, *213.*
Roller 266.
Rollet 5, 8, 30.
Rolnick, H. C. *141.*
Roman 296, *388.*
Rona, S. 17, 27, *73*, 155, 268, 288, 290, 303, 330, *390*, 497, *526.*
Ronninger, E. 239, *263.*
Rooker *526.*
Rose 212.
Rosenau *461.*
Rosenberger, F. *141*, 269, *390.*
Rosenmüller 42.
Rosenthal, F. 208.
Rosenwald, L. 126, *141.*
Roser 240.
Ross, C. F. *461*
Rossières 222, *263.*
Rost, G. A. 392, *413*, *461*, 474, *477.*
Rostenberg, A. 392, *414.*
Rothschild, R. 146, 147, 148, 153, 158, 159, 162, 163, 165, 167, 168, 169, 172, 173, 174, 175, 177, 186, *198.*
Rouillard *140.*
Rouquette 241, 246, *263.*
Rouve 415, 421, *431.*
Rovsing 488.
Rozies, H. *141.*
Rubritius 148, 186, 192, *197. 198*, 204.
Ruete, A. 113, *141.*
Ruge *461*, 475.
Rühl, K. 114, *141.*
Rupel, Ernest 119, *141.*

Saalfeld 222, *263, 390.*
Saalfeld, U. 486, *526.*
Sabatier 223.
Sabella, P. 433, 457, *459*, *461.*
Sabouraud, R. 73, 445, 447.
Sachs *141*, 201, *388.*
Sachs, O. 145, 146, 147, 148, 152, 154, 155, 158, 159, 160, 161, 162, 163, 164, 165, 168, 169, 170, 172, 174, 177, 178, 179, 183, 184, 185, 186, 192, 193, *198, 414*, 485, *526.*
Saelhof, Cl. C. 17, 30, 47, 49, 50, 51, 52, 53, 58, 59, 61, 64, 65, *73, 142.*
Saijo, Y. *198.*
Saint Cène 512, *523.*
Saint Germain, de 239.
Sainz de Aja, E. A. 65, *73, 142*, 182, *198*, 490, *522.*
Sajgrajew, M. H. 269, 316, *390.*
Sala, R. A. 463, 471, 475, *477.*
Salanoue-Ipin, H. *461.*
Salinger 306.
Salomon 381, *390.*
Salsotto 238, *263.*
Salvador, G. 461.
Salzmann 492, *524.*
Sanson, D. 438, *461.*
Santolino, C. R. *142, 461.*
Saphier 516, *526.*
Sappey 36, 42.
Sapuppo 59.
Saturski, Albert *198.*
Sayre, L. A. *263*, 309, *390.*
Schade *142.*
Schaeffer, J. *142*, 146, 147, 154, 171, *198.*
Schäffer 223.
Scharff 113, 516.
Schaudinn 76, 334, *390.*
Schaumann, J. 471, *477.*
Scheele, K. 146, 147, 148, 150, 152, 155, 156, 158, 159, 160, 162, 165, 167, 168, 169, 170, 171, 172, 175, 179, 180, 183, 187, 188, 189, *199*, 244, 248, 251, 252, *263.*
Scheffer 489, 490, 491, *526.*
Scheikevitsch *477.*
Schelenz, C. 87, *142, 390.*
Schepelmann, E. 241, *263.*
Scherber, G. 17, 18, 30, *73*, 102, 103, *142*, 223, 228, *263*, 266, 268, 269 288, 303, *327, 389, 390, 392*, 394, 399, 400, 401, 403, 406, 410, 411, 413, *414.*
Scheube, B. *461.*
Scheuer, O. 205, 206, 207, 208, 210, 211, *213.*
Schittenhelm, A. *213.*
Schlechtendahl, E. 244, 248, 251, 252, *263.*
Schleich 240.
Schlesinger *390.*
Schloffer, H. 243, 244, 245, 251, *263.*
Schmid 227, *263.*
Schmidt 365.
Schmidtlehner *432.*
Schmit 519.
Schmitt, Emil *142.*
Schmittkind 79, *142.*
Schmorl 272, 335, *390.*
Schnirer *134.*
Schochet, S. S. *461.*
Scholtz *142*, 146, 515.
Scholtz, W. 115, *142.*
Schönbauer, L. 305, *390.*
Schönfeld, H. 57, *73.*
Schöning, E. 243, 246, 251, *263.*
Schramm 415, *432.*
Schreus, H. Th. 269, 308.
Schridde 428.
Schröder *431.*
Schroeder 423, *432.*
Schubert, E. 244, 249, 252, *263.*
Schuchard 227.
Schucht 88, *142.*
Schugt, P. *390*, 392, *414.*
Schulmann *132.*
Schultz *307, 370.*
Schultz, F. *461.*
Schultz, W. *390.*
Schumacher, J. 19, 20, *74, 526.*
Schweigger-Seydel 214, 215, 216, 222, *263.*
Schweizer 226, *263.*
Schwerin, P. 269, 365, *391.*
Scilla *391.*
Seddák 512, *526.*
Sei, Shigemoto *142*, 474.
Sellyei 194.
Senator 494.
Serra, A. 49, *73, 142, 391.*
Sequeira, J. H. 438, *461.*
Seutemann, K. *142.*
Shattuck, G. Ch. *142*, 456, *461.*
Shillitoe 222, *398.*
Sicilla 26, *73*, 81, 124, 142.
Siebert, C. *142*, 442, 443, *461*, 504, 526.
Siebert, W. 31, *73.*
Sielberg *526.*
Siemens, Werner H. 147, 156, *199.*
Sievers, R. 238, 240, 243, *263.*
Sigmund 266, *391.*
Silva, A. 61, *66, 461.*
Simes, C. *136.*
Simmons 9.
Simon 2, 126, *142*, 266, 267, 314, *391*, 475.
Simon, Cl. *67, 73.*
Simon, L. G. 33.
Simon, R. 12, *73.*
Simonelli, F. *142.*
Singer, G. 223, 227, 238, 269, 311, 364, 366, *391.*
Singer, H. *264.*
Sippel *526.*
Slingenberg *379, 391.*
Small, J. C. 141, 444, 446, 448, *460, 461.*
Smend 155, 159, 168, 173, 179, 180, 187, *199.*
Smith, P. G. 207, 212, *213.*
Snijders 453.
Soimaru, A. 422, *432.*
Soli *477.*
Sommer, A. 17, 76, *142*, 517, *526.*
Sonnenburg 367.
Sonntag, E. 146, 147, 148, 151, 155, 156, 158, 159, 160, 161, 162, 165, 169, 170, 171, 184, 186, 187, 188, *199.*
Sorel *142.*
Sourd le 2, *74.*
Sowade 504, *526.*
Spaak 155.

SPERANSKY, W. A. *526.*
SPERINO 3, 5, *73.*
SPIETHOF, B. 364, 379, *391.*
SPIETSCHKA, TH. 10, 12, 33, *73, 142.*
SPILLMANN 105, *142, 143,* 364, 386, *391,* 474, 475.
SPITTEL *526.*
SPITZER, E. *526.*
SPITZY, H. 227, 241, *264.*
SPRECHER, F. 83, *143.*
SPREMOLLA, G. 364, *391.*
SPROGIS, G. *199.*
STARKE 17.
STEEL, D. *461.*
STEFFEN 403.
STEIN, LAJOS *526.*
STEIN, R. O. 5, 48, 49, 51, 53, 54, 55, *73,* 146, 147, 151, 155, 156, 169, 170, *199,* 392, 406, *414.*
STEINER, M. 266, *391.*
STEIMANN, W. 255, 258, *264.*
STENZING 365.
STEPANOW, A, D. *143.*
STERNBERG 480, 481, *526.*
STEVENS 205.
STEWART, S. 227, 237, *264.*
STIEDA 222, *391.*
STIEKLER, K. 227, 243, *264.*
STILLIANS, A. W. *143, 461.*
STIMSON 205.
STÖCKEL *526.*
STOPCZANSKI 158, 159, 162, 171.
STORM VAN LEEUWEN, W. 65, *73.*
STORP 126, *143.*
STOWERS, J. H. 438, *461.*
STRACHE 46, *74.*
STRANGMANN, C. L. 438, *461.*
STRANZ, H. 189, *199.*
STRASBURGER 516.
STRAUS, J. 11, 32, 33, 35, *74.*
STRAUSS 90, *143.*
STROMEYER 159, 186, *199.*
STRYKER, G. V. 399, *414.*
STUHL, K. 237, 240, *264.*
STÜHMER, A. 518, 519, *526.*
STÜMPKE, G. 30, 48, 64, *74,* 99, *143,* 29,, 364, *391.*
STUTZIN 306.
SUEMATSU, M. 51, 61, *70, 72.*
SULLIVAN, J. C. *213.*
SUTTON 438.
SWAN, R. H. J. *213.*
SWEDIAUR 76, 265, *391.*
SWINBURNE 145, 146, 159, *199.*
SYDENHAM 265, *391.*
SYMMERS, D. 444, *461.*
SYNGHELLAKIS 493, *526.*
SZABÓ, J. 194, *199.*
SZÁSZ 415, 417.

TAENZER 20.
TAKAHASHI, K. 184, *199.*
TAKAPI 515, 520.
TAKEMOTO, F. 64, *72.*
TANDLER 222, *264, 391.*
TANTON 463, *477.*
TANTURRI 9.
TARANTELLI, E. *199.*
TARDIEU 308.
TARNOWSKY 210, *213,* 266, 268, *391,* 511.
TAUSSIG 422, *432.*
TAVEL 271, *386.*
TAYLOR *143,* 145, 146, 158, *199,* 205, 227, *264.*
TEAGUE, O. 47, 48, 50, 51, 52, 56, *74.*
TEISSIER, P. P. 59, *74, 143,* 474, *477.*
TELIZET *264.*
TELTSCHER, E. 305, 306, *391.*
TEREBINSKI 59, *74.*
TER LAAG 491, *526.*
TERÉSA 256, *264.*
TEMESVÁRY, N. 384.
TERRA, E. *461,* 462.
TESCHENMACHER 309, *391.*
TESTUT 222, *391.*
THALMANN 31, *74,* 381, *391,* 413.
THEOBALD, G. W. *213.*
THIBAUT *476.*
THIBIERGE 269, 326, 327, *391.*
THIBIERGE, G. 57, 58, 59, 61, *74.*
THIBIERGE, L. 119, *143.*
THIEME 364, *391.*
THIERFELDER, M. U. 433, 434, 436, 437, 438, 439, 440, 441, 444, 446, 447, 448, 452, 454, 455, 456, 457, *462.*
THIERFELDER-THILLOT, M. 433, 434, 437, 439, 441, 444, 446, 454, 455, *462.*
THIERRY 306, *391.*
THIM, JOS. R. 505, 506, *526.*
THOMPSON, L. *264,* 511, *527.*
THORP, C. G. *462.*
TIÈCHE 269, 299, *391,* 500, *527.*
TIERNY, A. 127, *143.*
TILLAUX 266.
TILLMANNS 184.
TIXIER, L. *143.*
TOBIAS, E. 183, *199.*
TOBIAS, NORMAN *143.*
TOBIASEK, ST. 243, 244, 251, *264.*
TOMAN 463.
TOMMASI *477.*
TOMMASOLI *143,* 267, 268, 319, 330, *391.*
TOMASCZEWSKI, F. 2, 5, 7, 13, 14, 16, 17, 30, 33, 34, 35, 36, 40, 42, 47, 48, 49, 51, 52, 53, 56, 58, 59, 60, *74, 143.*
TORRES, O. *462.*
TORTORA 6.
TOURNIER, E. 339, *391.*
TOUTON, K. 110, 472.
TRACGARD 32.
TRAPE 384.
TRENDELENBURG 87, *143.*
TREUPEL, W. 120, *143,* 364, *391.*
TRILLAT 145, 146, *199.*
TRNKA 243, 244, *264.*
TROILI, C. 521, *527.*
TROUSSEAU 239, 268.
TRUTHOIN 111.
TSCHAPIN 393, *414.*
TSCHIRKY, V. 463, 475, *477.*
TSCHLENOW 418, *432.*
TSCHUMAKOW 79, *143,* 492, *527.*
TSOUMARA 521.
TUCCIO, G. 27, 28, 29, *74, 143.*
TUFFIER 145, 146, 148, 153, 155, 158, 159, 167, 169, 171, 187, *199,* 309, *391.*
TUNNICLIFF 340.
TURNACLIFF *143.*
TURNBULL 59.
TURNHEIM *527.*
TURPIN, R. 65, *67.*
TYOTTA 495, *524.*
TZANCK 117, 126, 129, *137.*

UCHIDA *527.*
ULLMANN, K. 32, 33, *74, 143,* 491.
UNNA, P. G. 1, 2, 11, 12, 14, 16, 18, 19, 20, 21, 22, 23, 26, 27, 28, 29, *74,* 76, 110, 112, *143,* 392, 427, *432.*
UNTERBERGER, S. 35, 40, *74.*
URBAN *527.*
UZAN 492.

VACCAREZZA, R. F. *133,* 463, 464.
VALERIO, A. *213.*
VALVERDE *527.*
VANDALEHR 131.
VANNI 471, *477.*
VANNOD 489.
VAQUEZ *391.*
VEILLON 268, 340, *391.*
VELLA AUS BRESCHIA 75.
VELPEAU, A. 158, 223, 463, 477.
VENOT *143.*
VENTURA 227, *264.*
VERCELLONIUS 265, *391.*
VERCHÈRE 143, 418, *432.*
VERDIER 491, *527.*
VERES, F. v. 485, *527.*
VERHAGEN, A. 438, *458.*
VERNEUIL 155, *199,* 367, *391.*

VERTH, ZUR 146, 147, 148, 150, 152, 155, 158, 159, 160, 162, 165, 167, 168, 169, 170, 171, 172, 175, 179, 180, 183, 187, 188, 189, *199*, *461*.
VIANNA, G. 434, 435, 437, 444, 445, 454, 455, *457*, *462*.
VIDAL 6, 79, 217, 222, *264*, 322,
VIGNE, P. 65, *74*, 99, *143*.
VINCENT, H. 18, *143*, 268, 271, 330, *931*.
VIRGILLO, F. 463, *477*.
VISWALINGAM, A. 457, *462*.
VOLK, R. 183, *199*, 392, 400, 401, 406, 407, *414*.
VOLLMER, G. 300, *391*.
VOLTURA 268.
VÖRNER, H. 4, 17, 27, 80, *143*.
VORSTER 205, 208, 211, *213*.
VREESE, DE 159, *195*.

WADSWOOTH 516, *527*.
WAELSCH, L. 57, *74*, 146, 148, 153, 162, 169, 182, 183, *199*, 271, 273, *391*, 478, 486, 491, 496, 497, 498, 499, 500, 501, 506, 508, *527*.
WAGNER 506, 507.
WAGNER, E. H. 129, *143*.
WAHL, A. v. 488, 489, 490, 495, *527*.
WAKE 226.
WALDEYER 222, *264*.
WALKER, E. L. *462*.
WASSERMANN 488.
WASSILJEW 489, 491, 492, 493, 522, *527*.
WATERS 189, *199*.
WATRIN, J. *143*.
WEAVER 340.
WEBER 208.
WEBER, A. 271, 274, 275, 331, 365, *391*.
WECHSELMANN 111, *143*.
WEGELIUS 403, *414*.
WEIBEL, W. 385, *391*.
WEIDENREICH 54.
WEICHSELBAUM 274, 331.
WEIGERT 20.
WEILL-SPIRE, R. *70*, 120, *137*.
WEINBERG, M. 144, 444, 457, *462*.
WEISER 146, 189, 191, *196*, *199*.
WEISMANN, AUGUST 411.
WEISS, A. *136*, 463, 471, 472, 474, 475, *476*.
WELANDER, E. 5, 6. 9, 11, *74*, 117, *144*, *264*, 267, *391*, 393, *414*.
WELLMANN, G. *462*.
WELLS, A. G. *462*.
WELTER 119, *144*.
WELZ, R. v. 58, 59.
WENDEL 241, 305.
WENDT 265, *391*.
WENIGER 415, *432*.
WERNECK, M. *462*.
WERNER, A. 317, *391*, 520.
WERNHER 415, *432*.
WERTHER, J. 392, 401, 406, *414*, 512, *527*.
WEST *432*.
WETHWILL 237, *264*.
WETTERER 475.
WHITNEY 515, *527*.
WICKHAM 190.
WIEDHOFF 147, 153, 159, 163, 168.
WIESENACK 120, *144*, 364, *391*.
WIGGLEWORTH 9.
WILDBOLZ, H. 201, 202, *213*.
WILE *144*.
WILEY C, J. *523*.
WILLIAMS, C. L. 433, *462*.
WILLIAMS, P. *213*.
WILMS 187.
WILSON 145, 146, *199*.
WILSON, G. 206, 213.
WINFIELD, J. M. 105, *144*, *462*.
WINIWARTER, A. v. 187, 237, *264*, 307.
WINTER 403.
WINTERNITZ 428, 496, 499, 511.
WISE, K. S. 441, *462*.
WITELSHÖFER, E. *264*.
WITELSHÖFER, R. 241.
WITH, K. *144*.
WITHACRE, H. J. 187, *199*.
WITZEL 241.
WITZENHAUSEN 228, 258, *264*.
WOLBARST 492, *527*.
WOLF, M. *461*.
WOLFF, 86, 89, 80, 144, 371, *391*.
WOLFF, A. 41, *74*, 80.
WOLFF, G. *144*.
WOLFRUM, M. 503.
WOLLENBERG 179, 182, 183, 189, *199*.
WOODYAT, L. 243, 244, *264*.
WRIGHT 54, 210.

XYLANDER *144*.

ZAHN 223, *264*.
ZAHVOSKY 319.
ZARATE, J. T. *461*.
ZEHNDER 43, *74*.
ZEISSL, M. v. 6, 7, 28, 29, 36, 41, *74*, *144*, *264*, *391*, 260, 463, *477*.
ZERBINI, C. v. *462*.
ZEVALKINK, R. 269, *387*.
ZIEHL 274, 331.
ZIELER, K. 20, *74*, 110, 422, *432*.
ZIMMERMANN 475.
ZISLIN 148, 155, 170, 182, *197*.
ZUBER 268, 340, *391*.
ZUCKERKANDL, E. *264*.
ZULEGER *199*.
ZUMBUSCH, L. v. 112, *144*.
ZURHELLE, E. 25, *74*.
ZUR NEDDEN 504.
ZUR VERTH *477*.

Sachverzeichnis.

Abscesse in der Vorhaut durch Gonokokken 316, 317.
Agranulocytose 307.
Aktinomykose des weiblichen Genitale 384.
Altersphimose 226, 308.
Amyloid der Urethra 514.
Angina Plaut-Vincenti 87.
Aphthen am weiblichen Genitale 393.
Aphthoid Pospischill 384.
Aphthöse Geschwüre am weiblichen Genitale 383.
Autoinokulation bei Ulcus molle 2.
— mit gemischtem Schanker 8.

Bacillen:
— Döderleinsche Scheidenbacillen 103, 273.
— Matzenauersche 87.
— vibrioförmige 18, 29.
Bacillus crassus Lipschütz 102, 401.
— Ducrey-Unnascher, s. u. Streptobacillen.
— involutus Waelsch 18, 271.
— Streptobacillus urethrae H. Pfeiffer 1.
Bacterium crassum 403.
— ulceris cancrosi 2.
Balanitis 265, 266.
— Actinien als Ursache 318.
— Allgemeinerkrankungen, exanthematische 312.
— Altersphimose 308.
— ammoniakalische Gärung des Harns 308.
— analoge Prozesse beim Weibe 370; s. a. Vulvitis.
— anämische Zustände 319.
— Anatomie des Vorhautsackes 269.
— Antipyrin 315.
— Arsen 315.
— Arzneiexantheme 315.
— atrophisch narbige Veränderungen nach Syphilis 302.
— — Ulcus molle 302.
— Bacillen, fadenförmige 275.
Balanitis, Bacillen, gramnegative, von der Größe der Typhus-Coli-Gruppe 275.
— — gramnegative kurze 319, 323.
— — grampositive, kurze 275.
— — lange, dünne 272.
— Bacillus involutus Waelsch 271, 273.
— Bakteriologie 319.
— — Tommasoli 267.
— — Vorhautsack, normaler 271.
— Balsamica 316.
— Canthariden 308.
— Carbolsäure 318.
— Carcinome aus Papillomen 309.
— chemische Ätiologie 318, 324.
— Chinin 315.
— circinata gonorrhoica 318.
— circinata hyperkeratotica 316.
— croupöse 267.
— diabetische 224, 225, 266, 308, 309.
— — Aspergillus 357.
— — Blutzuckergehalt 311.
— — Caseosaninjektionen 266.
— — chirurgisches Eingreifen 310.
— — Diät 311.
— — Eiweißkörpertherapie, parenterale 311.
— — Erysipel 311.
— — Fäden, grampositive 357.
— — — sporenähnliche Gebilde 358.
— — Folgezustände 309.
— — Harnuntersuchung 311.
— — Häufigkeit 311.
— — histologischer Befund 357.
— — hysteriforme Hypochondrien 309.
— — Insulin 266, 311, 367.
— — klinisches Bild 309.
— — Mycelien und Sporen 266.
— — Oidium 357, 358.
Balanitis, diabetische, Phimose 266.
— — Pilzbefunde 225, 266.
— — Proteinkörpertherapie, parenterale 266.
— — Zuckernachweis 225.
— — Sporenbildungen 357.
— diathetische Gruppe 307.
— — Altersphimose 308.
— — harnsaure Salze 308.
— — histologische Befunde 356.
— — oxalsaure Salze 308.
— — Phimose 308.
— — Phosphate 308.
— — Präputialsteine 308.
— — Therapie 366.
— — Zucker 308.
— diffuse irritative s. vulgäre 317.
— diffuse katarrhalische 320.
— Diphtherie im Vorhautsack 320.
— diphtheritische 267.
— diphtheritische Ulcerationen nach Sublimatverätzung 318.
— Drüsenschwellung, syphilisähnliche 267.
— dyskrasische Zustände 267, 319.
— Einrisse, im Margo praeputii, Infektion 323.
— Einteilung 276.
— Elephantiasis 302.
— Endemien verschiedener Formen 298.
— Erektionen, Schmerzhaftigkeit 323.
— Erosionen 323.
— erosiva circinata 267, 268, 269, 276, 277.
— — Abheilung, Dauer 280.
— — Bakteriologie 330.
— — Balanitisspirochätenkultur 335.
— — Beschwerden 280.
— — Bubonuli 279.
— — Condylomata acuminata 283.
— — Differentialdiagnose 281.
— — Dreyers Übergangsspirochäte 283.

Balanitis erosiva, Eiterentwicklung 278.
— — Epithelnekrose 278.
— — Geschwüre, Frenulum 279.
— — — Phimose 280.
— — — Sulcus 279.
— — — Ulcus molle-ähnliche 280.
— — Herpesausbrüche, Differentialdiagnose 282.
— — histologische Befunde 341.
— — Inkubation 280.
— — Klinik 277.
— — Kokken, grampositive, runde 336.
— — Komplikationen 279.
— — Leistendrüsenschwellung 279.
— — Lymphgefäße, dorsale des Penis 279.
— — Mikroorganismen, grampositive, vibrioförmige 330.
— — — Färbung 331.
— — — Kultur 331.
— — — Lagerung im Gewebe 341.
— — Nekrosebacillen, filiforme 336, 337.
— — Phimose 279.
— — Rezidive 281.
— — Sp. balanitidis 335.
— — Überwiegen 337.
— — Spirochaeta celerrima KRANTZ 335.
— — Spir. pallida 335.
— — Spir. refringens 337.
— — Spirochäten, gramnegative 334.
— — Spirochätenformen, verschiedene 335.
— — Therapie 362.
— — Treponema minutum 335.
— — ulcera 299; s. Geschwüre.
— — ulcera mollia, Differentialdiagnose 282.
— — vibrioförmige Bacillen 331, 336.
— — — Kultur 331.
— — erosive und ulceröse Erscheinungen nebeneinander 287.
— Erysipel 324.
— Erythema multiforme 314.
— erythematöse Entzündungen 318.
— Exanthem, makulöses 313.
— exanthematische 267.
— Exantheme, akute 314.
— — histologische Befunde 359.
— — Therapie 368.
Balanitis, Fadenpilze 323.
— fissuräre 318.
— Fleischsäuren 308.
— fusiforme Bacillen 275.
— gangraenosa 227, 267, 283, 299.
— — Abheilung 293.
— — Ausfluß 284.
— — Bacillen, fusiforme 337.
— — — gekrümmte 337.
— — — grampositive 337.
— — Bakteriologie 337.
— — Differentialdiagnose 299.
— — — Carcinom der Glans 301.
— — — Erythroplasia glandis 302.
— — — Leistendrüsenpunktion, Spirochätennachweis durch 300.
— — — Lues maligna praecox 299.
— — — Syphilis 299.
— — — Ulcera mollia 300.
— — — Wa.R., M.R. negativ, positiv, vorübergehend 299, 300.
— — diphtherischer Belag 283.
— — diphtheritisches Vorstadium 286.
— — fädige Bildungen 338.
— — Fensterung der Vorhaut 284.
— — Frauen, analoge Prozesse 295.
— — fusiforme Bacillen 337.
— — gangränös-phagedänischer Zerfall 287.
— — Gefäßveränderungen 345.
— — gehäuftes Auftreten 298.
— — Geschwüre 284.
— — Glockenschwengelform des Penis 284.
— — Gonorrhöe, Therapie 368.
— — nach Hg-Behandlung, analog Stomatitis mercurialis 298.
— — histologische Befunde 342.
— — Intensität des Prozesses 284.
— — Kokken, grampositive 337.
— — Kultivierung der Mikroorganismen 340.
— — Leistendrüsenschwellung 284.
— — Leptothrix cuniculi, Stallinfektionen 338.
— — Lokalisation 283.
Balanitis gangraenosa, Lymphangitis dorsalis 284.
— — Mesentericusgruppe 273.
— — Mikroorganismen, Lagerung und Verteilung im Gewebe 348.
— — — Mengenverhältnisse 339.
— — — vibrioförmige, Kulturversuche 340.
— — Nekrosebacillen, filiforme 273, 337.
— — — im Gewebe 352.
— — — als Ursache der Kälberdiphtherie 328.
— — operative Entspannung 293.
— — Phimose 284.
— — Salvarsan 298.
— — saprophytisches Dasein der Mikroorganismen 356.
— — Schmerzhaftigkeit 284.
— — Spirochaeta balanitidis 337.
— — Spirochätenformen 346.
— — Spirochäten im Gewebe 354.
— — — gramnegative 337.
— — Spirochäten und Vibrionen 268.
— — Therapie 363.
— — — Circumcision 363.
— — — Dermatol 365.
— — — Eigenserum, intravenös 364.
— — — Jodnatrium, intern 365.
— — — Neosalvarsan 364.
— — — Spirocid 365.
— — — Stovarsol 365.
— — — Tartarus stibiatus, intravenös 364.
— — — Trypaflavin 364.
— — — Xeroform 365.
— Tierpathologie 338.
— — ulcerosa 285.
— — ulceröse Prozesse 283.
— — Ulcus gangraenosum und 292.
— — vibrioförmige Bacillen 337.
— — Virus primär im Darm 297.
— — und erosiva 225.
— Geschichtliches 265, 266.
— Gonokokken, direkte Ansiedlung im Vorhautsack 316.
— Gonorrhöe 269, 315.
— — histologische Befunde 359.
— gonorrhoische isolierte Infektion vom Vorhautsack aus 317.

Balanitis, gramnegative ovalkokkenförmige Bacillen 272.
— harnsaure Salze 308.
— Hefeformen 323.
— — grampositive 275.
— Hg-Behandlung, im Verlauf von 298.
— Hyperkeratose bei gonorrhoischer Allgemeininfektion 316.
— Jod 315.
— Jodnatrium 308.
— Jodoform 318.
— Jodpräparate innerlich genommen 318.
— Jod und Kalomel 318.
— katarrhalische 267.
— „kleiner Knaben" 217, 322.
— Klinik 269, 277.
— — Formen von FOURNIER 266.
— Kokken, gramnegative, kleine runde 273.
— — grampositive 272.
— — Pneumokokkentypus 273.
— Kreatinine 308.
— Kulturversuche mit normalem Smegma 275.
— Leistendrüsen 323.
— Lichen ruber 314.
— LITTRÉsche Drüsen, gonorrhoische Entzündung der 316.
— leukoplakische Veränderungen 269.
— Lues 312.
— luetica 281, 299.
— Lysol 318.
— Masern 314.
— Medikamente 307, 308.
— menstruierende Frauen, Verkehr 320.
— Mikroben, kurze, stäbchenförmige 267.
— Mycelien und Sporen bei Diabetes 267.
— Nekrosebacillen, filiforme, BANG 269, 273, 323.
— neurasthenische Beschwerden 309.
— Ödeme bei Nephritis und Vitium cordis 324.
— oxalsaure Salze 308.
— Papeln 313.
— Papillen der Glans, Wucherung 309.
— Pemphigus vulgaris 313.
— Phimose, angeborene 323.
— — Therapie 369.
— — erworbene 324, 369.
— — Folgezustand von 226.
— — als Komplikation bei angeborener und erworbener 322.
Balanitis, phlegmonöse 267.
— Pflanzen als Ursache 318.
— Phosphate 308.
— Pilzelemente 319.
— Pilze bei Diabetikern 267.
— präcanceröse Veränderungen, Radiumbestrahlung 303.
— Pseudodiphtheriebacillen 319, 320, 323.
— Pseudophimose, Therapie 369.
— Psoriasis 314.
— pustulosa ulcerosa DU CASTEL 268, 321.
— — Erreger 321.
— Quecksilber 308, 318.
— Rubeolen 314.
— Scabies 314.
— Scharlach 314.
— seborrhoische 268, 319.
— Sklerodermie 303.
— Sklerosen, multiple 312.
— Smegma 273.
— Smegmabacillen 271.
— — Färbung 274.
— Soorpilz 320.
— Spirillen, bewegliche, SIMON 266, 267.
— Spirochaeta balanitidis 275.
— — celerrima KRANTZ 275.
— — refringens 275.
— Spirochätenformen, verschiedene 275.
— — mit vibrioförmigen oder fusiformen Bacillen 323.
— Staphylokokken, gramnegative 274.
— Streptobacillen gramnegative 274.
— Sublimat 318.
— superfizielle 224.
— Synonyma 265, 266.
— syphilitica 313.
— Teilerscheinung exanthematischer Allgemeinerkrankungen 312.
— Therapie 308.
— toxische Erytheme 324.
— traumatische 318.
— Ulcera gangraenosa 268.
— Ulcera mollia 78, 320.
— Ulcerationen 323.
— Ungeziefer 324.
— Urin 307.
— Varicellen 314.
— Variola 314.
— vibrioförmige Bacillen 272.
— vulgäre 274, 282, 317.
— — Diabetes 361.
— — histologische Befunde 360.
— — Pseudodiphtheriebacillen 361.
Balanitis, vulgäre, Therapie 368.
— Wismut 308.
— Wismutbehandlung, infolge von 298.
— Zucker 308.
Balanitisspirochäte 334.
Balanitisspirochäten, Kultur 335.
Balanoposthitis 266; s. auch Balanitis.
— oidiomycotica 320.
Bilharziosis der Schwellkörper 203.
Blastomycosis superficialis erosiva FABRY 378.
Blennorrhagie balano-préputiale 266.
Blennorrhagie du prépuce et du gland 266.
Blennorrhoea balani 266.
Bubo:
— Granuloma venereum 107.
— nach Chancre mixte, Streptobacillen 45.
— chronischer Ulcus molle 17.
— Lymphogranulomatosis inguinalis 464.
— strumöser 1.
— schankröser (Ulcus molle)
— 1, 85.
— Ulcus molle 1, 84; s. auch dort.
Bubonen, klimatische 107, 119, 473, 474.
— — Identität mit Lymphogranulomatosis inguinalis 474.
Bubons d'emblée 40.
Bubonulus 1; s. auch unter Ulcus molle.
VAN BURENS disease 145.

Calymmatobactericum granulomatis 444, 445, 446, 447.
Carbolsäure bei Ulcus molle 78.
Carcinom 223, 326, 328.
— balanitische Prozesse als Basis 236.
— Corpus cavernosum urethrae 204.
— Epithelhypertrophie, papilläre 312.
— der Genitalien, Seltenerwerden 327.
— Glans und Innenblatt des Praeputium 301.
— leukoplakische Veränderung als Vorstadium 312, 324.
— Reizzustände bei chronischer Phimose als Ursache 369.
— uni- oder multilokuläres 312.
— Vorhautsack 328.
— Vulva 385.

Cavernitis 200.
— colibacilläre 202, 491.
— cylindriforme 203.
— Erscheinungen 201.
— gangraenosa 294.
— gonorrhoica 202.
— gummöse, primäre 204.
— leukämische 205.
— metastatische 201.
— migrans 201.
— nichtgonorrhoische 202.
— Prognose 202.
— senilis (HOROVITZ) 145.
— syphilitica 203, 204.
— traumatica 200.
— — Schußverletzung 201.
— tuberculosa 203.
Chancre décorticant 87.
— lymphogranulomatosique 31.
— mixte bei Affen 58.
Chlamydozoen 442, 506.
Chorda venerea 152.
— „Brechen" 201.
Circumcision 240, 242.
— nach DIEFFENBACH, EMMERT 242.
Coitus axillaris, Gonorrhöe, echte, nach 493.
— praeternaturalis, Ulcus molle-Infektion 82.
— per os, Balanitis gangraenosa und 296.
Coitusverletzung der Schwellkörper 201.
Condylomata acuminata, Virus identisch mit dem der verrucae 283.
— — saprophytisch, im Smegma 283.
Corpora cavernosa 200; s. Schwellkörper.
— Carcinom, metastatisches, des Corpus cavernosum urethrae 179.
Corpus cavernosum urethrae, Absceß 202.
Cutireaktion bei Ulcus molle 99.

Dartre rongeante de la région vulvo-anale 415.
Dauererektion 206, 210.
Diabetes, Geschwüre im Vorhautsack 309.
— Prozesse am weiblichen Genitale beim 378.
Diphtherie im Vorhautsack 320.
— — histologische Befunde 362.
— — Therapie 369.
— — Kultur auf Löfflerserum 320.
— — weibliches Genitale 377.
Diphtherieinfektion des weichen Schankers 80.
Dorsalincision der Vorhaut 240.
Drüsenschwellung, syphilisähnliche, bei Balanitis 267.
Dualismus 3, 9.
DUCREY-UNNAscher Bacillus1; s. unter Streptobacillen.
DUPUYTRENsche Contractur 155.

Ehe, Ulcus molle und 76.
Eichel, Anatomie 220.
— Bindegewebsfaltungen 221.
— Bindegewebsschichte, umkleidende 221.
— Drüsen, TYSONsche 221.
— Epithelkrypten 221.
— Haftorgan 221.
— lymphatisches Gewebe, Anhäufung 221.
— Lymphräume 221.
— Papillen, grauweiße bis graurötliche 221.
— — kegelförmige 221.
— Schwellgewebe, eigentliches 220.
— TYSONsche Krypten 221.
Eicheltripper 266.
Eichelvorhautkatarrh 266.
Einschlußerkrankung der Harnröhre 503.
Eiterinokulation bei Ulcus molle 2.
Ekzem und Ulcus molle 83.
Elephantiasis der äußeren Geschlechtsteile 324.
— vulvae 416, 424.
— — Rectalstrikturen 420.
Enterokokken 18, 57.
Epithelhypertrophie, papilläre, des Vorhautsackes 328.
Epithelioma planum glandis (DARIER) 326.
Epitheliome auf Grundlage der Erythroplasie, Kraurosis, Leukoplakie 327.
Epithelperlen 215, 216.
Érection humile, louche 153.
Erytheme am Genitale nach innerem Arzneigebrauch 315.
Erythroplasia glandis 302, 327.
Erythroplasie, Vorhautsack 325, 327.
Esthiomène 104, 415, 419.
Exotische Erkrankungen der Schwellkörper 205.

Fibrous plaque 145.
Fractura penis 152, 201.
Frenulotomie 242.
Frenulum, zu kurzes 217, 253.
Fusospirilläre Symbiose und Ulcus molle gangraenosum 87.

Ganglion penis 145.
Gangrän der Genitalregion verschiedener Ätiologie 289, 290, 304.
— Agranulocytose 307.
— Atheromatose der Arteria dorsalis penis 307.
— des äußeren Genitale durch primäre Gewebsveränderungen 307.
— chemischer Natur 304, 307.
— Diabetes 289.
— Erysipel 289.
— Gasphlegmone 289.
— „infektiöse" 300.
— Leukämie 289.
— Phlegmone 289.
— Spontangangrän des äußeren Genitale 305.
— symmetrische 289.
— thermischer Natur 304, 307.
— Thrombose 289.
— traumatischer Natur 304, 307.
— Urininfiltration 304.
Gangränöse Prozesse auf dem Boden anderer Geschwürsformen 292.
Gangrène foudroyante spontanée des organes génitaux externes 305.
Genitalgeschwüre, insonte, oberflächliche (Ano-) bei Frauen 393.
Genitalkraurose 327, 328.
Geschwülste der Schwellkörper 204.
Glans s. Eichel.
Gonorrhée bâtarde 266.
Gonorrhoea spuria 266.
Gonorrhoeal balanitis 266.
Gramverfahren 13.
Granuloma inguinale s. Granulom, venerisches.
Granulom, venerisches 433.
— Allgemeinbefinden 440.
— Antimonpräparate 456.
— Ätiologie 441.
— Autokontaktinfektion 437.
— Behandlung 454.
— Brechweinstein 454.
— Calymmatobactericum granulomatis 444, 445, 446, 447.
— Dauer 435, 439.
— Diagnose und Differentialdiagnose 441.
— — histologische 453.
— — Ulcus molle 86, 105, 441, 453.

Granulom, elephantiastische Verdickungen 436.
— Erreger 437, 442.
— — Calymmatobactericum granulomatis 444.
— — Friedländergruppe, Verwandtschaft mit 444, 447.
— — Kultur aus der Cubitalvene 439.
— — Morphologie 444.
— — Nährböden 445.
— — Züchtung 445.
— Erscheinungen, erste 434.
— Exitus 439, 448.
— extragenitale Infektionen 438.
— fetider Geruch 435.
— Fisteln 437.
— Formen 436.
— gemischte Form 437.
— Generalisation des Virus 439.
— Geschichte 433.
— Geschlechtsverkehr 434.
— „Granulom“ 436.
— Heilung 434, 457.
— Histologie 448.
— hypertrophische Form 437.
— Immunität 441.
— Infektionsmodus 434.
— Initialstadium 434.
— Jodkali 457.
— Kapselbacillen 443.
— klinisches Bild 434.
— Kloakenbildung 437.
— Lähmungen 439.
— Leberabsceß 439.
— Lokalisation 434.
— Lymphdrüsen 437, 447.
— Mischinfektionen 440, 457.
— Nekrosen 437.
— Nervensystem 439.
— Operationen, plastische 457.
— pathologische Anatomie 447.
— Penis und Scrotum, Verlust 437, 440.
— Peritonitis 437.
— phagedänisches Fortschreiten 435.
— — Verwechslung mit phagedänischem Schanker 441.
— Plasmom 449.
— Prognose 440.
— Rassen 433.
— Sattelnase 439.
— serpiginöse Form 436, 437.
— Sitz 434.
— Stibenyl 456.
— Synonyma 433.
— „tertiäre“ Granulome 439.
— tödlicher Ausgang 439, 448.
— Übertragung 434.
— ulcero-hypertrophische Form 437.
Granulom, ulceröse Form 436.
— Ulcus molle-Ähnlichkeit 86, 441, 453.
— Vaccinbehandlung 457.
— Verbreitung 433.
— Verlauf 439.
— viertes Stadium 439.
— Zwerchfellähmung 439.

Hautreaktion mit Lymphogranulomeiter 473.
Herpes urethrae 509.
Höllenstein bei Ulcus molle 78.
Hyperkeratosen bei gonorrhoischer Allgemeininfektion 316.

Identismus 3.
Impfexperiment, Ulcus molle 76.
Incarceratio praeputii 252.
Induration fibreuse 145.
Induratio penis plastica 145.
— Ätiologie, allgemeine 168.
— — Dupuytrensche Contractur und Induratio penis plastica 172.
— — neuere Arbeiten 174.
— Bildungszellen 158.
— Blutung 152.
— Carcinom, metastatisches, des Corpus cavernosum urethrae 179.
— Chorda venerea 152.
— cylindriformes Syphilom 178.
— Deutungsversuch, phylogenetischer 165.
— — als senile Gewebsveränderung 167, 171.
— Diagnose und Differentialdiagnose 177, 201, 203.
— — Geschwülste 204.
— Disposition zu bindegewebiger Entartung 173.
— Dupuytrensche Contractur, ätiologische Beziehungen 155, 172.
— — — Bestrahlungsergebnisse 192.
— — — Erblichkeit 173.
— — — familiäres Auftreten bei Brüdern 173.
— — — histologische Vergleichsmomente 163.
— — — Kombination mit Induratio penis plastica 155.
— — — Radium 192.
— embryonale Anlage bei Induratio penis plastica und Dupuytren 173.
— embryonales Gewebe, versprengte Keime 193.
Induratio penis plastica, Entwicklung 153.
— Érection humile, louche 153.
— Fascienerkrankung, sklerosierende 155.
— — Disposition 175.
— Fascienknochen 166.
— Fibroblasten 158.
— fibrolytische und fibroplastische Körper 175.
— Fingercontractur, Dupuytrensche 155.
— — im Erbgang 173.
— Form 149.
— Fractura penis 152.
— Funktionsstörungen 151.
— Geschichtliches 145.
— Gicht, Kombination mit 169.
— Häufigkeit 147.
— histologische Struktur 161.
— histologische Vergleichsmomente mit Dupuytrenscher Contractur 163.
— Hyperplasien mesenchymaler Gewebe 157, 176.
— Impotentia coeundi 153.
— Kasuistik 147.
— Keloide, Kombination 157.
— — Bestrahlungsergebnisse 192.
— Klinik 148.
— Knochenbefunde bei Dupuytrenscher Contractur 168.
— Knochenbildung 168.
— Knorpel 165.
— Knotenbildung im Corpus cavernosum urethrae? 151.
— Kombination mit Dupuytrenscher Contractur 155.
— — mit Gicht 169.
— — mit Keloiden 157.
— Konsistenz 149.
— Lagerung 149.
— Lebensalter 148.
— Lokalisation 150.
— makroskopischer Befund 159.
— Nomenklatur 145.
— Os glandis 166.
— — priapi 165.
— Pathogenese 172.
— pathologische Anatomie 157.
— Penishüllen, Überbelastung 175.
— Penisknochen, menschliche, durch Metaplasie 167.
— — tierische 165.
— Prognose 180.
— Reizkörpertherapie 185.
— Röntgendiagnose 179.

Induratio penis plastica, Rückgang, partieller 154.
— Schmerzlosigkeit 151.
— senile Gewebsveränderung? 167.
— Sitz 149.
— sklerosierende Fascitiden, Disposition 175.
— Spontanheilung 154.
— Spontanrückgang 153.
— Strabismus penis 152.
— subjektive Beschwerden 151.
— Symptome 149.
— Synonyma 145.
— Therapie 181.
— — ältere Heilversuche 182.
— — Antisyphilitica 182.
— — Aussichten 181.
— — chirurgische 186.
— — — Technik 187.
— — Cholin 184.
— — Diathermie 194.
— — Elektrolyse, zirkuläre 183.
— — Fermentgemische 183.
— — Fibrolysin 183, 193.
— — fibrolytische Substanzen 183.
— — hygienisch-diätetische 182.
— — Iontophorese 183.
— — Kritik 181.
— — Mesothorium 194.
— — Pepsin-PREGL-Lösung 184, 193.
— — Radiumtherapie 190.
— — Radium und Diathermie 194.
— — Reizkörpertherapie 185.
— — Röntgentherapie 189.
— — Röntgen mit Diathermie 194.
— — Strahlenbehandlung 192.
— — Thermopenetration 194.
— — Thiodinepillen 183.
— — Thiosinamin 183.
— Trauma 169.
— Traumatisme interne 169.
— Tumor malignus, Differentialdiagnose 193.
— Überbelastung der Penishüllen 175.
— Überlastungshypothese 177.
— venerische Erkrankungen, Zusammentreffen mit Induratio penis plastica 170.
— Verhärtungen 149.
— Verlauf 153.
Inguinaldrüsen, Topographie der normalen 42.
Inokulationsverfahren bei Ulcus molle 3.
Intracutanreaktion mit Streptobacillenvaccin 46.

Klimatische Bubonen 107, 119, 473, 474.
Knochenbildung im Penisgewebe 165.
Kohabitationsurethritis 521.
Kragen, spanischer 253.
Krätze, Ulcus molle und 83.
Kraurosis:
— penis (FRANQUÉ), identisch mit Kraurosis vulvae 326, 327.
— Vorhautsack 325.
— vulvae 326, 327, 328.
— — Carcinomentwicklung 385.
Kuhpockenimpfung zur Syphilisbehandlung 3.

Lehrbuch-Primäraffekte 100.
Leistendrüsenpunktion bei Phimose 225.
Leukämie, akute lymphatische 205, 378.
— Nekrosen am Genitale 307.
— Priapismus 210, 211.
Leukokeratosis balano-praeputialis idiopathica MAZZA 326.
Leukoplakia glandis et praeputii 326.
— penis B. FUCHS 326.
Leukoplakie im Vorhautsack 325, 327, 328.
— Carcinomentwicklung 326.
— einfache, unbekannter Ursache 325.
— Identität mit der L. der Mundschleimhaut 326.
— suspekte 328.
— syphilitische Infiltrate 325.
Lichen ruber am Genitale, Therapie 368.
Lymphogranuloma inguinale 31; s. Lymphogranulomatosis.
Lymphogranulomatose, PALTAUF-STERNBERGsche 469, 470.
Lymphogranulomatosis inguinalis 463.
— Anfangsstadium 464.
— Allgemeinerscheinungen 467.
— Ätiologie 471.
— Blutbild 53.
— Bubonen, klimatische 473, 474.
— Corpuscules 468, 472.
— Diagnose 473.
— Differentialdiagnose 473.
Lymphogranulomatosis, Differentialdiagnose, Bubonen, klimatische 473.
— — Bubonen nach Ulcus molle 41, 46, 473.
— Emetin 475.
— Erreger 471.
— Fieber 467.
— — Type ondulant 467.
— Genitale 465.
— Geschichtliches 463.
— Histologie 467.
— Intracutanreaktion 473.
— klimatische Bubonen 473.
— klinisches Krankheitsbild 464.
— Kulturversuche 472.
— Lymphdrüsen 464.
— — außerhalb der Inguinalgegend 464, 465.
— pathologische Anatomie 467.
— Primärläsion 465.
— Röntgenbestrahlung 475.
— den STERNBERGschen ähnliche Zellen 471.
— Synonyma 463.
— Therapie 475.
— — Ausräumung der Drüsen 475.
— — Emetin 475.
— Tierversuche 472.
— Verlauf 467.
— Verbreitung 463.
— WASSERMANNsche Reaktion 53.

Methylenblau 12.
— polychromes 12, 13.
Mischinfektionen:
— Diphtherie und Ulcus molle 88.
— Staphylokokken bei Ulcus molle 85.
— Streptokokken bei Ulcus molle 85.
— Syphilis und Ulcus molle 81, 88.
— Ulcus gangraenosum 86.
— Ulcus molle 71, 81.
— — Diphtherie und 88.
— Ulcus phagedaenicum 87.

Nekrosebacillen, filiforme 336; s. auch Balanitis.
— gramnegative 338.
— Kulturversuche 340.
— Scheidensekret 374.
Neoplasmen, Schwellkörper 204.
NICOLA-FAVREsche Erkrankung 472; s. Lymphogranulomatosis inguinalis.

NISBETscher Schanker 1.
Nosokomialgangrän 268, 289.
— Gasphlegmone und 289.
— und Ulcus gangraenosum, Identität 289.

Os priapi 165.
Oxalurie 515.

Papillome 223.
PAPPENHEIMsches Farbgemisch 13.
Paraphimose 252.
— Abrundung des Vorhautrandes (EHRMANN) 255.
— Absceßbildungen 260.
— Ätiologie 255.
— äußere 252.
— Balanitis 252.
— Circumcision der überschüssigen Vorhautblätter und des Frenularteiles 260.
— Dermatitiden 256.
— Dickenzunahme der Vorhaut 252.
— Ekzem 256.
— Elastizitätsverlust der Vorhaut 252.
— entzündliche 255.
— entzündliche und nichtentzündliche Prozesse im Praeputium 255.
— Entzündungszustand im Präputialsack 261.
— Epitheliome 256.
— Erysipel 256.
— Excision, keilförmige des Frenularwulstes (EHRMANN) 261.
— externe 252, 254.
— — Débridement 258.
— — Débridement, subcutanes 259.
— — Excision der einschnürenden dorsalen Partie 259.
— — operatives Verfahren von DRÜNER 259.
— — Reposition, manuelle 257.
— — — nach STEIMANN 258.
— — — Vorbereitung durch Massage des Ödems 258.
— — — Scarificationen 258.
— — — nach WITZENHAUSEN 258.
— — Therapie 257.
— Faserbündel, einschnürendes dorsales 254, 255.
— Frenularteil der Vorhaut 253.
— Frenulum, zu kurzes, der Paraph. externa-ähnlicher Zustand durch 252.
Paraphimose, Folgezustände 260.
— Gangrän des einschnürenden Ringes 260.
— Herpesausbrüche, intensive 255.
— Incarceratio praeputii 252.
— Infiltration der Vorhaut 252.
— — stationäre 256.
— interne 252, 260.
— — Balanitis im eingerollten Vorhautsack 257.
— — Débridement 257.
— — Reduktion der Vorhaut 256.
— — Reduktionsmöglichkeit der incarcerierten Vorhaut 257.
— — Therapie 256.
— — Verfahren von EDDOWS und THERÉSA 256.
— — — LEPINE 256.
— Klinik 255.
— Konstriktion 252.
— — wirkliche 253.
— Kragen, spanischer 253.
— Massage des Ödems als Vorbereitung der Reposition 258.
— Masturbation 255.
— Narbenexcision 260.
— narbige, die Vorhaut fixierende Partie, Entfernung 260.
— Nekrose 254.
— — des Schnürrings 256.
— Ödem 252.
— — intensives, durch oberflächliche entzündliche Reize 256.
— — Massage als Repositionsvorbereitung 258.
— — Stabilisierung 256.
— Papillome 256.
— plastisches Operationsverfahren nach CAMPANA 260.
— Phlegmone 256.
— Präputialring 253.
— Reduktion, Haupthindernis 253.
— Reposition des Praeputium 254.
— Reizung, chemische, mechanische 253.
— Ringfasersystem des Praeputium 252.
— Ringfasern, konstringierende des Limbus 253.
— Schnürring, anämisierender Druck 253.
— syphilitische Infiltrationen 255.
— Therapie 256.
— — antiphlogistische 256.
— Ulcera mollia, Aussaat 255.
Paraphimose, Ulcus molle 89.
— Urethritis gonorrhoica acuta 255.
— Ursache 255.
— — Masturbation 255.
— — Ringe, Überstreifen 255.
— Verfärbung, graue, der dorsalen eingeschnürten Partie 254.
— Vergrößerung der Glans 256.
— Widerhalt der Corona 252.
— Wulst, kropfförmiger 254, 256, 260.
— — ödematöser, ringförmiger 252.
— Zwischenform zwischen P. interna und externa (EHRMANN) 253.
Pediculosis und Ulcus molle 83.
Pemphigus vulgaris am Genitale, Arsen-Höhensonnebehandlung 368.
— Urethrae 509.
Penisknochen 165.
Penisknochenbildung, menschliche, als metaplastischer Vorgang 167.
Penisverhärtungen 145.
Pericavernitis dissecans 294.
Peritheliom der Corpora cavernosa penis 205.
Periurethritis, tuberkulöse 203.
Phagedän und Gangrän 289, 290.
Phagedänischer Schanker 87.
Phagedänismus 1, 5.
— Disposition einzelner Körpergegenden 5.
Phimose 214, 255.
— Adhäsionen, epitheliale 217.
— akquirierte s. erworbene.
— Altersphimose 226.
— angeborene 214.
— — Fissuren 223.
— — Smegmazersetzung 223.
— — Infiltration des Praeputium 223.
— — Klinik 222.
— atrophische 217, 322, 323.
— — Histologie 228.
— Bakteriologie des Sekretes 362.
— Balanitiden 224, 226, 227, 228, 233.
— Balanitis diabetica 225, 237.
— — gangraenosa erosiva 225.
— Basalzellen, cylindrische 216.
— Blasenerschlaffung 227.
— Blasenhypertrophie 227.

Phimose, Blindheit, vorübergehende 237.
— Carcinomentwicklung und chronisch- entzündlicher Gewebsreiz 233, 238.
— — multilokuläre 236.
— chronisch-entzündliche 255.
— Cystitis 227.
— Depression, gemütliche 227.
— Diabetes 266.
— echte 215.
— Eichel, epitheliale Verklebung zwischen Vorhaut und 214.
— entzündliche und Ulcus molle 84.
— epileptiforme Symptome 237.
— Epithelhypertrophie, papilläre 302.
— epitheliale Verbindung zwischen Vorhaut und Eichel 214.
— epitheliale Verklebungen 214.
— — Lösung 216.
— Epithel, maligne Degeneration 235.
— Epithelhypertrophie, gutartige 234.
— — papilläre 234.
— Epithelperlen 215, 216.
— Epithelstränge, solide 217.
— Epithelwucherung mit maligner Entartung 233.
— Epithelzellenverflüssigung 215.
— Erektion, Beschwerden 227, 237.
— Erosionen 227.
— erworbene 223.
— — Balanitis, diabetische 224.
— — Blasensteine 223.
— — Carcinome 223.
— — Condylome, spitze 223.
— — Dermatitiden 225.
— — Ekzeme 225.
— — Elephantiasis 226.
— — entzündliche Prozesse im Vorhautsack 224.
— — Erysipel 225.
— — Gonorrhöe, akute 224.
— — Herpesausbrüche 224.
— — Herzleiden 226.
— — Leistendrüsenschwellung, chronische 223.
— — luetisch-leukoplakische Prozesse 224.
— — Lymphangitis penis 223.
— — mechanische oder chemische Reizungen des inneren Vorhautblattes 224.
— — mechanische Momente 223.
Phimose erworbene, Nierenentzündung 226.
— — Ödeme 226.
— — Papillome 223.
— — Präputialsteine 223.
— — raumbehindernde Gebilde 223.
— — Schwellkörperschrumpfung, senile 226.
— — Spirochäten, Übergangsformen, zarte, Dreyers 223.
— — Stauungszustände der Penishaut 226.
— — Stoffwechselprodukte, abnorme 225.
— — Xanthome 226.
— Fissuren bei angeborener 223.
— Folgezustände 226, 237.
— Frenulum, kurze Anlage 217.
— fusiforme Mikroorganismen 227.
— geistige Fähigkeiten, Abnahme 237.
— Geschlechtsverkehr 227, 237.
— gonorrhoische 225.
— Hämophilie 238.
— Harnträufeln 227.
— Hauptursachen 214.
— Hernien 227.
— Histologie, Übersicht 232.
— histologisches Bild verschiedener Formen und Folgezustände 228.
— Hydrocele der Tunica vaginalis 227.
— Hydronephrose 227.
— hydropische Quellung der Zellen 216.
— hypertrophische Form 322, 323.
— hypertrophische, Therapie 249, 252.
— indolente 224.
— Infiltration des Praeputium 223.
— inkomplete 214.
— kongenitale s. angeborene.
— — hypertrophische Form 217.
— — — Histologie 228.
— komplete 214.
— Lähmung der unteren Extremitäten 237.
— Leukoplakie 233, 237.
— luetische, chronisch-entzündliche, histologisches Bild 230.
— luetische Prozesse 225.
— luetische, Punktion der inguinalen Lymphdrüsen 225.
— Lymphadenitis, regionäre 227.
Phimose, Lymphangitis 227.
— Masturbation 237.
— Narbenbildungen 228.
— narbige 226.
— Nekrosebacillen, filiforme 227.
— nervöse Erscheinungen 287, 237.
— Palisadenzellen 216.
— Papillen, zottenförmige Entwicklung 234.
— Praeputium, atrophische und narbige Veränderung 228.
— — chronisch-entzündliche Veränderungen 227.
— Pseudophimose 214.
— pseudophimotische Vorhaut 216.
— Punktion der Leistendrüsen 225.
— Pyelitis 227.
— Rectalprolaps 227.
— rein entzündliche 224.
— Rhagaden 227.
— rüsselförmiges Praeputium, Therapie 249.
— Schlaflosigkeit 237.
— Schrumpfung, narbige der Vorhaut, bei angeborener 223.
— Semphimose 214.
— Smegmazersetzung 227, 223.
— — bei angeborener Phimose 223.
— Sprachstörungen 237.
— Strabismus 237.
— Therapie 238.
— — Anästhesie 240.
— — — Leitungsanästhesie, Braunsche 240.
— — — lokale 238.
— — — Oberstsche Methode 240.
— — antisyphilitische 239.
— — Art des Eingriffs 240.
— — Balanitis diabetica 238.
— — Carcinomentwicklung, Verhütung 239.
— — Circumcision 240, 242.
— — Circumcision, Dieffenbach und Emmert 242.
— — — Methoden 243, 251.
— — — plastische 247.
— — — Sievers 243.
— — Dauerphimose 238.
— — Dehnung 239.
— — diätetische Vorbereitung bei Diabetes 366, 367.
— — Dilatatorien 239.
— — Dorsalincision 240, 241.
— — Frenulotomie 242.
— — Incisionsmethoden 243.
— — Insulinbehandlung 238.

Phimose, Therapie, Kombination von Circumcision und Dorsalincision 243.
— — — Incision und Circumcision, plastische 248.
— — konservative 238.
— — Laminariastifte 239.
— — Lateralincision, doppelte radiale nach TRNKA 244.
— — Operationen, plastische, Übersicht 251.
— — operative Verfahren 238, 239.
— — — ALBRECHTS Operationsmethode 249, 252.
— — — BÜDINGERS Spiralschnitt 245, 251.
— — — DAGGETS Incisionsmethode 244.
— — — DIEFFENBACH und EMMERT, Circumcision 242.
— — — DIETELS Verfahren 251.
— — — DRÜNERS Lappenplastik 248, 252.
— — — EHRMANNS Verfahren 243.
— — — EMMERTSOperationsmethode 242.
— — — FALBS Lappenplastik 246, 252.
— — — FEYGINS Verfahren 246, 251.
— — — FÖDERLS plastische Circumcision 247.
— — — HAGEDORN-HABS' Methode 249.
— — — HÖPFNERS plastische Circumcision 247, 249, 251.
— — — HUMMERS Verfahren 249, 252.
— — — IHLES Verfahren 243.
— — — KAZDAS Plastik 252.
— — — — Modifikation nach SCHLOFFER 245.
— — — KIRMISSONS Operationsmethode 243.
— — — LANGEMAKS Verfahren 249, 252.
— — — LINHARTS Verfahren 245.
— — — LOEWES Verfahren 249, 251.
— — — PAGENSTECHERS Verfahren 249.
— — — PETRIVALSKIS Verfahren 248.
— — — PORGES und EHRMANN 242.
— — — REBREYOUDS plastische Circumcision 247.
— — — ROSERsches Läppchen 240, 246, 250.
Phimose, Therapie, operative, SCHEELES Verfahren 251, 252.
— — — SCHLECHTENDAHLS Verfahren 248.
— — — SCHLECHTENDAHLS modifizierte Methode 251.
— — — SCHLECHTENDAHL-DIETELS Lappenplastik 252.
— — — SCHLOFFERS Incisionsmethode 244, 245, 251.
— — — SCHÖNINGS Operationsmethode 246, 251.
— — — SCHUBERTS Verfahren 249, 252.
— — — SIEVERS' Circumcision 243.
— — — SPITZYS Dorsal-Incisionsmethode 241.
— — — TOBIASEKS Lappenbildung 244, 251.
— — — WOODYATS Methode 244.
— — plastische Operationen 243.
— — Praeputium, rüsselförmiges 249.
— — Praeputium, schürzenförmiges, restierendes 241.
— — Preßschwamm 239.
— — Proteinkörper 238.
— — Sprengung der klinischen Phimose 240.
— — Ulcera mollia 84, 225, 238.
— — unblutige 239.
— — WITELSHÖFERS Instrument 241.
— — WITZELsche Methode 241.
— — Wundversorgung 242.
— Urinstauung, bei angeborener 223.
— Verengerung des Orificium praeputii 222.
— Verklebung, epitheliale 214.
— Verwachsungen zwischen Eichel und Vorhaut 228.
— vibrioförmige Mikroorganismen 227.
— Vorhaut, epitheliale Verklebung zwischen Eichel und 214.
— — pseudophimotische 216.
— Vorhautsack, Erweiterung 227.
— Vulnerabilität des Praeputium 227.
Phlegmone, periurethrale 202.
Phosphaturie 515.
Plaque indurée 145.
Plasmom im Ulcus molle 21.
Plastische Induration 145, 147; s. Induratio penis plastica 145.
Praeputium s. Vorhaut.
Präputialsteine 223, 308.
PREGL-Lösung 184, 193.
Prépuce de carton 310.
— Histologie 359.
Priapismus 200, 204.
— nach Appendicitis durch Thrombose der V. prof. penis 208.
— Ätiologie 207.
— Begriff 205.
— Blutgerinnung im kavernösen Gewebe 210.
— Blutzusammensetzung, pathologische 210.
— Coitus 206.
— — interruptus 207.
— Dauer 206.
— Dauererektion 206.
— Diagnose, Differentialdiagnose 211.
— Epilepsie 207.
— Erektion 206, 207.
— funktioneller 207.
— Gelenkrheumatismus 208.
— Giftstoffe 210.
— Hämatom 208, 212.
— hämorrhagische Diathese 211.
— Harnentleerung 208.
— Infektionskrankheiten, akute 207.
— Kasuistik 205.
— klinische Erscheinungen 206.
— Lendenmarkverletzung 207.
— Leukämie 208, 211.
— Lyssa 207.
— Masturbation 207.
— Nervensystem 207.
— Pathogenese 207.
— Pollution 207.
— post mortem anhaltender 208, 209.
— prodromaler Anfall 208.
— Prognose 211.
— psychogene Elemente 210.
— Reizzustände der Urethralschleimhaut 207.
— Rückgang 206, 212.
— Sepsis 208.
— Septikämie 207, 208.
— sexuelle Erregungen 207, 210.
— Stoffwechselerkrankungen 207.
— Tabes 207.
— Therapie 211.
— — antisyphilitische 212
— — chirurgische 212.
— — Harnröhrenexploration 212.
— — medikamentöse 212.
— thrombosierende Prozesse 208.

Priapismus, Tuberkulose 207.
— Urinieren 208.
— Vergiftungen 207.
— Verlauf 206.
— Verletzung 206.
— zentral bedingter 210.
Primäraffekt, „Lehrbuchprimäraffekt" 100.
Prostituierte als Streptobacillenträger 76.
v. PROWAZEKsche Einschlüsse 478, 503.
Pseudodiphtherie bei Ulcus molle 76,
Pseudodiphtheriebacillen als Begleitbakterien im offenen Ulcus molle-Bubo 45.
Pseudogonorrhöe 478.
— ab ingestis 515.
— Allgemeinerkrankungen 514.
— Amyloid 514.
— Arthritis 517.
— Automobilisten 481.
— Bacillen, seltenere 491.
— bakterielle 488, 491.
— — Komplikationen 495.
— — Symptome 495.
— Bacterium coli 491.
— Cavernitis bei Coliurethritis 491.
— chemische Urethritis 483.
— — Symptome 485.
— — Therapie 486.
— chronische nichtgonorrhoische Urethritis Typus L. WAELSCH 497.
— Diabetes 515.
— Diphtheriebazillen 491.
— Einschlußerkrankung 503.
— endoskopische Befunde 499.
— endourethrale instrumentelle Eingriffe 481.
— Enterokokkus 490.
— Epidemie nichtgonorrhoischer Vulvovaginitis in Petersburg 522.
— Epididymitis 499, 500, 501.
— Exantheme, akute 516.
— Fremdkörper-Urethritis 479, 480.
— — tierische 480.
— durch Geschlechtsverkehr 487.
— übertragene nichtgonorrhoische Urethritis 487.
— Gicht 515.
— Grippe 517.
— Herpes urethrae 509.
— Infektionskrankheiten 516.
— Influenza 517.
— Kampfgas 485.
— Kohabitationsurethritis der Frau 521.
Pseudogonorrhöe, Komplikationen 484, 495, 498.
— kongestive Urethritis 508.
— La Pasteurella 493.
— lokale Erkrankung der Harnröhre 509.
— Malaria 519.
— mechanische Urethritis 479.
— — Symptome 482.
— — Therapie 482.
— Mycosis fungoides 520.
— Neubildungen 514.
— Oxalurie 515.
— Parotitis epidemica 519.
— paraurethrale Gänge 496.
— Pemphigus 509.
— Phosphaturie 515.
— Pneumokokken 490.
— primäre Urethritis 479.
— Prostatitis 498.
— v. PROWAZEKsche Einschlüsse 478, 503.
— Pseudodiphtheriebacillen 491.
— Radfahrer 481.
— Reiter 481.
— „Sanieren", Urethritis nach 484.
— sekundäre Urethritis 509.
— Sepsis 519.
— Simulation 485.
— Soor 493.
— Spirochaeta arthritica 517.
— — forans 517.
— Staphylokokkenurethritis 489.
— Steine des uropoetischen Systems 480.
— Stoffwechselkrankheiten 515.
— Streptokokken 489.
— Symptome 482, 485, 495.
— Syphilis 509.
— Therapie 482, 485, 486.
— thermische Urethritis 482.
— tierische Fremdkörper 480.
— Tonsillitis 510.
— traumatische Urethritis 479.
— Tuberkulose 513.
— Tumoren 514.
— Typhus 516.
— Ulcus molle 509.
— variköse Beschaffenheit des Genitaltraktes 514.
— venerische, wahrscheinlich durch Mikroorganismen verursachte Urethritis 488.
— — ohne sicher nachweisbare Erreger 497.
— weibliche Harnröhre 520.
Pseudophimose 215, 217, 237.
— Bakteriologie des Sekretes 362.
— Lösung 322.
— operative Behandlung 239.
Pseudophimose, unblutige Behandlung 237.
Pseudotuberkulöse Geschwüre (FINGER-SACHS) s. Ulcus vulvae acutum (LIPSCHÜTZ) 382.
Pseudo-Ulcus-molle 31.
Pseudoulcus venereum (JADASSOHN) 103.
Psoriasis vulgaris am Genitale, Therapie 368.
Punktion der Leistendrüsen bei Phimose 225.
— bei Ulcus gangraenosum 292.
Pyronin-Methylgrün 12.

Rongaliteiweißmethode (Ulcus molle) 12, 13.

Salvarsan bei Ulcus molle gangraenosum 102.
Sattelnase bei venerischem Granulom 439.
Scabies am Genitale 368.
— Ulcus molle und 83.
— WILKINSONsche Salbe 368.
Schanker:
— „bouton de chemise" 21, 23.
— NISBETscher 1.
— phagedänischer 1, 2, 5; s. auch Ulcus molle gangraenosum.
Scheidenbacillen, DÖDERLEINsche 103, 382.
Scheidensekret:
deflorierte Frauen 373.
— Spirochaeta balanitidis 375.
— — celerrima KRANTZ 375.
— — pseudopallida 375.
— — refringens 375.
— Spirochäten 375.
— Treponema calligyrum 375.
— — minutum 372.
— virgines 373.
Schwellkörpererkrankungen 200.
— Absceß im Corpus cavernosum urethrae 202.
— Bilharziosis 205.
— Blutung bei Ulcus molle gangraenosum 87.
— Carcinom des Corpus cavernosum urethrae 204.
— Cavernitis s. dort.
— Coitusverletzung 201.
— cylindriforme Schwellung bei Syphilis 203.
— Entzündung, akute und chronische 201.
— — tuberkulöse 204.
— exotische Erkrankungen 205.

Schwellkörpererkrankungen, Geschwülste 204.
— — primäre 204.
— — sekundäre 204.
— Hämangioperitheliom 204.
— Hämatome 201, 208.
— Knochenbildung, metaplastische, aus alten Hämatomen 201.
— Leukämie 208, 211.
— Narbenstränge 201.
— Neoplasmen 204.
— Peritheliom 205.
— Sarkome 204.
— senile Schrumpfung 226.
— Syphilome 204.
— thrombosierende Prozesse 208.
— Verletzungen und Verletzungsfolgen 200.
Sclerosis cavernosa 145.
Seborrhoea praeputii 266.
Seborrhoische Balanitis 319.
Semiphimose 214, 325.
Sklerodermie des Vorhautsackes 325.
— isolierte am Penis 328, 329.
— Randabschnitt der Vorhaut 328, 329.
Smegma beider Geschlechter, Bakteriologie 273.
— dünnflüssiges 268.
— weibliches, Bakterien 273.
Smegmabacillen 271.
Soorpilz, Vagina 320.
— — Vulva 379.
Spirochaeta:
— arthritica 517.
— balanitidis 275, 335, 336.
— — Bandform 335.
— — Periblastfortsätze 335.
— — Scheidensekret 375.
— — undulierende Membran 335.
— celerrima Krantz 275, 335.
— — im Scheidensekret 375.
— forans 517.
— pseudopallida im Scheidensekret 375.
— refringens 275.
— — bei Balanitis erosiva circinata 334.
Spirochätenformen, verschiedene, bei Balanitis 275.
Spirochäten, Entwicklung aus fusiformen Bacillen 338.
Spirochätenkultur, erste (Balanitisspirochäte) 335.
Spontangangrän des äußeren Genitale 305.
— Zunahme der Häufigkeit 306.
Staphylokokken als Begleitbakterien im offenen Ulcus-molle-Bubo 45.
Strabismus penis 152.
Streptobacillen des Ulcus molle 2, 59, 60, 85.
— beim Affen 59.
— anaerobe „Streptobacillen" Miakuras 51.
— nach antiseptischer Behandlung 17.
— Aussehen der einzelnen, in der Kultur 55.
— Ausstrichpräparat 10.
— — Bild, mikroskopisches 13.
— — Eiter ohne feste Gewebsbestandteile 13.
— — Gewebsbestandteile, feste 14.
— — Gewebsbröckel 12.
— — Gewebszellen 13.
— — Herstellung 12.
— — Kettenformen 13, 16.
— — — im Gewebsausstrich 15.
— — Methode der Wahl 18.
— — Wert 17.
— Bubonen 32.
— — nach Chancre mixte 45.
— — frisch geöffnete 17.
— — Schnittpräparat 43.
— Buboneneiter 42.
— Bubonuli 17, 32, 38.
— Bündel im Gewebsausstrich 15.
— Darstellungsmethoden im Schnitt 19.
— — Formalinfixierung 19.
— Degenerationsformen im Bubo 33.
— — in der Kultur 56.
— Differenzierungsmethode nach Beizung 19.
— Doppelfärbung 13.
— Eiter, schädigende Wirkung 34.
— Entdeckung, Geschichtliches 10.
— Entfärbbarkeit, leichte 19.
— Erfolge bei der Anzucht 52.
— Färbung:
— — Gramverfahren 13, 20.
— — Kultur 55.
— — metachromatische, in der Kultur 56.
— — Methoden 19, 20.
— — Methylenblau 12, 19, 20.
— — — polychromes 13.
— — Methylgrün-Pyronin 12.
— — „en navette" 11.
— — Pappenheimsches Farbgemisch 13.
— — Rongaliteiweißmethode 12, 13.
— — Silberimprägnierungsmethoden 19.
— — Sublimat-Eisessig-Fixierung 19.
Streptobacillen, Färbung: Unna-Pappenheim-Farbgemisch 19, 20.
— Feuchtigkeitsgehalt des Närhbodens 49.
— fischzugartige Anordnung im Gewebsausstrich 15.
— Formen „en navette" 11.
— Gewebs- und Eiterbacillen, Übergangsbilder 15.
— Gewebsschnitt 21, 22, 23, 25, 26, 27, 30.
— Glycerinäthermischung (Unna) 19.
— Größenmaße 13, 15.
— — in der Kultur 55.
— Hüllensubstanz der Ketten, Zerstörung der 16.
— Identität der von Ducrey und Unna gefundenen Bacillen 12.
— Kettenformen 13, 16.
— — Entdeckung 11.
— — Kondenswasser 55.
— — Nährböden, feste 54.
— Klatschpräparat von Kulturen 54.
— Kolonien, isolierte 53.
— Kultur 120.
— — Aussehen 53.
— — Austrocknung 51.
— — Gefüge, zähes 53.
— — mikroskopisches Aussehen 54.
— — Mischkulturen 120.
— — Nährböden, künstliche 4.
— — Sonnenlicht 51.
— — Zuckerzersetzung 51.
— Kulturverfahren, Bedeutung 53.
— Lebensdauer auf Nährböden 52.
— Lymphdrüsenerkrankung 45.
— Gruppeneinteilung der Stämme mit Hilfe der serologischen Immunreaktionen 61.
— hämophile Bakterien, Stellung 57.
— Hämolyse im Blutnährboden? 51.
— Hantelformen 14.
— hemmende Stoffe in der Kultur 50.
— hochvirulente 300.
— Influenzabacillus, Stellung zum 57.
— Lymphangitis, strangförmige 39.
— Lymphgefäßerkrankungen 37.
— „Metastasen, hämatogene" 17, 46.
— Methylenblau 19, 20.

Streptobacillen, Nährböden 48.
— — Asciteszusatz 50.
— — Blutagarnährböden 49.
— — — Bedeutung der Blutart 50.
— — Butter 50.
— — Eiernährböden 51.
— — gewöhnliche 49.
— — Serumzusatz 50.
— — Vitamine, fettlösliche 50.
— Pestbacillus, Verwandtschaft zum 56.
— Phagocytose 13, 18, 29.
— Plasmolyse 14.
— Plasmolysierbarkeit 56.
— Polfärbung 14.
— Polymorphie in der Kultur 55.
— Reparationsstadium 17.
— Rongaliteiweiß 12, 13, 19, 21.
— Saprophyten im Bindegewebe 95.
— Saprophytismus in Leistendrüsen 41.
— Schädigung durch intakte Hautdecke über dem Bubo 34.
— Schanker, gemischte 17.
— Schiffchenformen 14, 15, 18, 29.
— — in der Kultur 55.
— Stellung zu anderen Bakterienarten 56.
— — zu Streptobacillus urethrae 56.
— substance glaireuse 55.
— ulcus molle elevatum 17.
— — miliare 17.
— — serpiginosum 17, 27.
— Unterschiede im morphologischen oder kulturellen Verhalten bei Stämmen verschiedener Herkunft 56.
— Wachstum, anaerobes 34, 35, 51.
— — feste Nährböden 53.
— — flüssige Nährböden 53.
— — Ungleichmäßigkeit 50.
— Wandpartikelchen von Bubonen 43.
— zone glaireuse 16, 55.
— Züchtung, Ansprüche und Leistungen 49.
— — Erfolge 52, 336.
Streptobacillenträger 76.
Streptobacillenvaccin 61.
Streptobacillose 1.
Streptobacillus urethrae H. PFEIFFER 1, 18.
— — Temperaturresistenz 57.
Streptobacterium ulceris mollis 2.
Syphilisation 2, 3, 6.

Treponema calligyrum 334.
— — Scheidensekret 375.
— minutum im Scheidensekret 375.
Tuberculosis cutis et mucosae miliaris ulcerosa JESIONEK 385.
Tuberkulose der Harnröhrenschleimhaut 513.

Übergangsspirochäte, DREYER 283.
Ulcera chronica vulvae 420.
Ulcera gonorrhoica 31, 88.
Ulcera mollia miliaria 17.
Ulcera pseudotuberculosa 103.
Ulcerationen, tuberkulöse, echte, der Vagina und Vulva 385.
Ulcus acutum vulvae 379, 382.
Ulcus carcinomatosum 104.
Ulcus chronicum vulvae et ani 415.
— Affektion sui generis 418.
— antiluetische Behandlung 417.
— Anus 426.
— Ätiologie 417, 419, 421, 423.
— Begriff 422.
— Bindegewebsvernarbung 420.
— Bindegewebswucherung 427.
— Carcinom, Verwechslung 417.
— Commissur, hintere 422.
— Diagnose 427.
— Differentialdiagnose 428.
— Elephantiasis 424.
— — Rectalstrikturen und 420.
— elephantiastische Veränderungen syphilitischer Natur 417.
— Erosionen, gonorrhoische 428.
— Erreger, Fehlen spezifischer 427.
— Erysipeloidschübe 424.
— Geschlechtsverkehr 423.
— Gonorrhöe, rezidivierende 419.
— Grund des Geschwürs 420.
— Heilung 420.
— Histologie 420, 427.
— Historisches 415.
— Initialstadium 423.
— Klitoris 422, 423.
— Kloakenbildung 424.
— Kommunikation mit dem Mastdarm 424.
— Konsistenz 420.
— Leistendrüsenexstirpation, Zusammenhang mit 417, 425.

Ulcus chronicum vulvae et ani, Lokalisation 422.
— Lues 417, 419, 428.
— Lupus vulgaris 415.
— Lymphoidzellen 420.
— lymphocytäre Zelleinlagerung 427.
— mechanische Insulte 423.
— Narben als Hilfsursache 426.
— nicht-spezifische Erkrankung 417.
— Papillomatosis vulvae 424.
— papillomatöse Wucherung 427.
— pathologische Anatomie 427.
— Perforation in die Urethra 424.
— Plasmazellen 420, 427.
— Prädilektionsstellen 428.
— Prognose 429.
— Prostituierte 417, 420, 421, 422, 425.
— Rand des Geschwürs 420.
— Rectum 429.
— Schmerzlosigkeit 420.
— Sekret 420.
— sekundär bei Elephantiasis 424.
— Seltenerwerden 425.
— Sitz 422.
— Staphylokokken 420.
— Therapie 419, 429.
— — Versagen 427.
— Traumen 417.
— Tuberkulose 430.
— Übergang auf die Scheidenschleimhaut 420.
— Ulcus molle, Verwechslung mit 421.
— Unterschenkelgeschwür, Ähnlichkeit mit 422.
— vorgeschrittenes Stadium 423.
— Vulvaschwellung, Deutung der 419.
— Zerstörung 423, 424.
Ulcus chronicum vulvae simplex 419.
Ulcus gangraenosum sive phagedaenicum 288.
— Abheilung 293.
— Allgemeinerscheinungen, toxische 295.
— Angina Vincentii 296.
— Anschwellen der Häufigkeit 298.
— arterielle Blutung 291.
— äußere Haut 304.
— Bacillus, aerober 305.
— Bacillus, dem DUCREY-schen ähnlich 306.
— Bakteriologie 337.
— Blutung, arterielle 291.
— Blutuntersuchung 299, 300.

Ulcus gangraenosum sive phagedaenicum, Blutuntersuchung 300.
— Carcinom 301.
— — chirurgisches Eingreifen 291.
— Corpora cavernosa 294.
— Decubitusgeschwüre 303.
— diphtheritische Infarsion und Nekrose der Wundoberfläche 289.
— diphtheritisch-pulpöse Form 289.
— diphtherisch-ulceröser Wundzerfall 289.
— Diplokokken 305.
— Diplokokkus, anaerober 305.
— Drüsenschwellung 295.
— Fensterung des Praeputium 291.
— Fibrinbildung 289, 290.
— Fieber 290.
— fusiforme Bacillen, Krypten der Tonsillen 296.
— — Appendicitiseiter 296.
— — Cavernen, bronchiektatische 296.
— — Darmtrakt 296.
— — Hohlorgane 296.
— — Varietäten 297.
— — Zähne, cariöse, Zusammenhang mit Appendicitis 297.
— fusospirilläre Symbiose 339.
— Gefäße des Penis, Endarteriitis obliterans 307.
— Geschlechtsverkehr 295.
— Glockenschwengelform des Penis 291.
— Granuloma venerum, Ähnlichkeit 441.
— Gumma, sekundäre Infektion mit fusiformen Bacillen und gramnegativen Spirochäten 300.
— hämorrhagische Form 289.
— Haut, äußere 303.
— — Frauen 303.
— — klinisches Bild 304.
— histologische Befunde 342.
— — äußere Haut 347.
— Infektion von Decubitusgeschwüren 297.
— Infektionsmodus 295.
— Inkubation 295.
— Inokulationsversuche 303.
— Invasion der Erreger in die Gefäße 295.
— Komplikationen 295.
— Konfiguration 290.
— Kontaktinfektion (Verbandwechsel) 297.
— Krypten der Tonsillen 296.
— Lebensalter 295.

Ulcus gangraenosum sive phagedaenicum, Lebenshaltung, schlechte 297.
— Leistendrüsenschwellung 290.
— Leukämie, akute lymphatische 307.
— Lues, gleichzeitige Untersuchung des Vorhautsacksekretes auf 292.
— Lues ulcerosa 307.
— Lymphstrang, dorsaler 295.
— metastatische Affektionen innerer Organe 295.
— Mikroorganismen 305.
— — gasbildende 305.
— Mundhöhle als Hauptbrutstätte für vibrioförmige und fusiforme Bacillen 296.
— Nosokomialgangrän, Identität 289.
— Ödem des Praeputium 290.
— okkulte Infektion vom äußeren Genitale oder von der Harnröhre 306.
— Pericavernitis dissecans 294.
— periproktitische Abscesse 304.
— Phimose 290, 295.
— Phlegmonen 305.
— Pseudoabscesse LITTRÉscher oder COWPERscher Drüsen 304, 305.
— pulpöse Form 289.
— Salvarsan, prohibitive Wirkung 298.
— Sekret, hämorrhagisches 291.
— Sepsis auf embolischem Wege 306.
— Speichel, Übertragung durch 296.
— Spirochaeta pallida 293.
— spontane Entwicklung 297, 298.
— Stomatitis ulcerosa 296.
— Streptococcus haemolyticus 305.
— Streptokokken 305.
— subakuter Verlauf 292.
— Syphilis, zusammen mit 292, 293.
— syphilitischer Primäraffekt auf dem Boden eines 292.
— Thrombosierung der Venen 306.
— traumatische Grundlage 292.
— Übertragungsmöglichkeit 295.
— Ulcera mollia auf dem Boden von 292.
— ulceröse Form 289.
— Urininfiltration 304.

Ulcus gangraenosum sive phagedaenicum, ursächliche Momente 295.
— Vaginal- und Vulvasekretuntersuchungen 295.
— Vorhautsack 290.
— Wund- oder Granulationsdiphtheritis 289.
— Zähne, cariöse 297.
— Zerstörungen, weitergehende 293, 294.
Ulcus molle 1.
— Abscesse 84.
— — BARTHOLINIsche Drüsen 90.
— Abscesse, chronische fibröse lymphangitische auf streptobacillärer Basis 17, 39.
— Absceßbildungen in der Haut, primäre 38.
— Affenimpfungen 57.
— After 80, 82.
— Agglutinationsverfahren 61.
— Allergie 63.
— Anatomie, mikroskopische 18.
— Andriol-Uran 111.
— Angina PLAUT-VINCENTI 87, 118.
— Ankylose der Fingergelenke 96.
— Antikörperreaktionen, serologische 61.
— Antiserumtherapie 61.
— Antistreptokokkenbacillenserum 120.
— Argentum nitricum-Perubalsamsalbe 114.
— Arm 83.
— Äthylchloridspray 116.
— Ätiologie der Erkrankung des Lymphapparates 32.
— Ätzung 115.
— Auftreten, gehäuftes 80.
— Augenlider 83.
— Ausfluß, Verwechslung mit Gonorrhöe 101.
— außergeschlechtliche Infektion 76.
— Autoinokulation 2, 82, 83, 89, 98.
— — Affen 58.
— — Buboeiter 32.
— — Schanker, gemischter 8.
— Bacillen, MATZENAUERsche 87.
— Balanitis 78, 89.
— BARTHOLINIsche Drüsen 90.
— Bauchhaut 83.
— Begleitbakterien im Ulcus 29.
— Bezeichnung „Ulcus molle“ berechtigt? 77.

Ulcus molle, Blutungen 84, 87, 89, 122.
— Brust 82.
— Bubo 1, 84, 91; s. auch unter Bubo.
— — nach abgeheiltem Ulcus bei Primäraffekt 96.
— — avirulenter 33, 36, 91.
— — Bacillenvirulenz 41.
— — bacillärer 33.
— — Beckendrüsen 41.
— — Blutungen 95.
— — chronischer 17, 40.
— — Differentialdiagnose 105:
— — — Aneurysmen 106.
— — — Hernien, incarcerierte 106.
— — — Kryptorchismus 106.
— — — Leistenhernien 106.
— — — Lymphogranulomatosis inguinalis 473.
— — — Netzhernien 106.
— — — Syphilis 106.
— — — tuberkulöse Drüsen 107.
— — — Varicen 106.
— — Diphtherieinfektion 95.
— — Disposition 41.
— — einfach entzündlicher 32, 91.
— — Eitererreger, gewöhnliche 32, 33.
— — Ekzeme, Vulva, Oberschenkel 96.
— — entgegengesetzte Seite 41.
— — Erysipel 96.
— — bei experimentellem Schanker 93.
— — extragenitaler 107.
— — bei extragenitalem Ulcus 93.
— — Fieber 95.
— — Fisteln 95, 107.
— — gangränöser Zerfall 95.
— — Geschlecht 96.
— — Größe des Ulcus, Abhängigkeit von 35.
— — Iliacaldrüsen 41.
— — indolenter 101.
— — inflammatus 101.
— — Inguinaldrüsen, tiefe 41.
— — Kavallerie 92.
— — Kinn 93.
— — klimatischer 107.
— — linksseitiger, Häufigkeit 42.
— — Lokalisation des Ulcus 92.
— — — Ulcus am Frenulum 92.
— — Lues 92, 96.
Ulcus molle, Bubo, Lymphgefäßinfarkte 44.
— — mikroskopisches Bild im Schnitt 43.
— — Mischinfektion 92.
— — mit Syphilis im Bubo 45.
— — Monoadenitis 93.
— — Nekrosen 43.
— — Perforation 94, 95.
— — Peri- und Polyadenitis 93.
— — regionäre Verschiedenheiten 91.
— — bei Ulcus molle der Scheidenregion 93.
— — schankröser 43, 85, 91.
— — Schankröswerden 95, 97.
— — — von innen heraus 44.
— — Sensibilisation des Gewebes 95.
— — Sepsis 95.
— — Spätbubo, phlegmonöser 95.
— — steriler 33.
— — strumöser 1, 95.
— — Submaxillardrüsen bei Zungenulcus 93.
— — symptomatischer 32.
— — syphilitischer 93.
— — Topographie 41.
— — Tuberkulose 92.
— — nach Ulcera banalia, gonorrhoica 106.
— — Ulcus gangraenosum 107.
— — bei Ulcus der Extremitäten 93.
— — Verlauf 96.
— — virulenter 32, 33.
— — Wundränder 95.
— Buboneneiter, Ausstrich 42.
— — endoganglionärer 35, 36.
— — periganglionärer 35, 36.
— Bubons d'emblée 95.
— Bubonulus 1, 90, 91, 101, 122.
— — schankröser 38.
— — Ursache 39.
— Bubotherapie 121, 122f.
— — Äthylchloridspray 116.
— — Ausräumung 127.
— — Bleipräparate 114.
— — chirurgische 126.
— — Emetin 125.
— — Incision 127.
— — LANGsches Verfahren 127.
— — Licht 125.
— — Proteinkörper 123, 124.
— — Punktion 127.
— — Röntgen 125.
Ulcus molle, Bubotherapie, Tartarus stibiatus 125.
— — Terpentininjektionen 125.
— — Umschläge 123.
— — Wärme 123.
— Carbolfuchsin, therapeutisch 114.
— Carbolsäure 78, 110, 115, 117.
— Cervicalkanal 80.
— Chlorzink 116.
— Circumincision 122.
— Coitus praeternaturalis 82.
— Commissur, hintere, der Labien 79.
— Condylomata acuminata 96.
— Cumarin 110.
— Cutisreaktion 99.
— Dammgegend 80.
— Daumen 83.
— Definition des Begriffs 1.
— DELBETsches Serum 121.
— Diabetes 104.
— Diagnose 98.
— — ex juvantibus 102.
— Differentialdiagnose:
— — Balanitis und B. erosiva 102.
— — Dermatitis, Ekzem 102.
— — gonorrhoische Prozesse 101.
— — Granuloma venereum 31.
— — Hautgeschwüre, diphtherische 31.
— — Pseudo-Ulcus-molle 31.
— — Ulcera gonorrhoica 31.
— — Ulcus vulvae acutum 31.
— — Vulvitis 102.
— Diphtherie 104.
— Diphtheriebacillen als Saprophyten 104.
— Diphtherieinfektion des Ulcus molle 80.
— diphtheriticum 80, 88.
— Disposition einzelner Körpergegenden zum Serpiginismus 29.
— Dorsalincision der Vorhaut 122.
— Dualismus 3, 76.
— DUCREY-UNNAsche Bacillen s. unter Streptobacillen.
— Ehe, Erkrankungen in der 76.
— Eigenblut 120.
— Eigeneiterbehandlung 65.
— Eigenserum 120.
— Eisenchlorid 116.

Ulcus molle, Eiter:
— — Austrocknen, Widerstandsfähigkeit des Eiters gegen 9.
— — Temperaturen, niedere und höhere, Einfluß auf den Eiter 9.
— Eiterinokulationen am Menschen 2.
— — Geschichtliches 2.
— Ekzem 90, 104, 113, 114.
— — Autoinfektion bei bestehendem 83.
— Elephantiasis 104.
— elevatum 17, 80.
— Entzündungen, konkomitierende 84.
— Epidemiologie 129.
— Erreger 1, 2.
— — Benennungen 1, 2.
— — Färbemethoden 18.
— Erythema nodosum-ähnliche Knoten 97.
— Europhen 112.
— extragenitale Infektion 81.
— extragenitales 82.
— Extremitäten, obere 83.
— Finger 83.
— folliculare 80.
— Formalin 114.
— Fossa navicularis 79.
— Frenulotomie 117.
— Frenulum 79, 92.
— Furnukulose 104.
— fusospirilläre Symbiose 87, 102.
— Füße, Fußrücken 83.
— Galvanokauter 117.
— Gangränerreger 45.
— gangraenosum 8, 84, 86, 88, 101, 102, 118, 121, 122.
— — Mischinfektion 86.
— Gesäß 83.
— Geschichtliches 75.
— Geschlechtsverkehr 76.
— Gestalt 81.
— Gewebsnekrose im Ulcus 22, 23, 26, 27, 28.
— Glans 79, 89.
— Gonorrhöe 104.
— Gramfärbung 18.
— Granuloma venereum,
— Differentialdiagnose 86, 105.
Größe 78.
— gummöse Form (in Algerien) 81.
— Hals 97, 114.
— Harnröhre 79.
— Harnröhrestäbchen 112.
— Härtegrad 78.
— Herpes progenitalis 103.
— Histologie:
— — Affen-Ulcus-molle 59.
— — älteres Geschwür 22.

Ulcus molle, Anfangsstadium 21.
— — Histologie:
— — atypische Formen 26.
— — Bubodecke 44.
— — Bubonulus 37.
— — — schankröser 38.
— — junges Geschwür 22.
— — Lymphangitis, strangförmige 36.
— — Lymphdrüsenerkrankung, Differentialdiagnose, Mischinfektion 45.
— — Lymphgefäßerkrankungen 36.
— — Mischschanker 30.
— — Reparationsstadium 25.
— — Streptobacillen bei Lymphgefäßerkrankungen 37.
— — typisches Ulcus molle 21.
— — Ulcus molle elevatum 26.
— — Ulcus molle serpiginosum 27.
— — Ulcus molle miliare 27.
— Hitzeapplikation, örtliche 9.
— Hodenimpfungen bei Kaninchen 60.
— Höllenstein 78.
— Identismus 3.
— Immunisierung, passive 120.
— Immunität, angeborene 60.
— — erworbene 60.
— — Kinderhaut 60.
— — Kopf- und Gesichtshaut 60.
— — lokale, im Ulcus 26.
— Immunitätsphänomene bei Affen 58, 61.
— — Kaninchen 59, 61.
— Immunkörper, bakteriolytische 61.
— impetiginosum 81.
— Impfexperiment 76.
— Impfmaterial, Einfluß 7.
— — Gemische mit anderem Eiter 7.
— — verdünntes, keimarmes 7.
— — Mischungen mit Vaccine 8.
— — Mischmaterial aus Mischinfektionen 8.
— Inkubationszeit 76.
— Inokulationsulcus 4.
— — Drüsenkomplikationen 4.
— — Kopf, Gesichtshaut 5.
— — Verlauf, protrahierter 4.
— Inokulationsverfahren 3.
— — Anwendungsbereich 10.

Ulcus molle, Inokulationsverfahren, Arme und Beine 5.
— — diagnostischer Wert 10.
— — Eiter anderer Herkunft 9.
— — Empfänglichkeit, Einfluß akuter Infektionskrankheiten 6.
— — — Puerperium 7.
— — Empfänglichkeit, verschiedene, der Körpergegenden 5.
— — Empfindlichkeit 10.
— — Gefahren 4.
— — Immunität, angeborene, vollkommene? 6.
— — — erworbene 6.
— — Kinderhaut, relative, natürliche Schutzkraft 6.
— — Kultur-Streptobacillen 52.
— — langsames Angehen 7.
— — Schankerform, Abhängigkeit vom Orte der Impfung 5.
— — Selbstheilungstendenz des Impfschankers 6.
— — Staphylokokkenreinkulturen 9.
— — syphilisfreies Material 9.
— — Terrain, Einfluß des 5.
— — Verlauf 4.
— — Virus-Abarten 7.
— — Widerstandskraft, individuelle Steigerung 6.
— — Zuverlässigkeit und Anwendungsbereich 9.
— Intracutanreaktion 26, 63.
— — Bubonen 63.
— — Spezifität 63.
— — Streptobacillenvaccin 61.
— — Wert 63.
— — Wesen 63.
— intravenöse Vaccinetherapie 64.
— Jodoform 110.
— Jodoformäther 110.
— Jodoformbrei 111.
— Jodoformekzem 111.
— Jodoformersatz 112.
— Jodoformgaze 110.
— Jodoformium bituminatum 112.
— Jodoformvaseline 112.
— Jodtinktur 111.
— Kalium permanganicum 113, 121, 122.
— Kalomel 116.
— Kinn 83.
— Knie 83.
— Kniewunde, Überimpfung 83.

Ulcus molle, Kohlensäureschnee 116.
— Komplementbindung 61.
— Komplikationen 84, 89.
— Kranzfurche 79.
— Krätze und 83.
— Kuhpockenimpfung 3.
— Kulturen 76.
— Kupferverbindungen 114, 116.
— Labia majora, Ödem 89.
— Läsionen 76.
— Leistenbeuge 79.
— Leistendrüsen 91.
— Lendengegend 83.
— Lichtbehandlung 114.
— Lieblingssitz 79.
— Lokalisation 88.
— Lues 86.
— Lues bei Ulcus molle gangraenosum 87.
— Lymphangitis 78, 104.
— Lymphangitis und Lymphadenitis bei Intracutanreaktionen 62.
— Lymphangitis, strangförmige 90.
— — mikrobielle Einschlüsse 39.
— Lymphbahn, Entzündungen durch Resorption von Zerfallsprodukten der Streptobacillen 34, 40.
— Lymphbahnen, Infarkte im Ulcus 31.
— Lymphdrüsenerkrankungen 40.
— — Abhängigkeit von Lokalisation und Größe des Geschwürs 40.
— — Anatomie, makroskopische 42.
— — Disposition 40.
— — Virulenz der Bacillen als Ursache 40.
— Lympgefäßapparat 90.
— Lymphgefäße des Penis, Topographie 36.
— Lymphgefäßinfarkte im Ulcus 24.
— Lymphogranuloma inguinale 31.
— Lymphstrang, dorsaler 101.
— Lymphwege, Abtransport des Virus auf dem 31.
— MATZENAUERsche Bacillen 87.
— „Metastasen, hämatogene" 17, 46, 97.
— Methylenblau, therapeutische Verwendung 114.
— mikroskopischer Befund 77.
— miliare 80.
— miliarium 17.
Ulcus molle, Mischinfektion im Ulcus 29, 30, 77, 81, 97, 102, 104, 107, 122.
— — Diphtherie 88.
— — Gonokokken 30.
— — Herpes progenitalis 103.
— — phagedänisches Ulcus 87, 301.
— — Staphylokokken 85, 88.
— — Streptokokken 29, 30, 85, 88.
— — Syphilis 30, 81, 88.
— — Tuberkelbacillen 30.
— — Tuberkulose 119.
— — vibrioförmige Bacillen 30.
— — WASSERMANNsche Reaktion 99.
— Mischschanker, Spirochäten in 30.
— Mittelfinger 83.
— Mons veneris 79.
— Multiplizität 98.
— Mund 82.
— Mutterefflorescenz größer als Geschwüre der Umgebung 60.
— Narbenbildung, unregelmäßige, nach Ulcus molle serpiginosum 28.
— Nekrose von Glans und Praeputium bei Ulcus molle gangraenosum 87.
— Neuinfektion 86.
— NISBETscher Schanker 1, 38.
— Nitiumsalbe 115.
— Nosokomialgangrän 87.
— Noviform 112.
— Novojodin 112.
— Oberschenkel 79, 83.
— Ödeme 90, 104.
— opsonisches Verhalten des Serum 61.
— papulöse Form (in Algerien) 81.
— Paraphimose 89.
— Pathogenese 26.
— Penisschaft 79.
— Perforation der Vorhaut 122.
— perforatum 89.
— Perhydrol 115.
— phagedaenicum 1, 2, 5, 8, 87, 88, 101, 117.
— phagedänische Einschmelzung der Leistendrüsen 97.
— Phagedänismus 1, 5.
— Phenolkampher 113, 114.
— Phimose, Deckung durch 97.
— Phimose, entzündliche 84, 89.
— Phimose als Folge 230.
Ulcus molle, Plasmom im Ulcus 21, 22, 24, 25, 26, 27, 30.
— — im Bubo 44.
— Portio 79.
— Präputialblatt, inneres 79, 89.
— Präzipitationsverfahren 61.
— Primäraffekte, Differentialdiagnose 100.
— primäres mit außergeschlechtlichem Sitz 82.
— Prognose 107.
— Prophylaxe 8.
— — Sublimat 8.
— — Prostituierte 82.
— — als Streptobacillenträger 76.
— Proteinkörpertherapie 121.
— Provokation latenter Syphilis 98.
— Pseudodiphtheriebacillen 29, 30, 76.
— Pyocyanase 121.
— Pyotherapie 65.
— Pyrogallussäure 112.
— Radium 115.
— Raphe perinei 80.
— Rectum 82.
— Resorcinlösung 113.
— Rheumatismus ex ulcere molli 97.
— Riesenzellen im Ulcus molle serpiginosum 28.
— Röntgenbehandlung 114, 115.
— — Bubonen 115.
— Salben, indifferente 114.
— Salvarsan 118, 119.
— Salvarsan bei Ulcus gangraenosum 102.
— Scabies und 83.
— Schädelregion 83.
— Schamlippen 79.
— Schanker, NISBETscher 1.
— — phagedänischer 1, 2.
— Schankröswerden 122.
— Scheidenschleimhaut 79, 89.
— Schenkelbeuge 79, 88.
— Schenkeldrüsen 91.
— Schleimhäute, Impfung auf 4.
— Schwellkörperblutung bei Ulcus molle gangraenosum 87.
— Scrotum 79.
— sekundäres mit extragenitalem Sitz 84.
— Sekundärinfektion 113.
— Septikopyämie 97.
— Serpiginismus, verschiedene Streptobazillenstämme 29.

Ulcus molle, Serpiginismus, Disposition einzelner Körpergegenden und des ganzen Organismus 5.
— serpiginosum 5, 7, 17, 78, 84, 88, 101, 103, 104, 105, 116, 117.
— — Ausgang von schankrösem Bubo 95.
— — Differentialdiagnose gegen Granuloma venereum durch Intracutanreaktion 63.
— — Inkubation, verlängerte 7.
— — Pilze 86.
— — Therapie 112.
— Sitz und klinisches Bild 78.
— Sondertypen 81.
— Sozojodol 112.
— Spätsyphilis, serpiginöse Formen, Differentialdiagnose 100, 101.
— Spätsyphilide, Provokation 98.
— Speichel, antiseptische Wirkung 83.
— Spirochäten im Ulcus 30.
— Spontanheilungstendenz 60.
— — bei Bubobildung 35.
— Staphylokokken 29, 30.
— Staphylokokken-Mischinfektion 85.
— Staphylo-, Streptokokkensepsis 97.
— Statistik 130.
— Streptobacillus ulceris mollis (DUCREY-) UNNA 2; s. Streptobacillen.
— Streptobacillenträger 76.
— Streptobacillenträger, Nachweis im Ausstrichpräparat 17.
— Streptokokken 30.
— Streptokokkenmischinfektion 85.
— Sublimat, Prophylaxe 8.
— — Umschläge 113, 117.
— Superinfektion 84, 88, 90, 113.
— Synonyma 1.
— Syphilisation 2, 3, 6, 57.
— syphilitische Infektion 98.
— — Konfrontation 98.
— — Überimpfung 98.
— syphilitische Sekrete, Verimpfung 9.
— Temperaturempfindlichkeit des Eiters 8, 34.
— Temperatursteigerung 84.
— Therapie 109.
— — Bubo 109, 111.
— — Bubonulus 109.
— — chirurgische 117.
Ulcus molle, Therapie, Heißluft 117.
— — lokale 109.
— — — mit Filtratvaccin 64.
— — mit unspezifischen Vaccins 64.
— — Lymphapparat 110, 111.
— — Ödem 111.
— — Phimose 110, 121.
— — Praeputium, dorsale Spaltung 122.
— Tartarus stibiatus 119.
— Thermokauter 117.
— Tiefenausdehnung 78.
— Tierimpfungen 59.
— — lebende Erreger 57.
— Tuberkulin 119.
— Tuberkulose 86, 104.
— Überempfindlichkeit 86.
— — gegen Streptobacillen 26.
— — nach intramuskulären und intravenösen Vaccininjektionen für die Intracutanreaktion 64.
— Überempfindlichkeitsübertragung, passive, durch Serum von Ulcus molle und Bubokranken 64.
— Überimpfung 82, 83, 86.
— ulcero-krustöse Form (in Algerien) 81.
— Unempfänglichkeit von älteren Prostituierten 60.
— Unicismus 3.
— Unitaritätslehre 76.
— UNNA-DUCREYsche Bacillen s. unter Streptobacillen.
— Unterschenkel 83.
— Untersuchung auf Spirochaeta pallida 12.
— Uran 111.
— Urethra 509.
— Vaccin, Haltbarkeit 62.
— — Herstellung 62.
— — verschiedener Stämme 62.
— — wirksame Substanz 63.
— Vaccinereaktion der Gesunden 63.
— — intracutane 18.
— Vaccintherapie 64.
— — Beschaffenheit des Vaccin, Bedeutung für Behandlungsresultat 64.
— — Bubonen 64.
— — einfaches Ulcus molle 65.
— — Intracutanreaktion, Änderung 63.
— — örtliche 120.
— — prophylaktische 61, 66.
Ulcus molle, Vaccintherapie, theoretische Grundlagen 65.
— — Ulcus molle serpiginosum 65.
— — vaccinehaltige Salbe zu lokaler Behandlung 64.
— — Verlauf 66.
— — — protrahierter beim Inokulationsulcus 4.
— — Wirkungsmechanismus 65.
— vibrioförmige Bacillen 30.
— Vinum camphoratum 122.
— Vioform 112.
— WASSERMANNsche Reaktion 16.
— — paradoxe Reaktion 99.
— — positive Phasen 99, 100.
— Wismut 114.
— Xeroform 112.
— Zeigefinger 83.
— Zunge 82.
Ulcus orificii externi urethrae 319.
Ulcus phagedaenicum s. gangraenosum.
— Höhensonne 365.
— Wasserbett 366.
Ulcus simplex (BUSCHKE) 103.
Ulcus tuberculosum 88.
Ulcus vulvae acutum 88, 102, (LIPSCHÜTZ) 392.
— Aphthen 393.
— Autoinfektion 410.
— Bacillus crassus (LIPSCHÜTZ) 401.
— — — aerob, fakultativ 103.
— — Biologie 402.
— — Chemomorphose 402.
— — Epiphyt, Vorkommen als 406, 410.
— — Färbung 401.
— — Größe 402.
— — Keimesvariation, primäre (WEISMANN) 411.
— — Klatschpräparate 405.
— — Mischkulturen 402.
— — Mitigationsanpassung, plötzliche 410.
— — Morphologie 401.
— — Plasmolyse und Plasmoptyse 402.
— — Reinkultur 402.
— — saprophytisches Vorkommen 406, 410.
— — Wuchsformen, teratologische 406.
— — Züchtungsmethoden 403.
— Bakterium crassum 403.
— Bakteriologie 401.
— Bedeutung, forensische 413.

Ulcus vulvae acutum, praktische Bedeutung 413.
— — soziale 412.
— Definition 392.
— Diagnose, Differentialdiagnose 411.
— — Aphthen 412.
— — Decubitus 412.
— — Diphtherie 412.
— — Esthiomène 412.
— — Herpes 412.
— — Syphilis 412.
— — tuberkulöse Geschwüre 412.
— — typhöse Geschwüre 412.
— — Ulcus balaniticum 412.
— — Ulcus gangraenosum 411.
— — Ulcus molle 411.
— — Ulcus vulvae chronicum 412.
— — Ulcus simplex 412.
— Erreger 406.
— Fieber 399.
— gangränöse Form 394, 396. 401.
— Gefäßprozeß 407.
— Geruch, fader, diagnostische Bedeutung 398.
— Geschichte 392.
— Histologie 407.
— Infektion, exogene 400.
— — Autoinfektion 410.
— — chronische, latente 411.
— Inguinaldrüsen 399.
— Jungfrauen 399, 400.
— Klinik 393.
— Lebensalter 399.
— Menstruation, Beziehungen zur 400.
— miliare 396, 401.
— örtliche Erkrankung 400.
— paragenitale Lokalisation 401.
— Pathogenese 410.
— Perforation des kleinen Labium 394.
— Plasmom 31.
— plötzliches Auftreten 393.
— Prognose 412.
— Pseudodiphtheriebacillen 401.
— rasche Entwicklung 393.
— Rezidive 400.
— Scheidenbacillen, DÖDERLEINsche, kulturelle Identität 403.
— Schmerzhaftigkeit 396.
— Schwellung der Labien 398.
— Selbstinfektion 410.
— Seltenheit 400.
— Sitz 398.
— Staphylokokken, grampositive 401.
— Therapie 413.
— Tuberkulose 103.
Ulcus vulvae acutum, Typen, drei 393.
— venerische Form 396, 401.
— Virgines 102, 399, 400.
— Zahl der Geschwüre 398.
— Zusammenfließen, Tendenz zum 399.
Ulcus vulvae chronicum 103; s. unter Ulcus chronicum vulvae et ani.
— elephantiasticum 384, 415.
— postgonorrhoicum 419.
— postlueticum 419.
— rodens 104, 419.
— tuberculosum 419.
Ulceröse Prozesse, chronische 103.
Unicismus 3, 9.
Urethralcarcinom 193.
Urethritis:
— ab ingestis 515.
— Allgemeinerkrankungen, bei 514.
— Amyloid 514.
— Arthritis 517.
— Automobilisten 481.
— Bacillen, seltener gefundene 491.
— Bacterium coli 491.
— bakterielle 488, 495.
— chronische nichtgonorrhoische Urethritis Typus WAELSCH 497.
— Diabetes 515.
— Diphtheriebacillen 491.
— Einschlußerkrankung 503.
— endourethrale Eingriffe 481.
— Enterokokkus 490.
— Exantheme, akute 516.
— Fremdkörper 479, 480.
— — tierische 480.
— Gicht 515.
— Grippe 517.
— Herpes 509.
— Infektionskrankheiten 516.
— Influenza 517.
— Kampfgas 485.
— Kohabitationsurethritis 521.
— kongestive 508.
— Malaria 519.
— Mycosis fungoides 520.
— Neubildungen 514.
— non gonorrhoica durch Geschlechtsverkehr 487.
— Oxalurie 515.
— Parotitis epidemica 519.
— Phosphaturie 515.
— Pneumokokken 490.
— primäre 479.
— v. PROWAZEKsche Einschlüsse 478, 503.
— Pseudodiphtheriebacillen 491.
— Radfahrer 481.
Urethritis:
— Reiter 481.
— sekundäre Urethritis 509.
— nach „Sanieren“ 484.
— Sepsis 519.
— Simulation 485.
— Soor 493.
— Staphylokokkenurethritis 489.
— Steine 480.
— Stoffwechselkrankheiten 515.
— Streptokokken 489.
— Syphilis 509.
— thermische 482.
— tierische Fremdkörper 480.
— Tonsillitis 520.
— traumatische 479.
— Tuberkulose 513.
— Typhus 516.
— Ulcus molle 509.
— variköse Beschaffenheit des Genitaltrakts 514.
— venerische, wahrscheinlich durch Mikroorganismen verursachte 488.
— — ohne sicher nachweisbare Erreger 497.
— weibliche Harnröhre 520.

Vaginalsoor 320.
Vaginitis, luetische 313.
Verge noire nach Antipyrinexanthem 315.
Vierte Geschlechtskrankheit 105.
Vorhaut, Anatomie 217, 220.
— äußeres Blatt 218.
— Bindegewebsbündel, ringförmige 218.
— Drüsen, echte 219.
— elastisches Gewebe 218.
— Faserbündel, dorsale (s. EHRMANN) 218.
— Frenularwulst 219.
— Gefäßverteilung 218.
— Hautblatt 218.
— inneres Blatt 218.
— komplett-phimotische, nach Ulcera mollia 230.
— Lamelle, innere 218.
— Mittelschichte 218.
— Nervenreichtum beider Blätter 218.
— Pigmentvermehrung mit zunehmendem Alter 220.
— Saft- und Lymphspalten 218.
— Schweißdrüsen 219.
— Talgdrüsen 219.
— Verschiebbarkeit der Blätter 220.
Vorhautsack, Anatomie 269.
— Bakteriologie 271.
— Drüsen, echte 222.

Vorhautsack, Talgdrüsen 222.
— — irreguläre 222.
Vorhautsackentzündung, diffuse, irritative 267.
Vulvitis:
— Bacillus pyocyaneus 379.
— Bakteriologie 373.
— Cervixsekret Prostituierter 375.
— chronisch hypertrophische mit Elephantiasis 430.
— Diabetes 378.
— Differentialdiagnose 376.
— diffuse, durch Würmer 380.
— Diphtherie, Differentialdiagnose 377.
— Ekthyma gangraenosum, staphylogenes 379.
— erosiva et gangraenosa 370.
— Erythema nodosum 380.
Vulvitis gangraenosa 295.
— Gonococcus 381.
— Herpes genitalis 381.
— Lokalisation 370.
— Nekrosebacillen, filiforme 374.
— Pemphigus 380.
— perigenitale Prozesse 370.
— phagedänische Prozesse 372.
— Präputialsack der Klitoris 370.
— Puerperium 380.
— Soor 379.
— Staphylococcus aureus 379.
— Streptococcus 379.
— syphilitische Infektion, Differentialdiagnose 376.
— Therapie 386.
— Typhus 379.
Vulvitis gangraenosa, Ulcera mollia, Differentialdiagnose 377.
— Würmer 380.
— Vaccineefflorescenzen 380.
— Variola 380.

WASSERMANNsche Reaktion:
— Genitalaffektionen 99.
— klimatischer Bubo 99.
— Lymphogranuloma inguinale 99.
— Ulcus molle, positive Phase 99.
— — gangraenosum 100.

Xanthomatose der Vorhaut 325.